北京协和医院

肠病疑难病例剖析120例

主　编：钱家鸣

副主编：杨　红　刘　炜

周炜洵　朱庆莉

中国协和医科大学出版社

图书在版编目（CIP）数据

北京协和医院肠病疑难病例剖析 120 例 / 钱家鸣主编 . —北京：中国协和医科大学出版社，2020.10

ISBN 978-7-5679-1513-8

Ⅰ. ①北… Ⅱ. ①钱… Ⅲ. ①肠疾病—疑难病—病案—分析 Ⅳ. ①R574

中国版本图书馆 CIP 数据核字（2020）第 038411 号

北京协和医院肠病疑难病例剖析 120 例

主　　编： 钱家鸣
责任编辑： 沈冰冰

出版发行： 中国协和医科大学出版社
（北京市东城区东单三条 9 号　邮编 100730　电话 010-65260431）
网　　址： www.pumcp.com
经　　销： 新华书店总店北京发行所
印　　刷： 北京新华印刷有限公司

开　　本： 787×1092　　1/16
印　　张： 42
字　　数： 900 千字
版　　次： 2020 年 10 月第 1 版
印　　次： 2020 年 10 月第 1 次印刷
定　　价： 238.00 元

ISBN 978-7-5679-1513-8

编者名单

主　　编　钱家鸣

副 主 编　杨红　刘炜　周炜洵　朱庆莉

编　　委　（以姓氏笔画为序）

王征　王怡　王强　王亚楠　尤丽丽　冯云路　吕红
朱庆莉　刘炜　刘爱玲　关玉霞　阮戈冲　严雪敏　李玥
李骥　李晓青　李景南　杨红　杨莹韵　杨爱明　吴东
吴斌　何昆　张欣　张晟瑜　张慧敏　张朦朦　陈丹
陈洋　陈轩馥　金梦　周炜洵　郑威扬　孟祥辰　赵一
柏小寅　施文　费贵军　秦绪珍　徐蕙　徐天铭　唐颢
董旭旸　蒋子涵　蒋青伟　舒慧君　赖雅敏　谭蓓　熊洋洋

参编人员　（以姓氏笔画为序）

于健春　马志强　王瑶　王莉瑛　方秀才　朱丽明　伍东升
刘金晶　刘晓清　孙钢　孙曦羽　芦波　李文波　李正红
吴迪　吴晰　陈伟　侍孝春　周宝桐　郭涛　曹炜
康军仁　游燕　霍力

序　一

今年是我国现代消化病学奠基人张孝骞教授诞辰120周年，北京协和医院消化科钱家鸣教授主编出版《北京协和医院肠病疑难病例剖析120例》，以此缅怀业界先驱，传承优良传统，是一件非常有意义的事情。

我国炎症性肠病发病率逐步增高，与其相类似的肠道溃疡性疾病临床也不少见，其中有我们认识的，也有我们不甚了解的。如何在诊断与鉴别诊断中辨伪求真，是否敢于纠正自己之前的不完整、不准确甚至是错误的诊断，能否做到医患共决策，让患者得到最合理的治疗，值得我们认真思考。钱家鸣教授及此书的作者们基于协和医院的实际病例，总结他们临床诊疗过程中的成功经验，剖析误诊误治的曲折教训，相信是一部值得借鉴的临床参考书。

据我所知，此书从2017年开始筹备，撰写过程中反复斟酌，几经修改，有些病例进行重新求证。此书大部分病例经过多学科讨论，是协和医院各学科专家渊博理论知识与丰富临床经验的结晶，体现了协和医院“严谨、求实”的精神，也体现了张孝骞教授提出的“全面与辨证，发展与变化”的临床思维精髓及“戒、慎、恐、惧”的医生从业箴言。希望读者在欣赏此书病例抽丝剥茧般精彩诊疗过程的同时，领略业界泰斗的敬业精神与严谨态度，更好地为患者服务。

陈旻湖

中山大学附属第一医院

序　二

拜读此书使我回想起那张广为流传的张孝骞教授在北京协和医院内科大查房的照片，使我联想到那个始于协和并逐渐兴起的疑难病多学科团队（MDT）的诊疗模式，使我感受到那一次次经协和医生诊断和治疗的疑难病患者获得满意效果时的喜悦，本书使我浮想联翩……

钱家鸣教授主编的《北京协和医院肠病疑难病例剖析 120 例》一书，是为纪念张孝骞教授诞辰 120 周年，北京协和医院消化内科继之前消化疑难病例剖析汇编后的又一佳作。

此书籍以剖析肠病临床思维为主线，以“step-by-step”的方式逐步展示疾病的分析过程，力图体现张孝骞教授提出的“全面与辨证，发展与变化”临床思维模式，从现病史开始分析病例特点、诊断、鉴别诊断和治疗计划，并对相似疾病的不同特点做交叉分析，每一步诊疗都有真相、有解读，使得读者对疾病分析更易理解和认识。该书分诊断篇和治疗篇，其中溃疡性结肠炎和克罗恩病的诊断与治疗相关病例约占总篇幅的一半，其他还包括肠白塞病、肠结核等肠道感染，各种类似炎症性肠病的肠道肿瘤，以及肠道少见病和罕见病的诊疗解析，内容非常丰富，几乎涵盖各种复杂的肠道疾病。更可贵的是，此书每一个病例都是经过该院 MDT 讨论过并且有随访记录的，每个病例的内镜、影像和病理图片都出自北京协和医院，因此是高质量且非常珍贵的资料，有重要的示教和医疗实践指导意义。加之此书配有“诊疗启迪”和“专家点评”，一方面明确阐述该病例疾病诊疗的关键点及诊疗失败的原因，另一方面清晰展望了该病例的全面观及未来发展方向，是一本不可多得的临床专业书籍。

在我国以炎症性肠病为主的肠道疾病发病增加、复杂度增高的形势下，这样一部肠病疑难病例剖析的著作，对消化内科及相关科室医生有很大帮助，对提高我国炎症性肠病诊治水平十分有益。

吴开春
空军军医大学

序　三

首先，请允许我和北京协和医院的同道一起向祖国消化病学的开拓者张孝骞教授表达深深的敬意。大师的精湛医术、大慈大爱、治学风范影响了数代消化人。今欣喜得知张教授昔日高徒钱家鸣教授率协和团队将他们多年诊治炎症性肠病的宝贵经验总结成书。《北京协和医院肠病疑难病例剖析 120 例》一书精选了 120 例肠病及肠病相关的疑难病例，几乎每一例都展示出钱医生团队的高超诊治技巧和理念，从发病、病程、初诊、拟诊、多学科复诊、初治、随访、多学科精准治疗总结升华，深入浅出，娓娓道来。此书将是各位消化内外科医生、消化病理医生、胃肠影像医生的必读之籍。这里向钱医生团队道一声“辛苦了”。炎症性肠病不仅仅限于克罗恩病和溃疡性结肠炎，它有很广的疾病谱，已知的病症不下数十种。另外，鉴别诊断的三巨头（肠白塞病、肠结核、肠道淋巴瘤）始终困扰着临床医生们。肠病的诊治是个系统工程，涉及内科、外科、内镜、病理、皮肤、风湿免疫、影像、营养、护理、心理等多学科多专业的通力协作。钱医生带领的协和消化内科团队是国内最早建立多学科肠病团队之一，多年来她们积累了大量的诊治经验，今天总结成书，以飨读者，她们的工作会给大家启发思路、拓展视野，使自己的诊治水平有个质的飞跃。与钱医生及钱医生团队的大部分成员相知、相识十余年，北京协和医院是医学的圣殿，协和精神影响了一代代学子、医者。感佩协和精神在钱医生团队的工作中得以传承、发扬。1921 年创立的协和将步入下一个百年，21 世纪的协和将肩负着“通力协作，创造和谐”的伟大使命。感谢协和精神坚定实践者的钱医生团队献给大家的力作。

沈　博

哥伦比亚大学医学中心

前　言

2007年，为纪念张孝骞教授诞辰110周年，我们出版了《消化疑难病剖析111例》，得到同道们的高度赞扬（因为在2008年才出版，故增加至111例），并获得北京市教委精品书籍的殊荣。时光荏苒，2017年适逢张孝骞教授诞辰120周年，我担任北京协和医院消化内科主任也已有12年。为了秉承张孝骞教授“一师一本一世，为镜为钟为碑”的治学理念和高尚品格，开始构思《北京协和医院肠病疑难病例剖析120例》。经过编写组的艰苦努力，历时两年，几经修改，即将付梓。

张孝骞教授是我国现代医学教育家，消化病学的奠基人。20世纪30年代初期，主持北京协和医院内科工作的狄瑞德（Francis R Dieuaide）教授，希望创建中国第一个消化内科，他最终选中才华横溢、医术超群的张孝骞担当此任。张孝骞教授不负韶华，不辞艰辛，开创了中国消化内科的先河！

随着国内外的社会变迁和经济发展，张孝骞教授那个年代的“西方病——炎症性肠病”，已经“走”出西方，在中国以及其他东方国家快速“蔓延”。早在20世纪70年代末，人们尚不认识炎症性肠病（IBD）时，一位辗转多家医院的年轻人，来到了年已古稀的张孝骞教授的门诊，据该病人回忆：张孝骞教授经过仔细问诊并翻阅该相关医院的资料后，否定了各家医院的各种诊断，提出了一个陌生的病名——克隆氏病。如今，IBD已经不再“陌生”。在张孝骞教授诞辰120周年之际，我和北京协和医院消化内科全体同仁将我们经治的IBD以及各种肠道疾病共120例做一总结，向张孝骞教授、消化内科前辈以及关爱我们的同仁与患者，呈上一份学习、实践IBD的答卷。

本书内容分为诊断篇和治疗篇，诊断篇包括：溃疡性结肠炎诊断，克罗恩病诊断，肠白塞病诊断，以及非IBD基础的感染、模拟IBD的肠道肿瘤、肠道少见病和罕见病的诊断；治疗篇包括：溃疡性结肠炎治疗，克罗恩病治疗，其中还包括难治性IBD、IBD术后、合并并发症及肠外表现的IBD治疗解析。本书经过对所选病历的剖析和诊治，重点关注肠病及相关疾病的临床诊疗思维过程，让疾病诊疗以“寻真探宝、抽丝剥茧”的形式，带着读者的思路一步步深入。在这本书中我们力求充分体现张孝骞教授反复强调的“临床”一词的深刻含义，并在病例分析中秉承和坚持了张孝骞教授严谨细致的理念。

首先，秉承“贴近”临床的理念。在书稿收集的病例中，读者朋友可体会到，一些病例是依靠认真的查体而发现的蛛丝马迹，如病例75。这就是我们继承了张孝骞教授对待患者的细致耐心，如同张教授生前所戴的那个被截短的听诊器，因为“那是耄耋之年的张孝骞为了听诊的准确性而自制的，他要贴近病床，弓腰直视患者。”

其次，秉承“注重临床细节问题”，不能做“看病的郎中”的理念。在本书稿的病例45中，我们秉承张孝骞教授临床诊断的这种理念，通过仔细回顾既往检查，发现一张“被遗漏的血常规”清晰描述了“存在原始细胞”，最终病例“破案”诊断为“急性白血病”，而不是“炎症性肠病”“肠结核”等疾病。

第三，坚持“建立诊断时，切忌思想僵化”，利用我们的“好奇心”去追求疾病本质的理念。本书稿中的少见病和罕见病部分，秉承和坚持了这个理念，最终诊断了病例63淋巴管瘤病和病例68埃勒斯-当洛斯综合征等疾病。相信这些相对少见的病例为我们认识肠道溃疡提供新思路的同时，也能为读者拓展视野。

第四，坚持多学科团队（MDT）进行疑难病诊治的理念。早在20世纪70年代，张孝骞教授鼓励潘国宗教授/老主任建立了我国首个“消化内科、病理科、基本外科”共同参与的肠病MDT。2013年北京协和医院建立了MDT会诊制度，至今已为700余例罕见疑难肠病患者提供了MDT会诊，涉及疾病的诊断、治疗、妊娠管理及随访等，为患者提供了诊治的便利，更进一步改善了患者预后。本书绝大部分病例都取自MDT讨论过的病例，充分体现了MDT的智慧，以及MDT在肠病诊断和治疗中的重要意义。

本书虽然只是总结肠病病例，但是这些病例凝聚着全体消化内科医生的努力，凝聚着北京协和医院肠病MDT所有科室的无私帮助，也可以说是张孝骞教授临床思维的传承以及协和精神的写照。相信它不仅仅是消化病学方面的书籍，也适用于医学生、住院医生、主治医生及研究生临床思维的培养；相信它不仅可供广大青中年医生学习，也将有益于各位专家教授查阅参考。

感谢北京协和医院病理科周炜洵医生、影像科刘炜医生、超声科朱庆莉医生和李文波医生，为书稿提供了大量原始图片，使本书增色不少，也让作者和读者得以共享相关肠病的直观、形象知识。

感谢疑难肠病MDT的所有成员以及特邀参加疑难肠病MDT讨论的每位专家与医生，特别感谢北京二龙路医院外科秦澎湃教授的参与。正是他们渊博的知识和精湛的技能，让众多患者确诊并获得良好治疗，也使本书病例更“鲜活而完整”。感谢北京协和医院消化内科全体同仁在病例诊治中所作的贡献。

限于作者水平，本书难免存在不足甚至谬误，恳请读者、同仁不吝赐教。

钱家鸣

2020年4月

本书常用略语（以英文首字母为序）

略语	英文全称	中文全称
APACHE	acute physiology and chronic health evaluation	急性生理和慢性健康评分
5-ASA	5-Aminosalicylic acid	5-氨基水杨酸
AchR	acetylcholinergic receptor	乙酰胆碱受体
ACL	anticardiolipin antibody	抗心磷脂抗体
ACMG	American College of Medical Genetics and Genomics	美国医学遗传学与基因组学学会
ACTH	adrenocorticotrophin	促肾上腺皮质激素
ACR	American College of Rheumatology	美国风湿病学会
ADA	adenosine deaminase	腺苷脱氨酶
AAD	antibiotic-associated diarrhea	抗生素相关性腹泻
ADH	antidiuretic hormone	抗利尿激素
AEA	anti-enterocyte antibody	抗肠上皮细胞抗体
AFP	amniotic fluid alpha-fetoprotein	甲胎蛋白
AGA	anti-gliadin antibody	抗麦胶蛋白抗体
AGA	American Collega of Gastroenterology	美国胃肠病学会
AIE	autoimmune enteropathy	自身免疫性肠病
AIGA	anti-intestine goblet cell antibody	抗小肠杯状细胞抗体
AIHA	autoimmune hemolytic anemia	自身免疫性溶血性贫血
AIP	autoimmune pancreatitis	自身免疫性胰腺炎
Alb	albumin	白蛋白
ALP	alkaline phosphatase	碱性磷酸酶
ALT	glutamic-pyruvic transaminase	丙氨酸氨基转移酶
AMA	anti-mitochondrial antibody	抗线粒体抗体
AML	acute myelogenous leukemia	急性髓细胞性白血病
ANA	anti-nuclear antibody	抗核抗体
ANCA	anti-neutrophil cytoplasmic antibody	抗中性粒细胞胞质抗体
APAB	anti-pancreatic acinus antibody	抗胰腺腺泡抗体
APS	antiphospholipid syndrome	抗磷脂综合征
APTT	activated partial thromboplastin time	活化部分凝血活酶时间
APUD	amine precursor uptake and decarboxylation	胺前体摄取与脱羧
ART	antiretroviral therapy	抗反转录病毒治疗
AS	ankylosing spondylitis	强直性脊柱炎
ASCA	anti-Saccharomyces cerevisiae（S.cerevisiae）antibody	抗酿酒酵母菌抗体
AST	glutamic-oxaloacetic transaminase	天门冬氨酸氨基转移酶
ASUC	acute severe ulcerative colitis	急性重度溃疡性结肠炎
AUID	auto-inflammatory disease	自身炎症性疾病

续　表

略语	英文全称	中文全称
AZA	azathioprine	硫唑嘌呤
BAO	basic acid output	基础胃酸量
BD	Behçet disease	贝赫切特病（又称白塞病）
BMI	body mass index	体质指数
BP	blood pressure	血压
BUN	blood usea nitrogen	血尿素氮
CAEBV	chronic active Epstein-Barr virus infection	慢性活动性EB病毒感染
CCK	cholecystokinin	缩胆囊素
CD	Crohn disease	克罗恩病
CDAB	C. diff A and B	难辨梭菌毒素A/B
CDAI	Crohn disease activity index	克罗恩病活动指数
CDFI	color Doppler flow imaging	彩色多普勒血流成像
CDI	Clostridium difficile infection	难辨梭菌感染
CEA	carcinoembryonic antigen	癌胚抗原
CFDA	China Food and Drug Administration	国家食品药品监督管理总局
CgA	Chromogranin A	嗜铬素/铬粒素
CHOP	cyclophosphamide, doxorubicin, leurocristine, prednisone	环磷酰胺、多柔比星、长春新碱、泼尼松
C-CHOPE	cyclophosphamide, doxorubicin, leurocristine, prednisone, etoposide	环磷酰胺、多柔比星、长春新碱、泼尼松、依托泊苷
CIPO	chronic intestinal pseudo-obstruction	慢性假性肠梗阻
CK	creatine kinase	肌酸激酶
CML	chronic myelogenous leukemia	慢性髓细胞性白血病
CMUSE	cryptogenic multifocal ulcerous stenosing enteritis	隐源性多灶性溃疡性狭窄性小肠炎
CMV	cytomegalovirus	巨细胞病毒
Cr	creatinine	肌酐
CRP	C reactive protein	C反应蛋白
DA	daunorubicin, Ara-C	柔红霉素、阿糖胞苷
CAEAE	chronic active Epstein-Barr virus associated enteritis	慢性活动性EB病毒相关性肠炎
CAEBV	chronic active Epstein-Barr virus infection	慢性活动性EB病毒感染
CEAS	chronic enteropathy associated with SLCO2A1 gene	SLCO2A1基因相关慢性肠病
CNSU	chronic nonspecific multiple ulcers of the small intestine	慢性非特异性多发性溃疡性小肠病
CT	computed tomography	计算机体层扫描
CTA	computed tomography angiography	CT血管造影
CTE	computed tomography enterography	小肠CT成像
CVID	common variable immunodeficiency	普通变异型免疫缺陷病
DAA	direct antiviral drug	直接抗病毒药物
DBil	direct bilirubin	直接胆红素
DLBCL	diffuse large B cell lymphoma	弥漫性大B细胞淋巴瘤
DSA	digital subtraction angiography	数字减影血管造影
ds-DNA	anti-double-stranded DNA	双链DNA

续 表

略语	英文全称	中文全称
E2	estradiol	雌二醇
EATL	enterophathy-associated T cell lymphoma	肠病相关T细胞淋巴瘤
EBER	Epstein-Barr virus-encoded RNA	EB病毒编码的RNA
EBV	Epstein-Barr virus	EB病毒
ECCO	European Crohn and Colitis Organization	欧洲克罗恩病和结肠炎组织
EDS	Ehlers-Danlos syndrome	埃勒斯-当洛斯综合征
EMB	ethambutol	乙胺丁醇
EN	enteral nutrition	肠内营养
ENA	extractable nuclear antigen	可溶性核抗原
EOS	eosinophilic cell	嗜酸性粒细胞
ERCP	endoscopic retrograde cholangio-pancreatography	内镜逆行性胰胆管造影
ESBL	extended spectrum beta-lactamase	超广谱β-内酰胺酶
ESR	erythrocyte sedimentation rate	红细胞沉降率，血沉
EST	endoscopic sphincterotomy	内镜下十二指肠乳头括约肌切开术
EG	eosinophilic gastroenteritis	嗜酸性粒细胞性胃肠炎
EUS	endoscopic ultrasonography	超声内镜
Fbg	fibrinogen	纤维蛋白原
FISH	fluorescence in situ hybridization	荧光原位杂交
FDG	fluorodeoxyglucose	氟脱氧葡萄糖
FSH	follicle-stimulating hormone	促卵泡素
GGT	gamma glutamyl-transpeptidase	γ-谷氨酰转肽酶
GIST	gastrointestinal stromal tumor	胃肠道间质瘤
GITT	gastrointestinal transit time	胃肠通过时间，胃肠传输时间
GLA	generalized lymphatic anomaly	广泛性淋巴管畸形
GP	gangrenous pyoderma	坏疽性脓皮病
GS	Good syndrome	低丙种球蛋白血症合并胸腺瘤
HBV	hepatitis B virus	乙型肝炎病毒
HCV	hepatitis C virus	丙型肝炎病毒
Hb	hemoglobin	血红蛋白
HE	Hemotoxin and Eosin	苏木精-伊红
HE	hypereosinophillia	高嗜酸性粒细胞增多症
HIV	human immunodeficiency virus	人类免疫缺陷病毒
HLA-B5	human leukocyte antigen-B5	人白细胞抗原B5
HPS	hemophagocytic syndrome	噬血细胞综合征
Hp	Helieobater pyloi	幽门螺杆菌
HPF	high power field	高倍镜视野
HR	heart rate	心率
HRCT	high resolution computerized tomography	高分辨率计算机体层扫描
HS	heterotaxy syndrome	内脏异位综合征
hs-CRP	high sensitive C reactive protein	超敏C反应蛋白

续　表

略语	英文全称	中文全称
HSP	Henoch-Schönlein purpura	过敏性紫癜
IBD	inflammatory bowel disease	炎症性肠病
IBD-U	inflammatory bowel disease unclassified	未定型炎症性肠病
IFE	immunofixation electrophoresis	免疫固定电泳
IFN	interferon	干扰素
IFX	inflimixmab	英夫利昔单抗
IL-10RA	interleukin 10 receptor A	白介素-10受体A
IGF	insulin-like growth factor	胰岛素样生长因子
INH	isonicotinyl hydrazide	异烟肼
INR	international normalized ratio	国际标准化比值
IPAA	ileal pouch-anal anastomosis	回肠储袋肛管吻合术
IRA	intestinal rotational anomalies	先天性肠旋转不良
ISSVA	The International Society for the Study of Vascular Anomalies	国际脉管性疾病研究学会
ITB	intestinal tuberculosis	肠结核
IVIg	intravenous injection immunoglobulin	静脉用免疫球蛋白
LA	lupus anticoagulant	狼疮抗凝物
LDH	lactic dehydrogenase	乳酸脱氢酶
LH	luteinizing hormone	促黄体生成素
LPL	lymphoplasmacytic lymphoma	淋巴浆细胞淋巴瘤
MDS	myelodysplastic syndrome	骨髓增生异常综合征
MDT	multi-disciplinary treatment	多学科团队
MEN	mutiple endocrine neoplasia	多发性内分泌腺瘤病
MCT	medium chain triglyceride	中链甘油三酯
MNGIE	mitochondrial neurogastrointestinal encephalomyopathy	线粒体神经胃肠型脑肌病
MRA	magnetic resonance angiography	磁共振血管造影
MRE	magnetic resonance entergraphy	磁共振小肠造影
MRI	magnetic resonance imaging	磁共振成像
MTX	methotrexate	甲氨蝶呤
NCCN	National Comprehensive Cancer Network	美国国家综合癌症网
NHL	non-Hodgkin lymphoma	非霍奇金淋巴瘤
NK	natural killer	自然杀伤
NRS	numerical rating scale	数字评分法
NSAID	non-steroidal anti-inflammatory drug	非甾体抗炎药
NAID	NOD2-associated auto-inflammatory disease	NOD2相关自身炎症性疾病
NSE	neuronspecific enolase	神经元特异性烯醇化酶
NTIS	non-thyroid illness syndrome	非甲状腺疾病综合征
OB	occult blood	隐血，潜血
P	progesterone	孕酮
PBC	primary biliary cirrhosis	原发性胆汁性肝硬化
PCP	Pneumocystis carinii pneumonia	肺孢子菌肺炎

续 表

略语	英文全称	中文全称
PCT	procalcitonin	降钙素原
PCR	polymerase chain reaction	聚合酶链反应
PDAI	perianal disease activity index	肛周疾病活动指数
PET	positron emission tomography	正电子发射体层显像
PET-CT	positron emission tomography computed tomography	正电子发射体层显像计算机体层扫描
PEG/PEJ	percutaneous endoscopic gastrostomy/jejunostomy	经皮内镜下胃-空肠造瘘术
PEG-IFNα	polyethyleneglycol interferon α	聚乙二醇干扰素α
PHO	primary hypertrophic osteoarthropathy	原发性肥大性骨关节病
PICC	peripherally inserted central catheter	经外周静脉置入中心静脉导管
PIL	primary intestinal lymphoma	原发性肠道淋巴瘤
PLT	platelet	血小板
PN	parenteral nutrition	肠外营养
POI	postoperative ileus	术后肠梗阻
PPD	purified protein derivative	纯蛋白衍生物
PPI	proton pump inhibitor	质子泵抑制剂
PRL	prolactin	催乳素
PSA	prostate specific antigen	前列腺特异性抗原
PSC	primary sclerosing cholangitis	原发性硬化性胆管炎
PT	prothrombin time	凝血酶原时间
PTH	parathyroid hormone	甲状旁腺激素
PV	polycythemia vera	真性红细胞增多症
PZA	pyrazinamide	吡嗪酰胺
RBC	red blood cell	红细胞
R-CHO	rituximab，cyclophosphamide，doxorubicin，leurocristine	利妥昔单抗、环磷酰胺、多柔比星、长春新碱
R-CHOP	rituximab，cyclophosphamide，doxorubicin，leurocristine，prednisone	利妥昔单抗、环磷酰胺、多柔比星、长春新碱、泼尼松
RF	rheumatoid factor	类风湿因子
RFP	rifampin	利福平
RR	respiratory frequency	呼吸频率
SASP	salicylazosulfapyridine	柳氮磺吡啶
SFDA	State Food and Drug Administration	国家食品药品监督管理局
SG	specific gravity	比重
SLE	systemic lupus erythematosus	系统性红斑狼疮
SMAS	superior mesenteric artery syndrome	肠系膜上动脉压迫综合征
SIBO	small intestine bacterial overgrowth	小肠细菌过度生长
SIgAD	selective IgA deficiency	选择性IgA缺乏症
SpA	spondyloarthritis	脊柱关节炎
SPE	serum protein electrophoresis	血浆蛋白电泳
SSc	systemic sclerosis	系统性硬皮病

续 表

略语	英文全称	中文全称
SUV	standard uptake value	标准摄取值
T	testosterone	睾酮
TBil	total bilirubin	总胆红素
TEM	transanal endoscopic microsurgery	经肛门内镜下显微外科手术
TG	triglyceride	甘油三酯
T-LGL	T cell large granular lymphocyte leukemia	T细胞大颗粒淋巴细胞白血病
TNF-α	tumor necrosis factor-α	肿瘤坏死因子-α
TORCH		T（toxoplasma）指弓形虫；O（other）指其他，主要指梅毒螺旋体；R（rubivirus）指风疹病毒；C（cytomegalovirus）指巨细胞病毒；H（herpes simpler virus）指单纯疱疹病毒
TP	total protein	总蛋白
TP	thymidine phosphorylase	胸腺嘧啶核苷酸磷酸化酶
TPMT	thiopurine S-methyltransferase	巯基嘌呤甲基转移酶
TPN	total parenteral nutrition	全胃肠外营养
TPO-Ab	antithyroid peroxidase antibody	甲状腺过氧化物酶抗体
T-SPOT.TB	tuberculosis bacillus T cell spot test	结核感染T细胞斑点试验
UC	ulcerative colitis	溃疡性结肠炎
VAS	visual analogue scale	视觉模拟评分法
VEO-IBD	very early onset inflammatory bowel disease	极早发型炎症性肠病
WBC	white blood cell	白细胞
WGA	World Gastroenterology Organization	世界胃肠病组织

目　录

诊断篇

治疗篇

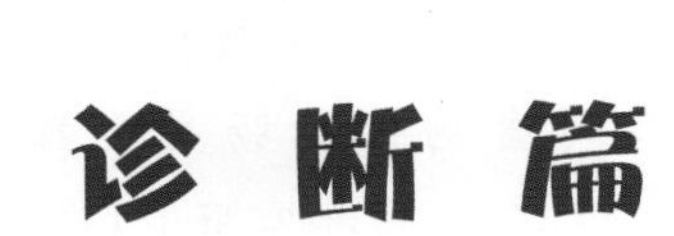

档案资料——1956年揭开炎症性肠病诊断篇章

炎症性肠病是一类随着工业化程度进展而逐渐兴起的疾病，曾被认为是“西方人疾病”。近年来其发病率在我国呈逐渐上升的趋势，特别是近20年，我国炎症性肠病例数迅速增加，从罕见病逐步向常见病演变。

1956年是包括我国在内的亚洲国家认识炎症性肠病的重要时间节点。就在这一年，北京协和医院文士域教授首次报道了《二十三例溃疡性结肠炎之探讨》和《1例胃、十二指肠和空肠CD》。截至2016年（60年间），北京协和医院共住院诊治2151例炎症性肠病患者。

炎症性肠病的鉴别诊断极其困难，首先其与肠结核的鉴别是一大难点。之后我们发现，炎症性肠病与慢性肠道感染、原发性肠道淋巴瘤、肠白塞病、全身性疾病肠道受累、少见肠道疾病的鉴别非常困难，需要我们在诊断中谨记：认真、认真、再认真，质疑、质疑、再质疑，思考、思考、再思考，“不畏浮云遮望眼，只缘身在最高层”！

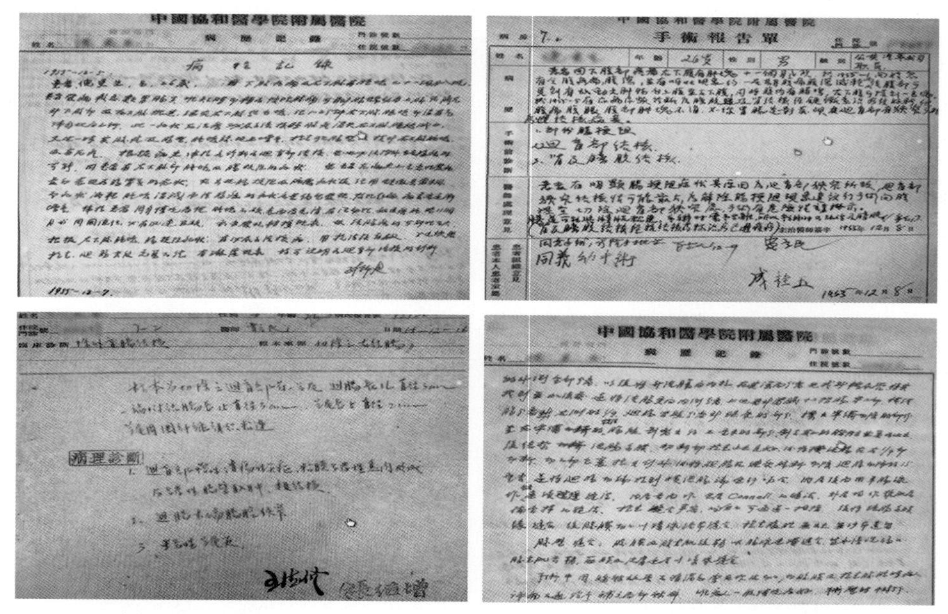
中國協和醫學院附屬醫院

病歷記錄

病程記錄

中國協和醫學院附屬醫院

手術報告單

病理診斷

中國協和醫學院附屬醫院

病歷記錄

以上病例摘自北京协和医院病案室（1956年），记录了1例26岁男性，因“右下腹痛11个月伴腹部包块”入院。该患者于1955年1月发病，曾考虑“胃肠炎”，一直未规律诊治。入院后曾考虑肠结核、溃疡性结肠炎、克罗恩病等，由于患者存在不完全性肠梗阻，经反复讨论行外科手术治疗，结合术后病理除外肠结核诊断，最终考虑克罗恩病

UC病例

病例1　脓血便、腹痛、腹部包块——UC还是CD

患者，男性，30岁，因“间断血便4年余，左下腹痛、腹部包块5月余，间断发热2个月”入院。

患者于2009年10月无明显诱因出现粪便带血，2009年11月当地医院行结肠镜诊为“溃疡性结肠炎”，予美沙拉秦及柳氮磺吡啶口服治疗，症状好转后停药。2010年初患者反复出现黏液脓血便，6～10次/日，伴发热，多次结肠镜提示病变主要累及降结肠、乙状结肠，予糖皮质激素（以下简称激素）及美沙拉秦治疗症状可缓解，缓解期黄糊便3～4次/日，但停药后症状反复。2013年8月患者无明显诱因出现左下腹绞痛，局部可触及鸡蛋大小包块，当地医院查血常规Hb 58g/L，ESR 21mm/h，CRP 8.2mg/L，粪便OB（+）；腹部CT：结肠肝曲、降结肠管壁增厚，管腔变窄；降结肠下段及周围结构紊乱、多发小结节；乙状结肠近端肠腔内结节影；结肠镜：直乙交界距肛门约15cm处肠腔狭窄，内镜不能通过，直肠结肠黏膜多发息肉（图1）。当地医院予激素及美沙拉秦治疗后腹痛缓解，排便次数减为3～4次/日。为进一步诊治于2013年11月8日入院。

既往史：既往有肛周脓肿史。

体格检查：心肺无特殊。腹平软，腹部压痛，无反跳痛，左下腹质硬包块，直径4～6cm，肠鸣音活跃。

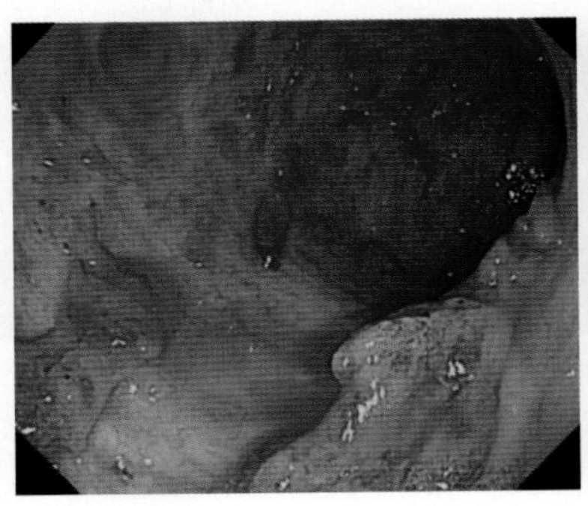
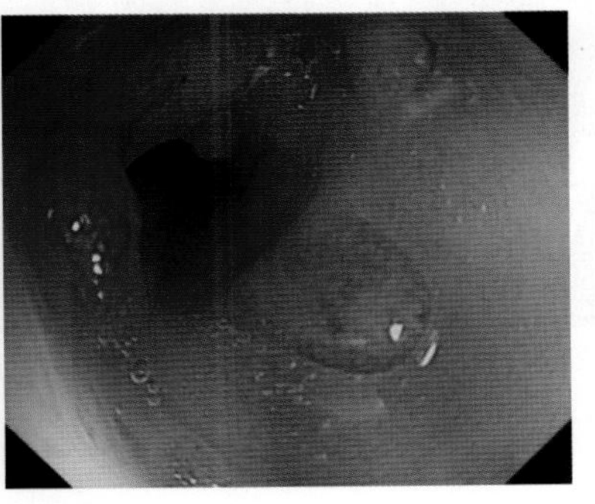

图1　结肠镜检查

入院诊断：脓血便、腹痛、腹部包块原因待查

入院初排便 3～5 次/日，为黑色稀水或稀糊便。2013 年 11 月 12 日患者无明显诱因出现发热，Tmax 39.5℃，查血白细胞增多。小肠 CT 成像：结肠广泛病变，降结肠及乙状结肠为重，肠腔多节段狭窄；肠壁增厚，黏膜面异常强化；凸向肠腔的微小隆起；肠周脂肪密度增高，血管影增多，多发小淋巴结；降结肠后方包块，形态不规则，无明显边界；累及左侧髂腰肌；增强后不均匀强化；阑尾远端壁增厚伴强化（图 2）。诊断为降结肠穿孔，脓肿形成，炎性包块可能性大，先后予甲硝唑、头孢他啶、亚胺培南等抗感染治疗，效果欠佳。2013 年 11 月 21 日患者出现血压下降（89/50mmHg），诊断为感染性休克，转入 MICU 病房，予积极抗感染、补液、升压等对症支持治疗后好转，于 2013 年 11 月 26 日转入消化内科继续抗感染治疗，患者未再发热，无腹痛等不适。

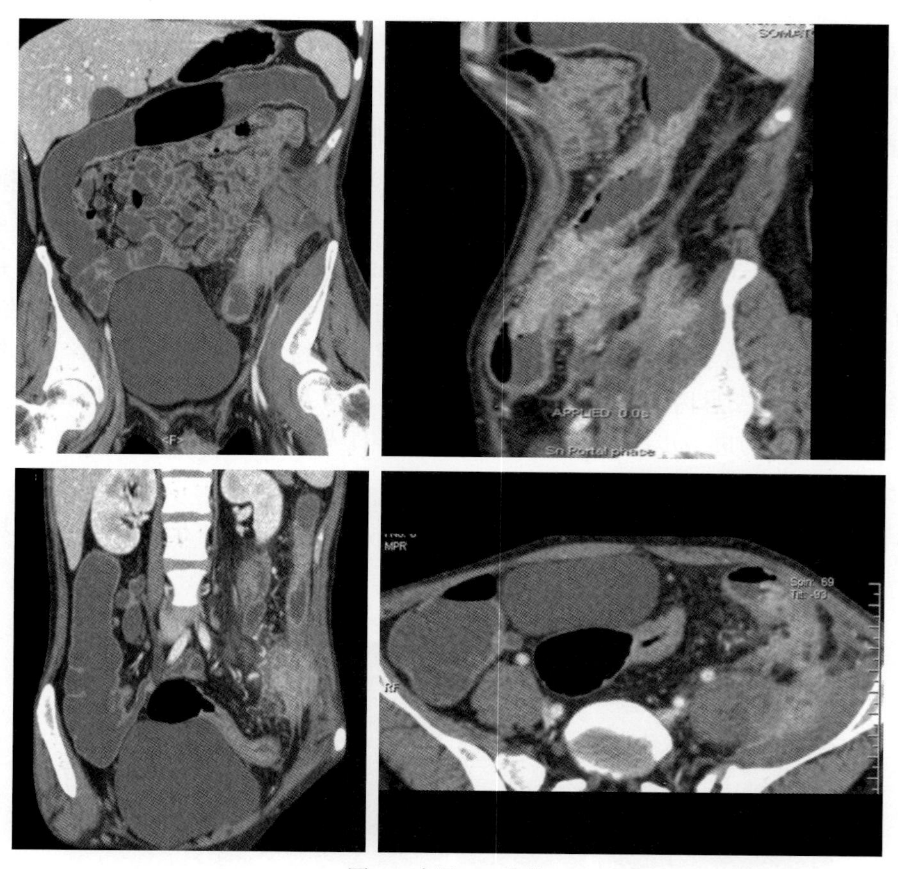

图 2　小肠 CT 成像

黏液脓血便、腹部包块、发热诊断思路分析

病例特点：青年男性，慢性病程，起病缓慢。病程可分为两个阶段：第一阶段表现为腹泻、便血或黏液性血便，第二阶段出现左下腹痛伴发热、腹部包块，炎症指标增高，结肠镜检查发现直肠狭窄，影像学提示结直肠广泛病变，结肠狭窄、降结肠穿孔脓肿形成。分析病情，慢性肠道病变合并狭窄、穿孔及腹腔脓肿形成诊断明确。肠道原发病考虑如下。①溃疡性结肠炎（UC）：支持点在于青壮年起病，慢性病程，反复血便，内镜下结肠连续性病变，影像学黏膜面均匀一致的异常强化等；不支持点在于结肠狭窄、穿孔、腹部包块和瘘管形成很少见于溃疡性结肠炎。确诊有待病理证据支持。②克罗恩病（CD）：患者为青壮年，表现为腹痛、腹泻和腹部包块，出现肠道狭窄、肠穿孔和肠梗阻，既往有肛周脓肿病史，符合CD的常见临床表现；不支持点在于患者内镜所见肠道病变弥漫且连续，影像学特点更倾向于UC。③肠结核：患者有消瘦、乏力、发热等症状，病史多年但无肠外结核表现，入院后曾完善胸部CT未见异常，血T细胞亚群分析结果正常，内镜下及腹部CT均不符合肠结核的典型表现，可能性小。④缺血性肠病：患者虽然表现为反复腹痛、便血，但无肠道缺血的肠道节段性改变，且患者为青年男性，非该病的好发人群，目前不考虑。⑤贝赫切特（又称白塞，Behcet）病：病程中未见口腔、外阴溃疡，针刺试验阴性，而结肠病变并非溃疡性改变，均不符合白塞病常见的临床特点，不考虑。⑥其他病因：包括肠道恶性肿瘤、慢性阿米巴感染、嗜酸性粒细胞性胃肠炎等疾病，均无相关证据，不考虑。综上所述，目前诊断UC可能大，CD不除外。对于结肠炎症性肠病（IBD）一时难以确诊UC或CD者，可考虑诊断为未定型炎症性肠病（IBD-U）。

下一步治疗才是当前主要的临床难点：肠瘘合并感染是否能得到彻底控制？针对肠道原发病的治疗如何开展？直肠狭窄是否能经过内科治疗得到改善？

从影像学上观察：腹腔脓肿位于狭窄肠段的附近。肠腔内只要有内容物通过，就有可能因为狭窄所致的肠腔内压力增高造成内容物持续外泄而加重脓肿和感染。单纯抗感染和胃肠减压也许可以缓解肠瘘合并感染，却无法改善肠管狭窄。如果肠道狭窄持续存在，肠瘘合并感染势必难以控制。如果按IBD-U使用激素、免疫抑制剂和生物制剂，可能改善肠道病变，但可能诱发腹腔感染的加重和播散。以上问题环环相扣，互为制约，创造条件进行手术是破解之道。

因患者肠道狭窄、肠瘘合并感染诊断明确，内科保守治疗效果不佳，建议外科手术治疗。基本外科会诊后决定先行回肠造瘘术，择期处理腹部包块。

2013年12月10日患者于全麻下行回肠末端造瘘术，过程顺利，术后逐步过渡到肠内营养及半流食，未诉腹痛等不适，排便300～500ml/d。术后第7天监测患者体温呈逐渐升高趋势，Tmax 39.2℃，先后予头孢哌酮、甲硝唑、亚胺培南、万古霉素、头孢美唑、磷霉

素等抗感染治疗，并加用柳氮磺吡啶栓 0.5g q12h 控制局部肠道炎症病变，患者体温高峰逐渐下降，仍偶有间断低热，Tmax 37.5℃，无腹痛、腹胀等不适，排便 200 ~ 300ml/d。期间患者营养改善，体重增加，腹部包块体积明显缩小，局部压痛及反跳痛明显缓解。术后复查 CT：腹部包块逐渐减小（图 3）。复查泛影葡胺直肠造影和直肠镜，观察直肠黏膜及狭窄段均较前无明显改善（图 4、图 5）。

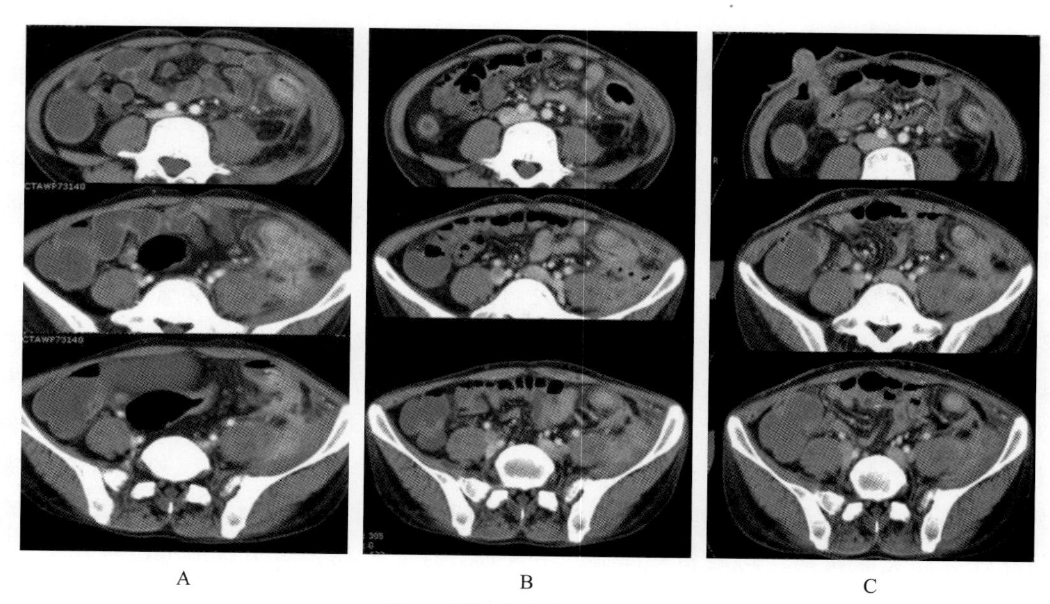

图 3　回肠造瘘术后腹部 CT

A ~ C. 提示腹腔内脓肿的范围逐渐缩小

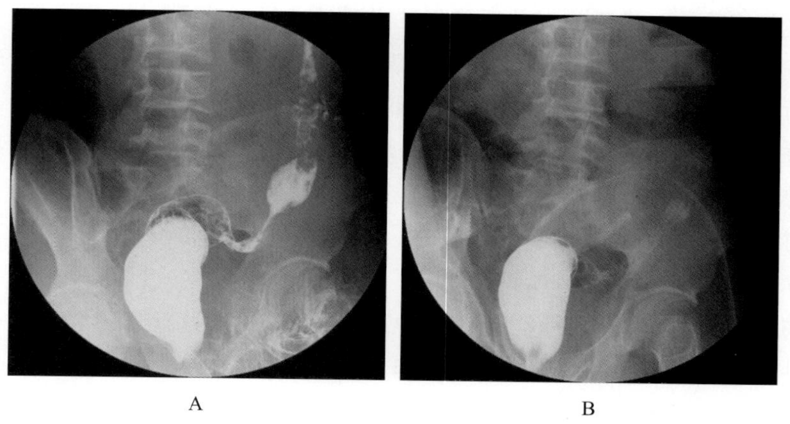

图 4　直肠造影

A. 入院初，直肠及乙状结肠交界长段狭窄；B. 回肠造瘘后，提示直肠狭窄未见改善

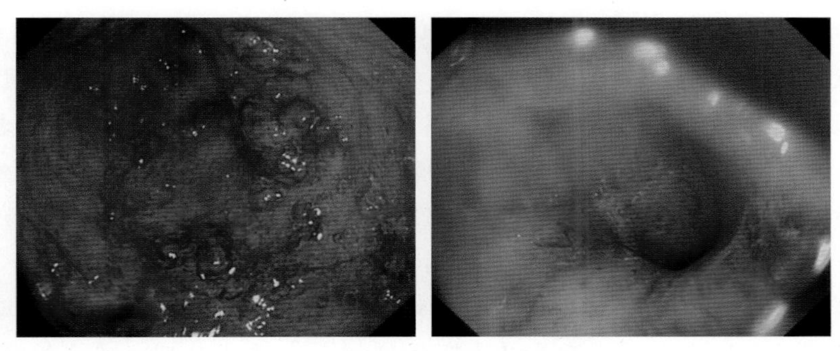

图 5　回肠造瘘术后直肠镜检查

考虑患者营养状态改善、腹腔内脓肿炎症减轻，但肠道原发病包块肠道狭窄和穿孔情况难以改善，局部药物治疗效果欠佳，经消化内科专业组查房及疑难肠病多学科团队会诊建议再次手术治疗。2014 年 2 月 25 日在全麻下行剖腹探查，全结肠加部分直肠切除术，粘连松解。术中可见左侧腰后部向髂部形成约深 4cm 脓腔。手术过程顺利。术后 1 周停用抗生素并恢复进食。2014 年 3 月 3 日加用柳氮磺吡啶栓置肛，加强局部治疗。

术后病理：结肠弥漫性、连续性炎症，黏膜呈易碎的颗粒状改变，弥漫浅表溃疡形成，黏膜岛可形成炎性假息肉，未见肉芽肿，肌层、浆膜无明显炎症，灶性浆膜充血及炎症，脓肿形成，抗酸染色阴性，UC 诊断较明确（图 6）。

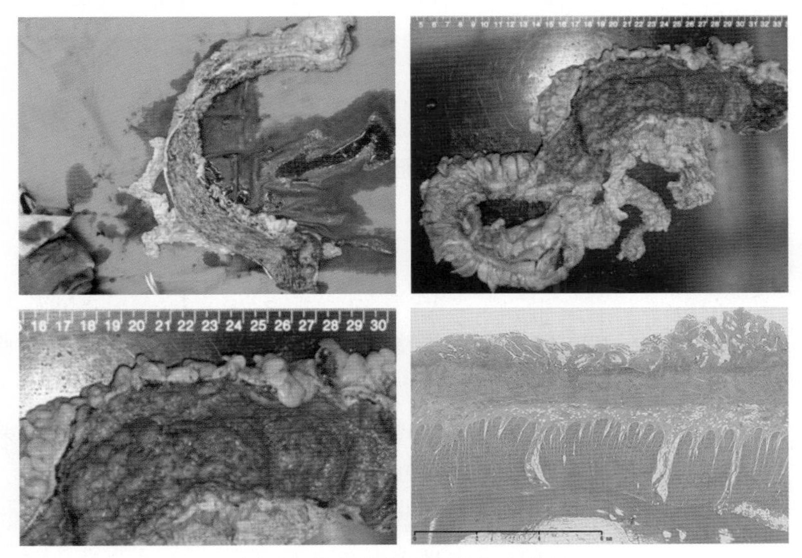

图 6　手术标本及病理检查所见

如何评估IBD患者的手术时机和手术方式

IBD 的手术治疗决策和术后结局受基础诊断的影响，即诊断是 UC 还是 CD。重建性结直肠切除伴回肠储袋肛管吻合术通常应用于UC患者，而CD患者行这种手术的功能性结局较差，失败率较高，所以不常在CD患者中行该术式。节段切除术不适用于UC患者，因为余下的结肠有复发活动性炎症或发生癌变的风险。然而，8%～20%患者的结肠炎属IBD-U。比起CD，这些IBD-U患者的病程倾向于与UC酷似。因此，许多外科医生认为IBD-U患者适合进行与UC一样的手术选择。患者病变广泛，符合UC的肠道受累特点，兼有肠穿孔和长段结肠狭窄等并发症，只能选择全结直肠切除。

国外文献报道，20%～30%的UC患者最终都需要接受外科切除术治疗。通常在急诊或紧急临床情况下不会切除直肠，而是以造瘘或Hartmann手术处理，建立暂时的回肠造口。择期实施完全直肠切除或回肠贮袋肛管吻合术。该患者第一次手术前表现为腹部脓肿合并感染性休克，营养状况和一般情况差，行回肠造瘘术获得了肠道休息、肠内营养改善一般情况的机会，并且通过抗感染缩小了腹部脓肿的范围，此为一举多得。而在造瘘术后多方面的评估，发现患者的肠道病变无法经过局部治疗改善，为了控制原发病，应该在全身情况改善的基础上尽早实施全结直肠切除术。

术后患者病情平稳，体温正常，体重恢复，炎症指标恢复正常。门诊随诊中，病情稳定。

最后诊断：溃疡性结肠炎（慢性复发型，广泛结肠型，活动期，重度）
降结肠穿孔合并腹腔脓肿
感染性休克
回肠造口术后
全结肠加部分直肠切除+回肠保留造口术后

【诊疗启迪】

该病例是一例UC和CD鉴别诊断较难的病例，虽然有典型的脓血便症状，但是也有肠道狭窄、腹部包块、结肠穿孔、腹腔脓肿等UC的不典型症状，由于不能完全肯定是UC的诊断，手术时机、手术术式选择很困难。最后得以通过手术病理检查获得明确诊断。诊治过程有以下启示：①病程初期治疗不规范、依从性欠佳，导致出现严重并发症。②病程中曾错过最佳手术时机。假如患者在刚开始出现腹痛、腹部包块时即进行手术处理可能预后会更好。可惜当时因各种原因，患者拒绝当地医院手术治疗的建议。③由于UC和CD难以鉴别，外科手术术式难以确定。如果是UC，并发症控制后可以考虑行回肠储袋肛管吻合术；如果是CD，并发症控制后需要继续药物维持治疗。

【专家点评】

IBD的诊断缺少金标准，需要结合临床、影像学检查、病理学检查等资料动态观察，综合判断。对于出现不典型症状的患者，鉴别诊断更需仔细而慎重。从本病例中我们“学习”了有肠道狭窄、腹腔脓肿的UC，最后凭借手术病理才得以确诊。另外，IBD患者手术治疗不仅能处理棘手的并发症，更能提供更为准确的全层肠道组织病理，便于确诊。该患者通过病理最终确诊为UC。同时应该吸取的教训是，对于UC患者应该规律治疗和随访，加强对患者的宣教，提高诊治的依从性。当然该患者最终能够治疗成功，依托多学科协作，每一步都认真讨论，慎重“出手”，本病例曾先后接受消化内科、普通外科、重症医学科、感染内科、放射科、病理科、临床营养科等多学科共同诊治，体现了多学科讨论的优势。

（赖雅敏　撰写　吴　斌　审校）

参考文献

[1]Stange EF, Travis SP, Vermeire S, et al. European evidence-based consensus on the diagnosis and management of ulcerative colitis: Definitions and diagnosis[J]. Journal of Crohn's & colitis, 2008, 2(1): 1-23.

[2]Matsushita M, Takakuwa H, Matsubayashi Y, et al. Appendix is a priming site in the development of ulcerative colitis[J]. World journal of gastroenterology, 2005, 11(31): 4869-4874.

[3]Yu CS, Pemberton JH, Larson D. Ileal pouch-anal anastomosis in patients with indeterminate colitis: Long-term results[J]. Diseases of the colon and rectum, 2000, 43(11): 1487-1496.

[4]Cima RR, Pemberton JH. Medical and surgical management of chronic ulcerative colitis[J]. Archives of surgery, 2005, 140(3): 300-310.

[5]邓卫萍，钱家鸣. 克罗恩病术后治疗和溃疡性结肠炎手术时机的抉择[J]. 胃肠病学, 2010, 12(15): 34-35.

病例2　腹泻、便血、发热、肠道溃疡
——UC如何与感染性肠炎鉴别

患者，男性，66岁，因“腹泻4周，加重伴发热、便血3周”入院。

患者于2017年4月11日因混合痔于外院行“齿状线上直肠黏膜套扎术”，术后腹泻，10余次/日，每次量少，为深褐色稀糊样，无黏液脓血，无里急后重、便失禁或排便困难。2017年4月20日进食半熟腌鸡蛋后发热，Tmax 38.5℃，便次增多至20次/日，伴少量便血、里急后重、乏力、食欲减退、体重下降。外院予头孢克洛（375mg bid）口服治疗1周，继而左氧氟沙星（0.5g qd）口服治疗5天，症状无改善。血常规示WBC

8.17×10⁹/L，NEUT% 63.7%，Hb 132g/L；粪便常规示 WBC 20～30/HPF，RBC 大量/HPF；肝肾功能大致正常；CRP 49.6mg/L，ESR 21mm/h；CEA 28.63ng/ml，CA19-9 59.17U/ml，AFP、NSE、PSA 正常；PCT 0.154ng/ml；T-SPOT.TB（A+B）186SFC/10^6MC；结核抗体、CMV-IgM、EBV-IgM 阴性；结肠镜：末段回肠黏膜偏粗糙，全结肠黏膜弥漫充血、水肿、糜烂，覆脓苔，血管纹理紊乱模糊；活检病理：黏膜组织急性及慢性炎、隐窝脓肿。考虑“溃疡性结肠炎可能”，加用美沙拉秦（1.5g tid）口服，美沙拉秦栓剂置肛（1.0g qd）；继续头孢克洛（375mg bid）口服治疗 1 周，症状无好转，更换为头孢他啶（1g tid）静脉滴注，2 天后 Tmax 降至 37.5℃，便次无改善，未再继续治疗，拟加用泼尼松。患者为求进一步诊治于 2017 年 5 月 11 日来我院。自发病以来体重下降 7kg。

既往史：高血压病史，胃穿孔修复术后，长期大量吸烟、饮酒史。

体格检查：BMI 23.18kg/m^2。双肺呼吸音清，未闻及干、湿啰音，心律齐，腹平软，下腹部、左上腹压痛，无反跳痛、肌紧张，肠鸣音 2～3 次/分，直肠指检未见异常。

入院诊断：腹泻、便血原因待查

腹泻、便血诊断思路——患者是否可以诊断溃疡性结肠炎?

病例特点：老年男性，急性病程。临床症状分为两个阶段：①病初 10 余日表现为腹泻、便次增多，无脓血。②可疑不洁饮食后出现发热、黏液血便，粪便常规中可见大量红、白细胞，炎症指标升高，肿瘤标志物 CEA、CA19-9 水平升高；外院曾予抗感染治疗，热峰有所下降（Tmax 37.5℃），但腹泻改善不明显。诊断方面，患者第一阶段症状符合肛门刺激表现，不除外手术相关。第二阶段出现发热、黏液脓血便，结肠镜下可见结肠溃疡。外院考虑诊断 UC，此诊断是否正确?

针对该患者分析如下：①其病程尚短（<6 周），病前有不洁饮食的诱因，病程中合并发热，抗感染治疗后热峰下降，故而将感染性肠炎放在首位更为合理，入院后可进一步完善血常规、血液/粪便病原学筛查、PCT、肥达试验、外斐反应等。②溃疡性结肠炎（UC）：依据 2012 年广州《炎症性肠病诊断与治疗的共识意见》及 2017 年欧洲克罗恩病和结肠炎组织（ECCO）第三版 UC 诊断与管理共识，UC 的诊断需要结合临床、内镜、病理综合分析，该患者有以下几点不支持 UC 诊断：病程不足 6 周，发病前有明确的不洁饮食史，病理未提示隐窝结构改变等慢性病变。当然，有些老年人症状不典型，尚需除外既往有 UC，而此次是在 UC 基础上合并感染所致，可复查结肠镜并完善结肠黏膜活检病理辅助诊断。③肿瘤：患者老年男性，体重下降，CEA、CA19-9 水平明显升高，需要警惕胃肠道肿瘤可能，可复查肿瘤标志物，同时完善结肠黏膜活检病理、必要时行 PET-CT。④缺血性结肠炎：患者老年男性，有高血压、冠心病等危险因素，故缺血性肠病不能除外。该病通常以左半结肠受累为主，内镜下可见受累血管供血部位分界清晰的节段性病变，CTA 或造影见明确血管狭窄或堵塞为确诊依据。该患者病变范围过广，病变与正常黏膜间未见清晰界限，

证据不足，必要时可行腹盆CTA评估。

入院后完善检查，血常规示WBC 7.77×10^9/L，NEUT% 42.6%，Hb 112g/L；肝肾功能大致正常，甲状腺功能正常；hs-CRP 24.33mg/L，ESR 26mm/h；免疫球蛋白、补体、RF正常；ANCA阳性（P 1：40）；CEA 13.98ng/ml，CA19-9 61.6U/ml。粪便常规：褐色糊便，WBC满视野，RBC 5～10/HPF，OB（+），苏丹Ⅲ染色（-），抗酸染色、寄生虫及幼虫鉴定（-）；PCT（仪器法）0.11ng/ml；血培养：多枝梭菌，含溶血素厌氧瓶8小时；T-SPOT.TB：（A+B）192SFC/10^6MC；G试验：49.60pg/ml；肥达试验、外斐反应（-）；CMV-IgM（-），CMV DNA和EBV DNA均<500copies/ml；HBV DNA<10^3copies/ml。因患者病情较重，故行直乙镜检查：进镜20cm至乙状结肠，所见结肠黏膜弥漫性充血水肿，血管纹理消失，可见小点、片状糜烂和不规则溃疡，脓性分泌物附着（图1）。活检病理：（直乙交界）结肠黏膜显急性及慢性炎，隐窝结构紊乱，可见隐窝炎及隐窝脓肿，病变示慢性活动性肠炎；原位杂交结果：CMV ISH（-），EBER ISH（-）；肠黏膜组织细菌涂片：革兰阴性杆菌偶见；肠黏膜组织细菌培养：大肠埃希菌，粪肠球菌；真菌涂片、抗酸染色、诺卡菌涂片（-）。

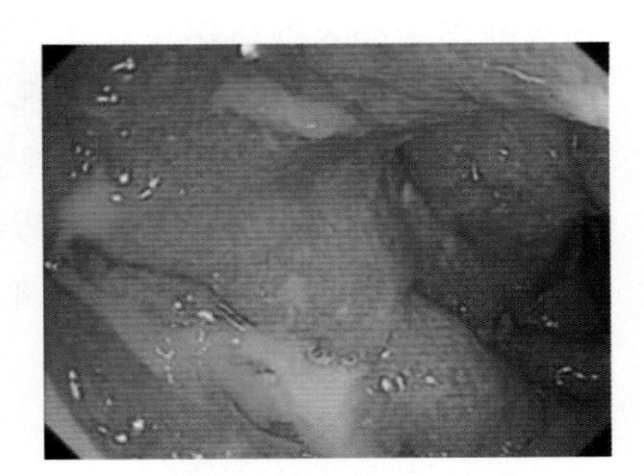

图1　直乙镜检查

肠道细菌感染是否成立

结合患者临床特点和血培养结果，多枝梭菌感染明确。多枝梭菌是梭菌属的一种，一类产芽胞、革兰阳性杆菌，在废弃物、土壤、植被以及哺乳动物的胃肠道中均有分布。该菌可见于85%正常人肠道菌群，但在儿童、老年人或原发/继发性免疫缺陷人群中可引起肠道感染，出现腹泻、便血等症状。其他肠道感染常见病原体如伤寒杆菌、CMV、难辨梭菌等目前暂无证据。肠道细菌感染的辅助检查手段包括：抗原/抗体检测（血标本、粪便标本等），病原体培养（血标本、粪便标本、肠黏膜组织标本等）和肠道黏膜组织病理学检查和组织特殊染色。针对该患者，我们完善相关检查后结合血培养结果，多枝梭菌感染明确。

予头孢他啶（凯复定）1g q8h+甲硝唑0.5g q12h静脉滴注抗感染，同时美沙拉秦1g qid口服，次日起患者体温恢复正常，便次逐渐减少至2～3次/日，黄色稀糊样，无黏液脓血。2个月后（2017年7月12日）复查结肠镜提示黏膜愈合，遗留瘢痕性改变（图2），病理见黏膜慢性炎及隐窝结构改变。复查肿瘤标志物水平降至正常。

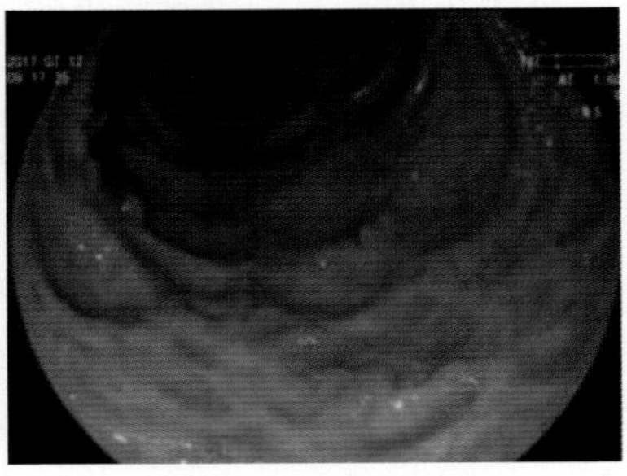

图2　复查结肠镜

初发型UC与肠道感染鉴别诊断思路

该患者经抗感染治疗，联合美沙拉秦 1g qid 口服，治疗 2 个月后症状缓解，复查结肠镜见黏膜愈合，肿瘤标志物水平降至正常，故暂无肿瘤证据，感染性结肠炎诊断明确。但结肠活检病理提示慢性损伤、隐窝结构改变，感染性肠炎是否能否解释所有病情？

UC 是以局限在黏膜内的结构扭曲和炎性细胞浸润为特点的慢性过程。其显微镜下诊断基于以下改变：广泛的隐窝结构异常（弥漫性隐窝不规则），重度的隐窝密度减少或萎缩，黏膜表面不规则，弥漫性伴有基底浆细胞增多的全黏膜炎性细胞浸润，这 4 个特点中，有 2 个或 2 个以上，同时缺乏肉芽肿，UC 诊断准确率达 75%。静止期 UC，黏膜可出现与结构损害和愈合相关的组织学特点，如隐窝结构的扭曲（萎缩和分支）以及上皮再生。UC 早期也可不出现隐窝结构改变，表现为基底部浆细胞增多，而在发病 1 年后出现隐窝结构紊乱。与之相比，感染性结肠炎的病理表现为黏膜上 1/3 的急性浅表性炎症，隐窝结构存在，故仅用感染性结肠无法解释患者隐窝结构的改变。其他如药物性结肠炎、克罗恩病结肠受累等，也可见隐窝结构改变，但该患者病史及临床特点均不支持，故 UC 仍不能除外，需在后续随访中进一步明确。

2018 年 8 月门诊复查结肠镜，见全结肠黏膜血管纹理模糊，多发息肉和淋巴管扩张，未见糜烂、溃疡；活检病理提示黏膜活动性炎，隐窝结构紊乱，可见隐窝炎及隐窝脓肿，固有层淋巴管扩张。考虑患者溃疡性结肠炎诊断明确（全结肠型，Mayo 评分 1 分），加用美沙拉秦 1g qid 治疗。

最后诊断：溃疡性结肠炎（初发型，广泛结肠型，活动期，重度）
肠道多枝梭菌感染

【诊疗启迪】

回顾患者病史，有以下几点值得注意：①患者高龄、术后肠道菌群紊乱、病程中合并不洁饮食史，均为肠道感染的高危因素，提示反复询问并掌握全面的临床病史的重要性。②患者外院治疗期间曾使用多种抗生素，应用头孢他啶 2 天后热峰即有所下降，却未能继续坚持。在肠道感染性疾病的经验性治疗时，抗感染治疗建议至少观察 3 天以明确疗效。而在疾病尚未确诊，肠道感染或其他感染性疾病尚不能除外的情况下，若予患者激素可能会加重病情。③该患者为中老年男性，肿瘤标志物水平增高，需警惕肿瘤，从本例我们也关注到，炎症性疾病也可能致肿瘤标志物水平轻至中度升高，故需要临床密切随访。④该患者病理检查提示“隐窝炎、隐窝脓肿”，部分临床医生将此作为 UC 诊断标准，但需注意此改变亦可见于肠道慢性感染性疾病，故需临床长期随访明确。⑤UC诊断虽然没有金标准，但病理表现仍是不容忽略的诊断依据，既要“认识”早期UC病理表现，也要“认识”UC和感染性肠炎病理表现的区别，必要时通过随访进一步明确诊断。

【专家点评】

结肠溃疡病因多种多样，若患者出现黏液脓血便、结肠溃疡，是否可以诊断UC，如何进行鉴别诊断，是值得消化内科医生思考的问题。此病例旨在提醒临床工作者重视肠道感染和UC的鉴别诊断。UC的鉴别诊断包括感染性肠炎、缺血性肠病、肿瘤、放射性肠炎、缺血性肠病等。如患者病史较短，存在感染的高危因素（如疫水或疫区接触史、激素或免疫抑制剂使用史、HIV感染史），需要充分鉴别肠道感染。既不要“盲目”诊断UC，也不要找到感染性肠炎的证据就轻易除外UC，随访、监测非常重要。对于这个患者，定期监测肿瘤标志物警惕炎症掩盖下的肿瘤也非常必要。

（金　梦　撰写　杨　红　审校）

参考文献

[1]Magro F, Gionchetti P, Eliakim R, et al. Third European Evidence-based Consensus on Diagnosis and Management of Ulcerative Colitis. Part 1: Definitions, Diagnosis, Extra-intestinal Manifestations, Pregnancy, Cancer Surveillance, Surgery, and Ileo-anal Pouch Disorders[J]. J Crohns Colitis, 2017, 11(6): 649-670.

[2]杨红，钱家鸣. 炎症性肠病诊断与治疗的共识意见(2012年·广州)溃疡性结肠炎治疗部分解读[J]. 胃肠病学，2012，17(12)：724-727.

[3]中华医学会病理学分会消化病理学组筹备组，中华医学会消化病学分会炎症性肠病学组. 中国炎症性肠病组织病理诊断共识意见[J]. 中华病理学杂志，2014，43(4)：268-274.

[4]Yang H, Zhou W, Lv H, et al. The Association Between CMV Viremia or Endoscopic Features and Histopathological Characteristics of CMV Colitis in Patients with Underlying Ulcerative Colitis[J]. Inflamm Bowel Dis, 2017, 23(5): 814-821.

[5]Baumler AJ, Sperandio V. Interactions between the microbiota and pathogenic bacteria in the gut[J]. Nature, 2016, 535(7610): 85-93.

[6]Gardner RC, Feinerman AE, Kantrowitz PA, et al. Serial carcinoembryonic antigen(CEA blood levels in patients with ulcerative colitis[J]. Am J Dig Dis, 1978, 23(2): 129-133.

病例3　反复脓血便、发热——UC与病毒性肠炎

患者，男性，40岁，因“间断黏液脓血便10年，加重伴发热1月余”入院。

患者于2004年出现间断黏液脓血便，多种抗生素治疗效果不佳，外院行结肠镜检查提示“直肠、乙状结肠、降结肠糜烂、溃疡。”诊断为“溃疡性结肠炎”，予口服柳氮磺吡啶及5-氨基水杨酸治疗有效，但未规律用药，于2012年自行停药，期间未复查结肠镜。1个月前进食辛辣食物、饮酒后出现黏液脓血便，7～8次/日，伴中高热，Tmax 38.8℃，无畏寒、寒战，外院查血WBC轻度增多；粪便红、白细胞满视野；结肠镜：距肛门40cm至回盲部肠腔黏膜粗糙、充血，弥漫性溃烂，覆污秽苔，余所见肠腔黏膜粗糙，血管纹理模糊，散在糜烂及红斑。予柳氮磺吡啶及5-氨基水杨酸口服及抗生素治疗效果不佳，为进一步诊治经急诊于2014年4月1日入本院。

既往史、个人史、家族史：患者既往高血压、病毒性角膜炎病史，偶有吸烟、饮酒，有高血压病家族史。

体格检查：T 36℃，P 82次/分，RR 16次/分，BP 140/89mmHg。BMI 22.7kg/m^2。右侧颈部可见一直径约1cm的红色结节样红斑，无压痛、破溃、溢脓。心肺无特殊。腹软，中上腹轻压痛，无反跳痛，肠鸣音4次/分，双下肢无水肿。直肠指检未见明显异常。

入院诊断：反复脓血便、发热原因待查

反复脓血便的诊断思路

病例特点：中年男性，慢性病程，病程迁延反复，以间断黏液脓血便起病，既往抗感染治疗效果不佳，柳氮磺吡啶及5-氨基水杨酸治疗有效，外院肠镜提示“直肠、乙状结肠、降结肠糜烂、溃疡”。本次发病有明显饮食诱因，伴发热，外周血和粪便有白细胞增多。

患者病程可分为两部分：第一部分在10年前至本次发病前，临床表现、内镜特点和治疗反应符合溃疡性结肠炎（UC）的诊断，但未见到病理诊断，故考虑拟诊。患者在第一部分的治疗中服药和监测病情均不规律，依从性差。可能给第二部分病情埋下伏笔。入院前1个月患者不洁饮食后脓血便再发，结肠镜不是典型UC特点（回盲部、升结肠、横结肠黏膜糜烂、浅溃疡，降结肠、乙状结肠和直肠病变较轻），5-氨基水杨酸类药物治疗效果不佳。

诊断及鉴别诊断方面，首先考虑此次病因为肠道感染可能性大。但患者在UC缓解期规律用药维持缓解治疗，故需与UC复发进行鉴别。且肠道感染可作为UC原发病活动诱因或合并存在。其他鉴别诊断包括白塞病等血管炎、肠道淋巴瘤、缺血性肠病、放射性肠炎、UC癌变、憩室炎，临床表现不典型，诊断依据不足。若为原发病反复，根据UC的Truelove-Witts分级标准，考虑目前病情呈中重度活动，由于重度UC患者行全结肠镜检查可能诱发中

毒性巨结肠，对于严重的未控制的肠道感染，行结肠镜检查存在加重感染的可能，可先取外院肠镜病理我院会诊，完善腹部影像学检查，行直肠及乙状结肠镜检查进行局限结直肠评估，以判断炎症的严重程度，同时留取黏膜活检明确炎症性肠病（IBD）的诊断及排查感染。

入院后完善检查：血 WBC 12×10⁹/L，NEUT% 77%，LY# 1.89×10⁹/L，Hb 120g/L，PLT 378×10⁹/L。粪便常规见大量红、白细胞，OB（+）。尿常规阴性。血 Alb 24g/L，余肝肾功能均正常。ESR 33～86mm/h，hs-CRP 96.10～90.59mg/L。T、B 淋巴细胞亚群分析：B# 144/μl，T4# 192/μl，T8# 186/μl，NK# 41/μl，T4% 97.4%，T8% 44.9%，DRT8% 16.1%。粪便细菌培养×3 次、抗酸染色×2 次、难辨梭菌毒素测定及培养×2 次：均阴性。粪便真菌涂片×2 次：第一次阴性，第二次可见中量酵母样孢子，少量假菌丝；粪便真菌培养×2 次：1 次阴性，1 次可见白色念珠菌属。粪便找寄生虫×3 次：阴性。粪便快速轮状病毒鉴定：阴性。感染 4 项、血降钙素原、肥达试验、外斐反应、布氏杆菌凝集试验、T-SPOT.TB、血培养（需氧菌+厌氧菌+分枝杆菌）×3 次：均阴性；G 试验：106.90pg/ml，GM 试验：0.31μg/L；CMV DNA、CMV-pp65、CMV-IgM、EBV DNA、EBV 相关抗体、TORCH-IgM：阴性。影像学检查：超声心动图、肠系膜血管超声均正常；胸腹盆 CT 平扫：双下肺少许淡片索条影；结肠肠管明显扩张，可见多个宽大气液平，阶梯状排列；直肠壁不厚；乙状结肠壁不光整。结肠镜：所见结肠多发糜烂和充血性红斑，节段性分布，并可见白色点状改变，血管纹理尚清（图 1）。活检病理：结肠黏膜显慢性炎，隐窝结构尚规则，未见隐窝炎及隐窝脓肿；（直肠）结肠黏膜显慢性炎，隐窝结构尚规则，小灶活动性炎，可见隐窝炎及隐窝脓肿；原位杂交结果：CMV ISH（-），EBER ISH（-）；特染结果：抗酸染色（-）。外院肠镜病理我院病理科会诊：（距肛门 60cm）肉芽组织及结肠黏膜显急性及慢性炎，部分隐窝结构不规则，偶见隐窝炎及隐窝脓肿；结肠活检示慢性活动性肠炎，病变不特异。治疗方面，入院后予美沙拉秦 1g qid 口服，先后经验性加用头孢他啶+甲硝唑×4 天→亚胺培南/西司他丁（泰能）×5 天抗细菌治疗，口服万古霉素抗难辨梭菌治疗，予补液、补白蛋白、纠正电解质紊乱、益生菌调节肠道菌群、安素肠内营养等对症支持治疗，患者仍持续高热，Tmax 39.8℃，热峰 2～3 个/日，规律应用洛索洛芬钠后部分症状改善，排便 6～7 次/日，黄色稀水便，未见脓血。

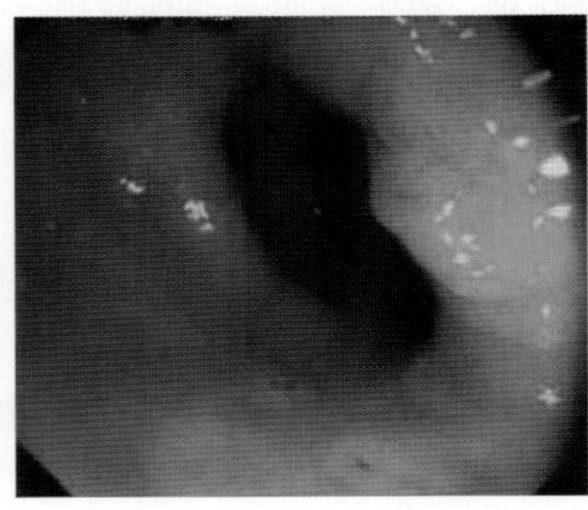
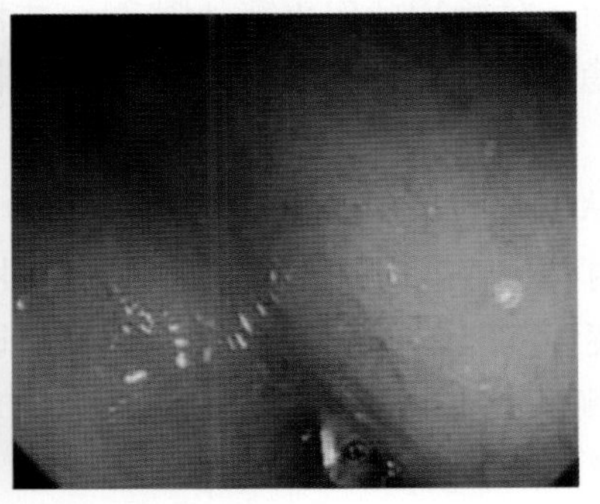

图 1 结肠镜检查

UC是否能够诊断——多学科团队（MDT）会诊

患者近期多次结肠镜检查示病变呈灶片状分布，直肠、乙状结肠黏膜光整，血管纹理清晰，影像学示结肠袋结构正常，既往未予美沙拉秦栓剂或激素灌肠等治疗，病理示灶性隐窝炎和隐窝脓肿可见于IBD、感染、药物损伤或缺血等多种疾病，对UC诊断不具特异性。目前考虑UC诊断证据不足，第一诊断仍要高度警惕肠道感染。患者$CD4^+T$细胞明显减少，除需考虑常见的肠道细菌性感染如志贺菌、沙门菌、耶尔森菌等外，还需警惕不典型病原体感染，如CMV、EBV、难辨梭菌、结核分枝杆菌、真菌、寄生虫等（表）。患者临床表现不符合典型细菌感染过程，且广谱抗生素治疗无效，不支持常见细菌感染，结合其病程、热型，需警惕不典型微生物感染尤其是病毒感染。患者细菌、真菌、寄生虫等病原学筛查均未见提示有意义结果（真菌方面：G试验正常值上限考虑与输注白蛋白相关，GM试验阴性，粪便涂片少量假菌丝无临床意义，粪便培养1次为白色念珠菌属不除外定植菌，可待结肠镜病原体检查结果），必要时可复查结肠镜及病原学检查。但患者有病毒感染的蛛丝马迹，外周血单核细胞增多，$CD4^+T$细胞减少等。MDT会诊后建议：经验性加用更昔洛韦抗病毒治疗3周，停广谱抗生素；患者腹部影像学提示多发气液平，临床无肠梗阻表现，可继续安素肠内营养，警惕肠梗阻发生。

表　HIV感染者中不同$CD4^+T$细胞水平机会性感染的发生情况

$CD4^+T$细胞（/μl）	患者例数	机会性感染发生的例数	发生比例（%）
≤50	46	35	76.1
51～100	22	15	68.2**
101～200	46	3	6.5**
>200	62	2	3.2*

*与$CD4^+T$细胞≤50/μl组比较$P<0.01$；**与$CD4^+T$细胞≤50/μl组比较$P<0.01$

复查结肠镜：升结肠至脾曲慢性活动性肠炎并溃疡形成，直肠、乙状结肠黏膜光整，血管纹理清晰，结肠袋结构正常（图2）；活检病理：结肠黏膜显急性及慢性炎，隐窝结构紊乱，可见隐窝炎，部分可见隐窝脓肿；特染结果：抗酸染色（-），弱抗酸染色（-）。原位杂交结果：CMV ISH（-），EBER ISH（-）。结肠黏膜病原体培养+涂片：肺炎克雷伯菌ESBL（-），大肠埃希菌ESBL（+），大肠埃希菌ESBL（-）；真菌涂片（-）。

经消化内科、感染内科、病理科、放射科多学科会诊后加用更昔洛韦抗病毒治疗，1周后患者体温逐渐降至正常，复查炎症指标较前明显下降，但新发鲜血便，5～6次/日，每次约50ml。监测生命体征和Hb稳定。行腹盆CTA：各期血管均未见造影剂外溢。予禁食水、止血、补液及肠外营养支持。

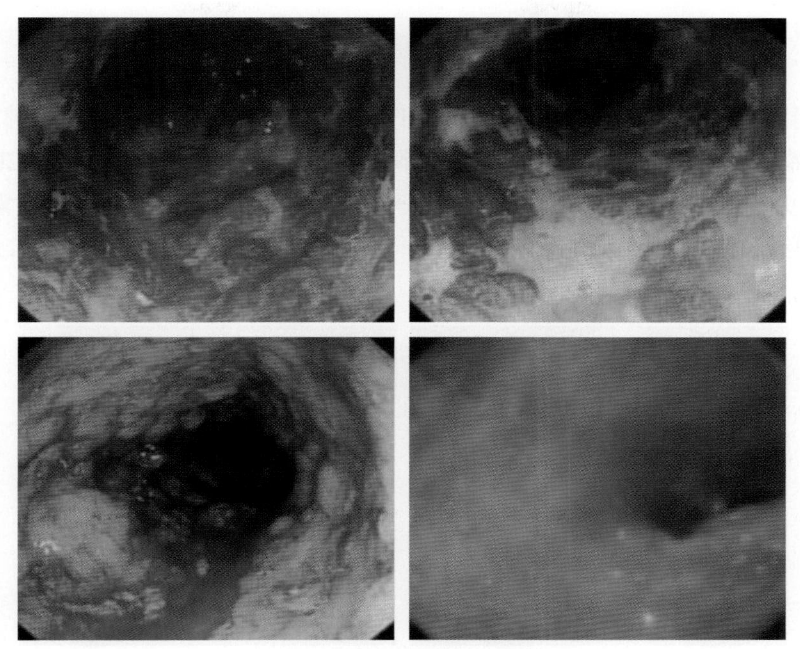

图2 复查结肠镜

病情变化——下消化道出血诊疗思路

患者病情出现新的变化，体温控制正常但出现便血，考虑为下消化道出血，与结肠病变相对吻合，非突发突止，每次出血量不大，结合腹盆CTA结果无血管源性出血证据，患者目前肠道感染逐步控制，故不支持肠道感染所致消化道出血。需要思考：①是否存在UC基础病。②是否与服用非甾体抗炎药有关。可继续目前更昔洛韦抗病毒、美沙拉秦抑制炎症及内科对症支持治疗，停用退热药，密切监测病情变化。

内科对症治疗后患者于4~5天内便血逐渐好转停止，肠外营养逐步过渡至肠内营养，排便5~6次/日，褐色稀糊便，间断低热，Tmax 38℃，夜间及下午出现，热峰1次/日，可自行退热。

UC是否能够诊断

患者肠道感染逐步控制后，仍然存在低热和腹泻，需要反思患者是否存在UC。患者10年前曾有典型的UC临床表现和内镜特点，当时病变轻中度，未规律服药。本次发病有不典型的内镜特点，诊断UC似乎证据不足。但由于患者本次发病之前有过持续美沙拉秦治疗，本次结肠镜病理仍然可见隐窝结构紊乱，综合考虑患者UC活动期诊断明确。治疗可考虑加用中等量激素治疗原发病，监测体温、粪便性状、炎症指标变化，择期复查结肠镜。

患者加用泼尼松 45mg qd［0.75mg/（kg·d）］口服控制原发病后体温正常，排便 2～3 次/日，黄色稀糊便，复查炎症指标进一步下降：ESR 86mm/h→21mm/h，hs-CRP 90.59mg/L→0.91mg/L，更昔洛韦抗病毒治疗满 3 周后停药出院，消化内科门诊随诊，激素逐步规律减量，定期复查结肠镜提示病变较前好转，符合 UC 恢复期改变（图 3）。

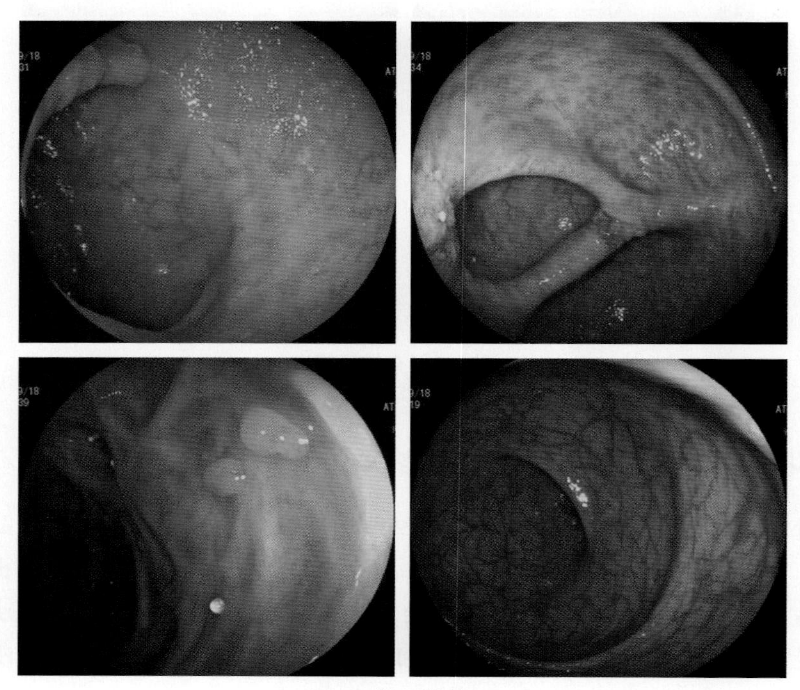

图 3　结肠镜检查

最后诊断：感染性肠炎（病毒感染可能性大）

溃疡性结肠炎（慢性复发型，广泛结肠型，活动期，中度）

下消化道出血

【诊疗启迪】

本病例诊治过程较曲折，难点及启迪主要集中两方面。①诊断感染较困难：患者起病前有不洁饮食病史，结肠镜与典型 UC 不符，高度怀疑感染，但反复留取病原学检查均阴性，广谱抗生素治疗效果不佳均不支持感染诊断。但患者实验室检查有病毒感染的蛛丝马迹，如外周血单核细胞增多，$CD4^{+}T$ 细胞较少、DR 过度激活。这些高度提示患者有病毒感染可能性。②疾病是发展变化的：患者感染控制好转稳定后仍有低热、腹泻，用单纯感染难以解释病情全貌，结合存在UC基础病变及病理表现，考虑UC活动可能，加用激素治疗后得以控制。UC活动和肠道感染可合并存在，且有时可能互为因果。本例最终诊断为感染性肠炎合并UC活动，继发下消化道出血，诊断困难，诊疗过程中充分考虑了临床医生细致的临床观察力和缜密的逻辑推理能力。

【专家点评】

IBD病情反复的主要鉴别诊断为原发病活动和感染（包括机会性感染），二者诊断和治疗存在矛盾之处，原发病活动通常需要加用激素治疗，但可能进一步加重感染，而免疫抑制人群的感染若不及时处置，常预后凶险。故二者鉴别尤为重要，也应引起消化内科医生高度重视。IBD活动和肠道感染在临床表现上存相似之处，且可能合并存在，甚至互为因果。因此，IBD病情反复的诊治需要多学科团队的协作能力。本病例的主要亮点在于仔细区别了感染和UC两个阶段，先予积极抗病毒治疗，之后及时转换治疗控制UC疾病活动。如果初治时过早予激素治疗，可能会加重患者病情。辨识病毒感染也非常重要，目前人类能够认识的病毒有限，且有些可以辨识的病毒检查敏感性有限，故“床旁”医疗尤为重要，我们通过对临床资料的细致采集、内镜图像的仔细比对高度怀疑病毒感染诊断可能。最后在抗病毒治疗后何时转换原发病治疗，这个时机也是“见仁见智”。该患者症状缓解，但仍有低热、腹泻，可能与原发病活动相关，并积极加用激素治疗，最终达到了较为满意的治疗效果。

（何　昆　撰写　李景南　审校）

参考文献

[1]中华医学会消化病学分会炎症性肠病学组.炎症性肠病诊断与治疗的共识意见(2012年·广州)[J].胃肠病学,2012,51(10):709-711.

[2]Mark AP, Sunanda VK. Clinical manifestations, diagnosis, and prognosis of ulcerative colitis in adults[DB/OL].: https://www-uptodate-com. gsmezproxy. utmck. edu/contents/clinical-manifestations-diagnosis-and-prognosis-of-ulcerative-colitis-in-adults, Aug 2017.

[3]中华医学会消化病学分会炎症性肠病学组.炎症性肠病合并机会性感染专家共识意见[J].中华消化杂志,2017,37(4):217-226.

[4]郜桂菊,张福杰,姚均,等.HIV感染者/AIDS患者 $CD4^+$ 细胞计数与机会性感染对应关系的临床分析[J].中国艾滋病性病,2005,11(4):241-243.

[5]吴东，李玥，王莉瑛，等. 重度溃疡性结肠炎合并机会性感染的临床特点分析[J]. 中国实用内科杂志，2016，36(6)：482-484.

[6]Lee HS，Park SH，Kim SH，et al. Risk factors and clinical outcomes associated with cytomegalovirus colitis in patients with acute severe ulcerative colitis[J]. Inflamm Bowel Dis，2016，22(4)：912-918.

[7]Yang H，Zhou W，Lv H，et al. The association between CMV viremia or endoscopic features and histopathological characteristics of CMV colitis in patients with underlying ulcerative colitis[J]. Inflamm Bowel Dis，2017，23(5)：814-821.

病例4　腹痛、腹泻、便血——中毒性巨结肠背后的疾病

患者，男性，56岁，因“腹痛、腹泻2月余，便血1月余”入院。

患者于2014年5月初不洁饮食后出现下腹阵发性疼痛，伴腹泻，初为黄色稀糊便，3~4次/日，后渐增至7~8次/日，且便中带鲜血，血占粪便10%~20%。外院查ESR 33mm/h，hs-CRP 56.2~113.8mg/L。结肠镜：全结肠黏膜呈弥漫息肉状增生，糜烂、溃疡形成，末段回肠黏膜光整；活检病理：间质内可见大量炎症细胞浸润，诊断为“溃疡性结肠炎，全结肠型”。5月26日起予甲泼尼龙40mg qd静脉滴注治疗3天，美沙拉秦1g qid，辅以肠道益生菌，同时予补液、补充白蛋白等支持治疗。患者病情有所缓解，转为黄色糊状便，排便次数减至3~4次/日，腹痛缓解。5月29日将激素改为泼尼松45mg qd口服。治疗2周后症状仍反复。再次予甲泼尼龙40mg qd静脉滴注，治疗2周后过渡为泼尼松45mg qd口服1周，期间症状无缓解，伴腹胀，立位腹部平片示结肠显著扩张（图1）。为进一步诊治于2014年7月9日转入我院。患者自发病以来，精神萎靡，食欲减退，体重下降约15kg。

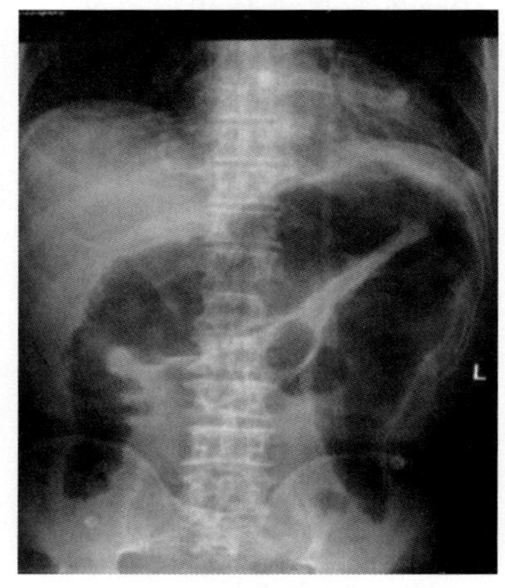

图1　立位腹部平片（入院前）
结肠显著扩张积气

个人史：吸烟20支/日×30年，戒烟3年。

体格检查：HR 102次/分，BP 103/78mmHg，BMI 16.9kg/m^2。体型消瘦，贫血貌。心肺查体大致正常。腹部稍韧，左下腹轻度压痛，无反跳痛、肌紧张，肝脾肋下未及，肠鸣音2次/分，双下肢可凹性水肿。直肠指检未见异常。

入院诊断：腹痛、腹泻伴便血原因待查

溃疡性结肠炎可能性大

中毒性巨结肠不除外

入院后查血常规，WBC 5.95×10^9/L，Hb 80g/L，PLT 100×10^9/L；ESR 44mm/h，hs-

CRP 181.94mg/L；T、B淋巴细胞亚群分析示B细胞比例及计数减少，$CD4^{+}T$细胞比例及计数显著减少，炎症性肠病抗体谱阴性。予禁食不禁水、全肠外营养，延续外院激素治疗（泼尼松45mg qd口服），并予美沙拉秦1g qid口服，以及调整肠道菌群治疗。

是否合并中毒性巨结肠

患者入院后体温正常，外周血白细胞和中性粒细胞无显著增多，无低蛋白血症和低钾血症，外科会诊考虑暂无外科手术指征。按照2012年和2018年《炎症性肠病诊断与治疗的共识意见》：合并中毒性巨结肠内科治疗无效者宜更早行外科干预。目前患者尚不符合中毒性巨结肠的诊断标准：非梗阻性结肠直径>6cm，伴全身中毒症状，如发热、白细胞增多、低白蛋白血症、低钾血症等。故该患者尚有继续观察、内科保守治疗的指征，但需密切监测病情变化。

患者可否诊断为UC

病例特点：老年男性，病程2个月，进展迅速。临床表现为腹痛、腹泻、便血，体重下降，病前不洁饮食史。辅助检查提示炎症指标升高，炎症性肠病（IBD）抗体谱阴性；结肠镜见自直肠起黏膜连续性、弥漫性病变，多发息肉形成；足量激素一度有效，但病情反复。

从现有证据出发，患者是否可以诊断溃疡性结肠炎（UC）？依据2012年《炎症性肠病诊断与治疗的共识意见》，UC的诊断需要结合临床、内镜、病理综合分析，并应首先排除感染性和其他非感染性结肠炎。其诊断要点如下。①病程：急性感染性肠炎病程一般不超过6周，而UC是慢性病程。该患者病程虽已超过6周，但仍然偏短，短期内进展迅速，更无UC典型慢性复发型病程的表现，故并非典型UC临床表现。②病史：有无接触疫区、疫水病史，或不洁饮食史。该患者病前有明确不洁饮食史，故不能除外感染。③充分病原学筛查：如至少3次粪便常规及粪便培养，目前尚未完成。④内镜下表现：UC可见自直肠起连续、弥漫分布的病变，明显处可见浅溃疡，反复发作的患者可见结肠袋变浅、消失，或假息肉、黏膜桥。该患者镜下表现符合UC特征，但此表现并非UC特有，亦可见于其他感染或非感染性肠炎。⑤多点活检病理：该患者外院结肠镜检未报隐窝结构改变，可取外院病理至我院会诊。综上所述，该患者目前无法诊断UC。

需重点鉴别的疾病如下。①感染性肠炎：该患者病程短，病前有不洁饮食史，首先需筛查感染性结肠炎，可完善3次粪便病原学筛查；该患者T细胞亚群异常，$CD4^{+}T$细胞显著减少，近期使用大剂量激素，需警惕免疫力降低相关的肠道机会性感染可能，也要考虑免疫缺陷疾病，可完善CMV（CMV-IgM、CMV-pp65、CMV DNA等）、EBV（EBV-IgM、EBV DNA等）、难辨梭菌（粪便难辨梭菌毒素测定等）筛查。②缺血性结肠炎：患者中老年男性，既往长期吸烟史，缺血性肠病不能完全除外，但患者病变范围过广，病变与正常黏膜间未见清晰界限，证据不足，必要时可行腹盆CTA评估。③肿瘤：患者中老年男性，体重下降明显，需警惕肿瘤，但活检病理未见肿瘤细胞为不支持点。可完善肿瘤标志物检

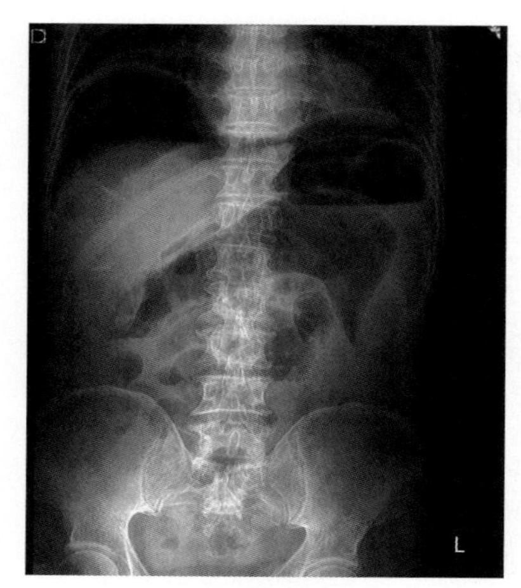

图 2　立位腹部平片（入院次日）
膈下大量游离气体

查，同时会诊外院结肠镜病理。外院腹部平片提示结肠扩张，故应考虑中毒性巨结肠可能，需予评估并请外科会诊。

入院次日（2014 年 7 月 10 日）患者腹胀加重，否认腹痛，腹部查体可见肠型，腹壁稍韧，轻度压痛，无反跳痛，肌紧张明显，急诊立位腹部平片检查发现膈下大量游离气体（图 2）。遂行全麻下腹腔镜探查术，术中发现降结肠一处 2cm×3cm 穿孔，结肠脾曲一处 0.3cm×0.2cm 穿孔，周围附有黄色粪液；同时行结肠镜检查发现全结肠多发息肉，遂开腹行全结肠切除术+回肠末端造瘘术。术后结肠病理：全结肠弥漫溃疡，部分累及肌层，残存黏膜显示慢性炎症，广泛隐窝结构紊乱，偶见深凿样溃疡。考虑诊断为 UC（初发型，广泛结肠型，重度，活动期）。

患者最后的诊断是什么？

回顾病程，该患者穿孔前有几个表现已经提醒了临床工作者：①外院腹部平片提示结肠扩张，需要警惕中毒性巨结肠，但患者无发热，无白细胞和中性粒细胞明显增多，故按照 2012 年和 2018 年《炎症性肠病诊断与治疗的共识意见》尚有继续观察内科保守治疗的指征。但需密切监测病情变化。②入院后腹胀明显加重，膈下腹膨隆的症状较前明显。③查体时肠鸣音消失。对此类人群，需认真询问病史、仔细查体，及时应用辅助检查协助诊断，以免漏诊。

结合患者手术及病理所见，患者呈全结肠连续性病变、多发息肉形成，病理检查见广泛隐窝结构紊乱，未见肿瘤细胞，考虑 UC 诊断明确。临床分型为初发型，受累范围为全结肠，目前处于重度活动期，合并结肠穿孔。

但值得注意的是，该患者结肠手术病理见深凿样溃疡，而 UC 通常为累及黏膜层或黏膜下层的浅溃疡，故仍需警惕其他结肠疾病，特别是 UC 合并感染。北京协和医院回顾性总结 UC 患者结肠镜下表现，发现如见广泛黏膜脱失、深凿样溃疡、纵行溃疡、铺路石样改变、不规则溃疡等可能是 CMV 结肠炎内镜的表现，其中深凿样溃疡与病理病毒包涵体量呈显著相关。因此，该患者很有可能在 UC 基础上合并了机会性感染，还需等待病原学结果及肠道特殊染色结果。

术后患者未诉不适，切口愈合良好，并逐渐由肠外营养向肠内营养过渡，但间断低热，诉憋气。查体示 SpO_2 93%。筛查感染相关检查回报：CMV-pp65 结果为 1 个阳性细胞/2×10^5 白细胞，CMV DNA 700copies/ml，CMV-IgM 阴性；血 EBV-IgM、EBV DNA 阴性；手术组织黏膜免疫组织化学染色 CMV 抗体阳性，粪便难辨梭菌毒素测定、粪便培养×3 次均阴性。痰培养：白念珠菌；ESBL（+）肺炎克雷伯菌（菌量+++）；鲍曼不动杆菌（菌量+++）。胸部 CT：双肺多发斑片索条影（图 3）。盆腔引流液培养：粪肠球菌、肺炎克雷伯菌。导管尿培养：白念珠菌。

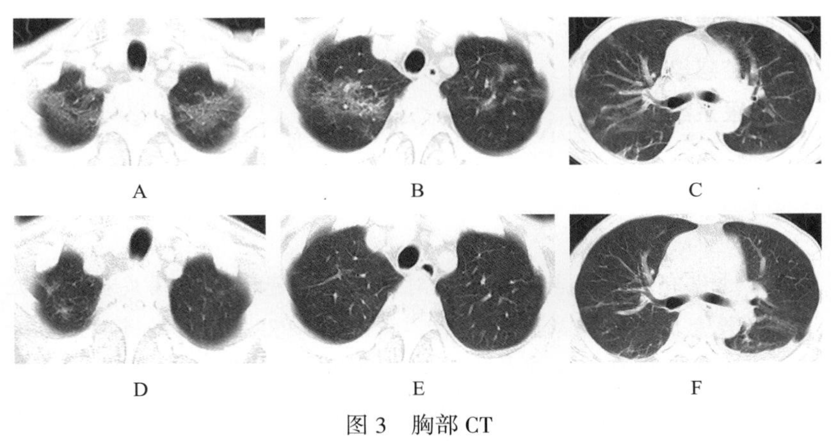

图 3　胸部 CT

A ~ C. 抗感染治疗前；D ~ F. 抗感染治疗后

肺部病变是UC合并肺部表现还是合并肺部感染

对该患者的肺部病变需进行鉴别诊断。IBD 患者的肺部异常主要分为两类，即 IBD 相关性肺疾病和肺部感染。一方面，由于循环免疫复合物沉积等机制，IBD 可引起肺功能下降、气道损伤、间质性肺炎、肺栓塞等；另一方面，IBD 患者由于营养不良、外科手术、免疫抑制治疗等原因，罹患肺部感染的风险较高。二者临床表现相似，但治疗策略完全不同，一旦发生误诊、误治，可造成严重后果。北京协和医院回顾性总结 2009 ~ 2015 年收治的 UC 患者，共有 11 例合并肺部异常，其中机会性感染 6 例（肺结核 2 例、铜绿假单胞菌肺炎 1 例、肺曲菌病 1 例、肺孢子菌肺炎 1 例、巨细胞病毒肺炎 1 例）；IBD 相关性肺疾病 5 例（肉芽肿性肺炎 1 例、淋巴细胞间质性肺炎 1 例、支气管哮喘 1 例、肺栓塞 2 例）。

由于该患者合并应用激素、营养状态差等多种合并机会性感染的高危因素，应将机会感染放在首位，且痰培养明确提示 ESBL（+）肺炎克雷伯菌及鲍曼不动杆菌，宜根据药敏试验选择合适的抗感染药物，并在治疗后复查胸部 CT。

考虑患者合并肺部混合感染、腹腔感染、泌尿系统感染和 CMV 结肠炎，予哌拉西林/他唑巴坦（特治星）、更昔洛韦和氟康唑治疗。因患者 $CD4^{+}T$ 细胞计数较低，加用复方磺胺口服预防肺孢子菌肺炎。治疗后患者体温逐渐恢复正常，血常规、尿常规、粪便正常，CMV 血清学转阴，痰病原学检查无特殊异常，胸部 CT 所示肺部病灶比 7 月 22 日明显吸收（图 3）。患者病情好转出院。

最后诊断：溃疡性结肠炎（初发型，广泛结肠型，活动期，重度）
中毒性巨结肠合并肠穿孔
全结肠切除术后
巨细胞病毒结肠炎
肺部感染
腹腔感染
泌尿系统感染

【诊疗启迪】

该患者诊治过程有以下几点启示：①对肠道疾病患者应警惕发生并发症，特别是在老年人、使用激素及合并糖尿病的患者，出现肠穿孔或其他肠道并发症时，往往缺乏典型临床表现（剧烈腹痛、腹部压痛、反跳痛及肌紧张），故针对这类人群要密切观察，并注意查体中的细微征象。该患者能及时发现肠穿孔的线索是：腹胀加重，肠鸣音明显减弱，既往有肠扩张。②对病程尚短的UC患者，不能轻易除外感染性疾病，特别应警惕二者共存的情况，针对该患者，一度激素有效，而后病情反复，需要考虑这种情况存在。该患者可能是在激素应用的同时发生了CMV结肠炎，出现了激素无效的现象。③即便诊断UC，对感染性疾病也不能放松警惕，因病程中激素和免疫抑制剂的应用、肠道屏障受损、机体免疫力下降均会增加感染风险。④IBD患者合并肺部病变时，要仔细进行鉴别诊断，不能“武断”认为是肺部感染，要分析是IBD相关性肺疾病还是IBD肺部感染。

【专家点评】

本病例提示对老年发病的IBD患者尚需不断积累经验，提高认识水平。该患者的诊治过程一直在围绕UC和感染进行鉴别诊断，最后证实为UC合并多部位、多病原体感染，病程进展快速而凶险，治疗棘手。回顾病程，该病例也让我们学习到“辨证和发展”，该病例初用激素有效，之后无效，需要医生在似是而非中认识疾病的发展和变化，特别是中老年患者，我们更应该提高警惕，掌握“敌动我动”的原则，及时调整治疗方案。对此例诊治的两个亮点：①重视体格检查，及时给予辅助检查，及时发现肠穿孔。②肺部病变的鉴别诊断。当然，在没有“症状”的结肠扩张，掌握合适的外科手术时机，也是我们在这个病例后需要思考的。

（金 梦 撰写 赖雅敏 审校）

参考文献

[1]杨红,钱家鸣.炎症性肠病诊断与治疗的共识意见(2012年·广州)溃疡性结肠炎治疗部分解读[J].胃肠病学,2012(12):724-727.

[2]Magro F, Gionchetti P, Eliakim R, et al. Third European Evidence-based Consensus on Diagnosis and Management of Ulcerative Colitis. Part 1: Definitions, Diagnosis, Extra-intestinal Manifestations, Pregnancy, Cancer Surveillance, Surgery, and Ileo-anal Pouch Disorders[J]. J Crohns Colitis, 2017, 11(6):649-670.

[3]Yang H, Zhou W, Lv H, et al. The Association Between CMV Viremia or Endoscopic Features and Histopathological Characteristics of CMV Colitis in Patients with Underlying Ulcerative Colitis[J]. Inflamm Bowel Dis, 2017, 23(5):814-821.

[4]Li J, Lyu H, Yang H, et al. Preoperative Corticosteroid Usage and Hypoalbuminemia Increase Occurrence of Short-term Postoperative Complications in Chinese Patients with Ulcerative Colitis[J]. Chin Med J(Engl), 2016, 129(4):435-441.

[5]吴东,杨红,李玥,等.炎症性肠病患者肺部异常的临床特征研究[J].胃肠病学和肝病学杂志,2016(10):1132-1135.

病例5 脓血便、皮肤淤点——UC合并骨髓抑制和低T_3综合征

患者，女性，65岁，因“反复脓血便16年，加重2个月伴皮肤淤点”入院。

患者于1998年出现黏液脓血便，3～4次/日，伴腹痛，每年发作1～2次，经中药治疗症状可缓解。2个月前出现粪便中带鲜血，每次血量20～30ml，10余次/日，伴里急后重、发热，Tmax 39.2 ℃。予美沙拉秦、蒙脱石散治疗无效。当地行结肠镜检查示重度溃疡性结肠炎（UC）。开始予甲泼尼龙80mg qd静脉注射，3天后脓血便消失，排便次数减少至1～2次/日，体温正常。18天后激素减量至泼尼松40mg qd口服，一直维持此剂量，2个月后再次出现排便次数增多，8～9次/日，性质基本同前，同时出现双股前及双季肋部散在针尖样出血点。于2014年8月入我院。病程中体重下降15kg。

既往史：3个月前因“胆囊结石”行腹腔镜胆囊切除术。

个人史、家族史：无特殊。

体格检查：HR 102次/分，BP 91/75mmHg，双侧股前、季肋部及腰背部散在针尖样出血点。心肺无特殊。腹平软，下腹部压痛，肠鸣音活跃。

入院诊断：腹泻、脓血便伴皮肤改变原因待查

溃疡性结肠炎可能性大

入院后完善检查：血常规示WBC 13.58×10^9/L，NEUT% 93%，Hb 97g/L，PLT 33×10^9/L，

RET 0.75%；血 Alb 27g/L，TG 2.04mmol/L；粪便常规：WBC 大量/HPF，RBC 10～15/HPF，OB（+）；hs-CRP 85.96mg/L，ESR 9mm/h；SF 448ng/ml；ANCA 阴性；ASCA-IgA 29RU/ml。抗肌内膜抗体、抗麦胶蛋白抗体、抗网硬蛋白抗体均阴性。

腹泻、脓血便伴皮肤淤点、血小板减少诊断思路分析

病例特点：老年女性，脓血便病史 16 年，未曾到医院明确诊断。2 个月前无明显诱因病情加重，当地行结肠镜检查后诊断重度 UC，予足量激素治疗后症状好转，但未能按规律减量，之后出现症状反复，以及皮肤淤点。实验室检查发现 Hb、PLT 减少，血 Alb 减少，炎症指标明显增高。该患者临床表现、外院结肠镜所见符合 UC 表现，可拟诊 UC 诊断。但未见当地的病理诊断报告和图片，故有待进一步结肠镜检查证实诊断。

该患者应用激素过程中出现病情加重和血小板显著减少。需考虑如下可能性：①诊断有误，非 UC 诊断。②激素抵抗，需要转换治疗。③合并机会性感染，导致病情反复和加重。④其他需要考虑是否合并血液系统疾病、肿瘤等。

下一步诊疗计划：①完善小肠 CT 成像，复查结肠镜，结肠黏膜病理活检明确诊断。②筛查感染，包括粪便病原学、血 CMV、血 EBV、血 T-SPOT.TB、肥达试验、外斐反应、粪便难辨梭菌毒素测定等。

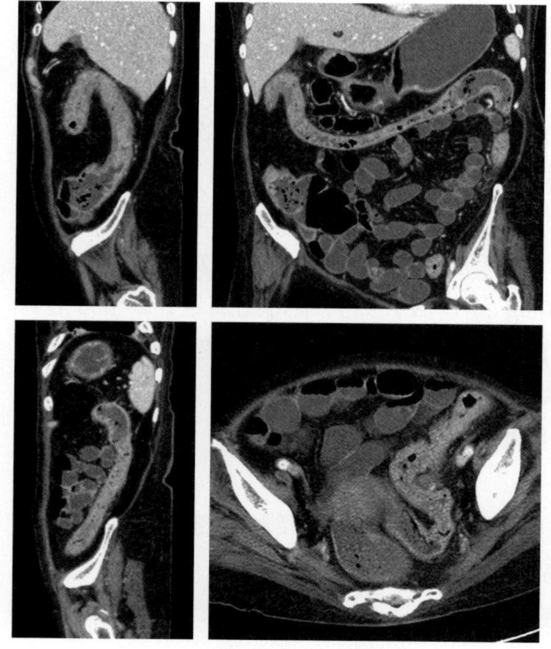

图 1 小肠 CT 成像

全结肠及直肠肠壁增厚，中度强化，肠腔内多发小息肉样结节，结肠袋消失

完善粪便微生物学检查（包括志贺菌和沙门菌培养、抗酸染色、真菌涂片、寄生虫检测）均阴性。粪难辨梭菌毒素测定弱阳性。血 CMV-pp65 1 个阳性细胞/2×10^5 中性粒细胞；CMV DNA 500copies/ml，CMV-IgG 阳性，CMV-IgM、EBV-IgM、血 T-SPOT. TB、肥达试验和外斐反应均阴性；肠系膜血管超声检查未见异常。小肠 CT 成像：直肠、结肠及末段回肠肠壁略增厚伴异常强化，符合 UC 表现（图 1）。结肠镜：患者病情较重，仅灌肠行直肠和乙状结肠检查，进镜至乙状结肠距肛门 25cm，所见乙状结肠和直肠点片状糜烂、充血和出血斑，覆大量脓性物（图 2）。病理：乙状结肠黏膜急性及慢性炎，隐窝结构紊乱，可见隐窝炎，未见明确隐窝脓肿，免疫组化：CMV（-）。

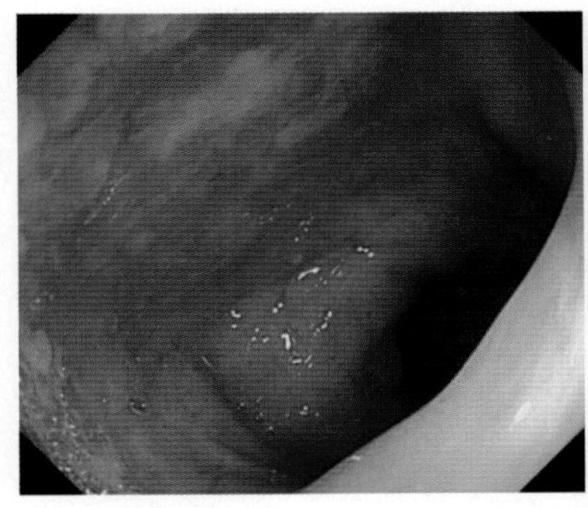
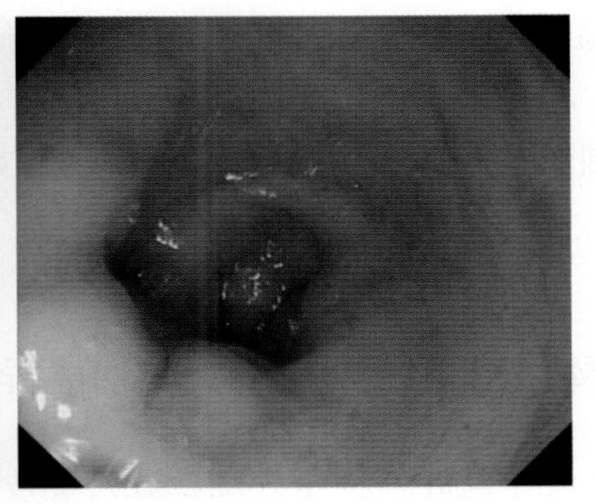

图2　结肠镜检查

UC合并机会性感染

虽然患者结肠镜检查并未显示溃疡，但考虑其长期使用激素会影响内镜下表现，且仅行直乙结肠镜未能观察结肠全貌。综合该患者典型的临床表现、既往结肠镜表现、小肠CT成像和病理所见隐窝结构紊乱，考虑可明确诊断UC。但患者在应用足量激素的情况下，病情反复需考虑以下原因。①激素抵抗：根据中国2018年《炎症性肠病诊断与治疗的共识意见》，重度UC应用足量激素后3～7天观察疗效，判断激素抵抗。该患者应用足量激素18天，之后40mg泼尼松1月余，症状仍然反复，需要考虑是否存在激素抵抗，但患者最初激素治疗有效，后期应用的过程中反复，所以尚须考虑合并机会性感染等问题。②合并机会性感染：若UC患者出现病情反复或加重，需要警惕机会性感染，尤其是难辨梭菌或CMV感染。该患者粪便细菌培养、粪便找寄生虫均阴性，粪便难辨梭菌毒素测定弱阳性；CMV-pp65及CMV DNA均阳性。考虑UC合并CMV病毒血症，难辨梭菌感染不除外。但该患者CMV抗体免疫组化阴性，不能确诊CMV结肠炎。CMV是炎症性肠病（IBD）患者病毒感染常见的病原体之一，重度UC患者CMV检出率达21%～34%；激素抵抗的UC患者CMV检出率达33%～38%；急诊结肠切除患者CMV检出率达12%～27%。

中国2017年《炎症性肠病合并机会性感染专家共识意见》指出，UC患者出现激素抵抗、病情复发或治疗效果不佳，需除外CMV活动性感染、难辨梭菌感染等。对于UC合并CMV活动性感染或难辨梭菌感染者，应及时予抗感染治疗。联合应用免疫抑制剂的患者是否停药需权衡利弊，可酌情减停。

此外，患者近期出现皮肤淤点，外周血PLT减少，如用一元论解释，可考虑血小板减少与病毒感染相关，但仍需考虑血液系统疾病、药物因素等，下一步可完善血涂片、骨髓穿刺、感染指标筛查。

完善血涂片：红细胞形态大致正常，中性分叶核粒细胞胞质中可见中毒颗粒，血小板少见。骨髓涂片：粒系中性分叶核粒细胞比例增高，红系少见，全片未见巨核细胞，血小板少见。骨髓活检：造血组织中红系减少明显，粒系相对增多，巨核细胞可见。常规检查甲状腺功能：TSH 0.178mU/L，FT_4 6.94ng/L，FT_3 1.17ng/L，T_3 0.321μg/L，T_4 31.3μg/L，rT_3 正常。卵泡刺激素 4.3U/L，促黄体生成素 0.13U/L，催乳素、孕酮、雌二醇正常。垂体 MRI 未见异常。

如何解释血小板减少和甲状腺功能异常

患者无血液系统肿瘤提示，既往服用美沙拉秦未出现血小板减少，近期无特殊服药史，但合并 CMV 活动性感染明确，考虑 CMV 感染所致血小板减少可能性大。CMV 感染可引起血细胞减少，以白细胞、血小板减少为主。CMV 可通过影响骨髓内造血辅助细胞、基质细胞的功能，或者直接感染造血干细胞或祖细胞，抑制骨髓造血。CMV 感染还可通过继发噬血细胞综合征引起血细胞减少。噬血细胞综合征是一种罕见的多器官、多系统受累，并进行性加重伴免疫紊乱的巨噬细胞增生性疾病，特征是发热、肝脾大、全血细胞减少。该病可原发或继发性于感染、肿瘤、免疫病等。由于噬血细胞综合征病情严重，进展迅速，且有特异性治疗，临床上应注意鉴别。该患者临床表现及实验室检查结果并不符合噬血细胞综合征 2004 年诊断标准，因此仅针对 CMV 感染进行治疗。

患者病程中出现甲状腺相关激素水平降低，是否可以诊断甲状腺功能减退症？是否需要补充甲状腺素？检索文献发现，严重的系统性疾病、手术、禁食、营养不良、精神性疾病和使用大剂量激素治疗等原因可导致甲状腺功能异常，包括 T_3 减少、rT_3 增加，T_4 和 TSH 正常或减低。这种异常称为非甲状腺疾病综合征（NTIS），通常又称低 T_3 综合征。住院患者 NTIS 的发生率可高达 70%。NTIS 本身并无特异性临床和影像学改变，诊断较复杂。对原发性甲状腺功能减退症，根据促甲状腺激素水平的升高可以除外 NTIS。在除外下丘脑及垂体疾病的情况下，鉴别继发性甲状腺功能减退症和 NTIS，NTIS 患者常有较高的皮质醇水平，催乳素和促性腺激素水平正常，而继发性甲状腺功能减退症患者，其皮质醇和促性腺激素水平下降，偶伴催乳素水平升高。虽然 T_3、T_4 水平减低与不良预后相关，但对于此类患者是否应进行甲状腺激素替代治疗仍存在争议。多数并不主张治疗，随着原发病治疗好转，低 T_3 综合征随之好转。

完善检查后患者逐渐减量激素，未予药物“拯救”方案，即未予环孢素或生物制剂治疗，泼尼松每周减量 5mg；同时予美沙拉秦 1g qid，以及肠道益生菌；口服甲硝唑 0.2g tid×10 天治疗难辨梭菌感染；膦甲酸钠抗 CMV 治疗 21 天后，排便次数逐渐减少至 2～4 次/日，以黄色软便为主，无腹痛及发热，外周血 PLT 数逐渐恢复正常，CMV-pp65、CMV DNA 及难辨梭菌毒素测定转阴，甲状腺激素水平恢复正常。复查结肠镜：见横结肠中段至降结肠距肛门 28cm 之间结肠黏膜片状溃疡、糜烂，可见多发指状、球状、不规则形状息肉样隆起，表面黏膜充血，部分有分叶。乙状结肠至直肠的黏膜光滑，血管纹理模糊，未见明显糜烂、溃疡（图3）。组织病理学检查：（横结肠）炎性渗出物、坏死物、肉芽组织急性及慢性炎，隐窝结构略紊乱；（乙状结肠）结肠黏膜显急性及慢性炎，隐窝结构紊乱，可见隐窝炎。

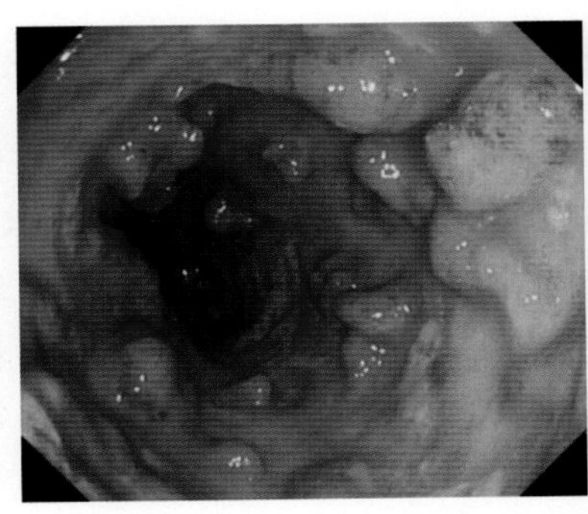
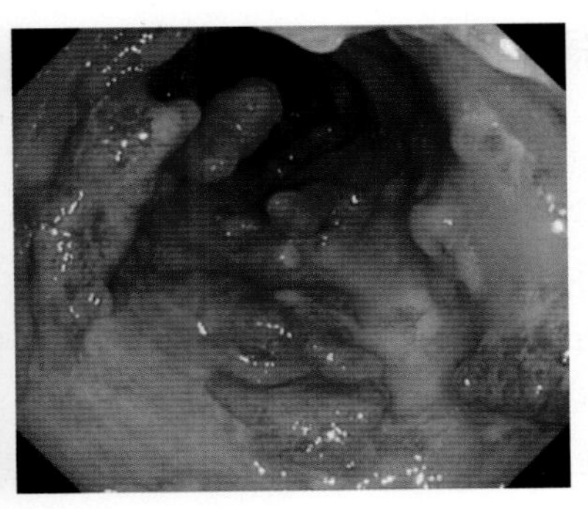

图3　结肠镜检查

经积极治疗原发病以及抗感染，患者临床症状好转，血小板计数恢复正常，考虑血小板减少与病毒感染相关。本例患者未予甲状腺素替代治疗，积极治疗原发病后复查甲状腺激素水平正常。患者出院后规律门诊随访至今，一般情况良好。

最后诊断：溃疡性结肠炎（慢性复发型，广泛结肠型，活动期，重度）
巨细胞病毒血症
血两系减低
血小板减少症
轻度贫血
难辨梭菌感染
低 T_3 综合征

【诊疗启迪】

这是一个典型的UC合并CMV感染的病例，诊治过程有以下启示：治疗过程中虽予积极足量激素治疗，一度好转，但一段时间后病情加重，且出现骨髓抑制和反T_3综合征两大情况。首先需要考虑的是，是否存在激素抵抗，是否需要转换“拯救”治疗。温习病例，患者最初应用足量激素有效，之后激素一直维持在40mg泼尼松未曾减量。这个细节提示，患者并不是经典定义的激素抵抗，不能盲目进行治疗转换，需要寻找其他原因。其次，患者肠道症状加重的同时，出现血小板减少和低T_3综合征，经过仔细检查排除了血液系统疾病、内分泌系统疾病和药物相关问题，最终用感染解释了全部病情。最后警示的是，激素是治疗重度UC的一线方案，但并不代表可以不限制持续较高剂量应用，要避免出现医源性“意外恶果”。

【专家点评】

UC在我国发病呈逐年增高趋势，随着临床医生对其认识逐步深入，诊疗过程日趋规范，但诊疗中会出现各种问题，如各种机会性感染风险增加，尤其是CMV感染、难辨梭菌感染。所以需要我们在IBD患者治疗中时刻警惕合并感染。本病例患者的特殊情况是出现血小板减少和甲状腺激素水平减低，这是常见病例的不常见表现。需要运用“辨证”“质疑”和“求真”的态度，进行仔细排查，最后运用我们丰富的知识和多学科协作，谨慎治疗、密切随访。在该病例中，还有一点需要关注的是，在抗CMV感染中，有两点“与众不同”：①虽然未诊断CMV结肠炎，但应予积极抗病毒治疗，因患者出现全身系统性CMV感染，骨髓抑制、胃肠道症状、内分泌系统受累等。根据《炎症性肠病合并机会性感染专家共识意见》，应予积极抗病毒治疗。②抗病毒治疗未应用更昔洛韦，而是膦甲酸钠，理由是患者血小板减少，膦甲酸钠的副作用略小，与感染内科商讨后实施，效果良好。貌似“简单”的疾病，总能表现出“不简单”的过程，我们只能“且学习且进步”。

（熊洋洋　撰写　李晓青　审校）

参考文献

[1]中华医学会消化病学分会炎症性肠病学组.炎症性肠症诊断与治疗的共识意见(2012年·广州)[J].中华消化杂志,2012,32(12):796-813.

[2]Landsman MJ,Sultan M,Stevens M,et al.Diagnosis and management of common gastrointestinal tract infectious diseases in ulcerative colitis and Crohn's disease patients[J].Inflamm Bowel Dis,2014,20(12):2503-2510.

[3]Nakase H,Honzawa Y,Toyonaga T,et al.Diagnosis and treatment of ulcerative colitis with cytomegalovirus infection: importance of controlling mucosal inflammation to prevent cytomegalovirus reactivation[J].Intest Res,2014,12(1):5-11.

[4]Yaari S,Koslowsky B,Wolf D,et al.CMV-related thrombocytopenia treated with foscarnet: a case series and review of the literature[J].Platelets,2010,21(6):490-495.

[5]Atim-OlukM.Cytomegalovirus associated haemophagocytic lymphohistiocytosis in the immunocompetent adult managed according to HLH-2004 diagnostic using clinical and serological means only[J].Eur J MicrobiolImmunol(Bp),2013,3(1):81-89.

[6]Henter JI,Horne A,Arió M,et al.HLH-2004: diagnostic and therapeutic guideline for homophagocytic lymphohistiocytosis[J].Pediatr Blood Cancer,2007,48(2):124-131.

[7]Farwell AP.Nonthyroidal illness syndrome[J].Curr Opin Endocrinol Diabetes Obes,2013,20(5):478-484.

[8]中华医学会消化病学分会炎症性肠病学组.炎症性肠病合并机会性感染专家共识意见[J].中华消化杂志，2017,37(4):217-226.

病例6　有胰腺占位的UC——UC合并AIP

患者，男性，56岁，因“腹泻、腹痛14年，血便1年，皮肤黄染1个月”入院。

患者于1995年起无明显诱因出现腹泻，4～5次/日，黄色稀水样便，含少量黏液，无脓血便，伴中下腹撕扯样疼痛，便后腹痛缓解，无里急后重，外院行结肠镜检查提示“结肠远端病变（降结肠与乙状结肠交界以下），考虑溃疡性结肠炎”，口服柳氮磺吡啶治疗2月余后症状缓解，粪便性状恢复正常。此后症状反复发作，秋季频繁，间断口服柳氮磺吡啶症状可缓解。2008年2月患者劳累后症状再发，糊状黏液脓血便，7～10次/日，伴左下腹绞痛及里急后重，逐渐加重，2008年9月外院加用氢化可的松琥珀酸钠灌肠、美沙拉秦缓释颗粒口服治疗（具体不详），2周后症状完全缓解，遂停用激素灌肠，保留美沙拉秦缓释颗粒口服。2009年3月患者症状再发，加量美沙拉秦缓释颗粒至1000mg qid口服治疗，症状无明显缓解，2009年6月遂加用氢化可的松琥珀酸钠灌肠100mg qd×5天→100mg qod×3周，症状较前稍好转，排便3～4次/日，性质同前。2009年11月无明显诱因出现皮肤黄染，伴右上腹胀痛，放射至后背部，伴食欲减退、嗳气，外院查肝功能：ALT 286U/L，AST 157U/L，ALP 615U/L，GGT 1594U/L，TBil 35.9μmol/L，DBil 19.5μmol/L；腹部超声提示胰头4.4cm×3.0cm低回声包块，呈类圆形，周边及内部血流信号不丰富，主胰管内径0.3cm，胆总管及肝内胆管扩张，考虑胰头实性占位，癌可能性大；筛查CA19-9 850U/ml。因肝功能欠佳自行停用药物，停药后便次增至6～7次/日，便中含黏液脓血。为进一步诊治于2009年12月9日收入我院。

既往史：高血压病20年，未规律诊治；脂肪肝6年，2型糖尿病1年，予胰岛素控制，未监测血糖。

个人史：吸烟30年，20支/日，偶饮酒。

家族史：父亲“胃癌”去世，母亲高血压。

体格检查：T 37.0℃，HR 70次/分，BP 110/70mmHg，BMI 25.8kg/m^2。皮肤巩膜轻度黄染。双肺呼吸音清，心律齐，无杂音。腹软，左下腹轻压痛，无反跳痛、肌紧张，未扪及包块，肠鸣音活跃，Murphy征（-）。

入院诊断：溃疡性结肠炎（慢性复发型，左半结肠型，中度，活动期）

胰腺占位原因待查

梗阻性黄疸

高血压（1级，高危）

2型糖尿病

患者入院后完善检查，血常规：WBC 4.69×10^9/L，NEUT% 50.6%，Hb 120g/L，PLT 339×10^9/L；粪便常规+OB：WBC 3～5/HPF，RBC 2～4/HPF，OB（+）；尿常规（-）。肝功能：Alb 37g/L，ALT 174U/L，AST 94U/L，ALP 574U/L，GGT 1067U/L，TBil 45.9μmol/L，DBil 29.3μmol/L；肾功能正常。ESR 58mm/h，CRP 16.8mg/L；ANCA（+）P 1：40，PR3-ANCA 78RU/ml，ASCA-IgA 1RU/ml。粪便病原学检查（包括细菌培养、真菌涂片、寄生虫检测、抗酸染色）均阴性。12 月 17 日我院完善结肠镜：结肠肝曲黏膜可见散在点片状糜烂；降结肠黏膜可见散在点状糜烂，降结肠以远距肛门约 35cm 至直肠，黏膜呈弥漫性充血水肿、糜烂，表面有溃疡及出血（图 1）。病理：（肝曲）结肠黏膜显急性及慢性炎；（直乙交界）结肠黏膜显重度急性及慢性炎，可见隐窝脓肿。肿瘤标志物：CA19-9 508U/ml，CA 242 89.4U/ml，AFP（-），CEA（-）。自身免疫性肝病抗体谱（-）。腹部 CT 增强+三维重建：胰腺大小形态正常，实质密度均匀，胰管未见明显扩张，壶腹区软组织密度灶，胆总管鼠尾样狭窄，占位可能性大，近端胆管系统明显扩张；肝门区、腹膜后及肠系膜根部多发淋巴结（图 2）。12 月 17 日行超声内镜：胰腺头部靠上可见一不规则低回声，最大直径约 4cm×3cm×2cm，内部回声不均匀，其上胆总管截断扩张，直径约 1.4cm，病变紧贴门静脉，门静脉被推移，与病变分界欠清晰，病变上部紧贴十二指肠壁，与肠壁分界不清。胰管未见扩张。完善 PET-CT：胰腺放射性摄取不均匀增高，壶腹区较明显，范围约 3.9cm×3.3cm×3.5cm，SUV 3.4（最高 6.5），延迟显像示 SUV 3.4（最高 5.7）；胰尾部 SUV 2.8（最高

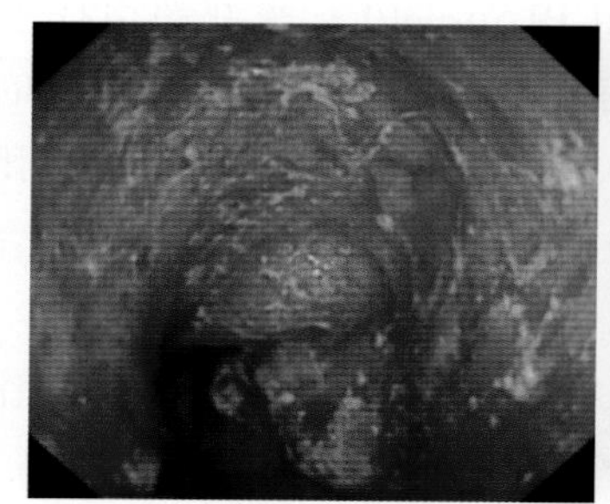
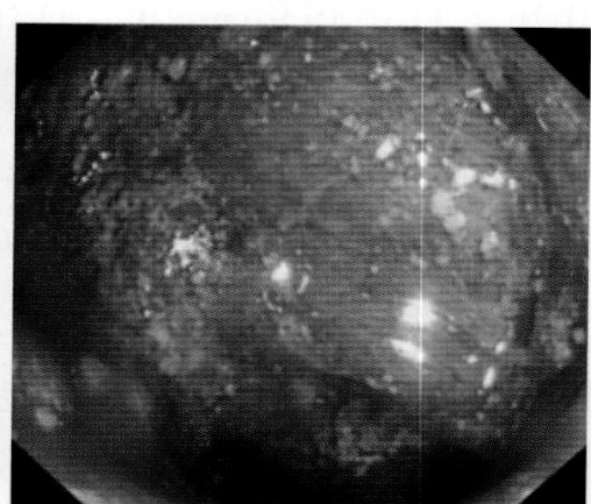
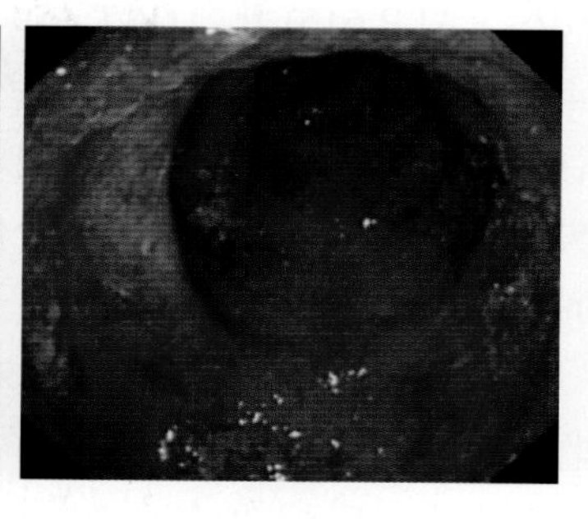

图 1　结肠镜检查

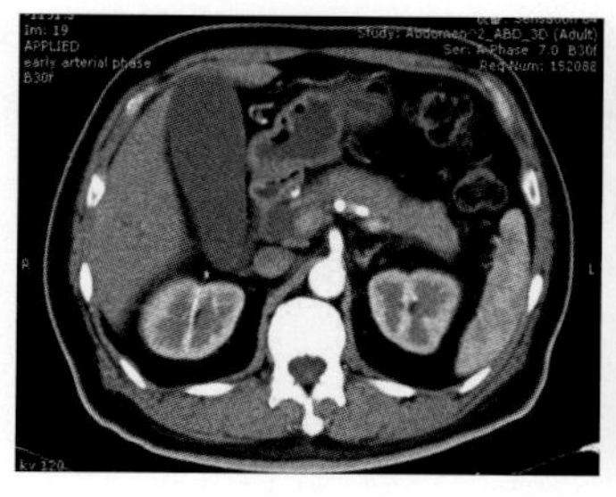
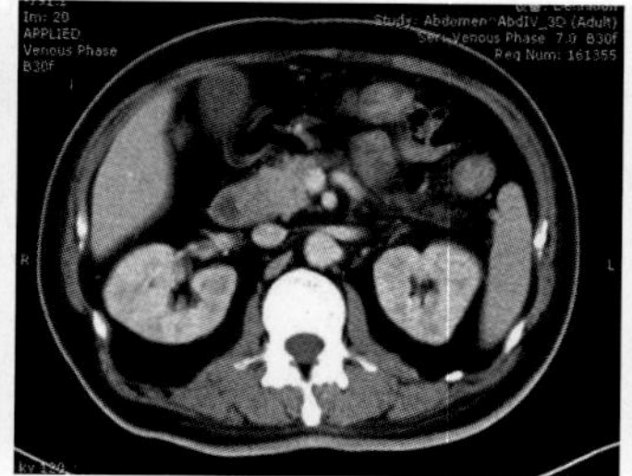
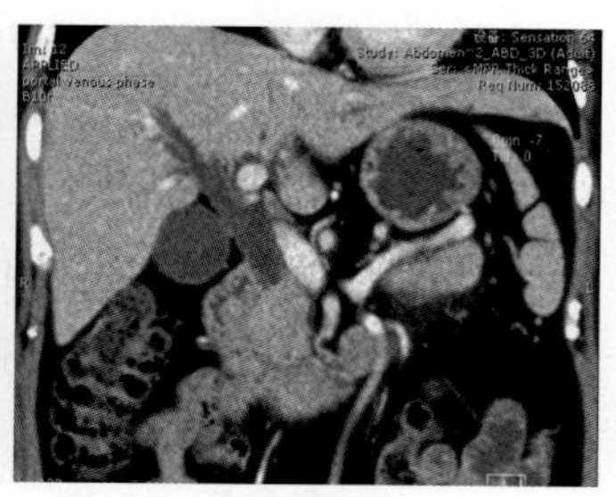

图 2　腹盆 CT+三维重建

壶腹区占位，胆总管狭窄，近端胆管扩张

4.9），延迟显像示 SUV 3.1（最高 4.9）；降结肠至直肠末段管壁稍增厚，放射性摄取增高，SUV 平均 10.0，延迟显像变化不明显。

肠道病变和胰腺占位的诊治思路

病例特点：中老年男性，从病程上看可以分为两个阶段：第一阶段为慢性复发性病程，以肠道表现突出，主要为腹痛腹泻、黏液脓血便；查体提示左下腹部轻压痛，辅助检查炎症指标升高，结肠镜见自直肠至结肠肝曲黏膜连续性、弥漫性病变，充血、水肿、糜烂、表面有溃疡及出血，病理见隐窝脓肿。第二阶段为近期出现肝功能变化及胰头占位，后续进一步讨论。

从现有证据出发，患者长期慢性复发的肠道病变是否可以诊断溃疡性结肠炎（UC）?本例患者表现为慢性病程，反复发作的腹泻，逐渐出现黏液脓血便，伴腹痛及里急后重，临床表现较典型，更重要的是结肠镜下表现符合 UC 表现，从直肠开始的连续性弥漫性分布的黏膜充血、糜烂、散在溃疡和出血，黏膜活检病理有炎症细胞浸润和隐窝脓肿，符合活动期黏膜病理改变；加之患者粪便病原学检查阴性，无感染性肠炎、阿米巴肠病、肠结核等感染性结肠炎的支持证据，亦无缺血性结肠炎、放射性肠炎、嗜酸性粒细胞性肠炎等非感染性结肠炎的临床表现和支持证据。因此，患者诊断 UC 较明确。进一步需要全面评估病情和预后，患者反复复发，为慢性复发型；降结肠以远至直肠的黏膜呈现连续性弥漫性炎症表现，按蒙特利尔分型为 E2 左半结肠型；患者入院时病情为活动期，按照改良 Mayo 评分，计 11 分，为重度活动；而患者肝功能异常和胰腺占位的问题是否为 UC 的肠外病变和并发症并不明确。至此，较为完整的诊断是 UC（慢性复发型，左半结肠型，活动期，重度）。

而患者的第二阶段病程主要表现为肝胆胰生化及影像学检查异常：①患者肝功能异常以黄疸和胆管酶升高较突出，且影像学提示胆总管狭窄伴近端胆管系统扩张，符合梗阻性黄疸的肝功能结果特点。②CA19-9 水平明显增高。③影像学及超声内镜均明确提示胰头部占位。④PET-CT 提示胰腺放射性摄取增高，壶腹区病变处较明显。从诊断上及鉴别诊断上需要考虑：

1. 胰腺癌　患者中老年男性，长期吸烟，新近出现黄疸，CA19-9 水平增高，影像学提示胰头部占位，PET-CT 检查提示放射性摄取增强，且超声内镜提示病变紧贴门静脉及十二指肠壁，分界欠清晰，首先需要考虑胰腺癌的可能性。但其 PET-CT 中胰腺整体呈现不均匀增强，亦要考虑胰腺炎症疾病，若有病理检查结果诊断可以明确。鉴别诊断上，有些疾病可酷似胰腺癌的临床表现。

2. 自身免疫性胰腺炎（AIP）　本患者表现为梗阻性黄疸，影像学提示胆总管狭窄，超声内镜见胰头部不规则低回声肿块，胰周淋巴结多发肿大，亦需要考虑 AIP 的诊断。若能完善 IgG4 的血清学和组织学检查（收治本患者时我院尚未开展 IgG4 检测）及获得病理则可帮助进一步鉴别。此外，相对于胰腺癌而言，胰腺癌恶化及进展迅速，而 AIP 在应用激素治疗 2～4 周内常出现良好反应。

3. 原发性硬化性胆管炎　结合患者影像学表现，胆总管狭窄伴肝内外胆管扩张，胰管无明显扩张，亦不除外胆总管下段病变可能，且 UC 合并原发性硬化性胆管炎风险增高，后者也可有 CA19-9 水平升高。监测 CA19-9 及影像学变化可以一定程度上辅助鉴别诊断，且若为 UC 合并的原发性硬化性胆管炎，加用激素后可能出现好转。

因此，如能进一步通过超声内镜穿刺等手段取得病变组织病理，对进一步明确胰腺占位性质有重要价值。但比较可惜的是，患者由于近期便血加重，不同意完善进一步的内镜检查或其他活检操作。

患者入院后因考虑 UC 病情活动，予美沙拉秦缓释片 1.0g qid 口服及美沙拉秦灌肠液 4g qn 灌肠，腹泻及黏液血便无缓解，仍为 5 ~ 8 次/日，监测体温发现伴有发热，Tmax 38.0℃，遂自 12 月 26 日起调整为氢化可的松琥珀酸钠 150mg qn 灌肠，2010 年 1 月 5 日起加至 100mg bid 灌肠，期间续用美沙拉秦 1.0g qid 口服。患者仍有每日 5 ~ 7 次排便，伴有血块，每日体温波动于 37.6 ~ 37.9℃，复查 Hb 108g/L，ESR 49mm/h。

UC合并不明性质胰腺占位诊治思路——多学科团队讨论

患者 UC 仍处于活动期，又有性质不明确的胰腺占位，不排除为恶性肿瘤可能。对 UC 而言，急性活动期，足量 5-氨基水杨酸制剂治疗 4 周症状控制不佳，需应用足量激素治疗，但若需进行胰腺手术明确占位性质或切除占位，使用大量激素有可能增加手术后感染等并发症风险；另一方面，胰十二指肠切除术这种创伤较大的手术，很可能会加重 UC 的病情活动情况，导致全身炎症反应可能。一定程度上进一步治疗方案的选择上有矛盾之处。多学科团队讨论后，考虑患者胰腺占位性质尚不明确，宜尝试超声内镜取得病理结果后进一步考虑，但反复与患者交代病情后患者仍拒绝，考虑可首先治疗目前危害大、治疗效果明显的 UC，在充分与患者及家属沟通后加用足量激素治疗，同时密切监测 CA19-9、影像学变化，以观察胰腺占位变化情况。

遂自 1 月 5 日起加用氢化可的松琥珀酸钠 300mg qd 静脉输注，10 天后患者体温高峰有下降趋势，但仍每日有 6 ~ 8 次排便，便中仍有血块，一般情况欠佳，复查血常规 WBC 4.68×10^9/L，Hb 88g/L，ESR 64mm/h。对本患者而言，经基本外科及消化内科专业组反复会诊讨论，由于考虑有后续手术需求，而长期使用激素或加用免疫抑制治疗对于后续可能的胰腺手术均可能造成影响，建议激素逐渐减量，并行末段回肠造口术。

2010 年 2 月 1 日行末段回肠造口术，距回盲部 15cm 处将回肠提出腹壁行双腔造口（未开放），手术顺利。术后经肠内及肠外营养加强营养支持、调节肠道菌群、控制血糖、激素逐渐缓慢减量。患者无发热、腹痛、腹胀等不适，粪便自造瘘口排出，3～5次/日，总量400～500ml，初为红色稀水样便，后为黑色稀糊状便。至2010年5月出院前体重增加5kg，Hb基本稳定于90～105g/L。

胰腺占位方面，监测血肿瘤标志物：CA19-9 508U/ml（2009年12月10日）→422U/ml（2010年1月）→104U/ml（2010年3月）→43.1U/ml（2010年7月）；CA242 89.4U/ml（2009年12月10日）→17.5U/ml（2010年3月）→10.1U/ml（2010年7月）。2010年7月复查腹部CT：与老片比较，胰头软组织密度影较前变化不明显，肝内外胆管扩张较前减轻，肝门区、腹膜后及肠系膜根部多发淋巴结基本同前。后随诊过程中，曾检查患者保留的发病时的血清，查血清IgG4（-）。2016年患者门诊随诊，在外院行腹部超声检查，所见胰腺未见明显异常。

UC肠外表现——胰腺疾病

少部分IBD患者会出现胰腺疾病，表现为急性胰腺炎和慢性胰腺炎，原因包括三方面：一是药物副作用，胰腺受损；二是IBD合并胰腺表现；三是与IBD不相关胰腺疾病。而IBD胰腺表现中，急性胰腺炎多为特发性，患病率1%～1.5%，也可能与CD影响十二指肠乳头有关。而38%～53%的CD或UC患者活检显示慢性胰腺炎组织学改变，21%～80%的IBD表现外分泌功能异常。其发生与免疫机制有关。日本报道UC中AIP患病率0.5%，CD中AIP患病率0.2%；北京协和医院：2007～2012年，UC中AIP 4例/398例，胰腺肿物2例/398例，急性胰腺炎6例/398例（药物相关）。IBD合并AIP也逐渐被关注。AIP分为两型，1型AIP目前认为是IgG4相关性疾病中的胰腺表现，而2型AIP又称特发性导管中心性慢性胰腺炎，以含有大量粒细胞上皮样变，伴胰管破坏和闭塞为显著病理学特点。2型AIP的临床症状缺乏特异性，无IgG4这样明确的诊断性血清标志物，影像学上也没有特异性高的表现，使其诊断难度更大。总体而言，AIP的诊断需要结合组织学、影像学、血清学(IgG4)、其他器官受累情况及对激素的反应综合分析，尤其是胰腺弥漫肿大、多发胰管狭窄及IgG4水平增高时需要警惕。但AIP也可以出现非典型表现，如胰腺局部增大，胰腺局部占位、主胰管扩张或胰尾萎缩等，此时需与胰腺癌详加鉴别。通常来说，AIP对于激素治疗反应灵敏。

最近，GETAID-AIP工作组在Clinical Gastroenterology and Hepatology杂志上发表文章总结了AIP合并IBD的临床特点。该工作组从23家医疗中心2012～2015年的患者中找到58例UC合并AIP的患者和33例CD合并AIP的患者，并展开回顾性分析。其中多数（89人）为2型，仅2人为1型，73%患者出现急性胰腺炎，15%患者出现梗阻性黄疸。需注意的是，在多数患者中并未能取得病理活检结果，而主要依靠影像学及对激素的反应而诊断。在UC合并AIP的患者中，E1、E2、E3各占34%、32%、34%，77%患者经历了结肠切除术。比之不合并AIP的患者，UC合并AIP的患者更少有一级亲属患UC的家族史，更少接受过免疫抑制治疗。在 AIP 诊断时，72% 患者正好处于 IBD 活动期，也可能提示系统性炎症对于 AIP 发生的作用。在此之前，也有多个团队报告过病例或病例系列，多数都证实了 IBD 多合并 2 型 AIP，且 AIP 的出现多在 IBD 确诊一段时间以后，对于 UC 合并 AIP 的患者，以男性患者及全结肠受累更常见。在 IBD 人群中，合并 AIP 者相对罕见，仅占约 0.4%，但在 2 型 AIP 患者中，约 1/3 合并 IBD。

最后诊断：溃疡性结肠炎（慢性复发型，左半结肠型，活动期，重度）
末段回肠造瘘术后
2 型自身免疫性胰腺炎
高血压（1 级，高危）
2 型糖尿病

【诊疗启迪】

本病例是一例“回头看”认识疾病的病例，对我们的启示如下。①要“认识”并“有意识”IBD 肠外表现——胰腺相关疾病，当然确定胰腺疾病为 IBD 肠外表现，需要除外以下问题：治疗 IBD 药物引起胰腺相关疾病；IBD 合并肿瘤包括胰腺肿瘤的风险；除外其他病因引起的胰腺疾病，如胆石症、酒精性胰腺炎等。②“学习”IBD 可以合并 2 型 AIP，但 2 型 AIP 不似 1 型 AIP 临床表现和辅助检查典型，不易诊断。

【专家点评】

在认识 IBD 可合并 AIP 后，对诊疗 IBD 过程中出现的急性胰腺炎表现，以及胰腺肿大、胰腺占位、梗阻性黄疸等，需要考虑合并 AIP 的可能性，且由于多数可能合并 2 型 AIP，而 2 型 AIP 血清 IgG4 阴性，血清 IgG4 阴性并不足以排除 AIP 的可能，通过超声内镜细针穿刺等相对创伤小的手段，取得组织病理对进一步诊疗尤为重要。对此病例，最初并未认识到可能合并 AIP，各种检查提示更多的是胰腺癌，一度考虑予以手术。现在回顾性地学习这个病历，从监测肿瘤标志物的变化及影像学占位消失及在加用激素治疗后的反应来看，胰腺占位为 2 型 AIP，随诊支持 UC 合并 AIP 诊断。收治本患者是在 10 年前，由于 2 型 AIP 罕见，对于 UC 合并 AIP 的认识尚不充足，这例患者无疑增加了我们的认识和经验。

（杨莹韵　撰写　杨　红　审校）

参考文献

[1]中华医学会消化病学分会炎症性肠病学组.炎症性肠病诊断与治疗的共识意见[J].中华消化杂志,2018,38(5):292-311.

[2]张玉洁,梁洁,吴开春.炎症性肠病诊断与治疗的共识意见(2018年·北京)溃疡性结肠炎部分解读[J].中华消化杂志,2018,38(1):312-314.

[3]Greenberger NJ.Gastroenterology,Hepatology,& Endoscopy.Chapter 27.

[4]Ramos LR,Sachar DB,Dimaio CJ,et al.Inflammatory bowel disease and pancreatitis:A review[J].Journal of Crohn's and Colitis,2016,10(1):95-104.

[5]赖雅敏,朱亮,常晓燕,等.2型自身免疫性胰腺炎的临床特点[J].基础医学与临床,2017,37(9):1308-1312.

[6]Shimosegawa T,Chari ST,Frulloni L,et al.International consensus diagnostic criteria for autoimmune pancreatitis:guidelines of the International Association of Pancreatology[J].Pancreas,2011,40(3):352-358.

[7]Lorenzo D,Maire F,Stefanescu C,et al.Features of autoimmune pancreatitis associated with inflammatory bowel disease[J].Clinical Gastroenterology and Hepatology,2018,16(1):59-67.

[8]Ramos LR,Dimaio CJ,Sachar DB,et al.Autoimmune pancreatitis and inflammatory bowel disease:case series and review of the literature[J].Digestive and Liver Disease,2016,48(8):893-898.

[9]Park SH,Kim D,Ye BD,et al.The characteristics of ulcerative colitis associated with autoimmune pancreatitis[J].J Clin Gastroenterol,2013,47(6):520-525.

[10]Ravi K,Chari ST,Vege SS,et al.Inflammatory bowel disease in the setting of autoimmune pancreatitis[J].Inflamm Bowel Dis,2009,15(9):1326-1330.

[11]Ueki T,Kawamoto K,Otsuka Y,et al.Prevalence and clinicopathological features of autoimmune pancreatitis in Japanese patients with inflammatory bowel disease[J].Pancreas,2015,44(3):434-440.

病例7 UC合并原发性肥大性骨关节病

患者，男性，27岁，因“腹泻、黏液脓血便2年”入院。

患者于2016年无明显诱因出现腹泻，呈稀糊状，2～3次/日，便中混有少量脓血（<5%），便前腹痛，便后腹痛缓解，伴里急后重，无发热、恶心、呕吐、腹胀、腹部包块。2017年6月外院行结肠镜：乙状结肠多处不规则表浅溃疡，大量脓性渗出物附着，部分黏膜可见渗血；未服药。2017年7月19日患者腹泻次数增至10～20次/日，脓血便占10%～20%，伴发热，Tmax 40.5℃，伴畏寒、寒战，需药物退热。外院查血常规：WBC $16.96×10^9/L$，NEUT% 85.6%，Hb 103g/L，PLT $523×10^9/L$；粪便常规：大量白细胞，红细胞0～2/HPF，OB（+）；生化：K^+2.6mmol/L，Alb 31g/L，Na^+129mmol/L，Cl^- 93mmol/L；血培养（-）；粪便培养、粪便难辨梭菌毒素测定（-）。予左氧氟沙星0.5g qd静脉滴注1周，美沙拉秦1g tid口服，患者未再

发热，排便次数减至 4～5 次/日，仍伴少量黏液脓血便。症状改善后患者继续口服美沙拉秦 1g tid 共 6 个月，症状无明显变化，后自行停用。2018 年 8 月 13 日就诊我院消化内科门诊，查 ESR 50mm/h，hs-CRP 23.41mg/L；炎症性肠病抗体谱：IF-ANCA（+）P 1：10，APAB-IgA（+）；粪便寄生虫、细菌培养（-）。为进一步诊治于 2018 年 8 月入院。

既往史：患者自 2012 年起自觉颜面部皮肤变硬、增厚，伴褶皱，指（趾）端肥大，外院四肢 X 线检查提示骨皮质增厚，边缘毛糙，骨密度弥漫增高，中药治疗后未再加重（具体方案不详）。

个人史、婚育史、家族史：无特殊。

体格检查：生命体征平稳，身高 184cm，体重 79kg，BMI 23.37kg/m^2。发育正常，营养良好，神志清晰，自主体位，安静面容，查体合作。颜面、前额、头部皮肤肥厚，呈皱褶状，四肢骨骼及指骨关节肥大，杵状指（趾）（图 1）；全身浅表淋巴结未触及肿大。心率 100 次/分，心律齐，各瓣膜听诊区未闻及病理性杂音，双肺呼吸音清，腹软，全腹无压痛、反跳痛，肠鸣音 5 次/分，移动性浊音（-）；膝腱反射存在，双侧巴氏征未引出。直肠指检：未见外痔，肛门处未见皮肤破溃、出血；进指约 5cm，肛门括约肌松紧度适中，肛管无压痛，退指指套有血染、黏液。

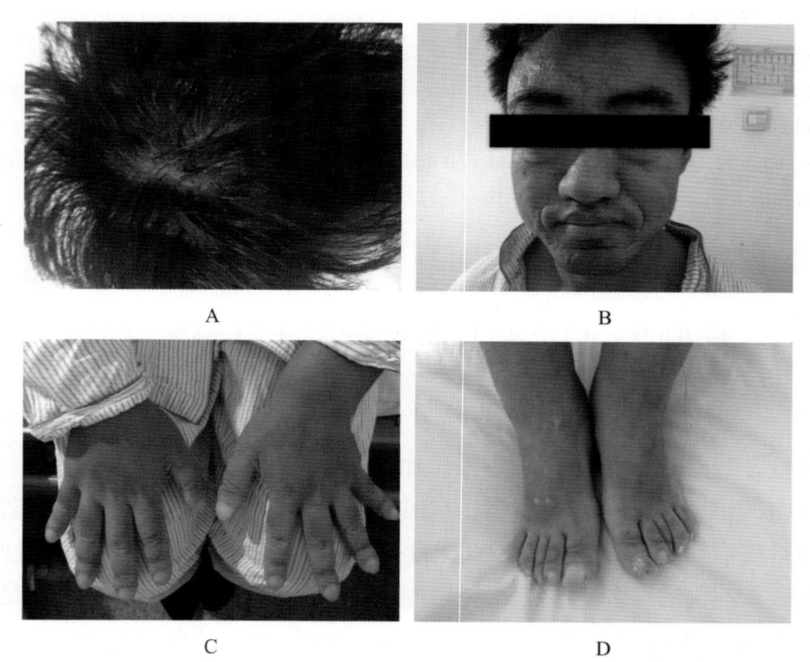

A　B　C　D

图 1　患者入院查体所见

A. 回状头皮；B. 皮肤增厚；C. 杵状指；D. 杵状趾

腹泻、脓血便、结肠溃疡、骨皮肤病变的诊治思路

病例特点：青年男性，慢性复发性病程，临床表现为腹泻伴黏液脓血便；炎症指标升高、炎症性肠病抗体谱阳性，结肠镜见乙状结肠不规则浅溃疡，考虑溃疡性结肠炎（UC）可能性大，分型为慢性复发型，左半结肠型，中度，活动期。入院后需要复查结肠镜并行黏膜活检明确诊断。鉴别诊断如下。①克罗恩病：也可表现为慢性腹泻、炎症性肠病抗体谱阳性，但较少出现脓血便，且典型病变为肠道节段性分布的阿弗他溃疡、纵行溃疡、铺路石样改变，末段回肠和回盲部受累多见，其病变特点与本患者不符，可完善小肠CT成像评估。②感染性肠炎：患者病程中曾有病情加重，合并发热、血白细胞计数升高，抗感染治疗有效，符合感染性肠炎表现。但该患者整体病程较长、反复发作，常见感染性肠炎难以解释病情全貌，但亦需警惕寄生虫、病毒、结核分枝杆菌及其他特殊细菌感染等慢性肠道感染，入院后可完善粪便常规，粪便找寄生虫、细菌、真菌、难辨梭菌，病毒血清学，肥达试验、外斐反应、T-SPOT.TB等病原学相关检查。③淋巴瘤：本例患者无明显消耗症状，无淋巴结增大等表现，暂无证据支持，可复查结肠镜并活检病理明确。④其他肠道溃疡性疾病：如血管炎肠道受累、放射性肠炎、缺血性肠病等，患者均无相应临床证据支持，可能性小。

综合患者的临床症状，现有诊断似乎无法解释病情全貌。例如，患者2012年起自觉皮肤增厚，查体见颜面、前额、头部皮肤肥厚呈皱褶状，四肢骨骼及指骨关节肥大，杵状指（趾），骨密度增高。以上证据提示患者同时存在皮肤、骨受累，这两个系统的病变与肠道病变的关系如何？是否可用一元论解释病情？需要进一步进行骨代谢及相关影像学等评估。

入院后完善常规检查，血常规：WBC 7.96×10^9/L，NEUT% 66.1%，Hb 105g/L，PLT 529×10^9/L；粪便OB（+）；血生化：ALT 13U/L，Cr 63μmol/L，Alb 34g/L，K^+ 3.1mmol/L，血Ca^{2+}、Mg^{2+}正常；hs-CRP 28.48mg/L，ESR 55mm/h。感染相关检查：粪便寄生虫、细菌培养、抗酸染色、难辨梭菌毒素（-）；血肥达试验、外斐反应、CMV-IgM、CMV-pp65、CMV DNA、EBV DNA、血T-SPOT.TB（-）。骨代谢相关检查：25(OH)D_3 6.6ng/ml，骨钙素、甲状腺功能、甲状旁腺素（-）。影像学检查：小肠CT成像：胃壁弥漫增厚、皱襞粗大；乙状结肠及直肠黏膜面强化稍增高。调整窗宽窗位骨窗显示胸腰椎骨质增生，胸腰椎、骨盆及股骨密度弥漫性增高，股骨皮质增厚（图2）。胸部CT平扫未见明显异常。膝关节常规MRI：双膝关节组成骨骨膜增厚，髓腔内异常信号，多发韧带周围、滑膜周围信号增高，双侧关节腔积液（图3）。结肠镜：降结肠以远黏膜弥漫性充血水肿，血管纹理消失或模糊，结肠袋变浅，散在多发糜烂灶，覆大量白色分泌物，考虑溃疡性结肠炎可能（E2，Mayo评分2分）（图4）；活检病理：结肠黏膜急性及慢性炎，隐窝结构紊乱，可见隐窝炎及隐窝脓肿。治疗方面予美沙拉秦1g qid口服，氢化可的松琥珀酸钠200mg qn灌肠，便次减至1～2次/日，黄糊便伴少量黏液。

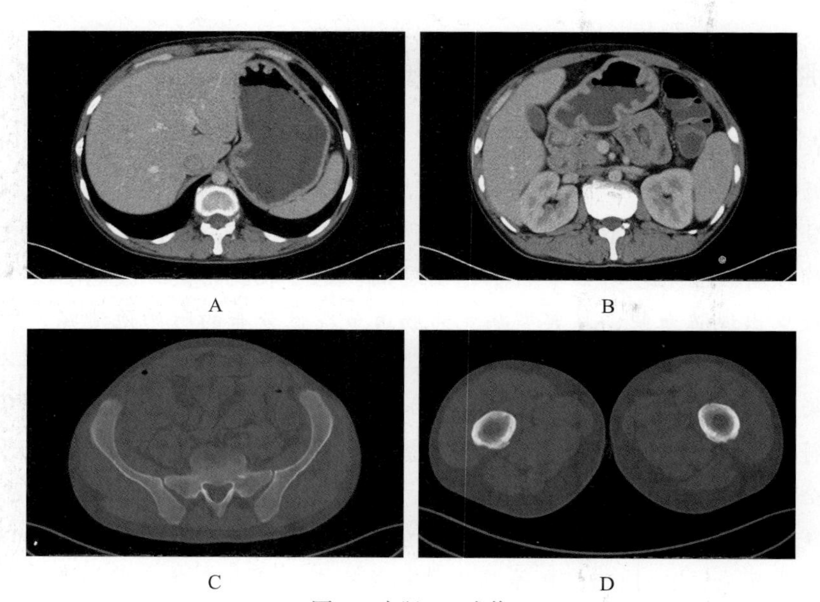

图 2　小肠 CT 成像

A 和 B 示胃壁弥漫增厚，皱襞粗大；C. 骨盆骨密度弥漫性增高；D. 股骨皮质增厚

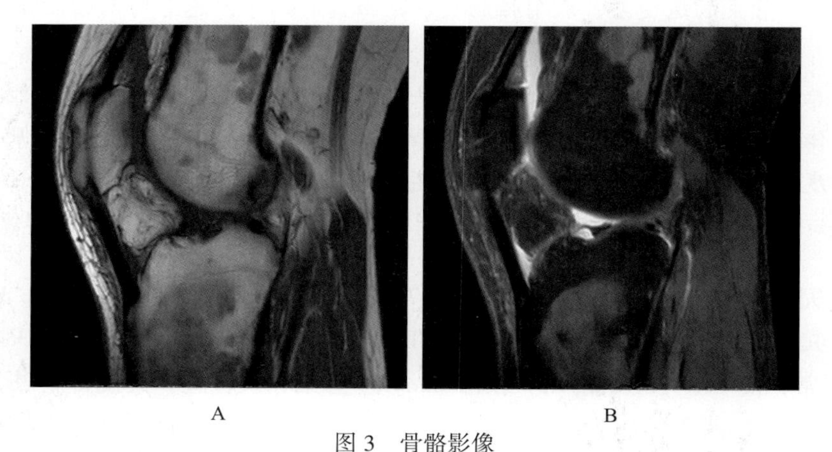

图 3　骨骼影像

股骨下段、胫骨上段骨皮质增厚，骨髓腔多发片状长 T1 长 T2 信号，关节腔积液（A）T1WI（B）质子加权相

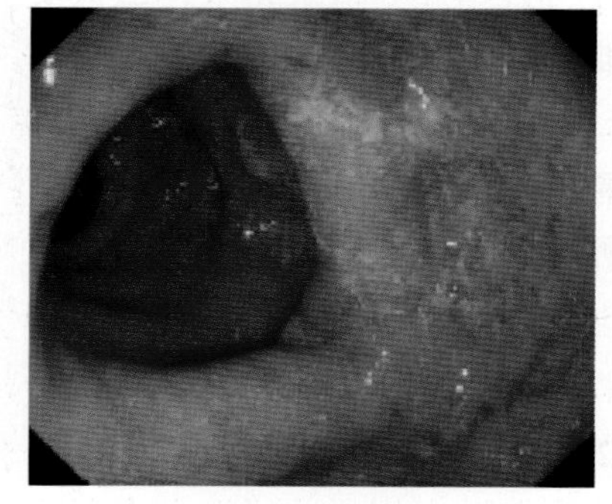

图 4　结肠镜检查

结肠病变、皮肤骨病变全面辨证

肠道方面，患者内镜下表现符合 UC，表现为直肠至降结肠的连续性、弥漫性病变，活检病理见隐窝炎、隐窝脓肿，激素灌肠治疗有效；影像学提示无小肠受累；T-SPOT.TB 及血、粪便病原学检查均阴性，暂无感染证据；活检病理亦未见异型细胞、肉芽肿等，故可确诊 UC（慢性复发型，左半结肠型，中度，活动期）。

皮肤、骨受累方面，患者皮肤增厚、骨骼粗大明显，影像学提示骨皮质增厚、骨密度升高，考虑肥大性骨关节病可能。本病主要累及皮肤和骨骼，男性为主，依据病因可分为：①继发性肥大性骨关节病，临床上较常见，约占95%，主要继发于肿瘤、炎症性肠病、类癌综合征、甲状腺功能亢进症等。②原发性肥大性骨关节病（PHO），为常染色体隐性遗传病，依据基因突变类型又可分为PHO 1型（前列腺素降解酶HPGD基因突变）和PHO 2型（前列腺素转运蛋白SLCO2A1基因突变）；同时可有肠道受累，有类似炎症性肠病的表现，治疗效果通常不佳。发病机制为前列腺素代谢障碍，包括生成过多（继发性）或转运、降解下降（原发性）。前列腺素广泛参与炎症、骨形成和骨修复、角质细胞增殖、胃肠道分泌、黏膜屏障及体温调节功能。若发生代谢障碍，最突出受累的部位为皮肤、骨骼，故其典型临床表现为三联征：杵状指、进行性皮肤增厚、骨膜增生（骨密度增加，累及干骺端和/或骨干的骨硬化症）。诊断标准包括3条主要标准［杵状指（趾）、皮肤增厚和骨膜增生］和9条次要标准［皮脂溢出，毛囊炎，多汗，关节炎/关节痛，指（趾）端骨质溶解，胃溃疡和/或胃炎，自主神经综合征如脸红、苍白，巨大肥厚性胃炎，头皮回状改变］。本病目前尚无特异性治疗，主要治疗手段为COX-2抑制剂，通过抑制前列腺素E2（PGE_2）合成降低其体内水平，起到缓解症状的作用；其他治疗药物包括他莫昔芬和激素，以及各受累系统的对症治疗，如面部严重皱纹患者可接受面部整形治疗。

目前患者符合3条主要标准，并满足头皮回状改变的次要标准，临床上符合肥大性骨关节病，可进一步完善基因检测。同时患者影像学提示胃黏膜肥厚，可进一步完善胃镜及活检，判断是否存在巨大肥厚性胃炎。

完善基因检测，结果回报SLCO2A1基因纯合突变。完善胃镜：慢性浅表性胃炎，胃皱襞粗大，Hp-RUT（-）（图5）；活检病理：胃黏膜腺体密集、扩张。经内分泌科会诊，考虑患者符合原发性肥大性骨关节病（PHO 2型）。

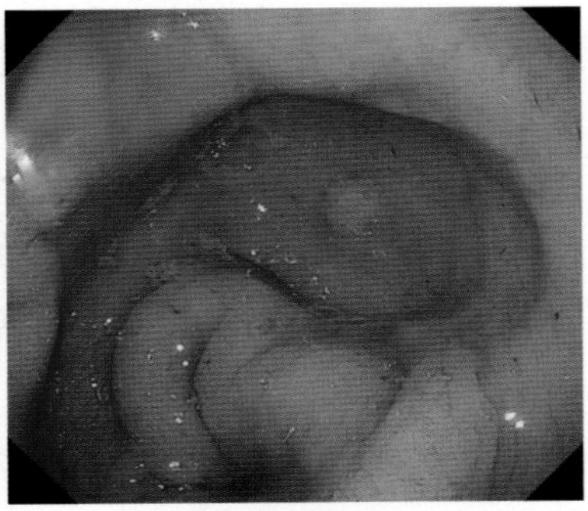

图5　胃镜检查

溃疡性结肠炎和肥大性骨关节病全面辨证

结合基因结果，该患者诊为PHO 2型，且合并巨大肥厚性胃炎。本例患者同时存在UC及肥大性骨关节病，二者之间是否存在联系？分析如下：

1. PHO继发UC　PHO的消化道受累主要表现为腹泻、消化道出血，在PHO 2型（SLCO2A1基因突变）患者中更常见，有1/3～1/2的患者合并胃十二指肠溃疡或伴出血、水样泻、贫血等。Umeno等对4个小肠慢性非特异多发性溃疡日本家系的全外显子组检测，发现SLCO2A1纯合突变，提出SLCOA1基因相关慢性肠病（CEAS）。本病的突变基因位点虽然与PHO 2型相同，但临床表现差别较大，CEAS几乎均是女性患者，且缺乏皮肤和骨骼受累；而 PHO 2 型通常累及男性。但该篇报道中肠道受累部位均为小肠，疾病行为表现为多发溃疡伴狭窄、低白蛋白血症、贫血，最终均行小肠切除。我科亦曾收治几例 PHO 合并小肠病变的病例，其临床表现及预后情况与文献报道 CEAS 的表现类似。而本例患者小肠 CT 成像未见小肠病变，无明显贫血、低白蛋白血症证据，目前尚无 PHO 合并 UC 的报道。

2. UC 继发肥大性骨关节病　肥大性骨关节病发病的关键环节在于前列腺素积聚过多，如原发病主要因为前列腺素转运蛋白和降解酶发生突变。而在继发性病例中又分为两类，一类是心肺疾病继发的肥大性骨关节病，因前列腺素无法经肺代谢故而发病；另一类则是炎症性肠病、甲状腺功能亢进症、类癌综合征，主要是因为前列腺素生成过多而发病。对 UC 患者而言，多篇文献均报道 PGE_2 的水平与黏膜炎症呈正相关，同时与 UC 患者血清中的成骨细胞分泌的骨钙素水平呈正相关，提示 UC 患者的 PGE_2 水平升高，且可能参与成骨反应。Crone 等于 2002 年发表 UC 患者合并肥大性骨关节病 1 例并回顾文献，目前可检索 UC 合并肥大性骨病患者共 5 例，所有患者均在 UC 发病后 4～32 年发病，且均以骨病变为主，皮肤较少受累。本例患者皮肤、骨骼症状出现在肠道症状之前，且皮肤受累显著，与前述病例系列的特点并不完全一致。但值得注意的是，这些患者的报道中无基因检测，故尚不足以判断二者是否存在特殊联系。

综上所述，PHO 可继发肠道受累，可有类似 IBD 的表现，但目前尚无 PHO 继发 UC 的报道；同时 IBD 可继发肥大性骨关节病，亦有相关病理生理机制支持，但本患者 PHO 诊断明确，其表现亦不符合 UC 继发肥大性骨关节病的典型特点，故 UC 和 PHO 二者关系尚难定论，值得后续随访和研究。

最后诊断：溃疡性结肠炎（慢性复发型，左半结肠型，活动期，中度）
原发性肥大性骨关节病（PHO 2 型）
巨大肥厚性胃炎

【诊疗启迪】

该患者肠道病变表现较为典型，诊断 UC 并不困难；同时合并皮肤、骨骼受累，经过临床分析和基因检测考虑为 PHO；但二者关系目前仍难以明确。本病例提示：①应关注 IBD 患者的肠外表现，认真分析是否属于肠病相关肠外表现范畴。对于该病例来说，不能简单将皮肤和骨骼病变看成 UC 肠外表现，经过判断分析后发现皮肤和骨骼是一类疾病——PHO。②认识肥大性骨关节病，PHO 经典三联征：杵状指、进行性皮肤增厚、骨膜增生。它可以和 IBD 共存，PHO 因为 SLCO2A1 等基因突变影响 PGE_2 合成，引起胃肠道糜烂等表现。也有研究报道，PHO 与 IBD 有共同的病理生理基础和遗传基础，可以合并IBD。③由于PHO更多见于CD，而本例UC合并PHO，故需在随访过程中关注肠道病变的变化及治疗效果，以及后续是否可能出现小肠病变，是否可能需修正肠道病变的诊断。

【专家点评】

随着对IBD认识的发展，人们逐渐认识到各类IBD的肠外表现，也认识到IBD可合并一些罕见共患病。基因组学的发展让我们对疾病的认识更为深入，对于指导治疗和评估预后有重要意义。而本病例无疑可增加对SLCO2A1基因突变相关胃肠道疾病增加新的认识，SLCO2A1基因突变不仅有小肠受累，也有结肠受累。该病例说明，患者的临床表现虽然千变万化，但万变不离其宗，应不放过任何蛛丝马迹，借助资源，穷尽分析。

（金　梦　撰写　徐　蕙　审校）

参考文献

[1]章振林，张增，李珊珊．原发性肥大性骨关节病诊治进展[J]．中华内分泌代谢杂志，2016，(2)：89-92.

[2]侯勇，张烜，张卓莉，等．原发性肥大性骨关节病临床分析（附5例报告）[J]．北京医学，2006，28(12)：734-737.

[3]Wiercinska-Drapalo A，Jaroszewicz J，Tarasow E，et al. Transforming growth factor beta1 and prostaglandin E2 concentrations are associated with bone formation markers in ulcerative colitis patients[J]. Prostaglandins Other Lipid Mediat，2005，78(1-4)：160-168.

[4]Crone J，Huber WD，Resch R，et al. Hypertrophic osteoarthropathy in untreated ulcerative colitis[J]. J Pediatr Gastroenterol Nutr，2002，35(2)：213-215.

CD病例

病例8　肠梗阻、消化道出血、十二指肠瘘——11年确诊的CD

患者，男性，62岁，因“反复右下腹痛、发热11年，加重伴呕血、便血1个月”入院。

患者于2003年无明显诱因出现脐右侧胀痛，NRS 3～4分，持续1～2小时可自行缓解，间断出现发热，Tmax 37.8℃，伴畏寒，无寒战，予抗生素治疗可退热。出现排便次数增多，2～3次/日，黄色糊状便。2005年1月患者腹痛、发热加重，出现排气排便停止、腹胀、恶心、呕吐胃内容物。外院腹盆增强CT：回盲部及升结肠起始段见约51mm×41mm×70mm软组织块影，局部管腔狭窄，远端肠管可见扩张及液体密度影，考虑结肠癌可能；结肠镜示回盲部隆起肿块，大小约5.0cm×4.5cm。2005年2月17日行回盲部肿物切除术+回肠升结肠端端吻合术，术中可见肿物位于回盲部，大小约5cm×4cm，与侧腹膜有浸润粘连，手术病理提示慢性炎症、溃疡形成。2010年9月再发脐右胀痛，伴发热（Tmax 39℃）、排气排便停止；查立位腹部平片示肠梗阻；腹盆增强CT：升结肠管壁不规则明显增厚；结肠镜示吻合口黏膜肥厚、糜烂，考虑吻合口炎。2010年9月25日再次行部分肠切除+回肠横结肠端端吻合术，术中见回肠末段、结肠起始段粘连成团，手术病理：黏膜慢性炎症、肉芽组织形成。术后患者恢复良好。2014年7月，患者再次出现上述症状，腹盆增强CT：横结肠管壁增厚，管腔不规则狭窄，局部小肠扭曲呈环状；胃镜：十二指肠球腔略变形，可见黏膜充血、糜烂；结肠镜：于吻合口旁横结肠可见巨大溃疡，底覆白苔，病理提示炎性肉芽组织。诊断考虑克罗恩病可能，予柳氮磺吡啶1g qid、枯草二联杆菌0.5g tid治疗，症状好转。2014年12月22日，患者进食后再次出现腹痛，NRS 10分，随后排2次暗红色血便、呕吐1次咖啡色样物质。就诊当地医院急诊，行急诊胃镜：贲门处见4条长0.5～1.5cm溃疡、新鲜渗血，考虑贲门黏膜撕裂。予内镜下钛夹止血，禁食水、抑酸等对症治疗后，患者仍有间断便血。2015年1月5日转至我院急诊，查血常规：Hb 82g/L→53g/L，hs-CRP 173.25mg/L，ESR 40mm/h，T-SPOT.TB 56SFC/10^6MC；腹盆增强CT：结肠肝曲肠管结构紊乱、肠壁增厚；行急诊胃镜：食管未见糜烂、溃疡、静脉曲张；放射性核素显像：提示左上腹相当于第2～3组小肠出血部位可能。为进一步诊治于2015年1月23日收入我科。患者每年出现1～2次口腔溃疡，近半年体重下降12kg。

既往史：无特殊。

个人史：吸烟30余年，20支/日，已戒半年，不饮酒。

家族史：母亲因肺癌去世。

体格检查：T 37.4℃，P 74次/分，R 16次/分，BP 116/79mmHg，BMI 17.3kg/m^2。浅表淋巴结未触及肿大，心肺无特殊。腹部凹陷，脐右可见长约15cm宽大手术瘢痕，脐右轻压痛，无反跳痛、肌紧张，肠鸣音弱，2～3次/分。直肠指检无特殊。

入院诊断：消化道出血原因待查

上消化道出血可能

肠梗阻原因待查

克罗恩病不除外

回盲部肿物切除术+回肠升结肠端端吻合术后

部分肠切除+回肠横结肠端端吻合术后

吻合口溃疡

反复肠梗阻、回盲部和吻合口溃疡、便血的诊断思路

病例特点：老年男性，慢性病程，临床表现反复肠梗阻、发热，有回盲部及小肠受累，先后两次行回盲部切除、回结肠吻合术，第一次手术前病变窥探不清，但手术病理提示有肠道溃疡，之后吻合口出现糜烂、溃疡，综合患者临床表现、影像学检查考虑克罗恩病（CD）不能除外，但外院手术病理未报告全层炎、裂隙样溃疡、非干酪样肉芽肿等典型CD表现，因此尚需要与下列疾病鉴别：①贝赫切特（又称白塞，Behcet）病：患者病程中有口腔溃疡，但发作频率较低，且口腔溃疡同样可为CD的肠外表现，结肠镜下表现不一致。必要时可行针刺试验，并复查结肠镜观察溃疡形态，取病理明确有无小血管炎表现。②肠结核：患者发热特点与典型结核不符，无肠外活动性结核表现，T-SPOT.TB轻度升高，内镜下无回盲瓣口固定开放、环形溃疡等特点，且手术病理无干酪样肉芽肿形成，支持证据不多。③淋巴瘤：消化道是结外淋巴瘤主要累及部位，胃受累多见，但肠道受累以回盲部多见。患者病史长，病情相对良性，手术病理无明确肿瘤证据。

患者目前主要的临床问题集中在消化道出血和消化道梗阻。病程中有呕血、便血，尿素氮增高，考虑为上消化道出血可能，外院胃镜提示贲门撕裂症，但本院急诊胃镜检查无阳性发现，且我院复查食管无贲门撕裂症时仍有便血情况，而放射性核素显像提示第2～3组小肠出血，故该患者消化道出血的部位和病因尚不明确，用贲门撕裂症不能解释消化道出血全貌，应警惕少见部位（如高位小肠）出血及瘘的存在，可行经口小肠镜、结肠镜及钡餐造影协助诊断。

入院后患者仍有间断发热，Tmax 39.4℃，血、粪便感染指标筛查阴性。亚胺培南/西司他

丁（泰能）治疗 2 周无效，调整抗生素为头孢他啶（复达欣）+万古霉素（稳可信），体温降至正常。予禁食水、抑酸、止血、补液治疗后，未再呕血、便血。2015 年 1 月 27 日行经口小肠镜：于十二指肠乳头对侧可见一瘘口，底覆污苔，瘘管内见溃疡及污苔，肠壁薄，未取活检；考虑十二指肠降部肠瘘，伴溃疡形成（图 1）。结肠镜：进镜至回结肠吻合口，吻合口黏膜纠集，可见大片不规则近环腔溃疡，底覆薄白苔，吻合口结肠侧相对重，吻合口小肠侧黏膜光滑；病理：吻合口肉芽组织及小肠黏膜显急性及慢性炎，隐窝结构紊乱（图 2）。上消化道造影：可疑十二指肠瘘，瘘口与结肠吻合口关系密切，似与回结肠吻合口交通（图 3）。

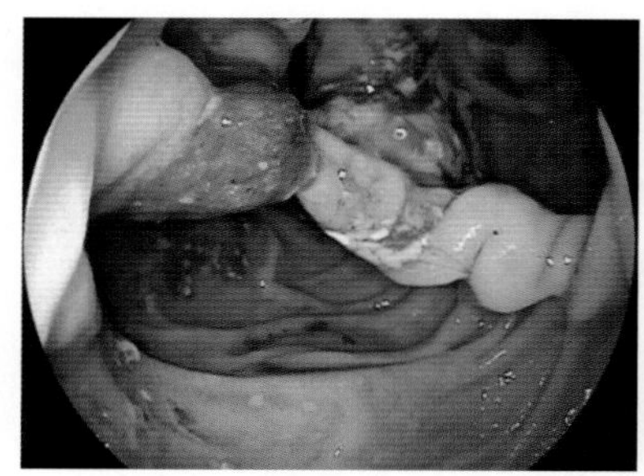
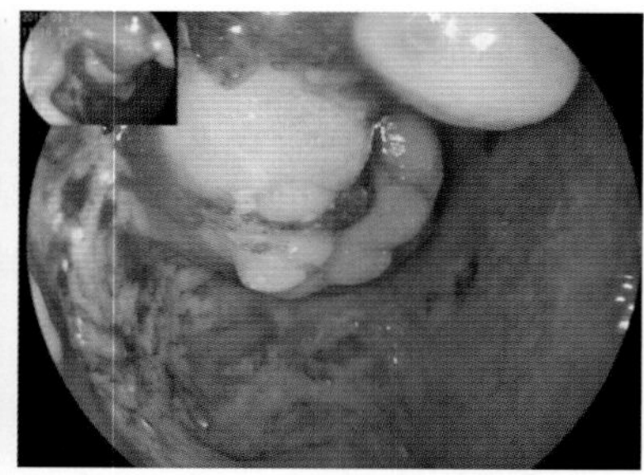

图 1　小肠镜检查

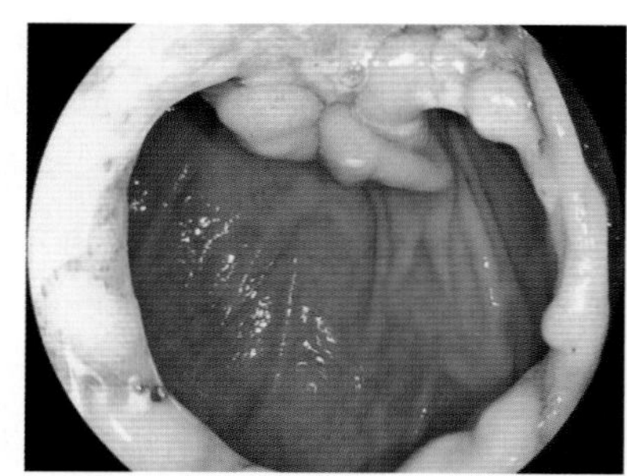
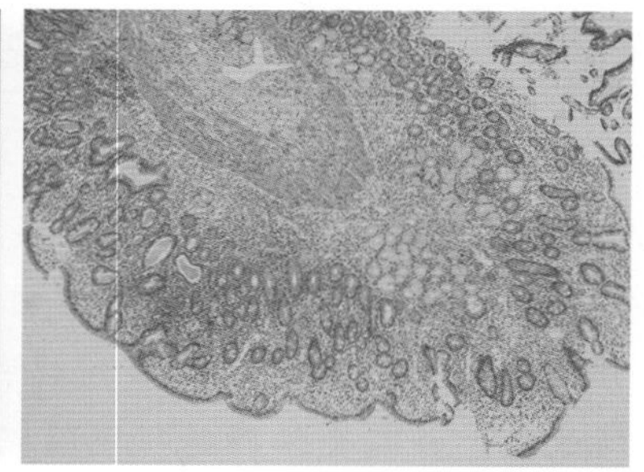

图 2　结肠镜检查和结肠黏膜病理检查

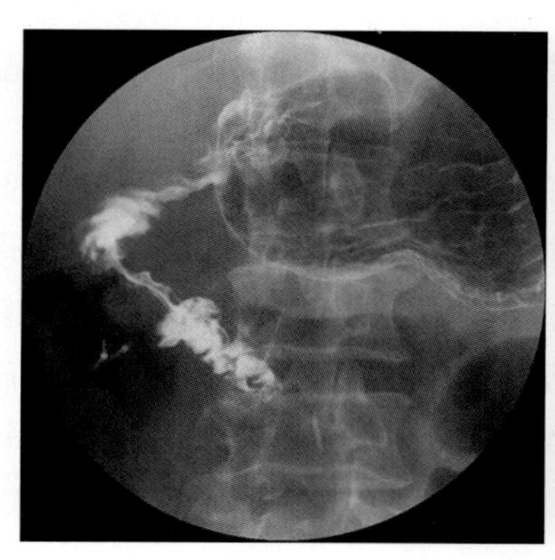
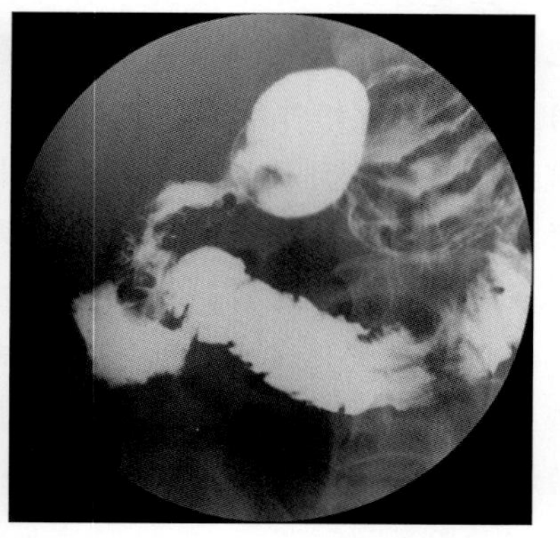

图 3　上消化道造影

十二指肠降部瘘口似与结肠吻合口交通

吻合口溃疡伴十二指肠降部瘘的诊断思路——多学科团队（MDT）会诊

患者多次手术，但外院手术病理未提示明确诊断，术后反复吻合口溃疡形成，此次因十二指肠瘘、十二指肠溃疡出现消化道出血，病情复杂，处理棘手。有如下问题需要思考：①原发病诊断。②十二指肠降部溃疡和瘘与结肠病变的关系。③根据放射性核素的出血部位显示，是否有其他小肠病变。

2015年1月29日进行疑难肠病MDT会诊，综合消化内科、基本外科、介入科、放射科、病理科、临床营养科等医生意见，患者十二指肠瘘口与结肠吻合口关系密切，肠道活动性炎症明显，外院手术病理提示结肠肉芽组织形成，本院结肠镜病理提示吻合口黏膜隐窝结构紊乱，支持CD诊断。但CD出现十二指肠巨大瘘较少见，且瘘管与结肠吻合口关系密切，本次出血部位可能为瘘与结肠吻合口交通处，存在处理瘘管及原手术吻合口的手术指征。患者目前营养状况差，暂无活动性出血、肠梗阻等必须手术处理的急症，建议先放置空肠营养管，旷置瘘并予规范肠内营养。因目前存在激素应用的禁忌证，故暂缓激素治疗。但单纯肠内营养该瘘愈合难度大，待改善一般状况后仍需行手术处理瘘。该患者的发热不除外与瘘口感染或肠道菌群易位有关，抗感染方面加用抗厌氧菌药物。

患者置入空肠营养管后，逐渐过渡至肠内营养，体重有所增加，但仍间断发热。住院期间患者无明显诱因再次出现脐右侧胀痛，程度重，排气排便停止，呕吐两次褐色黏稠液体。急查腹盆CTA：未见活动出血；胃镜：十二指肠降部后壁巨大瘘口，腔内大量血性液体，底部可见巨大溃疡病变并渗血，局部反复予肾上腺素盐水喷洒止血，部分黏膜变白，未见明显活动性渗血。患者于2015年2月12日去外院继续肠内营养治疗，1月余后行十二指肠瘘修补、切除原回结肠吻合口及吻合口近段回肠、回结肠吻合，术后病理：小肠肠壁黏膜多灶性裂隙样溃疡形成，伴黏膜下层水肿、血管扩张充血，浆膜下细胞浸润和纤维增生，部分黏膜息肉样增生，抗酸染色阴性，结核分枝杆菌检测阴性，病理符合CD。术后加用沙利度胺100mg/d，逐渐恢复饮食，随诊患者一般情况好，体重增加，腹痛未再发作。

CD合并十二指肠瘘该如何处理

最终患者的修正诊断为CD（A3L3+4B3，活动期，重度）。CD并发十二指肠瘘的发生率为0.3%～2.2%，瘘口多位于十二指肠水平部和降部，且多继发于回结肠吻合口或横结肠病变。有报道22例CD并发十二指肠内瘘的外科治疗，其中12例为十二指肠回结肠吻合口瘘。建议应尽量争取择期手术，首先纠正营养不良并诱导活动期CD缓解后，再择期切除病变肠管，行十二指肠瘘修补术。营养治疗不仅可以改善营养状况，还能减轻炎症反应，减少术后并发症的发生。

本例患者由于肠道黏膜病变、先后经历两次手术、十二指肠瘘的形成，营养状况不佳，BMI 仅 17.3kg/m^2，行十二指肠瘘修补手术前也选择了营养支持再择期手术的策略。营养不良是 CD 患者最常见的全身并发症之一，影响手术切口和肠吻合口的愈合，增加手术并发症的发生，降低抗感染能力，延长住院时间，降低生活质量。而营养支持治疗除减少上述事件发生外，尚可能有诱导 CD 缓解的疗效，改善自然病程，在 CD 治疗中发挥举足轻重的作用。营养支持包括肠外营养和肠内营养。只要无肠内营养绝对禁忌，应根据患者情况创造肠内营养条件，选择合适配方制剂。本例患者即置入空肠营养管，旷置十二指肠降部瘘管，纠正营养不良，为后续治疗的实施提供必要的条件。

术后多次复发带来的思考

手术并不能根治 CD，术后若不继续治疗，很多患者会在 1～3 年后出现临床复发或内镜复发。事实也证明，患者首次手术后 5 年吻合口旁横结肠出现巨大溃疡，Rutgeerts 评分 4 级。根据美国胃肠病学会关于 CD 术后管理的意见，患者术后需早期使用药物预防，英夫利昔单抗及硫唑嘌呤均已证实有效果。北京协和医院关于预防 CD 术后复发的临床研究也显示，免疫抑制剂（包括硫唑嘌呤、甲氨蝶呤和沙利度胺）预防 CD 术后临床复发有效。结合该患者病程中突出的出血表现，最终选择沙利度胺，目前已服用沙利度胺近 3 年，病情平稳。

最后诊断：克罗恩病（A3L3+4B3，活动期，重度）
十二指肠回结肠吻合口瘘
回盲部切除+回结肠吻合术后
十二指肠瘘修补术后

【诊疗启迪】

本病例诊断方面的启示：①该患者历经 3 次手术才最终确定诊断，提示 CD 诊断困难，医生认识 CD 需要一个过程，但期望这个过程不会太长。②临床实践中要记住用“发展而变化”“置疑和求真”的视角看待疾病的演变，不能因为患者一直是回盲部病变，之后发生的任何症状都认定是回盲部问题，针对这个患者，消化道出血经仔细分析，如呕血为主、尿素氮增高等表现，提示上消化道出血可能性大，而放射性核素显像提示小肠出血可能性大，因此针对该患者做了上消化道和小肠的检查，发现了十二指肠降部溃疡和瘘的存在。

【专家点评】

该病例与116病例内容有惊人的相似，都是在疑诊结肠癌手术之后发生吻合口溃疡，未予积极处理。两个病例中1例是历经2年之后，本病例是历经11年之后出现十二指肠回结肠瘘。然而两个病例发现疾病关键“十二指肠回结肠瘘”的检查手段有所不同，116病例依靠小肠CT成像诊断。本病例在CT检查中并未能发现这一现象。通过消化道出血的分析，首先避开贲门黏膜撕裂引起消化道出血而导致的“误区”，放射性核素检查提示小肠出血的可能，之后行小肠镜检查，既发现了出血部位，还发现了瘘的存在，最终通过外科手术诊断。这些都提示我们，同一现象在影像学中也会有个体差异，有不同的表现，要根据具体情况选择不同检查手段。最后，患者先后接受3次手术治疗，手术后仍反复发作，属于术后早期复发高危人群，需积极药物治疗预防疾病复发。

（王亚楠 撰写 李晓青 审校）

参考文献

[1]中华医学会消化病学分会炎症性肠病学组.炎症性肠病诊断与治疗的共识意见(2012年·广州)[J].中华内科杂志,2012,51(10):818-831.

[2]史济华,陆星华.102例克罗恩病蒙特利尔分型分析[J].中华消化杂志,2008,28(8):509-512.

[3]谢之豪,郭栋,顾立立,等.克罗恩病并发十二指肠内瘘的外科治疗[J].中华消化外科杂志,2014,13(8):600-603.

[4]中华医学会消化病学分会炎症性肠病学组.炎症性肠病营养支持治疗专家共识(2013·深圳)[J].中华内科杂志,2013,52(12):1082-1087.

[5]谭蓓,钱家鸣.炎症性肠病与营养支持疗法[J].中华临床营养杂志,2013,21(2):103-106.

[6]Regueiro M, Velayos F, Greer J B, et al. American Gastroenterological Association Institute Technical Review on the Management of Crohn's Disease After Surgical Resection[J]. Gastroenterology, 2017, 152(1): 277-295.

[7]辛玉,吕红,马莉,等.免疫抑制剂预防克罗恩病术后复发的临床研究[J].中华消化杂志,2016,36(8):532-537.

病例9 腹痛、发热、盗汗、回结肠溃疡——结核还是CD

患者，女性，16岁，因“腹痛、发热、盗汗3个月”入院。

患者于2015年12月无诱因出现下腹部隐痛，排便排气后缓解，伴午后低热、盗汗，否认黏液脓血便、里急后重、咳嗽、咳痰、胸闷、胸痛等不适，外院曾予头孢菌素类抗生素治疗1周无效。2016年2月外院查血常规：WBC 12.5×10^9/L，NEUT% 66.8%，Hb 87g/L，PLT 537×10^9/L。肝肾功能正常。血清铁蛋白正常，血清铁2.7μmol/L，叶酸及维生素B_{12}正常。腹部超声：右下腹回盲部肠壁增厚伴血流信号丰富，肠管形态僵直。为进一步诊治于2016年3月入院。否认口腔溃疡、外阴溃疡、关节肿痛。体重下降3kg。

既往史、个人史、家族史：幼时曾行左腹股沟疝修补术。否认结核病史。月经基本规律。母亲有肺结核病史。

体格检查：T 37.3℃，BMI 17.3kg/m^2。体型消瘦。浅表淋巴结未触及肿大。双肺呼吸音清，心律齐，未闻及心脏杂音。腹软，无压痛、反跳痛，肝脾肋下未及，Murphy征阴性，麦氏点无压痛。肠鸣音3次/分。直肠指检未及包块，退指指套无血染。

入院诊断：腹痛、发热原因待查

左腹股沟疝修补术后

入院完善相关检查，血常规：WBC 8.82×10^9/L，NEUT% 73.2%，Hb 90g/L，MCV 75fl，PLT 427×10^9/L。血生化：Alb 32g/L，余肝肾功能均正常。ESR 49mm/h，hs-CRP 33.30mg/L。粪便OB（+）。尿常规阴性。T-SPOT.TB、PPD试验阴性。血CMV DNA、EBV DNA阴性。粪便病原学检查（难辨梭菌毒素测定、寄生虫检测）均阴性。钡灌肠造影：回盲部结构破坏，累及末段回肠；乙状结肠冗长，壁僵硬，可见多发细小龛影（图1）。小肠CT成像：第5、6组小肠节段性肠壁增厚，黏膜面强化，回盲部、盲肠及升结肠起始端挛缩、壁厚，部分结肠壁增厚；回盲部、肠系膜、腹膜后、双侧腹股沟多发肿大淋巴结；部分小肠扩张伴气液平（图2）。胸部高分辨率CT示未见明显异常。

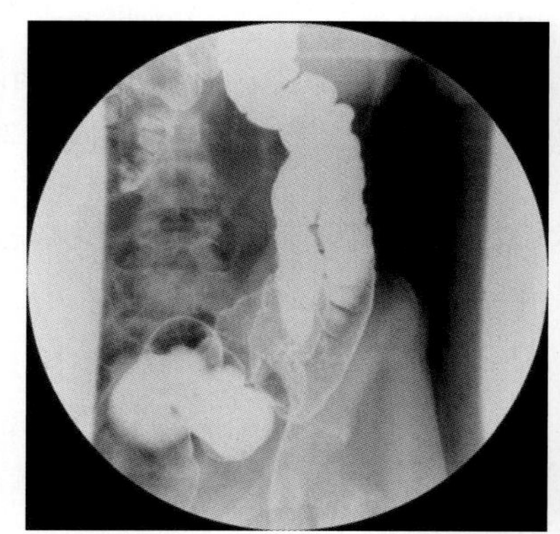
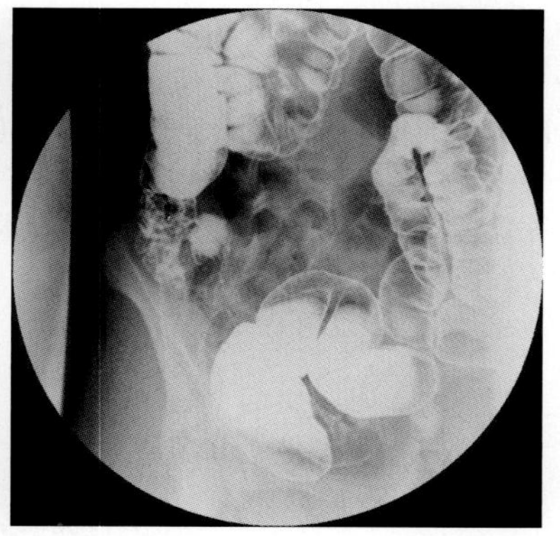

图1 钡灌肠造影

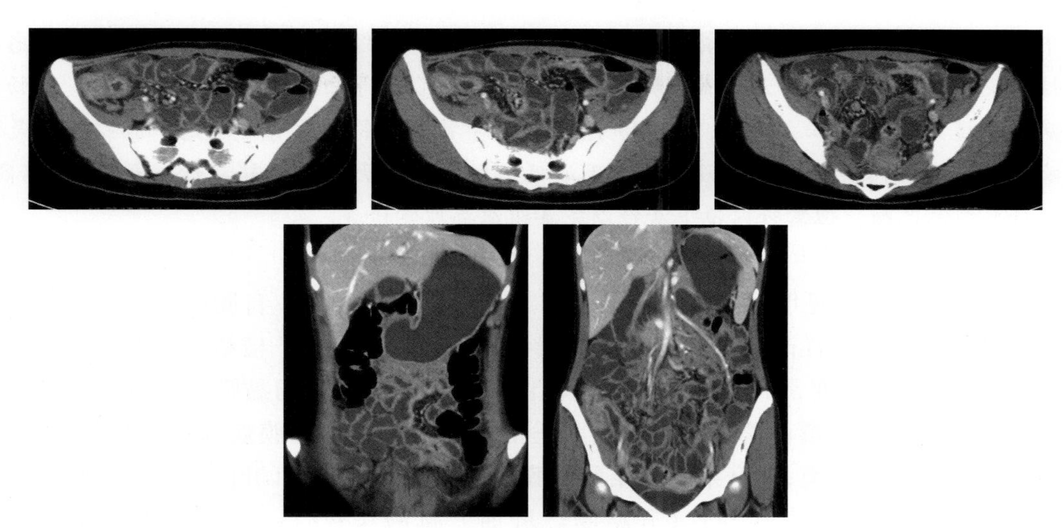

图2 小肠CT成像

回盲部病变的诊断思路

病例特点：青少年女性，慢性病程，隐匿起病，主要临床表现为腹痛、低热、盗汗、体重下降。辅助检查示中度贫血，血炎症指标升高，病原学相关检查阴性。影像学检查病变定位于肠道，以回盲部及升结肠起始部为著；胸部CT未见明显异常。普通抗生素治疗效果欠佳。既往无肛周脓肿、肛瘘、口腔溃疡、关节痛、虹膜炎等。存在明确结核接触史。

患者存在回盲部病变，根据临床特点及辅助检查结果，诊断及鉴别诊断方面考虑如下：

1. 肠结核　中国为结核病高负担国家，根据WHO结核病全球报告，中国结核病发病数约占全球的10%。对于肠道病变，特别是存在末段回肠或回盲部受累，需警惕肠结核可能。患者青少年女性，临床以腹痛、发热、盗汗起病，病程中体重下降，普通抗生素治疗欠佳。影像学示回盲部肠壁增厚、挛缩，伴乙状结肠多发小龛影。患者存在明确结核接触史，考虑肠结核可能。肠结核在钡餐造影检查中可表现为阿弗他溃疡、跳跃征、结肠袋变浅消失、肠管狭窄等，腹部CT常表现为多发腹腔淋巴结肿大、淋巴结钙化、回盲瓣增厚、肠道变形缩窄等。该患者钡餐造影及小肠CT成像符合肠结核的影像学特点。但患者T-SPOT.TB、PPD试验均阴性，此为不支持点。下一步可完善结肠镜检查，了解溃疡形态，并获取组织病理学以协助诊断。

2. 克罗恩病（CD）　该患者青少年女性，慢性病程，病变主要累及回盲部、升结肠，第5、6组小肠存在节段性增厚。肠道表现为多节段、跳跃性受累，需考虑CD可能。CD典型内镜下表现包括纵行溃疡、铺路石样改变、阿弗他溃疡等。建议完善消化内镜并获取组织病理学检查，协助诊断。

3. 其他　包括感染性肠炎、贝赫切特（又称白塞，Behcet）病、回盲部肿瘤等。患者病程中无相关流行病学接触史，粪便病原学相关检查阴性，经验性抗生素治疗无效，考虑感染性肠炎可能性小。患者无口腔溃疡、外阴溃疡、虹膜炎等白塞病相关临床表现，且肠白塞病多表现为回盲部孤立病灶，与本例患者影像学特点不符，故暂不考虑。肿瘤特别是淋巴瘤需警惕，但患者肠道多节段受累，无淋巴结肿大、脾大或远处转移灶，血 LDH 不高，不支持典型淋巴瘤，但需行内镜下活检以完善组织病理学检查。

患者行胃镜：未见明显异常。结肠镜：末段回肠未见异常，盲肠结构变形，升结肠及盲肠黏膜呈铺路石样改变，其间多发深溃疡，肠腔轻度狭窄；横结肠近肝曲可见一约 2.5cm 隆起溃疡性病变，有自发渗血，覆黄白苔；全结肠及直肠黏膜可见散在分布的直径 0.2～0.3cm 溃疡，覆白苔，病灶间黏膜正常（图 3）。结肠黏膜病理：（回肠末段）小肠黏膜显急性及慢性炎；（升结肠）结肠黏膜显急性及慢性炎；（肝曲）结肠黏膜显慢性炎，可见上皮样细胞肉芽肿；（升结肠、肝曲）抗酸染色（-），弱抗酸染色（-），CMV（-）。

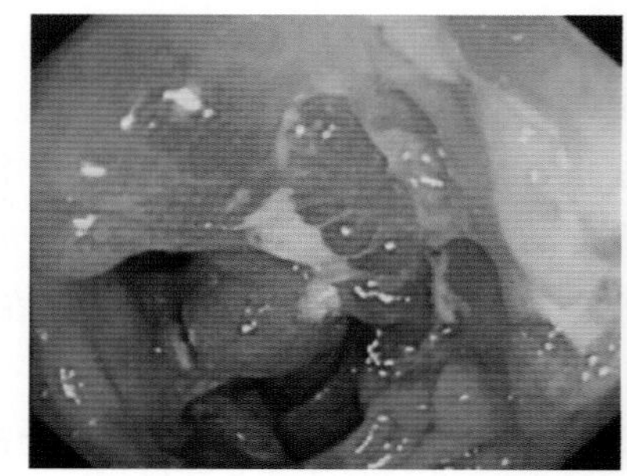
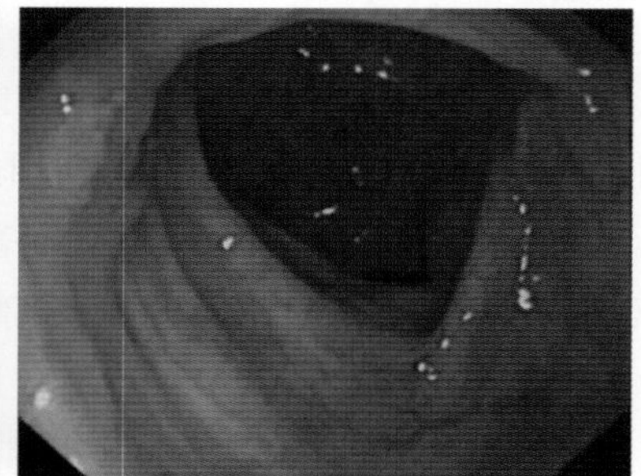

图 3　结肠镜检查

肠结核和CD的鉴别诊断——多学科团队（MDT）会诊

经疑难肠病多学科团队会诊，感染内科考虑患者青少年女性，临床表现腹痛、发热、盗汗、体重下降，且有明确结核接触史，提示肠结核不能除外。放射科解读小肠 CT 成像示病变范围广泛，肠壁明显增厚，肠黏膜强化，肠系膜淋巴结肿大等，均为活动期 CD 典型的小肠 CT 成像表现。消化内科提出：患者结肠镜示受累肠道病变呈节段性，升结肠及盲肠黏膜呈铺路石样改变，其间多发深溃疡，更支持 CD；然而病理科提出患者肠道病理主要表现为急性及慢性炎，病变侵犯肠壁深度较局限，且肝曲存在肉芽肿性改变，非典型 CD 病理表现。最后结合低热、消瘦、盗汗等临床表现，需警惕肠结核可能 CD 不除外，予四联抗结核治疗（异烟肼 0.3g qd、利福平 0.45g qd、乙胺丁醇 0.75 qd、吡嗪酰胺 0.5 tid）。肠结核及 CD 在临床表现上具有相似性。对于 CD 与肠结核鉴别诊断困难的患者可予诊断性抗结核治疗，如临床疑诊肠结核但抗酸染色、T-SPOT.TB、PPD试验、结核/非结核分枝杆菌核酸测定等检查阴性者。一般抗结核治疗8～12周后评估病情，包括临床症状、炎症指标检测，必要时行肠道检查。若病情好转则支持肠结核诊断，继续抗结核治疗；若病情无改善，则可选择按照CD予免疫抑制治疗。

抗结核治疗3个月后患者无低热，仍间断腹痛，复查炎症指标仍有升高，复查结肠镜：盲肠结构变形，回盲瓣结构有破坏，盲肠、升结肠多发结节样隆起，其间分布多发不规则溃疡；余横结肠、降结肠、乙状结肠及直肠散在点状糜烂（图4）。再次提请MDT会诊，考虑患者抗结核治疗3个月后无显著疗效，目前暂不考虑肠结核诊断，遂调整为泼尼松联合美沙拉秦治疗，激素规律减量。激素治疗3个月后患者排成形便1～2次/日，无黏液脓血，体重增加约6kg。后期加用免疫抑制剂维持疾病缓解。

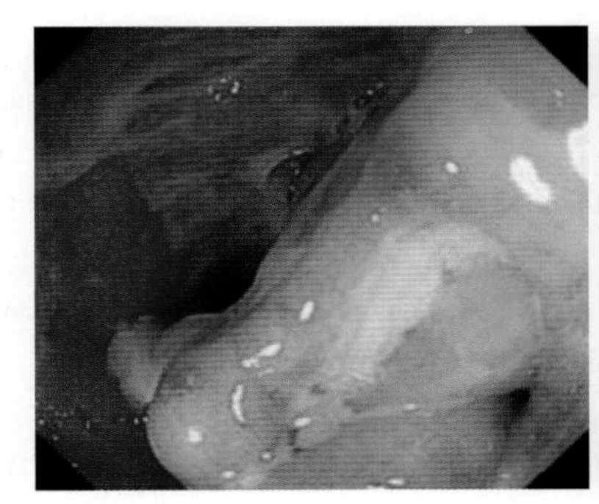
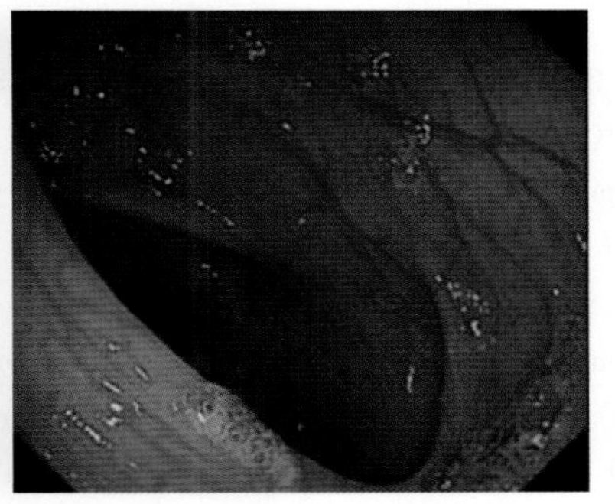

图4　结肠镜检查

最后诊断：克罗恩病（A1L3B1，缓解期）
左腹股沟疝修补术后

【诊疗启迪】

本例是1例鉴别诊断结核与CD的病例，在最初的鉴别诊断中，感染性肠炎、肠白塞病、肠道淋巴瘤等疾病支持点不多，故最先排除，而之后肠结核和CD各有支持和不支持点，鉴别诊断有难度。该病例支持肠结核的特点：有低热、盗汗、消瘦，以及既往结核接触史；影像学有盲肠挛缩等特点。该病例支持CD的特点：内镜下节段性病变，有铺路石样改变，且非环形溃疡，小肠CT成像有肠黏膜强化表现。针对这样的病例，治疗建议首选诊断性抗结核治疗8～12周，定期随诊观察，根据治疗效果明确诊断。

【专家点评】

许多肠道疾病以回盲部病变多发，因此回盲部病变鉴别诊断较困难，诊断思路中“禁忌”先入为主，一定要从常规的诊断思路起步逐步排除，面对难以鉴别诊断的两类疾病时，寻找“证据”支持，如《炎症性肠病诊断和治疗的共识意见》等循证等级别高的文献等，平衡患者受益和风险，获得多学科协作的支持，最终为患者寻找最有利的诊治计划。

（徐天铭 撰写 李 骥 审校）

参考文献

[1]Ma JY,Tong JL,Ran ZH.Intestinal tuberculosis and Crohn's disease:challenging differential diagnosis[J].J Dig Dis,2016,17(3):155-161.

[2]Huang X,Liao WD,Yu C,et al.Differences in clinical features of Crohn's disease and intestinal tuberculosis[J].World J Gastroenterol,2015,21(12):3650-3656.

[3]Limsrivilai J,Shreiner AB,Pongpaibul A,et al.Meta-Analytic Bayesian Model For Differentiating Intestinal Tuberculosis from Crohn's Disease[J].Am J Gastroenterol,2017,112(3):415-427.

[4]Donoghue HD,Holton J.Intestinal tuberculosis[J].Curr Opin Infect Dis,2009,22(5):490-496.

[5]Bae JH,Park SH,Ye BD,et al.Development and Validation of a Novel Prediction Model for Differential Diagnosis Between Crohn's Disease and Intestinal Tuberculosis[J].Inflamm Bowel Dis,2017,23(9):1614-1623.

[6]Ma JY,Tong JL,Ran ZH.Intestinal tuberculosis and Crohn's disease:challenging differential diagnosis[J].J Dig Dis,2016,17(3):155-161.

[7]中华医学会消化病学分会炎症性肠病学组.炎症性肠病诊断与治疗的共识意见(2012·广州)[J].中华内科杂志,2012,51(10):818-831.

病例10 IPAA后消化道大出血——UC还是CD

患者，男性，40岁，因“反复脓血便10个月，加重1个月”入院。

患者于2010年12月无明显诱因出现排便次数增多，黏液脓血便，4次/日，伴里急后重、下腹部隐痛，便后腹痛缓解，无发热、盗汗、乏力。外院粪便常规示RBC 3/HPF，WBC 3/HPF，OB（+），粪便培养阴性；结肠镜检查示升结肠黏膜粗糙，可见散在糜烂出血灶，直肠黏膜充血糜烂；病理检查示黏膜急性及慢性炎症伴糜烂，偶见小脓肿。考虑溃疡性结肠炎可能，先后予柳氮磺吡啶和硫唑嘌呤治疗，排便次数减至1～2次/日，腹痛缓解。2011年8月自行停药后便次增至6～7次/日，性状同前，予柳氮磺吡啶4.5g/d，便次逐渐增至20次/日以上。予甲泼尼龙40mg/d，1周后过渡至泼尼松40mg/d，脓血便次数降至10～14次/日。为进一步诊治于2011年9月22日收入我科。起病以来体重下降5kg。

既往史：患者既往诊断外痔10余年，否认高血压、糖尿病、心脑血管病等慢性病史。

个人史：吸烟20余年，10支/日，已戒半年。

婚育史、家族史：无特殊。

体格检查：生命体征平稳，BMI 17.2kg/m^2。心肺查体无特殊。腹软，无压痛、反跳痛及肌紧张，肠鸣音活跃。直肠指检可见外痔。

入院诊断：反复脓血便原因待查

溃疡性结肠炎可能性大

入院后完善血、粪便病原学筛查，CMV DNA 2000copies/ml、CMV-pp65 4个阳性细胞/2×10^{5}白细胞，余阴性；小肠CT成像：全结肠肠壁弥漫增厚，盆腔部分小肠肠壁可疑增厚；结肠镜：进镜至距肛门40cm，所见乙状结肠、直肠弥漫充血、水肿，可见大片状溃疡形成，有融合，部分区域似黏膜脱失，可见多量岛状炎性息肉样隆起，部分区域呈铺路石样外观，部分黏膜表面有自发渗血（图），病理提示黏膜显急性及慢性炎，可见隐窝脓肿，未见CMV包涵体。

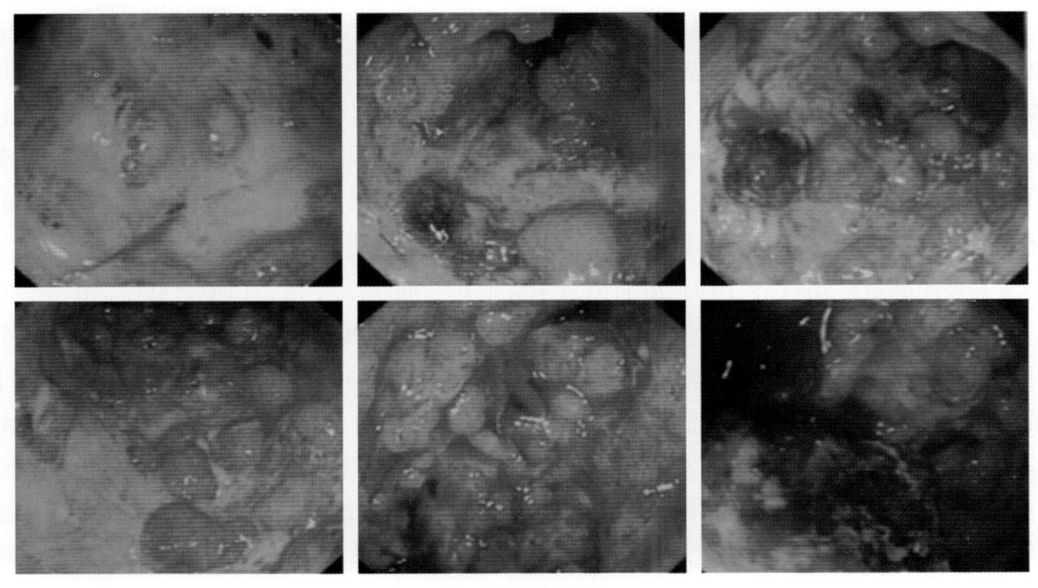

图　结肠镜检查

溃疡性结肠炎诊断是否明确，病情反复的诊断思路

病例特点：中年男性，病程 10 个月，反复脓血便，既往结肠镜弥漫性充血、糜烂，病理可见隐窝脓肿形成，激素和 5-氨基水杨酸制剂有效。可拟诊溃疡性结肠炎（UC）。但此次病情反复，予激素治疗后症状改善不明显，需要考虑：诊断是否错误；是否因治疗药物减量不规律、依从性欠佳病情反复；是否合并感染；是否为激素无效。

经完善实验室检查和内镜检查，患者 CMV 病毒血症诊断明确，但 CMV 结肠炎尚不能诊断。是否需要抗 CMV 治疗尚需考虑。按照 2017 年《炎症性肠病合并机会性感染专家共识意见》，炎症性肠病（IBD）合并 CMV 感染治疗，建议在 CMV 结肠炎和 CMV 系统感染时予抗病毒治疗。该患者存在外周血 CMV 病毒血症，内镜有 CMV 结肠炎的表现（黏膜剥脱、深凿样溃疡），根据 2018 年北京《炎症性肠病诊断与治疗的共识意见》，CMV DNA>1200copies/ml 高度提示该患者存在 CMV 结肠炎。建议积极抗病毒治疗，并权衡免疫抑制药物的应用。

根据 2017 年《炎症性肠病合并机会性感染专家共识意见》和 2018 年《炎症性肠病诊断与治疗的共识意见》：CMV-pp65 诊断敏感性为 60%～100%，特异性为 83%～100%，但不能区分潜伏感染和活动性感染，CMV DNA 诊断活动性感染的敏感性为 65%～100%，特异性为 40%～92%，多种方法联合应用可增加其检出率，对于外周血 CMV DNA>1200copies/ml 者可考虑行抗病毒治疗。CMV 结肠炎典型内镜表现是广泛黏膜脱失、深凿样溃疡、纵行溃疡、铺路石样改变、不规则溃疡，CMV 结肠炎诊断金标准是肠黏膜组织 HE 染色可见包涵体伴 CMV 免疫组化阳性和/或 CMV DNA 定量 PCR 阳性。

予停硫唑嘌呤，应用更昔洛韦、膦甲酸钠抗 CMV 治疗；原发病 UC 继续予氢化可的松琥珀酸钠 150mg q12h 静脉滴注治疗。2 周后复查 CMV DNA 及 CMV-pp65 转阴。患者住院期间因原发病控制不理想，反复出现下消化道出血。2011 年 10 月 11 日再次下消化道大出血，Hb 最低降至 19g/L，急诊 CTA 明确升结肠及盲肠造影剂外溢，内科保守治疗不能止血，急诊行全结肠+部分直肠+部分小肠切除及回肠造瘘术，病理符合 UC。术后肛门处再发血便，予氢化可的松琥珀酸钠、云南白药灌肠，柳氮磺吡啶栓置肛，加强剩余直肠局部治疗，未再出现血便。病程中激素规律减量，2011 年 10 月 26 日减量至泼尼松 30mg/d，手术切口愈合良好，遂出院。

出院后继续服用泼尼松，于 2012 年 3 月减停激素。2012 年 9 月 4 日为行 IPAA 手术（回肠造口切除+腹会阴联合直肠切除+回肠贮袋肛管吻合术+末段回肠双腔造口术）入外院。术前肛门涌出大量鲜血，予静脉激素并局部纱条填塞止血，2012 年 9 月 18 日行 IPAA 手术，手术保留直肠肛管肌鞘约 3cm，术后病理检查提示直肠肠壁全层炎伴黏膜急性及慢性炎，溃疡形成，符合克罗恩病（CD）。术后胃管引出鲜血，造瘘口流出暗红色血便，急诊胃镜及 DSA 均未发现明确出血点，经药物治疗后好转。10 月 15 日复查内镜：胃窦大弯侧见约 0.8cm×1.0cm 溃疡，覆白苔，周边明显水肿、发红、糜烂，易出血；进镜至空肠上段，见 4 处 1.2～1.5cm 溃疡，病理提示（空肠上段）黏膜慢性炎症伴急性炎性反应及溃疡形成，部

分腺体轻度非典型增生，考虑CD可能。经造瘘口行结肠镜：进镜10cm见陈旧血迹及少量新鲜血液流出，因疼痛无法继续进镜；经肛门进镜10cm见黏膜桥形成，贮袋黏膜水肿、发红。予氢化可的松琥珀酸钠200mg/d输注，逐渐减量至甲泼尼龙15mg/d。11月12日复查胃镜未见溃疡。诊断考虑倾向CD。

UC还是CD

对经典的UC和CD，可以从临床症状、病变分布、直肠有无受累、肠腔狭窄、内镜表现、活检特征等方面予以区分，但仍有极少部分患者鉴别困难，特别是全结肠弥漫炎性改变而直肠豁免，或者临床和内镜表现支持UC，但手术病理提示全层炎的病例。在这种情况下，引入了未定型炎症性肠病（IBD-U）和未定型结肠炎（IC）的概念。IBD-U用于临床难以区分的UC和CD，IC建议用于病理检查报告。有文献对16例结肠切除术后诊断为IC的患者进行了随访观察，由于部分患者的病情可向UC或CD演变，其中3例重新诊断为UC，1例重新诊断为CD，至今尚无行之有效的血清学检测可以诊断或预测IBD-U、IC的病程。

本例患者以脓血便起病，辅助检查提示全结直肠病变，结合病理结果，考虑UC可能性大。后反复出现消化道大出血，符合外科治疗的绝对指征，行全结肠+部分直肠+部分小肠切除及回肠造瘘术，病理亦符合UC。近1年后行IPAA手术，术后病理提示直肠肠壁全层炎伴黏膜急性及慢性炎，溃疡形成，符合CD。同时，患者术后出现上消化道出血，消化内镜检查提示胃窦大弯、空肠可见多发溃疡，病理亦考虑CD可能。尽管该患者已行全结直肠切除，后续仍需密切随访，关注病程转归。

患者出院后激素逐渐减停，继续口服颇得斯安。监测肝功能，ALT 120～255U/L，GGT 199～357U/L，ALP 194～301U/L，予多烯磷脂酰胆碱（易善复）保肝治疗。2013年1月17日就诊于我科，肝功能：ALT 370U/L，AST 114U/L，TBil 27.5μmol/L，DBil 14.9μmol/L，GGT 258U/L，ALP 374U/L，予异甘草酸镁（天晴甘美）、多烯磷脂酰胆碱静脉治疗2周，肝酶基本降至正常，将静脉用药改为口服，随诊病情稳定。

“血便”和消化道出血方唱罢，肝损伤又登场

IBD患者出现肝损伤，可能为疾病的肠外表现，也可能是治疗药物诱发的肝损伤。原发性硬化性胆管炎（PSC）可与IBD共存，其特征是肝内和肝外胆管的炎症、狭窄和纤维化，典型的初始标志是ALP水平升高，合并该病的UC比传统UC更多直肠未受累和/或倒灌性回肠炎，与本例患者临床表现不符。药物诱发的肝损伤是IBD治疗常见的并发症，就该患者来说，其病程中服用过的5-氨基水杨酸制剂与硫唑嘌呤均有肝毒性。有报道柳氮磺吡啶肝毒性发生率0.4%～2.9%，而硫唑嘌呤肝毒性发生率高达10%。一旦发生肝损伤，酌情停用相关药物并加用护肝治疗，定期监测肝功能。本院一项对31例使用硫唑嘌呤的IBD

患者进行回顾性分析显示，7 例患者因出现不良反应而终止治疗，其中 6 例不良反应发生在用药 4 周内，另 1 例发生于用药 3 个月左右。

最后诊断：克罗恩病（A2L3+4B3，缓解期）
全结肠切除+部分小肠切除术后
回肠储袋肛管吻合术术后
末段回肠襻式造口术后
药物性肝损伤

【诊疗启迪】

本病例在诊治中有如下启示：①该患者最初病情反复的原因是患者用药不规律，医生给予的药物剂量不足。②UC 病情反复时还需要警惕机会性感染，该病例及时发现了 CMV 病毒感染，并予积极抗病毒治疗，遗憾的是病情过于严重，仍不能控制炎症，最后只能手术。③UC 行手术切除结直肠后仍反复出现消化道出血，需要反思：a. 是否为手术相关并发症；b. UC 诊断是否明确。经过反思并与病理科讨论后，该病例最终病理结果倾向诊断 CD。④IBD 合并肝损伤的诊治，需要认真思考是 IBD 合并肝胆肠外表现，还是药物副作用，该病例经积极分析排他，最后诊断药物相关副作用。停药并保肝治疗后肝功能恢复。

【专家点评】

UC 和 CD 的鉴别诊断是贯穿 IBD 诊断始终的重要部分，部分 IBD-U 和 IC 患者随着病程演变可被重新诊断为 UC 或 CD。该患者以脓血便起病，起初结肠镜及手术病理表现考虑 UC。随着疾病进展，出现上消化道和中消化道受累，病理诊断亦倾向于 CD。在病情“发展和变化”过程中，患者的诊断也随之变化，提示即使手术病理确诊的 IBD，疾病模式也可能变化，临床医生需要保持开放的思想和积极思考的态度。此外，该患者病程中一大突出表现是反复消化道出血，上消化道及下消化道均累及。对于大出血内科保守效果不佳者，积极果断地进行手术治疗非常必要，不仅可缓解症状，也可协助明确诊断。本例患者病程中接受长期激素与免疫抑制剂治疗，出现机会性感染、肝损伤等并发症，这也是我们在临床工作中需要及时发现、甄别并加以治疗的。另外，该患者受累范围较广，待肝功能好转后，积极给予生物制剂或免疫抑制剂治疗。

（王亚楠　撰写　冯云路　审校）

参考文献

[1]中华医学会消化病学分会炎症性肠病学组.炎症性肠病诊断与治疗的共识意见(2012年·广州)[J].中华内科杂志,2012,51(10):818-831.

[2]中华医学会消化病学分会炎症性肠病学组.炎症性肠病合并机会性感染专家共识意见[J].中华消化杂志,2017,37(4):217-226.

[3]Yang H,Zhou W,Lv H,et al.The association between CMV viremia or endoscopic features and histopathological characteristics of CMV colitis in patients with underlying ulcerative colitis[J].Inflamm Bowel Dis,2017,23(5):814-821.

[4]韩英.未定型结肠炎与炎症性肠病类型待定的定义、诊断和处置[J].现代消化及介入诊疗,2008,13(3):207-209.

[5]Wells A D,McMillan I,Price A B,et al.Natural history of indeterminate colitis[J].Br J Surg,1991,78(2):179-181.

[6]丁辉,钱家鸣,单科曙.硫唑嘌呤治疗炎症性肠病的不良反应分析[J].临床消化病杂志,2011,23(1):40-42.

病例11　腹痛、高热——难治性肠道溃疡

患者，男性，18岁，因“腹痛4个月，发热2个月”入院。

患者于2016年5月无诱因出现上腹部及右下腹阵发性绞痛，排便3次/日，为黄色稀糊便，排便后疼痛缓解。2016年7月开始出现发热，Tmax 40.2℃，伴畏寒，予亚胺培南/西司他丁（泰能）、阿昔洛韦治疗后未见好转。转诊至当地上级医院，查胃镜：慢性非萎缩性胃炎。结肠镜：乙状结肠及回肠末段溃疡。病理：回肠末段黏膜呈慢性炎。2016年7月29日予异烟肼0.3g qd、利福平0.45g qd、乙胺丁醇0.75g qd及链霉素0.75g qd四联抗结核治疗10天，发热、腹痛无好转。2016年8月9日就诊于北京某医院，查血常规：WBC 5.8×10^9/L，NEUT% 80%，Hb 105g/L，PLT 382×10^9/L；Alb 30.6g/L；粪便OB（-）；ESR 50mm/h，CRP 82mg/L；ANA 1∶80（+），ANCA（-）；粪便细菌培养、血CMV DNA、TB-Ab、T-SPOT.TB（-）。结肠镜：回肠末段近回盲瓣处2.0cm×1.5cm溃疡，乙状结肠多发口疮样溃疡凹陷。病理：回肠末段呈慢性炎，其中一块为肉芽组织；乙状结肠呈活动性慢性炎；抗酸染色（-）。小肠镜：（经口）空肠散在不规则溃疡；（经肛）回肠中下段可见深浅大小不等溃疡，较大溃疡呈纵行分布；病理：空肠黏膜呈慢性炎。2016年8月9日至2016年8月15日予莫西沙星（拜复乐）口服，8月16日至8月30日四联抗结核治疗（异烟肼+利福平+乙胺丁醇+链霉素，后因恶心、呕吐调整链霉素为左氧氟沙星），其中8月22日起予美沙拉秦1g qid治疗，发热无缓解，腹痛进行性加重。2016年9月1日起予静脉甲泼尼龙

40mg/d×10 天→口服泼尼松 45mg/d×10 天→口服泼尼松 40mg/d，Tmax 降至 37.4℃，腹痛程度减轻，排便 1 次/日，为黄色成形便。复查血常规：WBC 11.5×10^9/L，NEUT% 80.5%，Hb 125g/L，PLT 298×10^9/L；ESR 20mm/h，CRP 62mg/L。为进一步诊治于 2016 年 9 月 29 日来我院。患者否认口腔、外阴溃疡、皮疹、关节肿痛等。

既往史、个人史及家族史：无特殊。

体格检查：BP 118/70mmHg，HR 70 次/分。浅表淋巴结无肿大，双肺呼吸音清，心律齐，未闻及病理性杂音。腹软，右下腹轻压痛，无反跳痛，移动性浊音（–），肠鸣音 4 次/分。

入院诊断：腹痛、发热原因待查
克罗恩病可能性大
肠结核不除外

发热、腹痛、肠道溃疡的诊治思路

病例特点：青年男性，慢性病程。临床主要以腹痛、发热起病，内镜示空肠、回肠、回盲部及乙状结肠多发溃疡，部分呈纵行，外院病理示慢性炎，曾予不规律抗结核治疗 1 个月效果欠佳，激素治疗似乎有效。

初见此病例很容易想到克罗恩病（CD），该患者节段性病变、内镜下纵行溃疡及对激素的治疗反应均支持 CD。但该患者不典型之处在于 CD 很少出现高热，高热多发生在 CD 合并脓肿继发感染时，而激素治疗后体温高峰下降似又不支持感染；患者外院病理未见非干酪样肉芽肿等 CD 典型表现，目前尚不能确诊 CD。

其次需要考虑肠结核可能。肠结核也可出现发热、腹痛及肠道溃疡，但肠结核的溃疡好发部位为回盲部，典型表现为环形溃疡，该患者内镜下溃疡的特点不支持结核。另外，此患者血 T-SPOT.TB 阴性，予诊断性抗结核治疗过程中症状进行性加重、激素治疗有效，亦为肠结核的不支持点，综合考虑肠结核可能性相对较小。

患者高热突出，还应考虑其他疾病如肠道淋巴瘤，亦可出现多发溃疡性病变。虽然淋巴瘤溃疡形态各异，但多为深大溃疡，且患者通常一般情况较差。该患者溃疡不典型，病理未见淋巴瘤征象，故淋巴瘤诊断证据不足。关于 CD 和肠道淋巴瘤的鉴别，我国邹宁等研究指出，年轻而病程长、肛周病变、瘘管形成及多部位病变更支持 CD，病程短及单部位病变支持淋巴瘤。该患者虽然病程 4 个月，但年龄小、存在多部位病变，故目前诊断倾向于 CD 而非淋巴瘤。必要时可行 PET-CT 检查或再次行结肠镜完善病理检查。但考虑 PET-CT 价格昂贵，先暂缓。

2016 年 9 月我院疑难肠病多学科团队（MDT）会诊。

病理科：患者肠道病理活动性炎症不明显，以慢性炎为主。

感染内科：患者肠道溃疡不符合典型结核感染的表现，结合患者激素治疗后临床症状改善，考虑 CD 可能性大。

综合 MDT 会诊意见，继续予泼尼松 40mg qd 口服治疗，同时加用肠内营养，后激素规律减量，患者腹痛、发热好转，排便 1 次/日，为黄色成形软便。2016 年 10 月 31 日（泼尼松剂量为 20mg qd）我院复查血常规、肝肾功能正常，粪便常规：未见红、白细胞，OB（+）。T-SPOT.TB 0SFC/10^6MC。ESR 1mm/h，hs-CRP 0.32mg/L。2016 年 11 月 9 日复查结肠镜：末段回肠黏膜可见两条纵行深溃疡，周边黏膜略隆起，多发不规则浅溃疡，散在炎性息肉样隆起，距肛门 10cm 以远直肠黏膜散在淋巴管扩张样改变（图 1）。经腹部肠道超声：末段回肠及盆腔段小肠肠壁稍增厚，较厚处 0.4 ~ 0.5cm。结合患者病程及治疗效果，临床可诊断为 CD。与患者及家属充分沟通应用生物制剂或免疫抑制剂维持治疗的必要性及药物可能的不良反应，患者决定选用硫唑嘌呤进行维持治疗。2016 年 12 月加用硫唑嘌呤 50mg qd［后逐渐加量至 100mg qd，相当于 1.8mg/（kg·d）］治疗并逐渐激素减量，患者临床症状稳定，定期监测血常规及炎症指标均正常。2017 年 7 月我院复查结肠镜示末段回肠多发浅溃疡，深大纵行溃疡消失，较前好转（图 2）。小肠 CT 成像：第 5、6 组小肠肠壁略增厚，系膜根部淋巴结增多、略肿大，考虑为炎性病变（图 3）。2018 年 7 月及 2019 年 7 月复查结肠镜均提示黏膜愈合（图 4、图 5）。2019 年 7 月复查经腹肠道超声示末段回肠及全结直肠未见异常。

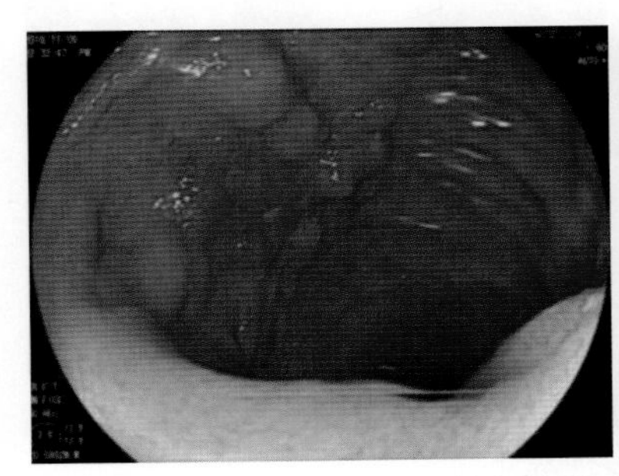
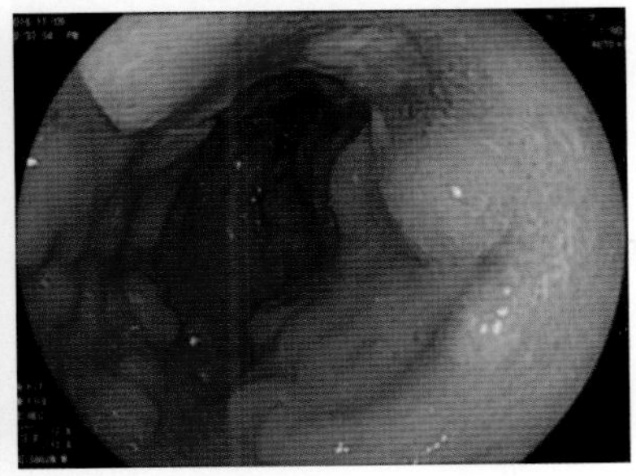

图 1　结肠镜检查（2016 年 11 月）

回肠末段纵行深溃疡

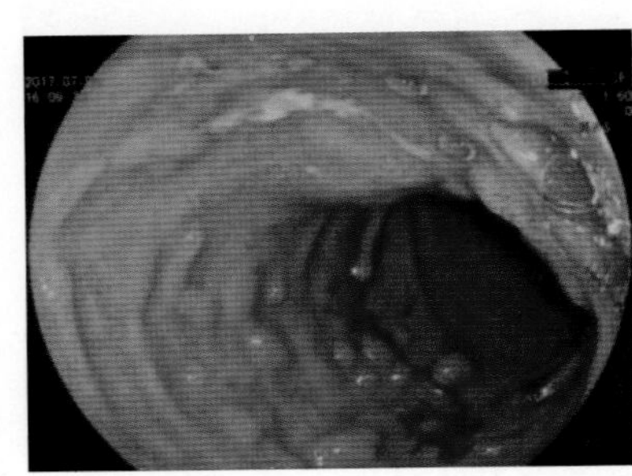
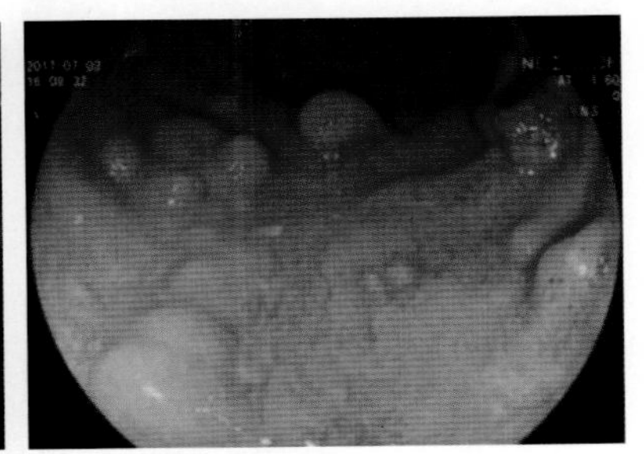

图 2　结肠镜检查（2017 年 7 月）

回肠末段浅溃疡

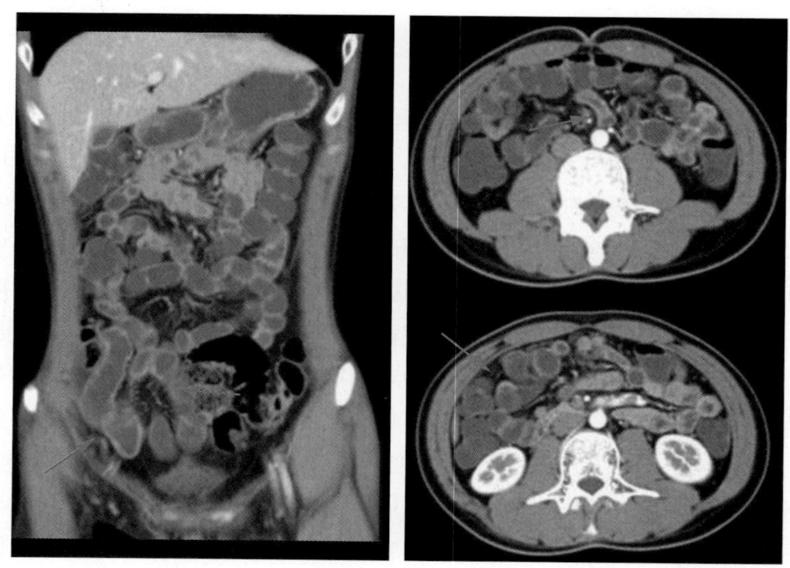

图 3 小肠 CT 成像（2017 年 7 月）

第 5、6 组小肠肠壁增厚，异常强化

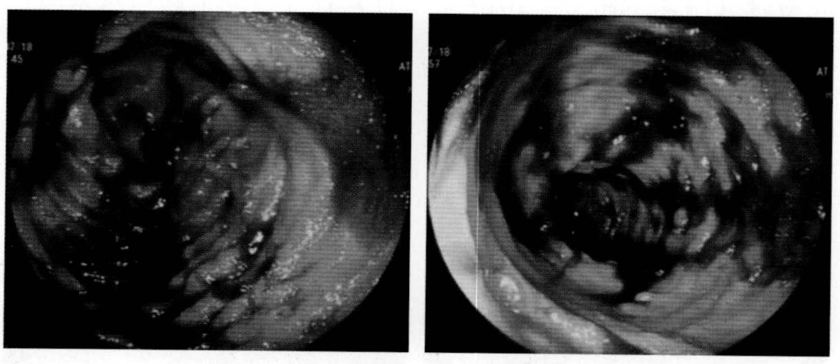

图 4 结肠镜检查（2018 年 7 月）

回肠末段未见异常

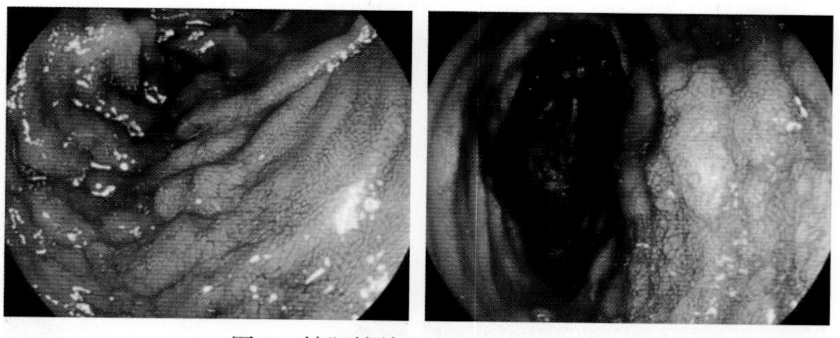

图 5 结肠镜检查（2019 年 7 月）

回肠末段未见异常

最后诊断：克罗恩病（A2L3B1，缓解期）

【诊疗启迪】

这是一个以发热、腹痛起病的CD病例，最初肠结核证据较少，且予抗结核治疗1个月后病情加重，临床医生更换治疗方案。该病例让我们“学会”在CD和肠结核更换治疗方案时做如下思考：①肠结核治疗药物及疗程是否足够，该病例未达到足够抗结核疗程，所幸最后CD诊断无误，否则若CD不能确诊，将又面临是否需要重新抗结核治疗的问题。②患者病情加重是否由于并发症或其他机会性感染。该病例通过实验室及内镜检查未发现明显并发症和感染，可以考虑抗结核治疗过程中病情加重源于疾病进展。③如果更换为激素，是否存在激素应用禁忌证。患者更换为激素的唯一相对禁忌是肠结核是否能够除外，这需要MDT会诊并确定该患者诊断肠结核的风险。经MDT会诊不支持肠结核的诊断，因此暂无应用激素的禁忌，该患者在应用激素的同时并无应用预防性抗结核治疗的指征。

【专家点评】

这是一个最终明确诊断且治疗效果理想的病例，但回顾整个病例，仍有一些瑕疵需要反思，如肠结核治疗的疗程问题，何时可以更换激素的问题。该病例提醒我们，炎症性肠病诊断和治疗的每一步都需要慎重应对，并尽量规范前行。当然，规范的诊治也需要密切监测病情变化，如果出现病情进展，应认真评估，并及时更换治疗方案，此时MDT协作显得尤为重要。

（张慧敏　撰写　吕　红　审校）

参考文献

[1]Li Y, Zhang LF, Liu XQ, et al. The role of in vitro interferonγ-release assay in differentiating intestinal tuberculosis from Crohn's disease in China[J]. Journal of Crohn's and Colitis, 2012, 6(3): 317-323.

[2]Lee JN, Ryu DY, Park SH, et a1. The usefulness of in vitro interferon—gamma assay for differential diagnosis between intestinal tuberculosis and Crohns disease[J]. Korean J Gastroenterol, 2010, 55(6): 376-383.

[3]邹宁，吕红，钱家鸣. 克罗恩病与原发性肠道淋巴瘤临床表现的异同[J]. 中华消化杂志，2006，26(6)：364-367.

病例12　诊断性抗结核治疗——影像貌似“结核”的CD

患者，男性，28岁，因“反复发热、腹泻7月余”入院。

患者于2016年2月开始发热，Tmax 39.6℃，午后为著，伴消瘦、乏力，无盗汗；伴腹泻，排黄色稀糊便，3～4次/日，偶有黏液血丝，伴脐周腹痛、里急后重。外院查血常规：WBC 10.17×10^9/L，Hb 110g/L（小细胞低色素性贫血），PLT 325×10^9/L。粪便OB（+）。血Alb 31g/L，余肝肾功能正常。CRP 2.53mg/L，ESR 37mm/h。PPD试验、TB-Ab、T-SPOT.TB（–）。CMV DNA、EBV DNA、肥达试验、外斐反应、布氏杆菌凝集试验、外周血及粪便病原菌培养均（–）。ANA、ANCA（–）。胸部CT平扫：双肺间质纹理增多。小肠MRI：升结肠及回盲部肠壁增厚，肠系膜及腹主动脉周围多发小淋巴结。PET-CT：升结肠、横结肠肠壁弥漫性增厚，代谢值增高（SUVmax 9.0），考虑炎性病变。胃镜：慢性胃炎。结肠镜：距肛门30cm及以上肠黏膜散在点状糜烂及片状溃疡。病理：结肠黏膜慢性炎伴急性炎，另见炎性肉芽组织，符合溃疡性病变；局部糜烂，偶见隐窝脓肿，抗酸染色（–）。诊断：肠结核可能，炎症性肠病不除外。2016年5月10日开始予异烟肼、利福平、乙胺丁醇、吡嗪酰胺四联抗结核治疗（间断漏服，因耐受差曾停用利福平、吡嗪酰胺等药）。2016年6月查ESR 97mm/h；hs-CRP 51.34mg/L。抗小肠杯状细胞抗体（AIGA）-IgG（+）1∶40；T-SPOT.TB、抗内皮细胞抗体（AECA）、甲状腺功能（–）。2016年8月查血UA 979μmol/L。于2016年9月1日来我院门诊。小肠CT成像：第2～6组小肠及升结肠多发肠壁增厚伴异常强化，系膜侧及系膜对侧均有累及，炎性病变可能性大，肠系膜多发大小不等淋巴结（图1）。经腹肠道超声：第2～6组小肠，升结肠、横结肠多发节段性肠壁增厚，伴散在溃疡形成。结肠镜：盲袋至升结肠呈弥漫结节样隆起改变，见两条纵行溃疡，

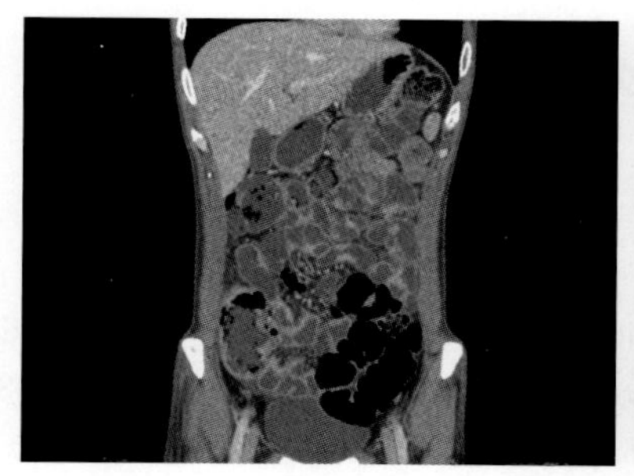
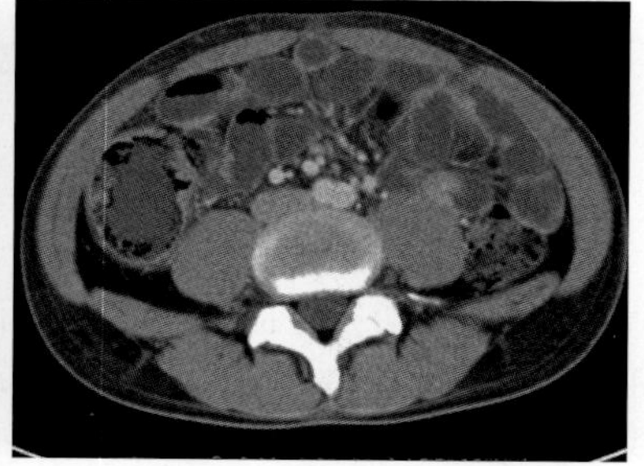

图1　小肠CT成像（2016年8月16日）

第2～6组小肠及升结肠多发肠壁增厚伴异常强化，系膜侧及系膜对侧均有累及

周边黏膜结节隆起有铺路石感；横结肠、降结肠可见散在浅溃疡（图 2）。用药期间 Tmax 降至 37.4℃，腹泻好转，腹痛同前。病程中无口腔、外生殖器溃疡，无眼部不适、皮疹或关节痛，进食少，近 1 年半体重下降约 20kg。

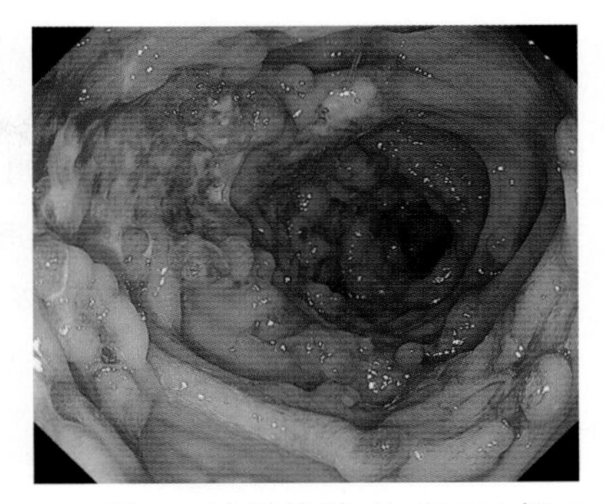

图 2　结肠镜检查（2016 年 8 月 10 日）

既往史：既往高尿酸血症病史，无结核病史。

个人史、家族史：有吸烟、饮酒史。祖父曾患结核病、结肠癌。

体格检查：生命体征平稳，BMI 21.50kg/m^2，心、肺、腹未见异常。

入院诊断：发热、腹泻原因待查
肠结核不除外
高尿酸血症

肠结核是否能够诊断

病例特点：青年男性，病程 7 月余，主要症状午后高热、腹泻、腹痛，伴乏力、消瘦，无盗汗。小肠 CT 成像提示第 2～6 组小肠及升结肠多发肠壁增厚伴异常强化，系膜侧及系膜对侧均有累及。肠道超声及内镜均提示小肠及结肠多发溃疡。一般来说，肠道感染性疾病、免疫性疾病、肿瘤性疾病、缺血、药物或放疗等因素均可出现如上表现，但治疗策略相差甚远，应仔细鉴别。①肠结核：本例发热以午后为著，伴消瘦，患者曾有结核接触史，需高度警惕肠结核。但该病例病理提示炎性病变，并未发现干酪样或非干酪样肉芽肿，且抗酸染色阴性。但抗酸染色诊断结核感染敏感性低，阴性并不能除外结核感染。②克罗恩病（CD）：本例肠道溃疡性病变呈节段性分布，且发现纵行溃疡，CD 亦有较大可能性。但小肠 CT 成像提示肠系膜侧及对侧均受累，似与 CD 系膜侧病变为主不符。③肠贝赫切特（又称白塞，Behcet）病：由于患者无口腔或外生殖器溃疡，无皮疹或关节痛，诊断肠白塞病目前证据不足。④原发肠道淋巴瘤：内镜下可呈溃疡、糜烂、占位或水肿等多种表现，但该患者组织病理不支持，且外院行 PET-CT 不支持淋巴瘤诊断，故淋巴瘤可能性不大。⑤其他：结合病史，药物性（如非甾体抗炎药）肠炎、缺血性肠病或放射性肠炎均可除外。

该病例真相扑朔迷离，CD 和肠结核实难鉴别。根据我国《炎症性肠病诊断和治疗的共识意见》，二者鉴别困难时应予诊断性抗结核治疗。本例目前已诊断性抗结核治疗 3 月余，临床症状明显好转，但仅凭临床症状好转不可下“诊断性治疗有效”的结论。国内外研究推荐，诊断性抗结核治疗有效标准为试验性抗结核治疗 3 个月、6 个月内镜下活动性溃疡及结节样病变消失或明显好转，伴临床症状痊愈或明显好转。本例诊断性抗结核 3 个月后复查影像学及内镜均显示肠道病变未见好转，能认为诊断性抗结核治疗无效吗？

追问本例用药情况，评估用药依从性欠佳，存在漏服或自行停药情况，包括因恶心自行停用利福平，因发热自行停用吡嗪酰胺，因自觉不适完全停用抗结核药物 1 周。此外，用药制剂为异烟肼、乙胺丁醇及吡嗪酰胺复合药片，无法确认是否足量，故本例诊断性抗结核治疗并不规范，导致无法准确评估其疗效。与患者充分沟通后，决定重新予规范诊断性抗结核治疗。

结合患者既往应用抗结核药耐受情况，2016 年 9 月初开始予异烟肼 0.3g qn、乙胺丁醇 0.25g tid、吡嗪酰胺 0.25g tid（随诊 2 个月监测血尿酸未进行性升高，遂加量至 0.5g tid，该药总疗程 4 个月）、左氧氟沙星 0.5g qn 治疗至 2017 年 2 月，未再发热、腹痛，每日排成形便 1 次。2016 年 12 月 19 日查 ESR 34mm/h，hs-CRP 10.28mg/L。2017 年 1 月复查结肠镜：回盲瓣变形，盲袋至升结肠呈弥漫结节样隆起改变，见多处深大溃疡；升结肠纵行溃疡，周边黏膜结节隆起，部分形成黏膜桥；横结肠、降结肠病变同前；病理：（盲肠）炎性肉芽组织及结肠黏膜显急性及慢性炎，可见隐窝炎；（升结肠）结肠黏膜显急性及慢性炎，可见组织样细胞聚集。2017 年 2 月复查经腹肠道超声：第 3 ~ 6 组小肠、升结肠、横结肠多发节段性肠壁增厚伴溃疡形成。小肠 CT 成像（图 3）：第 2 ~ 6 组小肠多发节段性肠壁增厚，回肠末段、回盲部、盲肠及升结肠肠壁增厚伴异常强化；肠系膜血管增多增粗。规律诊断性抗结核治疗近半年后肠道病变未见改善。

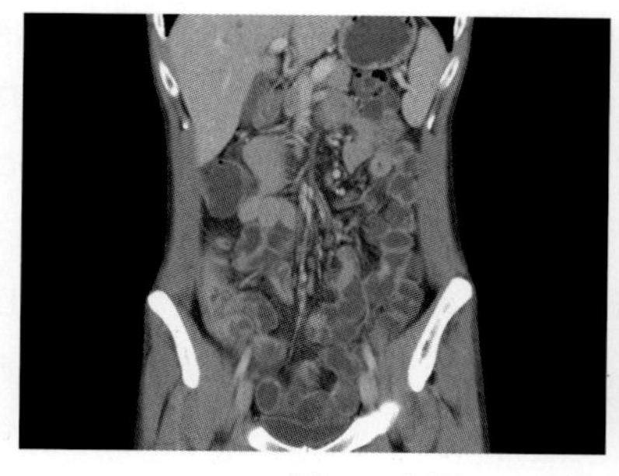
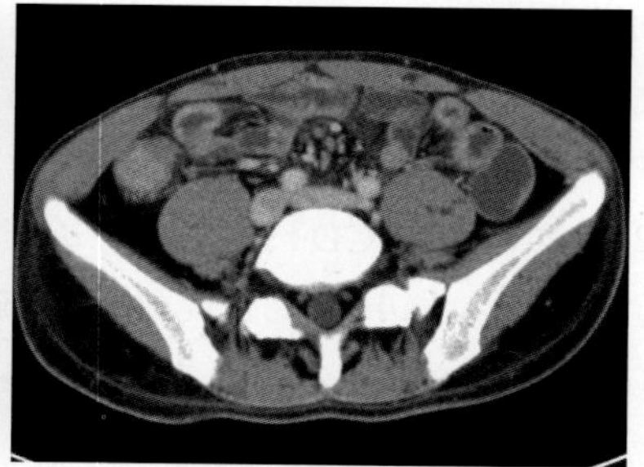

图 3　小肠 CT 成像（2017 年 2 月 27 日）

第 2 ~ 6 组小肠多发节段性肠壁增厚，回肠末段、回盲部、盲肠及升结肠肠壁增厚伴异常强化；肠系膜血管增多增粗

肠结核诊断是否成立——多学科团队（MDT）会诊

感染内科：患者诊断性抗结核治疗近半年，用药依从性尚可，但复查结肠镜、经腹肠道超声及小肠 CT 成像均提示肠道病变未见好转，评估诊断性抗结核治疗无效，不能

用肠结核解释疾病全貌，考虑肠道存在其他基础疾病可能性大。本患者不除外存在潜伏性结核感染。治疗上，如原发病需实施免疫抑制治疗，可继续异烟肼、乙胺丁醇二联治疗预防潜伏性结核被激活。

消化内科：本例规范接受诊断性抗结核治疗近6个月，评估肠道病变未缓解，综合内镜和影像学检查考虑CD不除外，可试用激素治疗。

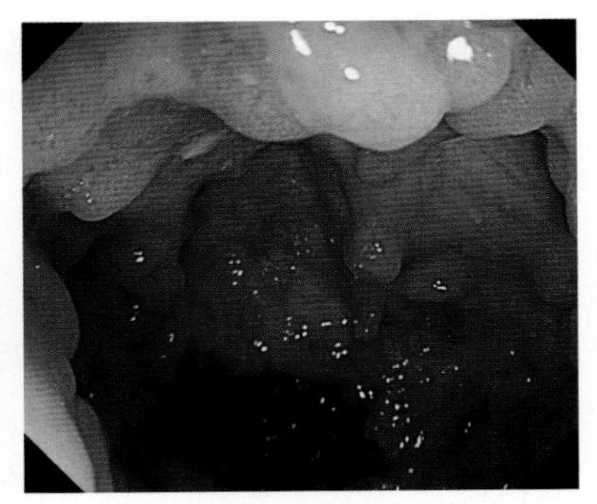
图4 结肠镜检查（2017年6月2日）

患者于2017年3月16日加用泼尼松45mg qd（维持1个月后开始减量，每2周减量5mg，2017年6月12日减至20mg/d维持）；并调整抗结核治疗方案为异烟肼0.3g qd、乙胺丁醇0.75g qd。复查ESR、hs-CRP降至正常；结肠镜：盲肠、升结肠多发假息肉，原有活动性溃疡均已愈合（图4）。经腹肠道超声：第3、6组小肠、升结肠节段性肠壁略增厚，较前明显好转。

MDT会诊

MDT会诊意见：激素治疗2月余后肠道溃疡愈合，出现假息肉，急性炎症消退，病变趋于缓解，纵观本例病情演变及治疗反应，考虑临床确诊CD。之后用药可继续按照CD进行规范治疗。目前为止，患者肠道病变非结核感染所致，但患者可判断为潜伏性结核感染，在应用免疫抑制药物治疗CD的过程中，是否需要预防性抗结核治疗？研究显示，应用相当于泼尼松剂量≥15mg/d，治疗时间超过1个月，可增加潜伏性结核感染再活动的风险。根据我国《炎症性肠病合并机会性感染专家共识意见》：炎症性肠病合并潜伏性结核感染，建议在使用抗TNF-α制剂、激素治疗前予1～2种结核杀菌药治疗3周，抗TNF-α制剂或激素治疗中继续用该抗结核治疗方案6个月（可选择方案：异烟肼0.3g qd，利福平0.45g qd，或者异烟肼0.9g/周，利福喷丁0.9g/周）。经过沟通，患者强烈要求加用英夫利昔单抗，考虑无禁忌证，故予生物制剂治疗，同时继续异烟肼、乙胺丁醇（因口服利福平有副作用）二联抗结核治疗。

患者分别于2017年6月22日、2017年7月5日、2017年8月3日、2017年9月28日及2017年11月23日行第1～5程英夫利昔单抗治疗，具体为400mg静脉输液；继续口服泼尼松20mg qd，规律减量；继续异烟肼0.3g qd、乙胺丁醇0.75g qd抗结核治疗，与英夫利昔单抗联用6个月后停用。期间患者排黄色成形软便1次/日，无腹痛，体温正常；监测血常规、肝肾功能、ESR、hs-CRP均正常。复查经腹肠道超声：小肠、结肠肠壁未见明显增厚。结肠镜：盲肠、升结肠、横结肠散在假息肉，未见活动性溃疡；直肠近肛管可见线形浅溃疡。

最后诊断：克罗恩病（A2L3B1，缓解期）
英夫利昔单抗治疗后
高尿酸血症

【诊疗启迪】

该病例在鉴别诊断中有两处难点：①初发病时的鉴别诊断困难，该病例有肠结核的特点，如发热以午后为著，伴消瘦，患者曾有结核接触史，小肠 CT 成像提示肠系膜侧及对侧均受累；该病例有 CD 的特点，病变呈节段性分布，且发现纵行溃疡。在两个疾病皆有支持点的情况下，治疗先选择抗结核治疗是正确的。②患者第一次予诊断性抗结核治疗后内镜和影像学未缓解。此时是否应按照指南更换治疗方案？指南建议治疗 8～12 周是依据患者服药的剂量和疗程规范、依从性好为基础设立的，所以针对每一例患者我们应该按照其具体情况进行分析。该患者服药依从性差，故第一次抗结核治疗，不能“武断”判断抗结核治疗无效。

该病例治疗的难点在于治疗 CD 过程中，应警惕免疫抑制药物导致潜伏性结核感染“复燃”的风险，特别是针对生物制剂。本病例的治疗还有一个小“经验”，对类似本病例的患者，也可采用“相对安全”的做法，先给予激素，观察患者的治疗反应，之后在二联抗结核药物的保护下予快速升阶梯治疗方案。

【专家点评】

CD 与肠结核的鉴别之路漫长曲折，临床医生应上下求索、逐渐接近真相。诊断性抗结核治疗的具体时机及疗效判断要基于足疗程、足剂量，也要根据患者的具体情况具体分析，关键时刻仍需 MDT 讨论与协作，以制订最合适的方案，力争最大程度减少误诊误治。投石问路的过程须严密监测、随访和评估，不断推进和修正诊断，调整治疗方案；在不能完全排除结核感染的情况下，CD 的治疗应慎重前行。免疫抑制药物应用前须仔细排查机会性感染并积极给予预防措施，应用过程中应密切监测、严格处理机会性感染，尽量避免重症感染带来的不良后果。

（陈　丹　撰写　杨　红　审校）

参考文献

[1]中华医学会消化病学分会炎症性肠病学组.炎症性肠病诊断与治疗的共识意见(2018年·北京)[J].中华消化杂志,2018,38(5):292-311.
[2]高翔,何瑶,陈瑜君,等.试验性抗结核治疗鉴别肠结核与克罗恩病的临床与内镜分析[J].中华消化内镜杂志,2011,28(8):446-451.
[3]Park YS,Jun DW,Kim SH,et al.Colonoscopy evaluation after short-term anti-tuberculosis treatment in nonspecific ulcers on the ileocecal area[J].World J Gastroenterol,2008,14(32):5051-5058.
[4]中华医学会消化病学分会炎症性肠病学组.炎症性肠病合并机会性感染专家共识意见[J].中华消化杂志,2017,37(4):217-226.

病例13 孤立性直肠病变伴窦道形成——肿瘤还是CD

患者，男性，19岁，因“排便习惯改变伴粪形变细10月余”入院。

患者10月余前无诱因出现排便困难、粪形变细、里急后重，伴间断发热，Tmax 37.8℃，可自行退热，否认腹痛、便血、夜间盗汗。2015年11月外院行结肠镜：距肛缘5~9cm直肠全周黏膜充血肿胀，呈结节样改变，伴肠腔严重狭窄，结肠镜（直径1.32cm）无法通过，换超细内镜（直径0.59cm）通过后见肠腔内大量成形便，无法继续进镜（图1）。直肠黏膜活检病理：慢性炎。PET-CT：直肠中段病变代谢增高，SUVmax 9.5，病变可疑侵犯肛管，盆腔多发肿大淋巴结，部分代谢轻度增高（SUV 2.3）。患者于2015年12月入我院诊治。患病以来体重下降14kg。

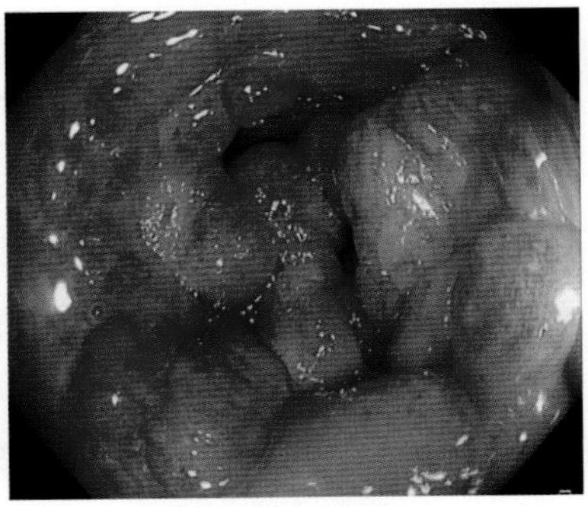

图1 结肠镜检查
直肠病变黏膜明显充血水肿伴肠腔狭窄

既往史、个人史、家族史：无特殊。

体格检查：BMI 24.07kg/m^2，全身浅表淋巴结未触及。心肺未发现明显阳性体征。腹软，全腹无压痛、反跳痛，肠鸣音2~3次/分。直肠指检：距肛门约4cm可触及一环形质硬肿物，局部肠腔明显狭窄，手指不能通过，肿物及直肠壁无触痛，退指无血染。

入院诊断：直肠病变性质待查
直肠狭窄

入院后筛查肿瘤标志物：CA19-9、CEA均正常，ESR 9mm/h，hs-CRP 3.60mg/L。胃镜

未见明显异常。小肠CT成像：小肠未见明显异常，直肠壁局部不规则增厚伴强化，直肠系膜及双侧盆腔多发增大淋巴结。直肠超声：距肛缘5cm处肠腔狭窄，肠壁环腔增厚，最厚处可达2cm，回声减低，层次欠清，病变处肠壁内血流丰富。MRI：直肠中段肠壁黏膜环周不规则增厚，直肠系膜、骶前间隙、双侧盆壁多发肿大淋巴结，直肠中段壁内窦道形成（图2）。

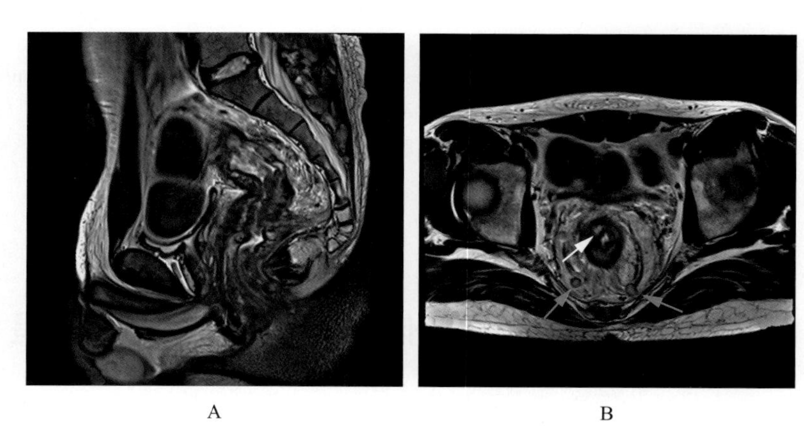

图2 直肠病变治疗前MRI

A. 矢状面可见直肠壁弥漫增厚，直肠狭窄；B. 横断面可见严重直肠狭窄、窦道（白色箭头）和淋巴结肿大（绿色箭头）

孤立性直肠病变的诊断思路

患者表现为直肠狭窄和窦道形成，伴盆腔多发淋巴结肿大，直肠指检病变质地较硬，PET-CT提示直肠病变和淋巴结代谢摄取增高，目前诊断不明。首先需要除外恶性肿瘤，应重点怀疑直肠癌及淋巴瘤。患者肿瘤标志物正常，影像、内镜及活检病理不支持直肠癌；单发于直肠的淋巴瘤临床少见，且外院活检病理无提示。无论是恶性肿瘤还是良性病变，患者已出现直肠梗阻症状（排便费力、粪形变细），有可能需要外科手术方能解除梗阻，但低位直肠病变手术难度较大，存在难以保留肛门而被迫终身造口的风险，故术前明确诊断至关重要。内镜下活检获得的组织标本有限，不足以彻底排除肿瘤。因此，有必要设法取得大块组织进行病理分析，为后续临床决策提供依据。

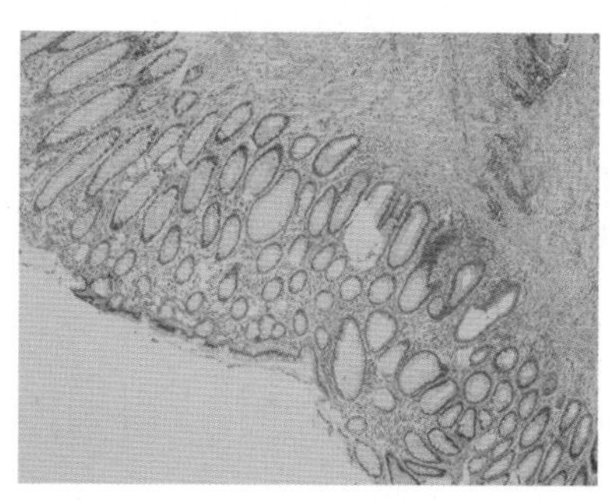

图3 TEM活检病理（HE染色×200）

行经肛门内镜下显微外科手术（TEM），术中于直肠左侧后壁用针形电刀全层切取直径约1cm病变处组织，创面严密电灼止血。术后病理：肉芽组织及结肠黏膜慢性炎，隐窝结构尚规则，部分隐窝扩张，黏膜肌增生紊乱，黏膜下层纤维组织增生（图3）。

青年男性直肠病变——特殊感染还是性传播疾病

大块活检组织病理仍无恶性肿瘤线索，组织学检查仅为非特异性改变，不足以鉴别感染性或非感染性炎症。首先应考虑有无特殊感染的可能，如放线菌病、性传播疾病等，但患者否认直肠外伤或肛交病史。无放疗病史，故不考虑放射性肠炎。另一方面在除外肿瘤和感染后，也要考虑免疫相关性疾病。因此，患者需进一步检查外周血和粪便病原体，以及免疫相关指标。

完善血CMV DNA、EBV DNA、T-SPOT.TB、PPD试验、梅毒快速血浆反应素试验、梅毒螺旋体明胶凝集试验，结果均（-）。粪便细菌、真菌涂片、培养、寄生虫（-）。TEM创面细菌、真菌、支原体、衣原体、淋病拭子培养（-），淋球菌、沙眼衣原体、解脲脲原体RNA（-）。结肠镜病理抗酸染色（-）。在行TEM创面拭子检查时，发现患者TEM伤口未能愈合且形成环腔1/3的溃疡（图4）。

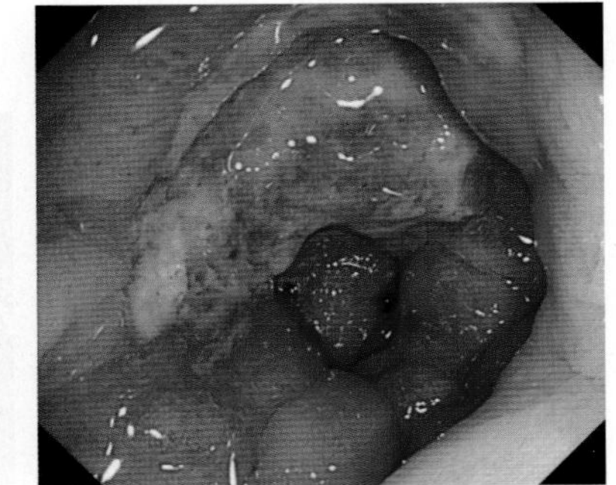

图4　TEM活检术后创面环腔1/3溃疡形成

孤立性直肠病变、肛周窦道——早期克罗恩病?

患者青年男性，表现为孤立性直肠病变，伴窦道形成、伤口不愈合，经充分检查无肿瘤和感染相关证据，应考虑克罗恩病（CD）累及直肠、肛周。文献报道肛瘘作为CD的早期表现，可先于肠道病变出现，其临床特点与本例相符。经疑难肠病多学科团队（MDT）会诊，拟诊为CD。北京市肛肠医院行高位复杂肛瘘切开挂线术，并充分引流，同时予左氧氟沙星和甲硝唑治疗2周。此后，予患者口服泼尼松每日50mg（1mg/kg），2周后ESR由17mm/h降至6mm/h，hs-CRP由4.45mg/L降至0.54mg/L，复查结肠镜示直肠狭窄较前明显改善，伤口处溃疡已基本愈合，但结肠镜勉强通过直肠狭窄后无法继续进镜，未能到达回盲部（图5）。再次经MDT会诊，认为激素治疗有效，并综合分析患者的临床表现，认为CD临床诊断可以成立。考虑患者为青年早期以严重低位直肠肛周病变起病，已出现肠梗阻症状，未来病情进展的风险较高。一旦病情控制欠佳将面临造口手术的风险，因此予患者生物制剂英夫利昔单抗治疗，并逐渐规律减量激素。

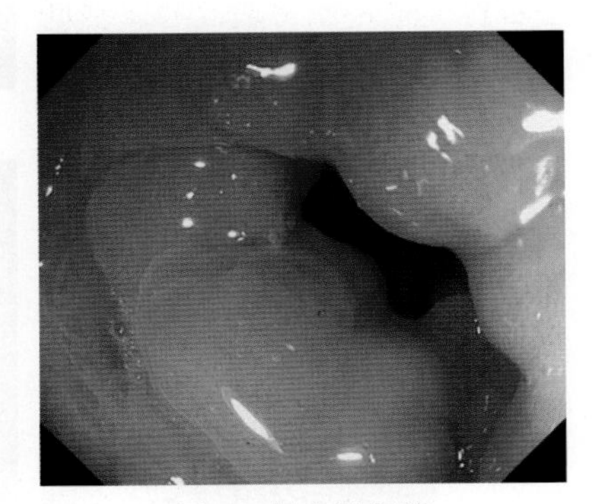

图5　复查结肠镜

患者在英夫利昔单抗前 3 程诱导缓解治疗后，复查直肠 MRI 提示窦道已基本愈合，直肠狭窄和盆腔肿大淋巴结较前好转（图 6）。患者继续英夫利昔单抗维持治疗 1 年维持缓解基础上，于北京市肛肠医院行直肠狭窄环切开术。此后，患者继续英夫利昔单抗治疗 1 年，患者规律排成形软便 1～2 次/日，监测 ESR 3～6mm/h，hs-CRP 0.18～0.54mg/L，复查结肠镜：内镜顺利通过直肠狭窄并进镜至末段回肠，所见末段回肠、阑尾开口、回盲部未见明显异常，直肠病变处直肠狭窄进一步明显改善至接近正常肠腔宽度，黏膜表面溃疡愈合（图 7）。

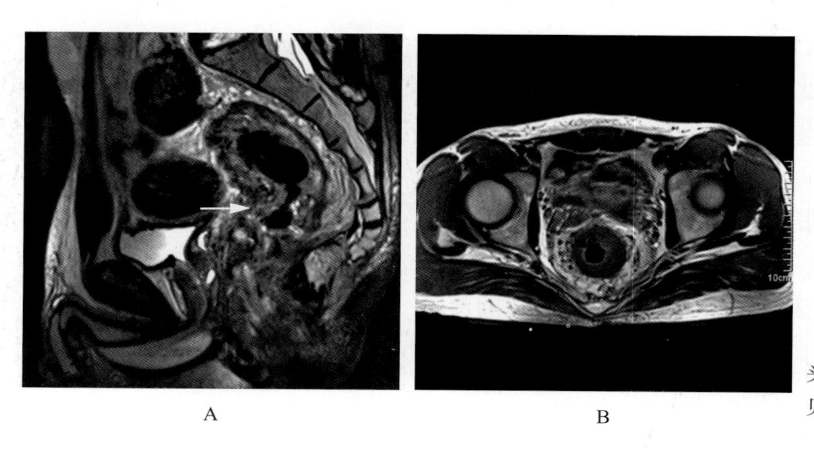

图 6　直肠病变治疗后 MRI

A. 矢状面示窦道愈合（白色箭头）和直肠狭窄改善；B. 横断面可见直肠狭窄改善和窦道愈合

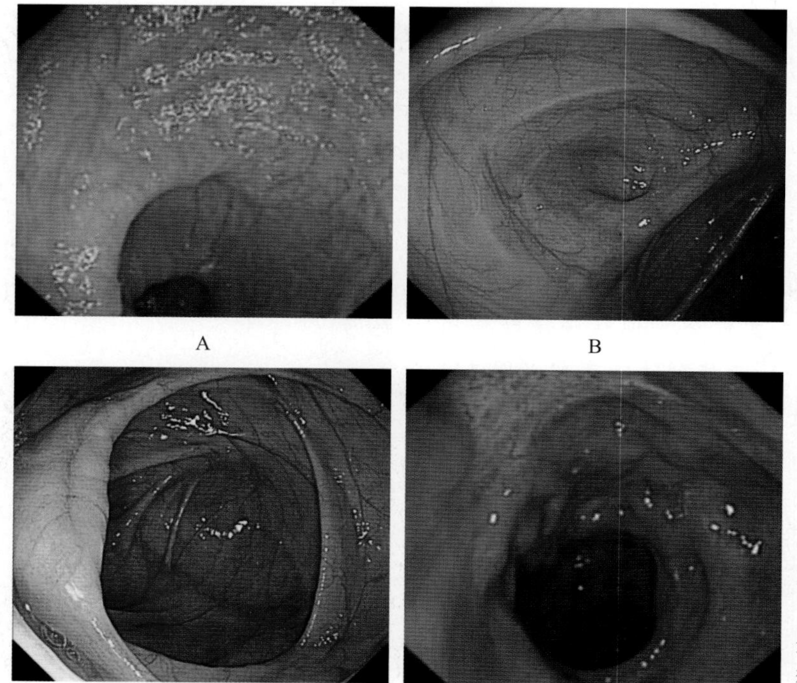

图 7　英夫利昔单抗治疗后复查结肠镜

A. 末段回肠黏膜正常；B. 阑尾开口正常；C. 回盲瓣正常；D. 直肠狭窄进一步明显改善至接近正常肠腔宽度，黏膜表面溃疡愈合

最后诊断：克罗恩病（A2L2B2p，缓解期）
肛瘘
经肛门内镜下显微外科手术后

【诊疗启迪】

该病例是孤立性直肠病变合并窦道的疑难诊治病例，最终确诊CD合并肛瘘。本例的关键点在于如何排他诊断而最终明确诊断：①TEM大活检及PET-CT除外肿瘤性病变。②未找到明确病原体，无感染性疾病的提示，故除外感染性疾病。③其他如血管性疾病、放射性肠炎、性传播疾病等无证据支持。诊断中的困惑在于，除TEM手术后形成溃疡，未发现患者肠道溃疡性病变，病理未提示全层炎和肉芽肿样改变，CD诊断能否确定。文献报道少数CD患者肛周病变可能先于肠道病变出现，时间间隔可为数年，约10%的CD患者在肠道病变前有肛瘘，<5%患者的唯一表现为肛瘘。曾有报道，6/19例患者在首发肛周病变后的17个月至6年间出现肠道病变。本例在充分排除其他直肠孤立性病变特别是恶性肿瘤、感染后临床诊断CD。经积极治疗，良好预后也证实诊断的正确性。

【专家点评】

临床对孤立性肛周直肠病变的患者从临床思维的角度，要发散思维考虑，不应拘泥于“认为的疾病”，该病例体现了充分排他诊断，积极对因治疗。这例患者也让我们“学习”了要警惕早期不典型CD。而对于青年起病，以肛周直肠病变为主的CD患者，建议早期生物制剂积极治疗，以及时控制病情，减少病情反复复发所致不可逆后果。该病例并无典型的CD肠道溃疡表现，遇到此类病例时，“切忌”简单模仿给予生物制剂，“切记”积极治疗要在诊断的前提下进行才是最安全的。

（谭　蓓　撰写　吴　东　审校）

参考文献

[1]Saiqusa N, Yokoyama T, Shinozaki M, et al. Anorectal fistula is an early manifestation of Crohn's disease that occurs before bowel lesions advance: a study of 11 cases[J]. Clin J Gastroenterol, 2013, 6(4): 309-314.

[2]Vermeire S, Van Assche G, Rutgeerts P. Perianal Crohn's disease: classification and clinical evaluation[J]. Dig Liver Dis, 2007, 39(10): 959-962.

[3]Gray BK, Lockhartmummery HE, Morson BC. Crohn's disease of the anal region[J]. Gut, 1965, 6(6): 515-524.

[4]Nielsen OH, Rogler G, Hahnloser D, et al. Diagnosis and management of fistulizing Crohn's disease[J]. Nat Clin

Pract Gastroenterol Hepatol,2009,6(2):92-106.
[5]Ingle SB, Loftus EV Jr. The natural history of perianal Crohn's disease[J]. Dig Liver Dis, 2007, 39(10): 963-969.
[6]Bissell AD. Localized chronic ulcerative lleitis[J]. Ann Surg,1934,99(6):957-966.

病例14　以幽门梗阻为首发表现的CD

患者，男性，22岁，因“反复呕吐1月余”入院。

患者于2017年1月进食晚饭后3小时出现呕吐，为胃内容物，与体位无明显关系，无腹痛、腹胀、腹泻，无心悸、大汗、排气排便停止。之后上述症状反复，每日发作1次，呕吐物中含宿食。就诊当地医院，查上消化道造影：胃呈无力型，大量胃液潴留；腹部增强CT：幽门管疑似狭窄、管壁增厚，十二指肠降部可见蠕动征象。考虑“肠系膜上动脉综合征”。嘱其俯卧位，予质子泵抑制剂、莫沙比利等对症治疗，症状无明显改善。2017年2月就诊我院急诊，查血常规：WBC 15.65×10^9/L，NEUT 12.19×10^9/L，Hb 174g/L，PLT 393×10^9/L。血Alb 47g/L，BUN 15.30mmol/L，Cr 189μmol/L，K^+ 2.6mmol/L，Na^+ 124mmol/L，Cl^- 70mmol/L，总二氧化碳结合力40.1mmol/L。予禁食、补液、抑酸治疗后，呕吐症状稍有改善，复查BUN降至6.62mmol/L，Cr降至110μmol/L，K^+恢复至3.8mmol/L，Na^+恢复至137mmol/L，总二氧化碳结合力35.1mmol/L。2天前进食米饭后再次出现恶心，无呕吐。为进一步诊治于2017年2月27日入院。起病以来患者体重下降10kg。既往饮食欠规律。

个人史、婚育史及家族史：无特殊。

体格检查：P 68次/分，BP 100/70mmHg，BMI 17.9kg/m^2。心肺无特殊，左上腹可见胃型，振水音（+），腹软，剑突下偏左按压不适感，无明显压痛及反跳痛，肠鸣音3次/分。

入院诊断：幽门梗阻原因待查

消化性溃疡不除外

幽门梗阻的诊断思路

病例特点：青年男性，急性病程，主要表现为反复呕吐，进食后加重，与体位无明显关系，呕吐物为胃内容物，含宿食，无反酸、烧心、腹痛、腹泻等伴随症状。既往饮食欠规律。体格检查示患者消瘦，上腹可见胃型，可闻及振水音。消化道造影显示胃潴留，腹盆增强CT见幽门管疑似狭窄、管壁增厚，十二指肠降部无扩张。综上，考虑患者呕吐原因待查，幽门梗阻可能性大。幽门梗阻可为胃部病变所致，亦可由十二指肠或胃腔外病变引起。常见病因分析如下：

1. 消化性溃疡 患者青年男性，既往饮食欠规律，为消化性溃疡好发人群，溃疡严重者可合并幽门梗阻；但不支持点为无反酸、烧心、上腹痛等消化性溃疡的其他典型表现。

2. 消化道恶性肿瘤 远端胃癌是幽门梗阻的常见病因，其他少见病因包括：胃淋巴瘤、胃类癌、近端十二指肠和壶腹部巨大肿瘤、原发性或转移性十二指肠恶性肿瘤、进展期胆囊癌或胆管癌局部侵犯。患者青年男性，不属于恶性肿瘤的高发年龄，但近年来消化道恶性肿瘤有年轻化趋势，且近期患者消瘦明显，亦须高度警惕，加以鉴别。

3. 胃结核 我国是结核的高发国家，结核感染可累及全身各个脏器，幽门梗阻为胃十二指肠结核的最常见并发症，其临床表现可能与消化性溃疡和恶性肿瘤相似，患者青年男性，体型消瘦，为结核高发人群，应警惕。

4. 克罗恩病（CD） 属幽门梗阻中相对少见的病因，但患者处于CD的好发年龄，CD可累及全消化道，近年来炎症性肠病的发生率亦有所增加，需鉴别；患者病程较短，无慢性腹痛、腹泻、腹部包块、口腔溃疡、肛周病变等，亦不支持。

5. 其他少见病因 腐蚀性损伤、巨大胃息肉、胰腺炎等，患者无相关病史，均不支持。患者曾于外院考虑肠系膜上动脉综合征，但阅其影像学检查，未见十二指肠腔扩张，肠系膜上动脉综合征可能性不大，可完善肠系膜上动脉超声进一步明确。

并发症方面考虑如下。①肾功能不全：患者既往体健，病程中因大量呕吐，曾出现血Cr和BUN含量明显升高，经积极补液支持后肾功能好转，考虑为肾前性因素所致急性肾损伤。②电解质紊乱：患者初到我院急诊时合并严重低钾血症、低钠血症，考虑与大量呕吐丢失、摄入不足等相关，目前已基本纠正。③代谢性碱中毒：患者血生化检查示二氧化碳结合力明显升高，考虑存在代谢性碱中毒，病因考虑与大量呕吐胃内容物、丢失胃酸有关。严重呕吐患者经常合并急性肾衰竭、电解质紊乱、酸碱平衡失调，因此在积极寻找病因的同时，需要积极治疗并发症，改善全身状况，维持内环境稳定。

入院后予禁食禁水，留置胃管接负压吸引，置入经外周静脉穿刺中心静脉置管（PICC）全肠外营养支持，质子泵抑制剂抑酸等治疗。患者全身状况改善，无明显恶心、呕吐，无发热，偶有夜间大汗，胃引流为黄绿色液体，偶可见食物残渣，每日约500ml；体格检查示腹软，未见胃型，未及明显腹部包块，无明显压痛及反跳痛，振水音（-）。

完善检查，血WBC 10.42×10^9/L，NEUT% 65.5%，Hb 142g/L，PLT 280×10^9/L；粪便OB（-）。血Cr降至102μmol/L，BUN降至5.14mmol/L，K^+ 4.1mmol/L，肝功能正常。ESR 33mm/h，hs-CRP 10.05mg/L，ANA、ANCA和补体均阴性；PPD试验、血T-SPOT.TB均阴性，CMV DNA、EBV DNA均阴性；血清蛋白电泳和血清免疫固定电泳正常；血肿瘤标志物CA242 33.9U/ml，CEA和CA19-9正常。血管超声示肠系膜上动脉与腹主动脉夹角35°。小肠CT成像：末段回肠及回盲瓣局部管壁稍增厚，强化较明显；肠系膜区可见多发小淋巴结影。胸部高分辨率CT（-）。普通胃镜未能通过幽门口，鼻胃镜：胃窦近

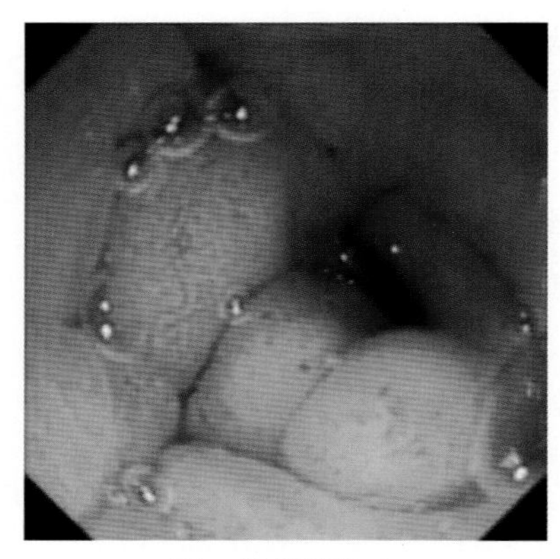
图 鼻胃镜检查

幽门处黏膜环周充血、肿胀，呈铺路石样，局部胃腔明显狭窄，幽门口小弯侧溃疡性病变，呈纵行趋势，周边黏膜充血、隆起，无法显示溃疡全貌，十二指肠球部黏膜环周充血、肿胀，未见溃疡，降部黏膜未见明显异常（图）。病理：（胃窦）胃黏膜显慢性炎，伴轻度肠化；（十二指肠球部）小肠黏膜显慢性炎。结肠镜：回肠末段多发糜烂；结直肠多发溃疡瘢痕伴炎性息肉形成；回盲瓣口狭窄。病理：（回盲瓣）小肠黏膜显慢性炎；（结肠肝曲）结肠黏膜显慢性炎；特染结果：抗酸染色（-）；免疫组化结果：CMV（-）；原位杂交结果：EBER ISH（-）。

幽门梗阻的病因：CD？结核感染？

普通消化性溃疡并发幽门梗阻很难解释内镜下的铺路石样改变。CD、结核感染等成为需要重点鉴别的疾病。病因进一步分析如下。①CD：青年为CD发病高峰期，炎症指标升高，结合内镜和影像学特点，幽门前区及十二指肠球部肿胀呈铺路石样改变，回肠末段多发糜烂，结直肠多发溃疡瘢痕伴炎性息肉形成，筛查感染、肿瘤和免疫方面阴性，考虑CD能性大。②结核感染：结合患者形体消瘦，近期体重下降明显，偶有夜间大汗，需警惕结核消化道受累可能，但筛查PPD试验、血T-SPOT.TB、胸部高分辨率CT均阴性，结肠镜病理抗酸特染阴性，均不支持。③恶性肿瘤：患者虽存在CA242水平升高，但多次复查影像学未见明显占位性病变，且肠道病变处病理无恶性肿瘤证据，考虑恶性肿瘤可能性不大。④肠系膜上动脉综合征：患者肠系膜上动脉夹角>25°，且内镜下可见明显十二指肠溃疡性改变，此病的可能性不大。

结合该患者临床表现、实验室检查、内镜表现，拟诊CD，临床分型为A2L3+4B2。疾病活动方面，结合简化CDAI评分、内镜下病变表现和炎症指标，考虑为活动期。治疗方面，患者上消化道和回结肠均有受累，内镜下表现严重，考虑全身激素治疗。同时予美沙拉秦、肠内营养、调节肠道菌群等。

患者全身状况进一步改善，予拔除胃管，由肠外逐渐过渡为肠内营养支持，无恶心、呕吐、腹痛等不适，尿量1500～2000ml/24h。予口服美沙拉秦1g qid，静脉输注琥珀酸氢化可的松200mg/d治疗2周，之后序贯为口服泼尼松50mg qd，同时予质子泵抑制剂抑酸、肠道益生菌调节肠道菌群。复查血Cr降至79μmol/L，hs-CRP 1.9mg/L，ESR 5mm/h。患者病情平稳，出院。此后泼尼松规律减量（每2周减5mg），呕吐症状未再发作。出院后1个月复查胃镜：幽门病变明显好转，十二指肠球腔、球后肿胀，肠腔明显狭窄，未见明显充血，未见糜烂及溃疡，充气后不易展开。2017年6月开始生物制剂英夫利昔单抗治疗。

上消化道CD的治疗原则

结合患者发病年龄、消化道多发节段性病变，幽门黏膜呈铺路石样改变、纵行溃疡，炎症指标升高，激素治疗后，复查胃镜示幽门病变好转，考虑治疗有效，临床诊断CD。但内镜下仍有十二指肠球腔和球后肿胀，需考虑更加积极的治疗。

上消化道CD（包括食管、胃、十二指肠）可单独存在，亦可与其他部位CD同时存在。其治疗原则与其他部位CD相仿，不同的是加用质子泵抑制剂对改善症状有效。该型一般预后较差，宜早期应用免疫抑制剂（硫唑嘌呤、6-巯基嘌呤、甲氨蝶呤），对病情重者早期考虑予英夫利昔单抗。对确诊时有预后不良高危因素的CD患者，可早期应用TNF-α抑制剂。其中预后不良的高危因素包括：①伴肛周病变。②病变范围广泛，小肠受累长度>100cm。③伴食管、胃、十二指肠病变。④发病年龄<40岁。⑤首次发病即需要激素治疗。

该患者为青年男性，起病即有上消化道受累，首次发病即需要激素治疗，考虑存在预后不良的高危因素，早期应积极治疗，有生物制剂治疗指征。目前中国国家食品药品监督管理局（SFDA）唯一正式批准的药物为英夫利昔单抗。征得患者和家属同意后开始英夫利昔单抗治疗，同时激素继续规律减量。

患者多程英夫利昔单抗治疗，同时予美沙拉秦、肠道益生菌等治疗。患者无恶心、呕吐、腹痛、腹泻等不适。4程英夫利昔单抗治疗后复查胃镜：幽门圆，略肿胀，无狭窄，十二指肠球腔及球后黏膜轻度肿胀，未见糜烂、溃疡，充气不易展开，略狭窄，内镜可通过；结肠镜：末段回肠未见异常，回盲瓣局部瓣口略狭窄，较前改善，结肠散在白色瘢痕样改变，乙状结肠散在炎性小息肉。治疗有效。监测hs-CRP、ESR、血T-SPOT.TB均正常。目前仍在规律随诊治疗中。

最后诊断：克罗恩病（A2L3+4B2，缓解期）
英夫利昔单抗治疗后
幽门不全梗阻

【诊疗启迪】

这是一例上消化道CD的病例，上消化道CD辨识困难，需与常见的消化性溃疡、肿瘤、感染及伴有上消化道表现的其他脏器疾病等进行鉴别。该患者需要警惕非常见消化性溃疡的关键点在于：①无典型胃溃疡或十二指肠溃疡症状。②内镜下可见幽门管、十二指肠铺路石样改变和纵行趋势的溃疡，非普通消化性溃疡的内镜下表现。③有回肠末段糜烂和结肠溃疡瘢痕。④规范质子泵抑制剂治疗 1 个月无好转。一旦诊断明确，共识意见中上消化道 CD 的治疗原则和药物的选择还是较为明确的。

【专家点评】

CD 可累及全消化道，但上消化道受累的比例不高，文献报道 0.5%～4.0%，我们对此认识有限，容易误诊、漏诊，需要结合临床表现、影像学、内镜和病理等与其他疾病积极鉴别。一旦确诊 CD，应积极判别疾病严重程度。对于中重度尤其是合并高危因素者，应尽早积极治疗，可考虑早期应用 TNF-α 抑制剂，以免病情进展影响预后。

（阮戈冲　撰写　杨　红　审校）

参考文献

[1]APDW2004 Chinese IBD Working Group. Retrospective analysis of 515 cases of Crohn's disease hospitalization in China: Nationwide study from 1990 to 2003[J]. J Gastroenterol Hepatol, 2006, 21(6): 1009-1015.

[2]Chow DK, Leong RW, Lai LH, et al. Changes in Crohn's disease phenotype over time in the Chinese population: Validation of the Montreal Classification System[J]. Inflamm Bowel Dis, 2008, 14(4): 536-541.

[3]中华医学会消化病学分会炎症性肠病学组. 炎症性肠病诊断与治疗的共识意见[J]. 中华内科杂志, 2012, 51(10): 818-831.

[4]Gomollon F, Dignass A, Annese V, et al. 3rd European evidence-based consensus on the diagnosis and management of Crohn's disease 2016: Part 1: Diagnosis and Medical Management[J]. J Crohn's Colitis, 2017, 11(1): 3-25.

[5]中华医学会消化病学分会炎症性肠病学组. 抗肿瘤坏死因子α单克隆抗体治疗炎症性肠病专家共识[J]. 协和医学杂志, 2017, 8(4-5): 139-143.

[6]Pimentel AM, Rocha R, Santana GO. Crohn's disease of esophagus, stomach and duodenum[J]. World J Gastrointest Pharmacol Ther, 2019, 10(2): 35-49.

病例15　腹痛、腹泻、肛瘘、气尿、粪尿
——小肠膀胱瘘“元凶”

患者，男性，27 岁，因“腹痛、腹泻 6 个月，肛周流脓 4 个月”入院。

患者于 2013 年 6 月大量饮酒后出现腹痛、腹泻，水样便 7～8 次/日，便中带少量黏液，无便血、发热、盗汗。4 个月前出现肛周间断流脓样物，外院查结肠镜：回盲部变形、狭窄，表面多发不规则溃疡，直肠、降结肠、横结肠、升结肠、回盲部可见节段性不规则溃

疡，部分似纵行改变；病理：结肠黏膜中度慢性活动性炎症。小肠CT成像：末段回肠、回盲部、升结肠改变考虑炎症性肠病。查乙肝5项：HBsAg、HBcAb、HBeAg（+），HBV DNA 1.0×10^5U/ml。予口服美沙拉秦、恩替卡韦，3个月后复查HBV DNA 2.75×10^3U/ml，但患者腹泻症状始终无缓解。患者在门诊查血常规：WBC 12.05×10^9/L，NEUT% 78%，Hb 120g/L，PLT 293×10^9/L。尿常规正常。粪便常规：WBC大量/HPF，RBC 0～2/HPF，OB（+）。血Alb 31g/L，余肝肾功能正常。ESR 69mm/h，hs-CRP 92.36mg/L。粪便微生物学检查（包括志贺菌和沙门菌培养、难辨梭菌培养和毒素测定、抗酸染色、真菌涂片、寄生虫检测）均阴性。血T-SPOT.TB、肥达试验和外斐反应均阴性。ANA、抗ENA抗体、ANCA和补体均阴性。患者起病以来食量减少，体重下降5kg。为进一步诊治于2013年12月5日入我院。病程中无口腔、外阴溃疡，无皮疹、口眼干。

既往史、个人史：既往体健，吸烟6～7年，10支/日，偶尔饮酒。

家族史：无特殊。

体格检查：T 36.9℃，P 85次/分，R 20次/分，BP 103/74mmHg。浅表淋巴结未及。心肺无特殊。腹软，右下腹压痛、反跳痛，无肌紧张，肝脾肋下未及。肠鸣音4次/分。双下肢无水肿。直肠指检：胸膝位三四点钟方向可见1处窦口，周围少量渗出，直肠狭窄，内壁粗糙，有不规则肿物，指套退出血染。

入院诊断：腹痛、腹泻伴肛周病变原因待查
克罗恩病可能性大
慢性乙型病毒性肝炎

结肠多发溃疡伴肛周病变的诊断思路

病例特点：青年男性，慢性病程，临床主要表现为腹痛、腹泻、肛周病变，炎症指标明显升高，结肠镜见回盲部、结肠、直肠多发节段性溃疡，首先考虑炎症性肠病（IBD）可能。因患者无黏液脓血便，结肠溃疡性病变非连续性，不支持溃疡性结肠炎，考虑克罗恩病（CD）可能性大。CD缺乏诊断的金标准，需要结合临床表现、内镜、影像学和组织病理学综合分析。鉴别诊断方面：单从结肠溃疡形态来看，不支持肠结核（溃疡多为环形，周围有炎症反应，可致肠管环形狭窄，回盲瓣变形），且患者无结核接触史，无低热、盗汗等全身表现，血T-SPOT.TB阴性。肠贝赫切特（又称白塞，Behcet）病的肠道溃疡多为单个或多个，圆形或椭圆形、边界清晰、深凿样，该病例的肠道溃疡形态亦不符合，且患者无口腔外阴溃疡、皮肤、眼部病变等白塞病常见的肠外表现。肠道淋巴瘤常有黑便或便血，发热、消耗明显，而肛周病变及瘘管少见，支持点较少。目前考虑患者CD可能性大，为回结肠型，蒙特利尔分型为A2L3B3p。

患者现仍有腹痛、腹泻，水样便7～8次/日，一般情况欠佳，炎症指标明显升高，按照简化 CDAI 评分为中重度活动期，且患者已口服美沙拉秦治疗 3 个月，症状无好转，因此治疗方案需进一步加强。

临床诊断CD的治疗策略及合并慢性乙型肝炎对治疗的影响

CD 的治疗有“升阶梯”和“降阶梯”两种治疗方案，采用哪种方案取决于对患者预后的评估。一些可预测“病情难以控制”的高危因素包括：合并肛周病变、广泛性病变（累及肠段>100cm）、食管胃十二指肠病变、发病年龄轻、首次发病即需要激素治疗等。对于有两个或以上高危因素的患者，宜在开始治疗时即考虑更强的药物。主要包括两种选择：激素联合免疫抑制剂（硫嘌呤类药物或甲氨蝶呤）；或是直接予英夫利昔单抗（单独用或与硫唑嘌呤联用）。患者发病年龄轻、合并肛周病变，具有至少两个高危因素，可考虑更积极的“降阶梯”治疗。但与患者沟通后，患者拒绝生物制剂。下一步拟先加用激素治疗。

再者针对患者合并慢性 HBV 感染，目前《炎症性肠病合并机会性感染专家共识意见》认为，拟进行免疫抑制剂治疗的 HBsAg 阳性的 IBD 患者，不论 HBV DNA 水平，均需预防性使用核苷（酸）类药物抗病毒治疗，且应在激素、免疫抑制剂治疗前 1～2 周开始，持续至免疫抑制治疗停止后至少 12 个月。推荐使用耐药率较低且强效抗病毒的替诺福韦或恩替卡韦。患者前期已口服恩替卡韦抗病毒治疗 4 个月，HBV DNA 拷贝数下降，目前予加用激素治疗并无禁忌，但在激素治疗过程中需加强监测肝功能、HBV 载量，警惕 HBV 再激活。

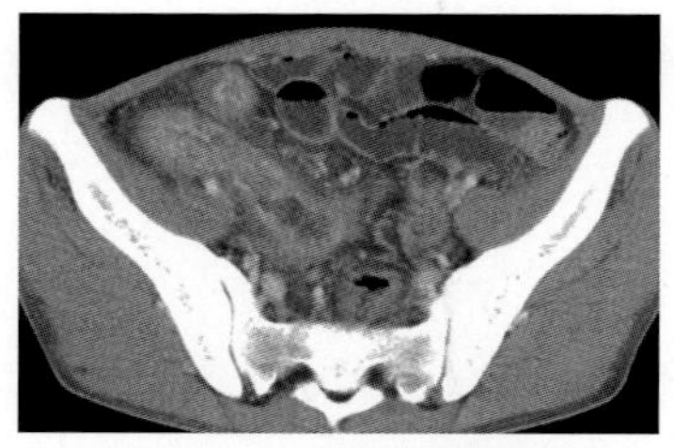

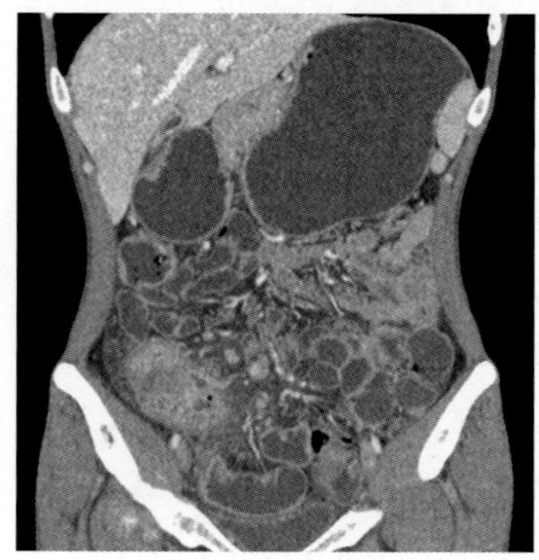

图 1　小肠 CT 成像

回盲部局部结构欠规则，见囊实性包块，脓肿形成可能

筛查感染相关指标阴性后，12 月 15 日予泼尼松 45mg qd［1mg/（kg·d）］，激素使用 1 周后腹泻改善，排便 1 次/日，成形，无发热、腹痛。复查 hs-CRP 42mg/L，ESR 49mm/h。1 个月后开始规律减量，减至 15～20mg/d 时开始便次增至 2～3 次/日，不成形，减至 5～10mg 时排便多于 5 次/日，多不成形，间断有脓血，伴右下腹隐痛，餐后明显，便后稍减轻，伴低热。外院复查粪便常规见大量红、白细胞，结肠镜检查提示 CD 活动期。来我院查小肠 CT 成像：部分回肠、末段回肠、回盲部、升结肠、横结肠、部分降结肠及直肠多发不均匀肠壁增厚伴强化，浆膜面毛糙，末段回肠及回盲部肠腔明显狭窄，回盲部局部肠管结构欠清晰，周围脂肪间隙模糊、密度增高，右侧盆壁脓肿形成（图 1）；右侧输尿管盆段受累可能，右侧肾盂及右侧输尿管腹段略扩张积水。

疾病复发伴可疑肠瘘的治疗策略

患者既往激素敏感，激素减量后表现症状反复，炎症指标仍偏高。患者有两个高危因素存在，原发病的治疗方面建议积极加用免疫抑制剂或生物制剂。向患者充分交代必要性及不良反应，患者表示暂不愿使用英夫利昔单抗及免疫抑制剂。

患者小肠CT成像提示腹腔内瘘可能。肠瘘是CD的严重并发症之一，CD的透壁性炎性反应可以产生深的裂隙样溃疡，导致肠壁慢性穿孔和脓肿形成。目前认为在保证治疗效果的前提下，应尽量采用非手术治疗方法，以减少患者的手术次数及创伤。对肠瘘造成的腹腔脓肿，绝大多数患者通过经皮穿刺引流和抗感染等非手术方法可以暂时控制脓毒症，并改善一般状况和营养状况，部分患者获得长期缓解、避免手术。外科手术仅在保守治疗无法控制脓毒症、脓肿无法消除、脓肿引流后多次反复发作或肠瘘持续存在时作为最后的治疗手段，此时需遵循损伤控制原则，切除病变并造瘘是常见术式。

目前患者原发病活动较明显，综合治疗方案为加强原发病治疗及酌情抗感染，监测肠瘘及感染情况，必要时行经皮穿刺引流。

复查血CMV DNA、EBV DNA均小于500copies/ml。血T-SPOT.TB阴性。尿常规及尿沉渣分析未见异常。予泼尼松45mg qd，4周后规律减量，同时使用美沙拉秦及肠内营养。激素使用过程中患者曾出现发热，Tmax 37.7℃，有排尿末段痛和轻度排尿困难，无尿急、尿频。查尿常规BACT 122.6/μl，SG 1.009，WBC、NIT、BLD（-）；中段尿培养、泌尿系超声未见明显异常，予碳酸氢钠碱化尿液、喹诺酮类药物治疗后症状缓解。激素减量期间多次向患者交代加用免疫抑制剂维持治疗的必要性，但患者均拒绝。激素减停过程中症状未复发。但激素减停后患者再次出现尿痛，并于排尿过程中可同时排出气体和少量粪便。经腹肠道超声：末段回肠后方低回声区与膀胱底部浆膜层分界不清，小肠膀胱瘘不除外。小肠CT成像：末段回肠、回盲部肠壁增厚毛糙较前减轻，盆腔脓肿变小；末段小肠肠壁走行纠集，不除外肠道内瘘形成；盆腔脓肿与膀胱右上壁关系密切，右侧输尿管盆段与末段回肠分界欠清（图2）。

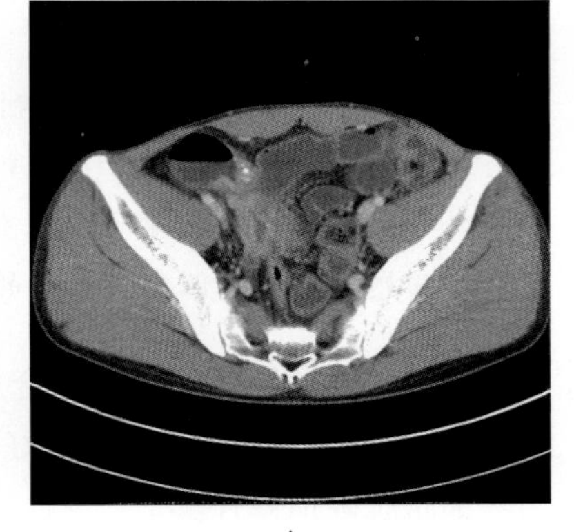

A

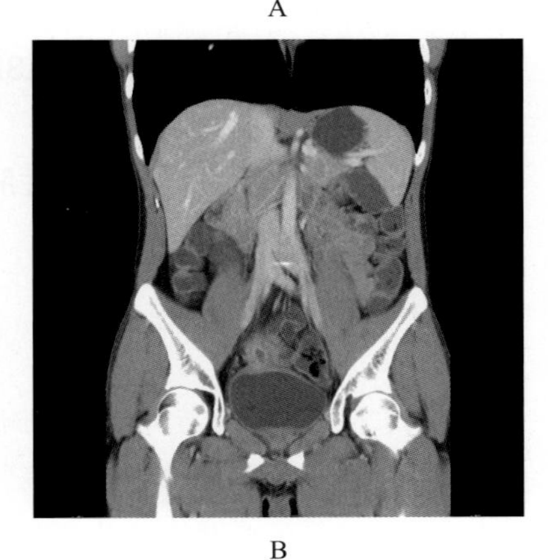

B

图2 小肠CT成像

A. 盆腔偏右侧脓肿变小；B. 局部与膀胱右顶壁关系密切，膀胱壁增厚

CD并发肠道膀胱瘘的诊疗分析

患者本次激素治疗过程中肠道症状好转，且在激素

减停过程中症状未复发，复查小肠CT成像显示末段回肠、回盲部肠壁增厚毛糙较前减轻，腹腔脓肿较前好转；经腹肠道超声显示无明显肠壁增厚，肠道病变较前好转。但激素减停后患者出现排尿带有气体和粪便的症状，结合影像学表现，考虑并发小肠膀胱瘘。

肠道膀胱瘘是CD少见但严重的并发症。据报道，CD患者瘘管发生率约为35%，而肠道膀胱瘘的发生率仅为2%～8%。CD是回肠和膀胱之间瘘管形成的最常见原因，是结肠和膀胱之间瘘管形成的第三位常见原因。回肠和膀胱顶部非常接近，因此CD相关泌尿系统瘘的最常见类型即回肠膀胱瘘。膀胱瘘口的位置主要取决于CD肠道病变部位，常出现在后壁、顶部及三角区。其临床表现除腹痛、腹泻、腹部包块外，常表现为气尿、粪尿及尿路刺激征等。本例患者即出现上述典型症状。CT和膀胱镜检查是最常用的诊断工具。CT的特有征象包括膀胱内见气体影、局部肠壁及膀胱壁增厚，还有助于发现膀胱内瘘口的位置。膀胱镜能直接观察病变，并与结石、间质性膀胱炎、肿瘤等鉴别，可镜下取部分瘘管组织行病理检查。一般单纯钡灌肠很难显示瘘管。我国学者认为经导尿管注射泛影葡胺造影也是可行的方法。目前CD并发肠道膀胱瘘尚无统一的诊疗规范。Kaimakliotis等系统性综述了CD患者合并肠道膀胱瘘的内科治疗方法及其疗效，结果显示：44例患者中内科治疗的完全反应率（瘘口关闭）为65.9%，部分反应率为20.5%。有效的内科治疗方案包括：柳氮磺吡啶+硫唑嘌呤+抗生素，激素+硫唑嘌呤+抗生素，英夫利昔单抗+抗生素。其中以英夫利昔单抗为主要治疗的方案，完全缓解率为57.1%，部分缓解率为35.7%。外科治疗包括病变肠管切除、留置导尿管或行膀胱修补等。治疗旨在缓解症状，使瘘口关闭。选择内科治疗还是手术治疗，取决于临床表现和患者意愿。针对本例患者后续的治疗，需消化内科、影像科、泌尿外科多学科协作探讨。

组织多学科团队会诊后综合意见：患者诊断考虑为CD，经激素、美沙拉秦、肠内营养等治疗后，肠道症状较前明显好转，但出现肠道膀胱瘘，进一步可行手术治疗，部分肠管切除加膀胱破损修补。

最后诊断：克罗恩病（A2L3B3p，活动期，轻度）
小肠膀胱瘘
慢性乙型病毒性肝炎

【诊疗启迪】

这不是一例治疗成功的案例，在治疗过程中，由于患者不积极接受治疗，我们“认识”了CD疾病进展的“自然病程”。从该病例中我们学习到：①宣教是“头等大事”，医生“学会”了诊治疾病，只是疾病诊治的开始，需要患者“知晓并配合”，“医患共决策”才能真正“扎根发芽”。②合并HBV感染的患者在应用免疫抑制治疗前应开始强有力的抗病毒治疗，并在治疗过程中及结束后密切监测肝功能、HBV DNA等指标，防治HBV再激活。

【专家点评】

通常CD是慢性隐匿性起病，通过这例患者，了解到CD快速进展的过程，与治疗CD并发症相比，实际上更重要的是如何避免并发症的发生。本例患者的依从性差，未能采取足够积极的治疗措施避免这些并发症，并且未能动员患者随诊。作为临床医生亦应该“反省”，是不是做到了与患者的“共情”。当然只要尚有一线“生”的希望，医生和患者共同努力，永远都不会“嫌晚”。

（董旭旸　撰写　舒慧君　审校）

参考文献

[1]Li J, Li P, Bai J. et al. Discriminating potential of extraintestinal systemic manifestations and colonoscopic features in Chinese patients with intestinal Behçet's disease and Crohn's disease[J]. Chin Med J(Engl), 2015, 128(2): 233-238.

[2]张渝，吴小平. 克罗恩病与肠白塞病的鉴别诊断[J]. 内科急危重症杂志, 2015, 21(1): 7-8.

[3]中华医学会消化病学分会炎症性肠病学组. 炎症性肠病诊断与治疗的共识意见(2012年·广州)[J]. 中华内科杂志, 2012, 51(10): 818-831.

[4]中华医学会消化病学分会炎症性肠病学组. 炎症性肠病合并机会性感染专家共识意见[J]. 中华消化杂志, 2017, 37(4): 217-226.

[5]慢性乙型肝炎特殊患者抗病毒治疗专家委员会. 慢性乙型肝炎特殊患者抗病毒治疗专家共识: 2014年更新[J]. 临床肝胆病杂志, 2014, 30(7): 217-226.

[6]朱维铭，黄骞. 克罗恩腹腔脓肿的临床特点和治疗[J]. 中华胃肠外科杂志, 2010, 13(11): 876-877.

[7]Makni A, Saidani A, Karoui S, et al. Surgical management of entero-vesical fistulas in Crohn's disease[J]. Tunis Med, 2014, 92(3): 197-200.

[8]Wade G, Zaslau S, Jansen R. A review of urinary fistulae in Crohn's disease[J]. Can J Urol, 2014, 21(2): 7179-7184.

[9]徐晓帆，谢颖，龚剑峰，等. 18例克罗恩病合并肠管膀胱瘘的诊疗分析[J]. 医学研究生学报, 2013, 26(12): 1266-1268.

[10]Kaimakliotis P, Simillis C, Harbord M, et al. A Systematic review assessing medical treatment for rectovaginal and enterovesical fistulae in Crohn's disease[J]. J Clin Gastroenterol, 2016, 50(9): 714-721.

病例16　“反常”的“尿淀粉酶”与“肠膀胱瘘”的真相

患者，男性，38岁，因“腹痛腹泻17年，肠膀胱瘘术后3年，再发粪尿1个月”入院。

患者于1993年起无明显诱因间断出现上腹部胀痛，每次持续10~20分钟，进食后易发，伴排便次数增多，2次/日，为黄色不成形糊便，无黏液脓血，排便后腹痛减轻。上述症状每年发作数次，不伴发热、关节痛、皮疹等，未诊治。2004年起腹痛发作频繁，每2~3个月发作1次，仍为不成形糊便，次数不详。于当地医院查尿淀粉酶“明显升高”，诊为“胰腺炎”，予禁食、补液、抗炎、肠外营养等对症治疗后10~15天可完全缓解。此后每半年因“胰腺炎”住院1次，禁食补液后均可好转，期间曾查腹部超声、血脂正常。2006年2月患者因“胰腺炎原因不明”于外院行经内镜逆行性胰胆管造影（ERCP），显示“Oddi括约肌狭窄”，行“十二指肠乳头括约肌切开术（EST）”。术后症状缓解不明显。2006年3月患者开始出现尿频、尿急、尿痛及右下腹持续性胀痛，阵发加重，黄糊便3~4次/日，伴畏寒、寒战和发热，Tmax 42℃。就诊于当地医院查BP 50/30mmHg，诊断为感染性休克，予抗炎、输液治疗后解出大量黄稀便，尿频、尿急、尿痛及腹痛缓解，体温及血压恢复正常。此后尿中出现沉渣及气尿，晨起明显。进一步完善检查，B超：膀胱右侧壁不光滑，膀胱右侧不规则肠管断面，与膀胱似有粘连。腹盆腔CT：直肠下段肠管明显增厚，不规则肿块影，管腔狭窄。结肠镜：距肛门6cm直肠前壁见一结节样改变，中央似有一瘘口，表面黏膜充血较光滑，质软，大小约1.2cm×1.2cm；病理：肠黏膜组织部分呈息肉样增生，分化成熟，少数腺体增生，间质炎症细胞浸润，见淋巴滤泡形成。

腹痛病因分析

患者病程可分为两个阶段。

第一阶段为1993年至2006年3月，临床上表现为反复腹痛、腹泻，与进食相关，有加重趋势。引起慢性腹痛、腹泻的消化系统常见疾病包括：肠道感染性疾病（肠结核、细菌性痢疾等）、肠道非感染性疾病（炎症性肠病、吸收不良综合征等）、消化道肿瘤、胰腺疾病（慢性胰腺炎、胰腺癌、胰腺纤维化）、肝胆疾病（肝硬化、慢性胆囊炎）等。当地医院查尿淀粉酶升高，考虑胰腺炎。但该患者无明显胰腺炎诱因，如胆石症、大量饮酒、血脂异常等，临床表现不特异，实验室检查中除尿淀粉酶升高外，无血淀粉酶、血脂肪酶水平升高，缺乏超声或CT等提示胰腺肿大、胰腺坏死、胰周渗液等影像学证据，故胰腺炎诊断不能确定。经ERCP+EST治疗后，临床症状无改善，亦不支持Oddi括约肌狭窄导致反复腹痛，需进一步考虑胃肠道疾病所致慢性腹痛、腹泻。

第二阶段为2006年3月后，患者新发尿路刺激征，伴发热、畏寒、寒战，进而出现感染性休克，腹痛腹泻加重。尿路刺激征是否与患者原发病相关？如果相关，是局部炎症刺激所致还是病变直接累及泌尿系统？结合患者气尿、尿中沉渣、尿路感染症状及影像学和内镜检查结果，考虑肠膀胱瘘可能性大。出现膀胱瘘的原因通常是泌尿系统外的疾病，常见原因如下。①原发于肠道的疾病：憩室炎、肠道肿瘤、克罗恩病。②手术或放疗、化疗后。③外伤：患者无明确外伤、手术及放疗化疗史，故考虑原发肠道疾病所致肠膀胱瘘可能性最大。但肠膀胱瘘的部位不确定，从超声结果看膀胱的瘘口位于膀胱右侧壁，而结肠镜显示形成瘘口的肠管似为直肠，两者解剖位置存在矛盾。

外院考虑患者肠膀胱瘘明确，原发病不明，考虑患者有剖腹探查指征，以期通过手术明确诊断，并达到治疗目的。

2006年3月患者于外院行剖腹探查术，术中见：小肠系膜上肿物约5cm×4cm，与膀胱壁之间有瘘管。小肠系膜周围有炎性粘连、水肿表现。直肠壁肿物约3cm×3cm，直肠黏膜息肉样增生，大小约0.6cm，淋巴结未及肿大。行小肠及直肠肠段切除、膀胱部分切除修补术。术后病理：小肠壁见大量淋巴细胞、浆细胞浸润，有淋巴滤泡形成，局部见非典型增生的淋巴细胞。膀胱黏膜上皮有非典型增生。直肠病变处见黏膜缺损及炎性改变。考虑为炎性假瘤或假性淋巴瘤。术后患者腹痛、腹泻好转，无尿频、尿急、尿痛。

炎性假瘤或假性淋巴瘤是否为诊断终点？

该患者剖腹探查结果显示瘘管位于小肠和膀胱间，而非直肠与膀胱间，行小肠和直肠肠段切除，病理学检查考虑为“炎性假瘤或假性淋巴瘤”。但该患者的诊断明确了吗？

肠道炎性假瘤是一种非特异性慢性增殖性病变，目前病因尚未明确，可能与感染、外伤、手术有关，也有研究者认为与免疫反应有关，可能是一种自身良性反应性增生。病理学上可呈不规则或类圆形占位，质硬，切面呈黄白相间不规则条索状，光镜下可见大量浆细胞、组织细胞、成纤维细胞及梭形细胞不均匀分布，并有大量中性粒细胞浸润。该患者手术病理不除外炎性假瘤，但既往病史中无明确手术、外伤、感染病史，炎性假瘤背后的原因尚不清楚，仍有待随访明确。

假性淋巴瘤又称反应性淋巴样组织，临床上极为少见，病理学上主要由大小比较一致的淋巴细胞构成，细胞无异型，未见明显核分裂象，中间有生发中心，由T、B细胞混合构成，提示为多克隆性病变，部分患者可合并恶变，需密切随访。

该患者虽已手术切除病灶，但尚未达到诊断终点，需随访病情变化和转归。

术后8个月患者进食汤圆后出现右下腹阵发性绞痛，停止排气排便，无发热、恶心、呕吐，立位腹部平片提示“肠梗阻”，予对症治疗后2～3天腹痛缓解，恢复排气排便。此后反复出现肠梗阻，发作渐频繁，由每半年1次至每月1次，发作间期进食流食无腹痛，排黄色糊状便3～6次/日，偶尔为成形细软便。2010年2月20日患者无明显诱因再次出现尿频、尿急、尿痛，无发热、腹痛、腹泻加重，自服“消炎药”（具体不详）后症状一度好转。2月底尿频、尿急、尿痛加重，尿中沉渣增多。禁食水、抗感染、留置尿管、膀胱冲洗治疗后尿中沉渣减少，尿频、尿急、尿痛感逐渐消失。患者于2010年3月22日入我院诊治。体格检查：神清，精神可，浅表淋巴结未及，双肺呼吸音清，心律齐，无杂音，腹部可见手术瘢痕，腹软，下腹部轻度压痛，未及反跳痛、肌紧张，未及腹部包块，肠鸣音正常。

入院诊断：腹痛、腹泻、粪尿原因待查
不完全性肠梗阻
肠膀胱瘘术后

肠膀胱瘘复发背后肠道疾病的诊断思路

病例特点：青年男性，病程17年，临床表现为慢性腹痛、腹泻，反复肠梗阻及小肠膀胱瘘。经手术切除后仍然复发，病理提示：炎性假瘤或假性淋巴瘤。患者虽有腹痛伴尿淀粉酶水平升高，但血淀粉酶、血脂肪酶正常，影像学未见胰腺形态改变。依据2012年急性胰腺炎亚特兰大诊断标准：①腹痛。②血清淀粉酶和/或脂肪酶≥3倍正常值上限。③超声、CT或MRI显示胰腺炎特征性表现。该患者无法诊断急性胰腺炎。

综合分析患者原发病定位在肠道可能性大，哪些肠道疾病易于引起如上症状呢？诊断思路如下：

1. 炎症性肠病　①克罗恩病（CD）：主要发生于青年，以腹痛、腹泻、肠梗阻为主要表现，病情迁延反复，可累及小肠及结肠，病理学检查提示肠壁全层炎，易发生脓肿、瘘、消化道穿孔。结合患者病史考虑CD不能除外，需要进一步评估炎症指标、炎症性肠病抗体谱，同时完善影像学评估肠道膀胱瘘（包括直肠超声，盆腔MRI/CT，结肠镜、膀胱镜等），复查手术病理标本，寻找有无CD的病理学依据（如肠壁全层炎、裂隙样溃疡、非干酪样坏死性肉芽肿等）。②溃疡性结肠炎：多以腹泻、脓血便、腹痛和里急后重为主要表现，可有肠梗阻，瘘少见。多累及直肠及远段结肠，黏膜层受累为主，病理学检查可见隐窝脓肿。本例患者症状、内镜、病理学检查均不符，可能性不大。

2. 肠结核　最常见累及回肠末段，肠梗阻常见，但瘘管形成少见，多伴低热、盗汗、乏力等结核中毒症状。部分患者可见肺部原发病灶，病理学检查提示干酪样坏死性肉芽肿。该患者临床表现不典型，可行PPD试验、胸部影像学及T-SPOT.TB协助诊断。

3. 恶性肿瘤　虽然患者手术病理提示假性淋巴瘤可能，但病程长达10余年，一般情况好，无明显消耗症状，故可能性不大。部分假性淋巴瘤有恶变可能，入院后需复查病理标本。

入院后查血常规、肝肾功能均正常，粪便常规+OB均（-），ESR 51mm/h，CRP 20.1mg/L，ANCA、ASCA（-），HBsAg、抗HCV抗体均（-），抗CMV抗体（-），粪便培养（-），T-SPOT.TB 0SFC/10^6MC，胸部X线片未见异常。小肠CT成像：末段回肠肠壁不规则增厚伴肠腔狭窄，回盲部显示欠清，末段回肠周围纤维条索及渗出影，与膀胱顶壁分界不清；肠系膜肠周多发小淋巴结影；双侧腹股沟多发淋巴结影（图1）。直肠泛影葡胺造影：未见明

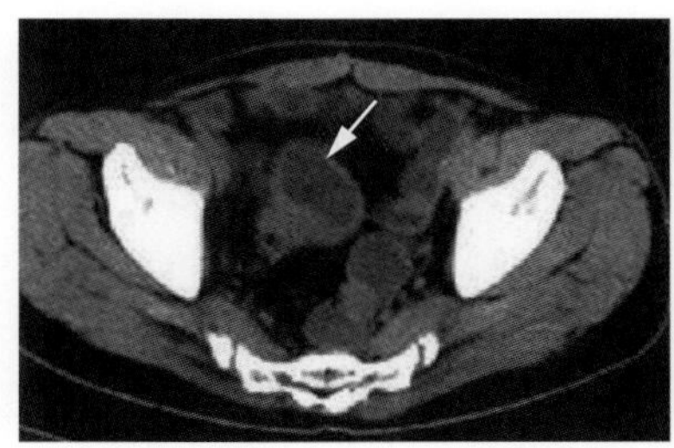
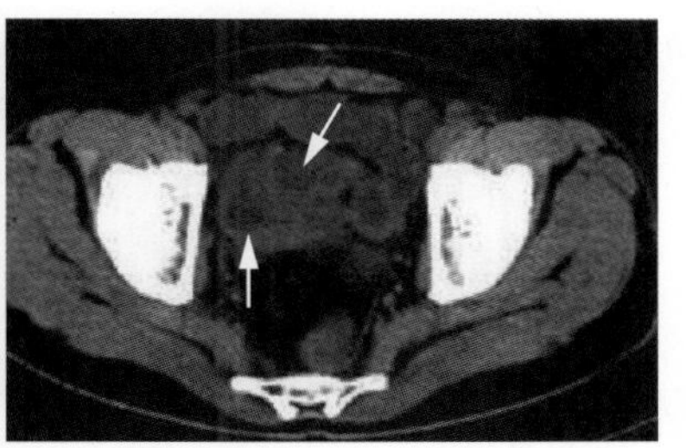

图1 小肠CT成像

末段回肠肠壁不规则增厚，周围纤维条索及渗出影，与膀胱顶壁分界不清（白色箭头）

显造影剂自结直肠漏出影。2006年手术病理学切片经我院会诊提示：小肠壁全层呈急性及慢性炎，淋巴组织增生，可见多发小脓肿，考虑炎症性肠病，直肠黏膜呈慢性炎（图2）。

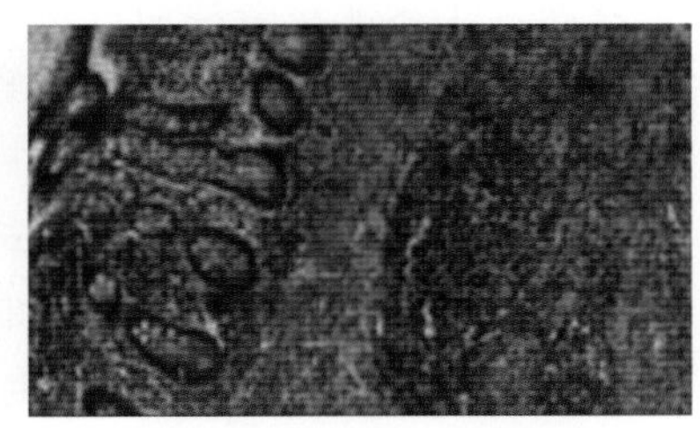

图2 手术标本病理会诊

黏膜层及黏膜下层淋巴细胞浸润（HE染色×150）

瘘管型克罗恩病的治疗——多学科团队讨论

结合患者的临床表现、影像学及病理结果，考虑CD可能性大，合并小肠膀胱瘘。后者为CD较少见的瘘管表现（占所有CD患者的2%～8%），但该型瘘管解剖结构特殊，易反复合并泌尿系感染，对生活质量和预后影响显著。同时患者有明确活动瘘、ESR增快、CRP升高，提示病情仍然处于活动期，应积极治疗。

CD的治疗包括传统的升阶梯方案和近年来提出的降阶梯方案。前者指从5-氨基水杨酸制剂→激素→免疫抑制剂→生物制剂/手术逐渐升级策略，依据治疗效果调整方案；后者指针对存在高危因素（起病年龄较轻，广泛小肠病变，合并肛周病变，胃十二指肠病变，病初即需使用激素）的CD患者在病初即予重拳出击，采用生物制剂（单用或联合硫唑嘌呤），也可采用激素联合免疫抑制剂，通过早期积极治疗以改善预后。两种方案各有所长，需针对患者病情个体化选择。ACCENT研究证实，英夫利昔单抗对瘘管型CD有确切疗效，能够减少激素用量，但也有诱发加重感染（如结核、慢性乙型肝炎）和诱导自身抗体产生等不良反应。近年来研究显示，肠内营养对瘘管型CD治疗效果较好，一方面改善营养、减少食物残渣刺激，另一方面避免食物抗原与肠道黏膜的免疫反应，可起到诱导缓解、促进瘘口愈合的作用，对于瘘管合并感染等存在激素、免疫抑制剂、生物制剂治疗相对禁忌的患者更为适合。对于药物治疗及营养支持治疗下瘘管仍持续存在的患者，可考虑手术治疗。若存在复杂瘘、多个瘘或合并败血症，则术后并发症和瘘复发率增高。

通过疑难肠病多学科团队讨论后，该患者最终选择英夫利昔单抗治疗，并行部分肠内营养，随访病情稳定，体重增加5kg，未再出现肠梗阻或尿路刺激征。

最后诊断：克罗恩病（A2L1B2+3，缓解期）
小肠、直肠、膀胱部分切除术后
不完全性肠梗阻
肠膀胱瘘

【诊疗启迪】

患者临床表现较为复杂，且在诊断过程中有一些混淆视听的检查影响了及早确定诊断。①尿淀粉酶增高混淆了腹痛腹泻诊断：首先要“清楚”血、尿淀粉酶在胰腺炎中的诊断价值，血淀粉酶非单独胰源性来源，急腹症、肿瘤等均可发生血淀粉酶升高。而尿淀粉酶受到肾脏等多种因素影响。应“记住”急性胰腺炎的诊断标准：腹痛；血清淀粉酶和/或脂肪酶≥3倍正常值上限；B超、CT或MRI显示胰腺炎特征性表现。②手术病理报告炎性假瘤或假性淋巴瘤混淆了诊断：炎性假瘤并不是最终疾病诊断，但该诊断影响临床医生的判断。

该患者治疗方面的启示：反复药物、手术治疗仍病情反复，提醒我们考虑诊断的准确性。

【专家点评】

本例患者起病隐匿，病程长达17年，期间经历一次剖腹探查亦无法明确诊断，过程曲折。病程前期诊断需要从腹痛、腹泻常规的临床思维分析，后期出现肠膀胱瘘后，其临床表现较特异，易于识别，但患者经历手术亦未能明确诊断，较为“遗憾”。这也提醒医者，病理报告不能解释疾病临床表现时，临床医生应该抱着“一颗执着的心”，相信终可以明确诊断，并积极与病理科医生“交换意见”，必要时考虑“求助外援”。诊断明确后，遵照国内外共识意见，积极治疗，相信患者预后一定会越来越好。

（金　梦　撰写　赖雅敏　审校）

参考文献

[1]Pechan J, Pindak D, Lutter I, et al. Enterovesical fistulas in Crohn's disease[J]. Bratisl Lek Listy, 2007, 108(7): 307-308.
[2]Tursi A, Elisei W, Brandimarte G, et al. Safety and effectiveness of infliximab for inflammatory bowel diseases in clinical practice[J]. Eur Rev Med Pharmacol Sci, 2010, 14(1): 47-55.
[3]Hanauer SB, Feagan BG, Lichtenstein GR, et al. Maintenance infliximab for Crohn's disease: the ACCENT I randomised trial[J]. Lancet, 2002, 359(9317): 1541-1549.

[4]Sonnenberg A, Gavin MW. Timing of surgery for enterovesical fistula in Crohn's disease: decision analysis using a time-dependent compartment model[J]. Inflamm Bowel Dis, 2000, 6(4): 280-285.
[5]Yamamoto T, Keighley MR. Enterovesical fistulas complicating Crohn's disease: clinicopathological features and management[J]. Int J Colorectal Dis, 2000, 15(4): 211-215.

病例17　腹泻、腹痛、腰痛、发热——CD合并腰大肌脓肿

患者，女性，29岁，因"反复腹泻、腹痛6年，腰痛、发热3年"入院。

患者于2009年无明显诱因出现腹泻，为黄褐色稀糊便，7～8次/日，伴右下腹痛，无发热、便血等，予静脉抗生素治疗后症状缓解，便次恢复至1～2次/日，为黄色成形软便。2012年4月出现右侧腰背部疼痛，行走时明显，NRS 4～5分，伴发热、腹泻，Tmax 39.7℃，无畏寒、寒战、便血等。当地医院腹部CT示右侧腰大肌脓肿，考虑结核感染可能。先后行两次腰大肌脓肿清创引流术，并口服3种抗结核药物治疗5个月（具体不详）。患者引流量逐渐减少，拔除引流管后引流管口愈合，无腹泻、发热。2013年12月再次出现右侧腰背部疼痛，原引流管口皮肤出现破溃、流脓，余症状同前，予左氧氟沙星、头孢菌素类抗菌药治疗2个月，伤口逐渐愈合，无发热、腹泻等。此后反复出现上述症状，抗菌药治疗后好转。为进一步诊治于2015年10月5日入院。病程中，精神、睡眠可，食欲不佳，小便正常，体重下降7.5kg。否认口腔或外阴溃疡、关节痛、皮疹、视物模糊等。

既往史：2002年行肛周脓肿切开引流。

个人史、家族史：无特殊。

体格检查：T 36.5℃，P 88次/分，RR 18次/分，BP 114/84mmHg。心肺查体未见异常。腹软，无压痛、反跳痛，右侧腹股沟区（原引流管）皮肤可见一窦口，未见脓液流出，周边皮肤红肿，触之质硬。

入院诊断：腹泻、腹痛、腰大肌脓肿原因待查
肠结核不除外

腹痛、腹泻、腰大肌脓肿的诊治思路

病例特点：青年女性，慢性病程，病情反复，病程前半段表现为腹痛、腹泻，后半段表现为腰痛、发热，影像学提示腰大肌脓肿，行两次腰大肌脓肿切开引流术，并抗结核治疗5个月，仍反复发热，近期症状再发。既往有肛周脓肿史。根据患者临床表现及辅助检查，诊断和鉴别诊断考虑如下：

1. 结核感染　外院疑诊患者结核感染，予抗结核治疗5个月，一次达到引流减少、愈合，之后症状反复时应用左氧氟沙星控制症状有效，但因同时行清创引流术，第一次愈合

不能判断是哪种治疗手段的作用。另外，尚存在其他不支持结核感染的理由：既往无结核接触史，规律抗结核治疗5个月症状仍反复，未找到明确的病原学证据。入院后完善PPD试验、T-SPOT.TB等筛查，并行影像学和内镜等综合判断以明确诊断。

2. 克罗恩病（CD）　患者青年女性，临床表现为腹痛、腹泻、发热，既往有肛周脓肿病史，需要考虑CD可能。CD可出现肠瘘，继发感染引起腰大肌脓肿。入院完善炎症指标、炎症性肠病抗体谱、结肠镜、小肠CT成像、经腹肠道超声等检查，将外院病理送至我院病理科会诊。

3. 其他　贝赫切特（又称白塞，Behcet）病、肠道淋巴瘤、结肠癌、异物、憩室等均可引起肠瘘伴发腰大肌脓肿。该患者青年女性，为免疫性疾病好发人群，但患者无口腔溃疡、外阴溃疡、皮疹、眼炎等表现。入院可完善针刺试验，必要时行眼科检查。其他疾病尚无相关证据，可进一步完善内镜、影像学，以及外院病理我院会诊等。再者尚不能除外肠道症状与腰大肌脓肿二元论疾病，需行结肠镜检查和影像学检查进一步分析。

入院后完善相关检查：血常规、肝肾功能（-）；粪便常规+OB（-）；hs-CRP 28.72mg/L，ESR 24mm/h；ANCA、炎症性肠病抗体谱、补体、免疫球蛋白（-），针刺试验（-）；PPD试验、T-SPOT.TB（-）。小肠CT成像：盲肠、回盲部、末段回肠及第5、6组小肠多节段肠壁增厚伴异常强化，小肠肠管-肠管间、肠管-右侧腰大肌间多发粘连，右侧髂腰肌多发片状异常强化，右侧腰大肌、髂腰肌及右侧腹斜肌脓肿（图1）。经腹肠道超声：末段回肠、回盲部、升结肠肠壁增厚，升结肠及末段回肠多发肠瘘形成，腰大肌及髂腰肌脓肿伴皮下窦道形成（较大者长约6.7cm），回盲部及升结肠肠腔内中高回声，息肉可能。结肠镜：盲肠变形，回盲部狭窄，可见少许末段回肠黏膜外翻向结肠侧，周边黏膜轻度充血，内镜无法通过瓣口。升结肠起始部可见一枚大小约2.5cm息肉（图2）。外院病理我院会诊：可见慢性隐窝结构紊乱、非特异性肉芽肿，非CD典型表现。

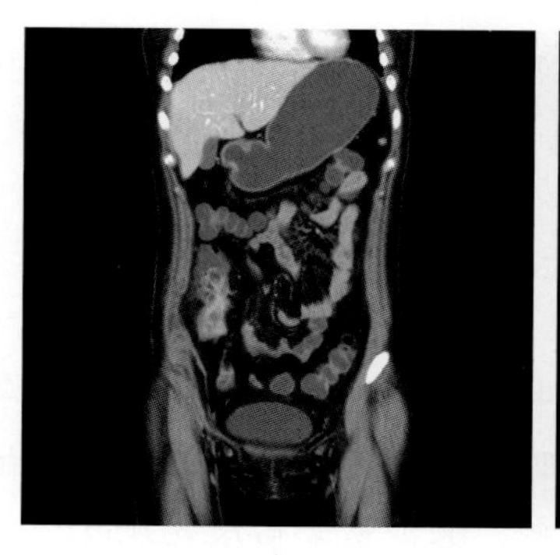

A

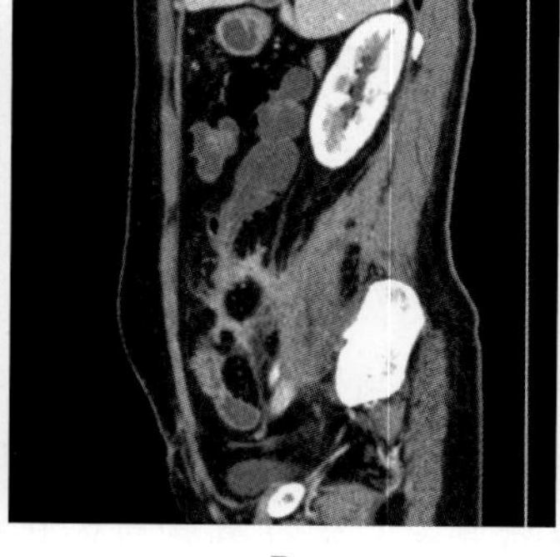

B

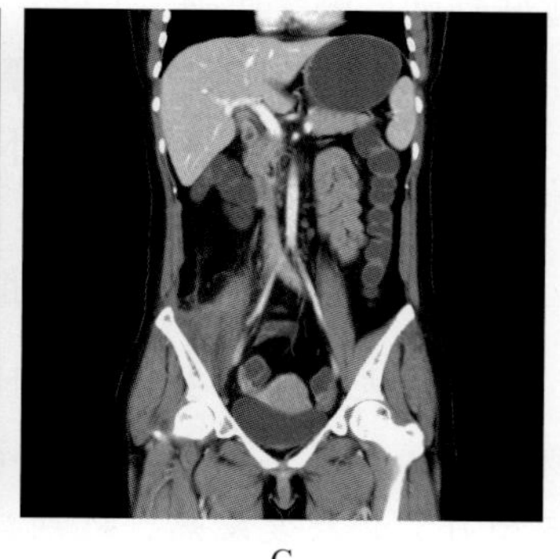

C

图1　小肠CT成像

A. 冠状面示盲肠、回盲部、末段回肠肠壁增厚伴异常强化，盲肠挛缩；B. 斜矢状面示小肠内瘘、末段回肠与右侧腰大肌间多发肠瘘，右侧髂腰肌多发片状异常强化；C. 冠状面示右侧腰大肌及髂腰肌脓肿

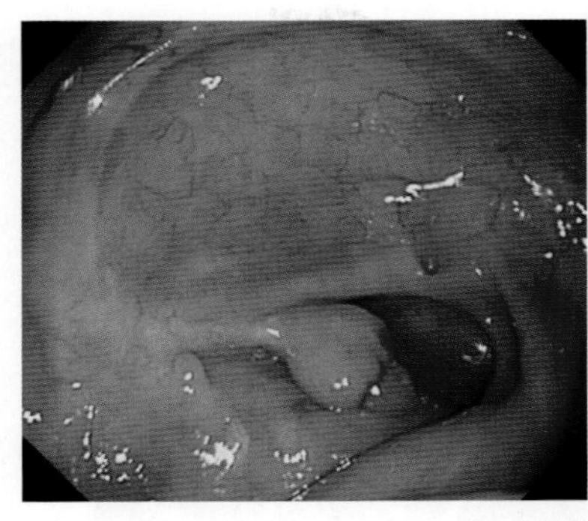
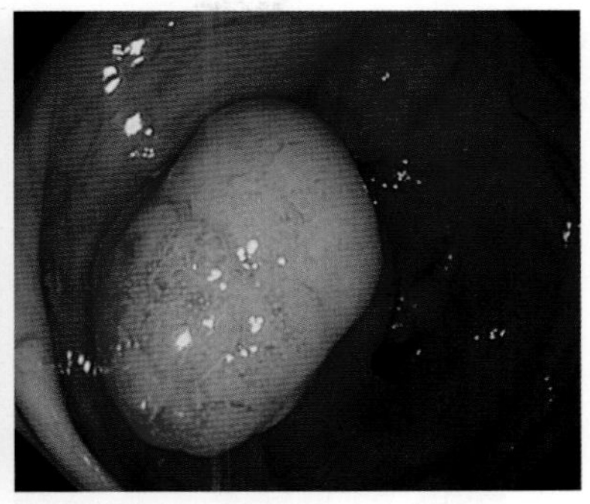

图2　结肠镜检查

腹痛、腹泻与腰大肌脓肿之间的关系

从上述检查结果来看，患者PPD试验、T-SPOT.TB阴性，外院病理未见干酪样肉芽肿，并不支持结核；针刺试验阴性，结合其他临床表现不支持肠白塞病。进一步检查发现，患者炎症指标升高，小肠CT成像、经腹肠道超声见多发肠瘘形成，腰大肌及髂腰肌脓肿伴皮下窦道形成；结肠镜可见回盲部狭窄，支持CD诊断，腰大肌及髂腰肌脓肿为肠瘘继发感染所致。不支持点为外院病理我院会诊见非特异性肉芽肿，非CD典型黏膜活检病理表现，尚需进一步完善病理检查。因患者回盲部狭窄，内镜无法通过，故未取病变组织活检，尚不能明确诊断。

因患者存在多发肠瘘、腰大肌脓肿，治疗迫在眉睫。我们采用边治疗边诊断的方法，逐步诊断疾病。治疗上予安素肠内营养，左氧氟沙星（可乐必妥）、甲硝唑控制感染。必要时可考虑外科手术，手术既可解除症状，又可通过手术病理明确诊断。

患者经3个月内科治疗效果不佳，腰大肌脓肿无法行介入穿刺引流，遂于2016年1月27日在我院行腹腔镜探查+回盲部及部分升结肠切除术：术中见网膜与腹壁粘连，盲肠部肿物与其近端15cm处回肠粘连成团，网膜粘连，与腹膜后及腰大肌成团块炎性改变。术后病理检查示：（回盲部及部分升结肠）小肠壁组织显慢性炎，黏膜糜烂，黏膜下层纤维组织增生，黏膜下层及浆膜层可见淋巴组织增生，淋巴滤泡形成；结肠黏膜显慢性炎，黏膜下层水肿，结肠炎性息肉；断端无殊；病变不除外CD；淋巴结显慢性炎；网膜无特殊。术后1周后出现腹泻，粪便难辨梭菌毒素A、B测定（+），予甲硝唑抗感染2周后症状缓解。

2016年2月20日患者再次出现腹泻，为黄色稀水便，6～7次/日，伴腹痛。检查示血常规、肝肾功能（-）；hs-CRP 7.55mg/L，ESR 16mm/h；粪便OB（+），苏丹Ⅲ染色（+），粪便培养、难辨梭菌毒素测定（-）。CMV-pp65、EBV DNA、CMV DNA（-）。小肠CT成像：新见回盲部及部分回肠切除术后改变，术区上方结肠管壁增厚，伴强化；原腹腔内小脓肿，此次未见；右侧腰大肌、髂腰肌及右侧腹斜肌脓肿，较前稍好转（图3）。经腹肠道超声：腰大肌、髂腰肌可见低回声，范围约4.6cm×1.0cm，经数个条形低回声向右下腹腹壁皮下穿通，皮下低回声范围约3.1cm×0.5cm。考虑腰大肌及髂腰肌脓肿，较前缩小；皮下脓肿，较前缩小。治疗上予头孢他啶 1g q8h、甲硝唑 0.915g q12h 静脉滴注×7 天，患者腹泻好转，复查 ESR、hs-CRP 正常。

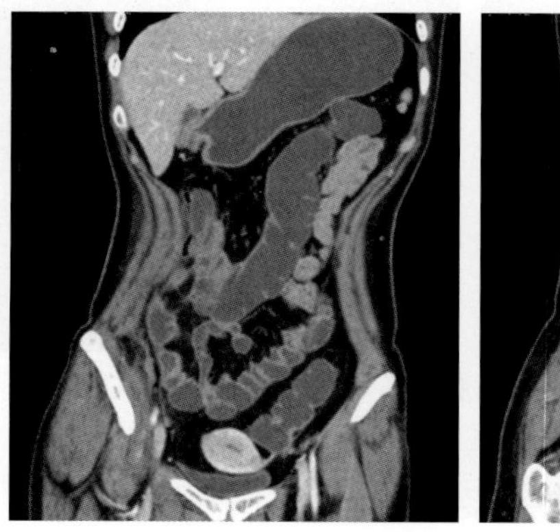
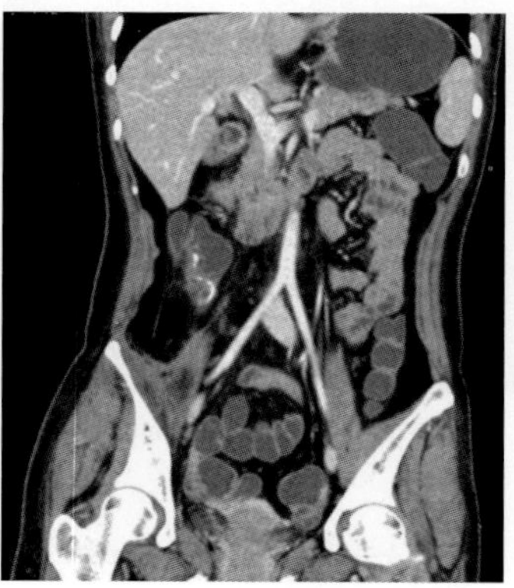

图 3　小肠 CT 成像

CD 术后治疗

该患者经内科保守治疗效果不佳，故行回盲部及部分升结肠切除术，术后病理提示结肠黏膜显慢性炎，黏膜下层水肿，诊断考虑 CD。对于该患者，临床表现为多发肠瘘、年龄 <30 岁，有两个高危因素，为术后复发的高危人群。治疗上予肠内营养及药物，并定期行内镜评估。美国胃肠病协会（AGA）推荐术后治疗的药物首选硫唑嘌呤或英夫利昔单抗；建议术后 6～12 个月行内镜评估。

2016 年 5 月评估病情，患者无发热、腹痛、腹泻、腰痛等。复查血常规、肝肾功能（－）。hs-CRP 0.75mg/L，ESR 5mm/h；CMV DNA、EBV DNA（－）。粪便难辨梭菌毒素测定（－）。经腹肠道超声：回盲部、部分升结肠切除术后，腰大肌及髂腰肌脓肿，较前缩小，皮下脓肿，窦道愈合后改变。结肠镜：进镜 60cm 至回结肠吻合口通畅，沿吻合口边缘环形分布浅溃疡。进入回肠约 25cm，黏膜未见异常。部分升结肠、横结肠、降结肠、乙状结肠、直肠黏膜血管纹理清晰，无糜烂及溃疡（图 4）。诊断：CD 术后，吻合口浅溃疡。

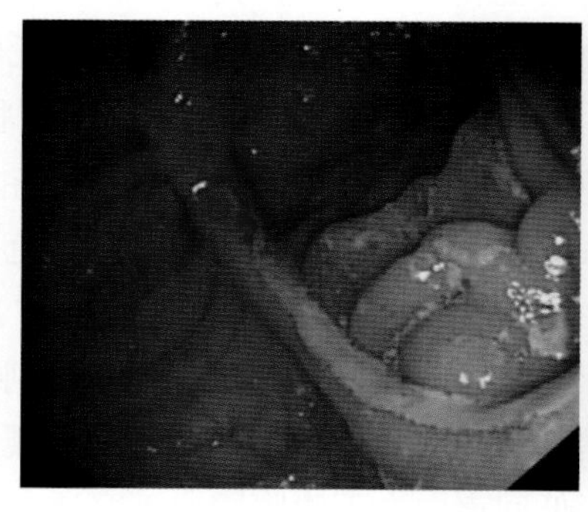
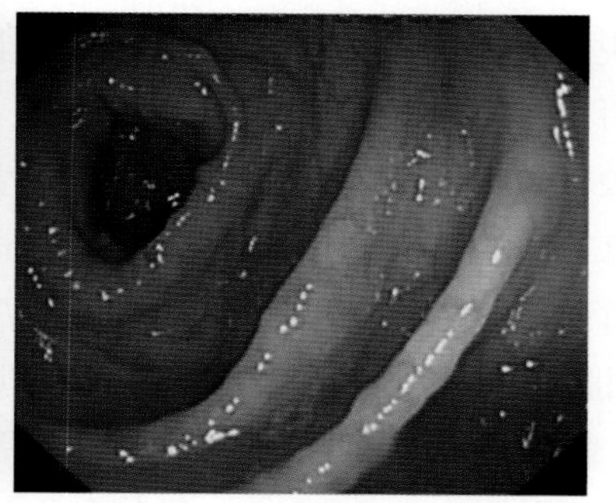

图 4　结肠镜检查

沿吻合口边缘环形分布浅溃疡，余未见异常

该患者术后尚需继续管理并调整药物。

最后诊断：克罗恩病（A2L3B3p，缓解期）
腰大肌脓肿切开引流术后
升结肠及末段回肠肠瘘
回盲部及部分升结肠切除术后

【诊疗启迪】

该患者是一例临床表现腰痛，检查提示为腰大肌脓肿，最后经手术得以确诊并治疗的病例。从该病例中学习了：①腰大肌脓肿的鉴别诊断：CD、结核感染、肠白塞病、肠道淋巴瘤、憩室等均可引起，需要仔细鉴别诊断。②腰大肌脓肿的治疗：包括介入引流治疗、抗生素治疗、原发病治疗，必要时外科手术治疗。该患者由于脓肿未液化，不是介入引流的适应证，抗生素治疗不能完全清除病变，最终选择外科手术治疗，但手术治疗也需要选择最佳时机，建议肠内营养达到局部炎症控制为最佳。③CD术后维持治疗：患者经手术治疗后确诊CD，按照术后维持治疗的原则，该患者有两个高危因素，有维持治疗的必要性。但更要重视个体的治疗，原因是术后腰大肌脓肿未能完全处理，应用免疫抑制剂药物会加重感染的风险，故先给予全肠内营养，之后再考虑维持治疗。

【专家点评】

该病例从腰大肌脓肿临床表现展开临床思维，首先考虑结核感染，腰椎结核易出现腰大肌和髂肌脓肿，首选抗结核治疗是正确的。但患者经抗结核治疗病情未缓解，需要发散临床思维，针对其他疾病进行鉴别诊断，必要时通过手术确诊。从该病例中还学习了腰大肌脓肿“手术”治疗的时机选择。总之，通过该病例我们认识了腰大肌脓肿的诊治思维，希望对其他相似患者的诊治有帮助。

（刘爱玲　撰写　钱家鸣　审校）

参考文献

[1]Regueiro M, Velayos F, Greer JB, et al. American Gastroenterological Association Institute Technical Review on the Management of Crohn's Disease After Surgical Resection[J]. Gastroenterology, 2017, 152(1): 277-295.
[2]辛玉，吕红，马莉，等.免疫抑制剂预防克罗恩病术后复发的临床研究[J].中华消化杂志，2016，36(8):

532-537.
[3]Nguyen GC, Loftus EV Jr, et al. American Gastroenterological Association Institute Guideline on the Management of Crohn's Disease After Surgical Resection[J]. Gastroenterology, 2017, 152(1): 271.

病例18 腹痛、发热、黄疸 ——CD合并肠瘘还是胆石症

患者，男性，34 岁，因“反复腹痛 10 个月，加重 1 个月”入院。

患者于 2015 年 8 月无明显诱因出现上腹部绞痛，NRS 5～6 分，伴呕吐、腹泻，呕吐物为胃内容物及水，有苦味及腥臭味，排便 2 次/日，为黄色不成形便，有黏液，无脓血，偶有里急后重，无发热，2 天后症状好转。就诊外院，胃镜检查示十二指肠溃疡，Hp-RUT (+)，结肠镜检查示“直肠溃疡”，病理：“肉芽肿性疾病”（均未见报告），考虑克罗恩病不除外，予三联抗 Hp 及铝碳酸镁治疗 1 个月，未再出现腹痛及呕吐，偶有黏液便。2015 年 10 月患者再次出现中上腹痛，性质、程度同前，放射至脐周，伴发热，Tmax 41℃，伴畏寒、寒战、流涕、咽痒，无咳嗽、咳痰，无腹泻、呕吐，当地医院查 BP 86/50mmHg，右上腹压痛，无反跳痛及肌紧张，Murphy 征 (+)。血常规示 WBC 16.83×10^9/L，NEUT% 93.0%；生化检查示 TBil 30.0μmol/L，DBil 19.1μmol/L，Cr 129μmol/L；PCT>10ng/ml；胸部 X 线片未见异常，腹部超声示胆囊壁稍毛糙、增厚，胆囊壁胆固醇结晶，胆囊壁隆起样病变，息肉可能，胆囊多发结石。予厄他培南 1g qd×3 天治疗后腹痛减轻，体温降至正常，BP 108/65mmHg，病情平稳出院。2016 年 5 月患者再次出现中上腹疼痛，间断脐周及下腹痛，NRS 6～7 分，伴低热，体温高峰波动于 37.3～37.5℃，出现于晚饭后至次日清晨，曾有 1 次粪便表面带血，余均为黄色不成形，有黏液，无脓血。为进一步诊治于 2016 年 6 月 7 日来我院。病程中无皮肤、巩膜黄染、尿色加深、陶土样大便、背痛、关节痛等，无服用非甾体抗炎类药物史。起病以来，患者睡眠、精神欠佳，食欲减退，小便如常，体重下降 5kg。

既往史、个人史、家族史：偶尔吸烟、饮酒，余无特殊。

体格检查：T 37.7℃，P 73 次/分，RR 18 次/分，BP 110/67mmHg。BMI 24.5 kg/m^2。皮肤黏膜无苍白、黄染。浅表淋巴结未及肿大。心肺无特殊。腹软，右上腹及脐周压痛，无肌紧张、反跳痛，肝脾肋下未及，Murphy 征 (+)。肠鸣音 3 次/分，双下肢无水肿。

入院诊断：腹痛、发热原因待查

炎症性肠病？

胆囊结石

急性胆囊炎？

腹痛、发热、黏液便和胆囊结石的诊治思路

病例特点：青年男性，慢性病程，临床主要表现为反复腹痛、发热，有时伴畏寒、寒战，有时伴呕吐、腹泻，黏液便，查体右上腹压痛及Murphy征（+）；辅助检查血白细胞增多，中性粒细胞比例升高，PCT增高，腹部超声提示胆囊炎、胆囊结石，胃肠镜提示十二指肠溃疡和直肠溃疡；经过抗感染治疗腹痛发热可好转。综上考虑患者腹痛、发热原因如下。

1. 胆系感染　患者腹痛以中上腹明显，伴呕吐，血白细胞增多，超声提示胆囊炎及胆囊结石，抗感染治疗有效，均支持胆系感染，但仍需要进一步完善血常规、ALT、AST、GGT、ALP、胆红素，以及磁共振胰胆管造影（MRCP），寻找有无胆道梗阻的因素。

2. 肠道感染　患者有腹痛、发热、黏液便，外院结肠镜提示直肠溃疡，肠道感染不能除外，但患者发热与腹泻症状不平行，有不典型之处。患者病程10个月，反复发作，如考虑肠道感染，可行粪便细菌培养、粪便难辨梭菌毒素测定、肥达试验、外斐反应，以及外周血T-SPOT.TB、CMV-pp65抗原、CMV DNA、EBV DNA等。

3. 肠道非感染性疾病　患者有腹痛、腹泻、黏液便，胃肠镜提示消化道溃疡，病理提示“肉芽肿”，应警惕炎症性肠病可能。进一步应复查胃镜、结肠镜，并行小肠CT成像，评估消化道受累情况及程度。

处理方面，结合患者既往抗感染有效，可加用厄他培南抗感染治疗，观察体温、腹部症状体征。

入院后完善检查，血常规：WBC 14.03×10^9/L，NEUT% 73.5%，Hb 137g/L，PLT 287×10^9/L。粪便常规：WBC大量/HPF，RBC 0～2/HPF，OB（+）。血生化：GGT 143U/L，ALP 143U/L，ALT、AST、TBil、DBil均正常，Alb 35g/L。ESR 45mm/h，hs-CRP 172.26mg/L。T-SPOT.TB、肥达试验、外斐反应、布氏杆菌凝集试验、CMV DNA、EBV DNA（–）。免疫球蛋白、补体、炎症性肠病抗体谱（–）。腹部超声：胆囊壁毛糙、增厚，胆囊壁胆固醇结晶，胆囊壁隆起样病变，息肉可能，胆囊多发结石。MRCP：胆囊多发小结石，未见肝内外胆管扩张、狭窄。胃镜：食管裂孔功能障碍，慢性浅表性胃炎。结肠镜示结肠多发糜烂、溃疡，病理检查示淋巴组织增生，慢性炎。小肠CT成像：直肠、直乙交界、末段回肠、第3和4组小肠肠壁增厚，黏膜面强化明显，节段性狭窄，中下腹部内瘘形成及腹腔脓肿，符合炎症性肠病、克罗恩病可能（图1）。

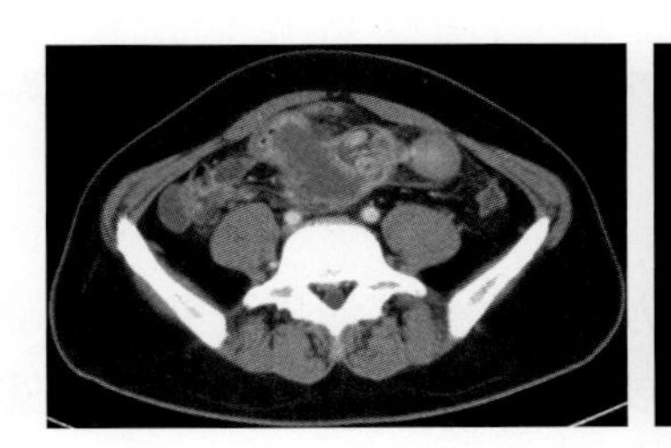
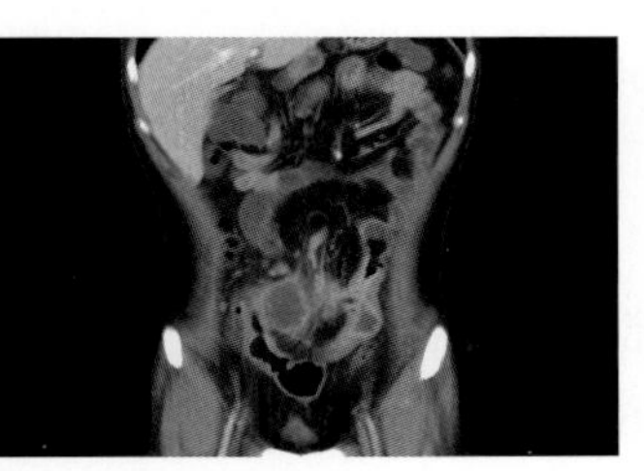

图1　小肠CT成像

治疗上予厄他培南抗感染，5-氨基水杨酸及要素饮食，患者体温降至正常，腹痛有所减轻，血常规 WBC 正常，ESR 22mm/h，hs-CRP 12.81mg/L。抗感染治疗 2 周后复查腹盆 CT 示腹腔脓肿基本消失（图 2A）。

胆囊结石和克罗恩病孰是孰非——多学科团队（MDT）会诊

经消化内科、基本外科、放射科、感染内科、临床营养科等 MDT 会诊，考虑患者慢性病程，病变累及小肠、结肠，合并肠瘘及腹腔脓肿，临床上诊断克罗恩病（CD）可能性大；经过抗感染治疗腹腔脓肿好转，但仍有肠瘘存在，故原发病的治疗可以在抗生素治疗的基础上，尝试加用激素诱导缓解治疗。若感染无加重再加用免疫抑制剂维持缓解，同时予肠内营养制剂加强肠内营养支持，促进瘘的愈合。暂时先不考虑手术治疗，而胆囊结石目前不属于主要矛盾，暂对症治疗。

CD 合并肠瘘、腹腔脓肿的处理策略

根据患者临床表现（腹痛、发热）、结肠镜（直肠溃疡）、影像学（小肠多发肠壁增厚、狭窄，合并瘘及腹腔脓肿），临床上拟诊 CD。患者存在活动性肠瘘及腹腔脓肿，CD 成为主要矛盾。目前行消化内镜检查观察黏膜并获得病理的风险很高，故临床上采取试验性治疗在先，最终确定诊断在后的策略。

根据 2016 年欧洲克罗恩病和结肠炎组织（ECCO）有关 CD 诊治欧洲循证共识意见，肠肠瘘在 CD 中很常见，有文献报告高达 50%，最常见的是回肠回肠瘘和回肠盲肠瘘，这类瘘管一般不造成跨长段肠道的短路，所以通常无症状，一般也不需要手术。如果肠肠瘘并发脓肿和狭窄，通常需要手术治疗。在活动性小肠 CD 伴发腹腔脓肿时首先考虑抗生素治疗、经皮或外科引流，必要时行择期手术切除。该患者经过充分的抗生素治疗，发热、腹痛缓解，影像学腹腔脓肿基本消退，但仍有炎症指标升高，腹腔内仍存在肠瘘及肠壁增厚病变，提示 CD 病情活动，仍需要针对原发病的治疗。广泛小肠型病变的 CD 应首选系统性激素治疗诱导缓解，也可应用 TNF-α 抑制剂治疗。由于该患者仍存在隐匿性腹腔感染，故选择使用系统性激素，一方面诱导 CD 缓解，另一方面如果激素使用中腹腔感染加重，便于及时调整治疗方案（激素半衰期短，而 TNF-α 抑制剂作用时间长）。CD 的治疗需要有综合观和全局观，诱导缓解后维持治疗至关重要，对中重度 CD 维持治疗有作用的是免疫抑制剂（首选硫唑嘌呤）和 TNF-α 抑制剂，但均有合并感染的风险。

患者体温正常、腹痛减轻后，抗菌药改为口服左氧氟沙星及甲硝唑，针对原发病加用足量激素泼尼松 60mg/d，同时加强肠内营养支持，口服肠内营养制剂，患者无明显发热、腹痛，ESR 5mm/h，hs-CRP 0.80mg/L。泼尼松规律减量至 30mg qd，病情平稳，逐渐加用免

疫抑制剂硫唑嘌呤 50mg qd，监测血常规、肝肾功能、炎症指标正常，硫唑嘌呤加量至 125mg qd 维持。激素联合免疫抑制剂治疗 5 个月后复查腹盆 CT（图 2B）未见腹腔脓肿，内瘘亦好转。

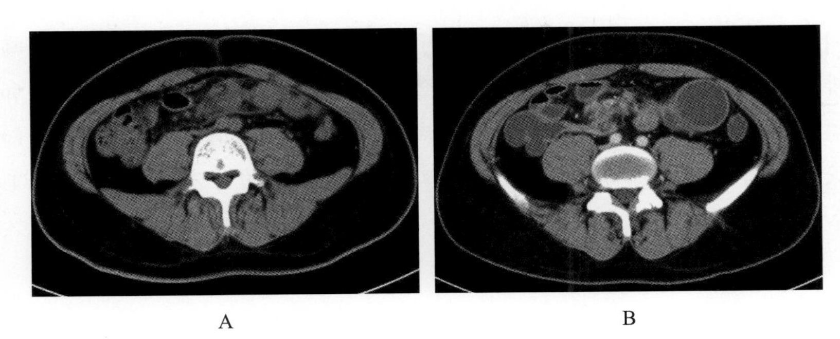

图 2　腹盆 CT

A. 治疗后腹盆 CT 变化，抗生素治疗 2 周；B. 激素+硫唑嘌呤治疗 5 个月，腹腔脓肿吸收，内瘘好转，小肠壁增厚减轻

胆石症和炎症性肠病“藕断丝连”?

该患者比较特殊的是病程中反复检查存在胆囊结石、胆囊壁增厚、胆囊壁胆固醇结晶，且有右上腹痛和 Murphy 征（+），故胆囊炎、胆囊结石与原发病相伴随。

检索文献发现，胆石症是炎症性肠病（IBD）的并发症之一，约 7.8% 的 CD 患者及 3.8% 的溃疡性结肠炎（UC）患者合并胆石症，其明确的危险因素包括：诊断年龄，疾病活动度和疾病病程，非甾体抗炎药的摄入，肠外表现及肠道手术。CD 患者更易合并胆石症，主要因为 CD 常累及末段回肠，影响胆汁酸肠肝循环，增加了胆石症的发生概率，且 CD 患者胆囊运动减少，也与胆石症发生相关。研究比较多的 IBD 肝脏表现是 IBD 合并原发性硬化性胆管炎（PSC），常发生于 UC 患者，IBD 合并 PSC 预后较差。主要检测手段为 MRCP，该患者在诊断中为排除 PSC 行 MRCP 未见明确胆管扩张、狭窄、串珠样改变等，肝功能化验未见异常，PSC 基本可排除，仅考虑为 IBD 合并胆石症，且在治疗过程中患者胆石症未再复发。

最后诊断：克罗恩病（A2L3+4B3，缓解期）

肠瘘

腹腔脓肿

胆囊结石

【诊疗启迪】

本病例是一个CD合并胆石症展开临床思维的病例。有两点启示：①重视问诊：外院仔细问诊发现患者有粪便的改变，给予结肠镜检查，之后发现直肠溃疡，再之后我院仔细排查，发现肠瘘、腹腔脓肿等。②重视疾病之间的关联：胆石症和CD在疾病过程中藕断丝连，提醒我们认识这两个疾病的相关性，通过对不了解的知识进行检索文献，我们获得最新的知识和观念——胆石症是IBD的并发症之一，通过治疗CD，患者胆系感染未再发作。

【专家点评】

我们对CD已经有一定认识，但如何从“已经抓到一个疾病”的基础上，站得更高、望得更远是非常难的一件事，通过这个病例教育了我们“全面”问诊是基石，MDT讨论和“辨证”（检索文献）是认识一个病例必不可少的“宝剑”。胆石症既可以是CD的共病，也和CD有看似不为人知的“藕连”，是临床中需要重视和甄别之处！

（李晓青　撰写　费贵军　审校）

参考文献

[1]Gomollon F, Dignass A, Annese V, et al. 3rd European Evidence-based Consensus on the Diagnosis and Management of Crohn's Disease 2016: Part 1: Diagnosis and Medical Management[J]. J Crohns Colitis, 2017, 11(1): 3-25.

[2]中华医学会消化病学分会炎症性肠病学组. 我国炎症性肠病诊断与治疗的共识意见[J]. 胃肠病学, 2012, 17(12): 763-771.

[3]Fagagnini S, Heinrich H, Rossel JB, et al. Risk factors for gallstones and kidney stones in a cohort of patients with inflammatory bowel disease[J]. PLOS ONE, 2017, 12(10): e0185193.

[4]Restellini S, Chazouilleres O, Frossard JL. Hepatic manifestations of inflammatory bowel disease[J]. Liver Int, 2017, 37(4): 474-489.

病例19　发热、肠瘘——肠结核还是CD

患者，女性，71岁，因“发热2年，发现右腹股沟包块7个月”入院。

患者于2013年7月无明显诱因出现发热，夜间达高峰，Tmax 39.0℃，伴畏寒、寒战、多汗，以及食欲减退、乏力、体重下降，无咳嗽、腹痛、腹泻或尿路刺激征。胸部CT可见右下肺斑片影，当地医院诊断结核感染可能，2013年9月至2015年3月予口服异烟肼0.3g qd、利福平0.45g qd、乙胺丁醇0.75g qd治疗，用药期间热峰逐渐降至37.0℃。2015年1月开始出现右腹股沟包块，约3cm×3cm，伴局部皮肤发红、皮温升高、疼痛，未破溃，无发热，CRP 48mg/L，ESR 69mm/h。行切开引流，切口愈合可。2015年3月再次于右侧腹股沟区出现包块，局部皮肤红肿热痛及破溃，伴发热，Tmax 39℃，每日有少量肠内容物外溢。查T-SPOT.TB（-）；腹盆CT平扫：低位肠外瘘，右下腹脓肿。予抗感染、右下腹脓肿置管引流后体温正常。2015年6月结肠镜检查示末段回肠多发溃疡；病理：末段回肠黏膜显重度急性及慢性炎，伴溃疡形成。发病以来无口腔或外阴溃疡，无关节痛、眼炎。为进一步诊治于2015年7月收入我院。

既往史：帕金森病5年，目前口服左旋多巴，否认既往结核病史。

个人史、婚育史、家族史：无特殊。

体格检查：T 36.8℃，P 70次/分，BP 140/80mmHg。轮椅入室，心肺查体未见异常。右侧腹股沟区可见手术切口及引流管，内见少许棕色引流物，近期每日引流量<10ml，腹软，右下腹压痛，无反跳痛或肌紧张，未触及包块。双下肢无水肿。

入院诊断：发热、腹部包块原因待查

肠结核不除外

炎症性肠病不除外

肠皮瘘形成

腹部包块、回肠溃疡、肠瘘的诊断思路

病例特点：老年女性，慢性病程，临床主要表现为发热、右侧腹股沟区包块，包块局部伴红肿热痛及皮肤破溃。辅助检查提示炎症指标升高，回肠末段多发溃疡，低位肠外瘘形成。肠瘘根据解剖位置可分为内瘘和外瘘。根据瘘口流量可分为低流量瘘、中流量瘘和高流量瘘，低流量指每日引流量<200ml，高流量指每日引流量>500ml，中流量介于二者之间。本例患者出现皮肤破溃并有少量肠内容物外溢，为低流量肠皮瘘，属于外瘘。80%肠皮瘘形成原因与医源性损伤如腹腔手术相关，与手术无关的20%肠皮瘘病因包括创伤、克罗恩病（CD）、肠结核、恶性肿瘤、肠贝赫切特（又称白塞，Behcet）病、放射性肠炎、缺血性肠病、重症急性胰腺炎等。本例患者病前无腹腔手术史、外伤史、放疗史，无胰源性腹痛、胰腺肿大渗出等影像学表现，重症急性胰腺炎暂不考虑，应重点鉴别肿瘤、CD、肠结核、肠白塞病、缺血性肠病等。

1. 肠结核　患者高龄，发热伴明显消耗症状，病变以末段回肠为著，抗结核治疗后体温下降，不除外结核感染。但患者抗结核治疗已达1年余时出现肠瘘，较难用结核感染解释疾病全貌。

2. CD　患者末段回肠多发溃疡、存在肠瘘，需警惕CD的可能。35%的CD患者在病程中形成瘘，其中2/3为肠外瘘（55%为肛瘘，6%为肠皮瘘），1/3为内瘘（包括肠肠瘘、

肠膀胱瘘、肠阴道瘘)。但本例老年发病、结肠镜非典型 CD 改变，肠黏膜病理未见非干酪样肉芽肿，诊断 CD 证据尚不充分，后续可完善炎症性肠病抗体谱、小肠 CT 成像进一步协助诊断。患者肠瘘情况不详，暂不宜行结肠镜评估。

3. 恶性肿瘤　患者高龄，存在肿瘤风险，不支持点为外院 CT 及肠黏膜病理均无肿瘤性疾病提示，可进一步完善腹盆影像学检查。

4. 肠白塞病　一种系统性血管炎，累及肠道可表现为肠道溃疡，溃疡常较深大，易并发肠穿孔或肠瘘。但本例无典型口腔和外阴溃疡、关节痛、眼炎等系统性受累表现，尚不足以诊断。

5. 缺血性肠病　患者高龄，应警惕是否存在血管因素导致的肠道病变，回肠末段为肠系膜上动脉供血，CT 未见该动脉钙化或狭窄，亦未见肠系膜上静脉血栓形成，暂不考虑缺血性肠病。

处理方面，患者存在低位小肠肠皮瘘，引流量少，且查体无腹膜炎表现，可予肠内营养治疗，并尽快完善小肠 CT 成像评估肠瘘部位、是否合并腹腔脓肿；同时完善炎症性肠病抗体谱、T-SPOT.TB 等病因学检查，以协助明确诊断、制订后续治疗计划。

检查结果回报，血常规：WBC 11.6×10^9/L，NEUT% 77.7%，Hb 112g/L，PLT 500×10^9/L。血生化：Alb 37g/L，ALT 36U/L，K^+ 4.4mmol/L，Na^+ 133mmol/L，Cr 44μmol/L。ESR 87mm/h，hs-CRP 94.37mg/L，CEA（-），炎症性肠病抗体谱（-），PCT、T-SPOT.TB（-）。胸部 CT：纵隔可见钙化淋巴结。小肠 CT 成像：右下腹脓肿引流后改变；第 6 组小肠及局部乙状结肠肠壁不规则增厚，伴异常强化，局部肠管变窄；右下腹及盆腔内脂肪密度增高，肠系膜多发肿大淋巴结（图）。

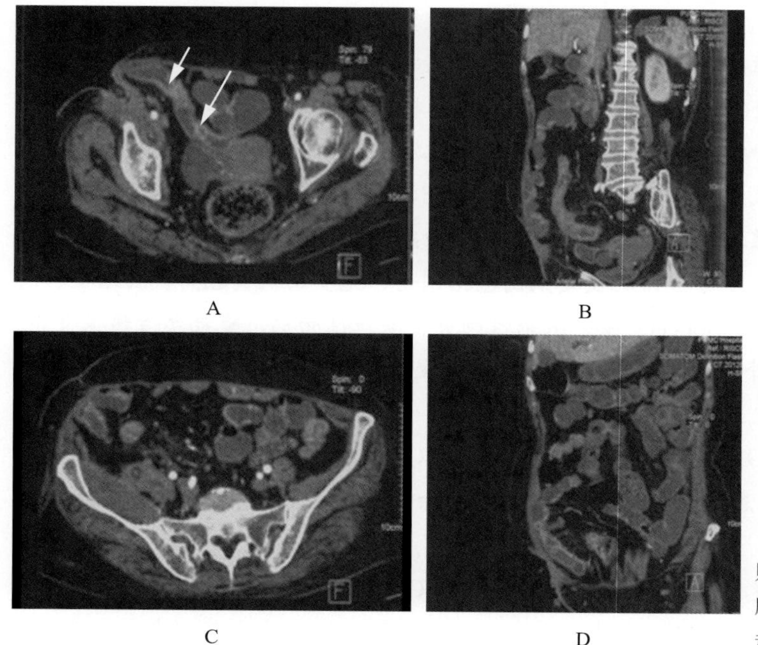

A　B　C　D

图　小肠 CT 成像

A 和 B. 箭头示第 6 组小肠肠壁不规则增厚，伴异常强化和狭窄；C. 示右下腹脓肿引流后改变；D. 乙状结肠肠壁不规则增厚，伴异常强化，局部肠管变窄

CD是最终诊断吗？

患者影像学符合CD的特点：节段性分布，累及第6组小肠及乙状结肠；肠壁增厚、黏膜强化；腹盆脂肪密度增高等。结合患者实验室检查（T-SPOT.TB为阴性），影像学检查和足量、足疗程抗结核治疗反应，目前考虑肠结核证据不足。缺血性肠病和肿瘤也无相应证据。因此，考虑CD不除外。

CD肠皮瘘的处理原则

肠皮瘘指肠管与体表间的异常通道，肠内容物可经此外溢，局部症状主要为肠液或气体自创口溢出，或能自创口见到肠黏膜。出现肠皮瘘的CD患者通常肠道局部炎症重，存在腹腔炎性渗出及营养不良等情况，导致根治肠皮瘘的手术难度大、手术相关风险（如术后吻合口瘘等）及术后复发风险均较高。肠皮瘘经内科保守治疗如肠内营养亦有一定愈合可能。

内科保守治疗可分为即刻、早期及后期三个阶段。即刻治疗包括：识别并积极治疗腹腔脓毒血症，纠正水电解质紊乱，加强皮肤护理及疼痛管理。早期治疗包括：营养支持、瘘流量控制、心理评估。其中营养支持方面，对瘘流量较大（>500ml/d）者全肠外营养优于肠内营养；对低位肠皮瘘、瘘流量少者应尽量选择肠内营养，可防止黏膜萎缩和肠道菌群易位。减少瘘流量方法：摄入低渗液体，摄入混有高钠、高糖的电解质溶液，使用减少肠液分泌的药物（如质子泵抑制剂、奥曲肽等）和抗动力药（如洛哌丁胺等）。肠皮瘘若发生于炎症活动期的肠管，患者可从免疫抑制治疗中获益，英夫利昔单抗可使约33%的CD患者肠皮瘘愈合，多发窦道及肠腔狭窄为肠瘘难愈合的高危因素。但对于发生于吻合口的瘘，免疫抑制治疗可能无效。后期治疗内容包括：瘘口评估、肠道长度及质量评估。手术治疗可分为早期手术和确定性肠皮瘘手术，早期手术仅限于处理腹腔脓毒血症或出血；确定性肠皮瘘手术系针对瘘管发生后至少3个月仍未愈合，且感染已控制、一般情况良好的患者实施瘘管切除、消化道重建手术，术中需切除受累腹壁、肠管及瘘管，术后仍有较高复发率。

针对本例患者，其治疗方案如何抉择？患者目前无水电解质紊乱、脓毒血症等急性或严重并发症。原发病内科治疗方面，患者为低位肠皮瘘、流量小，可选择肠内营养支持治疗；血白细胞增多、炎症指标较高，除考虑与原发病相关，亦需警惕为肠瘘、腹腔脓肿相关腹腔感染所致，可予左氧氟沙星及甲硝唑口服抗感染治疗；免疫抑制治疗方面，患者高龄，目前不除外合并腹腔感染，一般情况差，可选用颇得斯安1g qid治疗，激素或生物制剂应用风险可能高于获益，暂不考虑。本例肠皮瘘已超过3个月未愈合，但患者高龄，肠皮瘘并发腹腔脓肿，腹腔粘连重，炎症指标高，术后吻合瘘或术后复发风险高，虽然行确定性肠瘘手术可协助明确诊断并处理肠瘘，但本例患者手术难度大、风险高，故暂不考虑。败血症是CD出现肠皮瘘患者的主要死亡原因，肠皮瘘流量大、存在并发症或合并症、低蛋白血症、高龄均为预后不良高危因素。本例高龄、并发腹腔脓肿、合并帕金森病，能实施的医疗干预有限，考虑预后欠佳。

治疗上，予安素+瑞素肠内营养、美沙拉秦（颇得斯安）1g qid 口服、左氧氟沙星（可乐必妥）0.5g qd 及甲硝唑 0.2g tid 口服抗感染治疗。之后患者因帕金森病行动不便，未再返院随诊。2019 年 9 月电话随访结果：患者继续肠内营养辅予少渣饮食，长期口服颇得斯安 1g qid 治疗，每日居家自行更换引流管，每日引流量<10ml，间断口服左氧氟沙星和甲硝唑抗感染，腹部包块逐渐减小。2018 年 3 月患者曾尝试拔除引流管，但 1 个月后再次出现发热、腹部包块增大及皮肤破溃，遂再次行引流管置入术，长期带管。近半年引流量每日 10～20ml，无发热。

最后诊断：克罗恩病（A3L3B3，活动期，轻度）
肠皮瘘形成
腹腔脓肿引流术后
帕金森病

【诊疗启迪】

这是一例肠结核治疗过程中出现肠皮瘘的病例，针对该病例而言，获得启示如下：①要“知道”引起肠瘘的主要原因：医源性损伤（如腹腔手术相关）、创伤、CD、肠结核、恶性肿瘤、肠白塞病、放射性肠炎、缺血性肠病、重症急性胰腺炎等。②要“记住”老年人治疗要“温和”。该患者一般情况较差，过于积极的治疗手段需要慎重。该患者为肠皮瘘合并腹腔脓肿，腹腔脓肿无法通过介入治疗解决，理论上应该建议手术治疗，但因老年和一般状况差无法应用生物制剂或耐受手术治疗，坚持肠内营养似乎可使这部分患者在一定时间内维持稳定，实现带瘘生存。

【专家点评】

从该病例中我们“学习”了肠瘘的鉴别诊断，“学习”了肠皮瘘的治疗原则。此类患者需包括消化内科、感染内科、临床营养科、介入科及基本外科等在内的多学科综合管理，制订个体化治疗方案，以期达到最佳疗效、最大程度保留患者消化道功能并改善预后。治疗中尽量达到完全缓解是最理想状态，但是切忌为了达到“目标”给患者带来“相反”的后果，在一定时间内设定“小目标”去实现，对于该患者来说，肠瘘流量较少，一般情况差，先“允许”“带瘘生存”。

（唐 颢 撰写 李 玥 审校）

参考文献

[1]Kevin B,Sebastiano C.Fistula,Enterocutaneous[M].StatPearls,2017.PMID:29083609.
[2]Gecse K,Khanna R,Stoker J,et al.Fistulizing Crohn's disease:Diagnosis and management[J].United European Gastroenterol J,2013,1(3):206-213.
[3]Amiot A,Setakhr V,Seksik P,et al.Long-Term Outcome of Enterocutaneous Fistula in Patients With Crohn's Disease Treated With Anti-TNF Therapy:A Cohort Study from the GETAID[J].Am J Gastroenterol,2014,109(9):1443-1449.

病例20　肺部阴影与IBD的关系

患者，女性，41岁，因“间断发热1年，腹痛10个月”入院。

患者于1年前受寒后发热，Tmax 39.0℃，下午为著，伴畏寒、寒战，对症治疗后体温降至正常。每天均发热，热退后一般情况好，不影响进食。10个月前进凉食后出现脐周痛、腹泻，排黄色稀便，3～5次/日，便后腹痛减轻，发热同前，未规律诊治。1个月前当地医院查血常规：WBC 8.78×10^9/L，NEUT% 71.7%，Hb 95g/L，PLT 263×10^9/L；腹部超声：肝胆胰脾（-），少量盆腔积液；胃镜：慢性非萎缩性胃炎；结肠镜：多发大小0.5～1.5cm类圆形及不规则形溃疡，边界清，肠腔未见狭窄；病理检查：（降结肠）慢性炎症；予左氧氟沙星+替硝唑治疗5天，腹痛、腹泻缓解，Tmax一度下降至38.0℃，但3天后再次高热，需用退热药物。腹痛程度加剧，右上腹为著，伴关节肌肉酸痛，无其他伴随症状。为明确诊断于2011年5月收入我院。近1年来体重下降3kg，食欲和睡眠尚可。

既往史、个人史、家族史：无特殊。生活于河北农村，在家务农，体力消耗大。

体格检查：体型偏瘦，BMI 19.2kg/m^2，贫血貌。腹软，右腹部及脐周压痛，无反跳痛。肝脾肋下未及，Murphy征（-）。移动性浊音（-）。肠鸣音3～4次/分。双下肢无水肿。

入院诊断：发热、腹痛原因待查

发热、腹痛的诊治思路

病例特点：中年女性，慢性病程，以发热起病，随后出现腹痛，从一元论的角度应考虑发热和腹痛系同一疾病所致。可造成发热和腹痛的疾病包括：感染、恶性肿瘤、自身免疫病、炎症性肠病（IBD）、缺血性肠病、中毒、代谢性疾病等。原发病可能位于肠道，也可能是系统性疾病累及肠道。从发热和腹痛的发生顺序来看，后者可能性似乎更大。详细了解发热和腹痛的症状学特点，有助于正确展开临床思维。

患者体温较高，但一般情况尚可，且病程较长，普通细菌感染难以考虑。发热同时仅伴非特异性关节痛，无系统性结缔组织病的常见表现如皮疹、光过敏、脱发、口腔溃疡、雷诺现象等，考虑这类疾病可能性较小。患者腹痛伴腹泻，且腹泻之后腹痛减轻，提示结肠受累可能性大。结合内镜检查发现结肠多发溃疡，应将结肠溃疡视为重要的诊断线索。伴发热的结肠溃疡其常见病因包括肠结核（ITB）、克罗恩病（CD）、肠道淋巴瘤、贝赫切特（又称白塞，Behcet）病等可累及肠道的血管炎、缺血性肠病、机会性感染（如 CMV、EBV、难辨梭菌等）。患者从未发生口腔溃疡，可以暂不考虑白塞病。病史不支持缺血性肠病。无基础疾病，病程长达 1 年，故各类机会性感染可能性也很小。

入院后查血常规：WBC 5.3×10^9/L，NEUT% 67.4%，Hb 92g/L，PLT 347×10^9/L；粪便常规（-），OB（+）；尿常规（-）；肝肾功能：Alb 30 ~ 32g/L，余（-）；感染：PPD 试验、T-SPOT.TB、G 试验、PCT、CMV、EBV、肥达试验、外斐反应（-）；粪便细菌、结核分枝杆菌、真菌培养（-）；血培养×3 次均（-）；炎症指标：hs-CRP 35.36mg/L；ESR 39mm/h；免疫指标：ANA、ANCA、抗 ENA 抗体、ASCA（-）；肿瘤标志物：CA125 44.0U/ml，余（-）；钡灌肠：结肠袋广泛消失，盲肠短缩，末段回肠黏膜增粗；横结肠憩室可能；胸部 CT：右肺中叶、左肺舌叶斑片，考虑感染可能；双下肺磨玻璃影伴间质性改变；双侧叶间胸膜增厚（图 1）。小肠 CT 成像：腹膜后间隙液性密度影，考虑局部渗出可能；盆腔积液；回盲瓣、升结肠及横结肠管壁增厚，伴有强化，盲肠挛缩；肠系膜及腹膜后多发淋巴结肿大。结肠镜：回肠末段阿弗他溃疡、结肠多发溃疡，形态包括纵行、圆形及不规则，溃疡间可见正常黏膜（图 2）。病理：慢性肉芽肿性炎，IBD 或特殊感染不除外。患者入院后仍有高热，经肠内营养治疗腹痛减轻，无咳嗽、咳痰、胸痛等呼吸道症状。

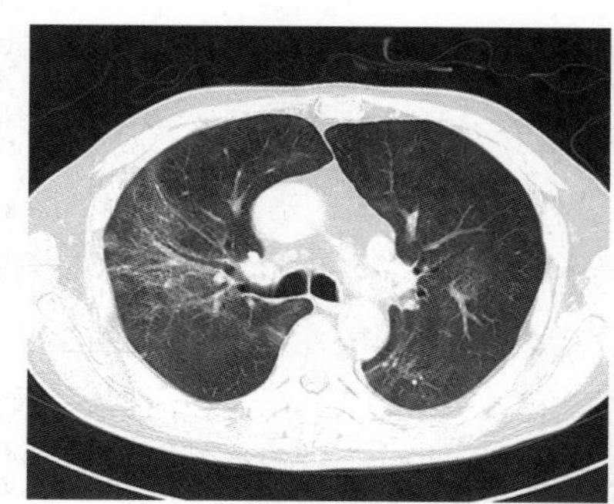 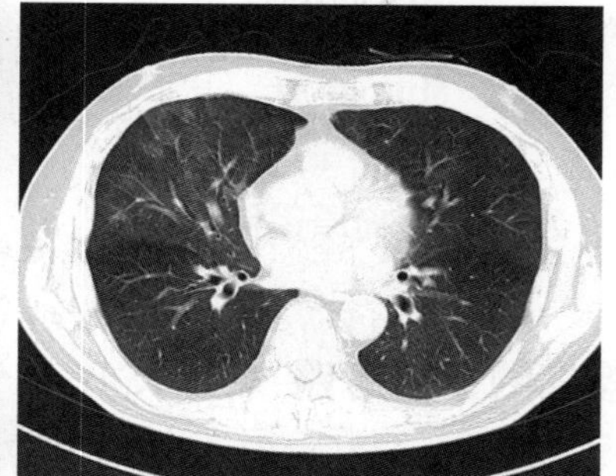

图 1　胸部 CT

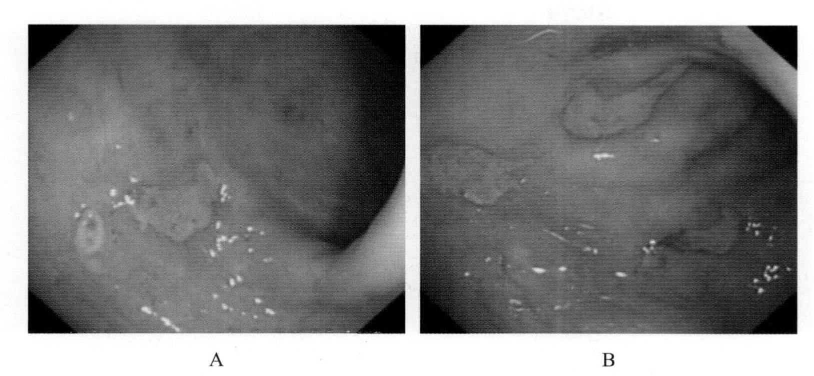

A　　　　　　　　　　B

图 2　结肠镜检查

A. 末段回肠阿弗他溃疡；B. 结肠纵行及不规则溃疡

ITB与CD鉴别诊断

ANCA 阴性，无其他常见器官（如肾、耳、鼻）受累，不支持系统性血管炎。肠道淋巴瘤以孤立性病变为主，表现为慢性结肠炎及多发溃疡者相对少见，活检病理结果也不支持，虽然不能完全排除，但不作为重点考虑。鉴别诊断的焦点是 ITB 与 CD。以下病史和检查结果支持 CD：腹泻、结核病原学检查阴性，回肠和结直肠多发溃疡并呈“跳跃性”改变。但是，CD 以不明原因发热起病并不多见，本例盲肠挛缩和盆腔积液更多见于结核感染，再加上 CT 提示肺部阴影，因此尚不能轻易排除结核，有诊断性抗结核治疗的指征。由于试验性治疗的效果尚需数周才能判断，而患者病情已有加重趋势，应设法明确肺部阴影的性质（感染或非感染），对肠道病变的鉴别有重要价值。

加用异烟肼+利福平+乙胺丁醇+吡嗪酰胺治疗 2 周无效。遂在 CT 引导下穿刺肺部实变处，病理报告：少许肺组织显慢性炎，肺泡上皮增生，局部肺泡腔内可见纤维素样渗出物，肺泡间隔稍增宽伴淋巴细胞及嗜酸性粒细胞浸润；特殊染色：抗酸染色（–）；六胺银染色（–）。考虑符合“淋巴细胞间质性肺炎”（图 3）。呼吸内科会诊：患者是结核感染的高危人群，发热特点也像结核，但胸部影像和肺穿刺病理均不支持结核。肺部改变可用 IBD 肺部受累来解释。目前考虑 CD 的临床诊断，加用甲泼尼龙 1mg/（kg·d），体温恢复正常，腹痛基本缓解。加用激素 1 周后突然便血，6 小时内排血便 2000ml，Hb 降至 40g/L。腹部 CTA：动脉期末段回肠（距回盲瓣约 15cm 处）肠腔内造影剂外溢，考虑为出血部位。急诊剖腹探查，术中见末段回肠约 80cm 范围腔内积血，该段肠管可见多发直径 0.4 ~ 0.6cm 溃疡灶，侵及浆膜层；升结肠及横结肠肠壁广泛增厚充血，行“部分回肠切除+右半结肠切除术”。术后再次发热，Tmax 39.2℃，胃管引流液为血性，凝血时间延长和血小板减少，考虑应激性溃疡，弥散性血管内凝血不除外，家属因经济原因放弃治疗，自动出院。术后病理：回肠和结肠黏膜显慢性炎，小肠节段性病变，病变区小肠及狭窄区结肠黏膜下层纤维组织增生，结肠黏膜可见多发裂隙样溃疡，病变符合 CD（图 4）。

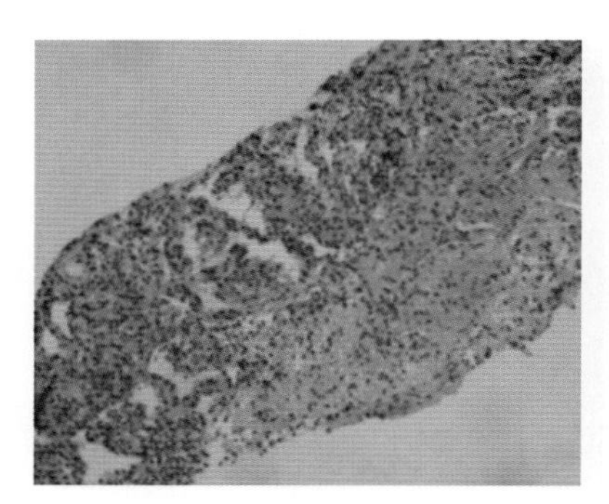

图 3　肺穿刺标本病理
符合淋巴细胞间质性肺炎

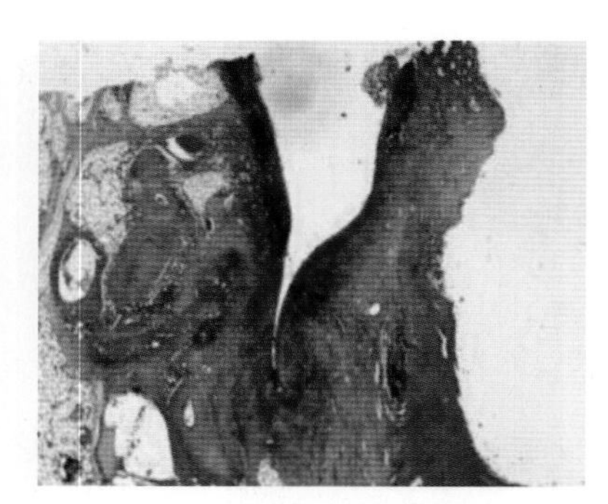

图 4　肠切除标本病理
可见裂隙样溃疡

腹痛-结肠溃疡-肺部病变全面辨证

虽然最终确诊 CD，但却未能改善患者预后，令人十分遗憾。本例发热长达 1 年，最初腹痛程度也不严重，病程后期肠道受累才趋于明显。若在早期能够及时诊断并予正确处置，或许能让患者获益。回顾整个诊治经过，本例 CD 的临床表现有不典型之处，如发热病程漫长、盲肠挛缩、盆腔积液等，客观上增加了诊断难度。肺部阴影使临床表现更加复杂。

IBD 患者的肺部异常主要分为两类，即 IBD 相关性肺疾病和机会性感染。IBD 相关性肺疾病临床表现多样，包括肺功能下降、气道病变、肺实质疾病、肺栓塞和支气管胸膜瘘等，其发生机制包括以下几方面：①胚胎时期肺和胃肠道均起源于前肠，有相似的免疫学特性。②肠道淋巴细胞经过循环系统迁移至肺部，引起局部炎症反应。③肠道炎症产生的免疫复合物在呼吸系统沉积。④IBD 引起高凝状态（血栓栓塞）。另一方面，由于营养不良、手术、免疫抑制治疗等原因，IBD 患者罹患肺部感染的风险较高。二者临床表现相似，但治疗策略完全不同，一旦误诊误治，可造成严重后果，故对诊断的准确性要求较高。本例肺部阴影经病理检查证实为淋巴细胞间质性肺炎，相关病原学检查均阴性，经验性抗感染治疗无效，最终诊断为 IBD 相关性肺疾病。

北京协和医院曾报告一组 IBD 合并肺部异常的病例。11 例患者中男性 8 例（72.7%），年龄 24～72 岁（48.0±19.7 岁）。其中 IBD 相关性肺疾病 5 例，包括肉芽肿性肺炎 1 例、淋巴细胞间质性肺炎 1 例（本例）、哮喘 1 例、肺栓塞 2 例；另外 6 例为机会性感染，包括肺结核 2 例、铜绿假单胞菌肺炎 1 例、曲菌肺炎 1 例、肺孢子菌肺炎 1 例、巨细胞病毒肺炎 1 例）。该组患者的住院时间（46.7±21.4 天）和肠切除手术率（6 例，54.5%）均高于无肺部异常的对照组 IBD 患者。该研究提示肺部受累（无论原发病或感染导致）可加重 IBD 病情，增加医疗花费，是预后不良的危险因素。需要强调的是，IBD 相关性肺疾病无特异性临床表现，加之 IBD 本身就有发热、腹痛、腹泻、心率增快等，可能掩盖脓毒症表现，故在诊断 IBD 相关性肺疾病之前应优先排除感染。

最后诊断：克罗恩病（A2L1B1，活动期，重度）
淋巴细胞间质性肺炎
消化道出血

【诊疗启迪】

该病例我们最主要“学习”认识IBD“肺部病变”，出现肺部病变要考虑如下方面：①IBD合并机会性感染，出现肺部感染表现。②药物相关副作用，如药物引起嗜酸性粒细胞性肺炎等。③IBD肠外表现肺部受累。④其他肺部疾病。这四方面鉴别非常困难，本例患者虽有明显的肺部浸润影，但始终无呼吸道症状。与此形成对照的是，肺部机会性感染的患者大多有不同程度咳嗽、咳痰和/或呼吸困难，提示IBD患者出现肺部阴影时，呼吸系统症状对于感染和非感染病变似乎有一定的鉴别诊断意义。从治疗角度考虑，优先排除感染始终是IBD治疗的重中之重，及时完善下呼吸道病原学检查，必要时获得组织学标本，有助于鉴别二者。另外也要注意药物的不良反应，5-氨基水杨酸制剂、硫唑嘌呤、甲氨蝶呤、TNF-α抑制剂均可以发生药物副作用，并发间质性肺炎、肺出血-肾炎综合征等肺部病变。

【专家点评】

本例的诊治经验为合并肺部异常的IBD提供了借鉴。除腹痛、腹泻、腹部包块等胃肠道症状外，IBD肠外表现发生率较高（20%～40%），其中皮肤损害、虹膜炎、关节炎、原发性硬化性胆管炎等已被普遍认识。肺部受累对IBD预后有不利影响，但发生率较低，易被忽视。IBD患者的肺部异常主要分为三类，即IBD相关性肺疾病、机会性感染、治疗药物相关肺部疾病，三者临床表现相似，容易混淆，但治疗原则却截然不同，值得深入探讨。

（吴　东　撰写　钱家鸣　审校）

参考文献

[1]吴东，杨红，李玥，等.炎症性肠病患者肺部异常的临床特征研究[J].胃肠病学和肝病学杂志，2016，25(10)：1132-1135.

[2]Casella G，Villanacci V，Di Bella C，et al.Pulmonary diseases associated with inflammatory bowel diseases[J].J Crohns Colitis，2010，4(4)：384-389.

[3]Basseri B，Enayati P，Marchevsky A，et al.Pulmonary manifestations of inflammatory bowel disease：case presentations and review[J].J Crohns Colitis，2010，4(4)：390-397.

[4]赵玉杰，夏玉敬，刘占举. 炎症性肠病74例肺功能测定的临床评价[J]. 中华消化杂志，2014，34(6)：379-383.
[5]Kraft SC, Earle RH, Roesler M, et al. Unexplained bronchopulmonary disease with inflammatory bowel disease [J]. Arch Intern Med, 1976, 136(4): 454-459.
[6]Karadag F, Ozhan MH, Akçiçek E, et al. Is it possible to detect ulcerative colitis-related respiratory syndrome early?[J]Respirology, 2001, 6(4): 341-346.

病例21 CD合并坏疽性脓皮病

患者，男性，26岁，因“便血伴多处皮损、发热2月余”入院。

患者于2016年12月初无明显诱因出现排暗红色血便，>10次/日，每次量约200ml，内含血量>50%，无脓液，伴下腹部隐痛，NRS 5分，便后腹痛缓解。便血2天后腹部、背部、外阴部、左胫前、左踝部出现新发皮损（图1A），起初为黄豆大小水疱，后水疱逐渐增大，自行破溃伴血性脓液，伴疼痛，无瘙痒、脱屑，伴发热，Tmax 38.5℃，无畏寒、寒战，体温可自行降至正常。2016年12月15日于外院查血常规：WBC 18.4×10^9/L，NEUT% 80.5%，Hb 66g/L，PLT 554×10^9/L；血清Alb 18g/L；ESR 92.5mm/h；皮损活检病理：角化过度，部分表皮缺失，真皮团块状脂肪层可见中性粒细胞、组织细胞、嗜酸性粒细胞浸润。结合临床考虑坏疽性脓皮病（GP）可能。予禁食水、补液、输注红细胞（6U）、云南白药口服、厄他培南1g qd静脉输液12天，以及皮损局部光疗、布地奈德乳膏外用等治疗，皮损较前缓解，未再发热，但便血未见好转。2017年1月16日于外院查血常规：WBC 9.4×10^9/L，NEUT% 67%，Hb 39g/L，PLT 718×10^9/L。粪便常规：WBC 1～2/HPF，RBC 6～8/HPF，OB（+）；血清Alb 13.5g/L；CRP 59.4mg/L，ESR 36mm/h；EBV-IgM、CMV-IgM（-）。aCL（+），ANA、ANCA（-）。予输注红细胞、血浆及补充白蛋白等治疗。2017年1月20日结肠镜：进镜40cm，所见肠腔多发不规则溃疡，大者占肠腔2/3，中间凹陷，底覆白苔，周边黏膜不规则隆起，活检易出血；病理检查：慢性炎症伴局灶上皮轻度不典型增生。我院病理会诊提示结肠黏膜显急性及慢性炎，部分腺体呈腺管状腺瘤改变。外院诊断“溃疡性结肠炎（UC）”，2017年1月21日予美沙拉秦2g bid口服及美沙拉秦灌肠治疗，排糊状便，4次/日，便血量减少，腹痛减轻，皮损逐渐结痂，伴皮肤色素沉着，2017年2月17日复查Hb 84g/L，Alb 27g/L。2017年2月20日复查结肠镜：进镜至脾曲，降结肠黏膜全程充血、糜烂、溃疡，表面覆白苔，周边黏膜不规则隆起，直肠、乙状结肠黏膜可见节段性糜烂及溃疡。为进一步诊治于2017年3月3日收入我科。自起病以来，患者食欲、睡眠、精神差，排便如前所述，尿正常，近2月余体重下降约20kg。无口腔溃疡、脱发、光过敏、关节疼痛等。

既往史：2016年12月15日发现HBV感染（HBsAg、HBcAb、HBeAb阳性，HBV DNA 4.298×10^3U/ml），未治疗。有输血史，输血过程中出现低热，Tmax 37.5℃，可自行退

热。对小米过敏，表现为口唇肿胀、咽痛，无呼吸困难。

个人史：油田工人，从事钻井工作。

婚育史：未婚未育。

家族史：母亲患乳腺癌，父亲患冠心病、糖尿病、脑血栓。

体格检查：T 36.7℃，P 108 次/分，HR 22 次/分，BP 115/72mmHg。SaO_2 98%，BMI 21.1kg/m^2。贫血貌；背部、腹部、左胫前（图 1B）、左踝、外阴部可见多处皮损瘢痕，直径 3～7cm，表面色深红、突起于皮面，周边色素沉着，无脱屑或出血。心肺未见明显异常，腹软，无压痛、反跳痛或肌紧张，双下肢无水肿。直肠指检未见异常。

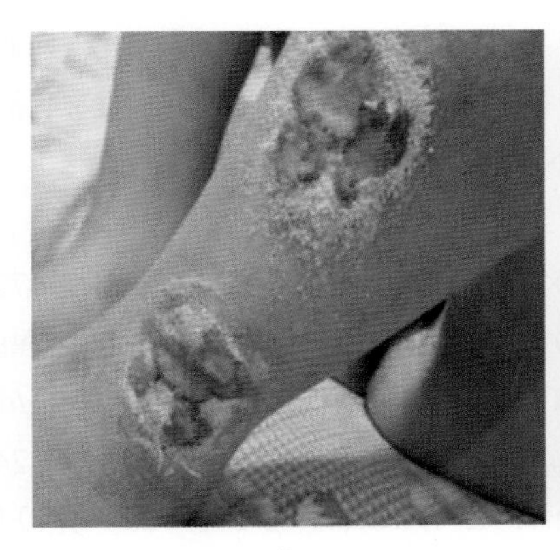

A

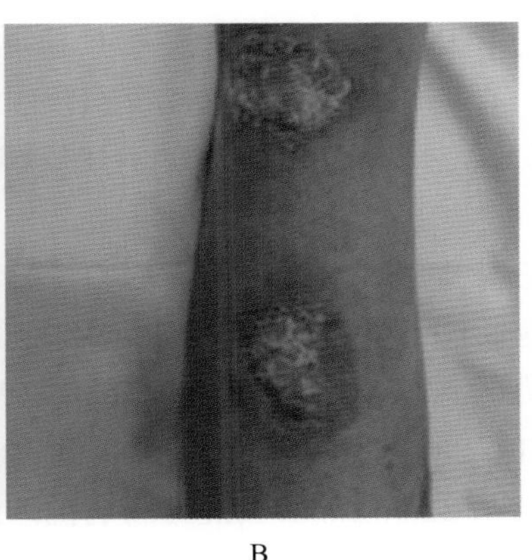

B

图 1　左侧胫前皮疹

A. 起病初起；B. 本次入院查体所见

入院诊断：结肠溃疡原因待查

炎症性肠病可能性大

坏疽性脓皮病

重度贫血

肠道溃疡、皮损诊断思路分析

病例特点：青年男性，病程 2 月余，临床表现为排暗红色血便，伴腹痛、发热，后全身多处皮损，起初为黄豆大小水疱，逐渐增大，自行破溃伴血性脓液，伴疼痛，皮肤活检病理考虑 GP 可能。辅助检查提示存在重度贫血、低白蛋白血症，炎症指标明显升高；结肠镜提示降结肠黏膜全程充血、糜烂、溃疡，直肠、乙状结肠黏膜节段性糜烂、溃疡；病理提示结肠黏膜急性及慢性炎，部分腺体呈腺管状腺瘤改变。经美沙拉秦治疗，便血较前减少，皮损逐渐好转。

患者肠道溃疡、皮损病因分析：肠道原发病首先考虑炎症性肠病（IBD），该患者结肠溃疡呈节段性分布，溃疡深大，考虑克罗恩病（CD）可能性大，需关注溃疡形态进一步协助诊断，不典型之处为结肠镜下未见铺路石征，病理未见肉芽肿病变；IBD 可合并 GP，但 UC 更为常见，然而患者内镜结肠病变非连续性分布，不支持 UC，可完善经腹肠道超声、小肠 CT 成像、胃镜检查，复查结肠镜评估病变范围及形态协助诊断。

鉴别诊断方面：①系统性血管炎肠道受累，可出现肠道溃疡合并 GP，但患者无口腔、外阴溃疡，无肾脏等多系统受累表现，ANA、ANCA 阴性，系统性血管炎证据不足。②慢性感染性疾病，尤其是结核感染，可出现肠道溃疡、皮损，但结核感染肠道病变多累及回盲瓣及右半结肠，皮损多表现为结节红斑，罕见合并 GP，诊断结核感染证据不足，可完善 PPD 试验、T-SPOT.TB、胸部 CT 协助诊断。此外，应注意此次是否在肠道基础病上合并机会性感染，如难辨梭菌、CMV 或 EBV 感染等，应仔细筛查可能的病原体，完善 T 细胞亚群、免疫球蛋白定量等检查评估患者免疫功能。患者既往有慢性乙型肝炎，完善肝功能、乙肝 5 项、HBV DNA 等检查评估目前情况。

入院后完善检查，血常规：WBC 7.63×10^9/L，NEUT% 35.7%，PLT 472×10^9/L，Hb 79g/L（小细胞低色素性贫血）。粪便 OB（+）。生化检查：Alb 24g/L，转氨酶及胆红素均正常。凝血功能：Fbg 3.93g/L，PT 12.3s，APTT 26.6s。铁 4 项：SI 13.3μg/dl，IS 4.7%，SF 7ng/ml，TIBC 281μg/dl。叶酸及维生素 B_{12} 正常。hs-CRP 5.00mg/L，ESR 24mm/h，IL-6 17.8pg/ml，TNF-α 22.0pg/ml。炎症性肠病抗体谱：IF-ANCA（+）P 1∶20。免疫球蛋白 3 项、补体、HLA-B27、ANA 3 项、抗 ENA 抗体、抗磷脂抗体谱均未见异常。乙肝 5 项：HBsAg、HBcAb 阳性。HBV DNA<10^3copies/ml。CMV DNA、EBV DNA、PPD 试验、T-SPOT.TB、隐球菌抗原、肺炎支原体抗体、肺炎衣原体抗体、G 试验、粪便难辨梭菌毒素测定、粪便细菌培养均阴性。粪便真菌涂片：中量酵母样孢子。粪便真菌培养：白念珠菌。胸部 CT 平扫：双肺多发斑片结节影，考虑炎性病变（图 2）。小肠 CT 成像：小肠未见明显异常；结肠肠壁多发增厚毛糙伴黏膜异常强化，呈节段性分布，炎症性肠病可能性大；盆腔少许积液（图 3）。经腹肠道超声：升结肠、横结肠、降结肠节段性肠壁增厚，以结肠肝曲及脾曲为著，符合 CD。胃镜未见明显异常。结肠镜：进镜至回肠末段约 10cm，末段回肠可见

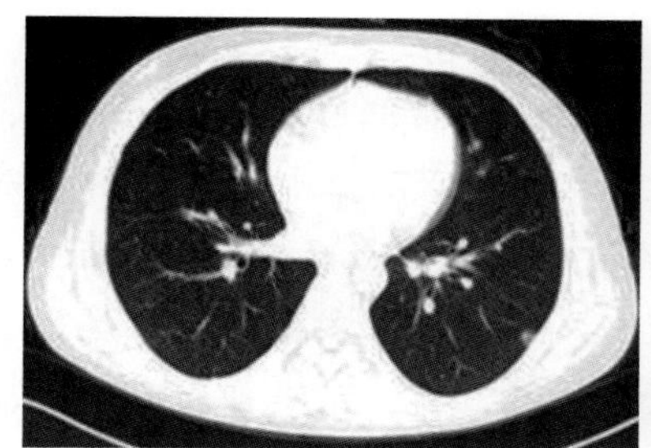
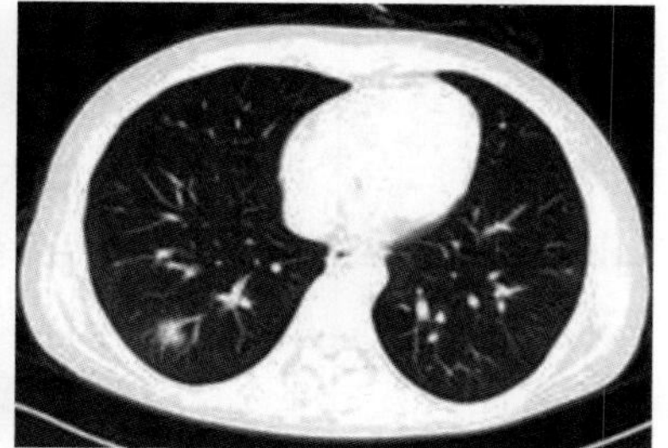

图 2　胸部 CT

双肺多发斑片结节影

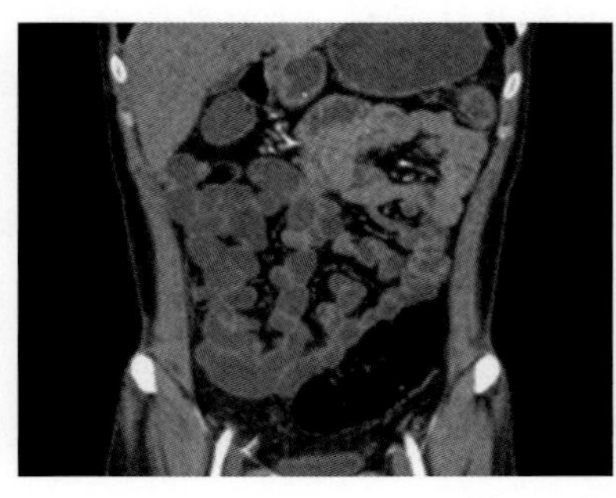 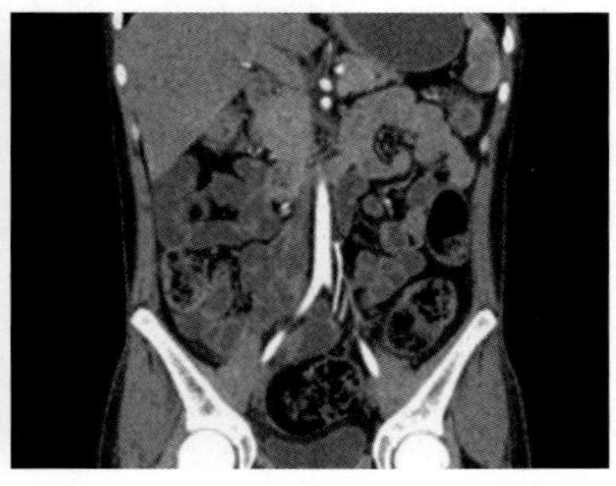

图3　小肠CT成像

结肠肠壁多发增厚毛糙伴黏膜异常强化，呈节段性分布

淋巴滤泡形成，黏膜有增厚感，全结肠黏膜有节段性溃疡形成，炎性息肉，溃疡呈不规则形，大部分为纵行溃疡，病变之间的结肠黏膜大致正常，肛门缘可见溃疡形成，符合CD（图4）。病理检查：（回肠末段）小肠黏膜显慢性炎，淋巴组织增生，部分淋巴管略扩张；（升结肠）炎性渗出物及结肠黏膜显急性及慢性炎，伴肉芽组织形成，部分隐窝结构紊乱，固有层淋巴细胞聚集；免疫组化：CD20（+），CD3（+），CD21（+），CD23（+），CD79α（+），CMV（-），Ki-67（index约10%），CMV（-）。抗酸染色、弱抗酸染色均为阴性；EBER ISH（-）。

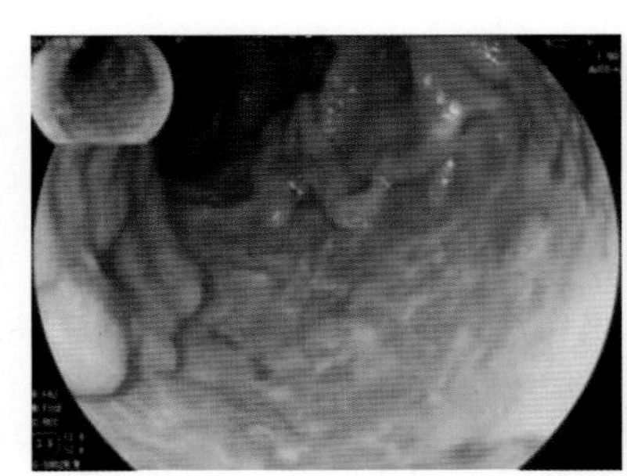 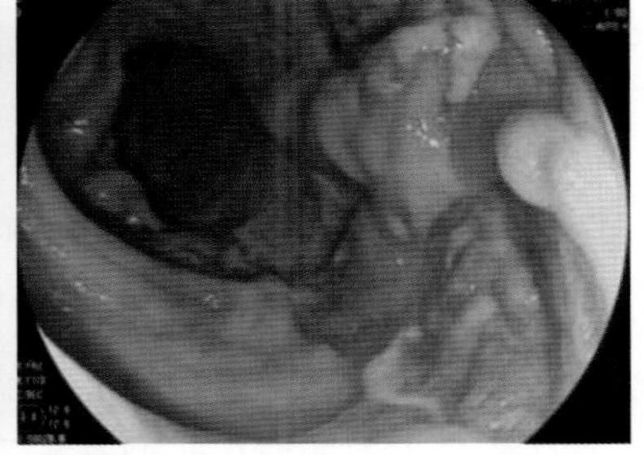

图4　结肠镜检查所见

结肠多发纵行溃疡

多学科团队（MDT）会诊

消化内科：青年男性，病程2个月。内镜及影像学评估肠道病变主要位于结直肠，呈节段性分布，有纵行溃疡，无结核分枝杆菌、病毒、艰难梭菌等肠道感染病原学证据，肠道基础病诊断考虑CD，肺部病变需考虑感染与非感染因素。治疗方面，CD合并GP，生物制剂应答率高，但患者存在慢性乙型肝炎，肺部感染不能除外，为应用生物制剂相对禁忌，可充分抗感染基础之上加用足量激素治疗。

呼吸内科：患者胸部CT提示存在双肺磨玻璃影及结节影，沿淋巴管分布，需鉴别肺部感染与CD肺部受累，目前虽然临床无咳嗽、咳痰、发热等表现，无结核分枝杆菌等病原学证据，肺部病变性质较难确定。考虑CD肠外表现需应用免疫抑制治疗，现症感染为其相对禁忌，可经验性口服莫西沙星，复查CT观察肺部病变变化情况，以协助鉴别感染或CD肺部受累。

感染内科：患者存在慢性HBV感染，针对HBsAg阳性的IBD患者，无论其病毒载量高低，均推荐接受有效的抗HBV治疗，可选择恩替卡韦或替诺福韦，起效快、抗病毒效力高、病毒抵抗发生少。建议在免疫抑制剂应用前2周开始，一直持续至免疫抑制剂停药1年，以避免慢性HBV感染再活动。

皮肤科：患者起病初期皮肤表现符合GP。入院取皮肤活检病理：成纤维细胞增生，大量淋巴细胞、浆细胞浸润，可见少量嗜酸性粒细胞，未见中性粒细胞。考虑继发感染或瘢痕修复可能，目前无GP活动表现。

治疗方面，肠道疾病：予少渣饮食及安素肠内营养支持，并口服美沙拉秦1g qid，复合乳酸菌（聚克）、双歧杆菌三联活菌（培菲康）调节肠道菌群，琥珀酸亚铁（速力菲）补铁等治疗。2017年3月17日始予口服莫西沙星0.5g qd，3月28日复查胸部CT平扫：双肺多发斑片结节影，斑片影可见部分吸收好转。遂考虑肺内结节系感染所致可能大，继续口服莫西沙星治疗，总疗程2周。充分抗感染后于3月29日加用泼尼松50mg qd口服治疗肠道基础病，同时加用恩替卡韦0.5mg qd口服抗HBV感染治疗。

认识GP

GP是一种以快速进展性溃疡为典型表现的疼痛性嗜中性皮肤病，皮损分布广泛，但大多出现在下肢，特别是胫前区域。临床上，50%～70%的患者合并系统性疾病。包括IBD、类风湿关节炎、血管炎、慢性活动性肝炎及血液系统疾病等。

GP是IBD肠外表现中重要的皮肤病变之一，发生率0.4%～2.0%，以UC、女性、结肠受累者更多见。GP病因尚不明确，可能与中性粒细胞功能异常、遗传易感性、免疫系统失调有关。其临床表现多样，最常见的表现是溃疡型GP，表现为快速进展、疼痛性、化脓性溃疡，溃疡边缘呈紫红色，不断外扩。GP还有大疱型、脓疱型和增殖型。GP也可能发生于造口周围、生殖器和皮肤外部位。IBD患者出现肠道症状与出现GP的时间存在间隔，GP大多在IBD肠道症状出现2～7年后发病，部分GP出现在IBD诊断前或两者同时出现。有研究发现，合并GP的IBD患者更容易出现其他肠外表现，如结节红斑、关节炎、葡萄膜炎及口腔溃疡等，推测可能是肠道与肠外器官具有相同的抗原，导致相似的致病过程。GP的出现及严重程度也可与IBD的疾病活动度不平行。IBD并发GP患者的治疗以控制IBD为基础，针对GP的治疗目标是控制炎症活动，促进皮肤伤口愈合，控制继发性感染以及控制疼痛。目前对确诊IBD合并GP，最常选择的药物为系统性应用激素，一般采用40～120mg/d作为初始剂量直至皮损缓解，再序贯小剂量维持。临床研究显示，TNF-α 抑制剂有较高应答率。其他药物包括环孢素、米诺环素、柳氮磺吡啶、硫唑嘌呤、丙种球蛋白等，也取得一定疗效。

最后诊断：克罗恩病（A2L3B1，活动期，轻度）
坏疽性脓皮病
慢性乙型病毒性肝炎
肺部感染

【诊疗启迪】

GP 是 IBD 伴发的较严重皮损之一，严重影响患者的生活质量，控制原发病是治疗要点之一。从本病例中得到启示如下：①该病例有三个突出临床表现，包括皮损、肠道溃疡、肺部病变，首先考虑用一元论解释疾病。包括免疫相关疾病、感染、肿瘤（包括血液系统肿瘤）等，该患者用排他法进行分析后，最终诊断为 IBD。但仍然要“跳出”一元论再仔细思考皮损和肺部病变是 IBD 肠外表现，还是 IBD 合并感染、肿瘤等其他原因，最后结果显示皮损是 IBD 肠外表现，而肺部病变是肺部感染。②CD 合并 GP 的比例比 UC 少，该患者诊断尚需要密切随访。③该患者同时合并 HBsAg 阳性，在原发病治疗的同时，也需要给予抗病毒治疗。另外，皮损处应仔细评估是否合并感染，并与皮肤软组织感染进行鉴别。

【专家点评】

GP 多见于 UC，CD 合并 GP 少见，我院曾经总结 74 例 GP，14.9% 合并 UC，仅 1.4% 合并 CD；IBD 合并 GP 是 IBD 治疗的难点之一，GP 皮损疼痛，影响外观，创面有合并感染风险，对患者生活质量影响较大。本例介绍了 IBD 皮损的药物治疗；同时要重视护理、与皮肤科医生紧密沟通合作；通过多学科团队合作模式不仅有助于诊断，同时使患者最大程度获益。另外，尚需注意部分患者皮损可发生于 IBD 缓解期，应用激素的时机及剂量是值得探讨的问题。

（陈　丹　撰写　杨　红　审校）

参考文献

[1] Annese V. A Review of Extraintestinal Manifestations and Complications of Inflammatory Bowel Disease[J]. Saudi J Med Med Sci, 2019, 7(2): 66-73.

[2]Jiang YY, Li J, Li Y, et al. Comparison of Clinical Features between Pyoderma Gangrenosum Concomitant by Inflammatory Bowel Disease and Idiopathic Pyoderma Gangrenosum[J]. Chin Med J(Engl), 2017, 130(22): 2674-2679.

[3]Ashchyan HJ, Nelson CA, Stephen S, et al. Neutrophilic dermatoses: Pyoderma gangrenosum and other bowel-and arthritis-associated neutrophilic dermatoses[J]. J Am Acad Dermatol, 2018, 79(6): 1009-1022.

[4]Greuter T, Vavricka SR. Extraintestinal manifestations in inflammatory bowel disease-epidemiology, genetics, and pathogenesis[J]. Expert Rev Gastroenterol Hepatol, 2019, 13(4): 307-317.

[5]江燕云，李骥，李玥，等. 溃疡性结肠炎并发坏疽性脓皮病八例研究[J]. 中华皮肤科杂志，2017，50(9): 623-625.

[6]Weizman A, Huang B, Berel D, et al. Clinical, serologic, and genetic factors associated with pyoderma gangrenosum and erythema nodosum in inflammatory bowel disease patients[J]. Inflamm Bowel Dis, 2014, 20(3): 525-533.

[7]Polcz M, Gu J, Florin T. Pyoderma gangrenosum in inflammatory bowel disease: the experience at Mater Health Services' Adult Hospital 1998-2009[J]. J Crohns Colitis, 2011, 5(2): 148-151.

[8]Brooklyn TN, Dunnill MG, Shetty A, et al. Infliximab for the treatment of pyoderma gangrenosum: a randomised, double blind, placebo controlled trial[J]. Gut, 2006, 55(4): 505-509.

病例22　CD和T细胞大颗粒淋巴细胞白血病的内在联系

患者，男性，27岁，因“肛周疼痛、腹痛、发热2年”入院。

患者于2014年起无明显诱因出现排便时肛周疼痛，伴粪便表面染血，每2~3个月发作1次，未就诊。2016年1月起肛周疼痛明显，就诊于外院，诊断“肛裂”，予局部用药（具体不详）后症状好转，停药后再次发作。2016年3月无明显诱因出现转移性右下腹痛伴发热，Tmax 37.8℃，腹盆CT：化脓性阑尾炎。予禁食禁水、补液、抑酸、抗生素治疗后腹痛、发热好转。停用抗生素后有2次发热。2016年6月就诊于外院查：ESR 34mm/h，hs-CRP 23.2mg/L，ASCA-IgG（+），ASCA-IgM（+），AYCA-IgA（+），钙卫蛋白>1800μg/g；结肠镜（2016年6月外院）：回盲部充血肿胀明显，多发息肉样隆起，可见大片溃疡，回盲瓣变形，病理：（回盲部）黏膜慢性炎伴灶性较多中性粒细胞浸润，肉芽组织增生及溃疡形成。小肠CT成像（2016年6月外院）：阑尾、回盲部及升结肠肠壁增厚，伴周围渗出性改变，肠系膜增厚，周围多发淋巴结肿大，肝脾大。外院诊断克罗恩病，予美沙拉秦1g tid及肠道益生菌、全安素营养治疗，腹痛缓解，每日排黄色稀便5~6次。2016年8月就诊于我院门诊：hs-CRP 19.2mg/L，ESR 18mm/h，APAB-IgA 1∶160（+），AIGA、ANCA（-）、HLA-B27（-）。小肠CT成像：第6组小肠、盲肠、升结肠、结肠肝曲改变，升结肠多发窦道形成，部分与结肠肝曲相通，回盲部升结肠周围多发增大淋巴结（图1）。经腹部肠道超声：末段回肠、回盲部、升结肠、横结肠肠壁增厚伴回盲部溃疡形成，升结肠横结肠瘘，腹腔多发淋巴结肿大。外科不建议手术，患者继续美沙拉秦和全安素治疗，间断使用甲硝唑。2017年1月起肛周疼

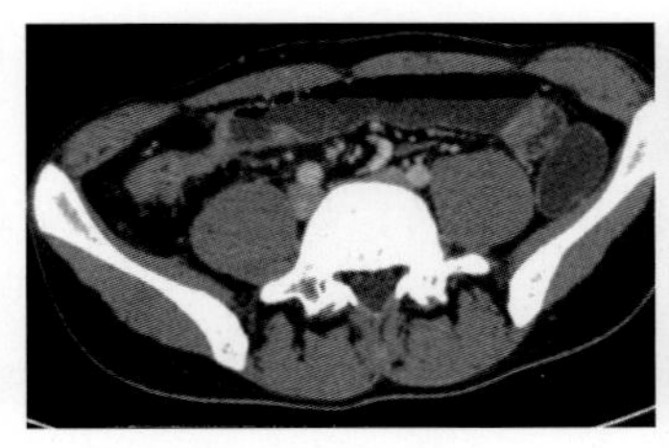
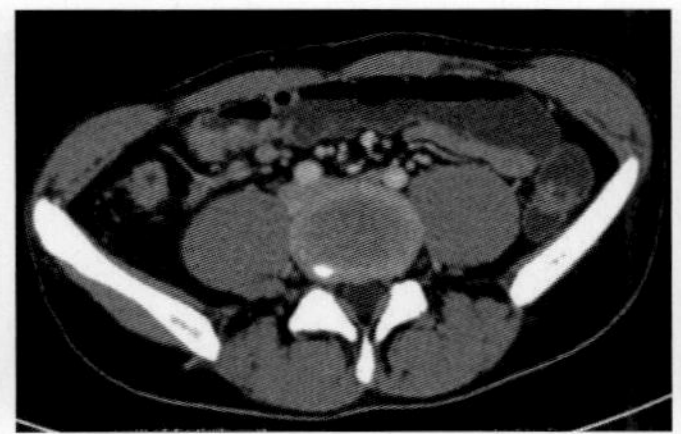
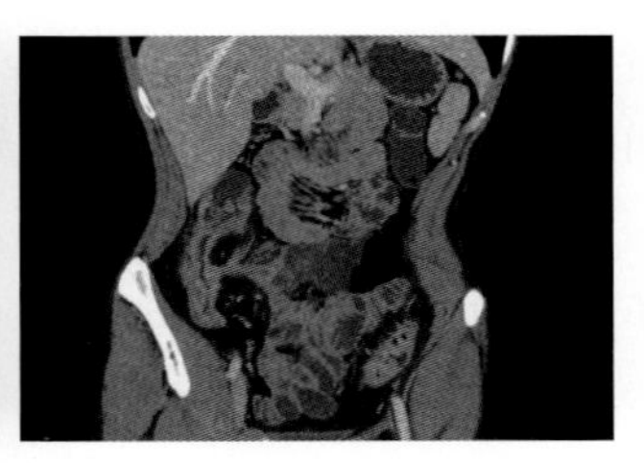

图1　小肠CT成像

痛加重，排便时加重，伴粪便表面染血，8~9次/日，间断伴黏液脓血，无肛周流脓，无腹痛、发热。经腹肠道超声（2017年2月）：末段回肠、回盲部、盲肠、升结肠、横结肠、乙状结肠肠壁增厚伴溃疡形成，乙状结肠本次新发，升结肠横结肠瘘。

既往史：患者于2015年诊断T细胞大颗粒淋巴细胞白血病。2015年7月23日起开始口服环磷酰胺100mg qd，2016年8月处于缓解期。

个人史：自13岁起开始出现反复口腔溃疡。

婚育史、家族史：无特殊。

体格检查：腹软，右下腹压痛，无反跳痛，肝脾肋下未触及，Murphy征（-），肠鸣音2次/分。

入院诊断：T细胞大颗粒淋巴细胞白血病
克罗恩病？

结肠溃疡的诊治思路

病例特点：青年男性，慢性病程，结肠有多发溃疡及肠瘘形成。目前存在两方面问题。①消化系统疾病：肛周疼痛、便中带血，反复发作阑尾炎症及可疑穿孔，回肠、结肠多发溃疡、肠瘘，炎症指标升高。②血液系统疾病：发热、贫血、肝脾大，实验室检查有白细胞、淋巴细胞计数增高，骨髓活检证实T细胞大颗粒淋巴细胞白血病（T-LGL）。T-LGL发生在前，结肠多发溃疡发生在后，目前结肠溃疡是患者的主要问题。

结肠溃疡的鉴别诊断包括：①炎症性肠病。②肿瘤，包括血液系统肿瘤肠道受累。③感染性疾病。④缺血性疾病。⑤药物。⑥憩室。⑦自身免疫病。⑧嗜酸性粒细胞性胃肠炎。⑨放射性肠炎。

由于患者T-LGL诊断明确，疾病发生在结肠溃疡之前，故鉴别诊断需要考虑如下。

1. T-LGL肠道受累　Kirshbaum等对123名血液系统疾病患者进行尸检，结果显示13%白血病患者有胃肠道受累；其他研究显示白血病肠道受累的发生率为23%~63%。北京协和医院总结18例白血病伴有肠道受累的患者，提到白血病累及肠道病变的原因可分为以下3种：①白血病细胞浸润。②正常中性粒细胞减少导致患者免疫功能异常，或抗白血病药物导致免疫功能异常。③化疗药物导致直接或间接胃肠道毒性。具体针对该患者，不支持结肠溃疡是与 T-LGL 疾病本身和治疗药物相关的提示：结肠溃疡发生于白血病缓解期，同时停用抗白血病药物后结肠溃疡无减轻，且有加重趋势。

2. 肠道感染　患者反复应用多种免疫抑制药物，且既往有白血病，故感染所致肠道溃疡不能除外。

3. 炎症性肠病（IBD）　该患者有符合克罗恩病（CD）的一些特点：有反复口腔溃疡、肠道节段性病变、纵行溃疡、肠瘘形成、肛周病变。会否在白血病基础上又患有另外一种免疫异常的疾病呢?

4. 其他　如缺血、药物、憩室、嗜酸性粒细胞性肠炎等病因暂无证据。

下一步行结肠镜检查取病理，做免疫组化明确是否有白血病细胞浸润。检测如 CMV、EBV、结核分枝杆菌、难辨梭菌等感染指标。

入院后完善检查：Hb 127g/L，Alb 38g/L，ESR 47mm/h，hs-CRP 28.27mg/L。粪便常规：RBC 1～2/HPF，WBC 大量/HPF，OB（+），粪便难辨梭菌毒素测定（-）。钡灌肠造影：末段回肠、回盲部、升结肠、结肠肝曲及乙状结肠、直肠病变，符合 CD；升结肠上段溃疡可能；升结肠横结肠瘘、升结肠外瘘、直肠外瘘可能（图 2）。结肠镜：结肠不规则溃疡，覆白苔，周边有少许息肉样增生。肝曲肠腔有狭窄感，黏膜纠集，有可疑窦道。部分肠黏膜可见有隆起性痘样溃疡。肛门缘可见有大片样溃疡，瘘管形成?（图 3）。病理：炎性渗出物、肉芽组织及结肠黏膜显急性及慢性炎，局部隐窝结构不规则，可见隐窝炎及隐窝脓肿；

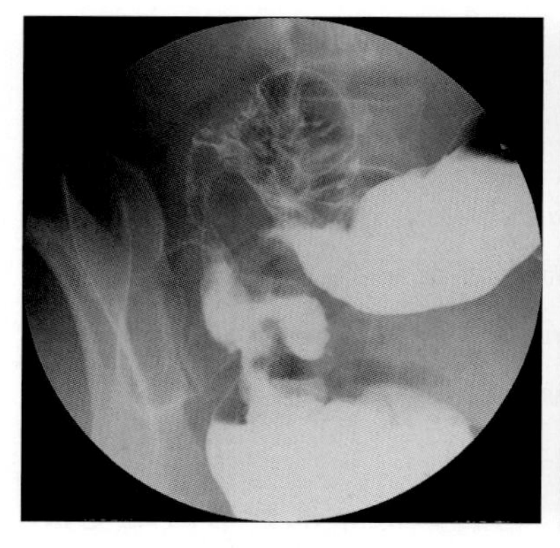
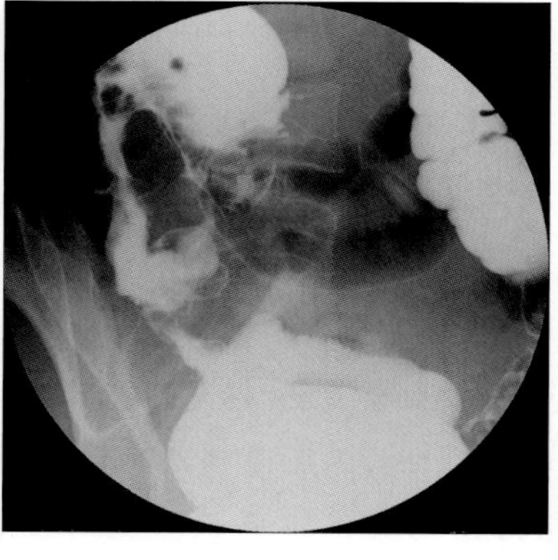

图 2　钡灌肠造影

升结肠与横结肠之间肠瘘，升结肠外瘘

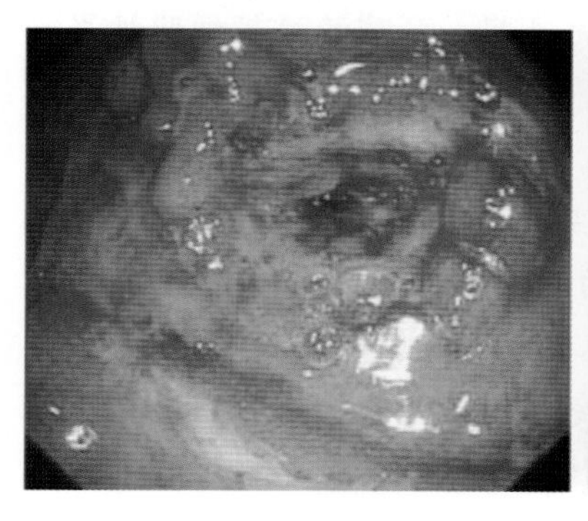
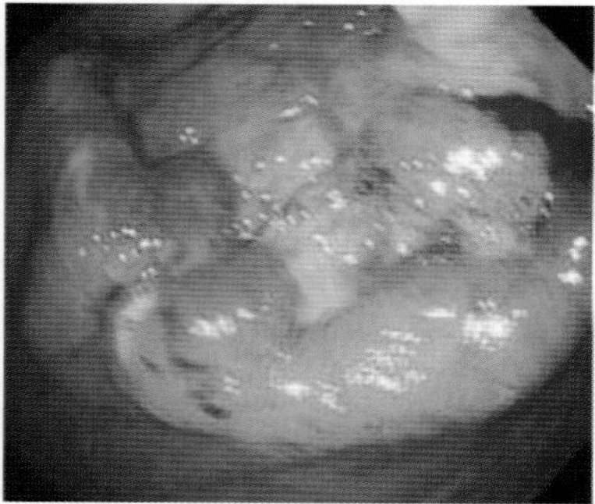

图 3　结肠镜检查

免疫组化：CD3、CD20、CD2、CD7、CD5、CD4（局灶+），CD8、CD56（NK-1）（-），Ki-67（index 30%）；原位杂交：CMV ISH（-），EBER ISH（-）。特殊染色：抗酸染色（-），弱抗酸染色（-）。基因重排（-）。T细胞白血病评估：血常规：WBC 10.87×10^9/L，LY% 7.7%，NEUT% 84.0%，PLT 344×10^9/L。血涂片、骨髓涂片无特殊。骨髓活检：可见散在小T淋巴细胞浸润。骨髓免疫分型：未见明显异常表型细胞。骨髓基因重排（-）。感染筛查：B19-IgM（+）2.57；CMV-pp65：7个阳性细胞/2×10^5白细胞，CMV-IgM、CMV DNA（-）；EBV-IgA/VCA（+）1.54U/ml，IgA/EA（+）1.84U/ml，IgG/VCA（+）5.47U/ml，IgM/VCA（-）0.54U/ml；EBV DNA（-）。T、B淋巴细胞亚群11项：CD19 5/μl，CD3 869/μl，CD4 487/μl，CD8 354/μl，T4/T8 1.38%。其他筛查：Ig 3项、补体、RF、Coombs试验、ANA 18项、抗ENA抗体4+7项、ANCA 4项、RA 3项（-）。血免疫固定电泳、血清蛋白电泳（-）。甲状旁腺素、甲状腺功能（-）。

结合外周血结果，该患者存在CMV感染，但不足以诊断CMV结肠炎。但考虑CMV感染与症状可能有关，故予更昔洛韦250mg q12h抗病毒治疗，同时观察病情变化，治疗过程中进一步寻找证据进行鉴别。考虑瘘管有形成局限包裹的可能，予莫西沙星（拜复乐）和甲硝唑口服治疗。

经更昔洛韦治疗4周后，复查CMV-pp65、CMV-IgM、CMV DNA均阴性，停药并复查结肠镜：进镜至横结肠肝曲，肠腔有狭窄感，可见大量炎性息肉堵塞肠腔，局部黏膜纠集，肠腔狭窄，进镜困难，可疑窦道形成，横结肠近肝曲可见巨大不规则溃疡，覆白苔，周边堤样隆起，总体病变范围未见明显缩小（图4）。病理：横结肠及乙状结肠溃疡，结肠黏膜显急性及慢性炎，部分隐窝结构紊乱，可见隐窝炎及隐窝脓肿；免疫组化：CD3、CD4（+），CD20（部分+）、CD8（散在+），CD56（NK-1）（-），Ki-67（index 10%）（图5）。

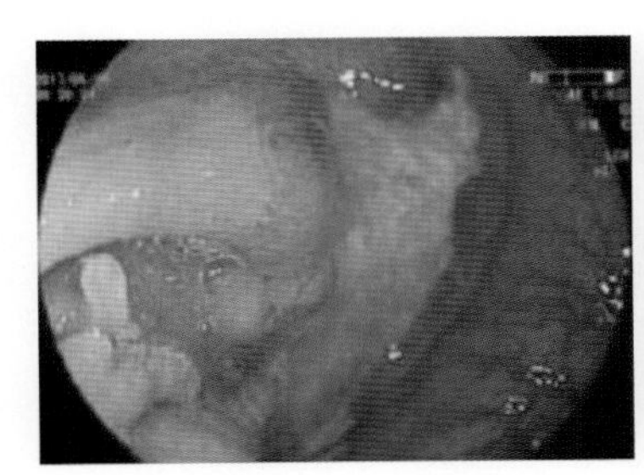
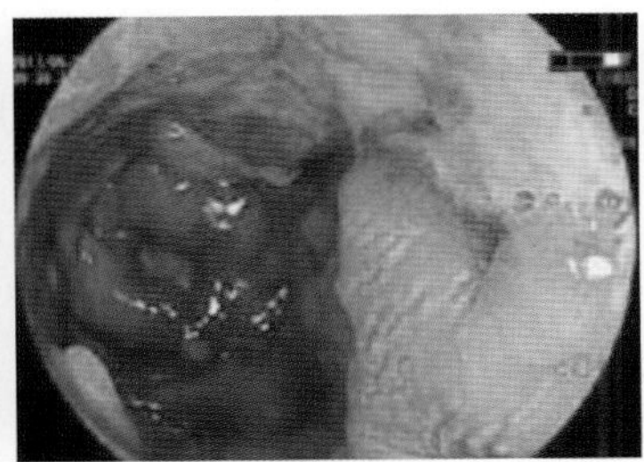
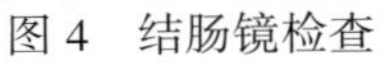
图4　结肠镜检查

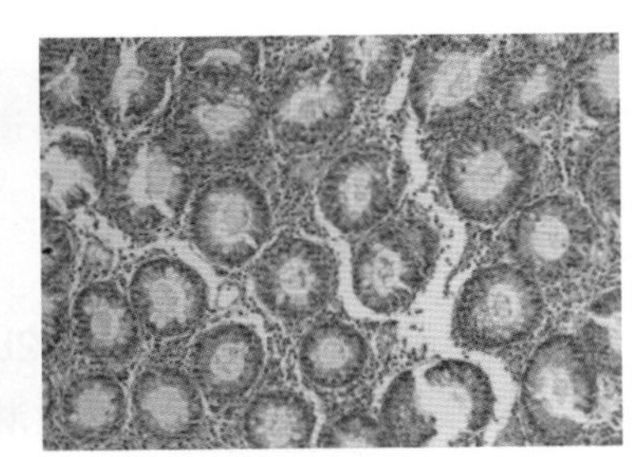
图5　结肠活检组织病理检查（HE染色×100）

疑难结肠溃疡的诊治——多学科团队（MDT）会诊

患者病情较复杂，故提请MDT会诊及内科全体查房，意见如下。

普通外科：患者病变已多部位累及，行手术切除范围过广，且造瘘不能还纳的风险较高，建议内科治疗。

放射科：小肠CT成像和泛影葡胺灌肠结果提示患者肠道受累范围，以升结肠为主，同时有盲肠、回盲、阑尾受累。受累肠道主要表现为肠壁增厚、肠腔狭窄、瘘管形成（升结肠横结肠肝曲），同时可见肠道周围多发肿大淋巴结、周围肠系膜脂肪密度增高。患者肠道受累范围和肠道受累特点均符合典型CD的影像学表现。

病理科：横结肠肝曲可见溃疡，周围可见慢性及急性活动性炎症，降结肠和乙状结肠大致正常，直肠总体正常，但可见小灶性活动性炎症。在患者的多份肠道病理中并未见到异常淋巴细胞浸润，是局部或节段性慢性活动性肠炎，有溃疡形成。诊断考虑CD、缺血、药物、局部感染等。

血液内科：患者免疫分型伴CD3、CD57、CD8阳性克隆性T细胞增殖表现，同时TCR重排β是阳性，同时免疫分型有1个微区β阳性，所以诊断T-LGL非常明确。但此白血病是淋巴瘤中的一种，为惰性淋巴瘤，目前病情稳定。关于肠道病变与T-LGL是否有相关性，从肠道病理免疫组化看，CD3是局灶阳性，CD4、CD8是散在阳性，并非以CD8浸润为主的病变，因此从病理的角度不太支持肿瘤的肠道侵犯。从一元论的角度，外周大颗粒细胞白血病经治疗后已恢复正常，故也不支持大颗粒细胞白血病侵犯。从病理的角度，暂无明确支持淋巴瘤的证据。

感染内科：患者病程中确实有感染，多发肠瘘、溃疡，感染风险高，且血中的确检测到CMV-pp65，考虑存在CMV感染，近1年未再使用免疫抑制剂，T、B细胞亚群示CD4/CD8仅轻度降低，比例正常，免疫功能尚可，患者CMV感染应只是病毒血症，且组织学中未见CMV结肠炎证据，所以肠道病变由CMV感染所致可能性较小，其他肠道感染引起肠道溃疡，目前暂无证据支持。

经过MDT会诊，患者肠道溃疡诊断考虑CD，予处理肛周病变处理和生物制剂治疗，目前密切随访中。

最后诊断：克罗恩病（A2L3B2+3p，活动期，中度）
T细胞大颗粒淋巴细胞白血病（缓解期）

【诊疗启迪】

此患者在诊治过程中存在的难点在于：①肠道溃疡与T-LGL之间的关系很难确定，二者是否存有因果关联的次序。该患者经过病理科对黏膜组织做各种免疫组化的验证，除外了T-LGL肠道浸润所致肠道溃疡。经外周血、骨髓穿刺、骨髓活检证实T-LGL处于疾病缓解期，不支持T-LGL活动引起肠道浸润表现。②如果不存在因果关联，那么二者是否有其他内在联系？也就是说，这两个事件是必然还是偶然发生？在MDT会诊中借鉴风湿免疫科、血液内科提供的经验，并通过检索文献，发现T-LGL和免疫系统疾病之间有共患病的关系，即可能存在共同的病因病理机制，文献显示T-LGL是慢性、惰性疾病，老年男性多见，多数无症状，可发热、脾大（25%～50%）、肝大（10%～23%）、贫血（25%～50%），与多种免疫病相关，易于合并类风湿关节炎（17%～37%；RF阳性占41%～57%）、费尔蒂（Felty）综合征、伊文思（Evans）综合征、干燥综合征、桥本甲状腺炎、毒性弥漫性甲状腺肿、库欣（Cushing）综合征、甲状旁腺功能亢进症、银屑病等。HKL法国一项队列研究显示，201例T-LGL中9例合并IBD，故综合文献以及多科室讨论意见，患者肠道溃疡诊断考虑CD。③CD和T-LGL同时存在增加了治疗的难度，药物选择应针对两种疾病，也就是说，治疗要兼顾两种疾病的适应证和禁忌证，故MDT会诊与血液内科共同制订了治疗方案，建议其应用TNF抑制剂。

【专家点评】

IBD是慢性病程、迁延不愈的疾病，在疾病全程管理中，会经历儿童、妊娠、老年、合并症、共患病等多种复杂的情况，其中共患病尤为特殊，且易被忽视，有时主次难分，缺乏必然的因果关联。然而，IBD与某些共患病的概率远高于一般人群，且二者存在共同的病因病理机制，这加大了诊断和治疗难度，增加了致残率和死亡率，严重影响患者生活质量。IBD共患病包括多发性硬化、系统性红斑狼疮、强直性脊柱炎、骨髓增生异常综合征、免疫性血小板减少性紫癜、T细胞大颗粒淋巴细胞白血病、特纳（Turner）综合征等。在此类特殊人群中，除遵循IBD诊治的基本原则外，还要关注其特殊性，防止误诊误治。该患者在诊治中，经MDT会诊使其诊断更明确，也使消化内科医生提高了对共患病的认识，在MDT的学习中成长，为患者提供更为全面而合理的诊治。

（董旭旸　撰写　杨　红　审校）

参考文献

[1]Kirshbaum JD, Preuss FS. Leukemia: a clinical and pathologic study of one hundred and twenty-three fatal cases in a series of 14,400 necropsies[J]. Arch Int Med, 1943, 71: 777-792.

[2]王淑君，钱家鸣，杨红. 以肠道症状为首发临床表现的白血病18例临床分析[J]. 胃肠病学和肝病学杂志，2016，25(12)：1331-1333.

[3]肖超，张曦，常春康. 大颗粒淋巴细胞白血病[J]. 中国实验血液学杂志，2014，22(3)：829-835.

[4]刘安琪，周蕾，李永辉，等.10例大颗粒淋巴细胞白血病的临床特征分析[J]. 中国实验血液学杂志，2016，24

(3):693-697.

[5]Bareau B, Rey J, Hamidou M, et al. Analysis of a French cohort of patients with large granular lymphocyte leukemia: a report on 229 cases[J]. Haematologica, 2009, 95(9): 1534-1541.

[6]Kondo H, Watanabe J, Iwasaki H. T-Large Granular lymphocyte leukemia accompanied by an increase of natural killer cells(CD3-and associated with ulcerative colitis and autoimmune hepatitis[J]. Leukemia and Lymphoma, 2001, 41(1-2): 207-212.

[7]Hwang YY, Leung AY, Ng IO, et al. Protein-losing enteropathy due to T-cell large granular lymphocyte leukemia [J]. J Clin Oncol, 2009, 27(12): 2097-2098.

[8]Kondoh K, Morimoto M, Keino D, et al. T-cell large granular lymphocyte leukemia in a child with anemia and Crohn's disease[J]. Pediatr Int, 2013, 55(1): 111-114.

[9]Lees CW, Barrett JC, Parkes M, et al. New IBD genetics: common pathways with other diseases[J]. Gut, 2011, 60 (12): 1739-1753.

病例23 腹痛、发热、腹部包块——胶囊内镜嵌顿

患者，36 岁，男性，因“腹痛、发热 7 月余”入院。

患者于 2016 年 2 月无明显诱因出现脐周绞痛，NRS 8 分，伴发热，Tmax 39.8℃，无腹胀、恶心、呕吐、排气排便停止等，体温可自行降至正常，粪便为黄色半成形便，1～3 次/日。2016 年 4 月就诊于当地医院，查 T-SPOT.TB 0SFC/10^6MC；腹盆 CT：盆腔肿物，与小肠关系密切，直乙交界处弥漫性肠壁增厚，双肾盂、肾盏、输尿管上段积水扩张；全消化道造影：回肠及回盲部病变；结肠镜：回盲部溃疡（具体不详）。病理检查：结肠黏膜组织呈慢性活动性炎，伴淋巴组织增生；胶囊内镜：小肠多发溃疡伴肠腔狭窄，胶囊内镜肠内滞留。住院期间出现双侧腰痛、尿少，行双侧输尿管支架置入术，术后患者腰痛较前稍好转，尿量恢复正常，仍有腹痛、发热。2016 年 5 月 4 日就诊于我院门诊，查血常规：WBC 9.45×10^9/L，NEUT% 79%，Hb 115g/L，PLT 375×10^9/L；肝功能（－）；hs-CRP 61mg/L，ESR 73mm/h；抗核抗体谱 18 项（-）；炎症性肠病抗体谱：AIGA-IgG（+）1：10；CEA、AFP（-）。胸部 CT：右斜裂上有一小结节，1～3mm。小肠 CT 成像：第 5、6 组小肠肠壁增厚，分层强化，肠管粘连，多发肠瘘，肠周脓肿形成，其内可见高密度钡剂残留，炎症性病变可能性大（图 1）。诊断考虑克罗恩病（CD）可能性大，肠瘘不除外，予安素肠内营养，美沙拉秦 1g qid、甲

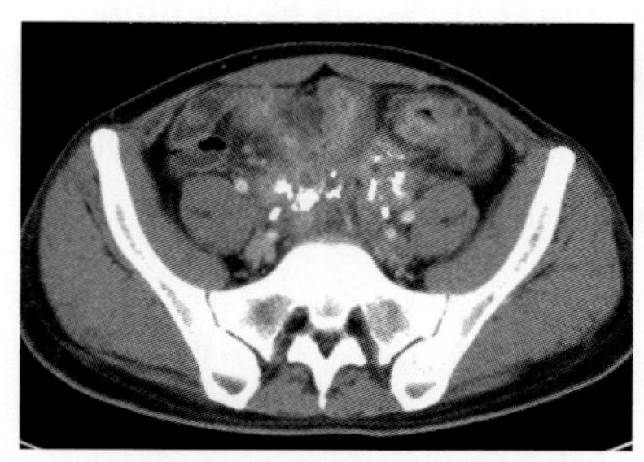

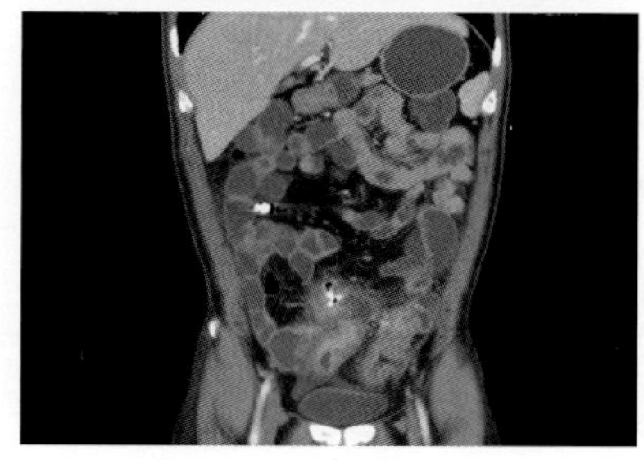

图 1 小肠 CT 成像

硝唑 0.2g tid、左氧氟沙星 0.5g qd 口服 1 月余。患者体温降至正常，仍有阵发性腹痛。2016 年 6 月出现血尿、腰痛，于外院就诊，行 B 超引导下腹腔肿物穿刺活检，病理示纤维脂肪组织，伴透明变性，散在急性和慢性炎症细胞浸润，局限性聚集，并见较多嗜酸性粒细胞成分，抗酸染色阴性，倾向炎性增生性病变。诊断考虑结核感染不除外，建议抗结核治疗，住院期间曾予左氧氟沙星静脉输注，患者血尿、腰痛较前好转。2016 年 7 月 26 日于我院复查，hs-CRP 11.1mg/L，ESR 27mm/h，aCL、β_2-GP1（-）。经腹肠道超声：第 5、6 组小肠肠壁增厚伴多发溃疡形成，CD 不除外；第 5、6 组小肠肠瘘伴脓肿形成（8.2cm×4.4cm×2.8cm）；腹腔多发淋巴结肿大，腹水。2016 年 9 月 22 日提交疑难肠病多学科团队（MDT）会诊。自起病以来，体重下降约 10kg。病程中无口腔、外阴部溃疡，无皮疹、关节痛、眼炎等。

既往史：否认既往结核病史及结核接触史。

个人史：饮酒 15 年，每周约半斤；无吸烟史。对第二代及第三代头孢菌素过敏。

家族史：祖父、父亲、叔叔分别因肺癌、食管癌、肝癌去世。

体格检查：T 36.3℃，P 83 次/分，RR 18 次/分，BP 100/72mmHg。BMI 19.2kg/m^2。心肺查体无殊，腹软，下腹部可触及 10cm×10cm 包块，质地较硬，边界尚清楚，轻度压痛，活动度差。

入院诊断：腹痛、发热、腹部包块原因待查
克罗恩病可能性大
胶囊内镜嵌顿

腹痛、发热、腹部包块的诊断思路

病例特点：青年男性，临床表现为腹痛、发热、下腹部包块，粪便为黄色半成形便，1～3 次/日，伴血尿、腰痛，辅助检查示 AIGA-IgG（+）1：10，炎症指标升高明显，内镜示回盲部溃疡、小肠多发溃疡及狭窄，腹部 CT 示盆腔肿物，与小肠关系密切，双肾积水。经腹肠道超声示第 5、6 组小肠肠瘘伴脓肿形成，腹腔多发淋巴结肿大。腹腔肿物穿刺活检病理均见炎症细胞浸润，未发现肿瘤细胞。经甲硝唑、左氧氟沙星治疗后体温降至正常。根据患者临床表现及辅助检查，诊断考虑以下几个方面。

1. CD 患者临床表现为腹痛、发热、腹部包块，检查示 AIGA-IgG 阳性，炎症指标升高，回盲部溃疡、小肠多发溃疡及狭窄，肠瘘形成，腹部包块考虑为肠瘘继发腹腔脓肿局部包裹所致，以上为支持点。不支持点为患者内镜下无节段性、纵行溃疡等 CD 典型表现，且肠道活检病理为非特异性炎症。必要时可再次行内镜下活检或手术病理明确。

2. 肠结核 患者青年男性，临床表现为腹痛、发热、腹部包块，检查示 ESR 增快，回盲部溃疡，需要考虑肠结核可能。但患者既往无结核病史及结核接触史，T-SPOT.TB 阴性，胸部 CT 未见结核感染征象，腹腔包块穿刺活检病理示抗酸染色阴性，且肠结核多累及回盲部，小肠受累少见，故并不支持。

3. 淋巴瘤　患者临床表现为腹痛、发热、腹部包块、消瘦，检查示回盲部溃疡、肠瘘形成、腹腔多发淋巴结肿大，需考虑淋巴瘤可能。不支持点为患者腹腔包块穿刺活检病理未见肿瘤细胞。必要时还需要行手术病理检查明确诊断。

4. 白塞病　多有口腔及外阴部溃疡、眼炎、皮疹等肠外表现，累及肠道内镜下多表现为回盲部孤立性深大溃疡。患者临床表现并不支持，暂不考虑。

并发症方面考虑如下。①肠瘘、腹腔脓肿：患者肠瘘继发腹腔脓肿，需要警惕感染播散。②胶囊内镜滞留：需要警惕肠梗阻、肠穿孔等严重并发症。可通过外科手术或内镜下取胶囊，或可待其自行排出。③双肾盂积水及泌尿系统感染：考虑为输尿管被压迫所致，后行双侧输尿管支架置入术后及抗生素治疗后缓解。

该患者原发病诊断尚不明确，考虑 CD 可能性大，当前并发肠瘘、腹腔脓肿，根据 2018 年《炎症性肠病诊断和治疗的共识意见》，治疗予积极抗感染，联合肠内营养和肠外营养治疗。但是胶囊内镜滞留下一步该如何处理？

胶囊内镜滞留的临床表现及处理原则

胶囊内镜滞留是指胶囊内镜滞留于胃肠道系统中超过 2 周未排出，或无论时间长短需要采取药物、内镜或手术等相关措施取出。Meta 分析显示，为明确小肠出血原因行胶囊内镜检查的患者中，胶囊内镜滞留发生率约 2%，主要原因为小肠狭窄；在怀疑或已知的炎症性肠病（IBD）患者中，胶囊内镜滞留率 4%～8%。胶囊内镜滞留的大部分患者无任何临床症状，仅有少部分滞留的胶囊可引起肠梗阻及肠穿孔等严重并发症。

对于腹部平片明确的胶囊内镜滞留的患者，需要密切观察胶囊排出的情况。35%～50% 的胶囊内镜滞留患者不需任何治疗，可在 15 天之后自行排出。在部分人群中，药物治疗可以促进胶囊内镜排出。有胶囊内镜滞留 2.5 年后排出的报道。这些患者可以数年无症状，也可并发肠穿孔和肠梗阻。原因为胶囊滞留在狭窄的肠段，或胶囊崩解产生有害的碎片（小的电池）。在无症状的患者中，尽管密切观察是最合理的选择，但胶囊内镜长时间滞留是有害的，可能出现并发症，需要内镜或手术取出胶囊内镜。目前尚无关于在无症状的患者中取出胶囊内镜的最佳时间的研究。

目前对于胶囊内镜滞留，临床上通常采用边观察边等待的策略，可通过积极治疗原发病观察胶囊是否可以自发排出，也可以尝试结肠镜、双气囊小肠镜等内镜下的方法取出滞留的胶囊。若出现急性肠梗阻等严重并发症或原发病需要外科手术，需尽快进行外科干预。

该患者目前有 CD 原发病、腹腔脓肿、胶囊内镜滞留等多种问题，需要 MDT 讨论进一步制订最佳方案。

MDT会诊

放射科：患者小肠CT成像示第5、6组小肠异常改变，局部肠管多发粘连，肠壁增厚，肠腔狭窄，炎性病变可能性大，倾向于CD诊断。

病理科：患者外院肠道活检病理为非特异性炎症，必要时可再次肠镜下活检。

感染内科：考虑患者合并腹腔脓肿，首先需要抗感染治疗，可继续口服甲硝唑、左氧氟沙星，密切观察腹腔脓肿缩小情况。

介入治疗科：考虑患者合并腹腔脓肿，口服抗生素1个月后体温恢复正常，考虑腹腔脓肿已被周围组织包裹，脓肿未完全液化，暂不行脓肿引流。

基本外科：考虑患者原发病不明，盆组小肠粘连明显且多发瘘管、狭窄，存在胶囊内镜滞留，有外科手术干预指征，但患者一般情况差，手术切除肠道范围大，创伤范围广，炎症改善后胶囊有自行排出的可能，建议先内科保守治疗。

临床营养科：患者需要严格肠内营养。

综上，考虑患者目前诊断CD可能性大，积极抗感染及肠内营养支持治疗，加用美沙拉秦1g qid口服，因存在腹腔脓肿和肠瘘故暂不予激素和生物制剂治疗，严密观察病情变化。若内科保守效果不佳，可再次联系外科手术处理肠瘘、腹腔脓肿，也可通过手术病理明确诊断。

患者严格肠内营养，口服美沙拉秦及甲硝唑、左氧氟沙星。治疗1周后患者未再发热，腹痛较前缓解，排便1～2次/日，为黄色成形便，尿正常，体重逐渐增加。2017年2月复查血常规、肝肾功能（-）；hs-CRP 2.98mg/L，ESR 12mm/h；小肠超声示第5～6组小肠、乙状结肠肠壁略增厚，左下腹脓肿较前缩小。2017年4月复查经腹肠道超声示左下腹脓肿未见。予停用美沙拉秦及抗生素，饮食上以肠内营养为主，增加米汤、藕粉等流食。2017年6月复查小肠CT成像：与2016年5月19日本院老片比较，原盆腔内小肠纠集，多发肠瘘，并多发片状高密度影，此次明显减少，仅见约第5组小肠肠壁病变，瘘形成可能，脓肿较前明显吸收。原第4组小肠可见类圆形高密度影，位置较前变化（图2）。肠管周围脓肿明显吸收，部分小肠肠壁增厚，肠腔狭窄，较治疗前减轻。2017年8月拔除双侧输尿管支架。2018年2月患者自行排出胶囊内镜（吞服胶囊后约22个月）。复查血常规、尿常规（-），粪

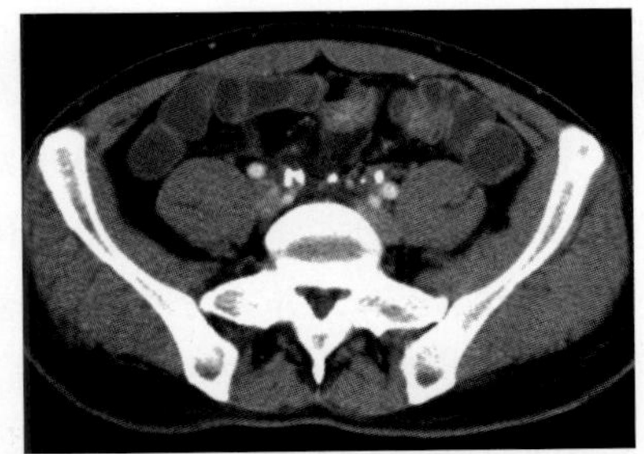

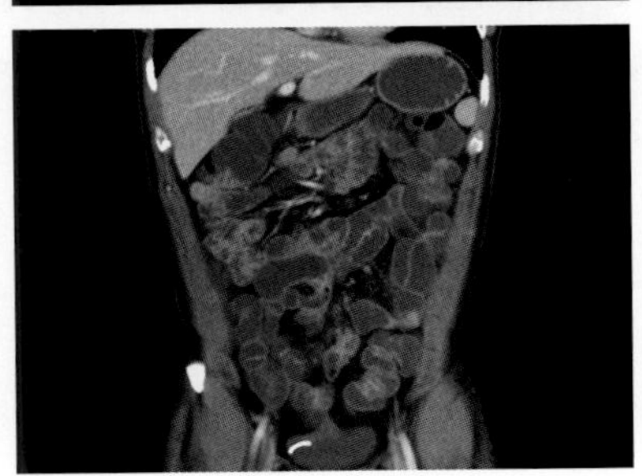

图2 小肠CT成像

肠管周围脓肿明显吸收，部分小肠肠壁增厚，肠腔狭窄，较治疗前减轻

便 OB（+），肝肾功能（-），ESR、hs-CRP（-），T-SPOT.TB（A+B）0SFC/10^6MC。患者继续肠内营养，一般情况可，无腹痛、发热，排便 2～3 次/日，为黄色糊状便。患者仍在规律门诊随诊中，并积极给予原发病治疗。

最后诊断：克罗恩病（A3L3B3，缓解期）
小肠肠瘘
腹腔脓肿
双肾积水
胶囊内镜滞留

【诊疗启迪】

该患者在诊治的过程中有以下经验教训值得学习：①选取检查技术时，应仔细分析患者是否有禁忌证，参考同期的影像学结果。该患者当时影像学结果已经提示小肠粘连、肠瘘等表现，此时不应再选择胶囊内镜作为检查手段。②若已发生胶囊滞留，应具体问题具体分析，针对该患者有肠道狭窄，但经过影像学判断炎性狭窄的可能性大，因此控制炎症减轻狭窄，有助于胶囊内镜排出。

【专家点评】

该患者在诊治的过程中不仅面临疾病明确诊断和治疗，同时“雪上加霜”发生胶囊内镜滞留问题。在小肠疾病诊断中，通常会选用胶囊内镜和小肠镜检查小肠病变，每一项检查方法均有其价值和风险，对于选择任何一项检查，临床医生都应熟知适应证和禁忌证，并充分告知患者和签署知情同意。切不可为了诊断检查而让患者“雪上加霜”。胶囊内镜一旦滞留，不必过于紧张，要权衡原发病和解决胶囊内镜滞留的利弊，选择不同策略以获得双赢。在本病例中，积极治疗原发病，最后患者自行排除胶囊内镜，避免了在不适当时机进行手术干预。

（刘爱玲　撰写　李　骥　审校）

参考文献

[1]中华医学会消化病学分会炎症性肠病学组.炎症性肠病诊断与治疗的共识意见[J].中华消化杂志,2018,38(5):292-311.

[2]Rezapour M, Amadi C, Gerson LB. Retention associated with video capsule endoscopy: systematic review and meta-analysis[J]. Gastrointest Endosc, 2017, 85(6): 1157-1168.
[3]Rondonotti E. Capsule retention: prevention, diagnosis and management[J]. Ann Transl Med, 2017, 5(9): 1-8.
[4]Fernández-Urién I, Carretero C, González B, et al. Incidence, clinical outcomes, and therapeutic approaches of capsule endoscopy-related adverse events in a large study population[J]. Rev Esp Enferm Dig, 2015, 107(12): 745-752.
[5]吴杰，晏薇，吕梁，等. 小肠胶囊内镜滞留现状及临床进展[J]. 中南大学学报(医学版)，2015，40(12)：1400-1403.

白塞病病例

病例24 结节红斑、视力下降、肛周脓肿、腹泻和肠穿孔——是IBD吗

患者，男性，24岁，因“结节红斑、视力下降、肛周脓肿2年余，腹泻1年余”入院。

患者于2012年3月无明显诱因出现四肢痛性结节红斑，可自行消退，间断出现双眼视力下降、结膜充血，外用药物后好转。2012年9月出现肛周脓肿（直径3cm×3cm），于外院行脓肿切开引流后愈合。2013年2月肛周原部位再发一处直径1.5cm×1.5cm大小的脓肿，热敷后破溃，伴排便次数增多，为黄色成形便，伴里急后重，无发热、腹痛、黏液脓血便等。2013年3月于外院行“肛瘘手术”，术后第3天发热，Tmax 39℃，并逐渐出现腹泻，最多10余次/日，为黄色稀水样便，伴腹痛、腹胀、恶心、呕吐，立位腹部平片示膈下游离气体，急诊剖腹探查见升结肠3处、横结肠右半3处穿孔，行“右半结肠切除+横结肠闭合+回肠造瘘术”。术后恢复可，外院病理：炎症性肠病可能；予美沙拉秦1g qid口服，无腹痛、腹泻等不适。2013年7月外院复查结肠镜：结直肠黏膜弥漫性充血水肿，血管纹理模糊，可见散在片状糜烂，触之易出血，经造瘘口进小肠约60cm未见明显异常。患者曾有痛性口腔溃疡，3～4次/年，2009年曾出现两次外阴溃疡。为进一步诊治于2013年8月4日入院。

既往史：2013年3月行阑尾切除术。

个人史：吸烟5年，10支/日。

家族史：祖母及叔叔曾患肺结核。

体格检查：T 36.6℃，P 80次/分，RR 20次/分，BP 111/56mmHg。BMI 23.9kg/m^2。右上臂可见一3cm×4cm红斑，略有触痛，全身皮肤散在色素沉着，以双下肢为著，浅表淋巴结未及肿大。双眼视力下降，心肺无特殊。腹平软，左下腹部可见回肠造瘘口，周围可见1.5cm×1.0cm、0.5cm×0.5cm溃疡，周围略有红肿，腹部正中可见一长约20cm手术瘢痕，腹部无压痛、反跳痛，肝脾肋下未及，肠鸣音4～6次/分。双下肢无水肿，直肠指检未见明显异常。

入院诊断：结节红斑、视力下降、肛周脓肿原因待查

右半结肠切除术+回肠造瘘术后

贝赫切特（又称白塞，Behcet）病?
克罗恩病?
肛瘘术后
阑尾切除术后

入院后完善相关检查，血常规：WBC 9.86×10⁹/L，NEUT 5.92×10⁹/L，Hb 144g/L，PLT 200×10⁹/L。肝肾功能：Alb 42g/L，UA 499μmol/L，ALT 13U/L，Cr 70μmol/L。粪便常规：未见红、白细胞，OB（+）。ESR 7mm/h，hs-CRP 3.36mg/L。ANA、ANCA（-），T-SPOT.TB 1488 SFC/10⁶MC。胸部CT未见明显异常。小肠CT成像：右下腹局部回肠边缘、盆腔底部积液，肠系膜根部、盆腔内及双侧腹股沟区多发小淋巴结。外院手术病理我院会诊考虑克罗恩病不除外。

肠穿孔的鉴别诊断思路

病例特点：青年男性，慢性病程，临床以突发肠穿孔为主要特点，表现为腹痛、腹胀、恶心、呕吐、发热，行右半结肠切除+横结肠闭合+回肠造瘘术；肠外表现有四肢结节红斑、双眼结膜炎；曾有肛周脓肿、肛瘘，行肛周脓肿切开引流术、肛瘘手术。既往阑尾切除术，有结核接触史。综合分析，诊断考虑如下。①白塞病（BD）：该患者病变累及胃肠道表现为腹泻、肠穿孔，有口腔溃疡、外阴溃疡、葡萄膜炎、结节红斑等伴随症状。故该病不能除外。②克罗恩病（CD）：该病可出现肠穿孔、肛周脓肿、肛瘘等，也可有结膜炎、结节红斑等肠外表现，且患者手术病理提示CD，应考虑CD可能。③肠结核：患者皮肤结节红斑，既往有结核接触史，且T-SPOT.TB明显升高，应警惕肠结核可能。不典型之处为肠结核好发于回盲部，而该患者穿孔部位为升结肠及横结肠，且既往病理无结核相关表现和提示。④胃肠道淋巴瘤：可有发热、腹痛、腹泻、肠穿孔等表现，确诊需要病理结果。该患者病理并不支持，暂不考虑。

综上所述，该患者诊断CD、BD可能，肠结核不能除外。CD或BD的治疗应给予激素，但这可能导致结核感染播散。所以，结合患者情况，且根据我国《炎症性肠病诊断与治疗的共识意见》先给予诊断性抗结核治疗，根据疗效判断是否为结核感染。若治疗无效，需要考虑另外两种疾病。

患者于2013年11月起开始诊断性抗结核治疗（异烟肼0.3g qd+利福喷丁0.3g w2d+乙胺丁醇0.75g qd）。2014年1月因左眼出现中度视神经损伤、双眼虹膜睫状体炎停用乙胺丁醇。2014年4月调整抗结核药物为吡嗪酰胺0.5g bid、左氧氟沙星0.5g qd、利福平0.15g tid。2014年12月评估病情：ESR 23mm/h，hs-CRP 43.83mg/L，T-SPOT.TB 696 SFC/10⁶MC。结肠镜提示术后改变（图1）。小肠CT成像：右半结肠及部分横结肠切除，回肠造瘘术后，残余小肠、结肠未见明显异常，余无明显异常（图 2）。抗结核治疗期间（2013 年 11 月至 2014 年 12 月）每日排 4～6 次黄色糊便，无腹痛、黏液脓血，仍反复发作四肢结节红斑、双眼结膜充血。眼科会诊考虑双眼全葡萄膜炎、左眼乙胺丁醇中毒性视网膜病变。

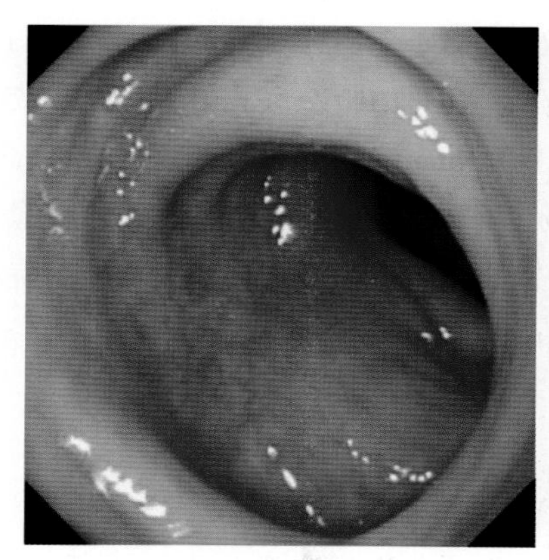

图 1　结肠镜检查

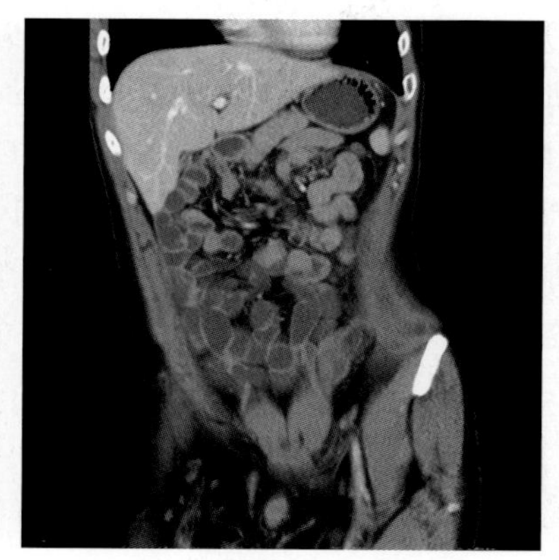

图 2　小肠 CT 成像

2015 年 2 月行回肠造口还纳术，术后病理：（部分小肠）皮肤、皮下组织及小肠壁组织慢性炎，淋巴组织增生，局部小血管扩张、充血，嗜酸性粒细胞浸润；肠管断端未见特殊；淋巴结慢性炎（小肠周 0/1）。术后无不适，排便减至 1～2 次/日，为成形软便。2015 年 3 月复查 ESR 44mm/h，hs-CRP 60.58mg/L，T-SPOT.TB 488 SFC/10^6MC，抗结核治疗 16 个月后停用药物。

一元论是否可解释患者病情全貌

患者经抗结核治疗后，无腹痛、腹胀等消化系统表现，结肠镜及小肠 CT 成像均较前好转，提示抗结核治疗有效。但患者肠外表现如结节红斑、葡萄膜炎等未见好转，炎症指标有升高趋势，因此认为肠结核不能解释患者病情全貌，该患者可能合并其他疾病，如 CD 或 BD。患者第二次手术病理非典型 CD 表现，而其临床表现更倾向 BD 诊断，故诊断又出现了困惑。但治疗上目前可考虑加用激素控制肠外表现。

2015 年 3 月起加用泼尼松 60mg qd，患者结节红斑、葡萄膜炎发作频率减少。2015 年 9 月泼尼松减至 25mg qd，复查 ESR 21mm/h，hs-CRP 45mg/L，T-SPOT. TB 4384 SFC/10^6MC，结肠镜：所见小肠侧、吻合口、结肠黏膜未见异常。治疗上泼尼松 25mg qd 维持 1 个月后每月减 2.5mg，减至 5mg qd 维持；同时予利福平 0.15g bid，吡嗪酰胺 0.5g tid，左氧氟沙星 0.5g qd 保护性抗结核治疗。2016 年 6 月患者无明显诱因出现脐周阵发性绞痛，伴恶心、呕吐、排便排气减少，急诊考虑肠梗阻，予禁食水、补液、胃肠减压等治疗。10天后出现全腹剧痛，伴发热，诊断性腹腔穿刺抽出浑浊液体，考虑“肠穿孔可能”，行急诊剖腹探查+部分小肠切除术，术中见小肠多发穿孔，切除距屈氏韧带90～200cm小肠。手术病理：小肠壁组织显急性及慢性炎，伴溃疡形成及穿孔，可见血管扩张及充血，小肠断端未见特殊，淋巴结反应性增生（图3），CMV免疫组化染色（-）。术后出现发热，Tmax 38.8℃，腹盆腔引流物细菌培养回报ESBL（+）肺炎克雷伯菌、咽峡炎链球菌、草绿色链球菌，切口拭子培养ESBL（-）奇异变形杆菌。予亚胺培南/西司他丁（泰能）、万古霉素（稳可信）等抗感染治疗，患者仍有发热。

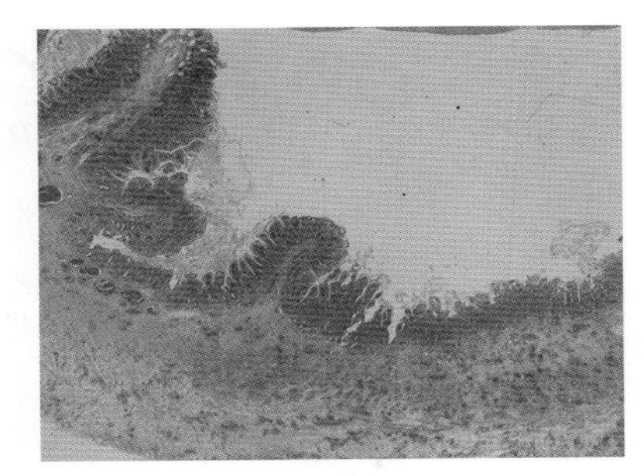

图3 小肠手术病理

病情一度稳定后再次恶化——该患者的诊断和治疗

患者存在生殖器溃疡、皮肤改变等更倾向于BD的临床表现，且经足量激素治疗后，肠外表现症状减轻，炎症指标恢复正常，病情稳定。第三次手术病理见到血管炎相关表现，故综合患者总体表现考虑诊断BD基本明确。但患者在激素逐渐减量至最小剂量维持过程中，再发小肠穿孔，病情再次恶化，考虑药物维持效果不佳。该患者术后合并腹腔感染，经强有力的抗生素治疗后仍有发热，考虑不除外原发病活动。下一步处理上，应加强原发病治疗。

BD是一种以血管炎为基本病变的慢性、进行性、复发性多系统损害的疾病。可累及全身不同部位的血管，大、中、小及微血管均可累及，可引起血管坏死、破裂或管腔狭窄、血栓形成，进一步造成与病变血管有关的器官或组织损害。肠型BD占BD的3%～60%，亚洲地区多见。肠型BD与CD在很多方面相似，如遗传背景、病理改变、临床表现等，故难以鉴别，其鉴别要点见表。治疗上用药多与CD相似，但免疫抑制剂选择上各有倾向。

在疑难肠病多学科团队会诊后，于2016年7月8日加用氢化可的松琥珀酸钠50mg q12h、环磷酰胺0.4g qw静脉用药，同时予利福平和左氧氟沙星保护性抗结核治疗。患者体温恢复正常，炎症指标下降，静脉氢化可的松琥珀酸钠使用1周后，改为口服甲泼尼龙（美卓乐）20mg qd，继续环磷酰胺0.4g qw静脉用药及保护性抗结核治疗。

表 BD与CD的鉴别要点

鉴别要点	与CD相同之处	与CD不同之处
遗传	IL-10、IL23R-IL12RB2基因位点	HLA-B51等位基因；MHC Ⅰ类相关基因A
免疫	固有免疫、获得性免疫激活；Th1、Th12、$CD4^+$和$CD8^+$T细胞、$\gamma\delta^+$T细胞激活；Th1型细胞因子增多；ASCA升高；肠道菌群变化	BD抗单纯疱疹病毒抗体比例升高；HSP激活$\gamma\delta^+$T细胞；抗内皮细胞抗体
临床表现	症状从轻度腹部不适到便血均有；肠外表现相似	肛门直肠受累少见；血管炎缺血改变
内镜表现	节段受累；各种表现的溃疡；溃疡间黏膜正常；黏膜愈合与临床症状缓解相关	病变较少；溃疡更大；多为圆形或椭圆形溃疡；相对较多离散、边缘隆起的溃疡
病理表现	非特异性炎症（淋巴细胞和中性粒细胞浸润）	可见血管炎；缺少肉芽肿性改变
疾病活动	与临床疾病活动度一致；与内镜下表现活动不一致	更强调患者的一般情况及腹痛；较少关注实验室指标、腹泻
治疗	5-氨基水杨酸/柳氮磺吡啶、激素、硫唑嘌呤、沙利度胺、生物制剂	联合用药多见
预后	住院率、手术率、术后复发率相似	激素和免疫抑制剂累积用量较多

视力下降——原发病受累还是药物相关不良反应

患者在病程中反复出现视力下降，究其原因考虑：①原发病受累，患者在起病之初即已出现双眼视力下降伴结膜充血，经眼科会诊考虑存在双眼全葡萄膜炎，为BD常见眼部受累表现，且激素治疗后葡萄膜炎发作减少，故考虑患者眼部表现为原发病BD为主。②抗结核药物相关，患者在服用抗结核药物后出现左眼中度视神经损伤、双眼虹膜睫状体炎，与乙胺丁醇相关的可能性大，故考虑患者眼部表现也存在一定抗结核药物相关不良反应参与。

出院后随诊：患者一般情况好，无腹痛、腹泻、发热等，排便2～3次/日，为黄色成形便。结节性红斑出现频率减少，仍有双眼视物模糊，视力尚未恢复。复查hs-CRP 7.75mg/L，ESR 7mm/h，T-SPOT.TB 1224SFC/10^6MC。

最后诊断：白塞病

结肠多发穿孔

右半结肠切除术+回肠造瘘术后

回肠造口切除+回肠结肠吻合术后

小肠多发穿孔继发腹腔感染

部分小肠切除术后

双眼全葡萄膜炎

肛瘘术后

阑尾切除术后
潜伏性结核感染
左眼中度视神经损伤
双眼虹膜睫状体炎
药物相关可能性大

【诊疗启迪】

患者青年男性，临床表现为反复发作的肠穿孔，并合并眼炎、皮肤结节红斑、口腔溃疡等，诊治经过颇为复杂，获得的启示如下：①肠结核、CD、BD常常难以鉴别诊断，即使有了手术病理，如果未见血管炎表现也很难作出肠白塞病的病理诊断。因此随着疾病进展和变化，认真修正诊断是我们需要时刻准备的。②初始肠结核与CD、BD鉴别诊断困难时，首先选择诊断性抗结核治疗，抗结核治疗后临床情况稳定，但存在肠外表现、炎症指标升高、病情再次反复等。若难以用结核感染解释病情全貌，需考虑二元论可能。但患者一波三折的穿孔和不典型的病理表现，给临床诊治设置了“重重障碍”。最后积极给予激素及环磷酰胺，同时考虑合并潜伏性结核感染，予保护性抗结核治疗，患者最终获得良好的临床预后。

【专家点评】

临床诊断不是“一成不变”的，病理结果需要和临床密切结合，特别是病理也会有不典型之处，因此我们要时刻坚持“发展和变化”与“置疑和求真”态度，时刻修正诊断。另外，对于CD和BD的治疗，我们常抱着“误诊不误治”的态度，但实际上二者用药和预后还是存在一些不同，比如在本病例中，最后给予环磷酰胺治疗得到较好的预后，而环磷酰胺并不是CD治疗的一线药物。

（刘爱玲　撰写　谭　蓓　审校）

参考文献

[1]Bayraktar Y, Ozaslan E, Van Thiel DH. Gastrointestinal manifestations of Behcet's disease[J]. J Clin Gastroenterol, 2000, 30(2): 144-154.

[2]Kim DH, Cheon JH. Intestinal Behçet's Disease: A True Inflammatory Bowel Disease or Merely an Intestinal Complication of Systemic Vasculitis?[J]Yonsei Med J, 2016, 57(1): 22-32.

[3]Lopalco G, Rigante D, VeneritoV, et al. Update on the Medical Management of Gastrointestinal Behçet's Disease[J]. Mediators Inflamm, 2017, 2017: 1-11.

病例25 回盲部溃疡——肠结核还是白塞病

患者，男性，53 岁，因“间断腹痛伴便次增多 11 月余”入院。

患者于 2015 年 1 月无明显诱因出现下腹痛，NRS 4～5 分，便前疼痛，便后缓解，伴排便次数增多，3～4 次/日，为黄色稀水便。外院行结肠镜检查：末段回肠未见明显异常，回盲瓣结构破坏，呈持续开放状态，可见直径 4～5cm 巨大溃疡，表覆白苔，部分质韧，周边黏膜呈结节增生样改变，阑尾开口轻度肿胀（图 1）。病理：坏死物、炎性渗出物、肉芽组织，结肠黏膜显急性及慢性炎。抗酸染色、弱抗酸染色、结核/非结核分枝杆菌核酸测定(-)。为进一步诊治于 2015 年 10 月收入院。患者近 4 年间断出现多发痛性口腔溃疡，疼痛明显，外院诊断复发性阿弗他溃疡，予沙利度胺 25mg bid→25mg qd 治疗 1 周后缓解。停药后间断发作，每 1～2 个月 1 次。近 1 年发作程度明显减轻，未再服用沙利度胺。2012 年因肛周疼痛伴低热，外院诊断“肛周脓肿”，予脓肿切开引流+抗感染治疗后，病情好转，未再复发。患者起病以来，精神、食欲、睡眠可，体重无明显下降。否认视野缺损、外阴溃疡、针刺处红肿、口眼干、关节痛等。

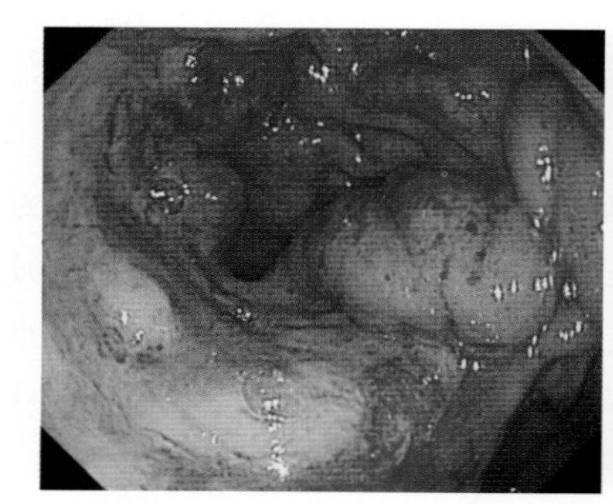
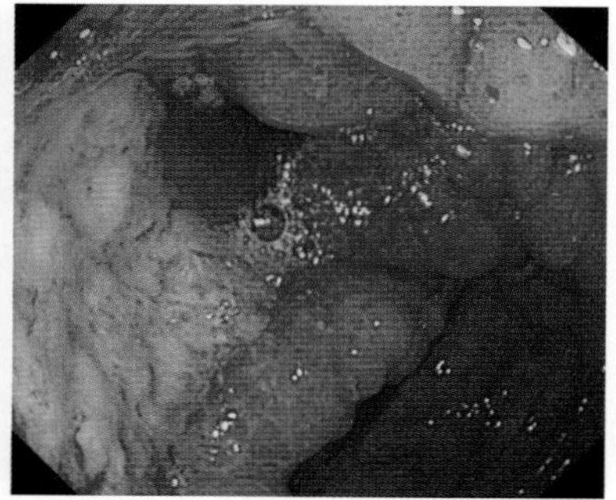

图 1 结肠镜检查

既往史：体健。

个人史、婚育史、家族史：母亲 40 余年前曾患肺结核，后治愈。

体格检查：T 36.5℃，P 82 次/分，RR 20 次/分，BP 110/60mmHg。BMI 20.8kg/m^2。全身浅表淋巴结未触及肿大，心肺无特殊。腹软，右下腹轻压痛，无反跳痛、肌紧张，肠鸣音 2～3 次/分，双下肢无水肿。直肠指检未见明显异常。

入院诊断：腹痛、回盲部溃疡原因待查

肠结核？

贝赫切特（又称白塞，Behcet）病？

克罗恩病?

恶性肿瘤?

入院后完善相关检查：血常规：WBC 5.83×10⁹/L，NEUT 3.52×10⁹/L，Hb 133g/L，PLT 321×10⁹/L。肝肾功能：Alb 42g/L，ALT 12U/L，Cr 55μmol/L。粪便常规：未见红、白细胞，OB（+）。ESR 54mm/h，hs-CRP 48.92mg/L。AFP、CA19-9、CA242、CEA（-），CMV DNA、EBV DNA、T-SPOT.TB、PPD 试验均阴性。胃镜：未见明显异常。小肠 CT 成像：末段回肠、回盲部管壁明显增厚，黏膜面中度强化，浆膜面毛糙，回盲瓣开放，盲肠未见挛缩，肠周脂肪间隙密度增高，并可见多发小淋巴结（图 2）。胸部 CT：双肺间质纹理增多，纵隔多发大小不等淋巴结，部分较饱满。口腔科及眼科会诊未见明显异常。

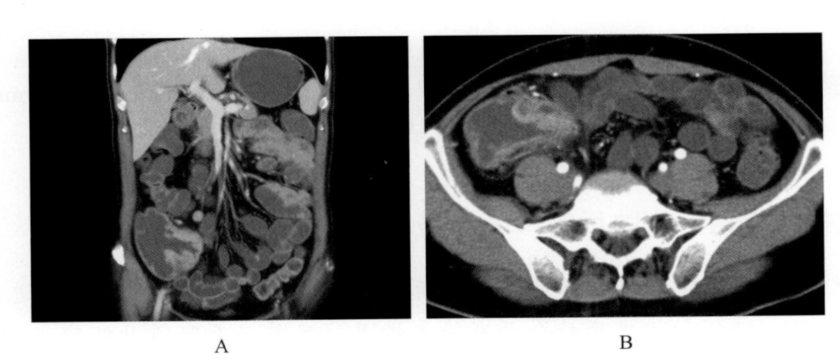

A　　B

图 2　治疗前小肠 CT 成像

A. 冠状面；B. 横断面

回盲部单发溃疡的鉴别诊断思路——多学科团队（MDT）会诊

病例特点：中老年男性，表现为回盲部巨大溃疡，胸腹 CT 可见肠周间隙、纵隔多发大小不等淋巴结，炎症指标增高，病毒和结核指标正常，肿瘤指标正常。

在单发回盲瓣溃疡的鉴别诊断中，肠结核、白塞病（BD）、回结肠型克罗恩病（CD）和肠道淋巴瘤的鉴别常相当困难。这是因为活检阳性率低，而这四种疾病临床表现、内镜表现和影像学表现很相近。针对本病例患者，诊断考虑如下。

1. 肠道恶性疾病　中老年男性，回盲部巨大溃疡，纵隔可见淋巴结肿大，恶性疾病不能完全除外，尤其是肠道溃疡型淋巴瘤。患者行 PET-CT 检查不支持恶性疾病，末段回肠及回盲部管壁增厚伴代谢增高（SUVmax 7.4），右下腹肠系膜多发代谢增高淋巴结 SUVmax 1.6～2.0，均考虑炎性病变可能。且病程近 1 年未见进行性恶化，故暂不考虑恶性疾病。

2. 肠结核　患者以下表现支持肠结核诊断：病变部位在回盲部，有回盲瓣结构破坏且回盲瓣呈持续固定开放，既往有结核接触史（母亲曾患肺结核）。但也有不支持点：T-SPOT.TB、PPD试验均阴性，结肠黏膜活检抗酸染色、弱抗酸染色、结核/非结核分枝杆菌核酸测定均阴性。

3. 肠BD　患者内镜表现呈类圆形、边界清楚的深溃疡，有反复痛性口腔溃疡，按照2009年韩国标准也可考虑拟诊肠BD，但病理未提示血管炎，且无生殖器溃疡等系统性BD表现，故需要进一步确定诊断。

4.CD　患者有回盲部溃疡、肛周脓肿、口腔溃疡，CD亦不能除外，但影像学非CD典型的系膜侧强化及分层强化的表现，故尚需要进一步明确。

经MDT会诊，综合临床表现、内镜表现和病理特点，考虑肠结核可能性大，肠BD不除外。建议异烟肼0.3g qd、利福平0.45g qd、吡嗪酰胺0.5g tid、乙胺丁醇0.75g qd四联诊断性抗结核治疗。

患者服药1周后感腹痛较前加重，NRS 7～8分，监测炎症指标ESR 78mm/h，hs-CRP 127.54mg/L，患者自觉无法耐受并自行停用抗结核药物。

诊断性抗结核治疗失败后的诊断思路和治疗——MDT会诊

患者抗结核治疗后腹痛症状加重、炎症指标增高，下一步考虑：①疾病进展。②合并感染等其他情况。经仔细排查除外合并感染等情况。目前尚无肠道淋巴瘤、CD等疾病的证据。

经疑难肠病MDT会诊，可考虑诊断性抗结核治疗失败，故暂除外肠结核诊断，拟诊肠BD。建议予泼尼松40mg qd（0.8mg/kg）口服，观察疾病变化。

患者服用泼尼松后，腹痛较前减轻，NRS 1～2分，监测ESR 12mm/h，hs-CRP 7.61mg/L。根据2009年韩国学者发表的肠BD诊断标准，4项主要诊断标准包括口腔溃疡、皮肤病变、眼部病变、生殖器溃疡，5项次要诊断标准包括关节炎、肠道溃疡、血管疾病、神经精神疾病和附睾炎，此患者符合1项主要诊断标准口腔溃疡，1项次要诊断标准肠道溃疡，疑诊为肠BD。根据我院总结113例CD和70例BD患者的分析（表），此患者符合类圆形溃疡（−2分），肠系膜周围脂肪密度增高（+1分），总分−1分，倾向于肠BD。4周后经疑难肠病MDT会诊考虑肠BD可能性大，考虑激素治疗有效，激素逐渐规律减量，加用免疫抑制剂环磷酰胺100mg qd口服，沙利度胺50mg qn。3个月后复查结肠镜，回盲瓣溃疡已基本愈合，周边增生结节及红肿较前好转（图3）。

表 克罗恩病和肠BD的评分体系

指 标	分 值
临床表现	
生殖器溃疡	−3分
皮肤病变	−3分
内镜下特征	
类圆形溃疡	−2分
纵行溃疡	1分
溃疡个数>5个	3分
炎性息肉	2分
影像学特征	
黏膜面重度强化	2分
肠系膜周围脂肪密度增高	1分

注：总分≥1分CD，总分<1分BD，敏感性75.2%，特异性95.7%

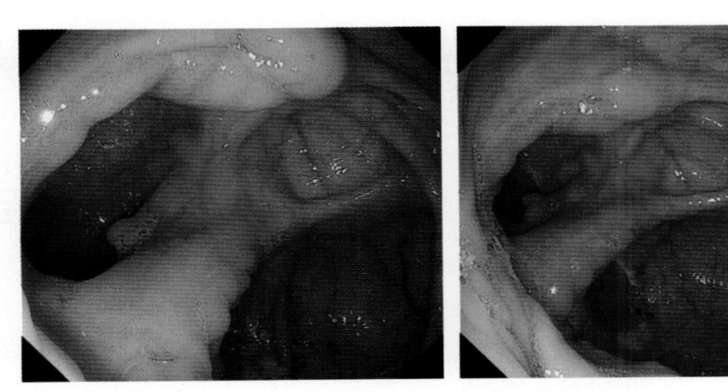

图3 治疗后3个月复查结肠镜

肠BD缺乏特异性诊断指标，鉴别诊断尤为重要，而在鉴别诊断中由于病理阳性率低，因此影像学和内镜特点起非常重要的作用，需要我们“学会”并“认识”。我院总结肠BD内镜下特点包括肠道溃疡发生于回盲部（84.3%），以单发（52.9%）、深大（87.1%）、环形或类圆形（64.3%）溃疡居多，可伴回盲瓣持续开放（27.1%）等。

最后诊断：肠白塞病

【诊疗启迪】

本病例重点在回盲部溃疡鉴别诊断方面。首先通过影像学除外肠道淋巴瘤等恶性疾病，且考虑影像学非典型 CD 表现。第一轮筛选后，将常见的 4 种病进行了顺序排列。其后在顺序排列中进一步鉴别肠结核和肠 BD，针对该患者，有结核接触史、回盲瓣破坏，支持肠结核诊断；有边界清楚的类圆形溃疡、反复口腔溃疡，支持肠 BD 诊断。在无法权衡时，遵照原则先给予诊断性抗结核治疗。最后，患者诊断性抗结核治疗失败，转而给予强有力的肠 BD 治疗方案，溃疡得以愈合。

【专家点评】

回盲瓣单发溃疡临床上经常遇到，大家多认为 CD 和肠结核最难鉴别，本病例启示我们肠结核和肠 BD 鉴别也有很大难度。当然，肠结核和肠 BD 的鉴别诊断的原则也可以遵循 CD 的原则，若充分评估仍难以鉴别，建议首先诊断性抗结核的原则，根据疗效作出进一步判断。我们需要注意的是：诊断性抗结核治疗失败并不代表患者一定是肠 BD，由于肠 BD 的诊断指标不特异，因此密切随访治疗反应也非常重要，根据治疗反应给予最后的诊断。

一例回盲部溃疡让我们思考无限，应了张孝骞教授的话“如临深渊、如履薄冰”，我们“且行且学习”！

（谭　蓓　撰写　杨　红　审校）

参考文献

Cheon JH, Kim ES, Shin SJ, et al. Development and validation of novel diagnostic criteria for intestinal Bechet's disease in Korean patients with ileocolonic ulcers[J]. Am J Gastroenterol, 2009, 104(10): 2492-2499.

病例26　皮肤结节、外阴、口腔溃疡
——CEA增高的“变异”血管炎

患者，女性，47 岁，因“结节红斑、外阴和口腔溃疡 13 年，进食后呕吐 1 个月”入院。

患者于 2003 年无诱因间断出现双下肢多发结节红斑，直径约 4cm，无瘙痒，逐渐变大并

出现皮肤破溃，伴脓性分泌物、轻度疼痛，后出现外阴、口腔痛性溃疡，无发热、盗汗，未予重视，间断外涂药物治疗，效果不佳。7年前因皮肤破溃加重，外院诊断为贝赫切特（又称白塞，Behcet）病（BD），予甲泼尼龙（美卓乐）8mg qd、秋水仙碱1g qd口服治疗，后口腔、外阴及双下肢溃疡愈合，患者不规律服用美卓乐，病情加重时自行服药症状可好转。1个月前无诱因出现进食后恶心，呕吐胃内容物，3～5次/日，伴食欲减退、消瘦、反酸、嗳气，无排气排便停止，无发热、腹痛、便血等，外院行肠镜示结肠多发溃疡伴狭窄，结直肠多发隆起病变。乙状结肠活检病理示肠黏膜慢性炎，部分呈息肉样增生。为进一步治疗于2016年4月1日入院。患者近半年体重下降15kg。病程中无口眼干、关节痛、雷诺现象。

既往史：既往乙型肝炎病毒携带者（HBsAg阳性），未治疗。

个人史、婚育史及家族史：无特殊。

体格检查：T 37.0℃，P 90次/分，RR 20次/分，BP 90/65mmHg。BMI 18.1kg/m^2。双下肢散在片状陈旧性斑疹，浅表淋巴结未及肿大。心肺无特殊。腹平坦，未见肠型及蠕动波，腹软，无压痛、肌紧张及反跳痛，未触及明确包块，肠鸣音活跃，双下肢无水肿。直肠指检退指指套无血染。

入院诊断：结节红斑、结肠溃疡原因待查
肠白塞病不除外
慢性乙型肝炎病毒携带

结节红斑、结肠溃疡的诊断思路

病例特点：中年女性，长期结节红斑，反复痛性口腔溃疡和外阴溃疡，多节段结肠溃疡、肠狭窄，激素治疗有效。根据其病例特点诊断首先考虑肠BD，但尚存在不支持点：一般肠BD肠道特征性表现为回盲部孤立、深大、圆形溃疡，黏膜病理活检可见血管炎改变。该患者内镜下肠溃疡表现和病理表现均非典型BD表现，且体重下降明显，因此，还需完善针刺试验和眼部检查以进一步明确诊断。尚需考虑其他诊断。

1. 炎症性肠病　患者结肠病变不连续，需考虑克罗恩病（CD）可能，且口腔、外阴溃疡及皮肤结节可为CD肠外表现。但患者起病之初无腹痛、腹泻等表现，结肠镜未见典型跳跃性、纵行溃疡，均不支持CD诊断，可完善小肠CT成像，必要时复查结肠镜。

2. 肿瘤　患者病程久，肿瘤难以解释病情全貌，但近期体重下降明显，肠道多发溃疡，仍需警惕合并肿瘤可能，完善肿瘤标志物、影像学检查，必要时行PET-CT。

3. 肠道感染　感染难以解释患者激素治疗有效，且激素治疗后无感染扩散证据，考虑感染可能性小。但患者长期口服激素治疗，机体处于免疫抑制状态，需警惕继发感染可能，特别是结核，可完善血T-SPOT.TB、肥达试验、外斐反应、CMV DNA、EBV DNA、HBV等。

4. 其他自身免疫病　患者中年女性，为自身免疫病好发人群，如系统性红斑狼疮、ANCA相关血管炎等，但患者无皮肤紫癜、全身多系统受累证据为不支持点，可完善

ANA、抗 ENA 抗体、ANCA 和补体等检查。

入院后完善检查，血常规：WBC 8.01×10^9/L，NEUT% 73.6%，Hb 114g/L，PLT 380×10^9/L。尿常规（-）；粪便常规：WBC、RBC 均（-），粪便 OB（+）。ESR 55mm/h，hs-CRP 78mg/L。Alb 25g/L，ALT、Cr 正常。CEA 6.85ng/ml，AFP、CA19-9、CA125、CA15-3 均阴性。HBsAg（+），HBeAb（+），HBcAb（+），HBV DNA 974U/ml，血 T-SPOT.TB、肥达试验、外斐反应、CMV DNA、EBV DNA 均阴性。粪便微生物学检查（包括细菌培养、真菌涂片、难辨梭菌培养和毒素测定、抗酸染色、寄生虫检测）均阴性。ANA、抗 ENA 抗体、ANCA 和补体均阴性。针刺试验阳性。腹部平片：多发肠腔积气。小肠 CT 成像：盆段小肠、末段回肠、回盲部、横结肠、降结肠及乙状结肠多发节段性肠壁增厚伴明显强化，其中横结肠段病变不能除外恶性；横结肠空肠肠瘘可能；右下腹结肠旁及肠系膜上多发肿大淋巴结；腹盆腔小肠多发小气液平（图 1）。PET-CT：横结肠中段至脾曲，第 6 组小肠至回盲部肠道节段性代谢增高（SUVmax 7.6）肠壁增厚，炎性病变可能性大。眼科会诊：未见明显异常。予禁食水、胃肠减压、补液、营养支持后病情部分改善。

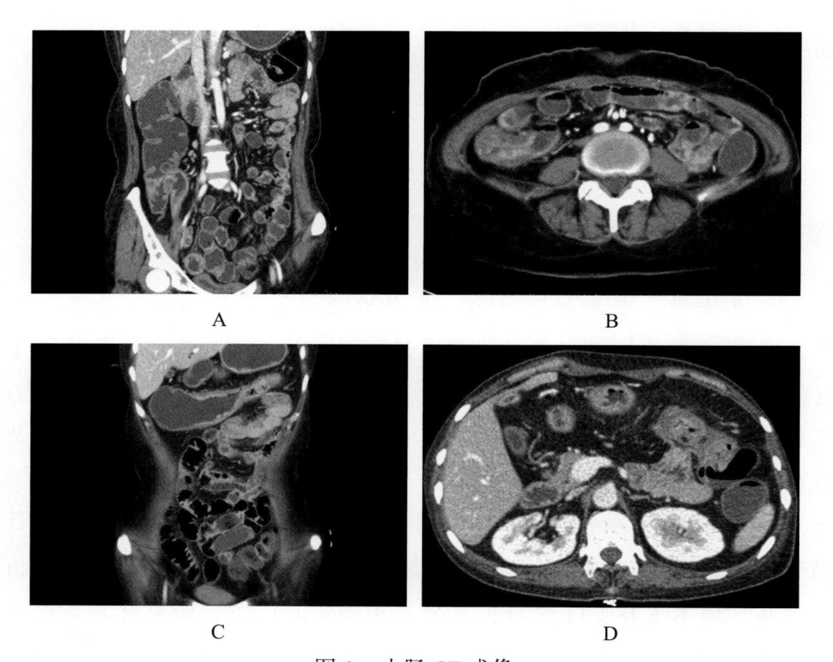

A　　B

C　　D

图 1　小肠 CT 成像

A 和 B. 冠状面和横断面均示末段回肠、升结肠肠壁增厚，分层强化，回盲瓣变形不明显；C. 冠状面示横结肠肠壁重度增厚，分层强化，黏膜面凹凸不平；D. 横断面示横结肠近脾曲空肠瘘可能

肠 BD 的诊断思路

患者筛查无感染及其他自身免疫病提示，结合临床表现及辅助检查，如用一元论解释

病情，考虑BD肠道受累并发横结肠空肠瘘及高位肠梗阻可能。肠BD无明确的诊断标准，目前比较公认的是韩国炎症性肠病（IBD）协作组在2009年提出的肠BD诊断标准（表），主要根据肠道溃疡的特点和肠外表现进行诊断，分为临床确诊、拟诊、疑诊和不能诊断。该标准诊断肠BD的敏感性98.6%，特异性83.0%，准确性91.1%。该患者有口腔溃疡、外阴溃疡及结节红斑，针刺试验阳性，既往激素治疗有效，符合系统性肠BD的标准，虽然内镜下肠道溃疡不典型，但根据2009年韩国标准，仍可确诊为肠BD。

表 2009年韩国IBD协作组制定的肠BD诊断标准

内镜下溃疡（回盲部）	肠外表现	肠BD
典型的肠道溃疡*	系统性BD#	确诊
	仅有口腔溃疡	拟诊
	无	疑诊
不典型肠道溃疡	系统性BD#	确诊
	仅有口腔溃疡	拟诊
	无	疑诊

*溃疡个数≤5，类圆形，边界清楚的深溃疡；#根据1987年日本制定的BD诊断标准

此外，患者体重下降明显，且血CEA稍高，肠道多发肿大淋巴结，肠黏膜可见隆起性病变，恶性肿瘤仍不能除外。国外报道BD有一定伴发肿瘤的风险，国内李国华等总结分析北京协和医院BD伴发恶性肿瘤的临床资料，发现BD伴恶性肿瘤者41例，占同期所有BD住院患者的6.3%。BD伴恶性肿瘤的患者年龄偏大，消化道肿瘤占14.6%，其中半数为结直肠癌。该患者PET-CT表现不符合恶性病变，外院肠道病理未见恶性细胞，必要时可重复病理活检除外。

完善钡灌肠造影：直肠、乙状结肠、降结肠结肠袋规则，黏膜齐整，蠕动良好；横结肠近脾曲处狭窄，黏膜相见不规则充盈缺损，近段横结肠及升结肠未见显示（图2）。应用泛影葡胺行上消化道造影：上段小肠黏膜规则，未见明显异常及造影剂外溢。胃镜：胃黏液池量多，呈浑浊黄色粪臭味液体，胃窦可见片状糜烂，十二指肠球腔可见息肉样隆起并糜烂，范围4～5mm。灌肠后行结肠镜：循腔进镜45cm至横结肠脾曲，肠腔消失，可见多发簇状分布息肉，略充血，无糜烂及溃疡，循息肉间缝隙继续进镜困难，肠腔明显狭窄；息肉局部活检2块，质软；余所见降结肠、乙状结肠、直肠未见明显异常

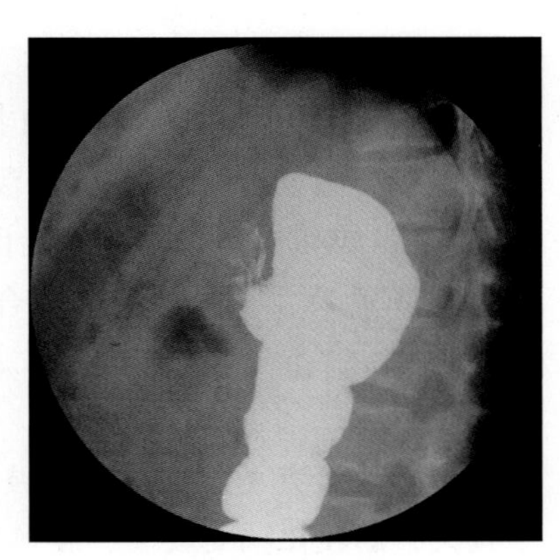

图2 钡灌肠造影

结肠脾曲狭窄，造影剂通过受阻，局部黏膜破坏

(图 3)。病理：结肠黏膜显慢性炎。

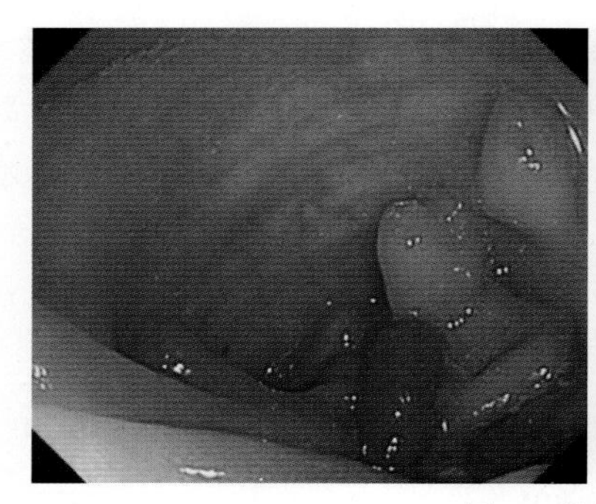
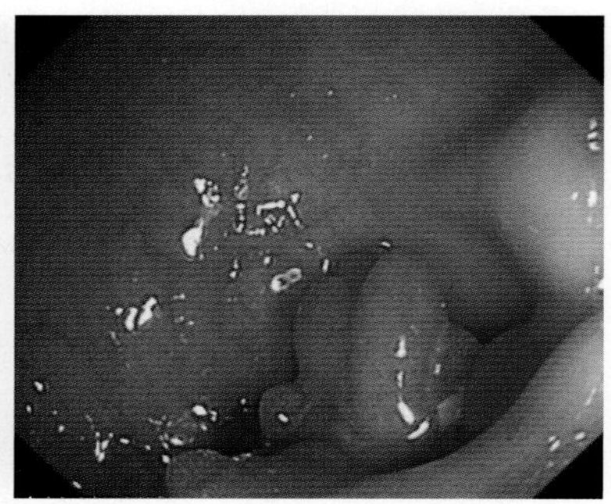

图 3　结肠镜检查

目前肿瘤不能诊断，下一步诊疗考虑和注意事项

患者目前无肿瘤证据，结肠镜及病理亦不支持 CD，综合病例特点诊断 BD。对于全身、腹部症状突出的 BD 患者，临床上仍首选激素，严重者可联合应用免疫抑制剂（如硫唑嘌呤、沙利度胺、环磷酰胺等），对于传统免疫抑制剂治疗无效的患者，亦有报道生物制剂如 TNF-α 抑制剂治疗取得良好效果。该患者 HBsAg（+），HBeAb（+），HBcAb（+），为乙肝小三阳，其 HBV DNA 拷贝数为 974U/ml。在临床实践中，任何类型的免疫抑制治疗（激素、免疫抑制剂、化疗等）都可导致 HBsAg 阳性患者的 HBV 再激活。2017 年《炎症性肠病合并机会性感染专家共识意见》建议拟进行免疫抑制治疗的 HBsAg 阳性患者，不论其 HBV DNA 水平，均需预防性使用核苷（酸）类药物抗病毒治疗，抗病毒治疗应在激素、免疫抑制剂治疗前开始（IBD 患者推荐在免疫抑制治疗前 1～2 周开始抗病毒治疗），持续至免疫抑制治疗停止后至少 12 个月。根据共识意见，拉米夫定只能用于 HBV DNA 低拷贝数（<2000U/ml）、短期治疗的患者，否则推荐使用替诺福韦或恩替卡韦。

先予口服恩替卡韦 0.5mg/d 抗病毒治疗，后静脉输注甲泼尼龙 80mg/d 治疗原发病，甲泼尼龙治疗 5 天序贯为静脉甲泼尼龙 40mg/d 逐渐减量，同时联合静脉输注环磷酰胺 0.2g qod，口服沙利度胺 50mg/d。后因血 WBC 计数下降，停用环磷酰胺。早期予肠外营养，后期行空肠置管，予肠内营养联合肠外营养支持，患者呕吐较前好转，监测炎症指标下降，ESR 17mm/h，hs-CRP 13.97mg/L。

患者予大剂量激素联合免疫抑制剂治疗后病情较前减轻，应继续积极治疗。但患者病程较久，肠梗阻病变较重，腹部增强 CT 提示可疑肠瘘形成，如果能逐渐恢复肠内营养，有可能避免或延缓手术的时间；但是在恢复肠内营养同时，需密切观察腹部体征，警惕肠梗阻再发或继发感染可能。

1个月后患者无明显诱因出现发热，Tmax 39.2℃，伴腹胀、停止排气排便。查体：腹软，无压痛、反跳痛及肌紧张，叩诊鼓音，肠鸣音消失。急查腹部CT示横结肠扩张明显，闭襻型肠梗阻，同时出现血压下降、心率增快，不除外感染性休克，予美罗培南经验性抗感染、积极扩容等治疗效果不佳。患者突发高热，腹胀明显，影像学可见横结肠及升结肠明显扩张，排便停止，考虑闭襻型肠梗阻，伴血压下降，心率增快，考虑中毒性巨结肠致感染性休克，目前病情危急。内科保守治疗无效，宜早期行外科干预。

基本外科会诊考虑有急诊手术指征，转入基本外科行“横结肠占位切除、横结肠小肠内瘘切除、横结肠-降结肠端端吻合、小肠-小肠端端吻合术”。病理：（近段空肠、横结肠）结肠黏膜显急性及慢性炎，局限性溃疡形成，伴肠腔内瘘形成，周围黏膜隐窝结构紊乱，可见较多炎性息肉，黏膜下纤维组织增生，肌层内神经纤维增生，淋巴结显慢性炎。病变表现为局限性慢性结肠炎，溃疡、内瘘形成，符合BD治疗后改变。患者最终诊断肠BD，术后患者体温恢复正常，无肠梗阻表现，予口服泼尼松25mg/d，联合沙利度胺75mg/d，肠外营养逐渐过渡至肠内营养，无恶心、呕吐、发热等，监测炎症指标，ESR 15mm/h，hs-CRP 0.77mg/L。门诊随访患者至2019年1月，病情平稳。

随着我国CD发病率增加，出现肠道狭窄合并肠穿孔患者常首先被考虑为CD，但我们应该警惕：肠BD、肠道淋巴瘤、感染等都可以模拟IBD的症状发病。该病例诊断BD的典型之处在于：结节红斑、反复痛性口腔溃疡、外阴溃疡。而不典型之处在于：内镜表现不典型（肠BD常表现为深大、圆形溃疡）；有肠狭窄和肠梗阻（与CD相比，BD发生肠狭窄和肠梗阻的概率低）；CEA略增高；体重下降明显。因此，在整个病程中要积极与其他疾病进行鉴别。

最后诊断：肠白塞病

完全性肠梗阻

中毒性巨结肠

肠瘘

横结肠小肠瘘切除术后

横结肠-降结肠端端吻合术后

小肠-小肠端端吻合术后

慢性乙型肝炎病毒携带

【诊疗启迪】

该病例治疗方面给我们一些启示：①患者病程较长，故考虑结肠溃疡时间也较长，肠狭窄为纤维狭窄可能性大，虽诊断后给予积极治疗，但仍不能缓解肠梗阻症状。如果早期给予患者积极规律治疗，预后可能会更好。②给予免疫抑制治疗前，要综合考虑患者全身情况是否有药物禁忌证，该患者既往有慢性乙型肝炎病史，在临床实践中，任何类型的免疫抑制治疗（激素、免疫抑制剂、化疗等）都可能导致 HBsAg 阳性患者的 HBV 再激活。因此给予该患者积极抗病毒治疗，以保证用药安全。

【专家点评】

BD 患者病程长，轻重迥异，临床表现复杂，又无特异性诊断指标，导致该病容易漏诊、误诊。本病例诊断和治疗过程都给我们很多启示，诊断方面要与 CD、感染、淋巴瘤等鉴别诊断，其中与 CD 的鉴别是最不容易，国际多参考韩国标准诊断肠 BD，未来期望有更好的评分模型鉴别两者。治疗方面切记“足量、规范、定期评估”的原则，而肠 BD 手术后复发不可忽略，由于肠 BD 病理表现是大量中性粒细胞浸润和血管炎，更容易出现术后复发，因此术后治疗不能放松。由于 BD 有一定伴发肿瘤的概率，该患者在诊疗及随访中需予关注。

（熊洋洋　撰写　钱家鸣　审校）

参考文献

[1]Cheon JH, Kim ES, Shin SJ, et al. Development and validation of novel diagnostic criteria for intestinal Behcet's disease in Korean patients with ileocolonic ulcers[J]. The American Journal of Gastroenterology, 2009, 104(10): 2492-2499.

[2]Kaklamani VG, Tzonou A, Kaklamanis PG. Behcet's disease associated with malignancies. Report of two cases and review of the literature[J]. Clin Exp Rheumatol, 2005, 23(4 Suppl 38): S35-S41.

[3]李国华，郑文洁，林毅，等. 白塞病伴发恶性肿瘤41例临床分析[J]. 基础医学与临床，2013，33(6)：769-772.

[4]尹建宝，岳鸿丽，白静，等. 肠白塞病64例临床分析[J]. 中华风湿病学杂志，2014，18(8)：515-519.

[5]Roche B, Samuel D. The difficulties of managing severe hepatitis B virus reactivation[J]. Liver Int, 2011, 31 Suppl 1: 104-110.

[6]Shouval D, Shibolet O. Immunosuppression and HBV reactivation[J]. Semin Liver Dis, 2013, 33(2): 167-177.

[7]中华医学会消化病学分会炎症性肠病学组. 炎症性肠病合并机会性感染专家共识意见[J]. 中华消化杂志，2017，37(4)：217-226.

[8]EASL clinical practice guidelines: Management of chronic hepatitis B virus infection[J]. J Hepatol, 2012, 57(1): 167-185.

[9]Mizushima Y, Inaba G, Mimura Y. Diagnostic criteria for Behçet's disease in 1987, and guideline for treating Behçet's disease in 1987, and guideline for treating Behçet's disease[J]. Saishin Igaku, 1988, 43: 391-393.

病例27　口腔及外阴溃疡、腹痛、便血——导致多次手术的原因

患者，男性，46岁，因“反复口腔、外阴溃疡20余年，间断右下腹痛10余年，血便7天”入院。

患者20余年前无诱因出现反复口腔溃疡（>3次/年），多发、痛性且溃疡面较大，伴一过性痛性外阴溃疡，外院按“毛囊炎”治疗后好转，未系统诊治。2007年12月出现右下腹痛，进食后加重，未在意。2008年4月腹痛加重，排便排气正常，外院结肠镜示：回盲部见菜花样隆起，大小1.2cm×1.0cm，色红；活检病理：（回盲部）肠黏膜慢性炎；腹部CT：回盲部肠壁增厚明显，管腔明显缩窄，增强后强化明显，疑诊结肠癌，于2008年4月24日当地行剖腹探查，予“右半结肠切除+回结肠端端吻合+回肠憩室切除术”，术后病理：结肠溃疡伴炎性肉芽肿形成，黏膜下层、肌层、浆膜层淋巴细胞结节性增生，回肠憩室。此后未再腹痛，未治疗。2016年9月无诱因再发右下腹绞痛，觉腹部切口瘢痕旁有隆起包块，外院查立位腹部平片示肠梗阻；腹部CT平扫+增强：直肠及部分肠管环形不均匀增厚；部分空肠、回肠较均匀增厚，炎性病变不除外。诊断“腹壁切口疝并肠嵌顿”，2016年10月6日行剖腹探查+肠粘连松解+小肠节段切除吻合术。病理示：（小肠）肠壁黏膜组织显急性及慢性炎，部分区域可见纤维素性坏死物、肉芽组织增生及多量炎症细胞浸润、溃疡形成，间质血管扩张、充血。患者仍有右下腹疼痛，切口愈合不良。2016年10月25日无诱因出现呕鲜红色血，伴黑便，Hb 71g/L，估计出血量约2000ml，急诊胃镜下见十二指肠降部溃疡伴出血，行钳夹止血。2016年11月1日出现持续性高热，Tmax 40℃，我院诊断考虑“贝赫切特（又称白塞，Behcet）病（BD）可能”，予甲泼尼龙40mg qd静脉滴注，体温降至正常，激素1周后改为美卓乐40mg qd口服，并加用硫酸羟氯喹200mg bid、甲氨蝶呤10mg qw口服，期间体温正常。2017年3月17日美卓乐减至8mg qd，出现间断低热，Tmax 38℃，2017年4月12日再来我院，予禁食水、抗炎、营养支持等，行小肠CT造影、消化道造影等提示吻合口腹壁瘘、腹腔内瘘，予局部引流，症状好转，肠外营养逐渐过渡至肠内营养。2017年10月在全麻下行剖腹探查、粘连松解、腹壁瘘切除+回肠-横结肠吻合口切除+回肠横结肠吻合术+吻合口十二指肠降段瘘管切除术+十二指肠瘘口修补术+腹壁成形术，术后伤口愈合可。患者于11月22日19：00排暗红色血便1次（量不详），伴左腹部疼痛、头晕、心悸、大汗，入抢救室后予禁食、补液、输血等，Hb稳定在70g/L，行腹盆增强CT，未见造影剂外漏，因患者多次腹部手术，肠道粘连较重，未行结肠镜。于2017年12月入我科治疗。患者自患病以来，间断予肠内营养，平素食欲差，近1周频繁腹泻，排便5~8次/日，为黄绿色不成形便伴黏液，小便无异常。自述平素输液穿刺后穿刺点不易愈合，易出现化脓感染。2016年10月25日外院行颈内静脉置管，出现气胸，放置胸腔穿

刺引流管，1周后拔除，但穿刺处出现化脓感染，约1个月愈合。

既往史：否认高血压、冠心病、糖尿病等慢性病史，否认肝炎、结核、伤寒、疟疾等传染病史。

体格检查：一般情况可，贫血貌，腹正中部干净敷料覆盖，揭开敷料可见一长约15cm的手术切口，无明显红肿热痛，切口下缘可见少量脓性渗出物。腹软，脐正中偏左侧轻度压痛，无反跳痛，肠鸣音4次/分，肝脾肋下、剑下未及，麦氏点、双输尿管点无压痛，Murphy征（-），余无特殊。

入院诊断：白塞病？

下消化道出血
右半结肠切除术后
腹壁切口疝合并肠嵌顿
肠粘连松解、小肠节段切除吻合术后
吻合口腹壁瘘、腹腔内瘘
腹壁瘘切除术后
回肠-横结肠吻合口切除术后
回肠横结肠吻合术后
吻合口十二指肠降段瘘管切除术后
十二指肠瘘口修补术后
腹壁成形术后
十二指肠球部溃疡

口腔溃疡、外阴溃疡、腹痛、便血的诊断思路

病例特点：中年男性，病史迁延20余年，青年起病，前期以反复口腔及外阴溃疡、右下腹痛为主要表现，后期因回盲部术后出现吻合口愈合不良，并形成内瘘反复手术。此次因血便再入院，贯穿于病程中有针刺处易化脓感染史。BD的诊断标准：①必要条件：反复口腔溃疡（超过3次/年）。②下述条件至少符合2条以上：反复外阴溃疡、眼炎、皮肤损害、针刺试验阳性。此患者符合典型BD。BD可有消化道受累，特点为全胃肠受累，其中以回盲部、食管为主，腹痛较突出，易合并出血、瘘管形成，结肠镜下典型表现为回盲部孤立、圆形、边界清楚、底部干净的溃疡。

肠道受累时，BD需要与克罗恩病（CD）、肠结核、肠道淋巴瘤等鉴别。①CD：患者以下消化道受累为主，可有腹痛、腹部包块，常伴肛周病变。结肠镜下典型表现为节段性、铺路石征、纵行匐行性溃疡，此患者病初曾行结肠镜检查仅发现“回盲部菜花样肿物”，未见典型CD表现，且其反复外阴溃疡及针刺试验阳性，用单纯CD无法解释。②肠道淋巴瘤：患者病史较长，总体一般情况偏好，且结肠切除标本病理未提示淋巴瘤证据，故肠道

淋巴瘤基本可除外。③肠结核：病程中无肠外结核表现，曾予激素、免疫抑制剂治疗无结核播散证据，故肠结核诊断不考虑。

入院后患者行胃镜检查：慢性萎缩性胃炎。因考虑有多次腹部手术史，担心结肠镜副损伤，故未行急诊结肠镜检查。口服小肠造影：回肠-横结肠吻合口未见明显狭窄，吻合口近段横结肠局部黏膜增粗，肠腔扩张受限，未见明显造影剂外漏及异常通路改变。入院后即针对原发病给予沙利度胺口服，由 50mg qd 渐增至 100mg qd，入院后未再便血。

最后诊断：肠白塞病

下消化道出血

右半结肠切除术后

腹壁切口疝合并肠嵌顿

肠粘连松解、小肠节段切除吻合术后

吻合口腹壁瘘、腹腔内瘘

腹壁瘘切除术后

回肠-横结肠吻合口切除术后

回肠横结肠吻合术后

吻合口-十二指肠降段瘘管切除术后

十二指肠瘘口修补术后

腹壁成形术后

十二指肠球部溃疡

【诊疗启迪】

该患者诊断 BD 有几个典型特点：①反复口腔及外阴溃疡。②针刺试验阳性。③术后反复肠瘘、消化道出血等，均符合 BD 表现，故诊断明确。

该病例治疗方面有几点需要反思：①患者 20 年前有口腔溃疡和外阴溃疡，但未能考虑到 BD 的可能，一直未予治疗。②第一次和第二次手术除外了肿瘤，但没有追查肠道疾病的真正病因。③2016 年曾考虑 BD 诊断，但给予的免疫抑制剂过于“温和”，未能有效控制疾病。肠 BD 诊断难，更难的是治疗，尽早、规范治疗非常重要，而 BD 的手术指征需要更严格把握。由于肠 BD 发病机制中中性粒细胞过度激活，术后更易出现复发肠瘘和穿孔，积极术后治疗尤为重要。

【专家点评】

此病例提示，在疾病诊治不仅要知其然，更要努力知其所以然。具体到此患者，病初因当地疑诊“结肠癌”行手术治疗后，病理并未见到肿瘤细胞，但究竟是什么原因或者什么疾病导致肿物形成，并未深究，若此时能“执着”地与病理科一起寻找疾病的原因，甚至将手术标本送至更有经验的上级医院会诊，则可能不会错失治疗良机，延缓疾病进展。直至8年后患者因吻合口病变，再次手术后伤口难愈合伴多发内瘘形成，最后终因便血不得不行第三次手术。另外，对于回盲部肿物的患者，尤其是合并腹痛及消化道出血，甚或反复内瘘形成，要尽量拓宽思路，除了考虑CD、肿瘤等外，要想到BD的可能性。

（吕 红 撰写 钱家鸣 审校）

参考文献

[1]Bayraktar Y, Ozaslan E, Van Thiel DH. Gastrointestinal manifestations of Behcet's disease[J]. J Clin Gastroenterol, 2000, 30(2): 144-154.

[2]Lopalco G, Rigante D, VeneritoV, et al. Update on the Medical Management of Gastrointestinal Behçet's Disease [J]. Mediators Inflamm, 2017, 2017: 1-11.

非IBD基础感染病例

病例28　6个月病程的结肠溃疡——是CD吗

患者，女性，17岁，因“反复腹痛、腹泻、发热6月余”入院。

患者于2014年12月无明显诱因出现腹泻，10余次/日，为黏液脓血便，伴里急后重，阵发性脐周绞痛，伴午后发热，Tmax 37.6℃，有盗汗。当地医院予头孢哌酮/舒巴坦抗感染治疗2周无好转，Tmax升至38.2℃，伴畏寒、寒战。查血常规：WBC 14.14×10^9/L，NEUT% 78.6%；hs-CRP 31.1mg/L，ESR 18mm/h。腹部CT：回肠末段至部分直肠管壁增厚；腹腔内多发淋巴结，最大直径0.9cm。结肠镜：末段回肠、结肠、直肠黏膜散在小糜烂灶；病理：急性及慢性炎，淋巴组织增生；降结肠黏膜慢性炎，偶见嗜酸性粒细胞浸润。予美沙拉秦1g tid口服及灌肠治疗，并予头孢甲肟静脉滴注共2周，万古霉素0.125g qid口服10天抗感染，患者体温降至正常，腹痛消失，便次减至1～2次/日，无脓血。复查结肠镜：糜烂灶较前减少。停用抗生素1个月后患者再次出现排便次数增多，为带血丝糊状便，伴腹痛、发热，Tmax 38.4℃。查血常规：WBC 18.12×10^9/L，NEUT% 77.2%；hs-CRP 72.7mg/L，ESR 40mm/h；血T-SPOT.TB阴性；结肠镜：仍有散在小糜烂灶，乙状结肠新发不规则溃疡性病变；活检病理：黏膜急性及慢性炎，升结肠伴肉芽肿性病变，抗酸染色阴性。继续予美沙拉秦口服、灌肠治疗1周后症状好转。后就诊于我院门诊，查血TORCH抗体阴性，免疫球蛋白定量、补体、ANA、抗ENA、ANCA均阴性。复查结肠镜：盲肠至直肠多发不规则溃疡，偶见炎性息肉样隆起，直乙交界病变为著，病变间黏膜光整（图1）；病理：黏膜急性及慢性炎，横结肠隐窝结构紊乱，局灶见上皮样肉芽肿；直肠隐窝结构尚规则，局灶淋巴细胞聚集。入院前1周患者再次出现黏液脓血便，6～7次/日，伴发热，Tmax 38.9℃，伴腹痛、恶心、呕吐。查血常规：WBC 26.62×10^9/L，NEUT% 93.9%；hs-CRP 100.15mg/L，ESR 38mm/h；粪便常规：WBC满视野，RBC 5～10/HPF，OB（+）；粪便难辨梭菌毒素测定、血

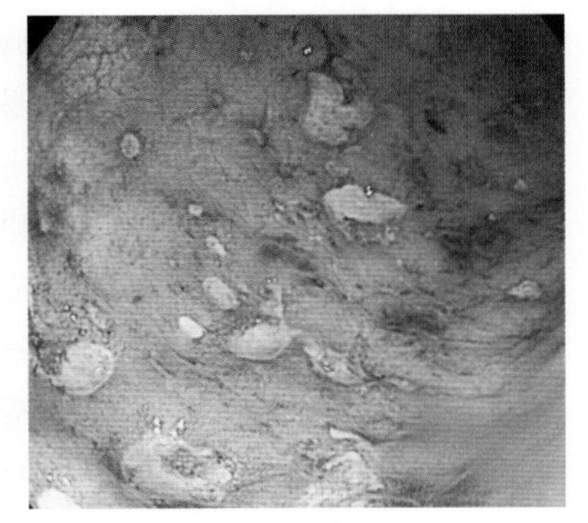

图1　结肠镜检查

CMV DNA、T-SPOT.TB（-）。血培养3次均阴性；粪便找寄生虫、细菌培养、抗酸染色阴性。遂于2015年12月3日入院。

既往史：既往体健。

个人史、家族史：无特殊。

体格检查：T 39.1℃，P 100次/分，BP 102/66mmHg。BMI 15.6kg/m²。浅表淋巴结未及肿大。心肺无特殊。中上腹压痛，无反跳痛及肌紧张，肝脾肋下未及，肠鸣音正常，直肠指检未及明显异常。

入院诊断：腹痛、腹泻原因待查

炎症性肠病不除外

慢性肠道感染不除外

腹痛、发热、结肠溃疡的鉴别诊断思路

病例特点：青少年女性，慢性病程，主要临床表现为腹泻、脓血便，伴腹痛、发热，炎症指标明显增高。应用抗生素治疗有效，但病情反复。血培养、粪便培养阴性。结肠镜示末段回肠、全结肠及直肠黏膜多发不规则糜烂及溃疡。结肠溃疡的病因应考虑感染性和非感染性两大类。

该患者反复腹泻、发热伴炎症指标增高，抗生素治疗有效，需要首先考虑感染性疾病。但感染性肠炎多以急性起病，该患者病程半年，似乎不符合急性病程表现。但亦有部分病原体可引起慢性肠道感染，如结核分枝杆菌、伤寒杆菌、耶尔森菌、弯曲菌、气单胞菌、难辨梭菌等部分细菌，阿米巴、贾第鞭毛虫等寄生虫，组织胞浆菌等真菌，巨细胞病毒等病毒。感染性疾病的诊断主要依赖于病原学或相关血清学证据，患者曾行血培养、粪便培养阴性，粪便中未找到寄生虫卵，血T-SPOT.TB、CMV DNA、粪便难辨梭菌毒素测定（-），但仍不能除外感染性疾病，该患者肠黏膜病理可见较多肉芽肿，应高度怀疑结核分枝杆菌和耶尔森菌感染等。尚需考虑是否有基础肠道疾病合并感染的可能性。

非感染性疾病包括炎症性肠病、结缔组织病相关肠病、缺血性肠病、药物或机械性因素、放射性肠炎、恶性肿瘤如淋巴瘤等，均可导致肠道溃疡。炎症性肠病主要包括溃疡性结肠炎和克罗恩病（CD），患者虽病变位于结直肠及末段回肠，但病变为节段性，病变间黏膜正常，且病理提示见肉芽肿样改变，需考虑CD的可能。本患者以肠道相关表现为主，无明显其他脏器受累证据或口腔、外阴溃疡等，ANA、抗ENA、ANCA等抗体阴性，结缔组织病相关肠病证据不足。患者为青少年女性，无心脑血管病变基础，溃疡分布广泛，不符合结肠供血区域某一分支血管病变表现，缺血性肠病无法解释病情。患者既往体健，无明显用药史或放射线暴露、机械性损伤相关病史，相关肠道病变无证据。此外，淋巴瘤累及肠道亦可导致多发溃疡，但患者无全身浅表淋巴结肿大，肠道黏膜活检病理亦无相关提

示，目前可暂不考虑。

入院后进一步筛查病因，血降钙素原、肺炎支原体抗体、肺炎衣原体抗体、嗜肺军团菌抗体、肥达试验、外斐反应、布氏杆菌凝集试验、隐球菌抗原、CMV 抗原血症检测、EB 病毒抗体、细小病毒 B19-IgM 抗体均（-）。血清免疫固定电泳阴性。炎症性肠病抗体谱：抗小肠杯状细胞抗体（AIGA）-IgG 阳性 1∶10，余阴性。抗磷脂抗体谱、狼疮抗凝物（-）。外周血涂片：中性分叶核粒细胞胞质中可见中毒颗粒。骨髓涂片：增生明显活跃，粒系中、晚幼粒细胞比例增高，部分细胞胞质颗粒粗大，成熟中性粒细胞胞质中可见中毒颗粒，红细胞呈"缗钱状"排列。骨髓活检：（髂后）造血组织中粒/红比例升高，成熟粒细胞增多。小肠 CT 成像：结肠及小肠管壁多发增厚，伴异常强化，浆膜面毛糙，降结肠及乙状结肠为著，系膜根部、盆腔多发淋巴结，部分增大（图 2）。加做结肠病理染色：抗酸染色、CMV 免疫组化、CMV-PCR、耶尔森菌 PCR（-）。直肠黏膜培养：屎肠球菌、芽胞杆菌、光滑念珠菌阳性。病理：黏膜急性及慢性炎，横结肠隐窝结构紊乱，局灶见上皮样肉芽肿，内可见小灶坏死及中性粒细胞浸润，与 CD 表现不符（图 3）。入院后予继续口服美沙拉秦及肠道益生菌，并予头孢他啶联合甲硝唑经验性抗感染，体温高峰无明显下降，3 天后改为厄他培南静脉滴注抗感染 3 周，患者体温降至正常，腹痛逐渐减轻，排便次数减少至 3～4 次/日，较前变稠。复查血常规：WBC 10.70×10^9/L，NEUT% 74.8%；hs-CRP 18.15mg/L。

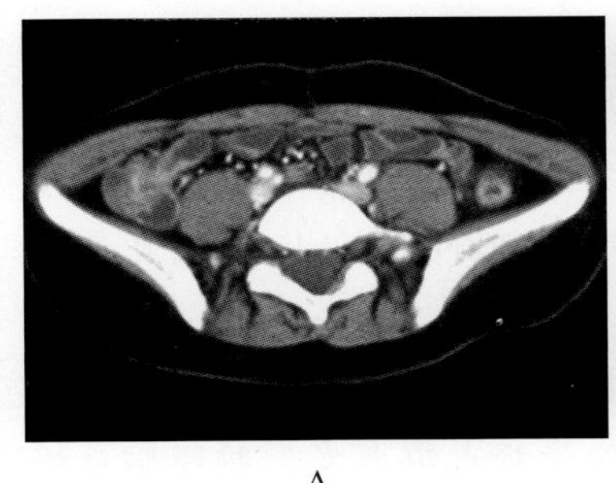

A

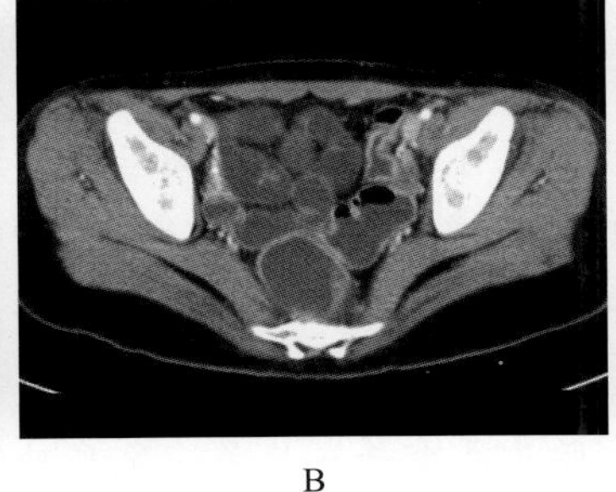

B

图 2　小肠 CT 成像

A. 升结肠及降结肠肠壁增厚，均匀中度强化，浆膜面毛糙；B. 乙状结肠肠壁增厚，均匀中度强化

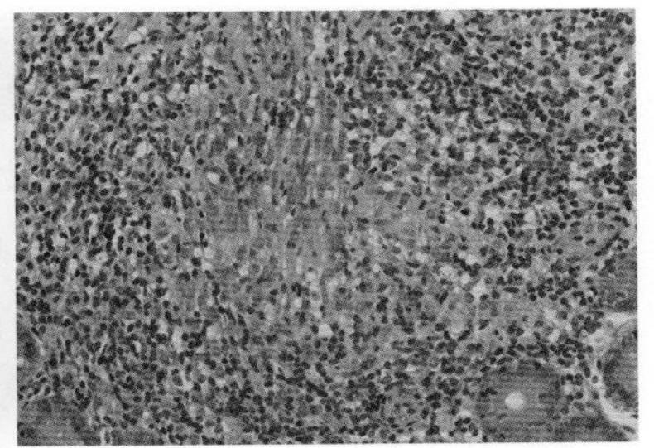

图 3　结肠活组织病理检查（HE×100）

见上皮样肉芽肿，内可见小灶坏死及中性粒细胞浸润

结肠溃疡诊断疑难——多学科团队（MDT）会诊

疑难肠病 MDT 会诊，放射科、病理科综合考虑肠道感染可能性大。再次行肠黏膜活检并行黏膜培养及石蜡固定标本的细菌学检查，细菌室专家仔细阅片后发现患者肠黏膜细胞内有较大量的革兰染色阳性杆菌，根据形态学特点，考虑为李斯特菌可能（图 4）。追问病

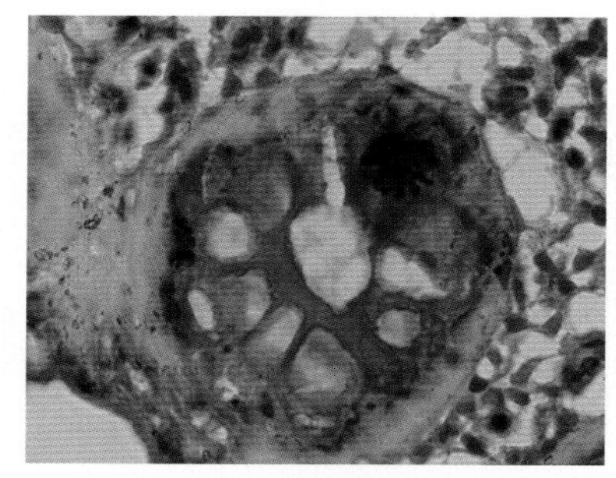

图 4 结肠黏膜活检病理（革兰染色×400）

史，患者在起病前 4 个月学校曾出现一次集体食物中毒事件，患者也曾出现一过性腹泻。

此前讨论将本患者鉴别诊断的要点集中在 CD 和感染两方面。本患者临床表现为反复发作的腹痛、腹泻、发热，影像学和结肠镜提示末段回肠、结肠至直肠多发不连续的溃疡，CD 和慢性感染较难区分；从病理来看，患者黏膜病理可见多发上皮样肉芽肿，伴小灶坏死及中性粒细胞浸润，并不支持 CD，高度提示感染，重点需除外结核分枝杆菌、耶尔森菌、李斯特菌感染等。感染方面，患者黏膜细胞内可见革兰阳性杆菌存在，追问病史曾有食物中毒史，发作期血白细胞、中性粒细胞增多，炎症指标显著升高，外周血涂片、骨髓涂片中中性粒细胞均见较多中毒颗粒均支持感染。

为何考虑李斯特菌感染？本患者结肠黏膜病理可见上皮样肉芽肿，故结肠感染不能除外，但其病理肉芽肿可见小灶坏死及中性粒细胞浸润，这不是结核感染的表现，且该患者无结核感染常见以回盲部受累为主的特点，血 T-SPOT.TB、粪便抗酸染色、黏膜抗酸染色阴性，目前结核感染证据不足；黏膜病理 CMV 免疫组化及 CMV-PCR 阴性基本可除外 CMV 感染；耶尔森菌 PCR 阴性不支持耶尔森菌感染。根据患者流行病学特点、黏膜活检发现细胞内革兰阳性杆菌及其形态特点，考虑李斯特菌感染的可能性大。

单核细胞增多性李斯特菌为一种革兰阳性杆菌，其感染多由摄入被污染的食物引发，常为加工/熟肉类、奶制品、蔬菜水果沙拉等，可在冷藏温度及较宽的 pH 范围中生存和繁殖。感染后常有一定的潜伏性，且可以在首次感染后远期发病。欧美国家发生过多次李斯特菌病的暴发，但李斯特菌病的报道在中国并不多见，1964～2009 年的 45 年间见文献报道的中国非围生期李斯特菌感染病例仅有 66 例。北京协和医院对 1999～2012 年 13 年间所诊治的 38 例李斯特菌病病例进行回顾性分析后发现，中国李斯特菌病具有与欧美国家类似特点，如妊娠期感染多，胎儿严重并发症多，免疫功能受损人群易发，脑膜脑炎概率高，死亡率高等。李斯特菌对头孢菌素类抗生素先天耐药，对青霉素、四环素类、碳青霉烯类及磺胺类抗生素治疗有效，万古霉素亦为一种治疗选择。本例患者病初予头孢哌酮/舒巴坦治疗无效，入院后予厄他培南治疗有效，后续治疗可继续加用青霉素等药物，观察治疗反应。

停用厄他培南后患者出院，继续予阿莫西林、米诺环素口服抗感染。患者每日排 1～2 次黄色较成形大便，偶有血丝，无发热、腹痛。出院数日后先后出现右腕关节、左膝关节肿胀，活动后疼痛明显，伴皮温升高，无晨僵，无皮疹，腹泻无明显加重。查血常规：WBC 8.34×10^9/L，NEUT% 72.6%，Hb 101g/L。hs-CRP 54.22mg/L，ESR 43mm/h。左膝关节腔穿刺液常规：黄色浑浊液，有凝块，WBC 20～25/HPF，RBC 8～15/HPF；细菌涂片及培养、真菌涂片、抗酸染色、淋球菌涂片（-）。风湿免疫科会诊：考虑反应性关节炎可能性大，观察1～2周后若无自愈倾向，可加用柳氮磺吡啶治疗。感染内科会诊：不能完全除外米诺环素对关节的影响，建议在阿莫西林抗感染基础上加用复方磺胺甲噁唑2片 bid 口服。遂停用米诺环素，加用复方磺胺甲噁唑治疗。患者关节症状很快减轻，后未再发作。6周后随访患者腹泻、发热完全缓解，复查 hs-CRP 降至 4.10mg/L，ESR 降至 12mm/h。复查结肠镜可见肠道病变显著改善，仅残存少量阿弗他溃疡（图5）。2016年5月偶有轻度腹痛，无明显腹泻，体重增加3kg。2017年8月随诊复查结肠镜，结肠溃疡进一步变小，数量减少。

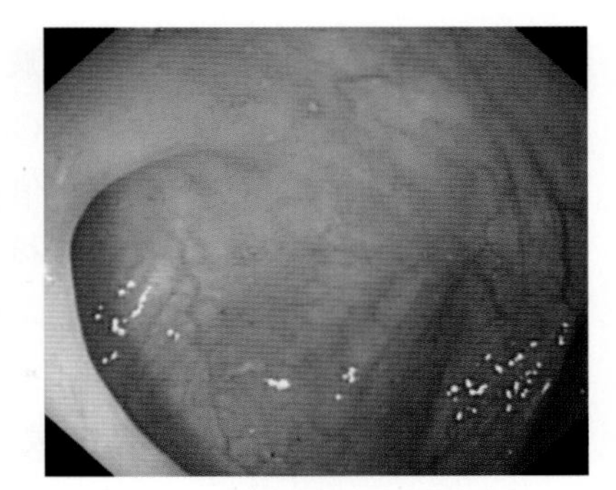

图5　治疗后复查结肠镜

关节炎及病因的进一步探讨

患者在抗感染治疗过程中出现关节肿痛症状，受累关节液中未找到病原体，未予特殊治疗，仅调整抗生素后症状很快消失，未再发作，考虑反应性关节炎可能性大。反应性关节炎通常定义为一种感染后发生的关节炎，属于脊柱关节炎（SpA）的一种，多出现于胃肠道或泌尿生殖道感染后，患者通常表现为单关节炎或非对称性少关节炎，通常累及下肢，与本例患者相符。患者发生关节炎时腹泻常已经消退。除关节症状外，常有结膜炎、尿道炎等表现。根据患者前驱感染病史，急性期反应物升高，炎性滑膜炎的表现以及关节液病原学阴性，考虑反应性关节炎可能性大；亦不能完全除外米诺环素的影响。反应性关节炎多数具有自限性，伴明显持续症状的关节损伤不常见。部分患者应针对引起关节炎的感染进行治疗，特别是有泌尿生殖道感染的患者。对于急性关节炎症状，以非甾体抗炎药作为初始治疗，必要时可用关节内和/或全身性激素，或缓解疾病的抗风湿性药物治疗。本例患者调整抗生素并观察后关节症状很快缓解。

此外，多种胃肠道疾病也可出现相关关节炎，包括炎症性肠病。炎症性肠病的关节炎可累及脊柱、骶髂关节、四肢关节，或上述关节同时累及。外周关节炎可呈急性发作并缓解（Ⅰ型），或病程更为慢性，或是频繁复发（Ⅱ型）。在CD患者中，结肠受累患者发生滑膜炎的风险高于仅有小肠受累者。

最后诊断：感染性肠炎

李斯特菌感染可能性大

反应性关节炎

【诊疗启迪】

本例患者为反复发作性腹痛、腹泻伴发热，结直肠多发溃疡的病例，病程较长。该病例主要解决的问题是：CD和慢性感染的鉴别诊断。入院之初的印象为炎症性肠病，尤其是CD的可能性。但在检查过程中发现一些与CD诊断不符的表现：①每次发作有腹泻、发热、炎症指标升高，抗生素治疗部分有效。②内镜非典型纵行溃疡表现。③病理可见肉芽肿较大，且有坏死、中性粒细胞浸润。最终确诊的关键在于两点：一是患者之前的流行病学史；二是结肠黏膜活检切片中找到细胞内革兰阳性杆菌。因此结合临床考虑肠道感染比较明确，李斯特菌感染可能性大。

【专家点评】

近来随着炎症性肠病在我国发病率逐年增加，越来越引起人们的重视，但是感染性疾病在我国仍是常见疾病。肠道各种感染引起的结肠溃疡表现不一，缺乏特异性，寻找病原体是确诊的关键。本例就是通过“全面”的病史，结合检验结果明确诊断。但是还要谨记“发展和变化”。对此我们仍然需要提出质疑：患者原发病单用李斯特菌感染能否解释病情全貌？患者足量、足疗程抗生素治疗后仍有少许肠道阿弗他溃疡残留，是李斯特菌感染未彻底治愈？还是存在其他感染病原体未清除？或者是否存在二元论的诊断，即存在CD。检索文献发现，李斯特菌感染与CD关系比较密切，炎症性肠病是李斯特菌感染导致严重而持续性胃肠炎的一个危险因素。动物实验及个案报道提示，李斯特菌可模拟炎症性肠病的发病，而感染后亦可能诱发炎症性肠病的发生。因此，对于本例患者仍需持续随访。

（徐　蕙　撰写　李景南　审校）

参考文献

[1]Wang HL, Ghanem KG, Wang P, et al. Listeriosis at a tertiary care hospital in beijing, china: high prevalence of nonclustered healthcare-associated cases among adult patients[J]. Clin Infect Dis, 2013, 56(5): 666-676.

[2]Fernandez Guerrero ML, Torres R, Mancebo B, et al. Antimicrobial treatment of invasive non-perinatal human listeriosis and the impact of the underlying disease on prognosis[J]. Clin Microbiol Infect, 2012, 18(7): 690-695.

[3]Leirisalo-Repo M. Reactive arthritis[J]. Scand J Rheumatol, 2005, 34(4): 251-259.

[4]Wordsworth P. Arthritis and inflammatory bowel disease[J]. Curr Rheumatol Rep, 2000, 2(2): 87-88.

[5]Schlech WF, 3rd, Schlech WFt, Haldane H, et al. Does sporadic Listeria gastroenteritis exist? A 2-year popula-

tion-based survey in Nova Scotia, Canada[J]. Clin Infect Dis, 2005, 41(6): 778-784.
[6]Ooi ST, Lorber B. Gastroenteritis due to Listeria monocytogenes[J]. Clin Infect Dis, 2005, 40(9): 1327-1332.
[7]Brown WR. Listeria: the latest putative pathogenetic microorganism in Crohn's disease[J]. Gastroenterology, 1995, 108(5): 1589-1590.
[8]Chen W, Li D, Paulus B, et al. Detection of Listeria monocytogenes by polymerase chain reaction in intestinal mucosal biopsies from patients with inflammatory bowel disease and controls[J]. J Gastroenterol Hepatol, 2000, 15(10): 1145-1150.

病例29 间断腹痛、腹泻、发热——感染性腹泻还是抗生素相关腹泻

患者，女性，54岁，因“间断腹痛、腹泻、发热1月余”入院。

患者于2016年6月无明显诱因出现脐下隐痛伴腹泻，为黄色不成形便，无黏液脓血，每次约100ml，1~2次/日，腹痛于便后缓解，逐渐出现发热，Tmax 37.4℃，伴畏寒，当地医院予左氧氟沙星、甲硝唑治疗后好转。此后患者再次出现腹泻，为稀水样便，10余次/日，每次量300~800ml，无黏液脓血，体温高峰升至38.7℃，午后为著，伴畏寒，无寒战。2016年6月25日就诊于外院，查血常规：WBC 15.6×10^9/L，NEUT% 85.4%，Hb 139g/L，PLT 446×10^9/L，粪便常规：WBC 15/HPF，RBC 3/HPF，OB（+）；ESR 80mm/h，hs-CRP 50mg/L；血降钙素原、粪便细菌培养、粪便难辨梭菌培养、血培养、PPD试验均阴性。先后经验性予左氧氟沙星、奥硝唑、口服万古霉素治疗8天效果欠佳。结肠镜检查示全结肠、直肠黏膜明显充血水肿，乙状结肠、直肠黏膜多发点状溃疡；病理示重度慢性炎，伴轻度活动性炎，黏膜上皮糜烂，间质淋巴组织增生。考虑“溃疡性结肠炎”可能性大，予美沙拉秦1g qid口服，甲泼尼龙40mg qd静脉治疗，仍有腹泻5~6次/日，且便量由每次100ml增至300ml，腹痛同前，仍有间断高热，Tmax 39.1℃，为进一步诊治于2016年7月25日入院。

既往史：既往体健。

体格检查：T 36.5℃，P 62次/分，HR 16次/分，BP 126/80mmHg。BMI 16.72kg/m^2，浅表淋巴结未触及肿大。心肺无特殊，腹软，全腹无压痛、反跳痛、肌紧张，肝脾肋下未及，肠鸣音3~4次/分，直肠指检无特殊。

入院诊断：腹痛、腹泻、发热原因待查

感染性肠炎不除外

炎症性肠病不除外

短病程的腹泻、结肠病变诊治思路

病例特点：中年女性，急性起病，临床主要表现为腹痛、腹泻伴发热，外周血白细胞、炎症指标明显升高，曾抗感染治疗后一度好转，但很快病情反复，再次应用多种广谱抗生素、激素治疗疗效欠佳，目前诊断为腹泻、腹痛、发热待查。病因考虑以下几个方面。①感染性肠炎：患者急性发病，病程较短仅 1 月余，临床表现为腹痛、腹泻伴发热、炎症指标升高，外周血白细胞增多，粪便常规示大量红、白细胞，首先需考虑感染性肠炎，应用抗生素后曾一过性好转，但病情迅速反复并加重，多次粪便细菌、真菌涂片及培养均阴性，且多种覆盖常见肠道病原体的抗生素治疗无效，应进一步筛查病毒等病原体。②炎症性肠病：患者腹痛、腹泻，伴发热、乏力，结肠镜表现为全结肠和直肠黏膜充血水肿、多发糜烂，需考虑溃疡性结肠炎可能，但患者病程仅 1 月余，激素治疗效果不佳，建议复查结肠镜进一步获得病理诊断。③缺血性肠病：患者中老年女性，需要考虑缺血性肠病是否存在，但患者既往无动脉粥样硬化、高血压等基础病，腹痛程度不剧烈，无明显便血，进一步做肠系膜血管超声或 CT 进一步除外。

入院后完善检查：血 WBC 11.29×10^9/L，NEUT% 83%，Hb 109g/L，PLT 450×10^9/L；粪便常规为黄色稀黏胨样便，可见大量 RBC 和 WBC，粪便 OB（+）。血 Alb 29g/L，余肝肾功能均正常；肿瘤标志物（-）。炎症指标：hs-CRP 25.93mg/L，ESR 48mm/h。免疫指标：ANA、抗 ENA 抗体、ANCA、抗磷脂抗体谱和补体均阴性。感染指标：结肠黏膜活检培养：ESBL（-）大肠埃希菌；多次粪便细菌培养、真菌培养、寄生虫检测、粪便难辨梭菌毒素测定、抗酸染色均阴性。CMV DNA、CMV-IgM、EBV DNA、肥达试验、外斐反应均阴性。影像学评估：肠系膜上下动静脉超声未见异常；PET-CT 未提示明确淋巴瘤表现；消化道评估：胃镜示慢性浅表性胃炎。结肠镜：全结肠、直肠黏膜充血水肿，多发糜烂，可见大量黄白色黏液，部分覆盖肠黏膜（图 1）；活检病理：结肠黏膜显急性及慢性炎，隐窝结构尚规则，偶见隐窝炎，多灶性隐窝破坏及固有膜内

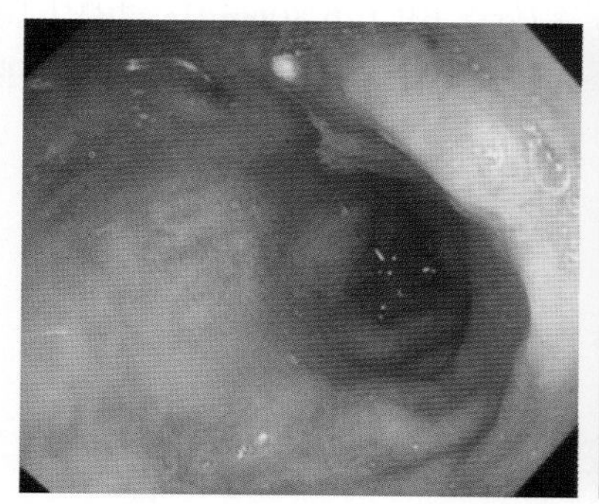
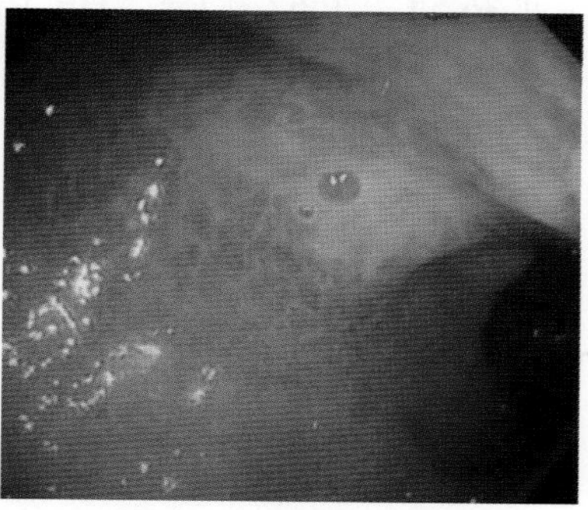

图 1　结肠镜检查

纤维素样沉积（图 2），抗酸染色、CMV 免疫组化染色、EBER 染色（-）。D-木糖吸收试验：0.4g/5h。

入院后予安素肠内营养支持，静脉补液及纠正电解质紊乱。结肠镜检查后考虑肠道感染可能，将甲泼尼龙逐渐减量至 20mg qd，同时予厄他培南抗感染及口服万古霉素抗难辨梭菌治疗。患者腹泻症状较前加重，排便量由 600ml/d 增至约 2000ml/d。

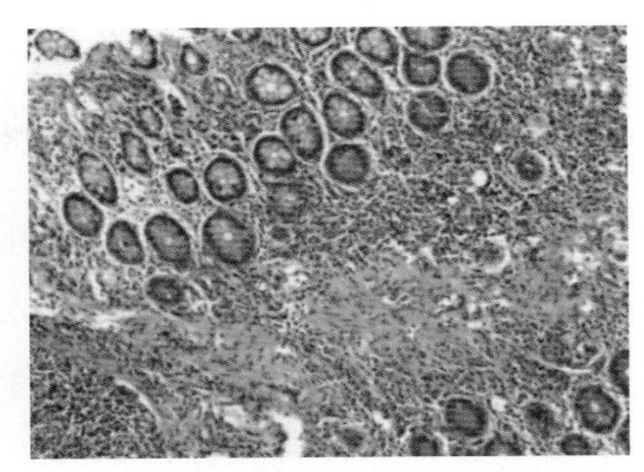

图 2　结肠黏膜病理（HE 染色×100）
结肠黏膜显急性及慢性炎，隐窝结构尚规则

多学科团队（MDT）会诊

患者目前诊断不清，首先炎症性肠病诊断不能确立，理由：患者病程短，病理隐窝结构尚规则，激素治疗效果不佳。感染性肠炎方面，起病之初抗生素曾一过性有效，但此后多种抗生素治疗疗效欠佳，多种病原体检测（细菌、寄生虫、病毒）未见异常，虽结肠镜活检培养有 ESBL（-）大肠埃希菌，考虑为肠道正常定植菌而非致病菌；结肠活检病理 CMV 免疫组化染色、EBER 染色均阴性，故考虑感染性肠炎不能解释病情全貌。

结合患者既往多种广谱抗生物暴露史，粪便为黄色稀黏脓样便，结肠镜下大量黄白色黏液覆盖肠黏膜，活检病理示固有膜内纤维素样沉积，需高度警惕抗生素相关性腹泻（AAD）可能。ADD 为抗生素应用的严重并发症，可分为感染性 AAD 及非感染性 AAD。感染性 AAD 中最主要的病原体是难辨梭菌，其他潜在的病原体包括金黄色葡萄球菌、产酸克雷伯菌、产气荚膜梭菌、假丝酵母菌和沙门菌属。非感染性 AAD 与渗透机制相关，禁食后症状停止是渗透性腹泻的显著特点。患者考虑为非难辨梭菌感染引起的 AAD，故口服万古霉素效果欠佳，且禁食禁水期间，排便次数及总量较前有所好转，考虑同时合并非感染性 AAD 引起的渗透性腹泻可能。因此经疑难肠病 MDT 会诊，考虑患者长期广谱抗生素致肠道菌群紊乱，AAD 可能性大，建议逐步停用抗生素，加强调节肠道菌群药物。

首先尝试将厄他培南降级为头孢他啶联合甲硝唑，效果仍欠佳，进一步停用头孢他啶和甲硝唑，加用益生菌调整肠道菌群，甲泼尼龙逐渐规律减量，同时予积极静脉营养支持，纠正水电解质紊乱，最终患者腹泻、腹痛症状好转，排便次数逐渐减为 1 次/日，炎症指标降至正常，逐步过渡至肠内营养，激素逐渐减量至停用。

最后诊断：感染性肠炎
抗生素相关性腹泻

【诊疗启迪】

这是以腹痛、腹泻、发热为主要表现的感染性结肠炎，辗转多家医院，多次调整治疗方案才逐渐明确诊断。本病例难点在于鉴别诊断，患者起病急、症状重，首先肯定应该考虑急性感染性肠炎等，在遍寻病原体"无果"情况下，还要警惕且不能忽略AAD，并最终勇于停用抗生素、减停激素，并恢复肠道菌群，患者症状才得以好转。

【专家点评】

腹泻是消化内科最常见的症状，然而背后的病因却各不相同，故其鉴别诊断需要扎实的内科基础，包括详细的问诊和查体、细致的观察、全局的考虑。若出现抗感染效果不佳，在当下炎症性肠病日趋增加的时代，考虑溃疡性结肠炎是应该的，但是使用激素治疗要慎而又慎。同时要不断"置疑"，不拘泥于经验的大胆推测，以及紧密的多学科合作。

（王 征 撰写 谭 蓓 审校）

参考文献

[1]朱承睿，马晓春．抗生素相关腹泻识别与处理[J]．中国实用外科杂志，2016，(02)：168-171．

[2]Pattani R，Palda VA，Hwang SW，et al．Probiotics for the prevention of antibiotic-associated diarrhea and Clostridium difficile infection among hospitalized patients：systematic review and meta-analysis[J]．Open medicine：a peer-reviewed，independent，open-access journal，2013，7(2)：e56-67．

[3]Hogenauer C，Langner C，Beubler E，et al．Klebsiella oxytoca as a causative organism of antibiotic-associated hemorrhagic colitis[J]．The New England Journal of Medicine，2006，355(23)：2418-2426．

[4]Vernaya M，McAdam J．The effectiveness of probiotics in reducing the incidence of Clostridium difficile associated diarrhea in elderly patients：a systematic review protocol[J]．JBI database of systematic reviews and implementation reports，2015，13(8)：79-91．

病例30 腹痛、腹泻、肠道溃疡
——非IBD基础上难辨梭菌感染性肠炎

患者，男性，42岁，因"腹痛、呕吐伴排气排便减少2个月"入院。

患者于2017年2月劳累后开始出现腹痛、腹胀、恶心、呕吐、排气排便减少，大便

1次/5～6日。2017年3月10日外院查血常规：WBC 29×10^9/L，NEUT% 90%，Hb 102g/L（正细胞正色素性贫血），PLT 411×10^9/L；粪便常规：WBC 1/HPF，RBC 0/HPF，OB（+）；Alb 26g/L；CRP>160mg/L；肿瘤标志物正常。腹盆增强CT：结肠壁弥漫水肿、增厚，黏膜面强化，降结肠气液平，腹膜后多发淋巴结肿大。胃镜（3月28日）示胆汁反流性胃炎。结肠镜（3月21日）：全结肠黏膜弥漫充血、水肿，横结肠、升结肠为著，散在多发浅溃疡、覆薄白苔；活检病理：炎性肉芽组织，多量淋巴细胞浸润。予哌拉西林/舒巴坦钠5g q12h×19天+奥硝唑0.5g q12h×10天静脉治疗抗感染，抑酸补液等治疗，腹痛、恶心、呕吐缓解，排便1次/2～3日。3月30日就诊我院门诊，查血常规：WBC 5.51×10^9/L，NEUT% 68.1%，Hb 124g/L；血淀粉酶293U/L，血脂肪酶126U/L。4月1日起无诱因再发腹痛、恶心、呕吐，呕吐时可见少量鲜血，排气减少，无排便，无发热、便血。为进一步诊治于2017年4月4日收住院。患者否认口腔/外阴溃疡、皮疹、关节肿痛等病史。平素便秘，排黄色硬结大便1次/2～3日，稍费力，否认便形变细、便血。发病以来体重下降7.5kg。

既往史：2型糖尿病病史5年，未规律治疗，2016年出现腹痛、恶心、呕吐，外院查尿酮体升高，予补液、降糖治疗后好转，2017年3月外院查HbA1c 9.4%。

个人史：长期吸烟史。

婚育史及家族史：无特殊。

体格检查：T 36.2℃，HR 97次/分，RR 18次/分，BP 136/89mmHg。BMI 21.0kg/m²。浅表淋巴结未及肿大，心肺无特殊，腹平软，未见胃肠型、蠕动波，无压痛、反跳痛，包块未及，肠鸣音5次/分，未闻及气过水声，双下肢无水肿。直肠指检无特殊。

入院诊断：腹痛、呕吐、排便排气减少原因待查

不完全性肠梗阻

患者入院次日出现发热，Tmax 38.1℃，伴腹泻，每日10余次水样便。查血常规WBC 12.47×10^9/L，NEUT% 80.9%，Hb 110g/L，PLT 257×10^9/L。粪便常规+OB均阴性。血Alb 38g/L，K^+ 3.1mmol/L，Cr 70μmol/L。ESR 34mm/h，hs-CRP 1.48mg/L。粪便难辨梭菌毒素测定（+），找寄生虫、抗酸染色、真菌涂片（−）；血PCT、CMV DNA及EBV DNA均正常。

肠道溃疡、腹泻鉴别诊断思路

病例特点：中年女性，反复不完全性肠梗阻、炎症指标高、结肠多发糜烂和溃疡，给予抗生素治疗有效，但随后出现发热、腹泻，粪便难辨梭菌毒素A/B检测阳性。该患者难辨梭菌感染明确。文献报道粪便难辨梭菌毒素检测对其感染诊断的特异性为99.3%，阳性预测值为93.8%。难辨梭菌是革兰阳性厌氧杆菌，该菌通过粪-口途径定植于肠道，其介导的结肠炎和腹泻主要依赖于两种强力的外毒素：A毒素和B毒素。该细菌感染多有危险因素，如应用抗生素、高龄、住院和重症患者、使用质子泵抑制剂、胃肠道手术、肥胖、癌症化疗、炎症性疾病、糖尿病等。该患者难辨梭菌感染的危险因素有3点，共同参与该菌的感染：①有糖尿病病史，血糖控制不佳，机体免疫力下降。②生活饮食不规律。③入院前广谱抗生素应用接近20天。

治疗方面，2017年4月6日加用甲硝唑0.4g tid口服治疗，但患者排便次数进行性增加至12次/日，稀水样便，总量1200ml。2017年4月7日调整为口服万古霉素125mg qid×2周，患者体温正常，排便1次/日，黄色成形。2017年4月15日复查血常规WBC 6.05×10^9/L，NEUT% 52.0%，Hb 107g/L，PLT 337×10^9/L，但仍有间断恶心、呕吐。

2017年4月11日我院腹盆增强CT：直肠及结肠壁全程增厚，分三层同心圆样强化；结肠及小肠内肠腔扩张积气；腹膜后淋巴结肿大（图1）。结肠镜：进镜至升结肠，肠道略扩张、蠕动差，升结肠黏膜明显充血水肿，横结肠肝曲至乙状结肠多发糜烂，覆白膜（图2）。结肠黏膜活检病理示多处局灶活动炎症，渗出较多，符合难辨梭菌感染。

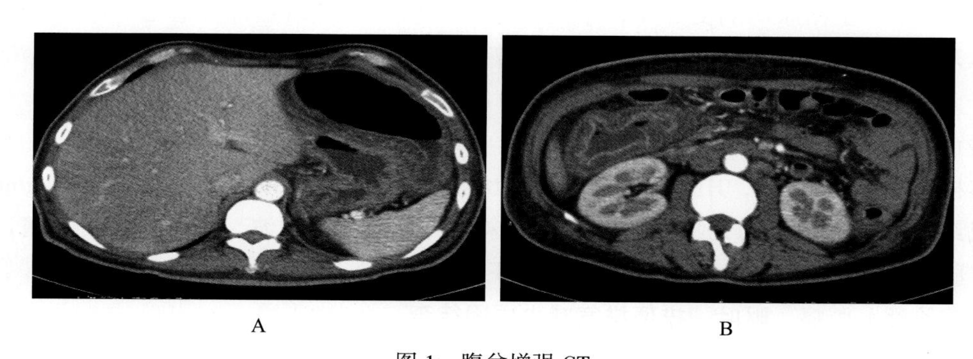

图1 腹盆增强CT

A. 横结肠近脾曲肠壁水肿增厚，肠腔积气扩张；B. 横结肠及降结肠肠壁水肿增厚，腹膜后淋巴结肿大

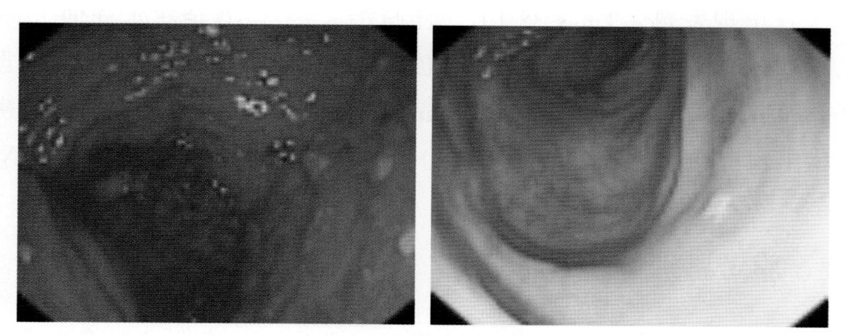

图2 结肠镜检查

患者临床表现、实验室检查、结肠镜、病理和治疗反应均证实该患者肠道难辨梭菌感染诊断明确。但患者初发病时排便次数减少，影像学提示肠道扩张、气液平，提示有肠梗阻表现，这用难辨梭菌感染似乎不能解释疾病全貌，因此需要用全面辨证的思维进行思考。

难辨梭菌感染、肠梗阻、肠道溃疡全面辨证的诊断思维

患者有难辨梭菌感染、肠道溃疡、不完全性肠梗阻，按照难辨梭菌感染治疗后，腹泻好转且毒素检测转阴，但患者仍有反复恶心、呕吐，立位腹部平片提示小肠气液平，考虑存在肠梗阻，尚需全面辨证这几个表现。从肠梗阻的病理生理学角度分析，根据该患者腹部体征、结肠镜及腹盆增强 CT 结果，机械性肠梗阻可除外。对于血运性肠梗阻，患者 D-Dimer 正常，腹盆增强 CT 未见明确血管异常，证据不足。故考虑该患者动力性肠梗阻可能性大。而综合其所有症状考虑病因如下。

1. 炎症性肠病　①溃疡性结肠炎（UC）：某些以暴发性结肠炎起病的 UC 可以表现为肠梗阻，但此患者无全身中毒症状的表现，无黏液脓血便，内镜下非典型 UC 表现，病理未见隐窝结构改变及杯状细胞减少，不支持 UC。②克罗恩病（CD）：该患者无肛周病变、腹腔脓肿等表现，内镜下表现非 CD 典型的节段性改变，病理未见非干酪样肉芽肿，不支持 CD。

2. 肠结核　患者临床无低热、盗汗等结核典型表现，血 T-SPOT.TB（–），粪便抗酸染色（–），内镜下全结肠广泛弥漫病变亦非结核典型表现，故不支持。

3. 自身免疫病肠道表现　如系统性红斑狼疮、硬皮病等，均可引起肠梗阻表现。但该患者中年男性，非免疫病好发人群，且无口腔外阴溃疡、关节肿痛等免疫色彩，可完善 ANA（3 项）、抗 ENA 抗体（4+7 项）评估。

4. 肿瘤性疾病　①淋巴瘤：患者病程中消瘦明显，外院结肠镜病理可见大量淋巴细胞，腹膜后可见多发淋巴结肿大，需警惕肠道淋巴瘤可能，但不支持点为患者血 LDH 正常，既往抗生素治疗有效，结肠镜病理未见淋巴瘤征象。淋巴瘤诊断依赖手术病理，下一步可行 PET-CT 初步评估。②浆细胞单克隆增殖性疾病：如 POEMS、淀粉样变，其可以表现为假性肠梗阻，完善血清蛋白电泳、血尿免疫固定电泳评估。

5. 代谢性疾病　此患者有糖尿病病史，血糖控制欠佳，2017 年 3 月查 HbA1c 9.4%，糖尿病相关肠道动力异常不除外，同时亦需考虑其他代谢性因素如甲状腺功能减退症等导致肠道动力异常，下一步完善甲状腺功能评估。代谢性因素可以解释难辨梭菌感染，但代谢性因素不能单独解释该患者肠道溃疡病变。但本例代谢性因素可以是难辨梭菌感染的启动因素，而感染可以解释结肠镜下的肠道表现。

进一步完善相关检查：甲状腺功能正常；ANA（3 项）及抗 ENA 抗体（4+7 项）均阴性；血清蛋白电泳、血尿免疫固定电泳均阴性。PET-CT 均未见明确恶性肿瘤征象。目前恶性肿瘤、自身免疫病诊断依据不足。

最后，我们从全面辩证的角度对患者的整个病程解释如下：糖尿病是该患者难辨梭菌感染的主要危险因素，患者长期血糖控制不佳，进一步导致胃肠动力下降，从而出现不完全性肠梗阻。下一步治疗请临床营养科会诊指导饮食，积极控制血糖，随访至今，患者无

腹痛、腹胀，排便 1 次/1～2 日。

最后诊断：难辨梭菌感染性肠炎
2 型糖尿病
不完全性肠梗阻

【诊疗启迪】

该病例主要启示：①“思考”：患者最初肠道诊断明确，但临床医生需要思考肠道感染是否能解释所有的临床表现，该患者最后证实糖尿病是所有症状的背后“敌人”。②“想到”：除肠道疾病外，全身性疾病也可引起肠道症状和肠道溃疡，从该病例中我们学到，糖尿病不仅可累及心脑血管系统，还可以出现肠道相关症状。③“学会”：该病例为典型的难辨梭菌感染，有高危因素、典型内镜表现和病理表现。治疗方面，除积极抗难辨梭菌感染、控制血糖外，还适时请心理医学科进行心理辅导，改善患者焦虑情绪及治疗依从性，使得患者预后更好。

【专家点评】

该患者同时合并不完全性肠梗阻和肠道溃疡，病情交织，病因诊断相对困难，要学会运用全面辨证的临床思维，不能抓到一个阳性实验室结果后就以偏概全，要多思考多辨证。也不要拘泥于消化内科领域的知识，要多掌握其他学科的知识并灵活运用。近年来代谢性疾病在我国的发病率逐渐增加，糖尿病性胃肠神经病变已成为常见就诊原因。高血糖和血糖波动可引起肠道自主神经损害，使神经传导速度变慢，调节功能失常，引起胃肠运动功能障碍。糖尿病患者若长期血糖控制不佳，导致机体免疫力下降，会出现机会性感染。该患者最终明确诊断为难辨梭菌感染及糖尿病相关的肠动力下降所致不完全性肠梗阻，经积极治疗后好转，但仍然需要密切随访和定期监测，并积极教育患者做好疾病的自我管理，期望患者获得更好的长期预后。

（张慧敏　撰写　杨　红　审校）

参考文献

[1]何英，陆学东，李海静，等.检测艰难梭菌感染的五种方法比较[J].中华检验医学杂志，2010，33(12)：1139-1144.

[2]Price SB,Phelps CJ,Wilkins TD,et al.Cloning of the carbohydrate-binding portion of the toxin a gene of Clostridium difficile[J].Curr Microbiol,1987,16(1):55-60.
[3]Just I,Selzer J,Wilm M,et al.Glucosylation of Rho proteins by Clostridium difficile toxin B[J].Nature,1995,375(6531):500-503.
[4]Riegler M,Sedivy R,Pothoulakis C,et al.Clostridium difficile toxin B is more potent than toxin A in damaging human colonic epithelium in vitro[J].J Clin Invest,1995,95(5):2004-2011.
[5]Wiström J,Norrby SR,Myhre EB,et al.Frequency of antibiotic-associated diarrhoea in 2462 antibiotic-treated hospitalized patients:a prospective study[J].J Antimicrob Chemother,2001,47(1):43-50.
[6]Loo VG,Bourgault AM,Poirier L,et al.Host and pathogen factors for Clostridium difficile infection and colonization[J].N Engl J Med,2011,365(18):1693-1703.
[7]魏动娃,张胜利,刘锋瑞.2型糖尿病合并慢性假性肠梗阻临床特征分析[J].中国现代医药杂志,2015,17(5):80-81.

病例31 花季少女扼腕叹息——不可低估的凶手

患者，女性，31岁，因“排便习惯改变伴腹痛9月余，加重4天”入院。

患者于2015年2月进食海鲜后出现便次增多，排黄色稀便2～3次/日，随后出现便秘，排便停止，排气减少，伴腹胀、脐周阵发性绞痛，VAS 7分，予灌肠治疗排出少量干结大便后缓解。此后反复发作，性质同前。2015年3月外院结肠镜检查示距肛门18～37cm结肠黏膜充血水肿，散在分布片状红斑及糜烂（图1），活检病理：黏膜慢性炎；小肠CT成像：小肠未见明显异常，升结肠及横结肠扩张，横结肠中部稍变窄（图2）。2015年5月我院钡灌肠：结肠脾曲及降结肠部分管腔狭窄，结肠袋变形，蠕动缓慢（图3）；复查结肠镜：部分末段回肠、结肠、直肠黏膜未见异常（图4）。期间予口服乳果糖和整肠生后排便稍顺畅，未再腹痛、呕吐。2015年9月初进食海鲜后再次出现腹泻，黄色稀便4～5次/日，伴发热，Tmax 38.4℃，抗生素及退热治疗后体温降至正常。2015年9月29日进食海鲜后再发脐周疼痛、呕吐，排暗红色糊状血便100ml，Hb最低78g/L，予禁食水、抑酸、止血、补液、输血后好转，为进一步诊治转至我院。起病以来体重下降16kg（60kg→44kg）。

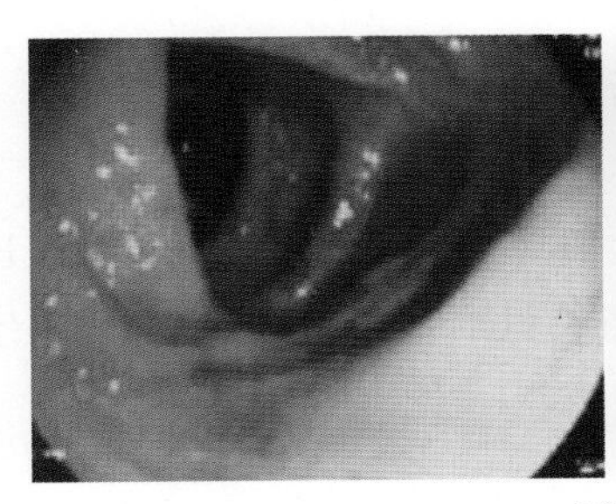 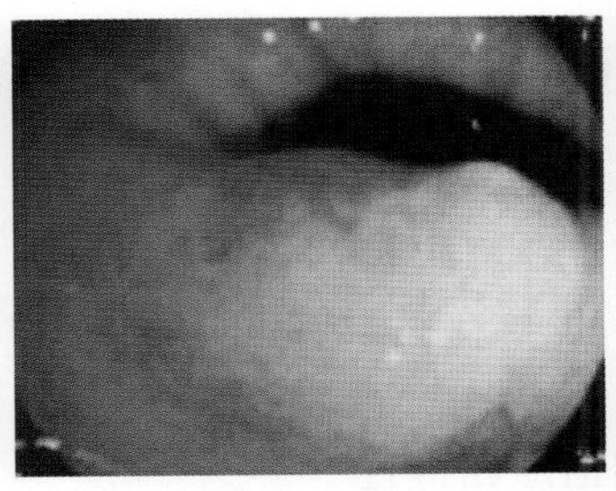 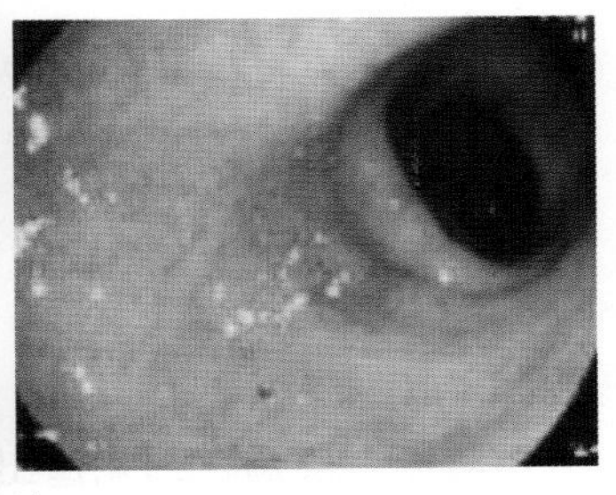

图1 外院结肠镜检查（2015年3月）

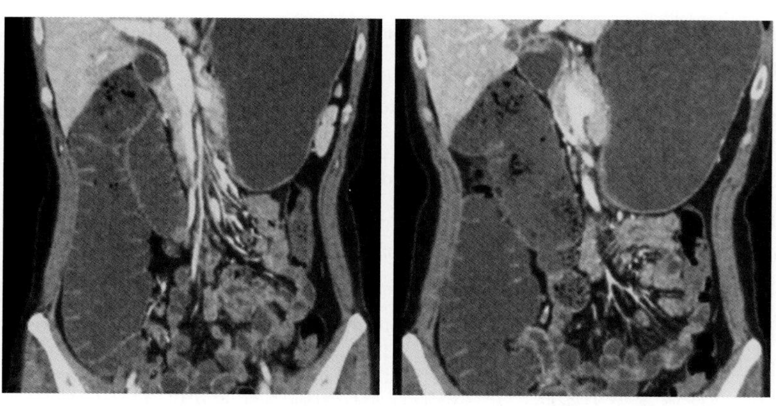

图 2　外院小肠 CT 成像（2015 年 3 月）

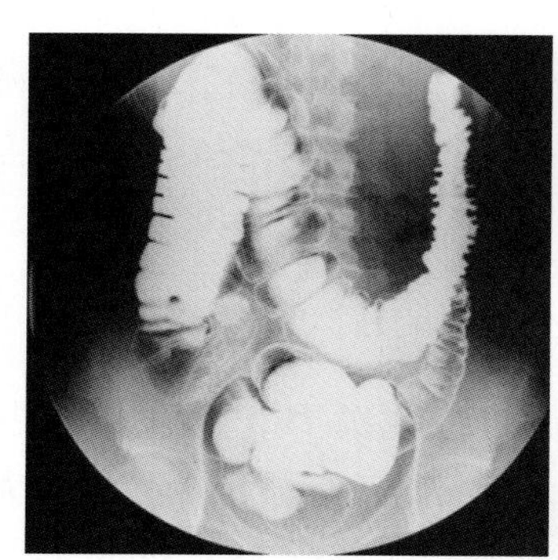
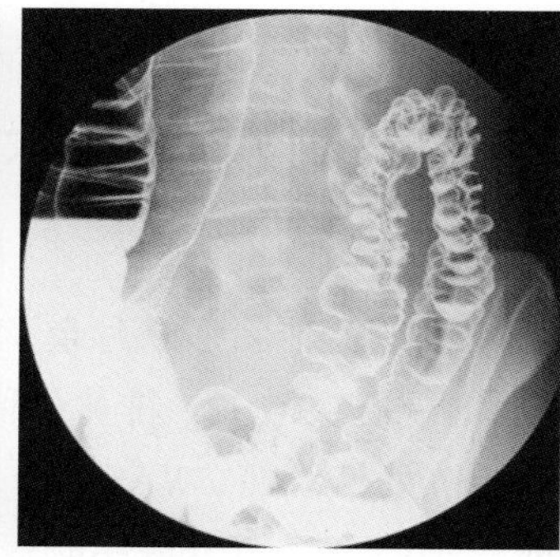
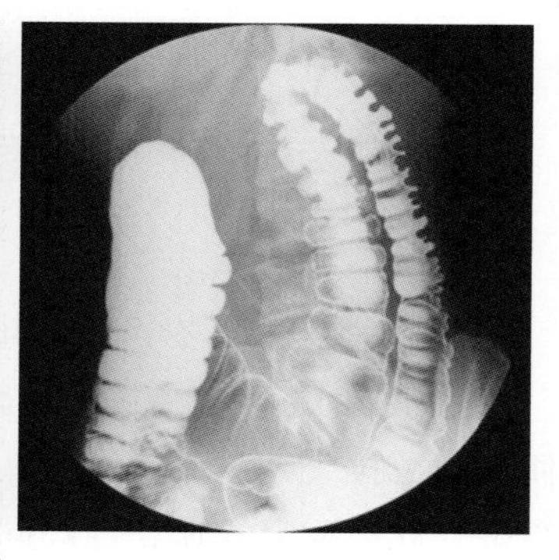

图 3　我院钡灌肠（2015 年 5 月）

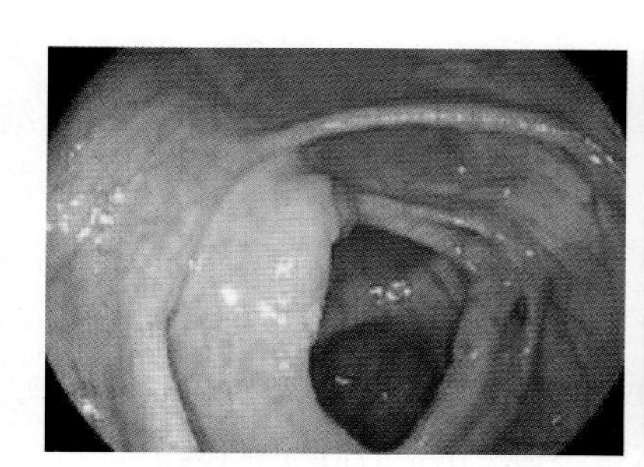
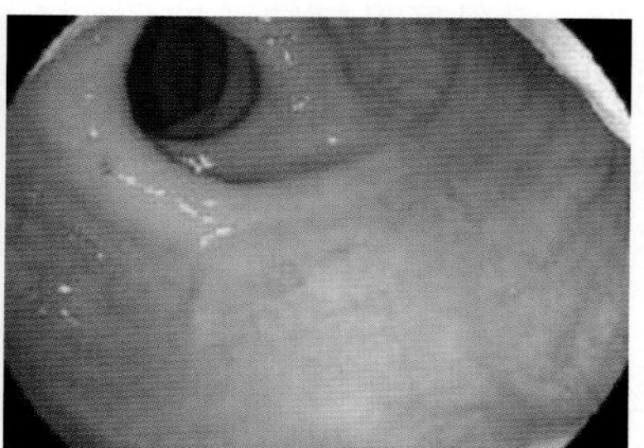

图 4　我院复查结肠镜（2015 年 5 月）

既往史：7 岁时患过敏性紫癜（皮肤型），氨肽素治疗后好转。

个人史、月经史、婚育史、家族史：无特殊。

体格检查：T 36.5℃，P 85 次/分，RR 20 次/分，BP 100/81mmHg。SpO_2 98%，BMI 12.8kg/m^2。心肺查体未见异常。腹软，无明显压痛、反跳痛、肌紧张，肠鸣音 2～3 次/分。直肠指检（-）。

入院诊断：腹泻、消化道出血原因待查

入院后完善相关检查，血常规：WBC 5.23×10^9/L，NEUT% 50.9%，EOS# 0.13×10^9/L，Hb 118g/L，PLT 283×10^9/L；血生化：ALT 10U/L，Alb 36g/L，Cr 57μmol/L；凝血功能、D-Dimer（-），尿常规（-）；粪便常规：WBC 2～4/HPF，RBC 大量/HPF，OB（+）。免疫方面：hs-CRP 0.14mg/L，ESR 6mm/h，补体 C1q、C3、C4（-），IgG 4.25g/L，IgA、IgM（-），ANA、抗 ENA 抗体、ANCA（-）。肿瘤方面：AFP、CEA、CA19-9、CA242、CA125（-）。感染方面：CMV DNA、EBV DNA（-），粪便病原学（-），PPD 试验（++），T-SPOT.TB：（A）108SFC/10^6MC，（B）352SFC/10^6MC。胸部 CT：左下肺索条影，两腋窝多发小结节；过敏方面：血总 IgE 正常，食物变应原点刺试验（-），变应原特异性 IgE 检测：鱼虾蟹 0 级。全消化道评估：胃镜示慢性萎缩性胃炎；结肠镜：所见末段回肠黏膜未见明显异常，盲肠可见 2～3 枚直径 0.8～1.0cm 椭圆形溃疡，周边干净，距肛门 40cm 横结肠近脾曲可见环腔 1/2 不规则溃疡，脾曲肠腔固定成角（图 5）。活检病理：（末段回肠）小肠黏膜显慢性炎；（盲肠）结肠黏膜显慢性炎，淋巴滤泡形成；（横结肠）炎性渗出、坏死物、肉芽组织及结肠黏膜显急性及慢性炎。特殊染色：抗酸染色、IgA（-）。小肠 CT 成像+血管重建：横结肠局部肠壁不规则并腔内液平面，小肠未见明显异常，肠系膜血管未见明显异常（图 6）。

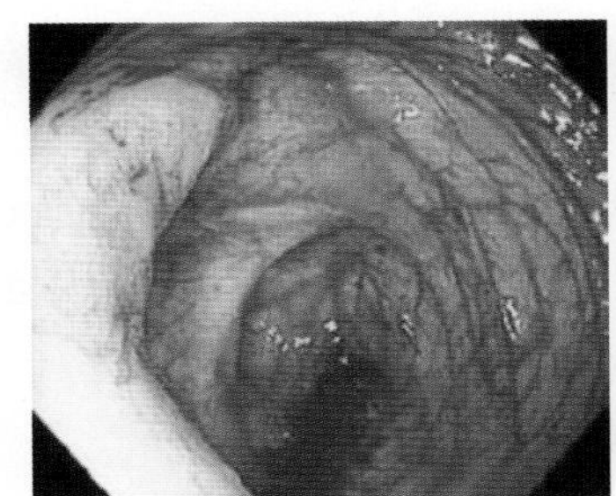
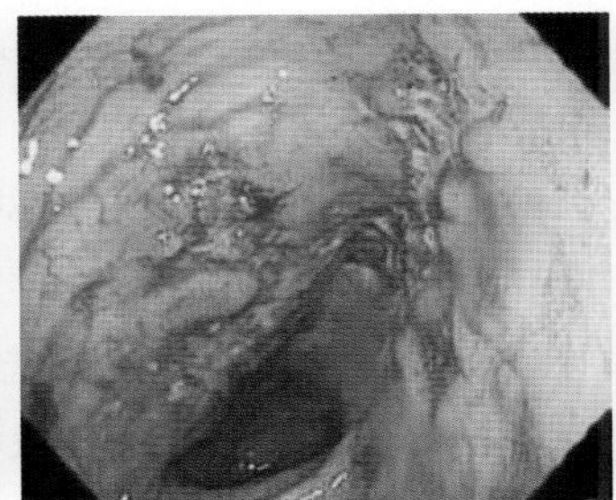
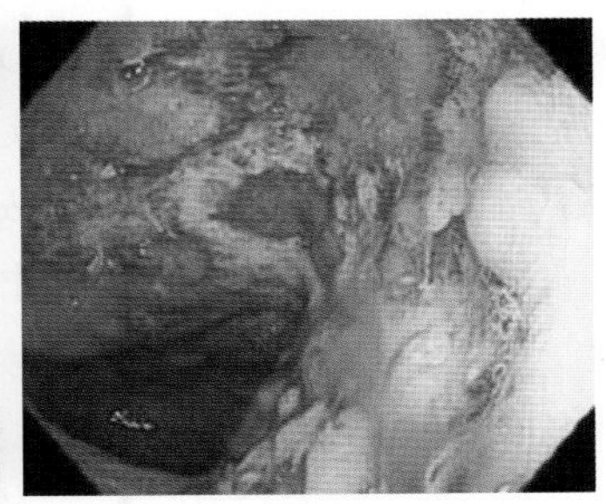

图 5　结肠镜检查

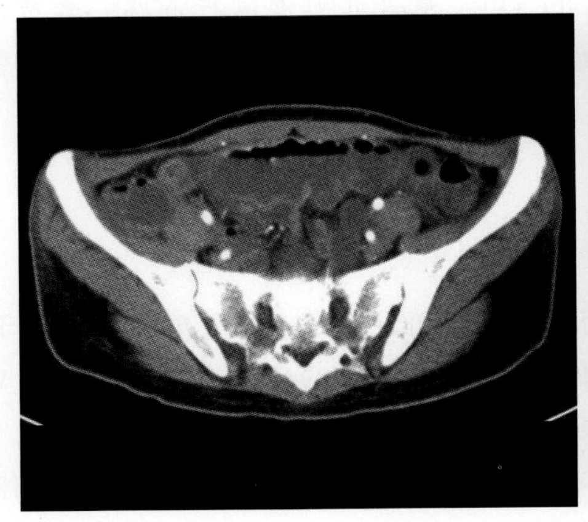
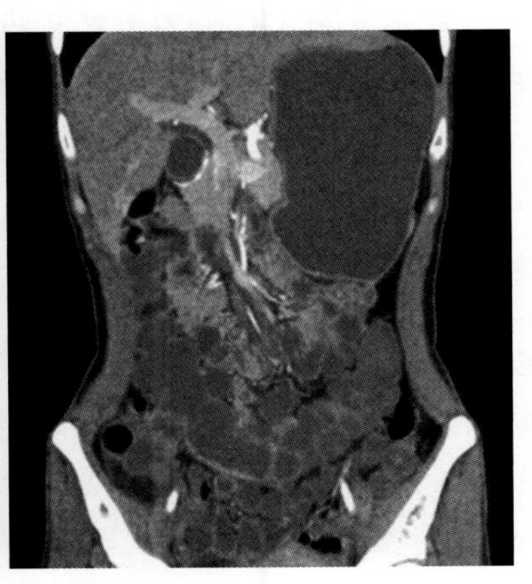

图 6　小肠 CT 成像+血管重建

结肠溃疡诊断和鉴别诊断思路

病例特点：青年女性，病程9个月，反复于进食海鲜后出现排便习惯改变，排气排便减少伴有腹痛，通便治疗后缓解，此后发作曾伴有发热、便血，予抗感染、禁食和止血治疗后好转。影像学全消化道评估评估示起病时降结肠黏膜充血、水肿伴糜烂，病程中曾达到黏膜愈合，近期再次出现盲肠多发小溃疡，横结肠近脾曲不规则溃疡，伴脾曲固定成角，近段升结肠、横结肠扩张。结肠多发不规则溃疡原因分析如下。

1. 感染性肠炎　结合患者病史，每次起病前均有“不当”饮食史，病程中曾有发热、抗生素有效。①细菌感染：需首先考虑，患者入院后体温、血象正常，粪便病原学检查包括细菌涂片和培养、真菌涂片和培养均（–），故不支持。②病毒感染：患者结肠多发不规则溃疡，但筛查血CMV DNA、EBV DNA（–），内镜下亦不符合典型CMV或EBV结肠炎表现，故不支持。③结核感染：患者虽T-SPOT.TB轻度升高，但患者既往无结核病史和接触史，临床无低热、盗汗等表现，胸部CT无陈旧性肺结核相关提示，内镜下非回盲瓣受累等结核好发部位和表现，且结肠黏膜活检抗酸染色（–），故均不支持。

2. 缺血性肠病　患者青年女性，结肠脾曲附近不规则溃疡，表现为区域性病变，需警惕局部缺血性肠病可能，患者非高血压、高血糖、高脂血症等“三高”好发人群，需警惕青年女性易栓症可能，但患者D-Dimer、炎症指标如ESR和hs-CRP均正常，且CT血管重建未见肠系膜血管明显异常，故不支持。

3. 过敏性肠炎　患者青年女性，既往幼年过敏性紫癜病史，此次起病后反复于进食海鲜后出现腹泻、腹痛，且病程中肠道溃疡部位变化，存在非药物干预下结肠黏膜愈合–复发经过，需警惕有无食物过敏因素所致过敏相关结肠炎。但患者血总IgE、变应原筛查（–），且结肠黏膜活检IgA染色（–），尚无明确相关证据支持过敏因素。

4. 炎症性肠病（IBD）　结肠溃疡的鉴别诊断中，最熟悉的IBD也要考虑。①溃疡性结肠炎（UC）：患者虽然病变以左半结肠为主，但内镜下溃疡形态完全不符合，且非连续性病变，故不支持UC。②克罗恩病（CD）：患者非典型纵行溃疡、非节段性病变，且病理无肉芽肿证据，故无明确CD证据。但CD可表现多样，故亦不能完全除外CD可能。

难辨梭菌感染——主角还是过客

入院后予美沙拉秦1g tid口服，益生菌调节肠道菌群，患者仍腹泻7～8次/日，黄色稀水便，间断低热，体温37.6℃，粪便难辨梭菌毒素A/B（CDAB）（+）×2次，WBC 21×10^9/L，NEUT% 78%，予禁食水、静脉补液、甲硝唑0.4g tid口服治疗难辨梭菌，经验性厄他培南1g qd静脉输注抗细菌感染，效果不佳，腹泻进一步加重至10余次/日，伴呕吐。经腹部肠道超声：盲肠–乙状结肠肠壁增厚，以黏膜及黏膜下层增厚为主，回声减低，小肠肠壁未见明显异常。结肠 CT 成像：结肠弥漫病变，以横结肠中段至结肠脾曲为著，肠壁明显水肿增厚（图 7）。遂停用广谱抗生素厄他培南，口服甲硝唑 0.4g tid 联合万古霉素 125mg qid×2 周，腹泻好转，3～4 次/日，WBC 降至 8.7×10^9/L，复查粪便 CDAB（－）。患者逐渐恢复半流食，粪便逐渐成形，无腹痛等不适。

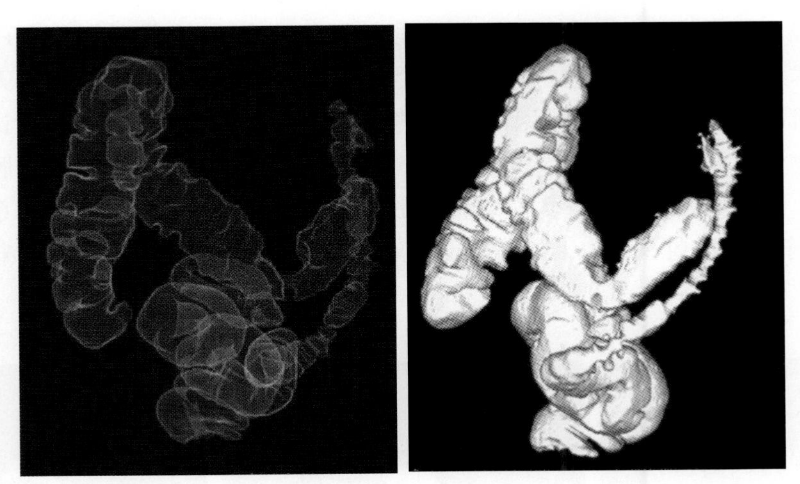

图 7　结肠 CT 成像

结肠弥漫病变，横结肠中段至结肠脾曲为著，肠壁明显水肿增厚

暴风雨中的海燕——能否冲破风雨赢来胜利的曙光？

患者 1 周后再次出现阵发性腹部胀痛，伴腹泻，稀水便 5～6 次/日，复查血常规 WBC 11.82×10^9/L，NEUT% 72.4%，粪便 CDAB（±）×1 次。再次予口服甲硝唑 0.4g tid×2 周，腹泻停止，腹胀、腹痛好转，复查粪便 CDAB（－），继续口服美沙拉秦、益生菌治疗，同时考虑患者营养状态差，予口服安素肠内营养支持。患者自行进食半流食–软食，1 周后再次出现腹胀、腹痛，VAS 5 分，伴恶心、呕吐胃内容物，排气减少，间断自行灌肠后排少量黄色软便 2～3 次，再次收入我院。查体：P 130 次/分，BP 105/92mmHg，腹膨隆，可见肠型，腹尚软，全腹轻压痛，无反跳痛、肌紧张，肠鸣音 0～1 次/分。血常规：WBC 55×10^9/L，NEUT# 51×10^9/L，Hb 155g/L，PLT 503×10^9/L。肝肾功能、凝血功能（－）。血气分析：pH 7.441，PO_2 90.9mmHg，PCO_2 31.1mmHg，HCO_3^- 20.8mmol/L，LA 1.6mmol/L。急查腹盆 CT 平扫：盆腔小肠及结肠弥漫病变，肠壁明显水肿增厚，肠腔扩张伴大量内容物较前明显加重（图 8A）。考虑肠梗阻明确，予严格禁食禁水，留置胃管引流减压，积极灌肠通便。患者心率快、血压低伴血象明显升高，体温正常，考虑存在严重容量不足血液浓缩，予心电监护、充分静脉快速补液支持。基本外科会诊建议充分积极内科保守治疗，密切监测病情，必要时考虑外科手术治疗。

入院次日凌晨患者突诉腹痛加重，VAS 8 分。查体：腹膨隆，全腹压痛，反跳痛、肌紧张（±），肠鸣音消失。再次急行腹盆 CT 平扫：腹腔游离气体、液体及粪便影（图 8B）。患者迅即 BP 降至 84/32mmHg，HR 升至 180 次/分，急复查血气分析：pH 7.31，LAC 6.5mmol/L，考虑肠穿孔伴感染性休克，立即予深静脉插管、快速补液扩容、亚胺培南静脉抗感染，加用血管活性药物多巴胺和去甲肾上腺素静脉泵入，基本外科行急诊手术，术中见横结肠中段穿孔、腹腔内大量粪便，行末段回肠切除术+次全结肠切除术+肠管吻合+回肠造瘘术。术后患者转入重症监护病房，因严重感染性休克，予厄他培南、万古霉素积极抗感染，血流动力学监测低排高阻型休克，考虑存在应激性心肌病，先后尝试多种血管活性和强心药物，以及体外膜氧合支持无效，5 天后临床死亡。术后病理示结肠黏膜弥漫急性及慢性炎，隐窝坏死脱落，伴大量纤维素形成假膜，局灶穿孔及浆膜炎，系膜血管扩张充血，病变符合假膜性肠炎，结肠断端黏膜充血出血，小肠断端未见特殊，慢性淋巴结炎。

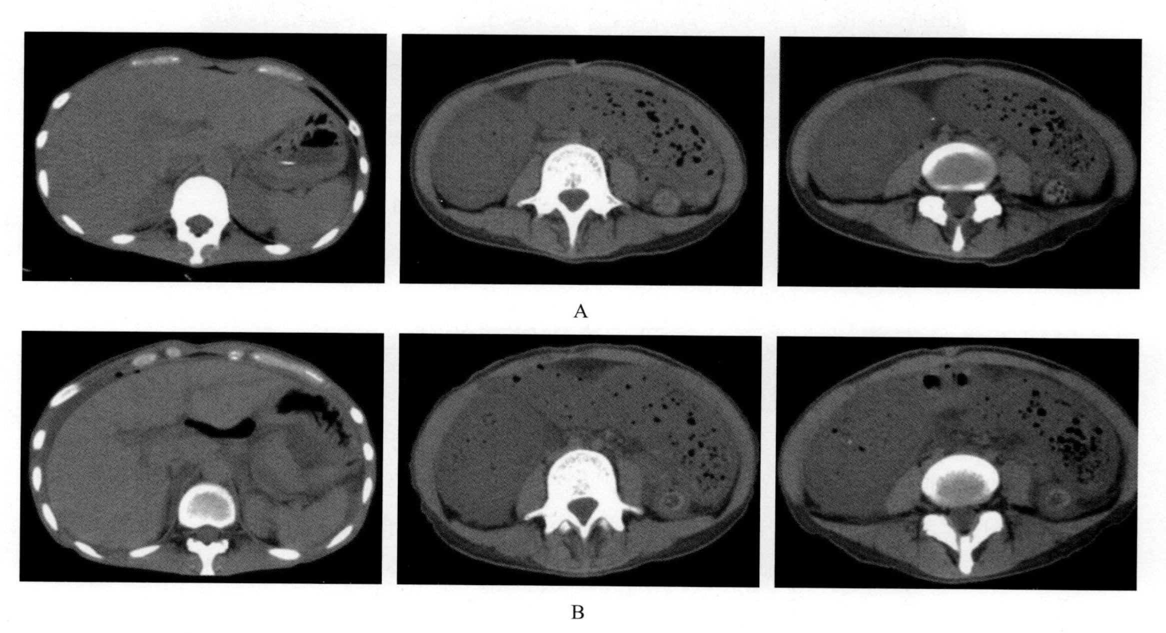

图 8　腹盆 CT 平扫

A. 盆腔小肠及结肠弥漫病变，肠壁明显水肿增厚，肠腔扩张伴大量内容物较前明显加重；B. 腹腔游离气体、液体及粪便影，考虑肠穿孔

最后诊断：重度难治性肠难辨梭菌感染

肠梗阻伴结肠穿孔

腹腔感染

感染性休克

应激性心肌病

肠道难辨梭菌感染
假膜性肠炎

【诊疗启迪】

患者难辨梭菌感染（CDI）诊断明确，根据我国成人艰难梭菌感染诊断和治疗专家共识，起病初存在腹泻等肠炎样症状，为轻中度感染，予口服甲硝唑足量足疗程治疗后好转；此后出现 WBC>15×10⁹/L，为重症感染，予万古霉素联合甲硝唑足量足疗程治疗后好转。但患者再次出现 CDI 复发时，按照复发性 CDI 治疗，第一次复发时仍可采用原治疗方案，第二次复发时应予万古霉素并逐渐减量或粪菌移植，故此患者选择原治疗方案口服甲硝唑足量足疗程治疗后好转。但当患者出现肠梗阻症状时，已经发展至重症感染伴并发症，应评估结肠切除手术指征，重症 CDI 患者应行腹部 CT 检查明确是否存在中毒性巨结肠或全结肠炎，以尽早确定外科干预时机。若患者 CDI 导致临床情况不稳定，如肠穿孔、中毒性巨结肠、内科治疗无效、重症感染性休克等，应尽早外科干预如结肠切除，手术应在血清乳酸>5mmol/L 前实施，结肠切除术病死率高达 25%～75%。

【专家点评】

CDI 在临床工作中已经越来越常见，绝大多数患者经过去除诱因，停用广谱抗生素，加用口服甲硝唑、万古霉素等有效药物治疗，甚至粪菌移植均能获得较好疗效。因为对重症 CDI 认识不足，并在选择结肠切除外科手术方面缺乏勇气和决心，更是因为存在一定侥幸心理，而难以尽早决定外科手术时机。在扼腕痛惜的同时，更应审视过去，应重视重症 CDI 的严重性、后果性以及手术的必要性。

（谭 蓓 撰写 杨 红 审校）

参考文献

中国医师协会检验医师分会感染性疾病检验医学专家委员会.中国成人艰难菌感染诊断和治疗专家共识[J].协和医学杂志,2017,2(8):131-138.

病例32 腹痛、发热、血管狭窄——布氏杆菌惹的祸

患者，男性，15岁，因“腹痛、发热、便秘1月余”入院。

患者于2015年7月9日出现间断性全腹痛，伴腹泻，黄色稀糊便3～4次/日，无黏液脓血，有里急后重，未就诊。7月11日出现发热，Tmax 39℃，每天2～3次热峰，伴咽痛、畏寒、寒战，腹痛、腹泻同前，使用布洛芬体温可降至正常，当地医院予抗感染治疗（具体不详）后腹泻缓解，出现便秘，每2～4天排便1次，为成形硬便，需开塞露辅助通便，发热、腹痛同前。后入当地医院，查血常规：WBC（14.2～16.0）$\times10^9$/L，NEUT% 76.8%～79.4%，Hb 113～121g/L，PLT（318～349）$\times10^9$/L；肝肾功能：Alb 31.3g/L，余大致正常；腹部B超：腹腔多发淋巴结肿大。予哌拉西林/他唑巴坦治疗，症状无减轻。7月27日就诊于我院，查血常规：WBC 15.21×10^9/L，NEUT% 81.5%，Hb 118g/L，PLT 310×10^9/L；粪便常规：未见红、白细胞，OB（+）；肝肾功能、胰淀粉酶和脂肪酶、凝血功能大致正常。感染方面：PCT 0.5～2ng/ml，T-SPOT.TB、肥达试验、外斐反应均（–）。免疫方面：ESR 22mm/h，hs-CRP 28mg/L，炎症性肠病抗体谱、抗核抗体谱3项均（–）。影像学方面：立位腹部平片：双下腹肠腔积气；小肠CT成像：末段回肠及回盲部肠壁增厚伴黏膜面异常强化；右下腹髂血管旁多发淋巴结肿大；脾大伴多发梗死，左肾下极梗死可能（图1）。结肠镜：回肠末段多发溃疡并肠腔狭窄（图1）；病理：回肠末段炎性渗出物、肉芽组织及小肠黏膜显重度急性及慢性炎，黏膜内淋巴组织增生。外院拟诊炎症性肠病（IBD），8月7日起加用美沙拉秦0.5g tid、甲硝唑0.2g tid及麦滋林，Tmax 38.5℃，发热2次/日，腹痛、便秘无缓解。

既往史：患者母亲10年前患肺结核，已治愈。起病前2周内曾进食“牛羊肉烧烤”，余无特殊。

个人史、家族史：无特殊。

体格检查：T 37.2℃，P 82次/分，RR 18次/分，BP 103/76mmHg。BMI 13.5kg/m^2。发育正常，体型消瘦。周身无皮疹，全身浅表淋巴结未触及肿大。心肺查体正常。腹平软，未触及肿块，上腹部轻度压痛，无反跳痛；肝、脾肋下未及，双肾区无叩击痛，移动性浊音阴性，肠鸣音正常。双下肢无水肿。直肠指检未及异常。

入院诊断：腹痛、发热原因待查

肠道感染不除外

系统性血管炎不除外

炎症性肠病不除外

腹痛、发热、结肠溃疡、脾肾梗死的诊断思路

病例特点：少年男性，病史1月余，主要表现为腹痛、发热、便秘。实验室检查提示炎症指标轻度升高、感染相关指标阴性（EBV、CMV、T-SPOT.TB、肥达试验、外斐反应），影像学提示回肠末段及回盲部肠壁增厚、黏膜面强化，以及脾、肾梗死灶，而结肠镜提示回肠末段多发溃疡伴肠腔狭窄，活检病理显示急性及慢性炎。从回肠末段溃疡入手，

需要考虑的鉴别诊断如下。

1. 肠道感染　患者起病较急，病程较短，存在明确不洁饮食史，应首先考虑肠道感染。可导致回盲部溃疡的常见病原体包括空肠弯曲菌、小肠耶尔森菌、结核分枝杆菌、巨细胞病毒、肠阿米巴，而非结核分枝杆菌、肠出血/致病性大肠埃希菌、沙门菌相对少见。患者于外院曾接受广谱抗生素治疗，但效果欠佳，故空肠弯曲菌、耶尔森菌、大肠埃希菌等敏感细菌感染可能性小。病程中患者食欲减退、消瘦明显，既往有明确结核接触史，但患者无典型结核中毒症状，目前T.SPOT-TB阴性，结肠镜病理也无明确提示，因此结核方面证据尚不足。患者来自黑龙江省绥化地区，当地为布氏杆菌病疫区，患者发病前曾进食“牛羊肉烧烤”，有可疑流行病学接触史；布氏杆菌病以发热（典型为波状热）及大关节疼痛为常见表现，而消化道症状相对少见。应进一步完善血清学及血培养检查，以除外布氏杆菌感染。

2. 血管炎　系统性血管炎可以解释患者发热、炎症指标升高及脾、肾梗死等临床表现。其中白塞病可累及大、小动、静脉，可解释脾、肾梗死，消化道受累多表现为回肠末段溃疡（常为单发、较深大溃疡），可致局部肠腔狭窄。但患者病程中并无典型口腔、外阴溃疡，亦无典型皮疹表现，按目前分类标准尚难诊断。入院后可完善ANCA、针刺试验等寻找证据。

3. 克罗恩病（CD）　少年男性出现回肠末段溃疡伴肠腔狭窄，应考虑CD可能。但患者起病较急，病程相对短，结肠镜下所见回肠末段溃疡的形态不符合典型的阿弗他溃疡或裂隙样溃疡改变，CD目前证据尚不足。此外，应注意IBD存在高凝倾向，可合并动、静脉血栓事件。

4. 淋巴瘤　患者病程中消耗症状较为突出，CT中可见腹膜后多发肿大淋巴结沿回结肠血管排列，且回肠末段溃疡可见于胃肠道非霍奇金淋巴瘤；但患者结肠镜下活检病理不支持，必要时可完善PET-CT检查寻找证据。从脾、肾多发梗死出发，应考虑血管炎或血管栓塞/血栓形成可能，需完善ANCA及超声心动图检查，以及腹腔血管超声检查，同时请放射科医生再阅片，观察腹腔内血管。

入院后进一步完善检查，免疫指标：抗ENA抗体谱、ANCA均（-），补体2项、免疫球蛋白定量均正常范围。病原学检查：布氏杆菌凝集试验2次均（+），外院查琥红试验（+）；多次粪便培养、寄生虫均（-），血培养（延长培养时间）（-）。超声心动图：未见异常。经腹肠道超声：盆腔小肠、末段回肠及回盲部肠壁增厚，回声减低，回盲部肠腔狭窄伴多发溃疡，腹腔内多发淋巴结肿大，右下腹为著（图1）。血管超声：腹腔干起始处及肠系膜上动脉内径偏细、流速增高，考虑狭窄；肝、脾动脉流速增高，管壁毛糙；腹主动脉、颈动脉、椎动脉、上肢动脉、下肢动脉、双肾动脉未见异常（图2）。放射科再次阅片：腹腔干近端近40%狭窄，肠系膜上动脉近端约70%狭窄，壁厚；病变节段的小肠肠壁动脉迂曲，侧支血管增多，应考虑血管炎。

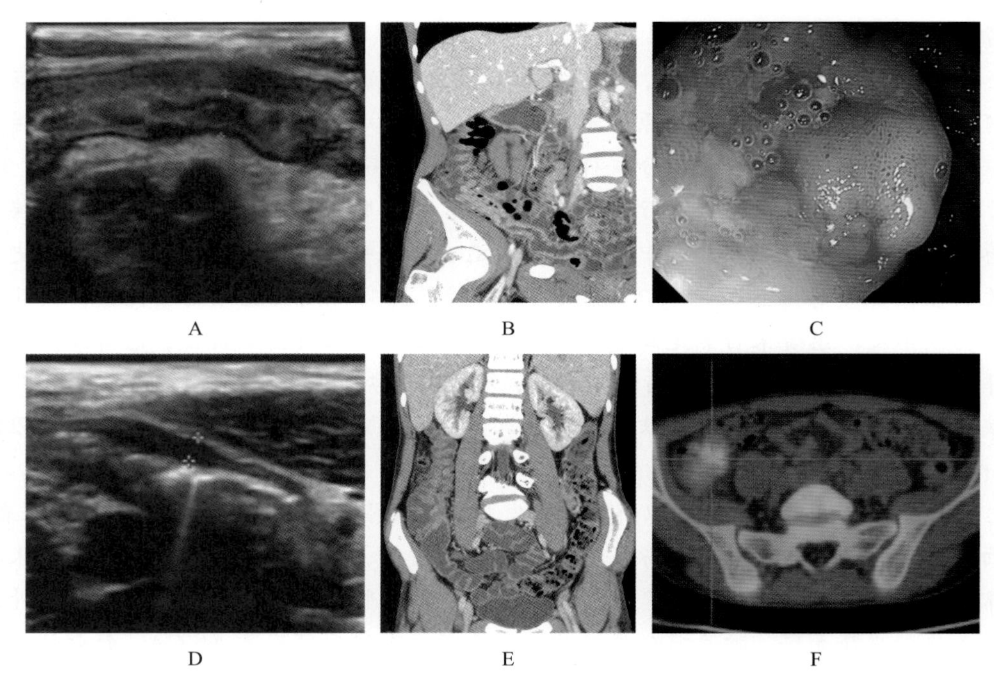

图 1　布氏杆菌病肠道受累影像

A. 初始经腹肠道超声显示回肠末段肠壁增厚呈低回声样，主要为黏膜层与黏膜下层增厚；B. 小肠 CT 成像显示回盲部及回肠末段肠壁增厚、黏膜强化；C. 结肠镜显示回肠末段不规则溃疡伴黏膜水肿；D~F. 治疗 1 个月后随访，经腹肠道超声、CT 及 PET-CT 均显示肠道病变明显好转

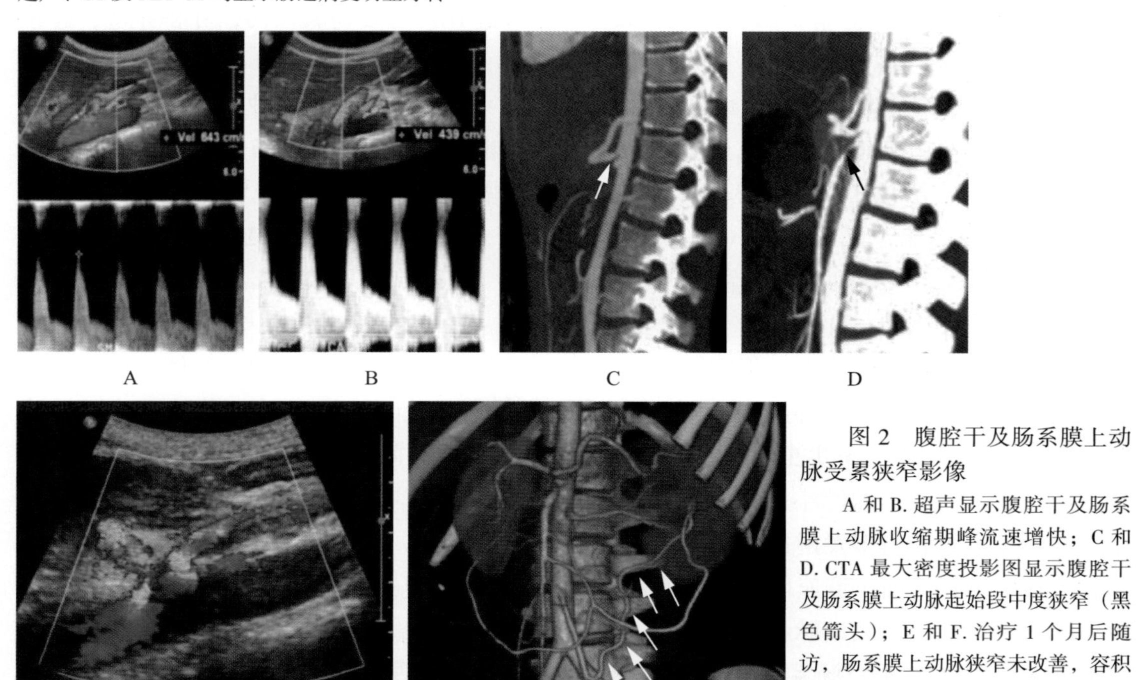

图 2　腹腔干及肠系膜上动脉受累狭窄影像

A 和 B. 超声显示腹腔干及肠系膜上动脉收缩期峰流速增快；C 和 D. CTA 最大密度投影图显示腹腔干及肠系膜上动脉起始段中度狭窄（黑色箭头）；E 和 F. 治疗 1 个月后随访，肠系膜上动脉狭窄未改善，容积再现显示肠系膜上动脉与肠系膜下动脉之间吻合支已开放（白色箭头）

目前的证据指向两个问题：一是可能存在布氏杆菌感染，二是可能存在血管炎。两者的关系如何呢？

布氏杆菌感染和血管炎全面辨证思维

辅助检查显示主动脉一级分支起始段狭窄病变，结合发热病程及炎症指标升高，应考虑多发性大动脉炎，大动脉炎少见情况下可累及中等动脉，亦可解释脾、肾梗死病灶。另一方面，我院两次做布氏杆菌凝集试验阳性，送检外院琥红试验亦为阳性，结合患者流行病学接触史及急性高热等表现，虽然血培养为阴性，仍考虑布氏杆菌感染可能性大。依一元论临床思维出发，两者之间有无联系？

经检索文献发现，心血管系统受累为布氏杆菌病的罕见并发症，回顾性研究中报道的发生率<1%，可出现心内膜炎、动静脉血栓/栓塞、皮肤血管炎（白细胞破碎性血管炎）及外周/颅内动脉瘤等。Herrick 等总结既往报道的有血管受累的布氏杆菌病 34 例，其中主动脉受累 23 例（占 68%，表现为主动脉瘤、主动脉根部脓肿），上肢动脉受累 6 例（占 18%，表现为血栓或动脉瘤），下肢动脉受累 3 例（占 9%，表现同上肢），肠系膜上动脉受累 2 例（占 6%）及颈内动脉受累 1 例（占 3%）。究其原因，可能为布氏杆菌直接感染血管内皮细胞，导致持续慢性炎症反应，从而发生血管内膜炎症、增厚及管腔狭窄。

布氏杆菌病的消化道症状多种多样，亦可能是其唯一症状；症状从相对较轻的主诉如食欲减退、腹泻或便秘，到较严重的并发症如肠系膜淋巴结炎，肝或脾受累，或胆囊炎，亦存在罕见的并发症如结肠炎、胰腺炎、腹膜炎和肠梗阻。但是，布氏杆菌病是否可以解释回肠末段溃疡？通过检索 PubMed 发现，有报道 1 例布氏杆菌病存在回盲部及升结肠受累，结肠下表现为糜烂和浅溃疡，经抗感染治疗后回盲部炎症明显好转。因此，布氏杆菌病可能解释本例病情全貌，应可初步诊断，但尚难除外 IBD 可能，需在治疗中观察疗效以进一步佐证。

布氏杆菌病的治疗方面，年龄<8 岁患儿，以复方新诺明联合利福平治疗；年龄≥8 岁患儿，以四环素类（如多西环素、米诺环素）联合利福平治疗。一般疗程为 4～6 周，如合并神经、心血管、骨骼等系统受累，疗程应延长至 6 周以上（6 周～6 个月，一般为 3 个月）。

患者于 8 月 14 日加用米诺环素 80mg bid 及利福平 0.15g tid 治疗，数日后发热、便秘症状缓解，偶有腹痛，程度较前减轻。治疗 1～3 个月后复查，hs-CRP、ESR、PCT 正常；布氏杆菌凝集试验、ANA、ANCA 均（-）。影像学检查：血管超声示腹腔干管壁增厚伴管腔不规则狭窄，肠系膜上动脉起始段管壁增厚、管腔重度狭窄（图 2）。小肠 CT 成像：与 2015 年 7 月 28 日比较，末段回肠及回盲部肠壁增厚伴异常强化，累及范围较前减小，病变较前减轻（图 1）；右下腹髂血管旁多发淋巴结肿大，较前略小；脾大伴多发梗死区，低灌注范围缩小（图 3）；肠系膜上动脉近段管腔重度狭窄，大致同前；腹腔干起始处管腔略狭窄，大致同前（图 2）。

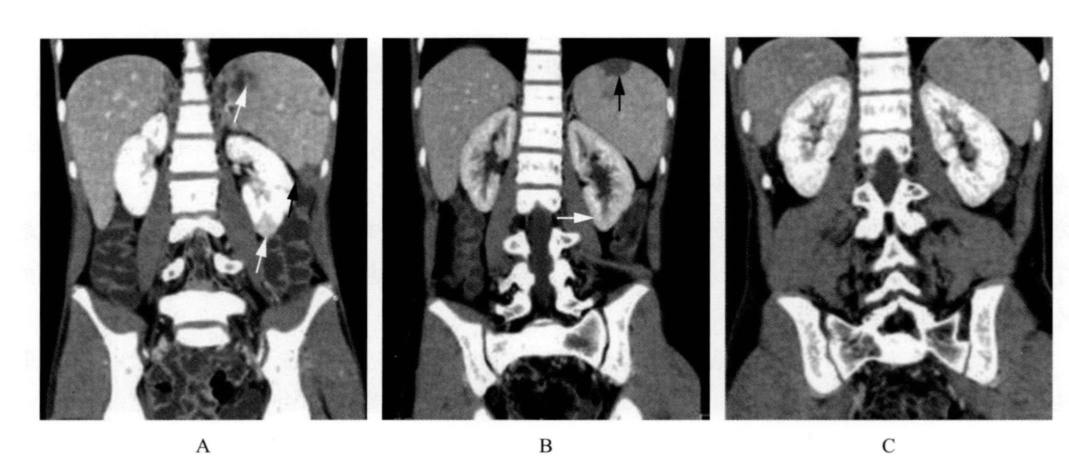

A　　B　　C

图 3　腹盆增强 CT

A. 脾及左肾多发楔形强化减低；B. 治疗 1 个月后梗死灶减小；C. 治疗 3 个月后脾梗死灶进一步减小，左肾病灶已消失

最后诊断：布氏杆菌病

继发性血管炎

腹腔干动脉狭窄

肠系膜上动脉狭窄

【诊疗启迪】

该病例主线是布氏杆菌感染，确诊的关键是：①病史，认真问诊让我们了解到流行病学史，从而检查布氏杆菌，按照布氏杆菌感染治疗后，症状好转，支持了诊断。②血管炎是出现症状的第二主线，第一主线和第二主线之间的关系也是诊断的关键，从一元论还是二元论解释病情，取决于全面地辨证和仔细地排他。这个病例让我们认识到少见感染可以合并肠道炎性表现，并模拟 IBD、血管炎。也让我们认识到，在临床工作中认识 IBD，不仅仅认识疾病本身，还应该认识其他可以模拟 IBD 表现的疾病，才能更好鉴别诊断。

【专家点评】

这是一例“布氏杆菌感染结肠多发溃疡模拟 IBD”的病例，然而在诊疗过程中，发现肝肾梗死、多血管病变，由此诊断思路跳过了 IBD，诊断指向两个方面：系统性血管炎和布氏杆菌感染。有文献提示布氏杆菌感染可以引起继发性血管炎，患者实验室检查和辅助检查暂无原发性血管炎的证据，从一元论思考两个表现，诊断考虑布氏杆菌病继发血管炎。通过抗感染治疗，症状缓解，病情得以控制。在诊疗过程中，“全面”获得患者流行病学史尤为重要，也说明一切疑难病例仍然需从病史出发。

（张晟瑜　撰写　吴　东　审校）

参考文献

[1]Nagata N, ST, Sekine K, et al. Combined endoscopy, aspiration, and biopsy analysis for identifying infectious colitis in patients with ileocecal ulcers[J]. Clinical gastroenterology and hepatology: the official clinical practice journal of the American Gastroenterological Association, 2013, 11(6): 673-680 e2.

[2]Aziz S, Al-Anazi AR, Al-Aska AI. A review of gastrointestinal manifestations of Brucellosis[J]. Saudi journal of gastroenterology: official journal of the Saudi Gastroenterology Association, 2005, 11(1): 20-27.

[3]Buzgan T, Karhocagil MK, Irmak H, et al. Clinical manifestations and complications in 1028 cases of brucellosis: a retrospective evaluation and review of the literature[J]. Int J Infect Dis, 2010, 14(6): e469-478.

[4]Herrick JA, Lederman RJ, Sullivan B, et al. Brucella arteritis: clinical manifestations, treatment, and prognosis[J]. The Lancet Infectious Diseases, 2014, 14(6): 520-526.

[5]Jorens PG, Michielsen PP, Van den Enden EJ, et al. A rare cause of colitis-Brucella melitensis. Report of a case[J]. Diseases of the colon and rectum, 1991, 34(2): 194-196.

病例33　表现为高位肠梗阻的肠结核

患者，男性，48 岁，因“反复腹痛、腹胀 5 年”入院。

患者于 2010 年 2 月无诱因出现腹痛、腹胀，伴排气排便停止，无恶心、呕吐、发热等，立位腹部平片示中上腹肠管积气、扩张，多发气液平，考虑高位小肠梗阻。予禁食水、胃肠减压、抑酸、补液等治疗，症状好转。之后上述症状每 1～2 年发作 1 次，发作间期排便正常。2015 年 10 月就诊外院，查血常规、肝肾功能正常，粪便常规示红、白细胞阴性，OB（-）；CRP 1.34mg/L；PPD 试验（+++），ANA（-）；ANA 1∶40 斑点型（+），ANCA（-）。腹盆增强 CT：盆腔内部分小肠肠壁增厚，并可见强化，右侧升结肠肠系膜可见多发肿大淋巴结，大者 1.1cm×0.9cm，增强扫描可见强化。胃镜：慢性浅表性胃炎、十二指肠球部溃疡（S2 期），病理：炎性改变。结肠镜：（进镜至末段回肠 15cm）回肠末段紧邻回盲瓣上唇可见横行溃疡，覆白苔，周边黏膜略增生，大小 3cm×2cm，距回盲瓣 15cm 可见环腔黏膜水肿、增生，散在溃疡形成，占据肠腔 2/3，肠腔狭窄，内镜难以通过。病理：（回肠末段 15cm 狭窄）黏膜慢性炎，可见炎性肉芽组织形成，抗酸染色（-）；回肠末段瓣侧溃疡黏膜慢性炎，淋巴组织增生，炎性肉芽组织形成，可见多灶肉芽肿性病变，抗酸染色（-）。为进一步诊治于 2015 年 11 月来我院。患者否认口腔及外阴溃疡、关节肿痛、皮疹等，否认低热、盗汗，发病来体重下降 3kg。

既往史、个人史、婚育史及家族史：无特殊。

体格检查：BP 120/76mmHg，HR 70 次/分。浅表淋巴结无肿大。双肺呼吸音清，心律齐，未闻及病理性杂音。腹软，右下腹轻压痛，无反跳痛、肌紧张，移动性浊音（-），肠鸣音 4 次/分。直肠指检无特殊。

入院诊断：反复腹痛、腹胀原因待查

肠结核不除外

克罗恩病不除外

肠道溃疡的鉴别诊断思路

病例特点：中年男性，慢性病程，临床主要表现为反复肠梗阻。辅助检查示 PPD 试验强阳性，粪便 OB（-）。影像学示盆组小肠局部管壁增厚、肠腔狭窄，回盲部黏膜面强化。内镜示回肠末段溃疡伴狭窄。病理检查可见肉芽肿性病变，抗酸染色（-）。诊断及鉴别诊断考虑如下。

1. 肠结核　好发部位为回盲部，该患者 PPD 试验强阳性，病理上可见肉芽肿，需高度怀疑结核感染可能；但不支持点为患者无结核接触史，组织病理抗酸染色阴性，且影像学提示小肠受累，这不是最常见的肠结核受累部位。下一步可完善血 ESR、T-SPOT.TB，同时借外院病理切片我院会诊并加做抗酸染色，行胸部 X 线片检查，必要时胸部 CT 检查，复查结肠镜重新评估并获取病理。

2. 克罗恩病（CD）　小肠和结肠溃疡的常见原因之一。该患者支持点为小肠受累，病理上可见肉芽肿，但内镜下未见铺路石征、纵行溃疡等 CD 典型表现，CD 诊断证据不充分。下一步可完善炎症性肠病抗体谱、小肠 CT 成像、经腹肠道超声等检查，并请病理科会诊外院病理切片，明确所见肉芽肿大小和数目等。

3. 肠贝赫切特（又称白塞，Behcet）病　患者无口腔及外阴溃疡、无皮疹等白塞病表现，亦无典型的肠白塞病内镜下表现（回盲部深大孤立、边界清楚的椭圆形溃疡），外院病理切片未提示血管炎表现，故目前暂不考虑，可完善针刺试验、病理会诊评估。

4. 淋巴瘤　患者病史较长，无发热及恶性消耗表现，查体无浅表淋巴结及肝脾大，病理未见恶性征象，可基本除外。

患者入院后完善相关检查，血 T-SPOT.TB（A+B）198SFC/10^6MC，抗中性粒细胞胞质抗体、抗胰腺腺泡抗体、抗小肠杯状细胞抗体（-）。经腹肠道超声：末段回肠及回盲部肠壁略增厚，右下腹多个大小不等淋巴结，较大者 1.0cm×0.6cm。小肠 CT 成像：盆组小肠局部管壁增厚伴肠腔狭窄，回盲部及直肠局部肠壁黏膜面强化明显，考虑炎性病变可能；邻近肠系膜根部多发淋巴结，部分增大（图）。我院会诊外院结肠镜病理（回肠末段15cm）肉芽组织及破碎的小肠黏膜显急性及慢性炎，局灶见上皮样细胞肉芽肿。（回肠末段瓣侧溃疡）肉芽组织及肠黏膜显慢性炎，可见多灶上皮样细胞肉芽肿，不除外特殊感染；抗酸染色（-）。

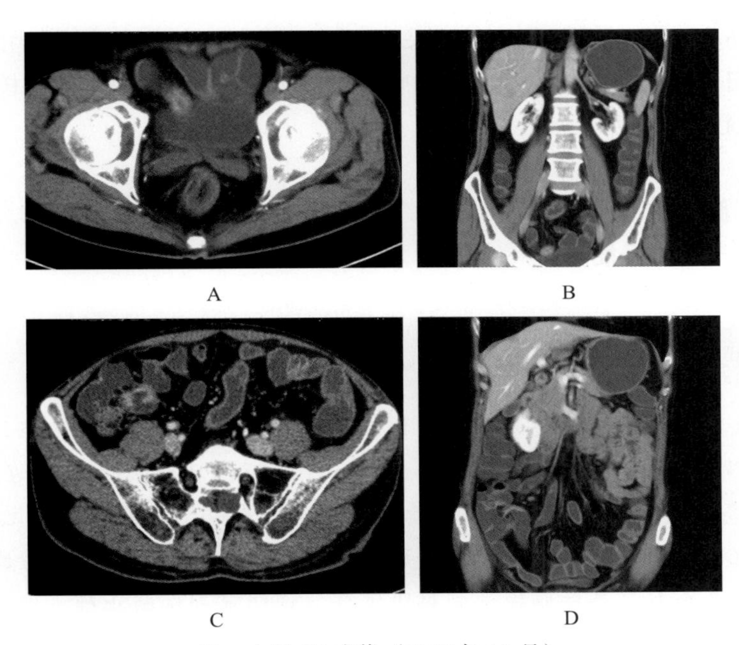

图 小肠 CT 成像（2015 年 11 月）

A 和 B. 横断面和冠状面分别示第 6 组小肠局部肠壁环周增厚，分层强化，肠腔明显狭窄，病变长度约 2.5cm；C 和 D. 横断面和冠状面分别示回盲瓣上唇黏膜面片状异常强化，病变长径约 3cm

多学科团队（MDT）会诊

以上检查提示：患者血 T-SPOT.TB 升高，病变局限于回肠末段，且溃疡形态似有环形趋势，病理可见上皮样肉芽肿，不除外结核感染可能；虽然炎症性肠病抗体谱阴性，但 CD 也可出现肉芽肿性病变，故 CD 也不能完全除外；结合病史及检查结果，肠白塞病和淋巴瘤证据不足，暂不考虑。综上，该病例存在以下问题：①肠结核和 CD 难以鉴别。②病变较局限且临床反复出现肠梗阻，是否可行手术治疗切除病变？一方面缓解症状，另一方面明确诊断。2015 年 11 月提请 MDT 会诊。

基本外科：患者目前无腹痛，排气排便可，建议先予内科保守治疗，暂不行手术。

放射科：患者影像学示回肠末段黏膜环形强化，而非系膜侧强化，考虑肠结核可能。

病理科：患者外院病理我院会诊可见上皮样细胞肉芽肿，肉芽肿大且有融合趋势，倾向于肠结核。

感染内科：患者目前考虑肠结核可能性大，建议予诊断性抗结核治疗。按照2018年北京《炎症性肠病诊断和治疗的共识意见》，诊断性抗结核治疗的疗程建议8～12周。

与患者交代病情后，患者本人亦对手术有所顾虑。2015年12月28日予加用异烟肼0.3g qd、乙胺丁醇0.75g qd、利福喷丁0.45g每周两次诊断性抗结核治疗，患者未再出现腹痛、腹胀，2016年2月1日加用吡嗪酰胺0.75g qd治疗。患者院外规律用药，定期随诊。2016年4月9日复查结肠镜提示溃疡已愈合。2017年4月28日停用抗结核药（总疗程1.5年）。随访至今无不适主诉。

最后诊断：肠结核

高位肠梗阻

【诊疗启迪】

这是以反复肠梗阻为主要表现的病例，临床无典型的午后低热、盗汗、体重下降等，外院病理检查未提示抗酸染色阳性，而诊断倾向肠结核的原因在于：①血T-SPOT.TB升高。②内镜下有类似环形溃疡表现。③影像学可见黏膜强化为环形强化，非系膜侧强化。④病理会诊后提示肉芽肿较大且融合。建议对患者行诊断性抗结核治疗。该治疗后3个月复查结肠镜达到黏膜愈合，证明前期诊断正确。但患者在病初因为小肠有受累，给诊断带来“烟雾”。肠结核最常见的受累部位是回盲部，但也不能忘记肠结核也是全消化道受累的疾病，小肠、上消化道也可受累。该患者在诊断性治疗中获得最终确诊。

【专家点评】

CD与肠结核鉴别是临床常见问题，除非典型病例，否则诊断困难。除应综合临床表现、内镜、影像学及病理分析外，该患者有两个不典型之处：①小肠受累，出现高位肠梗阻表现。②抗酸染色阴性。抗酸染色对诊断肠结核意义重大，但我们也要知道，抗酸染色阴性并不能完全排除结核分枝杆菌感染。临床上二者难以鉴别时，应结合影像学、内镜特点进行综合判断，必要时可诊断性抗结核治疗8～12周，以最终明确诊断。

（张慧敏　撰写　吕　红　审校）

参考文献

中华医学会消化病学分会炎症性肠病学组.炎症性肠病诊断与治疗的共识意见(2018年·北京)[J].中华消化杂志,2018,38(5):292-311.

病例34 消化道大出血——全身播散性结核感染

患者，男性，21岁，因“间断恶心、呕吐1年，加重伴黑便2月余”入院。

患者于2015年5月无明显诱因出现间断恶心、呕吐，呕吐物为少量胃内容物，无腹痛、腹胀、排气排便减少、黑便。2016年3月无诱因出现大量黑便，外院查Hb 34g/L；胃镜：慢性非萎缩性胃炎，十二指肠隆起；经口小肠镜：十二指肠球部前壁可见一个直径0.8cm的半球形隆起，光滑质软，空肠上段可见两处瘘管形成，有脓液渗出，余空肠可见多发浅溃疡形成，伴活动性出血；病理：（空肠）黏膜轻度慢性炎。予抑酸、止血、输血等保守治疗后出血停止。期间间断发热，1次/1～2日，Tmax 39.6℃，无畏寒，伴咳嗽、咳少量白痰。2016年3月27日就诊我院急诊，查WBC $6.16\times10^9/L$，NEUT% 70.8%，Hb 83g/L，PLT $331\times10^9/L$；血Alb 26g/L；ESR 56mm/h，hs-CRP 20.76mg/L。胸部增强CT：双肺多发斑片及结节影，双肺多发索条，左下胸廓变小，双侧少量胸腔积液（图1）。小肠CT成像：回盲部、末段回肠及第5、6组小肠多发肠壁增厚伴黏膜面异常强化；肠系膜脂肪密度增高；肠系膜多发肿大淋巴结；小肠内多发小气液平；左侧肾盂及上段输尿管轻度扩张；腹盆腔积液；盆腔内钙化灶；双侧胸腔积液，双下肺膨胀不全（图2）。予左氧氟沙星抗感染治疗，患者发热间隔延长，1次/1～2日→1次/4～5日，体温高峰无明显下降。于2016年4月27日入院。起病以来，患者盗汗明显，体重下降12kg。

既往史：平素体健，否认结核接触史。

个人史、婚育史及家族史：无特殊。

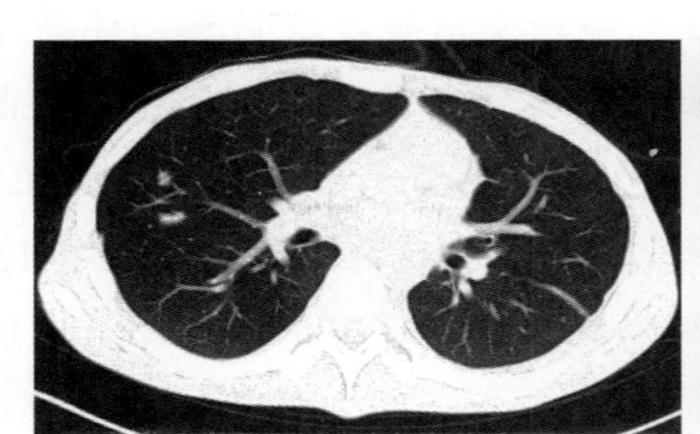
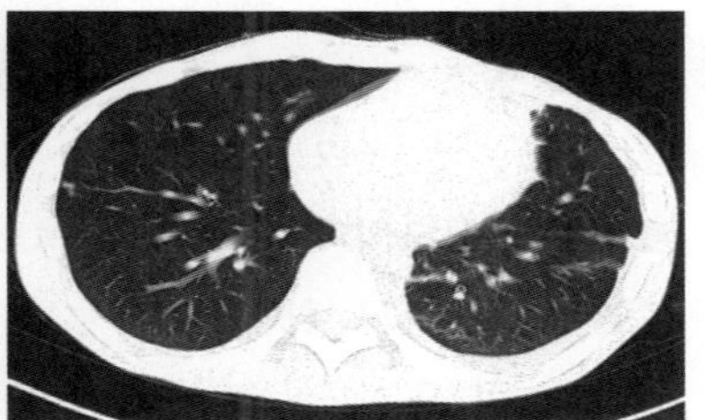

图1 胸部增强CT

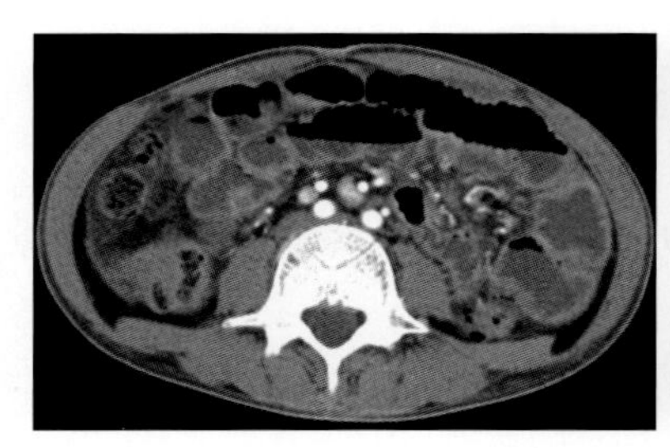 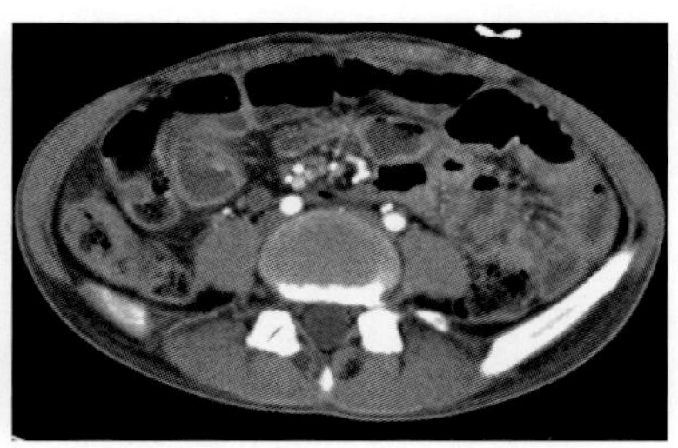

图 2 小肠 CT 成像

腹盆腔小肠肠管积气扩张，肠壁不均匀强化增高，肠管间脂肪浑浊，多发小淋巴结，腹膜增厚

体格检查：BP 115/80mmHg，R 110 次/分，SpO_2 99%，BMI 18.8kg/m²。右下肺呼吸音低，左肺呼吸音清。腹部质韧，无压痛、反跳痛，移动性浊音（-），肠鸣音 4 次/分。直肠指检无特殊。

入院诊断：恶心、呕吐伴黑便原因待查

克罗恩病不除外

消化道出血、肠瘘与小肠溃疡、多浆膜腔积液、肺部病变的诊断思路

病例特点：青年男性，慢性病程，近 2 个月加重。突出临床表现为消化系统受累，十二指肠、空回肠及回盲部病变，其中空肠可见瘘管及多发浅溃疡，并可见活动性出血；病程后期开始出现高热；影像学示双侧胸腔积液、腹盆腔积液、多发肠壁增厚强化、腹腔多发肿大淋巴结及双肺斑片结节影，左氧氟沙星治疗部分有效。该患者为多系统受累，拟诊讨论考虑如下。

1. 克罗恩病（CD） 患者青年男性，有消化道多节段病变伴空肠瘘管形成，首先考虑 CD 可能。不支持点在于：①胃镜及经口小肠镜未见铺路石征、纵行溃疡等 CD 典型表现，空肠病理未见非干酪样坏死性肉芽肿等 CD 典型病理表现。②CD 难以解释患者多浆膜腔积液及肺部病变。进一步行内镜检查并取活检，请病理科会诊。

2. 胃肠道淋巴瘤 患者病程中有间断高热，加之肠道多发溃疡伴出血、肠系膜多发肿大淋巴结，需考虑淋巴瘤的可能。淋巴瘤可以有各种表现，包括肠道溃疡、肠瘘、浆膜受累及肺部病变，但不支持点为外院空肠病理未见淋巴瘤征象，因淋巴瘤细胞多聚集在黏膜下层，故病理活检获得阳性率较低。进一步行 PET-CT 明确诊断。

3. 肠结核 患者青年男性，病程中有发热，盗汗及消耗症状明显，伴肺部病变及胸腹腔积液，需考虑结核感染可能。在消化道方面，结核好发部位为回盲部（约占消化道结核的 64%），其次为空肠，也可以出现肠瘘。但不支持点为该患者既往体健，无结核接触史；另外，结核的病理改变多为小血管闭塞，故很少出现消化道大出血。可完善 PPD 试验，外周血和浆膜腔积液中 T-SPOT.TB、抗酸染色及腺苷脱氨酶（ADA）检查，内镜活检病理加做抗酸染色等。

4. 系统性血管炎 如贝赫切特（又称白塞，Behcet）病，可以解释患者多系统受累，但

此患者无口腔外阴溃疡，无皮疹、葡萄膜炎等，不符合白塞病诊断标准，暂不考虑。

入院后查血常规：WBC 7.68×10⁹/L，NEUT# 5.68×10⁹/L，Hb 104g/L，PLT 402×10⁹/L，RET% 2.12%。尿常规正常。粪便常规：RBC、WBC 均（–），OB（+）。肝肾功能：Alb 28g/L，GGT 114U/L，ALP 174U/L。炎症指标：ESR 91mm/h，hs-CRP 106.13mg/L。感染方面：PCT<0.5ng/ml，外周血需氧菌及厌氧菌培养连续3次（–），布氏杆菌凝集试验（–），隐球菌抗原（–），单纯疱疹病毒Ⅰ-IgM抗体、单纯疱疹病毒Ⅱ-IgM抗体、麻疹病毒IgM抗体、弓形虫IgM抗体、巨细胞病毒IgM抗体均（–），PPD试验（++），结核抗体（–），外周血T-SPOT.TB：（A）156SFC/10⁶MC，（B）76FC/10⁶MC。肿瘤标志物：CA125 57.2U/ml，NSE 16.7ng/ml，AFP、CA19-9、CEA、CA242、ProGRP、Cyfra211、SCCAg均正常。免疫指标：ANA抗体谱18项（–），ANCA（–）。胸腔积液化验：黄色浑浊，比重1.031，黎氏试验（+），WBC 1650×10⁶/L，MONO% 84.3%；ADA 28.6U/L；抗酸染色、结核/非结核分枝杆菌DNA（–），T-SPOT.TB：（A）1068SFC/10⁶MC，（B）580SFC/10⁶MC。胃镜：胃体下部、胃窦前壁可见5处黏膜下隆起，表面黏膜光滑，直径5～10mm，十二指肠球部前壁可见黏膜下隆起，直径约15mm（图3）。入院后患者出现气胸，予放置胸腔闭式引流。因其一般情况差，未行结肠镜及超声内镜检查。PET-CT：双侧胸膜增厚，代谢增高；腹膜增厚、肠道表面多发代谢增高灶，SUVmax 5.0～6.3，不除外感染。右锁骨上代谢增高淋巴结，SUV 2.1，C5、C6椎体代谢增高，SUV 3.0，性质待定。

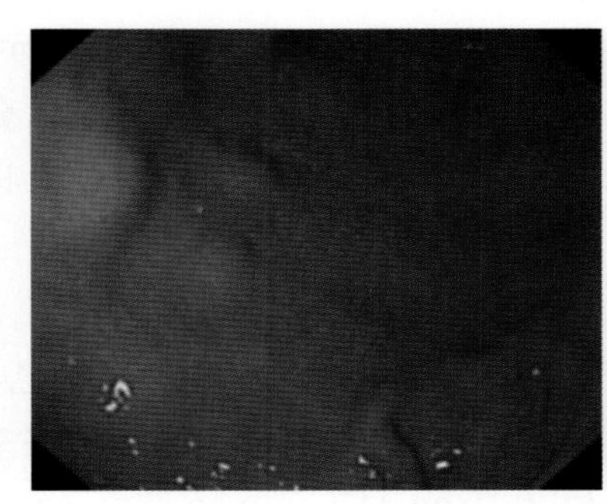
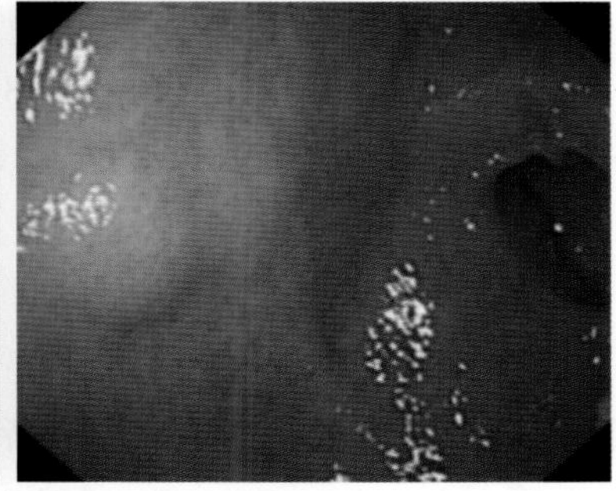

图3 胃镜检查
胃体、胃窦黏膜下隆起

结核感染的消化道受累?

综合以上检查结果，诊断首先考虑是结核感染，支持点包括：外周血T-SPOT.TB升高，胸腔积液T-SPOT.TB明显升高，胸腔积液性质是以单核细胞增多为主的渗出液。自身免疫病病因证据不足，可排除。CD和淋巴瘤尚无法完全排除，但支持证据不多。

结核感染是否可以解释消化道大出血和胃、十二指肠的病变？

大多数消化道结核患者缺乏特异性临床表现，可有腹痛、腹泻、便秘、腹部包块，以及发热、盗汗等结核中毒症状。结核在消化道最常累及的部位是回盲部，因为该处淋巴组织丰富，易于结核分枝杆菌定植；其次是空肠、横结肠、降结肠、阑尾、十二指肠及乙状结肠等。结核分枝杆菌侵入肠壁后，首先引起肠壁集合淋巴组织充血、水肿及渗出等病变，进一步发生干酪样坏死，随后形成溃疡并向周围扩展，溃疡部位的血管有闭塞性血管炎，所以溃疡型肠结核很少引起出血，罕见大出血，但肠结核合并消化道大出血也有病例报道，这种情况多认为源于溃疡侵犯周围动脉。

原发性胃结核或十二指肠结核较少见，文献报道在消化道结核中，原发性胃结核的比例为 0.4%～2%，累及十二指肠的比例为 2%～2.5%，与该部位淋巴组织较少相关，但血源播散性结核或附近结核性淋巴结炎的播散可以累及胃和十二指肠。该患者有多浆膜、肺部及消化系统受累，同时有高热，若考虑结核，则应为播散性结核，故可以解释上消化道病变。

多学科团队（MDT）会诊肠结核和其他肠病的鉴别诊断

目前患者的第一诊断考虑为结核感染，但是否可除外 CD 和淋巴瘤呢？为了让治疗方案更大优化，2016 年 5 月 5 日提请 MDT 会诊。

病理科：患者外院活检未见干酪样坏死，未见上皮样肉芽肿，未见 CD 及淋巴瘤征象。

放射科：患者腹盆增强 CT 示肠壁环形增厚，支持肠结核。

感染内科：患者浆膜腔积液中 T-SPOT.TB 升高，高度提示结核感染的可能性大。北京协和医院团队回顾性分析 19 例肠结核和 65 例 CD 患者的临床资料，结果显示 T-SPOT.TB 升高在二者中有显著的统计学差异（肠结核 84.2% vs CD 24.6%，$P<0.05$）。结合该患者的临床表现，综合考虑结核感染可能性大，目前多系统受累伴明显的结核中毒症状，建议五联抗结核治疗。

2016 年 5 月 5 日予异烟肼 0.3g qd+利福平 0.45g qd+吡嗪酰胺 0.5g tid+乙胺丁醇 0.75g qd+丁胺卡那 0.4g qd 诊断性抗结核治疗，患者体温高峰明显下降，5 月 9 日降至正常。复查炎症指标逐渐下降，hs-CRP 106mg/L（2016 年 4 月 28 日）→9.32mg/L（2016 年 8 月 16 日），ESR 91mm/h（2016 年 4 月 28 日）→16mm/h（2016 年 8 月 16 日）。2016 年 9 月 9 日复查血 T-SPOT.TB：（A）0SFC/10^6MC，（B）0SFC/10^6MC。患者出院后规律用药，定期随诊，未再出现恶心呕吐、便血、发热。2017 年 2 月复查胃镜示胃及十二指肠多发黏膜下隆起已消失。

最后诊断：播散性结核感染

胃、十二指肠、空回肠、回盲部、胸膜、腹膜受累

椎体受累不除外

【诊疗启迪】

这是一例播散性结核感染的病例，以消化道大出血为突出表现，同时存在肺部结核、结核性胸膜炎、腹腔结核、消化道结核（胃、十二指肠、空肠、回肠及回盲部）及椎体结核。在诊断的过程中，需要鉴别诊断的疾病较多，而结合多系统、多浆膜腔积液表现让我们更集中在肿瘤、免疫系统疾病和感染三方面，最后通过全面分析和辨证，结核感染证据更为突出，经过诊断性抗结核治疗，根据治疗效果最终确诊为播散性结核。

本例给我们的启迪：①不能忽视疾病的罕见表现，如消化道出血不是结核感染的常见表现，所以最初我们将肠结核放在后面考虑。②注重从一元论角度全面思考问题。对于出现多器官受累患者，从一元论的角度，我们应该首先考虑“肿瘤、免疫系统疾病和感染”这三类疾病，之后再考虑用多元论来解释。③该患者既往体健，无免疫功能受抑制的基础，在此情况下出现播散性结核感染亦为罕见。尚需我们密切关注，是否还有背后的“元凶”。

【专家点评】

我国是结核感染的高发国家，结核感染可以累及各个器官，其临床表现可以多种多样，使诊断变得较为复杂及困难。本例患者诸多表现提示结核感染，如T-SPOT.TB明显升高、PPD试验阳性、多系统受累、喹诺酮类药物治疗部分有效；但又有诸多不典型之处，如消化道大出血、上消化道受累、无免疫缺陷疾病基础。最终MDT会诊倾向结核感染，予诊断性抗结核治疗，患者临床症状好转，内镜下病变消失，明确诊断为播散性结核分枝杆菌感染。另外，根据患者病情，MDT会诊决定采用五联抗结核治疗也在患者病情恢复中起了重要作用。故对于临床上表现不典型的疾病，需积极寻找线索，同时多学科协作是解决罕见病或疑难病例的“金钥匙”。

（张慧敏　撰写　舒慧君　审校）

参考文献

[1]Kim KJ, Han BJ, Yang SK, et al. Risk factors and outcome of acute severe lower gastrointestinal bleeding in Crohn's disease[J]. Dig Liver Dis, 2012, 44(9): 723-728.

[2]Cirocco WC, Reilly JC, Rusin LC. Life-threatening hemorrhage and exsanguination from Crohn's disease. Report of four cases[J]. Dis Colon Rectum, 1995, 38(1): 85-95.

[3]杨红,罗涵清,阮戈冲,等.克罗恩病合并急性下消化道大出血的临床特点及再出血危险因素分析[J].北京医学,2015,37(3):242-245.

[4]陈白莉,高翔,陈昱湖,等.克罗恩病并发急性下消化道大出血13例临床分析[J].中华消化杂志,2008,28(6):381-384.

[5]Sharma R. Abdominal Tuberculosis. Imaging Science Today 2009:146. Available from:URL:http://www.imaging-scienc-etoday.com/node/146.

[6]Sharma V, Rana SS, Dhaka N, et al. Small bowel tuberculosis causing massive obscure gastrointestinal bleeding in an immunocompromised patient[J]. Ann Gastroenterol, 2015, 28(4):496.

[7]Debi U, Ravisankar V, Prasad K K, et al. Abdominal tuberculosis of the gastrointestinal tract: revisited[J]. World J Gastroenterol, 2014, 20(40):14831-14840.

[8]Paustin FF, Marshall JB. Intestinal tuberculosis. In: Berk JE, Haubrich WS, Kaiser MH, editors[M]. Bockus Gastroenterology.4th ed. Philadelphia: WB Saunders, 1985, 2018-2036.

[9]Li Y, Zhang LF, Liu XQ, et al. The role of in vitro interferonγ-release assay in differentiating intestinal tuberculosis from Crohn's disease in China[J]. Journal of Crohn's and Colitis, 2012, 6(3):317-323.

病例35 腹痛、发热——T-SPOT.TB阴性的肠结核

患者，女性，14 岁，因“间断腹痛 2 年，发热半年”入院。

患者于 2011 年患者出现间断腹痛，位置不固定，排便正常，未系统诊治。2012 年底开始间断高热，Tmax 39.8℃，伴寒战、脐周及右下腹痛，头孢曲松治疗效果欠佳。就诊当地医院，查血常规：WBC（13.83～19.28）$\times10^9$/L，NEUT% 69.3%～82.9%，Hb（104～114）g/L，PLT（171～365）$\times10^9$/L；尿常规（-）；ESR 24mm/h，hs-CRP 45.2mg/L。血培养（-）。肺部 CT 未见异常。经腹肠道超声：末段回肠及回盲部肠壁水肿，周边肠系膜增厚，可见低回声粘连带。腹盆部 CT：可见升结肠近段管壁增厚并明显强化。结肠镜：回肠末段近回盲部黏膜结节性隆起性病变，表面糜烂、坏死，回盲瓣稍充血（图 1）；病理：符合黏膜重度慢性炎伴溃疡形成，结核分枝杆菌基因检测弱阳性。考虑为肠结核。2013 年 3 月开始服用对氨基水杨酸 0.8g/d，利福喷丁 0.3g 每周 2 次；体温高峰较前下降，Tmax 38.0℃，腹痛缓解。为进一步明确诊治于 2013 年 5 月来我院。发病来，食欲稍差，小便无殊，体重下降 2kg，无口腔外阴溃疡、光过敏、皮疹、关节痛、盗汗、咳嗽、咯血。

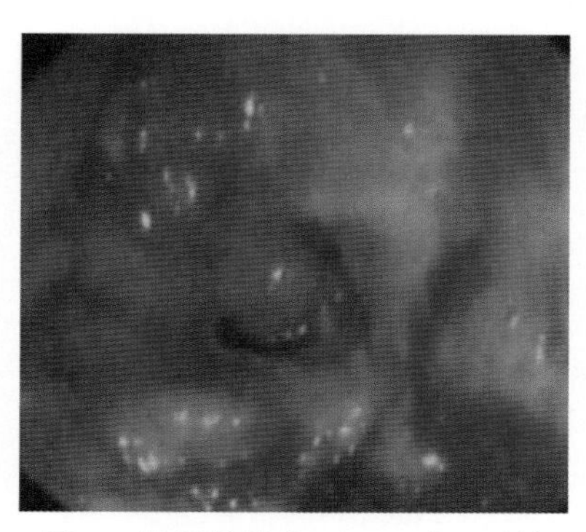
图 1 结肠镜检查（2013 年 2 月）

既往史：否认结核病史，否认反复上呼吸道感染史。

个人史：其父开诊所，偶接诊结核病人。

月经史、婚育史、家族史：无特殊。

体格检查：生命体征平稳，全身浅表淋巴结未及肿大，双肺呼吸音清，心律齐，未闻及杂音。腹平软，右下腹轻压痛，无反跳痛或肌紧张，余无特殊。

入院诊断：腹痛、发热原因待查

肠结核可能性大

入院完善检查，血常规：WBC 11.55×10^9/L，NEUT% 74.9%，Hb 121g/L，PLT 301×10^9/L；肝肾功能（-）；hs-CRP 26.67mg/L，ESR 19mm/h；CMV-IgM、T-SPOT.TB（-）；炎症性肠病相关抗体谱（-）。小肠CT成像：双下肺胸膜未见明显增厚。末段回肠、回盲部、部分盲肠、升结肠起始部及第6组小肠局部多发肠壁增厚伴黏膜异常强化，浆膜面毛糙，局部肠腔略窄；病灶周围、肠系膜上、腹膜后多发淋巴结（图2）。结肠镜：回盲瓣变形狭窄，结构欠清，多发不规则溃疡，内镜不能通过，靠回盲瓣口处有糜烂及溃疡形成，近段小肠黏膜尚光滑，升结肠以远结肠黏膜正常（图3）；病理：回盲部炎性渗出物、坏死物及结肠黏膜显急性及慢性炎，伴肉芽组织形成。

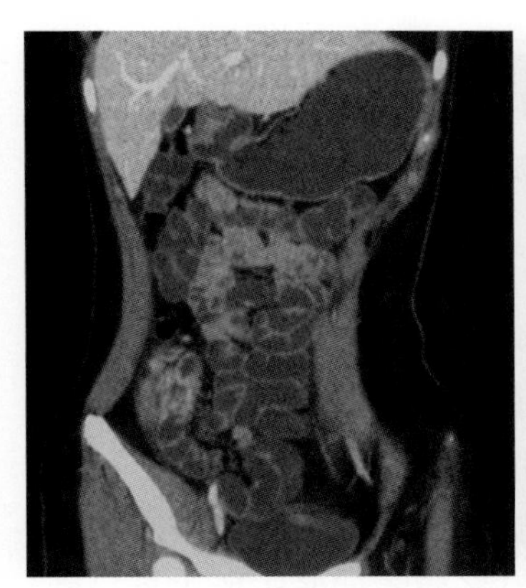
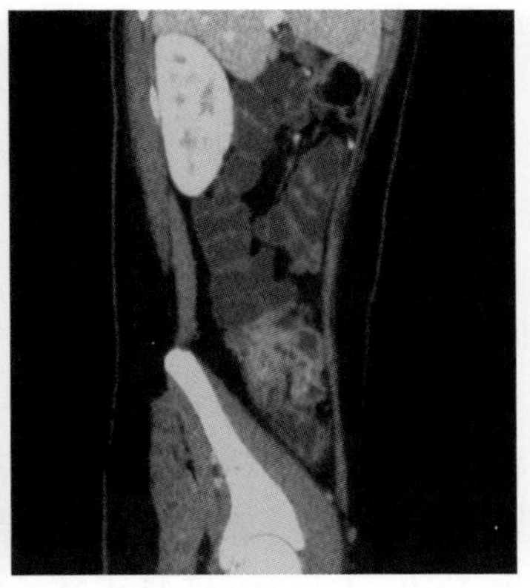

图2 小肠CT成像（2013年5月）

末段回肠、盲肠肠壁增厚，黏膜面异常强化，并呈多发息肉样凸向肠腔，盲肠挛缩，回盲瓣狭窄变形

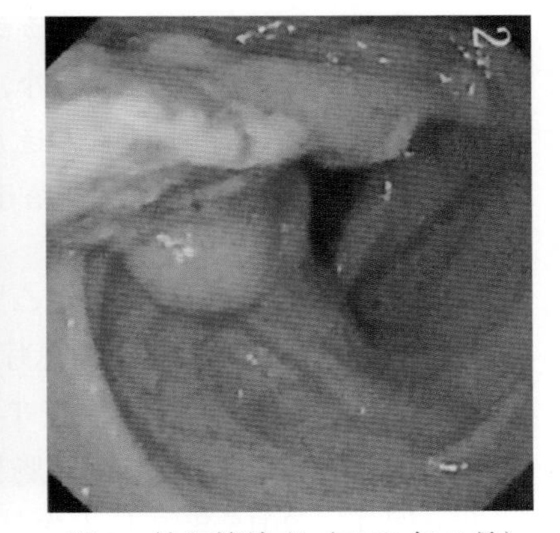

图3 结肠镜检查（2013年5月）

回盲部溃疡的鉴别诊断思路

病例特点：青少年女性，隐匿起病，慢性病程，主要临床表现为脐周、右下腹痛伴高热。血炎症指标增高。影像学检查病变定位于肠道，以回肠末段、回盲部及升结肠起始部为著。结肠镜可见回盲部黏膜结节隆起伴多发溃疡，回盲瓣变形狭窄。病理提示为坏死、急性及慢性炎症改变。普通抗生素治疗效果欠佳。诊断方面患者回盲部溃疡性病变明确，病因需做如下鉴别。

1. 肠结核 支持点：患者曾有可疑结核接触史；病变肠段为结核好发的回盲部；内镜

下可见黏膜结节增生伴溃疡，回盲瓣变形狭窄；伴发热、消瘦等全身表现；两个杀菌药抗结核治疗后腹痛改善。不支持点：肠结核多继发于肺结核，但患者无肺结核或其他部位结核感染证据；溃疡形态非典型的环形溃疡，但早期小溃疡可位于结肠皱襞的嵴上并沿皱襞向环周方向扩展；相较于克罗恩病（CD）的上皮样肉芽肿，其多为融合性肉芽肿、直径>400μm，同一节段活检发现肉芽肿超过5个，以及肉芽肿位于黏膜下或肉芽组织中可见瘢痕或假息肉形成。但本例病理未见典型干酪样坏死或上皮肉芽肿形成，未找到抗酸杆菌，且血T-SPOT.TB（−）。

2.CD　支持点：患者回肠末段、回盲部及升结肠肠壁增厚，黏膜溃疡，多节段受累、跳跃性病变。不支持点：未见CD典型内镜下改变如纵行溃疡、铺路石样改变等；无近段小肠受累，无肛周病变、肠瘘等常见表现；病理表现不典型。

3.淋巴瘤或回盲部肿瘤　可表现为局部肿块伴溃疡形成，少数患者可有发热。但该患者病史较长，活检病理无明显恶性病提示，抗结核治疗似乎有效，为不支持点。

4.肠白塞病　可全消化道受累，肠道可表现为多发溃疡，以回盲部孤立的深大环形溃疡多见，少数患者黏膜组织病理可见血管炎改变。但患者无口腔和外阴溃疡、葡萄膜炎、毛囊炎等其他相关临床表现，肠白塞病的可能性小。

综合考虑患者肠结核不除外，CD不除外，恶性肿瘤证据不足，患者无明确肠梗阻、消化道出血、肠穿孔等外科手术适应证，根据2018年《炎症性肠病诊断和治疗的共识意见》，征得患者及家属同意后，继续给予诊断性抗结核治疗。

给予患者异烟肼0.3g qd，乙胺丁醇0.75g qd，利福喷丁0.45g每周2次，丁胺卡那0.3g肌内注射bid，逐渐调整药物总疗程约2年。患者发热、腹痛好转，体重增加。每6～12个月规律随诊，2014年1月复查T-SPOT.TB仍阴性。2015年2月复查小肠CT成像：可见回肠末段、回盲部、升结肠近段肠壁增厚毛糙，较前减轻；回结肠系膜区淋巴结，较前减少缩小（图4）。2015年7月末次复查ESR，hs-CRP恢复正常。结肠镜：回肠末段未见异常，回盲瓣变形开放，盲肠两处痘疮样小溃疡，多发炎性息肉（图5）。

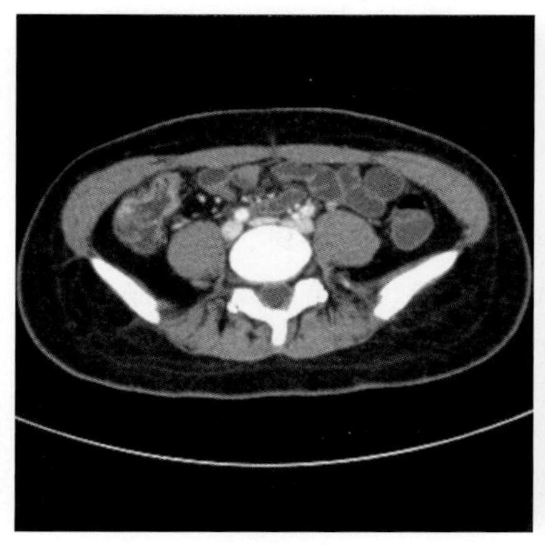
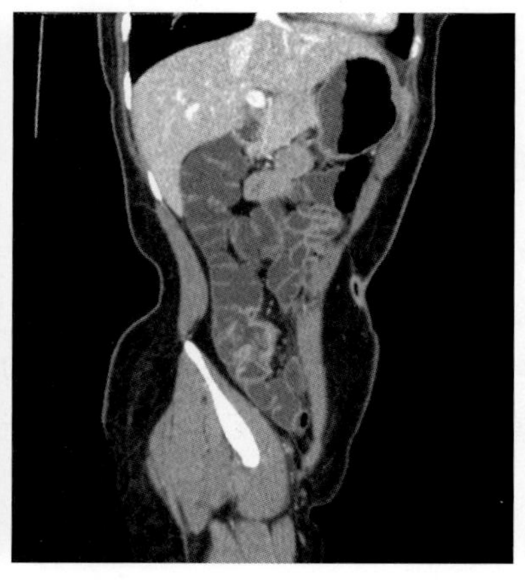

图4　小肠CT成像（2015年2月）

回盲瓣变形开放，末段回肠、盲肠及升结肠多发炎性息肉

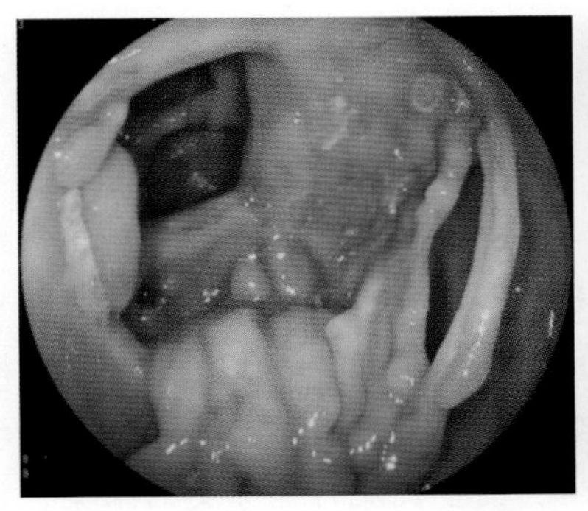 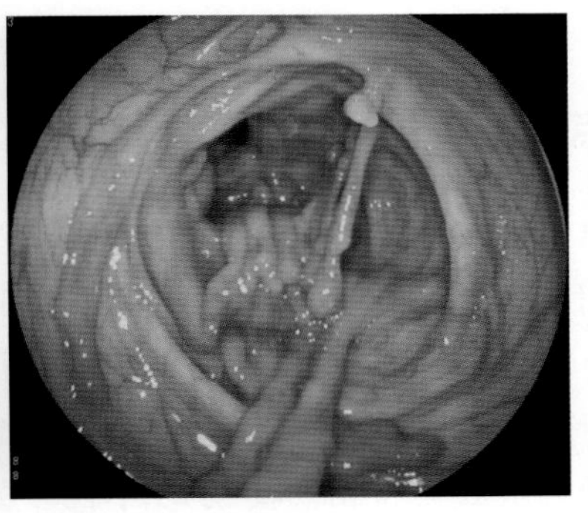

图 5　结肠镜检查（2015 年 7 月）

T-SPOT.TB 在肠结核诊断中的价值

患者临床拟诊肠结核，因缺少典型病理改变及病原学证据，予诊断性抗结核治疗，症状、体征明显改善，并经后续随诊进一步验证诊断的正确性。但 T-SPOT.TB 一直是阴性，这让我们思考其在诊断中的价值和意义。T-SPOT.TB 应用酶联免疫斑点技术，检测体内经结核特异性 RD1 区编码抗原 EAST-6 和 CFP-10 肽段库刺激后释放 γ-干扰素的特异性 T 细胞数量，判断是否有结核感染，具有较高的敏感性和特异性，但难以区分潜伏结核感染和现症结核感染。有文献报道其在肠结核和 CD 的鉴别中可发挥较大作用，北京协和医院前期一项前瞻性队列研究也发现，T-SPOT.TB 在肠结核组的平均值为 825，而在 CD 组为 43，用于诊断肠结核的敏感性、特异性、阳性预测值及阴性预测值分别为 84.2%、75.4%、50.0%、94.2%。也有文献报道 T-SPOT.TB 作为肺外结核鉴别的辅助诊断工具具有较高的敏感性，但在不同感染部位的检测效能不同，同时受宿主的年龄、免疫状态等相关因素影响，其中淋巴结核的准确性最高。肠结核的敏感性、特异性、阳性预测值及阴性预测值分别为 88%、44%、74%、67%。故该检查阴性不能完全排除肠结核诊断。患者 T-SPOT.TB 阴性，其结果可能与宿主对结核分枝杆菌识别肽段、结核分枝杆菌致病菌量、疾病活动状态、宿主免疫状态（T 细胞数量和功能）等相关。故需综合临床情况、实验室检查、内镜表现及组织学结果等作出判断，并与 CD 作鉴别。

最后诊断：肠结核

【诊疗启迪】

虽然国内对肠道溃疡的认识越来越多，肠道溃疡的鉴别诊断反而越来越困难，尤其是确诊肠结核。该病例确诊肠结核的原因在于：①有结核接触史。②病变发生在肠结核的好发部位（回盲部）。③影像学显示黏膜强化是环形，非系膜侧强化。④最初抗结核治疗有效。但该病例 T-SPOT.TB 阴性，使得诊断陷入困惑，经治疗反应的评估和 T-SPOT.TB 价值的复习，让我们学习到如何正确辨证实验室检查结果。

【专家点评】

炎症性肠病的发病率在我国呈明显增加趋势，临床医生在回盲部溃疡病变的鉴别诊断时，对于CD的重视有明显增加，但肠结核仍是当前回盲部溃疡的最重要的鉴别诊断之一，特别是在二三线城市。而肠结核的确诊有赖于结核分枝杆菌的检出、组织病理学见干酪样坏死性上皮样肉芽肿、抗酸染色阳性等，相当部分患者的诊断由诊断性抗结核治疗有效而得出。要切记两个“重视”：重视流行病学史的采集，注意对于诊断有价值的辅助检查指标的筛查及复查；重视患者的随访，在随访中正确而公正的判断，才能更准确地作出疾病诊断，更好地改善患者预后。

（陈　洋　撰写　李　骥　审校）

参考文献

[1]Li Y, Zhang LF, Liu X Q, et al. The role of in vitro interferon γ-release assay in differentiating intestinal tuberculosis from Crohn's disease in China[J]. Journal of Crohns & Colitis, 2012, 6(3): 317-323.

[2]徐蕙，李玥，钱家鸣，等. γ干扰素释放分析在亚洲地区肠结核与克罗恩病鉴别诊断中准确性评价的Meta分析[J]. 中华内科杂志，2016，55(7)：535-540.

[3]中华医学会消化病学分会炎症性肠病学组. 炎症性肠病诊断与治疗的共识意见(2012年·广州)[J]. 中华内科杂志，2012，51(10)：818-831.

[4]Bae JH, Park SH, Ye BD, et al. Development and Validation of a Novel Prediction Model for Differential Diagnosis Between Crohn's Disease and Intestinal Tuberculosis[J]. Inflamm Bowel Dis, 2017, 23(9): 1614-1623.

[5]鲁曦，李王平，谢永宏，等. γ-干扰素释放试验在肺外结核诊断中的应用与评价[J]. 中华肺部疾病杂志(电子版)，2016，9(1)：20-25.

病例36　腹泻、腹痛合并食管及回结肠溃疡
——“不一样的结核”

患者，男性，50岁，因“反复腹泻、腹痛11个月”入院。

患者于2015年12月上呼吸道感染后出现腹泻，稀水便，每次约50ml，4～5次/日，伴发热、畏寒，Tmax 37.9℃，伴右中下腹隐痛，无黏液血便、盗汗。就诊于当地医院，查血常规正常，ESR 48mm/h，CRP 113mg/L；PPD试验（-）。胃镜：食管距门齿34～39cm纵行样溃疡伴周边结节样增生，胃体、胃窦、胃角多发浅溃疡；病理示食管下段黏膜慢性炎。结肠镜：末段回肠见节段性分布的多发溃疡，部分溃疡纵行表现，溃疡间黏膜正常，全结肠散在阿弗他小溃疡；病理示黏膜中重度慢性炎，灶性糜烂、肉芽肿形成，偶见隐窝脓肿，

抗酸染色及结核分枝杆菌 PCR 均为阴性，抗 CMV 抗体免疫组化为阴性。外院考虑感染性肠炎可能，先后予输注左氧氟沙星、克林霉素、质子泵抑制剂抑酸及营养支持治疗，病情曾一度改善，1 个月后再次加重。于 2016 年 3 月外院就诊，考虑“克罗恩病”可能，加用泼尼松 20mg qd×1 个月，后每 3 周减 5mg，至每日 5mg 维持，同时加用美沙拉秦每日总量为 3.2g，患者腹泻、发热曾较前好转，但泼尼松减至每日 10mg 后腹泻再次加重，伴乏力。发病来否认反复口腔外阴溃疡、关节痛、坏疽性脓皮病、结节红斑，无肛瘘、肛周脓肿。半年内体重下降约 17.5kg。

既往史：HBsAg、抗-HBe 抗体、抗-HBc 抗体阳性多年，HBV DNA 阴性，未加用抗病毒治疗。年轻时曾患肺结核，规律抗结核治疗后痊愈。否认消化性溃疡病史。

个人史：医院药剂师，否认结核患者密切接触史。

体格检查：消瘦，贫血貌，浅表淋巴结未及。双肺呼吸音清，心脏无杂音。腹软，无压痛、反跳痛，肝脾肋下未及，未扪及腹部包块。

入院诊断：腹泻、腹痛、发热原因待查
克罗恩病不除外
消化道结核感染不除外

腹泻、腹痛、发热、消化道多发溃疡的诊断思路

病例特点：中年男性，慢性病程，临床表现为腹泻、低热、下腹部隐痛、乏力伴体重下降，经验性抗生素治疗无效，经中等量激素治疗病情仅有一过性改善。既往“乙肝小三阳”、陈旧性肺结核史。入院查体可见贫血貌。外院检查示炎症指标升高，胃镜示食管下段 5cm 纵行溃疡，病理提示慢性炎；结肠镜可见节段性回结肠病变，可见纵行溃疡，病理可见肉芽肿形成，抗酸染色及结核分枝杆菌 PCR 检测阴性。紧密围绕食管溃疡及回结肠溃疡展开诊断及鉴别诊断。

1. 克罗恩病（CD）　患者慢性腹泻、病情迁延，消化道多节段受累，炎症指标显著升高，结肠镜下可见纵行溃疡，病理可见肉芽肿，激素治疗初始有效，应考虑 CD 可能。但患者年龄大，不是 CD 的好发人群，食管受累不是 CD 的常见表现，且结肠镜下多数溃疡形态不典型，CD 诊断存疑。

2. 结核感染　患者既往有明确的肺结核病史，PPD 试验阳性，组织病理可见肉芽肿，均不除外结核感染，但结核感染同时累及食管、回盲部者罕见，截至当前仅有极少的个案报道。

3. 贝赫切特（又称白塞，Behcet）病　可出现食管、回盲部溃疡。经典的白塞病肠道受累的典型内镜下表现为回盲部孤立的深大溃疡，多为环形或火山口形，少数患者黏膜组织病理可见血管炎改变，但患者无口腔溃疡、外阴溃疡、皮疹、葡萄炎等肠外表现，且肠黏膜病理可见肉芽肿，故暂不考虑白塞病。

4. 感染性肠炎　部分感染性肠炎（包括细菌性肠炎）也可出现回盲部溃疡，病理有肉芽肿改变，但难以解释患者的食管溃疡，既往经验性抗生素治疗无效，亦不支持感染性肠炎。

5. 胃肠道淋巴瘤　也可以广泛累及消化道，但诊断有赖于组织病理学检查，且难以解释黏膜中的肉芽肿改变。

诚然，上述诊断及鉴别诊断思路均基于一元论展开，但个别情况下也有可能是二元论，即食管溃疡及回盲部溃疡并非一种疾病所致。结合以上的鉴别诊断思路，入院后拟完善常规检查、感染指标筛查，行血 T-SPOT.TB，复查胃镜、肠镜了解溃疡情况，并行组织病理学检查。

入院患者腹泻，稀水样便，5 次/日，伴午后低热，Tmax 37.8℃，无畏寒、腹痛。辅助检查：血常规 WBC 3.33×10^9/L，Hb 74g/L，尿常规+沉渣正常。血 Alb 27g/L，IgG 18.55g/L，补体 C3、C4 正常。铁 4 项提示铁蛋白下降，hs-CRP 115.25mg/L，ESR 116mm/h。CMV-IgM 抗体阴性，CMV DNA 及 EBV DNA 均阴性。血 T-SPOT.TB（A+B）：192SFC/10^6MC，PPD 试验弱阳性。粪便病原学检查阴性，布氏杆菌凝集试验、肥达试验、外斐反应阴性，抗核抗体（+）H 1 : 160，抗 ds-DNA 抗体 423U/ml，抗 ENA 抗体、Coombs 试验阴性；胸部 CT 平扫：右肺多发小结节，右肺上叶胸膜下少许索条影；两腋下及纵隔多发小淋巴结。小肠 CT 成像：全结肠、末段回肠多发节段性肠壁增厚，以末段回肠及升结肠起始段为著，浆膜面毛糙。骨髓涂片加铁染色结果符合缺铁性贫血。胃镜：食管下段齿状线上方可见单发溃疡，约 1.5cm×2.5cm，一侧周边黏膜略隆起，溃疡底部可见白苔；胃窦多发糜烂结节（图 1）。病理：食管急性及慢性炎症。结肠镜示回盲瓣不规则溃疡，约 1.5cm。升结肠肝曲、横结肠、降结肠、乙状结肠可见节段性分布的溃疡性病变，长度在 2～4cm，部分为纵行溃疡，周边皱襞增生不显著，溃疡底部覆白苔，病变间黏膜光整（图 2）。病理：（结肠）坏死物、炎性渗出物、肉芽肿及少许结肠黏膜显慢性炎。

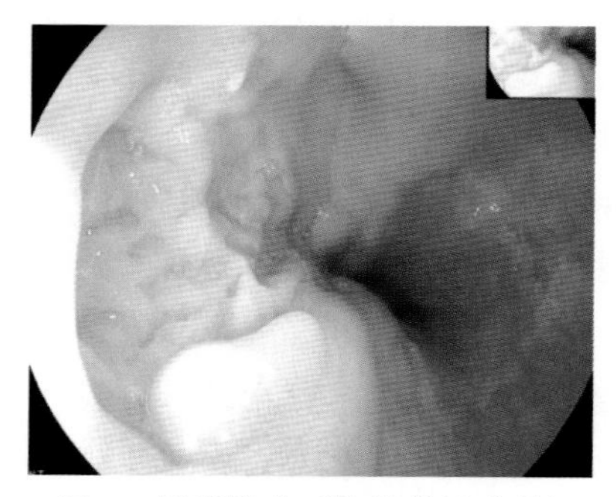

图 1　胃镜检查（抗结核治疗前）

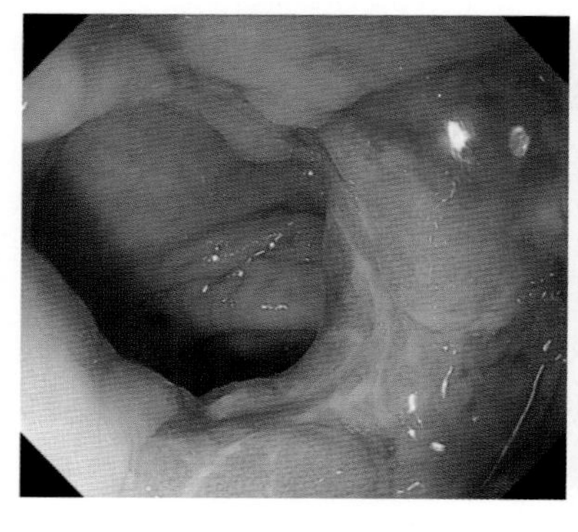

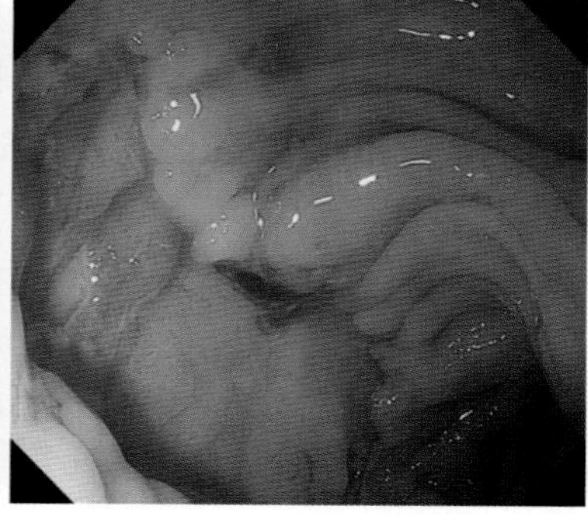

图 2　结肠镜检查（抗结核治疗前）

特殊染色未见抗酸杆菌。

是克罗恩病，还是结核感染，如何作出治疗抉择？

对患者的辅助检查进行小结：①血两系下降，铁蛋白含量下降，结合骨髓涂片及铁染色考虑缺铁性贫血诊断明确，考虑继发于原发病。②炎症指标显著升高，血 T-SPOT.TB 试验升高，PPD 试验阳性，提示可能存在结核感染，活动性结核感染不能完全除外。③食管下段溃疡呈纵行，且末段回肠及结肠节段性溃疡，少数为纵行溃疡，组织病理未见肉芽肿。④血清及粪便病原学检查阴性。⑤存在 ANA、抗 ds-DNA 抗体异常，但抗 ENA 抗体阴性，且无肾脏受累证据。

患者的目前诊断仍以一元论为基础，以 CD、肠结核可能性最大。对于 CD 和肠结核的鉴别诊断始终是回盲部溃疡诊断中的难点，更是结核流行国家地区研究的热点问题。目前一致认为，综合临床表现、结肠镜下所见以及组织病理学结果、规范的诊断性抗结核治疗的疗效等进行鉴别诊断，可有效区分绝大多数病例。近年来，血 T-SPOT.TB 相较于经典的 PPD 试验具有更好的鉴别诊断价值。北京协和医院团队报告一项 Meta 分析，发现 γ-干扰素释放分析在亚洲地区对诊断肠结核的总敏感性和总特异性分别为 82.8%（95% CI 78.4%～86.6%）和 86.7%（95%CI 83.2%～89.6%），且诊断特异性的一致性较好，有助于与 CD 鉴别。该患者 PPD 试验阳性，而 T-SPOT.TB 仅轻度升高，且结核感染累及食管非常罕见，故判断肠结核和 CD 仍存在一定困难。根据国内《炎症性肠病诊断和治疗的共识意见》，可给予诊断性抗结核治疗，并逐渐减停激素。根据文献报告，部分肠结核经短期（2～4 周）治疗，临床情况即可有明显改善。

经充分沟通后患者选择诊断性抗结核治疗。2 周后逐渐减停泼尼松，同时加用异烟肼 0.3g/d、利福平 0.45g/d、吡嗪酰胺 1.5g/d、乙胺丁醇 0.75g/d。2 周后患者排便次数减至 1 次/日，为黄色成形软便，ESR 降至 43mm/h，hs-CRP 正常，查 T-SPOT.TB（A+B）升至 1156SFC/10^6MC。诊断性抗结核治疗 3 个月后，患者腹痛、腹泻消失，体重增加 10kg，Hb 正常。炎症指标正常，T-SPOT.TB（A+B）284SFC/10^6MC。复查胃镜：食管下段溃疡完全愈合（图 3）。结肠镜：末段回肠溃疡瘢痕，升结肠、横结肠、降结肠及乙状结肠原有溃疡形成白色瘢痕，散在增生性改变（图 4）。

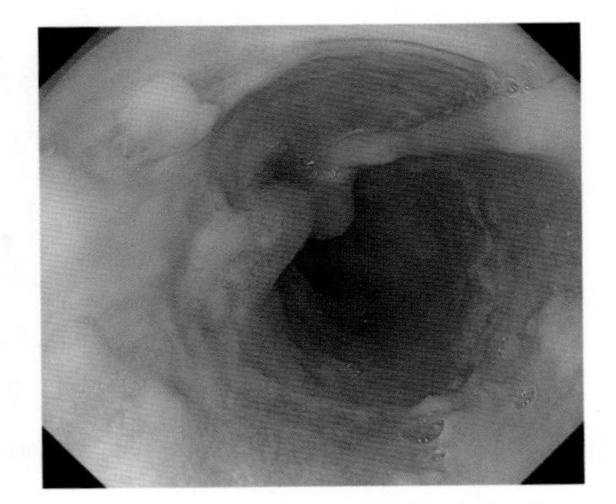

图 3 胃镜检查（抗结核治疗后）

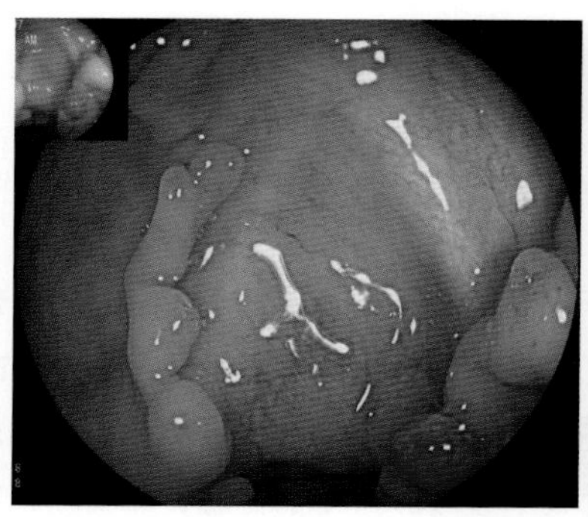
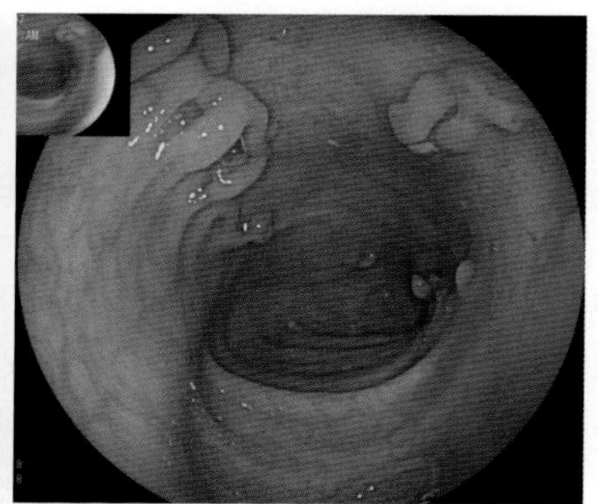

图 4 结肠镜检查（抗结核治疗后）

结核感染能解释疾病全貌吗?

结合患者临床表现、辅助检查，特别是诊断性抗结核治疗后疗效，临床可诊断结核感染，食管、回结肠受累。那么，结核感染能解释疾病全貌吗?

消化道结核是结核分枝杆菌侵犯消化道所引起的慢性特异性感染。患者多表现为腹痛、腹泻或便秘及腹部包块，伴发热、盗汗、体重下降，可伴肠外结核表现，辅助检查提示炎症指标升高，PPD 试验阳性，T-SPOT.TB 可显著升高，结肠镜下以环形溃疡最为典型，组织病理学见干酪样坏死性肉芽肿或抗酸染色阳性可确诊，相较于 CD 的上皮样肉芽肿，其上皮样肉芽肿多为融合性肉芽肿、肉芽肿直径>400μm、同一节段活检发现肉芽肿>5 个，以及肉芽肿位于黏膜下或肉芽组织中。其感染途径分为 4 种类型。①原发型：指咽下含有结核分枝杆菌的食物或痰液时，结核分枝杆菌附着、沉积于消化道黏膜上造成结核感染，最常见。②继发型：指继发于腹盆腔邻近器官组织结核。③血行播散性：较少见。④肠道原发结核感染：属罕见情况。受累部位以回盲部最常见，其次为回肠、空肠、乙状结肠、胃、食管，而同时累及食管、回结肠的结核感染十分罕见，截至当前仅见 2 例个案报道。食管结核多源于纵隔淋巴结结核累及食管。

该患者食管下段溃疡明确，虽然组织病理学未见肉芽肿，抗酸染色阴性，CT 未发现纵隔淋巴结结核表现，但经抗结核治疗后痊愈，食管结核诊断可以成立。关于食管溃疡性质的推测为：结核感染直接侵袭食管下段黏膜致溃疡形成，抗结核治疗有效杀死局部结核分枝杆菌，促使溃疡愈合；或者结核感染诱发的血管炎或血管病累及食管下段导致溃疡形成，经抗结核治疗控制结核感染后，其继发炎症反应好转，溃疡愈合，但该推论有待将来进一步研究证实。

综上，同时存在食管溃疡及结肠溃疡的患者，应将结核感染纳入鉴别诊断。临床上，回结肠溃疡的患者存在 CD 和肠结核鉴别诊断困难时，应积极给予规范的诊断性抗结核治疗，2～4 周后评价临床疗效，2～3 个月后随访内镜变化，并综合评价疗效，从而确诊或除外结核诊断。

最后诊断：结核病

食管结核

肠结核

【诊疗启迪】

从该患者的诊治中，可获得如下启示：①同时出现食管溃疡、回结肠溃疡的患者除了考虑CD，还要想到结核感染、白塞病及胃肠道淋巴瘤等。②患者诊治过程中曾尝试抗生素、激素等治疗，会影响疾病的自然病程，增加诊治的困难。提醒我们在诊断性治疗时，治疗药物最好单一且足疗程，尽量不要治疗几个疾病的药物一起应用，影响治疗疗效，同时也导致诊断困难。③血T-SPOT.TB结果有助于CD和肠结核的鉴别诊断。④对于CD和肠结核鉴别困难的回结肠溃疡患者，诊断性抗结核治疗有助于疾病的确诊。

【专家点评】

在结核感染高发的国家和地区，诊断炎症性肠病之前要始终警惕并设法排除结核感染。首先，结核感染本身可作为原发病累及全身各个系统，甚至出现血行播散同时累及多个器官；其次，结核感染可成为自身免疫病的促发因素，如结核感染与大动脉炎密切相关；最后，免疫功能抑制的患者常出现潜伏性结核感染活动。若回结肠溃疡的诊断在自身炎症性疾病与结核感染难以抉择，切勿“仓促”应用激素治疗，应严密监视下选择合理的诊断性抗结核治疗。给予抗结核治疗后及时评估临床及内镜疗效，如症状减轻或消失，内镜下检查消化道溃疡好转或愈合，即表明抗结核治疗有效，从而临床诊断结核。

（李　骥　撰写　杨　红　审校）

参考文献

[1]Nagai K,Ueno Y,Tanaka S,et al.Intestinal Tuberculosis with Hoarseness as a Chief Complaint due to Mediastinal Lymphadenitis[J].Case Reports in Gastroenterology,2011,5(3):540.
[2]徐蕙,李玥,钱家鸣,等.γ干扰素释放分析在亚洲地区肠结核与克罗恩病鉴别诊断中准确性评价的Meta分析[J].中华内科杂志,2016,55(7):535-540.
[3]Li Y,Zhang LF,Liu XQ,et al.The role of in vitro interferonγ-release assay in differentiating intestinal tuberculosis from Crohn's disease in China[J].Journal of Crohns & Colitis,2012,6(3):317-323.
[4]中华医学会消化病学分会炎症性肠病学组.炎症性肠病诊断与治疗的共识意见(2012年·广州)[J].中华内科杂志,2012,51(10):818-831.
[5]Pulimood AB,Peter S,Ramakrishna B,et al.Segmental colonoscopic biopsies in the differentiation of ileocolic tuberculosis from Crohn's disease[J].J GastroenterolHepatol,2005,20(5):688-696.

[6]Anazawa R, Suzuki M, Miwa H, et al. A case of esophageal and intestinal tuberculosis that occurred during treatment of rheumatoid arthritis with etanercept[J]. Kekkaku, 2014, 89(8): 711-716.
[7]Alvares JF, Devarbhavi H, Makhija P, et al. Clinical, colonoscopic, and histological profile of colonic tuberculosis in a tertiary hospital[J]. Endoscopy, 2005, 37(4): 351.
[8]Li J, Li P, Bai J, et al. Discriminating Potential of Extraintestinal Systemic Manifestations and Colonoscopic Features in Chinese Patients with Intestinal Behçet's Disease and Crohn's disease[J]. Chin Med J, 2015, 128(2): 233-238.

病例37 腹痛，发热，口腔、外阴及肠道溃疡——HCV感染继发冷球蛋白血症性血管炎

患者，女性，41岁，因“反复腹痛、发热9年、加重6个月”入院。

患者自2004年起无诱因反复发作脐周隐痛，伴发热，Tmax 39.4℃，乏力，否认恶心、呕吐、腹泻、黏液脓血便，抗感染治疗可暂缓解，发作频次约每年5～6次。2007年外院考虑“阑尾炎”行阑尾切除术，术后仍反复发作。2013年3月起症状发作频繁（每月1～2次）且程度加重，呈脐周及右下腹绞痛，VAS 7～8分，发热同前，腹泻与便秘交替，伴里急后重。2013年8月外院行结肠镜检查考虑“克罗恩病”，予美沙拉秦口服1个月无明显改善。自幼反复发作口腔痛性溃疡（每年2～3次），曾发作2次外阴溃疡。为进一步诊治于2013年9月11日入院。否认皮疹、脱发、关节肿痛、雷诺现象。

既往史：曾有乙型肝炎、丙型肝炎病史，未规律诊治，否认输血史。

体格检查：BMI 18.8kg/m^2。双睑结膜充血，全身浅表淋巴结未及肿大，未见皮疹。心律齐，无杂音。双肺呼吸音清。腹平软，无压痛、反跳痛，未扪及包块。双下肢无水肿，直肠指检未及异常。

入院诊断：腹痛、发热原因待查

贝赫切特（又称白塞，Behcet）病可能性大

肠道受累不除外

是否符合白塞病诊断，需与哪些疾病鉴别，如何鉴别

病例特点：中年女性，慢性复发性病程，以腹痛、发热为主要表现，伴口腔溃疡、外阴溃疡，炎症指标升高，结肠镜检查见回盲部至乙状结肠多发溃疡。初见此类病例，临床惯性思维会首先考虑白塞病肠道受累。该病是最常见引起肠道溃疡的系统性血管炎，其肠外表现包括口腔溃疡、外阴溃疡、葡萄膜炎，肠道受累以回盲瓣为主，可见类圆形、深大溃疡，结合本例患者临床特点，白塞病为第一拟诊，需完善针刺试验、实验室检查等辅助诊断。患者双睑结膜充血，可请眼科会诊有无葡萄膜炎，并完善肠黏膜组织活检寻找血管

炎证据检查。其次考虑克罗恩病（CD），该患者慢性复发型病程，反复口腔溃疡，肠道多发溃疡，需警惕CD；但CD较少见外阴溃疡，且该患者镜下未表现纵行溃疡或铺路石样改变，故证据不足，可复查结肠镜明确溃疡特点，待结肠镜活检病理明确有无非干酪样坏死性肉芽肿。此外，患者病史较长，多次重复粪便病原学检查均阴性，难以用常见感染性肠炎解释。虽部分特殊慢性肠道感染病原体（如耶尔森菌、李斯特菌等）对检测要求较高，目前难以除外，但亦无证据支持，必要时可完善新鲜粪便或肠黏膜组织的病原学检测。

入院后完善检查，血常规：WBC 3.14×10^9/L，Hb 97g/L，PLT 274×10^9/L。尿常规、粪便常规正常。血生化：Alb 33g/L。炎症和免疫检查：ESR 86mm/h，hs-CRP 12.07mg/L。IgM 22.4g/L，IgA 2.1g/L，IgG 14.55/L，C3 0.818g/L，C4 0.025g/L。RF 17 485U/ml；ANA、抗ENA、ANCA均阴性；ASCA-IgA 42RU/ml；白塞病方面，针刺试验阴性，眼科会诊：变应性结膜炎及淋巴管扩张可能。感染相关检查：HBsAg、HBeAb、HBcAb阳性，余阴性；HBV DNA<10^3copies/ml。HCV-Ab（+）；HCV RNA 3.35×10^6copies/ml；HCV基因分型为2型。T-SPOT.TB、PPD试验均阴性。粪便病原学检查重复3次均阴性（包括志贺菌和沙门菌培养、难辨梭菌培养和毒素测定、抗酸染色、真菌涂片、寄生虫检测）。胸部CT：左舌叶散在小结节影。小肠CT成像：回肠末段、回盲部、结肠节段性肠壁增厚伴黏膜面异常强化，肠腔变窄，肠周系膜多发小索条影。胃镜：慢性浅表性胃炎。结肠镜：进镜至回肠末段约20cm，小肠黏膜未见明显异常，回盲瓣变形，其旁可见1个类圆形溃疡，直径约2.0cm，盲袋挛缩变形，升结肠短缩，降结肠及乙状结肠可见多发溃疡，直径0.5～1.0cm，病变间可见正常黏膜（图1）。

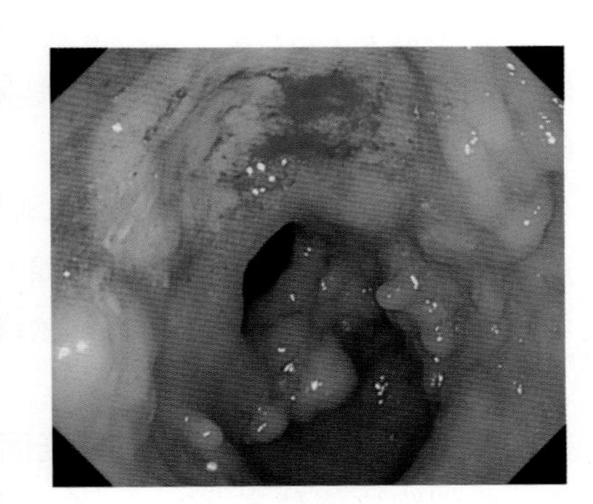

图1　结肠镜检查

根据上述检查可以提供一些新的线索：①患者肠道溃疡不典型，虽多发、呈节段性分布，但形态不规则。②合并RF、IgM显著升高，补体水平下降。结合患者既往HCV、HBV感染病史，尚未发现其他感染的证据，故诊断方面需拓展思路。

患者免疫色彩较为突出，这与肠道溃疡之间应用一元论还是二元论解释

结合该患者突出的免疫色彩和肠道溃疡可考虑以下几类疾病。

1. 系统性血管炎　可分为原发性和继发性两大类，也可按起受累血管大小分为大血管炎（如大动脉炎、巨细胞动脉炎等）、中等血管炎（结节性多动脉炎、川崎病等）、小血管炎（坏死性肉芽肿性血管炎、过敏性紫癜等）和各类血管均可累及的白塞病。近年来由感染或结缔组织病继发的血管炎肠道受累亦见报道。该患者既往HCV、HBV感染病史，辅助检查见IgM升高伴补体下降，需除外HCV继发性冷球蛋白血症性血管炎可能，但未见关节

痛、皮疹、肾脏受累等肠外表现，目前证据不足，可进一步完善冷球蛋白检测。此外，结节性多动脉炎也可见肠道受累，本质为肠系膜动脉炎性改变继发的缺血性肠病，腹主动脉CTA或血管造影见动脉瘤或血管闭塞为特征性表现，且与HBV感染关系密切。但该患者腹盆增强CT未见明确肠系膜血管病变，无肌痛、网状青斑、单神经炎、肾脏受累等特征性表现，依据结节性多动脉炎分类标准诊断依据尚不充分。既往亦有ANCA血管炎累及肠道的报道，但该患者ANCA阴性，暂不考虑。

2. 结缔组织病肠道受累　如系统性红斑狼疮（SLE）、系统性硬皮病等均可累及肠道。该患者Hb下降、补体减低，需除外SLE等结缔组织病，但患者无典型皮疹、脱发等症状，ANA阴性，不满足SLE分类标准。加之SLE肠道受累多表现为蛋白丢失性肠病或假性肠梗阻，少见溃疡型改变，故证据不足。

3. CD　患者ASCA阳性，且CT及结肠镜检查提示肠道溃疡呈节段性分布，需要考虑CD诊断。但未见典型纵行溃疡或铺路石样改变，证据不足，可待活检病理结果明确有无非干酪样坏死性肉芽肿。

4. 血液系统肿瘤　该患者肠道多发溃疡，辅助检查提示IgM水平显著升高，需警惕血液系统肿瘤累及肠道可能。下一步可完善血清免疫固定电泳、骨髓穿刺，确诊有赖于结肠组织病理检查。

5. 肠道感染性疾病　最常见为肠结核，回盲部易受累，但该患者无盗汗、消瘦、午后低热等结核中毒症状，既往无结核接触史或结核病史，T-SPOT.TB、粪便抗酸染色均阴性，影像学亦无肠外结核提示，支持肠结核证据不多，可进一步完善结肠镜下黏膜活检抗酸染色除外。

进一步完善检查，血清免疫固定电泳示IgMκ（+）；冷球蛋白（+）。骨髓穿刺活检+病理：浆细胞比例稍高（2%），余各系形态、比例大致正常，未见异型细胞。结肠镜活检病理（回盲部）：结肠黏膜慢性炎伴固有层较多嗜酸性粒细胞浸润，局部黏膜下层见小血管炎，抗酸染色未找到抗酸杆菌（图2）。结合结肠镜活检病理，考虑患者血管炎肠道受累诊断明

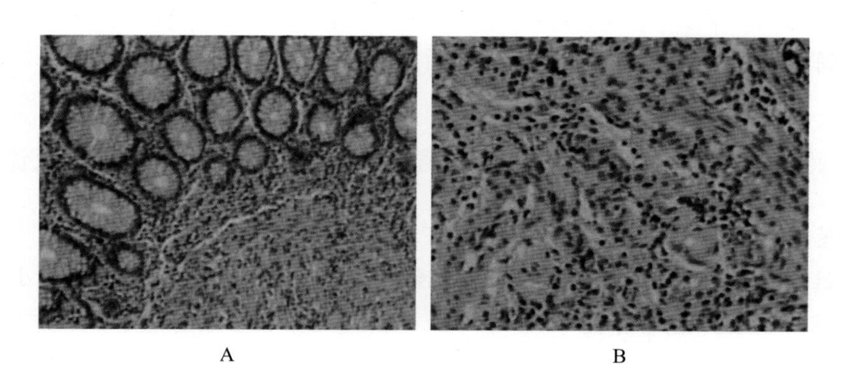

图2　结肠镜活检病理（回盲部）

A. 结肠黏膜慢性炎，伴较多嗜酸性粒细胞浸润（HE染色×100）；B. 黏膜下小血管炎，伴散在嗜酸性粒细胞浸润（HE染色×200）

确，暂无血液系统肿瘤证据。

血管炎合并HBV慢性感染和HCV现症感染治疗时能用激素治疗吗?

结合患者临床表现、内镜表现和结肠镜活检病理，考虑患者血管炎肠道受累诊断明确。治疗方面，血管炎治疗主要治疗手段为激素+免疫抑制剂，其中免疫抑制剂首选环磷酰胺（CTX）。但该患者存在慢性HBV感染（HBeAg阴性），合并HCV现症感染，为激素及免疫抑制剂治疗相对禁忌，需谨慎处理。

我国属乙肝大国，慢性HBV感染患者在接受肿瘤化疗或免疫抑制治疗，尤其是接受大剂量类固醇治疗过程中，20%～50%的患者可出现不同程度的乙型肝炎再活动，重者出现急性肝衰竭甚至死亡。再活动风险与长期（>3个月）联合（≥2种）应用免疫抑制剂、HBV DNA阳性、未接受预防性抗病毒治疗有关。我国慢性乙型肝炎防治指南推荐：在开始免疫抑制剂前1周开始应用抗病毒治疗，免疫抑制剂治疗停止后，应继续治疗6个月以上。

HCV属黄病毒科肝炎病毒属，主要经血液传播和经破损的皮肤和黏膜传播，HCV至少有6个基因型和多个亚型，我国以HCV 1b和2a型较常见。若肠道自身免疫病合并HCV感染，治疗决策较为棘手。①激素及免疫抑制剂对HCV病程的影响：目前尚无定论。激素可能导致病毒的大量复制，HCV患者使用激素过程中可能会出现肝脏损害，但尚无充分证据表明单独使用激素会导致患者出现肝衰竭。生物制剂方面，文献报道在153名因类风湿关节炎使用英夫利昔单抗的HCV感染者中仅发现1例肝脏病情恶化。②药物相互作用：如硫唑嘌呤与利巴韦林联用可增加硫唑嘌呤（AZA）肝脏毒性、降低疗效；直接抗病毒药物（DAA）药物抑制细胞色素酶P450 3A，影响多种药物代谢，如他克莫司、环孢素、激素等。③抗病毒药物对肠道的影响：文献报道IFN-α可作为促炎因子介导Th1型免疫应答，加重IBD（尤其是CD）的病情，但该药对血管炎肠道受累的影响目前暂无报道。综上，对于服用免疫抑制剂的人群是否常规抗HCV治疗尚无定论，需要充分权衡抗病毒治疗和肠道病情的风险性以及药物间的相互作用。

该患者为慢性HBV感染（HBeAg阴性），合并HCV现症感染，下一步拟启动激素和/或免疫抑制剂治疗，较为棘手。就现有循证医学证据而言，HBsAg阳性患者无论HBV DNA水平如何，均需在免疫调节治疗启动前预防性抗病毒治疗，而抗HCV治疗目前证据不足，可考虑继续密切监测。

经感染内科、风湿免疫科会诊共同制订治疗方案。2013年9月25日开始给予拉米夫定100mg/d；2周后予甲泼尼龙40mg/d静脉滴注，患者腹痛明显好转，2周后过渡为泼尼松40mg/d口服，每2周减量5mg。2013年12月泼尼松剂量为20mg/d，患者腹痛较前加重，复查结肠镜提示病变较前无明显好转。患者激素治疗初期症状改善，但减量后复发，同时出现双膝、肩、肘、腕、掌指及近端指间关节酸痛，无皮疹、紫癜，复查HCV RNA定量3.11×10^6copies/ml，hs-CRP 16.71mg/L，ESR 75mm/h。

是激素依赖还是诊断需要修正

患者激素治疗有效，但减量后再次复发，临床通常会考虑到激素依赖。但激素依赖的诊断需要除外以下问题。①是否合并机会性感染：接受激素治疗的血管炎患者是合并机会性感染的高危人群，常见肠道机会性感染病原体包括细菌、真菌、巨细胞病毒、难辨梭菌等，需要完善病原学相关检查除外。②原发病诊断是否正确或完整：仔细询问病史，发现患者腹痛再发时出现关节疼痛的症状，且复查 HCV RNA 定量仍然高，提示病情与 HCV RNA 水平平行，同时结合患者冷球蛋白检查的阳性结果，需考虑 HCV 继发冷球蛋白血症的可能。

冷球蛋白是一种体外温度低于 37℃时发生沉淀的单克隆或多克隆免疫球蛋白。冷球蛋白血症是免疫复合物介导的系统性血管炎，好发于 45～65 岁女性，男女比例为（2～3）：1。根据病因分为原发性和继发性，其中继发性冷球蛋白血症病因包括感染、免疫性疾病和肿瘤，多数由 HCV 感染引起（高达 90%）。其常见临床表现为紫癜、关节痛及乏力三联征。据文献报道，HCV 相关性冷球蛋白血症较少累及消化系统（7%）、呼吸系统、心血管系统及中枢神经系统。但消化系统一旦累及则可危及生命，如胃肠道出血、缺血性肠病、急性胰腺炎等。该病诊断需结合 HCV 感染、临床表现、血清学指标（如冷球蛋白、免疫球蛋白、补体水平降低及 RF 水平升高）及病理特点综合考虑。该患者初次就诊我院时尚未出现关节痛症状，病情与 HCV 活动度关系也不明确，未予诊断 HCV 继发冷球蛋白血症相关性血管炎。而此次再发时出现新的临床线索，故提请疑难肠病多学科团队（MDT）会诊，进一步讨论诊断及治疗方案。

经 MDT 分析，综合患者腹痛、关节痛的临床表现，存在 HCV 现症感染，病情与 HCV 活动度平行，且冷球蛋白阳性，病理提示肠道血管炎性表现，考虑 HCV 合并冷球蛋白血症性血管炎可能。

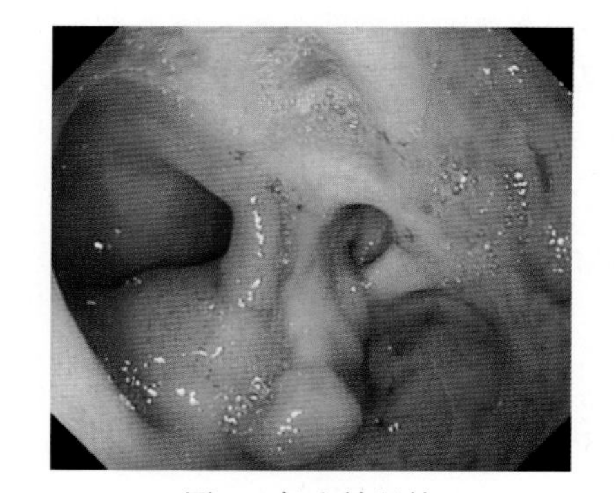

图 3　复查结肠镜

患者于 2014 年 1 月开始抗 HCV 治疗，皮下注射聚乙二醇干扰素 α（PEG-IFNα）2a 180μg，每周 1 次，利巴韦林 400mg bid，症状缓解。2014 年 2 月及 4 月复查 HCV RNA 转阴，2014 年 5 月复查 ESR 57mm/h，IgM 8.86g/L，均较前明显好转。结肠镜：回盲瓣、升结肠、横结肠、降结肠及乙状结肠可见多发息肉样隆起，升结肠较明显，未见明显溃疡（图 3）。随诊病情稳定。

HCV 继发冷球蛋白血症性血管炎的治疗？

PEG-IFNα 联合利巴韦林抗病毒治疗是 HCV 相关性冷球蛋白血症治疗的基础，也是轻中度患者的一线治疗方案。对于基因2型HCV，建议给予每周1次的PEG-IFNα 180μg联合利巴韦林800mg/d，共治疗24周。激素和免疫抑制剂（如环磷酰胺）治疗HCV相关性冷球蛋白血症性血管炎的经验来源于其他系统性血管炎，但目前尚缺乏临床试验研究，通常用于重型患者急性症状的诱导缓解。血浆置换可用于重型患者，特别是合并肾小球肾炎患者的辅助治疗，但因不能防止冷球蛋白的产生，故无长期疗效。若上述治疗均无效，则需考虑生物制剂（如利妥昔单抗）治疗。

目前我国主要的抗HCV病毒方案为PR方案，即PEG-IFNα联合利巴韦林治疗。在无禁忌证的前提下，该方案适用于HCV所有基因型。此外，欧美国家已上市一类新型药物即抗HCV的DAA，如索磷布韦、西美瑞韦，此类药物在我国已通过快速审批进行临床应用。通过联用不同机制的DAA类药物，部分基因型HCV持续应答率达84%～95%，但部分药物存在心脏损害、激活HBV等潜在风险，应用时需密切监测。最后，如前文所述，对肠道疾病患者而言，需要注意抗HCV治疗药物对肠道的影响，以及与免疫抑制剂之间的相互作用。联合应用前，需要充分权衡利弊，用药期间密切监测病情变化。

最后诊断：慢性活动性丙型肝炎
冷球蛋白血症性血管炎
肠道受累

【诊疗启迪】

本例患者中年女性，慢性病程，以腹痛、发热为主要表现，诊断和治疗过程曲折。获得启示如下：①患者病初有口腔、外阴溃疡等表现，辅助检查虽证实存在冷球蛋白血症，但缺乏冷球蛋白血症性血管炎的系统性受累证据（如皮肤、肾脏、关节等），因此诊断较为困难，但是要“想到”有这样的一类疾病。②给予患者激素治疗的初期阶段，虽症状控制但结肠溃疡无明显改善，且病情波动与HCV活动变化一致，并出现关节痛等其他器官受累表现。提示“床旁问诊”的重要性，考虑肠道溃疡为HCV相关冷球蛋白血症性血管炎所致。

【专家点评】

希望本病例报道能开阔临床医生对肠道溃疡鉴别诊断的视野。系统性疾病消化道受累通常表现多样，不典型病例诊断困难，首先全面了解病史是基石，获得血管炎的诊断，但是，要牢记张孝骞主任“发展和变化”的观点，根据病情出现变化，结合前期查出的冷球蛋白阳性，不断修正诊断，修正治疗。同时，高质量 IBD 中心在 IBD 诊治过程中起到重要作用。本病例就是通过 MDT 会诊厘清思路，最终指导治疗，其他科室总会给你不知道的“惊喜”。

（金 梦 撰写 钱家鸣 审校）

参考文献

[1]Li J, Li P, Bai J, et al. Discriminating potential of extraintestinal systemic manifestations and colonoscopic features in Chinese patients with intestinal Behcet's disease and Crohn's disease[J]. Chin Med J(Engl), 2015, 128(2): 233-238.

[2]徐蕙，杨杏林，李辉，等.第396例 腹痛-腹泻-便血-感染继发的血管炎[J].中华医学杂志，2017，97(6)：474-477.

[3]舒慧君，李骥，杨红，等.免疫抑制治疗对HBsAg阳性炎症性肠病患者HBV再活动的影响[J].胃肠病学和肝病学杂志，2016，25(10)：1127-1131.

[4]中华医学会肝病学分会，中华医学会感染病学分会.慢性乙型肝炎防治指南(2015更新版)[J].中华肝脏病杂志，2015，23(12)：888-905.

[5]Loras C, Gisbert JP, Minguez M, et al. Liver dysfunction related to hepatitis B and C in patients with inflammatory bowel disease treated with immunosuppressive therapy[J]. Gut, 2010, 59(10): 1340-1346.

[6]Brunasso AM, Puntoni M, Gulia A, et al. Safety of anti-tumour necrosis factor agents in patients with chronic hepatitis C infection: a systematic review[J]. Rheumatology(Oxford), 2011, 50(9): 1700-1711.

[7]Terrier B, Cacoub P. Cryoglobulinemia vasculitis: an update[J]. Curr Opin Rheumatol, 2013, 25(1): 10-18.

[8]Ramos-Casals M, Stone JH, Cid MC, et al. The cryoglobulinaemias[J]. Lancet, 2012, 379(9813): 348-360.

[9]Janus CJ, Emil EN, Joshua F, et al. Direct-acting antivirals for chronic hepatitis C[J]. Cochrane Database Syst Rev 2017; 9: CD012143.

病例38 腹痛、腹泻、发热——CMV感染的“背后元凶”

患者，男性，50 岁，因“间断腹痛、腹泻 6 月余，间断发热 1 月余”入院。

患者于 2012 年 3 月起间断出现脐旁绞痛，排便 4～5 次/日，为黄色糊状便。外院行结肠镜检查：直肠及全结肠散在不连续小浅表溃疡。诊断为“炎症性肠病”，予美沙拉秦口服，症状无缓解。2012 年 7 月底起出现间断发热，体温波动于 38～39℃，高峰于午后出现，伴乏力、盗汗。于外院复查结肠镜：回肠末段见两处溃疡，升结肠至乙状结肠有多处溃疡，形态椭圆或裂隙状，边界清晰，结肠脾曲较大溃疡，周围黏膜隆起（图 1）。病理：可见炎性坏死组织、肉芽组织，诊为“克罗恩病”。2012 年 8 月 23 日起给予泼尼松 40mg/d 口服，体温可降至37℃以下。2012年9月初出现双眼视力下降，眼科会诊考虑左眼视盘血管炎，激素调整为甲泼尼龙静脉滴注80mg/d×2天，60mg/d×3天。患者体温再次升高至39℃，同时排黄色糊状便伴暗红色血块。于2012年9月12日收入我院。否认口腔、外阴溃疡，否认肛周脓肿、肛瘘病史。

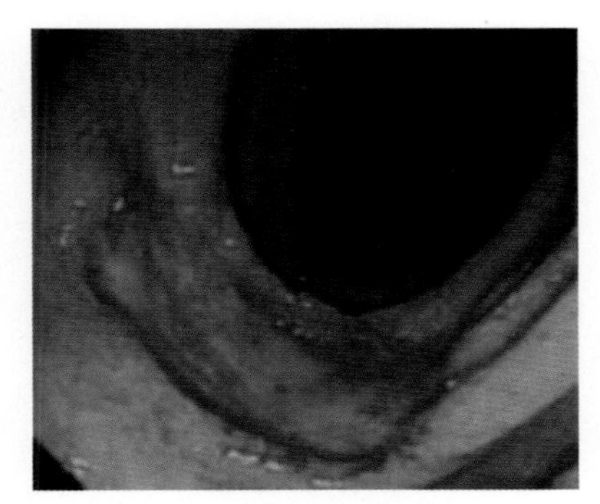

图1 外院结肠镜检查

既往史：否认结核病史及接触史。

体格检查：体型消瘦，右颈前可触及一黄豆大小淋巴结，界清，活动度可，无压痛。心律齐，无杂音，双肺呼吸音清。舟状腹，无压痛、反跳痛，未及包块，肝脾肋下未及，肠鸣音2～3次/分。双下肢无水肿。

入院诊断：腹痛、腹泻伴发热原因待查
炎症性肠病不除外

结肠溃疡的鉴别诊断思路

病例特点：中年男性，慢性病程，腹痛、腹泻伴发热，结肠镜可见末段回肠、结肠多发溃疡，病理主要为炎性改变。美沙拉秦治疗无效，激素治疗症状反复。患者病程早期以腹痛、腹泻为主要症状，内镜下为散在多节段溃疡表现，并可见裂隙样溃疡，首先考虑克罗恩病（CD）可能，足量激素治疗一度似乎有效体温有所下降，但很快反复且病情进展，因此需要考虑其他疾病进行鉴别诊断。

1. 肠道感染　其病原体主要包括细菌、病毒、真菌、寄生虫等，患者腹痛、腹泻，伴午后发热、乏力、盗汗，结肠多发深溃疡，肠结核不能除外。应用激素后病情加重，出现便血，也应警惕免疫抑制状态之后的机会性感染。下一步查病原体证据，包括粪便培养、血培养、血T-SPOT.TB、EBV等。

2. 肿瘤　患者病情进行性进展，应考虑恶性疾病，但多次活检未提示结肠癌，故不支持结肠癌诊断，但肠道淋巴瘤尚需进一步排除。

3. 肠贝赫切特（又称白塞，Behcet）病　患者溃疡形态长椭圆性，周围边缘干净，内镜特点符合肠白塞病的特点，但患者无口腔及外生殖器溃疡，无关节痛等免疫色彩，给予激素症状无缓解，却有加重趋势，故暂不支持该病。

入院后查各项感染指标，包括粪便培养、血培养、血T-SPOT.TB、EBV等均阴性。CMV-pp65（+），CMV DNA 400 000copies/ml。

患者于入院第二天突发右下腹剧痛，查体：BP 60/40mmHg，右下腹明显压痛，伴反跳痛、肌紧张，诊断性腹腔穿刺抽出淡黄色黏稠液体。考虑肠穿孔、感染性休克。急诊行剖

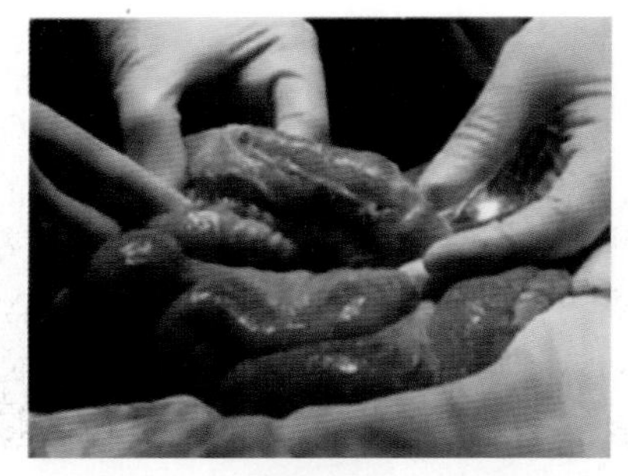

图 2 术中见回肠末段至回盲部多发穿孔

腹探查术，术中见草绿色腹水，肠管表面覆大量脓苔，回肠末段至回盲部多发穿孔（图 2），行病变肠段切除+回肠造口术。手术病理：末段回肠、回盲部多发溃疡，局部穿孔，周边血管瘤样增生，散在 CMV 感染（特征性巨大细胞和核内包涵体），肌成纤维细胞增生，肠壁浆膜面见较多渗出物，肠周淋巴结反应性增生（图 3）。行免疫组化：CD31（+），CD34（血管+），Desmin（-），Ki-67（+ <5%），SMA（血管+），Syn（-），D2-40（+），AEl/AE3（感染 CMV 细胞+），S-100（-），F-8R（+）。

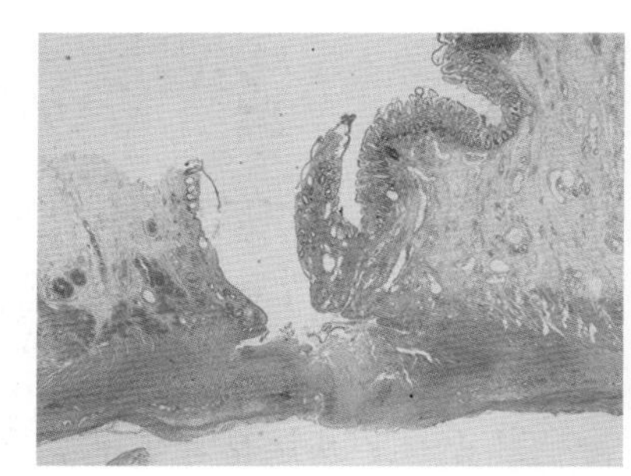

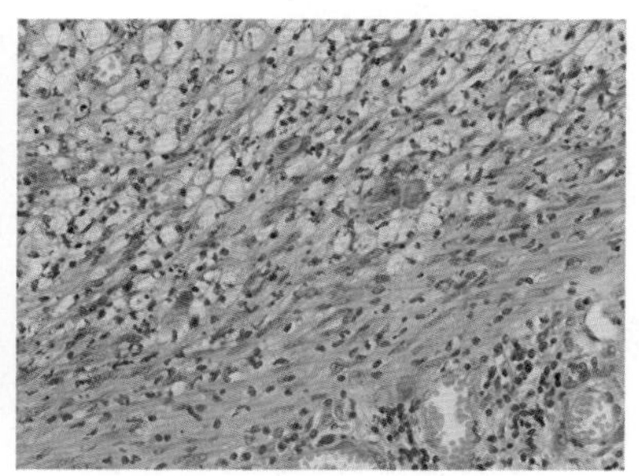

图 3 肠道组织病理（HE 染色×400）

本例患者血清 CMV DNA 高拷贝，CMV-pp65 抗原阳性，HE 染色可见包涵体，诊断 CMV 感染、CMV 肠炎明确。下一步需要思考的是：患者出现 CMV 结肠炎是否有背后疾病？

追查患者检验回报：人类免疫缺陷病毒（HIV）抗体待复检；进一步 HIV 抗体确证试验（+），HIV-1 病毒载量 227 300copies/ml；T 细胞亚群：$CD4^+T$ 细胞比例及计数显著减少（分别为 3.9% 和 6/μl），$CD4^+T/CD8^+T$ 比例倒置。眼科会诊：CMV 视网膜炎。

患者诊断明确后逐渐停用激素，加用更昔洛韦 0.25g bid 静脉输注抗 CMV 治疗，体温正常，逐渐恢复饮食。抗 CMV 治疗 4 周后复查 CMV-pp65（-），CMV DNA（-），遂减量为更昔洛韦 0.25g qd 静脉输注维持治疗。6 周后启动抗反转录病毒治疗：拉米夫定+司他夫定+洛匹那韦利托那韦，因腹泻将洛匹那韦利托那韦换为依非韦仑。抗 HIV 治疗 3 周后复查 HIV-1 病毒载量降至 760copies/ml，调整抗 CMV 治疗为更昔洛韦 1g tid 口服。患者病情平稳出院。

最后诊断：获得性免疫缺陷综合征

巨细胞病毒性结肠炎

巨细胞病毒性视网膜炎

【诊疗启迪】

该病例让我们认识了“模拟炎症性肠病的HIV相关CMV性结肠炎”：①获得性免疫缺陷综合征易于感染各种病原体，而肠道更易于受到累及，因此出现肠道糜烂、溃疡等表现，与炎症性肠病难以鉴别。②CMV可以累及全身多个脏器，本病例出现了结肠受累和眼部受累。③CMV性结肠炎的诊断金标准包括结肠黏膜HE染色、免疫组化及组织CMV DNA检测。CMV性结肠炎临床表现腹泻、高热等，内镜表现为深凿样溃疡、纵行溃疡等。④CMV性结肠炎可以出现少见、严重的并发症肠穿孔。⑤CMV显性感染多见于免疫力低下人群，应积极寻找易感因素，是否有免疫力低下或肠道本身的基础疾病。

【专家点评】

在我国，炎症性肠病发病率逐年增加的背景下，越来越多的临床医生认识了CD，但我们也应该认识到肠道溃疡性病变的原因很多，需要鉴别诊断的疾病很多。对于考虑炎症性肠病，而应用激素效果欠佳的病例，更应该认真思考诊断。这个病例就让我们学习了CMV结肠炎以及CMV结肠炎背后的杀手HIV，由于HIV导致机体免疫缺陷的特性，它可以“变幻”成各种状态（机会性感染）迷惑我们的视野，我们要谨慎面对。

（陈轩馥　撰写　李晓青　审校）

参考文献

[1]Yang H,Zhou W,Lv H,et al.The Association Between CMV Viremia or Endoscopic Features and Histopathological Characteristics of CMV Colitis in Patients with Underlying Ulcerative Colitis[J].Inflamm Bowel Dis,2017,23(5):814-821.

[2]Seo TH,Kim JH,Ko SY,et al.Cytomegalovirus colitis in immunocompetent patients:a clinical and endoscopic study[J].Hepatogastroenterology,2012,59(119):2137-2141.

[3]芦波,王维斌,钟定荣,等.艾滋病合并巨细胞病毒感染误诊为克罗恩病一例[J].中华内科杂志,2013,52(11):978-979.

[4]Staras SA,Dollard SC,Radford KW,et al.Seroprevalence of cytomegalovirus infection in the United States,1988～1994[J].Clin Infect Dis,2006,43(9):1143-1151.

[5]Thoden J,Potthoff A,Bogner JR,et al.Therapy and prophylaxis of opportunistic infections in HIV-infected patients:a guideline by the German and Austrian AIDS societies(DAIG/ÖAG)(AWMF 055/066)[J].Infection,2013,41 Suppl 2:S91-S115.

[6]Kaplan JE, Benson C, Holmes KK, et al. Guidelines for prevention and treatment of opportunistic infections in HIV-infected adults and adolescents: recommendations from CDC, the National Institutes of Health, and the HIV Medicine Association of the Infectious Diseases Society of America[J]. MMWR Recomm Rep, 2009, 58(RR-4): 1-207.
[7]Lalonde RG, Boivin G, Deschênes J, et al. Canadian consensus guidelines for the management of cytomegalovirus disease in HIV/AIDS[J]. Can J Infect Dis Med Microbiol, 2004, 15(6): 327-335.
[8]Günthard HF, Saag MS, Benson CA, et al. Antiretroviral Drugs for Treatment and Prevention of HIV Infection in Adults: 2016 Recommendations of the International Antiviral Society-USA Panel[J]. JAMA, 2016, 316(2): 191-210.

病例39　腹泻、腹痛、间断发热
——非IBD基础上的病毒感染

患者，女性，22岁，因“腹泻、腹痛6周，间断发热1个月”入院。

患者入院前6周接触细菌性痢疾患者后出现腹泻，2～3次/日，为脓性鲜血便，量约100ml，伴里急后重，便次逐渐增至20余次/日，量约1000ml/d，血量占1/3，伴全腹痛，VAS 7～8分，间断发热，Tmax 38℃，无畏寒、寒战，可自行降至正常。当地医院查血常规：WBC 10.79×10^9/L，NEUT% 67%，Hb 115g/L。结肠镜：距肛门20cm肠腔狭窄，乙状结肠糜烂、局部溃疡，伴出血和脓性分泌物，先后予依替米星、左氧氟沙星及头孢菌素类抗生素治疗无效，考虑“溃疡性结肠炎”，予甲泼尼龙80mg qd静脉治疗3天，效果欠佳，于2016年8月9日入我院。

既往史：患者既往体健。

个人史、婚育史及家族史：无特殊。

体格检查：T 37.6℃，P 109次/分，HR 20次/分，BP 101/64mmHg。BMI 16.8kg/m^2。心肺无异常。腹软，左上腹、脐周及下腹部压痛明显，无反跳痛、肌紧张，肠鸣音3次/分。直肠指检：肛周可见外痔，进指5cm，肠壁各方向均有压痛，未扪及内痔、肿物，退指指套血染。

入院诊断：腹泻、发热原因待查

感染性肠炎不除外

入院后完善相关检查，血常规：WBC 9.64×10^9/L，NEUT% 64%，Hb 89g/L。粪便常规：大量红、白细胞，OB（+）。肝肾功能：K^+ 3.4mmol/L，Alb 26g/L，余正常。炎症指标：hs-CRP 35.30mg/L，ESR 43mm/h。感染指标：CMV DNA 2800copies/ml，CMV-IgM（-），EBV DNA<500copies/ml，粪便细菌培养、痢疾杆菌培养、寄生虫、抗酸染色、难辨梭菌毒素测定均阴性。免疫方面：ANA、ANCA（-）。肿瘤标志物均阴性。结肠镜：进镜至乙状结肠，见多发炎性息肉伴肠腔狭窄，未能继续进镜；乙状结肠、直肠黏膜呈弥漫病变，多发充血糜

烂和溃疡，结肠袋消失，血管纹理模糊，局部可见黏膜脱落及穿凿样改变（图1）。病理：直肠黏膜急性及慢性炎，腺体结构紊乱，可见隐窝脓肿，CMV免疫组化阳性（图2）。腹盆增强CT：全结肠、直肠肠壁弥漫增厚，伴黏膜面异常强化，横结肠结肠袋显示不清，考虑感染性病变可能性大（图3）。

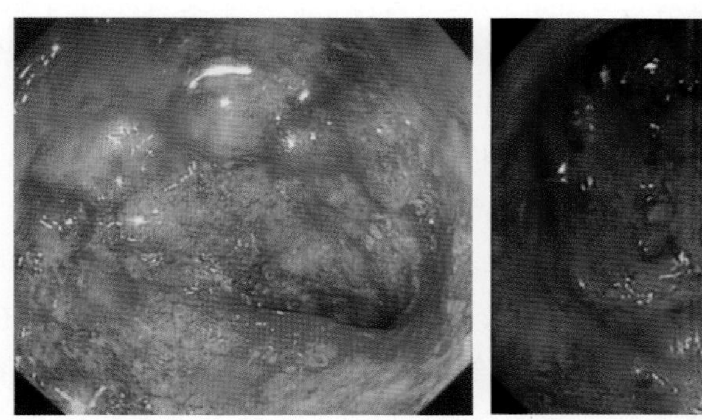

图1　结肠镜检查

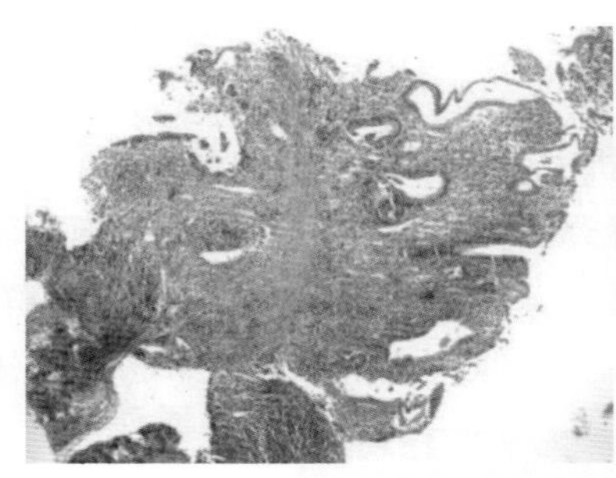
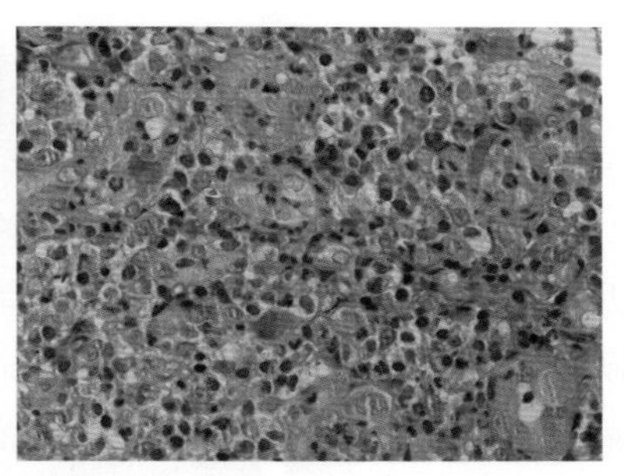

图2　活检组织病理（直肠）

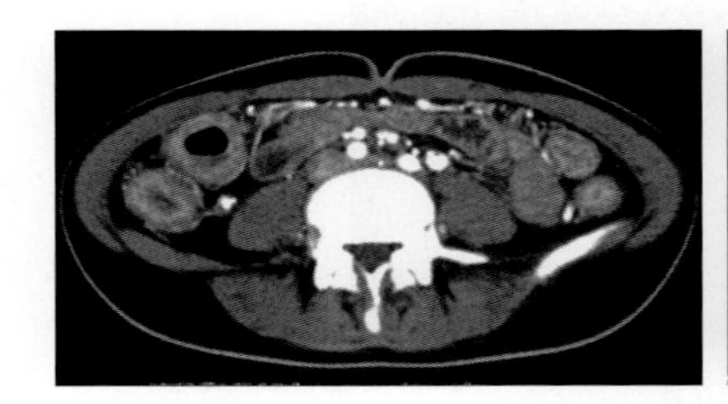
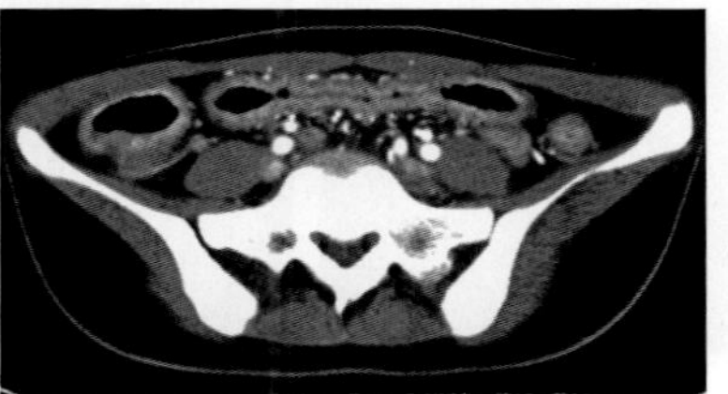

图3　腹盆增强CT

CMV感染性肠炎诊治思路

病例特点：青年女性，急性起病，临床主要表现为腹泻、脓血便、腹痛伴发热，发病前有细菌性痢疾接触史，辅助检查示血象轻度升高，粪便中大量红、白细胞，炎症指标明显升高，血CMV DNA阳性，痢疾杆菌及其他细菌培养阴性，结肠镜检查示乙状结肠肠腔狭窄，乙状结肠、直肠多发充血糜烂伴溃疡，局部可见黏膜脱落及穿凿样改变，CMV免疫组化染色阳性。因此 CMV 结肠炎诊断明确，但 CMV 感染多见于免疫缺陷或免疫抑制状态的患者。该患者既往体健，无此基础。下一步可考虑完善 T 细胞亚群、免疫球蛋白等评估。少部分免疫功能正常人无诱因出现 CMV 感染，多为自限性疾病，年轻患者预后较好，另外肠道黏膜表面糜烂或溃疡等病变也可能增加 CMV 感染的风险。鉴别诊断方面，患者起病较急，发病前有细菌性痢疾接触史，首先应考虑是否合并痢疾杆菌感染，但不支持点为患者粪便痢疾杆菌培养阴性，抗生素治疗效果不佳，且痢疾杆菌较少引起肠腔狭窄。其他如寄生虫、结核感染等，已完善粪便寄生虫、抗酸染色等检查均阴性，且临床表现为急性重症表现，无相关疾病接触史，考虑可能性不大，可多次粪便寄生虫检测、PPD 试验、血 T-SPOT.TB 以除外。

目前 CMV 性结肠炎诊断明确，但是否存在炎症性肠病？多项研究表明，在已存在炎症性肠病的患者中检测到胃肠道 CMV 感染的证据，其中一项研究显示 149 例急性重型 UC 患者中，50 例（33.6%）被诊断为 CMV 结肠炎，且合并 CMV 结肠炎的患者与不良预后相关。北京协和医院也曾报道，溃疡性结肠炎患者合并 CMV 结肠炎患者中出现内镜下穿凿样溃疡，不规则溃疡和铺路石样外观等特征性改变的比例更高。该患者虽然此次病程仅 1 个月，但结肠镜可见多发息肉、狭窄、结肠袋消失，提示患者可能存在基础疾病，但因目前有急性病变，掩盖了基础疾病，故需要密切随访。

患者 CMV 性结肠炎诊断明确。入院后予积极静脉营养支持，静脉更昔洛韦 0.25g q12h 抗病毒，辅以肠道益生菌治疗，患者体温高峰逐渐下降，腹泻、腹痛逐渐好转，逐渐恢复肠内营养。更昔洛韦静脉抗病毒治疗满 3 周后，患者体温正常，腹痛缓解，排便 2 ~ 3 次/日，黄色糊状便为主。3 个月后复查结肠镜：肠腔狭窄明显改善，进镜至末段回肠，升

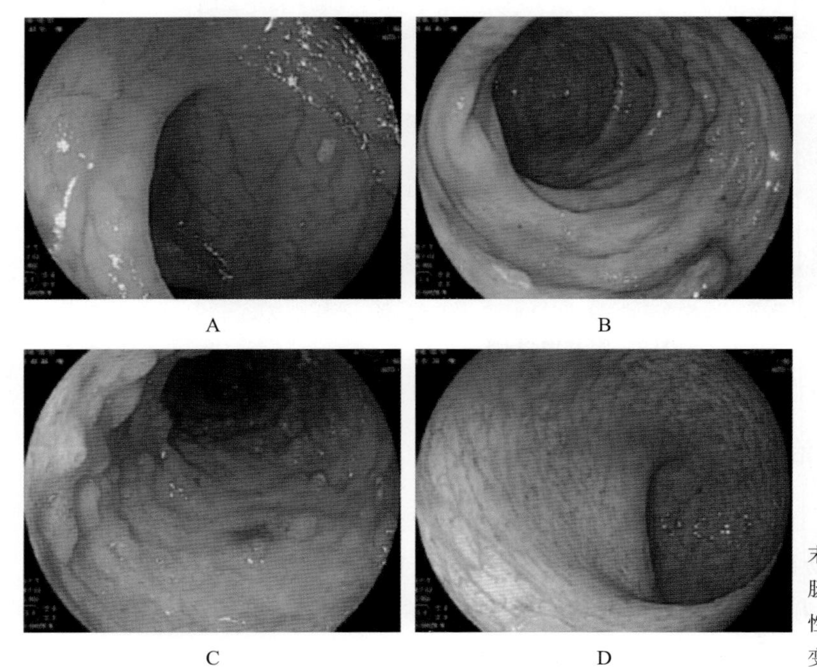

图 4　结肠镜检查（治疗后）

A. 肠腔狭窄明显改善，进镜至末段回肠；B 和 C. 升结肠至乙状结肠弥漫性增生结节样改变，散在炎性息肉；D. 直肠可见白色瘢痕样改变，呈治疗后修复期改变

结肠至乙状结肠弥漫性增生结节样改变，散在炎性息肉，直肠可见白色瘢痕样改变，呈治疗后修复期改变。出院后随访患者至今，患者适逢换季期间症状偶有发作，腹泻多者达6~7次/日，为不成形黄便带脓血，无特殊治疗可自行恢复正常。症状较好时排便1~2次/日，偶尔为不成形黄便，大部分时间大便性状正常，尚不能确诊炎症性肠病或其他基础病。

最后诊断：巨细胞病毒结肠炎

【诊疗启迪】

此例病程短，肠道病变，需要积极鉴别感染性肠炎与溃疡性结肠炎。诊断难点在于：①似乎有细菌性痢疾的背景，但没有任何证据提示细菌性痢疾，且治疗无效。该患者以腹泻、腹痛、发热起病，有细菌性痢疾接触史，粪便中大量红、白细胞，炎症指标明显升高，但多种抗生素治疗无效，不支持细菌感染。②似乎有溃疡性结肠炎的特点，如结肠镜可见多发息肉、狭窄、结肠袋消失，这些都提示该患者非1个月的病程。但该患者激素治疗无效，且存在深溃疡，均不支持，且病理未发现慢性损伤的改变。故用溃疡性结肠炎不能解释本次病情变化，但需要随访追查疾病演变。③“深凿样溃疡”用什么疾病解释？该患者病程较短，肠道感染仍然是首要考虑的疾病，而在肠道感染中引起肠道“深凿样溃疡”的疾病要高度警惕病毒、寄生虫、真菌等病原体感染。仔细排查，最终患者CMV结肠炎诊断明确。

【专家点评】

本例患者经过系统的筛查及治疗，CMV结肠炎诊断明确。难点在于对CMV结肠炎的尽早识别及有效处理。尽早识别需要熟悉CMV结肠炎常见的内镜下表现，如穿凿样溃疡、不规则溃疡和铺路石样改变，同时取得病理学证据，如发现CMV包涵体及CMV免疫组化染色阳性等。CMV结肠炎的处理在于足量足疗程静脉应用抗病毒治疗。该患者较为特殊的是无免疫抑制的相关病史和基础，免疫功能正常者的CMV性结肠炎多为自限性疾病，很少表现为肠道弥漫性病变。虽然高度怀疑患者存在肠道黏膜表面屏障破损的诱因，但尚无明确证据，仍需密切随访患者后续的病情发展。

（王　征　撰写　谭　蓓　审校）

参考文献

[1]Ko JH, Peck KR, Lee WJ, et al. Clinical presentation and risk factors for cytomegalovirus colitis in immunocompetent adult patients[J]. Clinical infectious diseases: an official publication of the Infectious Diseases Society of America, 2015, 60(6): e20-26.

[2]Surawicz CM, Myerson D. Self-limited cytomegalovirus colitis in immunocompetent individuals[J]. Gastroenterology, 1988, 94(1): 194-199.

[3]Lee HS, Park SH, Kim SH, et al. Risk Factors and Clinical Outcomes Associated with Cytomegalovirus Colitis in Patients with Acute Severe Ulcerative Colitis[J]. Inflammatory bowel diseases, 2016, 22(4): 912-918.

[4]Yang H, Zhou W, Lv H, et al. The Association Between CMV Viremia or Endoscopic Features and Histopathological Characteristics of CMV Colitis in Patients with Underlying Ulcerative Colitis[J]. Inflammatory bowel diseases, 2017, 23(5): 814-821.

病例40　发热、腹泻、肠道多发溃疡
——慢性活动性EB病毒感染相关性肠炎

患者，男性，28岁，因“间断发热、腹痛、腹泻5个月”入院。

患者于2014年7月无诱因出现发热，Tmax 38.5℃，无畏寒、寒战，伴腹泻，为黄色水样便，5～6次/日，伴食欲减退、恶心，偶有呕吐，无腹痛、腹胀，无肌肉痛、咳嗽、咳痰、盗汗，持续3天后自行缓解。此后每个月发作1次，曾予左氧氟沙星治疗无效。2014年10月开始Tmax 40℃，午后、夜间为著，发作时伴中上腹阵发性绞痛，VAS 5分，进食后加重。外院查血常规：WBC 7.4×10^9/L，EOS% 8.7%，Hb 138g/L，PLT 199×10^9/L；粪便常规+OB均（-）；血生化：ALT 57U/L，AST 42U/L，余正常；甲状腺功能指标正常；腹部超声正常；胃镜示慢性浅表性胃炎；结肠镜示回肠末段散在点片状糜烂，升结肠多发溃疡，深浅不一，大小约0.3cm×1.5cm，边界清楚，表面凹陷，覆白苔，周围黏膜充血水肿，直肠可见黏膜片状充血及点状糜烂，活检病理：重度慢性活动性炎伴糜烂，间质较多嗜酸性粒细胞浸润（>20/HPF），抗酸染色（-）。2014年12月5日再发高热、腹痛、腹泻，排鲜血便4次，总量约300ml，予云南白药后便血缓解。就诊我院门诊复查血常规：WBC 6.0×10^9/L，EOS% 8.3%，Hb 118g/L，PLT 200×10^9/L；hs-CRP 43.6mg/L，ESR 11mm/h；小肠CT成像：腹膜后、肠系膜根部及盆腔多发淋巴结肿大，横径<1cm（图1）。病程中否认肛周病变、皮疹、口腔溃疡、外阴溃疡、关节肿痛、光过敏、雷诺现象，精神、睡眠一般，食欲减退，小便正常，体重下降20kg。为进一步诊治于2014年12月29日入我院。

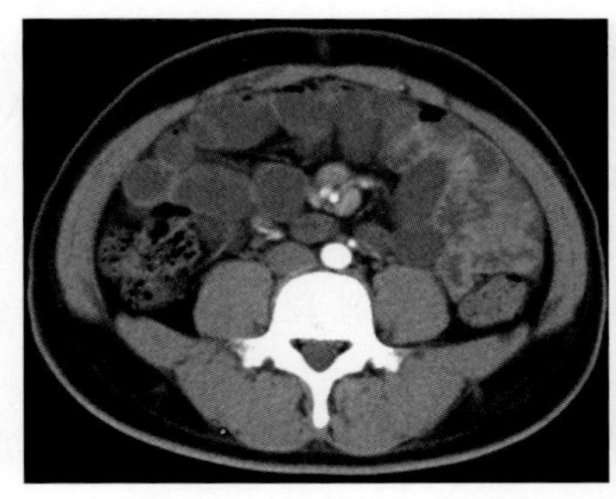
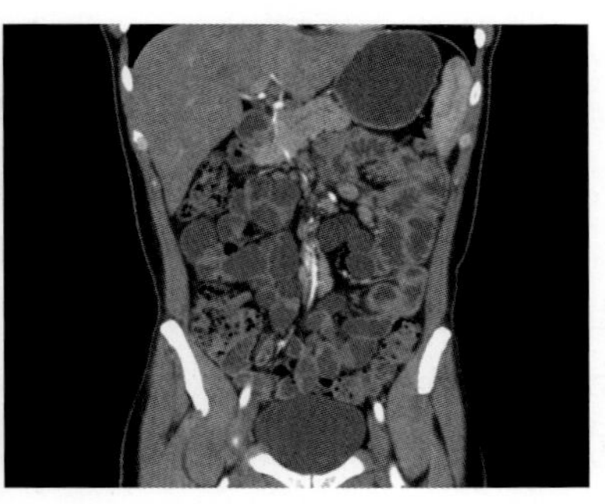

图1　小肠CT成像（2014年12月）
腹腔多发淋巴结肿大

既往史：2011年7月曾发现肝酶升高（ALT 500 ~ 1000U/L），肝炎病毒筛查未见异常，外院肝穿刺活检考虑“化学或药物性肝损伤”，长期口服双环醇、水飞蓟宾胶囊，监测ALT正常范围。

个人史：否认结核接触史，否认牛羊接触史。吸烟7年，20支/日，戒烟半年。

体格检查：T 39.8℃，RR 20次/分，P 120次/分，BP 107/65mmHg。自主体位，浅表淋巴结未触及肿大。双肺呼吸音清，心律齐，未闻及心脏杂音。腹平软，无压痛、反跳痛及肌紧张，肝脾肋下未及，未及腹部包块。双下肢无水肿。

入院诊断：发热、腹痛、肠道溃疡原因待查
肝功能异常

反复发热、腹痛、肠道溃疡诊治思路

病例特点：青年男性，慢性病程，以反复发热、腹泻、腹痛、便血为主要表现，抗生素疗效欠佳，体重下降明显，既往肝损伤病史、长期吸烟史，辅助检查提示炎症指标升高，常规病原学检查阴性。CT示腹腔多发肿大淋巴结；结肠镜检查见结肠多发不规则溃疡，回肠末段、直肠黏膜糜烂；病理检查见嗜酸性粒细胞浸润。综合前述分析，考虑鉴别诊断分析如下。

1. 肿瘤　患者病程中反复发热，常规抗生素治疗欠佳，伴非特异性消化道症状，消耗明显，CT示腹腔多发肿大淋巴结，结肠镜下多发深浅不一不规则溃疡，首先需警惕恶性肿瘤性疾病，尤其是淋巴瘤等血液系统恶性肿瘤。此类肿瘤侵犯胃肠道可表现为溃疡、肿块等多种形态，活检病理阳性率不高，容易误诊，且部分淋巴瘤可继发外周血和组织嗜酸性粒细胞增多，与该患者表现相符。但淋巴瘤伴腹腔淋巴结肿大时横径多>1cm，与该患者不符，可入院后复查结肠镜，重复多部位活检明确诊断，并可完善骨髓穿刺+活检、血清蛋白电泳，必要时可行PET-CT辅助诊断。结肠癌等实体肿瘤方面，患者镜下受累过于广泛且活检病理阴性，故证据不足，可进一步完善肿瘤标志物，并复查结肠镜活检病理除外。

2. 感染性肠炎　患者病程中反复发热，伴淋巴结肿大、肠道溃疡，肠道感染亦不能除外，病原体包括细菌、病毒、真菌等。①病毒感染：患者既往有肝损伤病史，此次发病期间ALT仍轻度升高，首先需警惕可同时累及肝脏、肠道的病毒感染，如CMV、EBV等，门诊已筛查CMV DNA阴性，可继续完善EBV相关筛查（包括EBV DNA、EB-IgA/VCA、EB-IgG/VCA、EB-IgA/EA），并取外院肝穿刺、结肠镜活检病理送我院会诊，加做EBER明确。②寄生虫、真菌感染：也可引起外周血和组织嗜酸性粒细胞浸润，可完善粪便病原学检查协助诊断。③细菌感染：患者病程中抗生素疗效欠佳，存在疾病自限、复发的表现，粪便常规未见白细胞，与常见细菌性肠炎不符。此外，布氏杆菌病也可引起肠道溃疡，临床可表现为反复发热、腹泻、腹痛、肠道溃疡及腹腔淋巴结肿大，但患者无牛羊接触史，无肌肉疼痛等症状，证据不足，可完善布氏杆菌凝集试验以除外。

3. 肠结核　为一类特殊的感染性肠炎。患者无结核接触史，无典型结核中毒症状，病变部位非肠结核典型部位（回盲部），肠道活检病理抗酸染色阴性，均为不支持点，可完善PPD试验、血T-SPOT.TB、胸部影像学，重复活检病理抗酸染色以除外。

4. 克罗恩病（CD）　患者青年男性，结肠镜检查见回肠末段、升结肠受累，既往长期吸烟史，CD不能除外。但CD患者少见反复高热，且该患者无肛周病变、关节肿痛等肠外表现，结肠镜下溃疡非纵行或呈铺路石改变，诊断依据不足，可完善炎症性肠病抗体谱筛查辅助诊断。

5. 其他　①嗜酸性粒细胞性胃肠炎：患者外周血嗜酸性粒细胞轻度增多，肠道活检病理提示较多嗜酸性粒细胞浸润，需警惕本病。但诊断前需除外前述肿瘤、病毒感染、结缔组织病等引起的继发性嗜酸性粒细胞增多，暂不做首要诊断。②肠白塞病：以回盲部孤立、深大溃疡为典型表现，常伴口腔/外阴溃疡、眼炎等肠外器官受累，与该患者表现不符。

入院后完善血常规：WBC 6.02×10^9/L，NEUT% 61.6%，EOS% 8.7%，Hb 113g/L，PLT 200×10^9/L；粪便常规：未见红、白细胞，OB（+）；尿常规（-）；生化检查：AST 52U/L，LDH 264U/L，ALT 55U/L，余正常；TG、Fbg均正常；hs-CRP 43.04mg/L，ESR 11mm/h；肿瘤标志物CEA、CA19-9、CA242、CA724、AFP均正常。感染相关检查：EBV DNA 16000copies/ml，EBV-IgA/VCA、EBV-IgA/EA、EBV-IgG/VCA均（+）；PPD试验、血T-SPOT.TB、布氏杆菌凝集试验、肥达试验、外斐反应、PCT、CMV DNA均（-），外周血培养×3次、粪便培养（细菌、真菌、寄生虫）×3次均阴性。免疫相关检查：血清IgG亚类测定：IgG4 1490mg/L，余正常；免疫球蛋白3项、ANA、ANCA、炎症性肠病抗体谱（-）。骨髓涂片：增生活跃，粒系嗜酸性粒细胞比例稍高（7.5%）。胸部高分辨率CT：双侧叶间胸膜略增厚。

EB病毒感染诊断能否成立，原发疾病还是继发因素

患者外周血EBV DNA高效价阳性，EBV-IgA/VCA、EBV-IgA/EA阳性，EBV感染能

否诊断？如能诊断，该患者属于EBV感染的何种类型？

首先，需明确有无EBV活跃复制。EBV是一种双链DNA疱疹病毒，全世界超过90%的成年人携带EB病毒。现多通过检测EB病毒DNA载量及EBV相关抗体（EBV-VCA和EBV-EA）判断有无EBV感染。该患者外周血EBV DNA高效价阳性，EBV-IgA/VCA、EBV-IgA/EA阳性，提示存在EBV活跃复制。但外周血病毒载量和抗体水平的升高仅提示病毒复制活跃，无法判断有无靶器官受累，最可靠的方法是用原位杂交检测组织中的EB病毒编码的RNA（EBER）。

其次，需明确EBV感染的类型。不同人群感染EBV后表现不一，幼儿感染EBV后多无明显症状，青春期感染后约半数患者可表现为传染性单核细胞增多症（简称传单），亦有少数个体（如本例患者）感染EBV后出现慢性或复发性传单样症状（持续或间断发热、肝功能异常、脾及淋巴结肿大等），或突出表现为多系统受累，伴随外周血EBV DNA载量升高和EBV抗体的异常改变，称为慢性活动性EB病毒感染。其诊断标准包括：①持续6个月以上的传单样症状（近年有学者提出可将时间缩短为3个月）。②外周血或组织中存在EBV感染证据。该患者反复发热、淋巴结肿大，病程>3个月，结合辅助检查结果考虑慢性活动性EB病毒感染诊断明确。

需注意的是，部分患者在免疫抑制状态下可出现一过性EBV激活，故而在诊断时需要结合患者病史，适当延长观察时间并重复EBV相关血清学检查。对该患者而言，诊断时并非处于免疫抑制状态、无免疫抑制治疗史，此时出现EBV DNA的活跃复制，多种IgA抗体阳性，从一元论出发首先考虑慢性活动性EB病毒感染。

此外，慢性活动性EB病毒感染与淋巴瘤之间的鉴别较为困难，需完善组织病理检查评估有无结肠、肝脏等器官的EBV受累证据，或有无淋巴瘤证据。在经济条件许可下可完善PET-CT协助评估病灶代谢活跃程度，以助于鉴别诊断。

进一步完善PET-CT：中下腹部偏右侧小肠、降结肠、乙状结肠多处节段性肠壁增厚，代谢增高，腹膜后、肠系膜及盆腔见多发代谢稍增高淋巴结，考虑炎性病变可能性大；脾饱满，代谢未见明显异常；全身骨髓代谢普遍增高，考虑为继发改变。骨髓活检：（髂后）造血组织与脂肪组织比例大致正常，造血组织中粒系比例升高，可见散在浆细胞；巨核细胞可见。免疫组化结果显示：CD15（+），MPO（+），CD235a（+），CD61（+），CD20（散在+），CD117（散在+），CD68（散在+）；原位杂交：EBER（±）。外院肝活检组织病理会诊：结合临床可考虑为药物性肝损伤，病变程度相当于G1S1；肝活检组织EBER（-）。结肠镜：升结肠至降结肠见多发椭圆形或不规则形溃疡，大小0.1~0.6cm，覆白苔，周边黏膜平坦或稍隆起、充血明显（图2）。结肠镜活检病理：炎性渗出物、肉芽组织增生及结肠黏膜显急性及慢性炎，EBER（+）；免疫组化：CD3、CD20、CD56（+）。综合前述结果，考虑慢性活动性EB病毒相关性肠炎诊断明确。

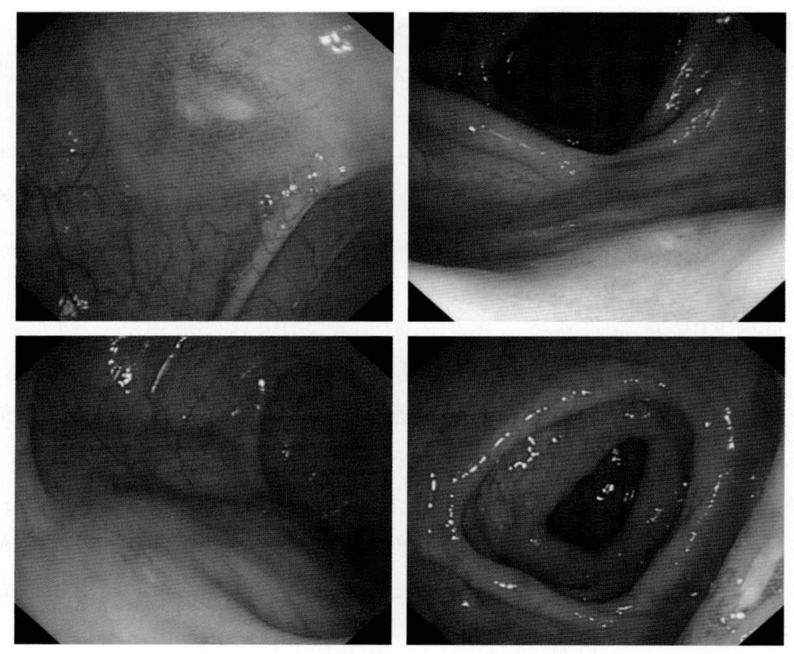

图 2 结肠镜检查（2015 年 1 月）
升结肠散在椭圆形或不规则溃疡

慢性活动性EB病毒相关性肠炎：一种在淋巴瘤路上的淋巴增生性疾病

该患者结肠多发溃疡、活检 EBER 阳性，考虑慢性活动性 EB 病毒感染诊断明确；肝活检 EBER 阴性，结合病理符合药物性肝损伤，故暂无 EBV 肝炎依据。同时，骨髓穿刺活检、结肠活检均未见异型细胞，暂无淋巴瘤证据。

类似该患者以肠道受累为主的慢性活动性 EB 病毒感染称为慢性活动性 EB 病毒相关性肠炎。这类疾病较罕见，近年始有文献报道。北京协和医院团队回顾性总结我院 6 例慢性活动性 EB 病毒相关性肠炎患者，发现以下特点：①年轻起病，男性多于女性。②临床表现不特异，主要以腹痛、腹泻、发热症状起病，伴体重下降、食欲减退。整体病程呈进展性，晚期出现高热、便血。部分患者肝、脾及淋巴结轻度肿大。③病程中可出现外周血细胞一系或多系减少、转氨酶及胆红素升高、低白蛋白血症、凝血功能及细胞免疫异常，外周血 EBV DNA 载量明显升高，EBV 抗体谱异常改变。④内镜检查示胃肠道多发溃疡，小肠 CT 成像多提示病变肠段增厚，黏膜面异常强化，浆膜层毛糙，腹腔多发肿大淋巴结。⑤所有患者结肠镜活检组织病理行 EBER 检测结果均为阳性，且不局限于已出现内镜下病变的肠段。组织学免疫组化结果提示为 B 细胞和 T 细胞混合性。⑥手术标本或结肠镜下多点活检均未见淋巴瘤证据。

值得注意的是，慢性活动性 EB 病毒感染是一组临床异质性较强的淋巴增生性疾病谱，随着病情进展可向不同类型淋巴瘤转化。最新一项研究报道了一组肠道原发 EBV 相关

NK/T细胞淋巴瘤队列，共纳入12例患者，其中11人曾被误诊为溃疡性结肠炎、CD或肠结核；所有患者最终确诊所需要的平均内镜次数为3.58次，其中4人最终通过手术病理得以确诊。由此可见，慢性活动性EB病毒感染相关性肠炎与原发肠道淋巴瘤、炎症性肠病均较难鉴别，需要多次内镜、病理甚至手术明确诊断，为临床敲响警钟。

2015年1月7日起予更昔洛韦0.25g q12h×2周，患者热峰较前下降（多在37.5～38.0℃之间），腹痛减轻（VAS 1～3分），复查EBV DNA 11 000copies/ml。停药后仍间断发作，中药治疗疗效不佳。2015年3月再次就诊我院，复查血常规：WBC 4.59×10^9/L，Hb 96g/L，PLT 57×10^9/L；粪便OB（－）；hs-CRP 23.77mg/L，ESR 12mm/h；EBV DNA 29000 copies/ml；复查其他感染指标（PCT、血培养×3次、粪便培养×3次，T-SPOT.TB、布氏杆菌凝集试验、CMV DNA）均阴性；骨髓涂片：形态大致正常，部分红细胞中心淡染区扩大，未见异型细胞；腹盆增强CT：肝大、脾大、胰腺饱满均较前明显。结肠镜：降结肠至乙状结肠可见散在充血红斑，较前次明显好转，余未见明显异常（图3）；活检病理：肉芽组织及黏膜急性和慢性炎。2015年4月加用足量激素治疗，甲泼尼龙40mg静脉滴注×3天→泼尼松龙25mg口服q12h×5天，此后每周减5mg。加用激素后患者逐渐降至正常，症状减轻。2015年6月突发剧烈腹痛、高热，于外院诊断并发肠穿孔，经保守治疗无效死亡。

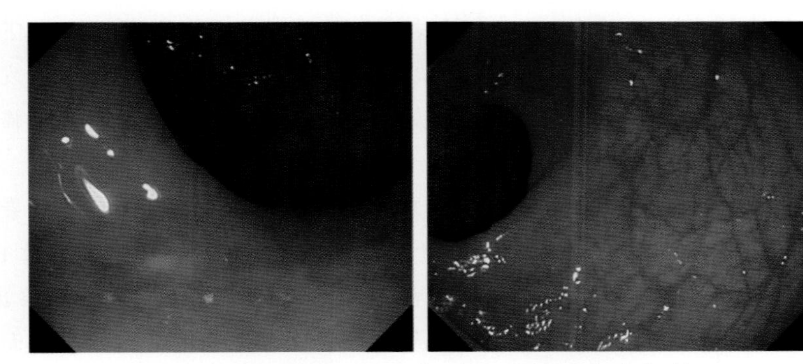

图3　结肠镜检查（2015年3月，更昔洛韦治疗后）

升结肠溃疡明显缩小

最后诊断：慢性活动性EB病毒感染相关性肠炎

药物性肝损伤

慢性活动性EB病毒感染相关性肠炎的治疗和预后

该患者先后使用更昔洛韦及激素治疗，治疗期间病情似有好转，复查结肠镜可见病变明显改善，但停药后症状仍反复发作，最终因肠穿孔于诊断5个月后去世。

目前该类疾病尚无统一有效的治疗方案。文献报道用于慢性活动性EB病毒感染治疗的药物包括抗病毒治疗、激素、免疫抑制剂等。但由于此时EBV为潜伏感染状态，不表达使药物活化的激酶，所以抗病毒药物如阿昔洛韦、更昔洛韦等无确切疗效。免疫抑制剂如激素、硫唑嘌呤、环孢素等，免疫调节剂如α-干扰素、γ-干扰素等，细胞毒性药物如环磷酰胺、多柔比星、长春新碱、阿糖胞苷等均有尝试用于慢性活动性EB病毒感染的治疗，但多为短期暂时减轻症状，并未见长期疗效的报道。该例患者曾接受包括更昔洛韦、激素、人免疫球蛋白、细胞毒性药物在内的多种药物治疗，均无明确效果。目前造血干细胞移植可能是慢性活动性EB病毒感染的根治性手段，但移植后相关并发症出现率高，还需要更多的探索和优化。

该病预后极差。我院6例慢性活动性EB病毒感染相关性肠炎患者中，病程晚期均出现严重并发症，包括下消化道大出血、失血性休克、肠穿孔等。其中3例行急诊手术，2例术后2周内死亡，另1例随访13个月后死于并发症；未行手术者随访0.5～6个月内死亡。已有文献报道的病例中也以下消化道大出血、失血性休克、肠穿孔为主要并发症，发生率56%，常导致患者死亡。

【诊疗启迪】

慢性活动性EB病毒感染是特殊类型的EBV感染，与多种淋巴瘤关系密切，临床识别困难，治疗手段有限，预后差。该患者病初临床症状虽不特异，但以下线索提示“来者不善”：①青年男性出现明显消耗症状（体重下降）。②反复发热、多发淋巴结肿大。③肠道溃疡深大，用常见肠道感染或炎症性肠病无法解释。此时需将临床思路拓展，考虑少见感染（如病毒）及恶性肿瘤（如淋巴瘤）肠道受累等可能性。该患者通过辅助检查获得EBV感染线索，经组织病理明确为慢性活动性EB病毒感染相关性肠炎，所获得组织病理学证据不支持淋巴瘤诊断。在临床工作中，慢性活动性EB病毒感染、淋巴瘤等疾病可模拟多种疾病病程，初诊时难以区分，但此类疾病临床预后差，更需要早期识别、干预。一方面我们需要严谨、全面的临床思维；另一方面，如果高度怀疑慢性活动性EB病毒感染相关性肠炎或肠道淋巴瘤，需要多次重复内镜下活检，甚至需要在充分知情同意的前提下手术明确诊断。

【专家点评】

非免疫缺陷个体出现慢性活动性EB病毒感染相关性肠炎属于少见、疑难病症，临床病程凶险，有可能演变为恶性增生性疾病和淋巴瘤。早期识别较为困难，缺少有效的治疗方案，病死率极高。对于肠道多发溃疡而病因不明的患者，临床注意检测EBV血清学及组织学检查，并尽早识别严重并发症。更重要的是，慢性活动性EB病毒感染相关性肠炎与肠道淋巴瘤关系密切，常被形容为“是一种走在路上的淋巴瘤”，对于此类患者，需要积极获取足够的病理组织，反复求证。对慢性活动性EB病毒感染相关性肠炎我们认知甚少，期望该病例及相关病例回顾能够启迪临床工作，为后续探索抛砖引玉。

（金　梦　撰写　李　骥　审校）

参考文献

[1]Hess RD. Routine Epstein-Barr virus diagnostics from the laboratory perspective: still challenging after 35 years[J]. J Clin Microbiol, 2004, 42(8): 3381-3387.

[2]Cohen JI, Kimura H, Nakamura S, et al. Epstein-Barr virus-associated lymphoproliferative disease in non-immunocompromised hosts: a status report and summary of an international meeting, 8-9 September 2008[J]. Ann Oncol, 2009, 20(9): 1472-1482.

[3]Wang Z, Zhang W, Luo C, et al. Primary Intestinal Epstein-Barr Virus-associated Natural killer/T-Cell Lymphoproliferative Disorder: A Disease Mimicking Inflammatory Bowel Disease[J]. J Crohns Colitis, 2018, 12(8): 896-904.

[4]Cohen JI, Jaffe ES, Dale JK, et al. Characterization and treatment of chronic active Epstein-Barr virus disease: a 28-year experience in the United States[J]. Blood, 2011, 117(22): 5835-5849.

[5]Okano M. Recent Concise Viewpoints of Chronic Active Epstein-Barr Virus Infection[J]. Curr Pediatr Rev, 2015, 11(1): 5-9.

[6]Sawada A, Inoue M, Kawa K. How we treat chronic active Epstein-Barr virus infection[J]. Int J Hematol, 2017, 105(4): 406-418.

病例41　反复腹痛、排便停止、发热——不常见的感染

患者，男性，30岁，因“反复排便停止、腹痛伴发热3年余”入院。

患者于2012年8月开始反复于进食油腻、辛辣、不洁饮食后出现左下腹痛、排便停止，有排气，伴发热、畏寒、乏力，Tmax 38.5～39.0℃，加重时伴恶心、呕吐10余次，起初为宿食，后为黄绿色液体，无咖啡样物质。就诊于外院，立位腹部平片示肠梗阻。发作时外周血白细胞、中性粒细胞增多，予禁食水、抗感染及补液治疗后可缓解。发作间期约3天1次黄褐色干结大便，量可。2014年6月外院行PET-CT：左下腹小肠壁弥漫性增厚，较厚处约0.7cm，SUV平均值/最大值为3.8/4.3；双侧颈部、肝门部、腹膜后、肠系膜上多发肿大淋巴结，SUV平均值/最大值3.3/4.5。未进一步诊治。2015年8月行小肠CT成像：空肠肠梗阻，右下腹局部小肠肠壁增厚，最厚1.3cm，肠壁毛糙；腹腔内、腹膜后多发肿大淋

巴结，最大者 3.2cm×2.1cm；盆腔少量积液。经口小肠镜：进镜至距幽门 100cm 以下肠腔略扩张，进镜至距幽门 250cm 处见长约 10cm 肠黏膜充血，见一与肠腔轴线垂直方向的裂隙样溃疡，覆白苔，周边黏膜充血。活检病理：肠黏膜慢性炎伴较多嗜酸性粒细胞浸润，间质疏松水肿。外院考虑“克罗恩病不除外”，予美沙拉秦 1g qid 治疗 2 周后无明显好转。2015 年 10 月初自觉乏力、畏寒，未测体温，此后逐渐出现排便困难，粪便干结呈球状。10 月 25 日凌晨突发全腹胀痛，伴呕吐棕色粪水样物，味臭。就诊于我院急诊，诉极度口渴，后出现意识模糊。查体：全腹膨隆，全腹触诊肌紧张，压痛及反跳痛明显，右下腹为著。查血常规：WBC 11.81×10^9/L，NEUT% 87.6%，ESR 7mm/h，hs-CRP 210.35mg/L；腹部增强 CT：小肠显著扩张，新见膈下游离气体（图 1）。考虑消化道穿孔、感染性休克。2015 年 10 月 26 日急诊行剖腹探查+粘连松解+小肠部分切除术，术中见腹腔脏器广泛附着脓苔，肠管广泛扩张；距屈氏韧带 250cm 处小肠质硬肿物，小肠完全闭塞，近端可见 3 处穿孔，直径约 3mm，小肠近段扩张，距屈氏韧带 150～250cm 处可见大量肿大淋巴结；切除距屈氏韧带 150～260cm 小肠。术后病理：小肠高度狭窄伴穿孔，黏膜溃疡形成伴出血及纤维化，浆膜面可见坏死和肉芽组织，肠系膜内形成脓肿，并累及淋巴结；淋巴结显慢性炎。抗酸染色、六铵银染色、PAS 染色（-）。EBER 原位杂交局灶（+）。术后转入 ICU，仍每日发热 Tmax 38.3℃，PCT 29.22ng/ml；盆腔引流液培养：大肠埃希菌、肺炎克雷伯菌、产酸克雷伯菌，ESBL（-）；脾窝引流液培养：产气肠杆菌；G 试验（-）；EBV DNA 16 000copies/ml，CMV DNA 及 CMV-pp65（-）。予万古霉素+亚胺培南/西司他丁+卡泊芬净抗感染治疗。此后热峰逐渐降至 37.5℃。11 月 9 日拔除引流管出院。出院后患者仍持续发热，Tmax 38.5℃，11 月 23 日再次入院，查血常规：WBC 10.3×10^9/L，NEUT% 84.8%，Hb 65g/L，PLT 630×10^9/L。EBV DNA 500 copies/ml→<500copies/ml，EBV-IgG、IgA（+），EBV-IgM（-），EBV 核心抗体 IgG（+）。血涂片、骨髓涂片：未见明显异常。小肠 CT 成像：残余小肠、结肠积液、扩张，较前明显加重；腹盆腔积液，较前明显增多；肠系膜区、肠系膜根部、腹膜后、右心膈角区多发淋巴结肿大。针对腹腔感染使用厄他培南+甲硝唑×3 天→左氧氟沙星+甲硝唑抗感染治疗，体温逐渐降至正常。出院前复查 WBC 7.78×10^9/L，Hb 76g/L，PLT 713×10^9/L，hs-CRP 38.34mg/L，ESR 119mm/h，SF 248ng/ml。出院予左氧氟沙星、甲硝唑 2 周抗感染，并

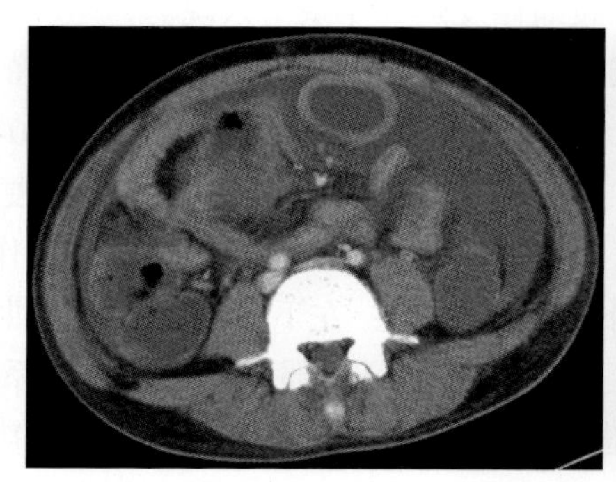
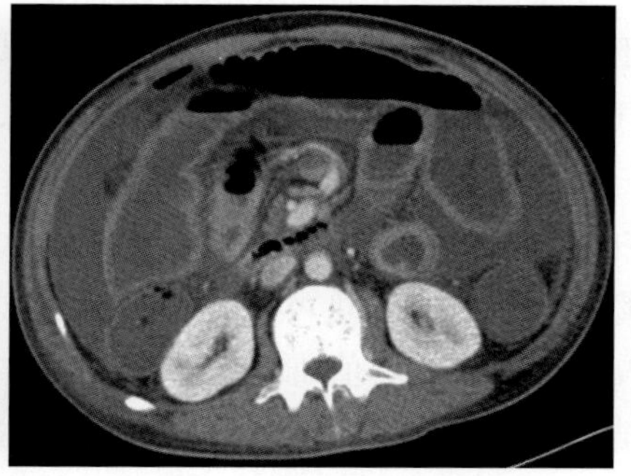

图 1 腹部增强 CT（2015 年 10 月）

予美沙拉秦、双歧三联活菌（培菲康）、琥珀酸亚铁（速力菲）治疗，继续少渣饮食并逐渐恢复正常饮食，为求进一步诊治于 2016 年 5 月 9 日入院。

腹痛、反复发热、肠系膜淋巴结肿大的鉴别诊断思路

病例特点：青年男性，慢性病程，反复发作小肠梗阻，梗阻部位定位在空肠，影像学提示有肠壁明显增厚，逐步加重，美沙拉秦治疗无效。2015 年 10 月患者肠梗阻加重的基础上继发肠穿孔、感染性休克，遂行急诊手术，术中见完全性小肠梗阻，局部见质硬的小肠肿物，近段多发肠穿孔。血 EBV DNA 达 16 000copies/ml。尽管有手术病理，但目前诊断仍不明确。鉴别诊断主要集中在肠结核、克罗恩病（CD）、肿瘤（尤其是淋巴瘤）、血管炎及缺血性肠病等。

1. 肠结核　临床上可表现发热、腹痛，以回盲部受累最常见，小肠受累可表现为小肠狭窄。肠结核患者出现肠梗阻通常病程较长，肠道出现纤维性狭窄挛缩，而少见肠道肿物。病理出现干酪样坏死性肉芽肿或抗酸染色阳性可确诊，该患者的手术病理并未见上述表现，不支持肠结核。

2. CD　与肠结核的鉴别困难，典型肠道病变呈纵行溃疡、铺路石样改变，以回肠末段和结肠受累多见，全消化道都可受累，单纯小肠受累时可表现为肠壁增厚、肠道狭窄甚至肿块形成，部分病例可形成肠瘘、继发感染等，病变不典型时通过临床表现和影像学诊断困难，确诊通常需要手术病理，克罗恩病病变肠道呈全层炎、裂隙样溃疡和非干酪样肉芽肿改变，该病例的肠道改变无上述特点，因此 CD 也不能诊断。

3. 淋巴瘤　其诊断的金标准是病理改变，从手术病理结果来看，目前亦不支持淋巴瘤。请病理科专家再次会诊手术病理，其改变特点如下：①广泛小肠绒毛水肿，表面上皮坏死、脱落。②溃疡性病变局限，固有层充血、出血，肠腔表面可见大量炎性渗出物及纤维素样物，小血管迂曲、扩张。③溃疡周黏膜隐窝结构紊乱，但其余黏膜隐窝结构尚规则且肠壁结构基本正常。④黏膜下层增厚，纤维组织增生。⑤肠系膜纤维组织增生，可见中、小血管内膜增厚，管腔狭窄、闭塞，血管周慢性炎症细胞包绕。⑥肠系膜坏死性淋巴结炎。⑦无典型全层炎、裂隙样溃疡及肉芽肿表现。

4. 血管炎　该患者病理特征性病变黏膜层腺体减少，有出血，整体呈缺血性改变，病变根部可见部分血栓闭塞性脉管炎性改变，其血管壁增厚，管腔狭窄，血管壁未见炎症，引起该表现原因不明，亦非典型血管炎表现。

5. 缺血性肠病　患者肠道呈慢性缺血性改变，结合病史和临床表现看更倾向于继发改变，并非原发缺血性肠病。

值得注意的是，该患者淋巴结 EBER 染色呈强阳性，血 EBV DNA 拷贝数也明显升高，考虑存在 EBV 感染，但小肠病变、穿孔是否与 EBV 直接相关尚不清楚，文献可见 EBV 感染可引起皮肤黏膜及肠黏膜溃疡，EBV 感染导致肠穿孔少见，但该类患者多有 EBV 引起的淋巴

组织增生性改变，本例溃疡病变周围淋巴组织增生不明显，其淋巴结为组织细胞坏死性淋巴结炎改变（图 2、图 3）。总之，目前诊断尚未明确，手术后病情暂时稳定，需要密切随访。

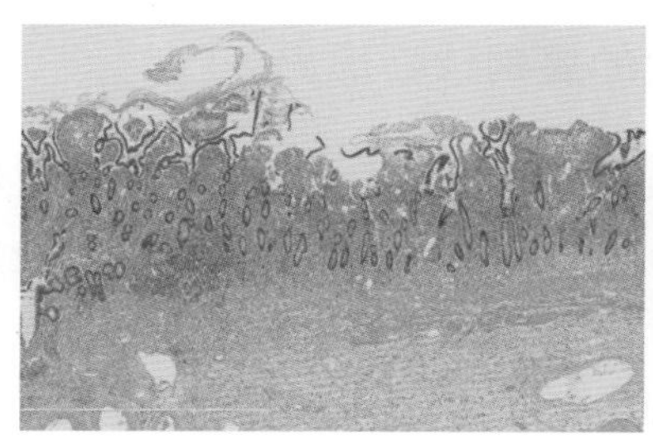
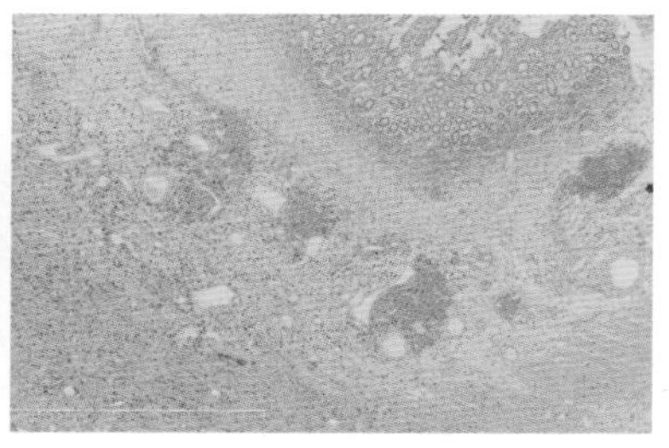

图 2 病变小肠呈缺血样改变，EBER（+）

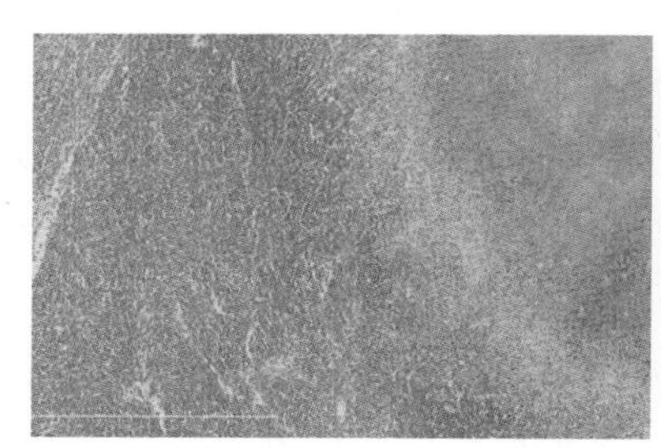
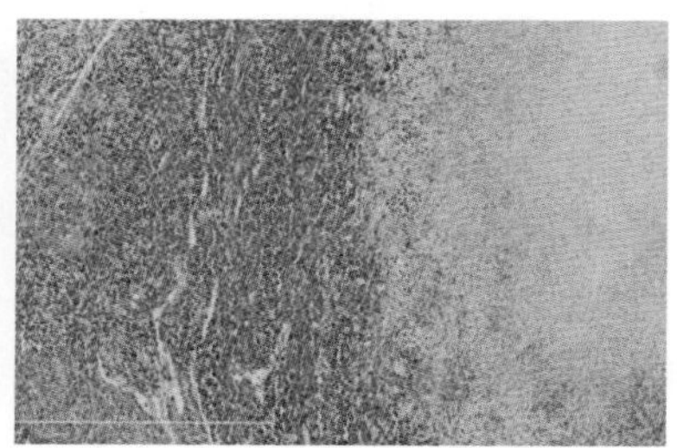

图 3 肠系膜淋巴结 EBER（+）

2016 年 4 月中旬（术后半年），患者劳累数日后再次出现间断腹痛、腹胀，4 月 21 日呕吐 1 次粪臭味液体及胃内容物，伴排便减少，自述可扪及左下腹包块。伴间断发热，Tmax 38.5℃。于我院门诊就诊，查血常规：WBC 13.05×10^9/L，NEUT% 78.9%，Hb 140g/L，PLT 379×10^9/L。肝肾功能正常。炎症指标：hs-CRP 47.72mg/L，ESR 49mm/h。EBV DNA 7400copies/ml。小肠 CT 成像：新见左腹部部分小肠管壁增厚、毛糙伴异常强化；肠系膜上多发淋巴结，部分饱满、增大，较前明显；新见左腹部包裹性积液（图 4）。予喹诺酮类、甲硝唑抗感染治疗无明显效果。为进一步诊治于 5 月 6 日再次收入院。患者近半年体重增加约 13kg。

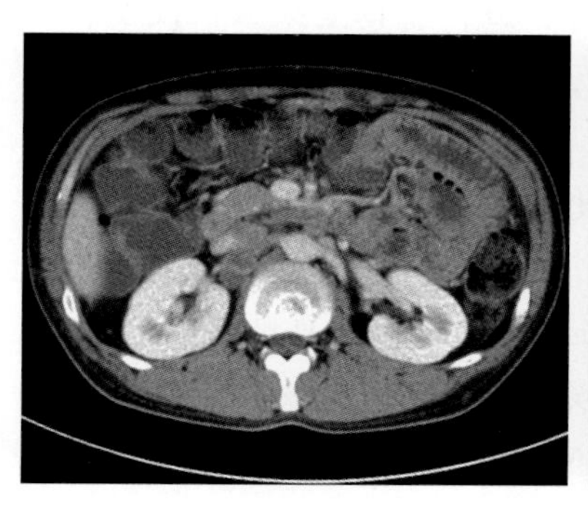
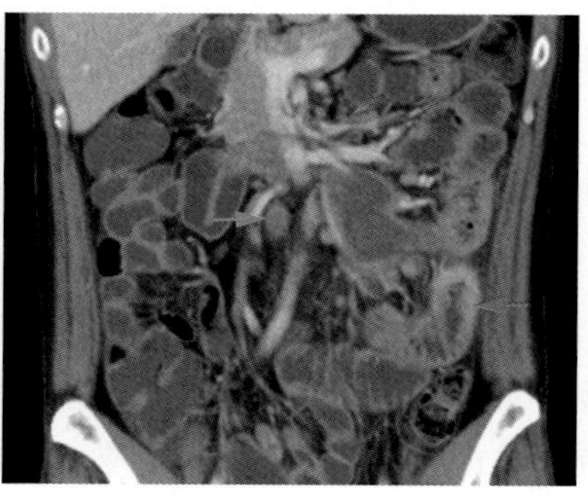

图 4 小肠 CT 成像

空肠节段肠壁增厚伴异常强化（红色箭头），肠系膜多发淋巴结肿大（蓝色箭头），部分融合

既往史：对磺胺过敏（皮疹）。

个人史、婚育史、家族史：无殊。

体格检查：全腹软，左侧脐旁深压痛，可触及一直径约 4cm×6cm 包块，无反跳痛及肌紧张，肠鸣音活跃。

入院诊断：腹痛、反复发热、肠系膜淋巴结肿大原因待查

时隔半年，病情再度复发，出现不完全性肠梗阻症状并腹部包块，CT 示肠系膜淋巴结较前增大、肠壁增厚，手术病理不支持肠结核、克罗恩病、血管炎等疾病。但是，淋巴瘤能完全排除吗？尤其是患者 EBV 拷贝数持续升高，存在慢性活动性 EB 病毒感染（CAE-BV）。超过 90% 的人群在童年或青少年时期感染 EBV，初次感染靶细胞为 B 细胞，免疫功能正常者 T 细胞活化增殖清除大多数病毒，过程表现为自限性的传染性单核细胞增多症，临床可出现发热、扁桃体及淋巴结肿大、肝脾大；余下病毒潜伏于体内，免疫功能正常者可以再次消灭活动的病毒。若 T 细胞功能异常，T 细胞及 NK 细胞均可被感染，致出现 CAEBV、淋巴增殖性疾病甚至淋巴瘤。EBV 相关淋巴增殖性疾病是一个谱系，从反应性改变到淋巴瘤均可能出现，包括传染性单核细胞增多症、EBV 相关黏膜皮肤溃疡、CAEBV、浆母细胞淋巴瘤、伯基特淋巴瘤、节外 NK/T 细胞淋巴瘤（鼻型）、老年人 EBV 阳性弥漫性大 B 细胞淋巴瘤、经典霍奇金淋巴瘤等。另外存在界限模糊的疾病，B 细胞：X 连锁淋巴增生性疾病；T 细胞：系统性 EBV 阳性淋巴增生性疾病或 EBV 相关噬血细胞综合征（HPS），这两类患者多为基因重排阳性，接近 40%，病死率高，接近 67%，与淋巴瘤界限不清。考虑本患者目前在 CAEBV 向 EBV 相关 HLH 进展，需要进一步病理证据证实。

患者入院后完善相关检查，血 EBV-IgG、IgA（+），EBV-IgM（-），抗 EBV 核抗原 IgG（+）。EBV DNA 7400 copies/ml→27 000 copies/ml→30 000copies/ml。经腹部肠道超声（2016 年 5 月 19 日）：左上腹部见多个低回声淋巴结相互融合，范围约 13.1cm×5.6cm，较大者约 4.2cm×3.1cm。上述低回声与左侧腹脐水平第 2、3 组小肠相连，该处肠壁增厚，约 0.5cm，回声减低，其内侧见低回声，范围约 4.8cm×3.0cm，内有肠气样高回声。考虑：左上腹多发淋巴结肿大、左侧腹脐水平小肠穿孔伴包裹性积脓可能。PET-CT：左中腹空肠局灶性代谢异常增高区并肠壁明显增厚（为代谢最高区域），SUV 4.4～18.0，延迟 SUV 最高 25.8，左上中腹部代谢不均匀异常增高的软组织团块影，下腹部正中小肠局灶性代谢增高区，以上病灶建议首先除外恶性病变可能（图 5）。腹部 MRE：第 3 组小肠局部肠壁增厚，腹膜后、肠系膜上多发肿大淋巴结，部分融合，考虑淋巴瘤可能。2016 年 6 月 6 日于局麻下行 CT 引导下腹部包块（肠管）穿刺活检术，病理回报：（腹部包块）纤维脂肪组织显轻度慢性炎，少量淋巴细胞浸润。穿刺组织 EBV DNA 980 000copies/ml。6 月 8 日起患者出现持续发热，每日体温高峰 1 次，Tmax 38.5～39.0℃，发热持续时间延长至 4～6 小时，需服用退热药物体温方能降至正常。予更昔洛韦、头孢他啶、甲硝唑抗感染治疗无效，期间曾应用 IVIg 治疗 3 天均无明显效果。

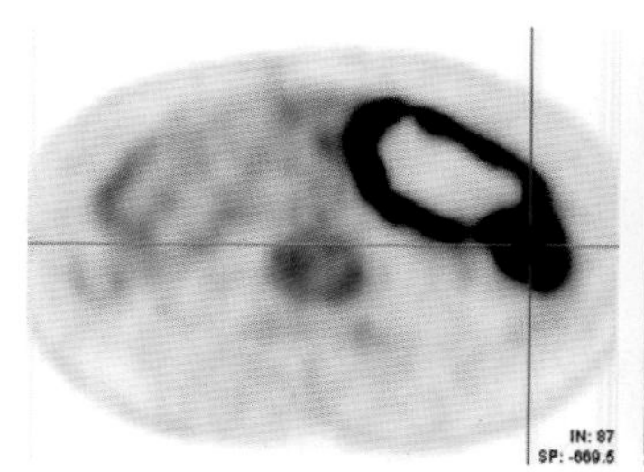

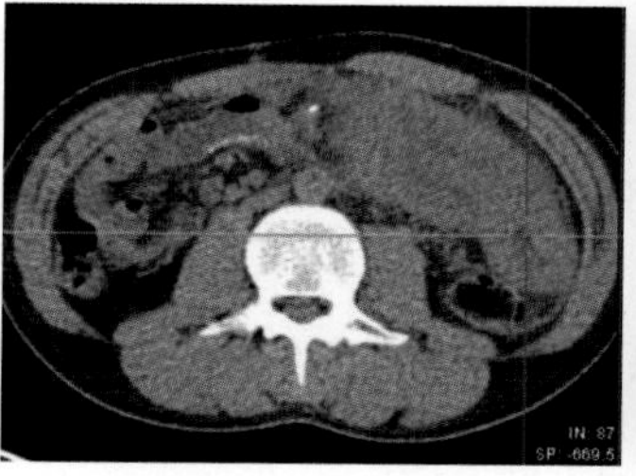
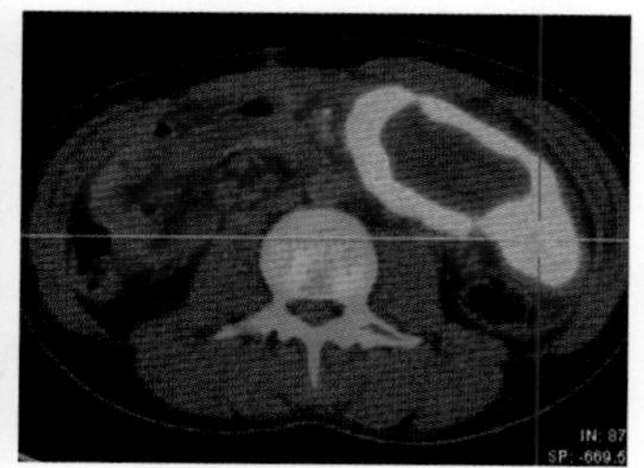

图5　PET-CT

至此，无论是从肠道超声还是MRI看，肠道与淋巴结的病变关系密切。MRI示肠壁增厚、均匀强化，病变肠管扩张，肠系膜淋巴结多发肿大融合，DWI高信号及ADC减低，以上特点都高度怀疑淋巴瘤；不支持点是淋巴瘤中较少见淋巴结坏死，除非经过治疗后，即使出现坏死通常表现为液化性坏死，本例患者不符合。PET-CT提示代谢值明显升高，综合影像学特点看，诊断上首先需排除淋巴瘤。一般来讲，EBV感染患者多有颈部、肺门、纵隔、腋下、腹膜后等多发淋巴结代谢增高，脾和/或骨髓均匀增高，与本例患者PET-CT表现不太一致。此外，PET-CT还可协助定位，有助于选取高代谢病灶活检以取得阳性病理结果，并随诊评估治疗效果。遗憾的是，CT引导下腹部包块穿刺活检病理的意义较小，仅可见纤维脂肪组织及少量淋巴细胞浸润，仍无法诊断淋巴瘤。

临床上患者病情进展，治疗问题迫在眉睫。CAEBV亚裔发病率高，目前尚无有效治疗措施。如果进展为噬血细胞综合征或者淋巴瘤，则做相应治疗。目前认为唯一可取得完全效果的治疗手段即异基因造血干细胞移植，但风险较高。EBV感染相关淋巴瘤患者多预后较差，如伯基特淋巴瘤、NK/T淋巴瘤；而霍奇金淋巴瘤或弥漫性大B细胞淋巴瘤患者若出现EBV感染，则治疗效果及预后明显变差。

对EBV而言，抗病毒治疗如更昔洛韦或阿昔洛韦无效。目前抗EBV治疗的靶向目标是EBV的宿主细胞，而非病毒本身。治疗方法主要通过化疗清除宿主细胞，使得病毒拷贝数下降。目前清除宿主细胞的主要方式包括：①激素、免疫抑制剂或者化疗药物如依托泊苷、甲氨蝶呤等。②生物制剂，若宿主细胞为B细胞，可用利妥昔单抗。③细胞治疗效果较好，且对预防移植物抗宿主病较为成熟。④异基因造血干细胞移植。

结合本例患者，CAEBV诊断明确，预后很差，已积极行多部位活检，加之手术病理均无淋巴瘤明确证据。对于是否存在淋巴瘤的诊断目前缺乏进一步明确的手段和方法。患者的EBV拷贝数增加，病变范围扩大，考虑病情进展，需积极干预。治疗选择：患者肠道情况差，异基因造血干细胞移植风险极高，极易发生消化道出血、肠穿孔等并发症，目前不具备行异基因造血干细胞移植的条件。因此，建议通过化疗降低疾病负荷，缓解肠道症状、降低EBV拷贝数，创造条件后考虑行异基因造血干细胞移植，但需要跟患者及家属充分交代风险，化疗过程出现消化道出血、肠穿孔风险非常高，总体患者预后差。

患者于2016年7月1日行第1程CHOEP方案化疗：环磷酰胺1.3g d1，表柔比星（艾达生）130mg d1，长春地辛（西艾克）4mg d1，泼尼松100mg d1 ~ d5，依托泊苷0.15g d1 ~ d3。2程化疗后患者病情仍呈进展趋势，1个月后因消化道大出血抢救无效死亡。

最后诊断：慢性活动性EB病毒感染相关性肠炎
小肠部分切除后

【诊疗启迪】

CAEBV是少见病，临床以发热、肝脾大、淋巴结肿大和肝功能异常为主要表现，以消化道受累为主要表现的CAEBV罕见。本例患者消化道受累的突出表现为局限性肠壁增厚并肠管狭窄、肠梗阻，是EBV感染直接作用或是感染继发的血栓闭塞性脉管炎值得进一步探讨。CAEBV的治疗非常棘手，预后较差。本例患者临床高度怀疑淋巴瘤诊断，但多次尝试病理活检均无明确证据，因此治疗更是难上加难。血液内科针对CAEBV的宿主细胞进行化疗，为本例年轻患者行异基因造血干细胞移植创造机会，同时更新了大家对CAEBV诊治的进一步认识。

【专家点评】

CAEBV的发病机制尚不十分明确，目前无确切治疗手段，预后差，病死率高。目前公认的CAEBV诊断标准由Okano等于2005年提出，必须满足以下3点：①持续或反复传染性单核细胞增多症样临床表现，如发热、淋巴结大、肝脾大。其他涉及血液系统、消化道、神经系统、肺、眼、皮肤和/或心血管的并发症。②特定的抗EBV抗体谱：抗VCA抗体和抗EA抗体效价高（VCA-IgG≥1∶640和EA-IgG≥1∶160）；和/或受累组织（包括外周血）EBV基因组拷贝数升高。③临床表现不能用其他慢性疾病解释：如HPS、淋巴增殖性疾病、主要来源于T细胞或NK细胞的淋巴瘤等。本例患者CAEBV诊断明确，且以消化道梗阻、肠穿孔、腹部包块、消化道出血为主要临床表现，确为少见疑难病例。从本例亦不难发现CAEBV消化道受累临床表现多样，但淋巴结肿大是其突出特征之一。炎症性肠病等的肠道组织病理也可出现EBER阳性，需综合全身情况、血EBV DNA水平和组织病理学的其他特点与CAEBV进行鉴别。

（蒋青伟　撰写　李　玥　审校）

参考文献

[1]Xiao HJ,Li J,Song HM,et al.Epstein-Barr Virus-Positive T/NK-Cell Lymphoproliferative Disorders Manifested as Gastrointestinal Perforations and Skin Lesions:A Case Report[J].Medicine(Baltimore),2016,95(5):e2676.

[2]Wang RC,Chang ST,Hsieh YC,et al.Spectrum of Epstein-Barr virus-associated T-cell lymphoproliferative disorder in adolescents and young adults in Taiwan[J].Int J Clin Exp Pathol,2014,7(5):2430-2437.

[3]陈丹,钱家鸣.慢性活动性EB病毒感染[J].胃肠病学和肝病学杂志,2016,25(10):1193-1197.

[4]Okano M,Kawa K,Kimura H,et al.A proposed guideline for diagnosing chronic active Epstein-Barr virus infection[J].Am J Hematol,2005,80(1):64-69.

病例42　慢性再生障碍性贫血、消化道大出血——播散性真菌感染

患者，男性，35岁，因“间断腹痛、发热伴便血3年”入院。

患者于2009年12月无明显诱因出现脐周胀痛，持续10～20分钟可自行缓解，2～3次/日。2010年1月患者出现发热，Tmax 40.0℃，间断排暗红色血便，每2～3天排1次，量约100ml，仍有腹痛，性质同前。当地医院查血清GM试验及G试验阳性，加用抗真菌药物（具体不详），3天后体温正常。出院后患者仍间断脐周胀痛、发热及血便，性质同前。2010年5月患者腹痛较前加重，排暗红色血便1次，量约2000ml，伴头晕、心悸。当地医院急诊查血Hb 14g/L，PLT $10×10^9$/L，予补液、输血治疗后好转。胃镜：浅表性胃炎伴糜烂。结肠镜：回肠末段黏膜充血水肿，可见片状溃疡。病理：回肠末段及回盲瓣黏膜组织慢性炎伴急性活动，以及肉芽组织增生、坏死、炎性渗出。予美沙拉秦栓剂1.0g qn治疗，疗效欠佳。2011年2月患者就诊我院，查血常规：WBC $2.13×10^9$/L，Hb 61g/L，PLT $23×10^9$/L；ESR>140mm/h，hs-CRP 5.33mg/L，血T-SPOT.TB阴性，血PCT<0.5ng/ml，CMV、EBV相关指标均正常；ANA 19项：抗Ro-52（+）；ANCA、ASCA、HLA-B5（-）；超声心动图：未见瓣膜赘生物；小肠CT成像：回盲部、末段回肠及局部第6组小肠病变；周围肠系膜毛糙伴多发肿大淋巴结（图1）。小肠造影：回肠末段管腔增宽，回盲瓣显示欠清，回肠造影剂通过缓慢。胃镜：十二指肠球腔可见一个0.3cm×0.6cm溃疡，伴红色渗血。病理：（胃窦）胃黏膜显慢性炎。结肠镜：回盲瓣肛侧见不规则大溃疡，覆白苔，周边黏膜略肿胀，直径

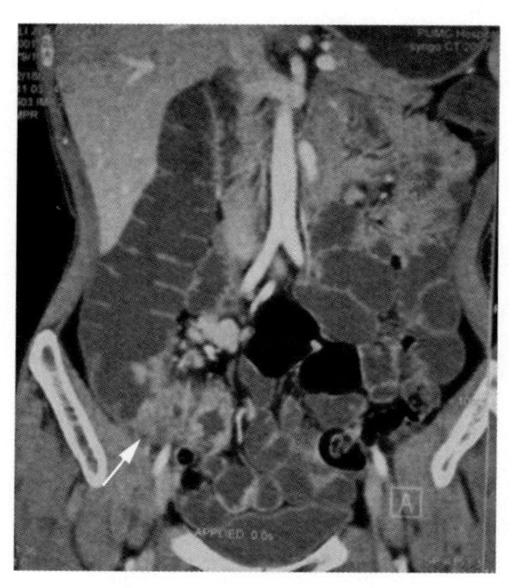

图1　小肠CT成像

回盲部、末段回肠及局部第6组小肠病变（箭头）

2.5～3.0cm，活检组织涂片抗酸染色（-）（图 2）。病理：炎性渗出物及结肠显慢性炎。2011 年 3 月 10 日患者间断排暗红色血便，量共约 1000ml，伴心悸、大汗及血压下降，Hb 降至 37g/L，胃镜：浅表性胃炎，未见活动性出血灶。予禁食水、补液、止血、输血支持治疗后出血停止，逐步恢复饮食。考虑患者反复消化道大出血，回盲部溃疡诊断不明，内科治疗困难，经多学科讨论后于 2011 年 3 月 31 日行剖腹探查+粘连松解+右半结肠切除术，术中见回盲部直径约 3cm 肿物，切除右半结肠后行回肠-横结肠吻合，术中探查胃、小肠、横结肠、降结肠、乙状结肠、直肠腹内段未及肿物。病理：（右半结肠）黏膜显急性及慢性炎，伴溃疡形成，深达肌层，表面炎性渗出物中见少量真菌菌丝，符合继发于溃疡形成后表现；肠壁外膜增厚伴小血管增生及较多炎症细胞浸润；淋巴结反应性增生；抗酸染色（-），六胺银染色（+）（图 3）。术后恢复良好，未再出现腹痛、便血和发热，也未规律随诊。2012 年 9 月患者再次出现反复发作的发热，Tmax 38℃，伴右下腹痛、乏力。2012 年 11 月 2 日患者为进一步诊治再次入院。

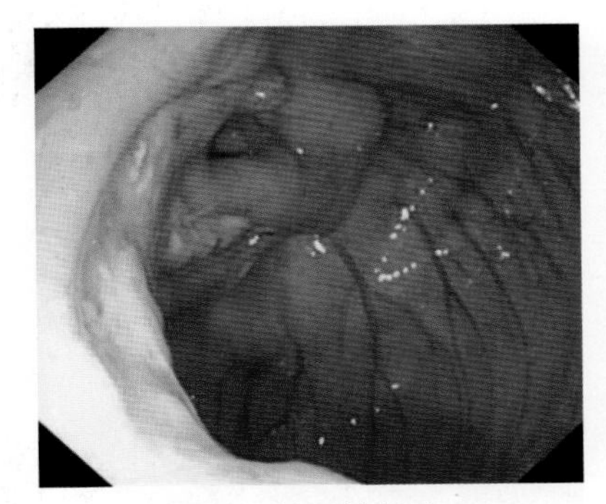
图 2 结肠镜检查

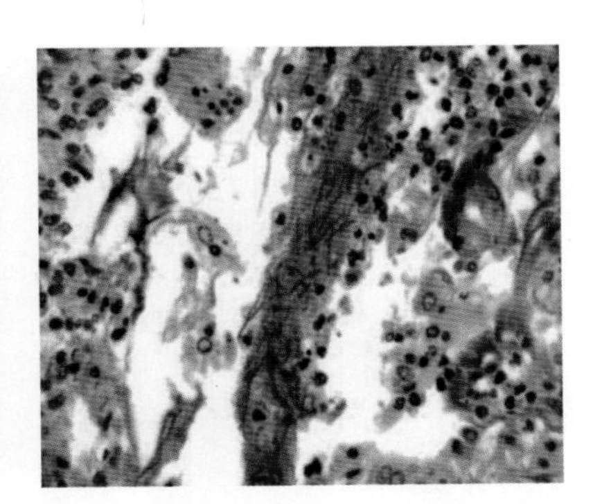
图 3 第一次术后病理

既往史：2002 年诊断为再生障碍性贫血（简称再障），予司坦唑醇 4mg tid 治疗。2010 年 11 月调整为环孢素 100mg bid 及司坦唑醇 4mg bid，仍有血三系减低。2011 年 4 月自行停用环孢素，继续服用雄激素。2012 年 9 月自行调整为环孢素 100mg bid 及司坦唑醇 2mg tid 治疗至今。否认结核接触史。

个人史、婚育史、家族史：无特殊。

体格检查：T 36.8℃，RR 19 次/分，P 60 次/分，BP 120/60mmHg。贫血貌，心肺（-）。右下腹压痛，无反跳痛，肝脾肋下未及，肠鸣音正常。

入院诊断：下消化道出血、肠道溃疡原因待查

肠道感染？

炎症性肠病？

右半结肠切除术后

慢性再生障碍性贫血

入院查血常规：WBC 2.17×10^{9}/L，Hb 58g/L，PLT 25×10^{9}/L；ESR 106mm/h，hs-CRP 4.33mg/L。肝肾功能正常。ANA、ANCA、抗 ENA 抗体均未见明显异常。感染方面：PCT <0.5ng/ml，G 试验 57.2pg/ml，血 T-SPOT.TB、PPD 试验（-）。小肠 CT 成像：右半结肠切除术后，近吻合口区小肠肠壁增厚，周围肠系膜多发肿大淋巴结；肝内弥漫小圆形强化减低灶；肝右后叶被膜下小片动脉期强化影，血供异常不除外（图 4）。结肠镜：进镜 60cm 至回肠-横结肠端侧吻合口，可见横结肠盲端黏膜光滑，无溃疡，吻合口可见溃疡，环 2/3 肠腔，边界清，覆白苔，周边黏膜堤样隆起，充血，局部管腔略狭窄（图 5）。病理：（结肠回肠吻合口）炎性渗出物及小肠黏膜显急性及慢性炎，肉芽组织形成。抗酸染色（-），PAS 染色（-），六胺银染色（-）。感染内科会诊：吻合口溃疡，真菌感染证据不足，结核不除外，可考虑诊断性抗结核治疗，建议用药异烟肼+乙胺丁醇+吡嗪酰胺。血液内科会诊：患者再障 10 年，肠道溃疡首先考虑感染，目前血液系统治疗无需调整，无明确抗结核治疗禁忌。消化内科专业组查房：抗结核治疗风险极高，建议充分抗细菌治疗 2 周后再行评估。治疗方面予头孢他啶+甲硝唑→哌拉西林钠/他唑巴坦钠治疗（疗程共 19 天），患者发热、腹痛症状无明显改善。

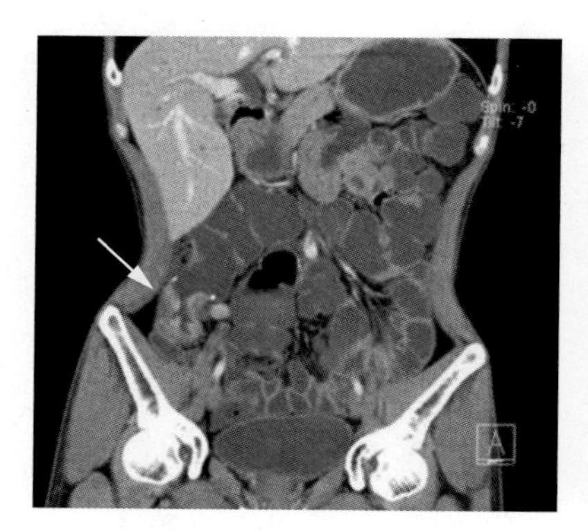

图 4　小肠 CT 成像

近吻合口区小肠肠壁增厚（箭头）

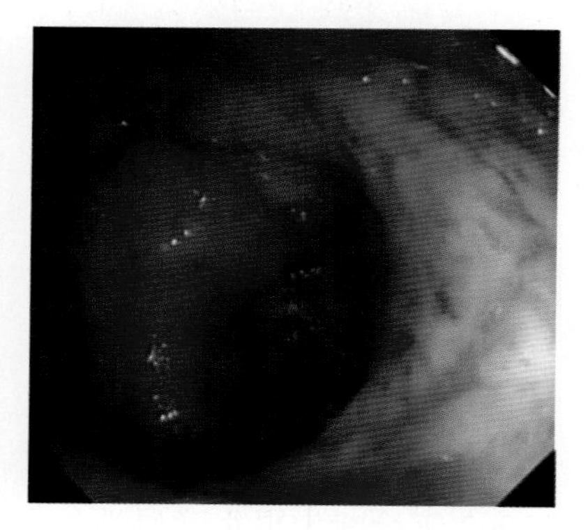

图 5　结肠镜检查

再生障碍性贫血与肠道溃疡

病例特点：青年男性，慢性病程，基础合并再生障碍性贫血。临床表现为发热、腹痛、下消化道出血，外院经验性抗生素治疗无效。结肠镜提示回盲部溃疡，手术治疗后又出现吻合口溃疡。手术病理不支持克罗恩病、贝赫切特（又称白塞，Behcet）病、淋巴瘤等。血液病基础上合并肠道溃疡，诊断考虑如下方面。

1. 肠道感染　从病程上来看，患者应用过广谱抗细菌治疗，效果不佳，且肠道溃疡不似典型细菌感染。结核感染不能除外，但是患者无明确结核接触史，血 T-SPOT.TB 及 PPD

试验阴性，不支持，而且患者长期应用免疫抑制剂的情况下，仅有肠道结核感染而无其他部位感染，亦不支持。真菌感染方面，患者起病时G试验阳性，抗真菌治疗有效，后期多次查G试验轻度升高，病理渗出物可见真菌菌丝，六胺银染色（+），真菌感染不能完全除外。但病理渗出物可见真菌菌丝并无太大临床意义，抗真菌治疗的药物副作用多且所需疗程长，花费大，暂不考虑诊断性治疗。其他病原体感染如CMV、阿米巴感染等，临床表现及辅助检查均不支持。

2. 克罗恩病（CD）　患者反复消化道出血，手术后吻合口溃疡，故CD不能除外，但手术病理和吻合口溃疡病理不支持CD诊断。

3. 系统性血管炎　特别是白塞病，患者无口腔外阴溃疡及其他肠外表现，手术病理未见血管炎证据不支持，检测多种自身抗体均为阴性，除血液基础疾病及肠道疾病外无其他器官受累证据，亦不支持。

4. 肠道淋巴瘤　患者病程过长，且手术病理不支持。

5. 缺血性肠病　可表现为肠道溃疡、吻合口溃疡，可出现受累肠段外膜增厚伴小血管增生改变，但术后病理及影像学检查均未见明确血管炎、血管病或血栓的证据，故不支持。当前吻合口溃疡有无术后缺血性因素参与，暂难以评估。

6. 药物性因素　环孢素属于钙调神经磷酸酯酶抑制剂，其副作用可出现可逆性后部脑病综合征、血栓性微血管病等，可能与其收缩血管导致血管内皮损伤，造成微循环紊乱或血栓形成有关。但该患者起病初期并未服用环孢素不支持。综上，肠结核和CD可能性较大。

结合本患者再障基础，利福霉素类和环孢素会有明显药物相互作用，所以选择予异烟肼、吡嗪酰胺、乙胺丁醇、喹诺酮类四联诊断性抗结核治疗。

血液病方面：患者慢性10余年。临床表现为全血细胞减少，骨髓检查亦符合慢性再障，长期应用环孢素及雄激素效果不佳，虽然再障非抗结核治疗的禁忌证，但是抗结核药物对全血细胞计数影响大。

征得患者及家属同意后，于2012年11月30日开始予异烟肼0.3g qd+左氧氟沙星0.5g qd静脉滴注治疗。12月4日开始加用吡嗪酰胺0.5g tid口服。12月10日加用乙胺丁醇0.25g tid口服，患者症状仍无明显改善。出院后患者坚持服用异烟肼、乙胺丁醇、左氧氟沙星及吡嗪酰胺四联抗结核治疗，仍间断发热、腹痛及便血，查血ALT 128U/L。出院后食欲、睡眠差，1个月内体重下降约6kg。2013年1月再次入院后完善相关检查，血常规：WBC 2.93×10^9/L，Hb 47g/L，PLT 19×10^9/L。血生化：ALT 85U/L。ESR>140mm/h，hs-CRP 26.74mg/L。PCT<0.5ng/ml。G试验95.3pg/ml。血环孢素浓度219.5ng/ml。血T-SPOT.TB均阴性。腹部B超：肝右叶存在液性暗区及低密度影，考虑血管瘤。入院后坚持抗结核治疗满6周，经专业组查房考虑抗结核治疗效果不佳，免疫相关肠道疾病可能，可试用中等剂量激素。2013年1月18日征得患者同意后加用氢化可的松琥珀酸钠

150mg qd×7 天→甲泼尼龙 24mg qd 口服。患者腹痛稍缓解，体温正常，炎症指标显著下降。

激素治疗期间，监测患者 ALT 进行性升高至 614U/L，TBil 最高 25.3μmol/L，筛查甲型肝炎、戊型肝炎病毒抗体阴性，CMV DNA、EBV DNA 均阴性。考虑不除外药物因素，先后停用抗结核药、雄激素，并将环孢素减量，积极保肝治疗效果欠佳。复查腹盆增强 CT（2013 年 1 月 29 日）：与老片比较，原肝右后叶高密度灶环以低密度影，较前减小，内高密度影消失；新见肝右叶后段中段强化结节灶，肝多发低密度灶伴低强化，较前增多；新见脾低密度灶伴强化，强化同肝脏病变，均考虑感染可能性大。感染内科会诊：结合患者病史及相关治疗反应，考虑真菌感染可能性大，肝功能损害考虑与此有关。2013 年 2 月 1 日开始加用卡泊芬净抗真菌治疗，甲泼尼龙每 7～10 天减量 4mg。2013 年 2 月 19 日行腹部增强 MRI：肝及脾多发大小不等圆形、类圆形异常信号影，较前未见显著变化。此后监测肝功能，ALT 水平逐步下降至 100U/L。

抗结核治疗失败后诊断与治疗的选择

患者在第一次临床讨论时考虑肠结核和 CD 可能性大，经积极四联抗结核治疗 6 周，临床症状无改善，全身消耗加重，炎症指标仍高，考虑诊断性抗结核治疗无效，不除外免疫相关肠道疾病。因此有指征加用免疫抑制治疗，如激素等。然而患者存在明确的再障，存在免疫功能紊乱，如再加用激素，有可能加重机体免疫抑制，诱发机会性感染。

患者有慢性再障的基础疾病，长期应用环孢素治疗，在激素治疗过程中肝功能损伤进行性加重、肝脾内新发病变，需首先考虑血行播散性感染可能性大，特别是真菌等机会性感染。根据感染内科及影像科会诊意见，经验性加用抗真菌药治疗后肝功能明显改善，且腹部影像学无进展，进一步支持真菌感染。人体肠道内常有念珠菌定植，所以该患者感染首先考虑念珠菌感染可能大，确诊需血培养、肝脾穿刺活检，但患者血培养阴性，肝脾穿刺因患者的基础血液病、患者及家属的顾虑等因素无法完成，因而进一步病原学证据难以获取。在此种情况下，希望选择一种兼顾念珠菌及曲霉的抗生素，而且希望药物副作用小，且与环孢素无相互作用，所以初始选择卡泊芬净比较合适。但是考虑患者经济状况，后期改为两性霉素 B 治疗，最后维持治疗选用氟康唑，抗真菌疗程为半年。

该患者真菌感染只能解释肝脾病变，仍无法解释肠道病变。真菌感染引起的肠道溃疡，病理组织中可见真菌菌丝、肉芽肿性炎。本例患者只是在手术切除标本表面的肠道渗出物见到真菌菌丝，不符合真菌感染肠道病变的典型表现。

2013 年 2 月 21 日患者突发晕厥、大量血便，总量约 1800ml，伴低血压、休克。行腹部 CTA：发现出血部位位于吻合口小肠侧近端 10cm 处，肝脾病灶较前减少、变小。多学科会诊：基本外科考虑目前手术风险极大，不宜手术；急诊介入栓塞可行，但患者及家属拒绝介入栓塞。后予内科禁食禁水、补液，输血、生长抑素、垂体后叶素等保守治疗，同时将甲泼尼龙换用为琥珀酸氢化可的松 75mg qd 静脉使用，因费用问题将抗真菌药改为两性霉素 B。患者 Hb 可稳定于 50g/L 左右，但血小板及白细胞计数持续下降，间断予升白及输血小板治疗。2013 年 2 月 26 日患者再次出现便血，量约 350ml，Hb 下降 10g/L，伴发热，Tmax 39℃，加用亚胺培南后体温正常。血液内科会诊考虑白细胞减少可能与慢性再障活动有关，可加用环孢素及雄激素，同时继续予粒细胞集落刺激因子吉赛欣升白治疗。患者逐渐恢复进流食，仍间断排暗红色血便，每次 150～200ml，伴右下腹疼痛，无发热。查血常规：WBC（1～2）$\times10^9$/L，NEUT#（0.5～1.0）$\times10^9$/L，Hb 40～55g/L，PLT（5～30）$\times10^9$/L。予补液、保肝、升白、输血治疗，两性霉素 B 及头孢他啶抗感染治疗，同时予环孢素及雄激素治疗。

充分交代病情并征得患者及家属同意后，2013 年 3 月 8 日于全麻下行“剖腹探查+粘连松解术+末段回肠及部分结肠切除术”，术中探查吻合口良好，末段回肠多发节段性病变，手术顺利。手术病理：小肠及结肠黏膜显急性及慢性炎，多灶溃疡形成，黏膜下广泛血管充血及淤血，未见明确血管炎及血栓形成，未见上皮性肉芽肿。免疫组化：CMV（-）；特殊染色：PAS 染色、六胺银染色、抗酸染色均（-）。术后患者伤口愈合好，顺利出院。院外抗真菌治疗总疗程 6 个月，激素逐渐减量至甲泼尼龙 2mg qd。近期电话随访，患者一般情况好，术后未再出现便血，但亦未再复查结肠镜及腹盆增强 CT 检查。

消化道出血源于真菌感染吗？

患者激素治疗中反复消化道大出血，CTA 可见回肠末段的明确出血点，积极内科治疗欠佳，且吻合口溃疡病因仍不清，有手术指征。鉴于患者基础血液系统疾病、全身真菌感染及激素使用，术后并发症风险极高，且有可能仍无法明确疾病诊断，需向患者及家属充分交代手术风险。

术后病理可见小肠及结肠多灶性溃疡，未见全层炎、裂隙样溃疡、上皮样肉芽肿等 CD 提示，亦未发现血管炎、血管血栓形成等血管病变的直接证据，HE 染色及特殊病原学染色均未见明确病原学证据，与上一次手术病理所提供的诊断方面的线索基本相当。综上，病理所见不支持以上常见导致肠道溃疡的疾病的诊断。近年来，临床实践中也能遇到慢性血液系统疾病的患者并发肠道溃疡，如骨髓增生异常综合征并发不明原因的回结肠溃疡，常见病因会考虑白塞病，特别是存在 8 号染色体 3 体者，但部分患者并无白塞病的系统性表现，内镜下溃疡形态不典型，病理也不支持，经其他详尽的检查仍无法明确肠道溃疡的病因，甚至连肠道溃疡与慢性血液系统疾病之间的关系也无法充分阐明。正如本例患者，虽经多次住院检查、两次外科手术切除病变肠段仍无法明确肠道溃疡的诊断，对于临床医生及患者都是极大的挑战，值得包括消化内科医生、血液内科医生、病理科医生等共同努力探索该类疾病的归类，为更好地认识此类疾病提供线索。

尽管患者最终未能明确肠道溃疡诊断，但经积极外科手术切除病变肠段、长期抗真菌及小剂量激素治疗，同时继续环孢素及雄激素控制慢性再障，总体病情稳定后出院，2 年后电话随访一般情况可。

最后诊断：慢性再生障碍性贫血
播散性真菌感染
肠道受累
下消化道出血
末段回肠与结肠切除术后

【诊疗启示】

通过本例患者的诊治，启示如下：①慢性再障患者罹患回结肠溃疡，通常诊断困难，有创检查受限，且肠道溃疡疾病的鉴别诊断的思路与免疫功能正常者略有不同，更需要将感染性病因作为首要鉴别诊断。②对于内科治疗无效、部位相对明确的消化道出血患者，外科手术治疗是首选的选择之一。③该患者虽然确诊播散性真菌感染，仍不能解释肠道溃疡全貌，而历经二次手术，肠道溃疡的诊断仍然“悬而未决”。但我们相信当临床上遇到未知或未分类的疾病，可以依据现有知识进行合理治疗，长期随访，一定有助于解开疾病诊断这一“谜团”。

【专家点评】

慢性再障患者罹患肠道溃疡，在疾病诊断及鉴别诊断时，多围绕一元论、二元论展开，即是否由某一种疾病同时导致慢性再障及肠道溃疡，或慢性再障本身可累及肠道，抑或慢性再障的背景下，由于药物、感染、缺血、免疫甚至肿瘤导致肠道溃疡。鉴于对疾病认识的局限性，一些疾病行为尚难以用已归类的临床疾病所定义时，牢记张孝骞主任“发展和变化”，严密随访，同时多学科协作对于此类疑难患者的诊治，是最重要的解决临床问题的手段。

（孟祥辰 撰写 李 骥 审校）

参考文献

[1]Lamps LW, Lai KK, Milner DA Jr. Fungal infections of the gastrointestinal tract in the immunocompromised host: an update[J]. Adv AnatPathol, 2014, 21(4): 217-227.

[2]Mehta S, Fantry L. Gastrointestinal infections in the immunocompromised host[J]. Curr Opin Gastroenterol, 2005, 21(1): 39-43.

[3]Bourke B, Hussey S. Chronic infections of the small intestine[J]. Curr Opin Gastroenterol, 2015, 31(2): 104-110.

病例43　腹痛、腹泻——感染“相遇”血管炎

患者，男性，46 岁，因“腹痛、腹泻 18 天，便血 14 天”入院。

患者于 2016 年 4 月 18 日饮过夜奶制品后出现脐周阵发绞痛，VAS 5～6 分，伴腹泻，为褐色糊状便，4～5 次/日，每次约 300ml。4 月 22 日出现暗红色血便，3～8 次/日，每次 100～300ml。外院查血 WBC 13.47×10^9/L，NEUT% 82.1%，Hb 129g/L，PLT 正常；血 Alb 34.4g/L，GGT 212.7U/L，ALP 143.5U/L；ESR 95mm/h，CRP 320mg/L；粪便培养未见沙门菌及志贺菌，血培养和 EBV DNA 阴性。腹部增强 CT：升结肠、回盲部肠壁增厚伴黏膜面强化，降结肠肠壁增厚。结肠镜：升结肠、肝曲、横结肠、脾曲、降结肠、乙状结肠、直肠黏膜弥漫分布黏膜下出血点（图 1），病理见隐窝脓肿。予禁食水、抑酸、补液及喹诺酮类抗感染等治疗无效。5 月 3 日出现持续上腹胀痛。为进一步诊治于 2016 年 5 月 5 日入院。发病来体重下降 8kg。

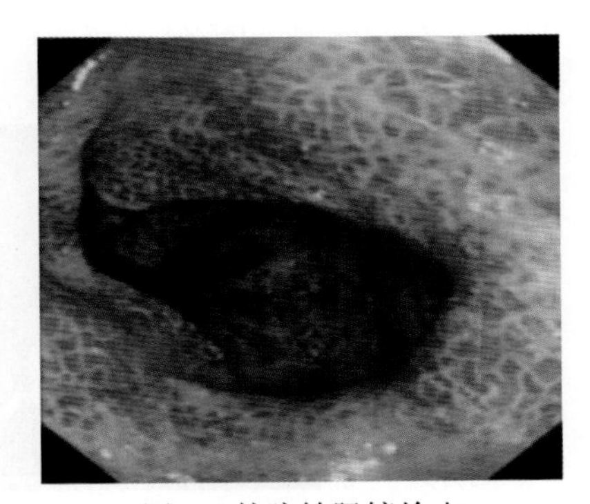

图 1　外院结肠镜检查

既往史：既往体健。

个人史、家族史：无特殊。

体格检查：T 38.7℃，P 90 次/分，BP 95/65mmHg。急性面容，全身未见紫癜样皮疹，浅表淋巴结未及肿大。心肺大致正常，上腹部压痛明显，局部肌紧张，无反跳痛，肠鸣音 2～3 次/分。

入院诊断：腹痛、腹泻原因待查

感染性肠炎不除外

入院后完善检查，血 WBC 21×10⁹/L，NEUT% 91%，Hb 139g/L。粪便常规：脓血便，WBC、RBC 大量。尿常规正常。血 Alb 26g/L，TBil 20.5μmol/L，DBil 13.5μmol/L，GGT 259U/L，ALP 162U/L，血 Cr 62μmol/L，血淀粉酶 92U/L，脂肪酶 1652U/L。ESR 50mm/h，hs-CRP 232.88mg/L。粪便细菌培养、真菌涂片、抗酸染色、找寄生虫均阴性。血 PCT、血需氧菌及厌氧菌培养、肥达试验、外斐反应、G 试验、CMV DNA（-）；血细小病毒 B19 IgG（+）、IgM（-）。ANA（+）胞质型 1∶80。p-ANCA-IgG（+）1∶10，PR3-ANCA 95RU/ml，APAB-IgG（+）1∶20。自身免疫性肝炎相关自身抗体谱（-）。血清 CEA 17.25μg/L，CA19-9 241.7U/ml，CA242 91.6U/ml。详细追问病史，于起病前 3～4 天曾饮自酿白酒，取回样本送检专科医院毒物检测为阴性。胃镜（2016 年 5 月 6 日）：胃底、胃体、胃窦多发黏膜破损、破溃、自发出血，伴小血肿、出血斑，胃黏膜表面弥漫性充血水肿，覆较多血性液体；食管及十二指肠黏膜未见异常（图 2）。腹盆 CTA：胰腺实质内多发片状低强化区，胰周、脾周及左肾周多发渗出性改变，考虑胰腺炎可能性大；升结肠、降结肠、乙状结肠及直肠肠壁稍增厚水肿，结肠袋结构消失；肠系膜根部、盆腔及双侧腹股沟多发淋巴结；未见血管狭窄、闭塞等征象（图 3）。

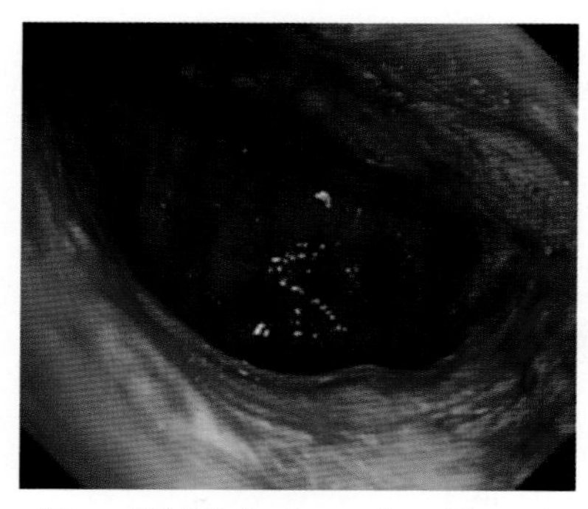

图 2 胃镜检查（2016 年 5 月 6 日）

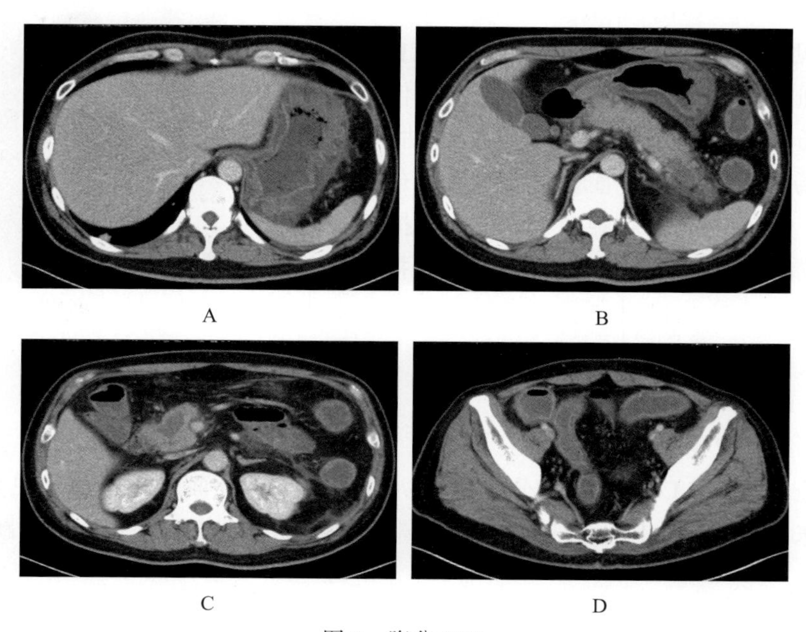

图 3 腹盆 CTA

A. 胃壁弥漫水肿增厚；B. 胰尾片状强化减低，周围渗出；C. 胰头片状强化减低；D. 乙状结肠肠壁增厚，分层强化

肠道病变——腹痛、腹泻、便血

病例特点：中年男性，急性病程，以渗出性腹泻为突出表现，伴发热、腹痛，发病前有不洁饮食史，辅助检查示血白细胞增多，以中性粒细胞增多为主，炎症指标升高，病原学检查阴性，影像学及内镜示升结肠以远弥漫病变，同时存在上消化道受累。诊断方面，考虑如下。①感染性肠炎：患者病程较短，且有不洁饮食病史，结合其临床表现及辅助检查，首先考虑肠道感染。下一步需充分完善病原学检查，同时予加强抗感染治疗。若充分抗感染治疗无效且病原学无阳性发现，需考虑其他疾病。②炎症性肠病：患者腹痛、腹泻、便血，内镜下弥漫连续性病变，需要考虑炎症性肠病，但不支持点为患者病程较短，病理未见到隐窝结构改变等慢性损伤表现。结肠镜检查同时获取黏膜组织活检对溃疡性结肠炎诊断意义重大，必要时可予以完善。③缺血性肠病：患者无动脉硬化、心房颤动等高危因素，肠道病变为连续弥漫性病变亦不支持，缺血性肠病病变分界清楚，另腹盆CT血管重建未发现急性动脉闭塞、静脉血栓形成或引起非闭塞性缺血的肠系膜血管血流灌注不足的相关表现，考虑可能性小。④其他：如自身免疫病肠道表现、肿瘤等，目前暂无证据，进一步行免疫指标、内镜、病理活检等明确。

入院后患者仍有发热，Tmax 38.7℃，排暗红色血便10余次/日，总量约1000ml/d，伴腹痛，Hb下降至81g/L。入院后予禁食水、抑制胃酸、肠外营养支持、输注白蛋白、静脉补充蔗糖铁、美沙拉秦1g qid等对症支持治疗，予美罗培南抗感染。灌肠后行结肠镜：进镜至直乙交界处，可见弥漫性黏膜充血水肿，多发糜烂、出血斑，散在深凿样不规则溃疡，伴自发性渗血（图4）。病理：（直肠）结肠黏膜呈急性及慢性炎，隐窝结构紊乱，可见隐窝炎及隐窝脓肿。黏膜细菌、真菌培养（-）；免疫组化：CMV（-）；原位杂交：CMV（-）、EBV受体（-）。结肠镜活检黏膜抗酸染色及诺卡菌染色阴性，革兰染色发现白细胞内外可见大量产芽胞革兰阳性杆菌（图5）。患者肠道感染明确，继续予积极抗感染，美罗培南治疗3天后症状改善，治疗12天后体温正常，腹痛减轻，降级为头孢哌酮/舒巴坦及甲硝唑，患者腹痛逐渐缓解，粪便由暗红色血便逐渐恢复为黄色糊便，并开始进半流食。监测Hb逐渐回升至110g/L左右，血Alb升至39g/L，ESR以及hs-CRP基本降至正常。

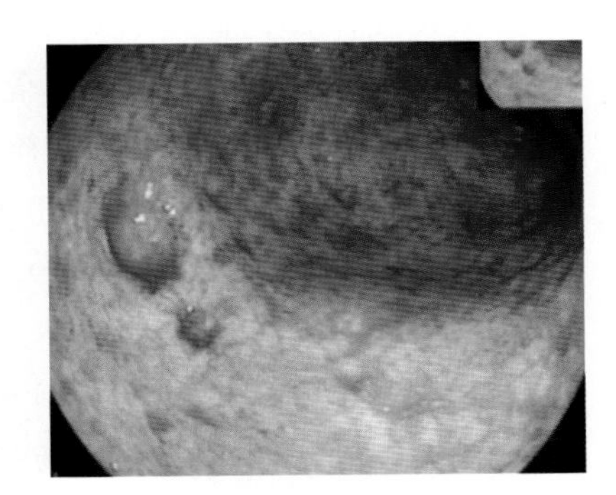

图4　结肠镜检查

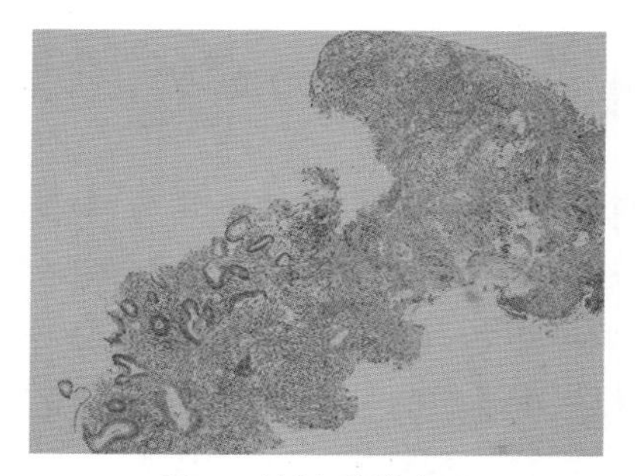

图 5　结肠黏膜病理

多系统病变——肠道、胃、胰腺、胆道

除肠道病变外，患者存在多系统病变：胰酶升高 3 倍以上、影像学示胰周多发渗出，急性胰腺炎诊断明确；胃镜示胃底、胃体、胃窦多发黏膜破损、破溃，胃黏膜弥漫充血水肿；胆红素及胆管酶升高，可疑胆管受累。以上能否用一元论解释？单纯肠道感染是否能够解释病情全貌？患者入院查 p-ANCA（+），结合其多系统受累，需考虑系统性血管炎可能。陈建等对 ANCA 相关血管炎病例的总结提示，继发性血管炎多为 p-ANCA 阳性，且疾病谱较广；而 c-ANCA 阳性多见于原发性血管炎。其他鉴别诊断方面考虑如下。①肿瘤：患者虽有 CEA、CA19-9 及 CA242 升高，但炎症也可出现以上指标升高，且患者影像学未见胰腺及消化道占位性病变，考虑肿瘤证据不足。②溃疡性结肠炎：部分患者也可以暴发性结肠炎起病，表现为消化道大出血、中毒性巨结肠甚至休克，也可出现 ANCA 阳性，但难以解释患者上消化道病变。综上考虑系统性血管炎可能性大，结合患者脏器受累，为中、小血管血管炎可能。然而本患者的临床特点并不能以已知的任何一种经典的系统性血管炎解释。

肠道感染和血管炎可以用一元论解释吗？文献显示，许多原因可以引起继发性血管炎。①感染：细小病毒 B19、乙型肝炎病毒、丙型肝炎病毒、人类免疫缺陷病毒、水痘-带状疱疹病毒、螺旋体、细菌、真菌和分枝杆菌。②药物：如抗甲状腺药物、来氟米特、肿瘤坏死因子抑制剂。③系统性疾病：系统性红斑狼疮、结节病等。④肿瘤。结合本例，考虑感染性肠炎继发血管炎不除外。

予积极抗感染治疗后，测血淀粉酶、脂肪酶降至正常范围；复查胃镜：胃底、胃体、胃窦黏膜肿胀，多发糜烂、出血斑，病变间黏膜尚光整，较前明显改善；结肠镜：自升结肠至降结肠可见连续性黏膜脱失修复后改变，乙状结肠、直肠黏膜病变较轻，可见多发瘢痕，散在溃疡愈合改变。出院后 1 个月（2016 年 7 月）随诊，患者排便 1 次/日，为黄色糊状便，无腹痛，甲硝唑口服 3 周已停用，继续口服美沙拉秦促进黏膜愈合。复查血清白蛋白、胆管酶、胆红素、胰腺功能、ESR、hs-CRP 均正常范围，血 CA19-9、CEA 均正常，血

CA242 23.9U/ml；p-ANCA（+）1∶10，PR3-ANCA 转阴。7 月 20 日复查胃镜：胃底、胃体、胃窦黏膜变薄，黏膜下可见较明显血管，散在小糜烂灶，未见溃疡、肿物（图 6）。结肠镜：升结肠可见弥漫性黏膜充血，少许糜烂，见黏膜修复期改变。横结肠、降结肠、乙状结肠、直肠可见弥漫性黏膜修复期改变，多发白色瘢痕，多发炎性息肉，未见活动期溃疡改变，较前明显好转（图 7）。

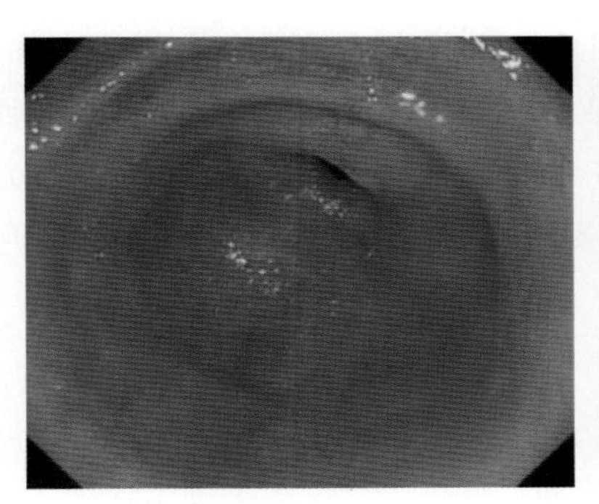

图 6 胃镜检查（2016 年 7 月 20 日）

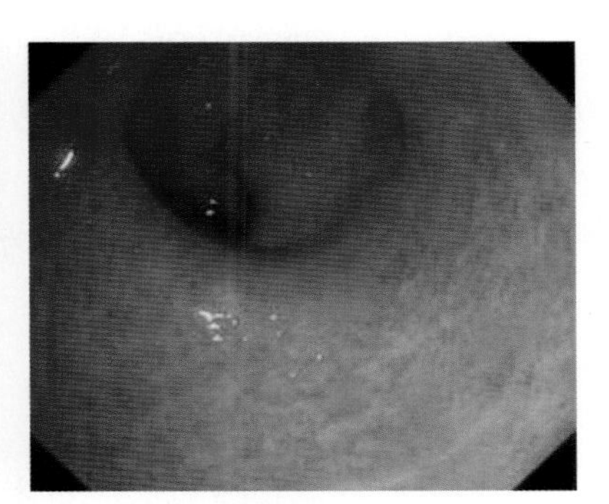

图 7 结肠镜检查（2016 年 7 月 20 日）

最后诊断：感染性肠炎

芽胞杆菌感染可能性大

继发性血管炎不除外

胃、结肠及胰腺受累

急性胰腺炎

【诊疗启迪】

这是一例感染性肠炎继发血管炎的病例，查找病原体及揭秘多系统病变与感染的关系是该患者的诊断关键。患者感染性肠炎的最终确立取决于：①病理科提示组织大量炎症细胞浸润，无慢性损伤和恶性细胞表现，因此高度提示感染。②检验科细菌室通过简单的革兰染色，根据组织中细菌的形态确认了感染的病原体，进而给临床的抗感染治疗提供了依据。但患者除肠道病变外，还存在胰腺、胃及可疑胆管受累，从一元论角度考虑，结合 p-ANCA 阳性，逐一除外其他诊断后，考虑血管炎可能，予充分抗感染治疗后，患者临床症状及影像学均明显好转，最终诊断感染继发的血管炎。该病例给我们的启示：一是在感染性肠炎患者中，除粪便培养外，可以在肠黏膜组织中寻找病原体，方法包括新鲜组织培养和组织切片行革兰染色等；二是在疑难病例的诊治中，需注重多学科协作。

【专家点评】

感染继发性血管炎为一类罕见疾病，本例患者诊断依赖于组织切片中病原体的革兰染色。因此，重视多学科协作是解决疑难病的金钥匙。系统性血管炎的治疗主要应用激素和免疫抑制剂，而感染性血管炎是否需用激素等治疗，目前尚无定论，Gluk 等认为在感染继发性血管炎中，感染成功控制后，血管炎亦好转。本例患者抗感染后病情明显改善。我们考虑，若在充分控制感染情况下，患者病情反复或重要脏器受累，则可在抗生素保驾情况下加用激素治疗。当然对该患者，我们尚需注意密切随诊，警惕在感染背后隐藏的疾病或者感染后演变为某种疾病，这需要“时间”来告诉我们。

（张慧敏　撰写　李　玥　审校）

参考文献

[1]陈建，牛艳慧，李桂莲，等.抗中性粒细胞胞质抗体相关性血管炎 190 例临床特点分析[J].中华医学杂志，2009，89(36)：2548-2551.DOI：10.3760/cma.j.issn.0376-2491.2009.36.010.

[2]Satta R，Biondi G.Vasculitis and infectious diseases[J].G Ital Dermatol Venereol，2015，150(2)：211-220.

[3]Pagnoux C，Cohen P，Guillevin L.Vasculitides secondary to infections[J].Clin Exp Rheumatol，2006，24(2 Suppl 41)：71-81.

[4]Zeller V，Lortholary O.Vasculitis secondary to fungal infections[J].Presse Med，2004，33(19 Pt 2)：1385-1388.

[5]Glack T，Straub RH，Sehtilmerich J，et a1.Infections and vasculitis[J].Z Rheumatol，1997，56(3)：105-113.DOI：10.1007/s003930050026.

病例44　发热、腹痛、结肠节段性环形溃疡——肠结核还是IBD

患者，男性，34 岁，因“发热、腹痛 2 个月”入院。

患者于 2017 年 2 月在几内亚工作期间不洁饮食后出现发热，Tmax 40℃，偶有畏寒、寒战，自服退热药后体温可下降，伴大汗，但数小时后体温复升，每日 4～5 个热峰。数日后出现脐周痛，为间歇性绞痛，VAS 7～8 分，无放射痛，与进食、体位改变无明显关系，伴恶心、呕吐、排便次数减少，排便 1 次/2～3 日，为黄色成形便，无反酸、烧心、腹胀、便血、皮肤及巩膜黄染等，至当地医院就诊，查肥达试验、外斐反应（+），血涂片见疟原虫，期间曾出现血压下降、严重贫血，诊断“疟疾、伤寒”，予抗感染、补液等对症支持治疗后症状逐渐好转。症状缓解 1 周后患者再次出现发热、脐周腹痛，VAS 8～9 分，伴腹泻，为黄色稀便，2～3次/日，无黏液脓血，无恶心、呕吐、腹胀等不适，当地医院考虑符合“克罗恩病”，予补液等治疗后症状缓解，但仍有脐周隐痛。2017年3月到我院门诊，查血、尿、粪便常规正常，hs-CRP、ESR、Ig 3项、T-IgE正常；感染指标：肥达试验、外斐反应、CMV DNA、EBV DNA、T-SPOT.TB均正常；小肠CT成像：横结肠肠壁增厚伴异常强化，浆膜面毛糙，受累肠管结肠袋结构消失，肠腔变窄（图1）；病变肠管周围小血管影增多，符合病变活动期表现。腹部增强CT：脾大，脾梗死（图2）。2017年4月14日患者出现脐周痛加重，VAS 4分，腹泻4～5次，黄色稀水便，量不多，无黏液脓血，伴里急后重，症状逐渐自行好转。为进一步诊治于2017年4月18日入院。起病以来患者体重下降10kg。2017年2出现右眼发红流泪、视力下降，否认结节红斑、光过敏、口眼干、口腔和外阴溃疡、猖獗龋齿、光过敏、关节炎、雷诺现象等。

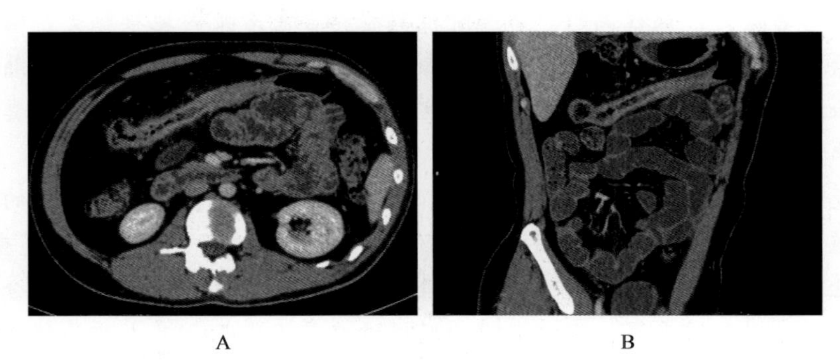

图1　小肠CT成像

横断面（A）和冠状面（B）示横结肠肠壁增厚伴肠壁强化增高，黏膜面不规则，浆膜面毛糙，周围脂肪密度增高，受累肠管结肠袋消失，肠腔变窄

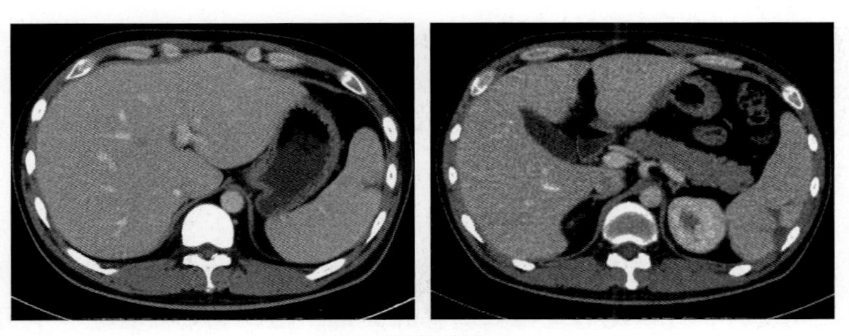

图2　腹部增强CT

门脉期横断面示多发脾梗死

既往史：既往肝炎病史（具体不详）。

个人史：长期大量吸烟、饮酒史。

婚育史、家族史：无特殊。

体格检查：T 36.5℃，P 82次/分，BP 119/68mmHg，SpO_2 96%。双肺呼吸音清，未闻及干、湿啰音。心律齐，腹平软，脐周有压痛，无反跳痛、肌紧张，肠鸣音2～3次/分。双下

肢无水肿。直肠指检（-）。

入院诊断：肠道溃疡性质待定

感染继发性血管炎不除外

发热、腹痛、脾梗死、横结肠病变的诊治思路

病例特点：青年男性，病程2个月，临床过程较特殊，分为两个阶段：①初期表现为在非洲工作期间不洁饮食后出现发热、腹痛，予抗感染治疗后好转。②后期表现为脐周隐痛，腹盆增强CT示横结肠肠壁增厚伴异常强化，浆膜面毛糙，受累肠管结肠袋结构消失，肠腔变窄。诊断方面，外院曾经考虑克罗恩病，这个诊断是否成立？

仔细回顾患者病史，病程偏短。第一阶段病程结合患者疫源地接触史、临床表现、实验室检查和治疗效果，诊断伤寒杆菌和疟原虫感染明确，但目前感染是否仍然存在有待确证，可完善血涂片、肥达试验、外斐反应、布氏杆菌凝集试验、粪便培养、粪便找寄生虫等相关病原学筛查。

第二阶段的表现，若以一元论解释病情，则存在以下可能：①第一阶段的致病病原体直接侵犯肠道，但患者肠道症状出现时第一阶段的症状已缓解，近期外院复查肥达试验、外斐反应阴性，证据不足，可待前述病原学检查确证。②继发性血管炎：部分病原体感染后可继发血管炎。若肠道受累，则可表现为肠道溃疡甚至坏死，其本质为缺血性肠病。常见继发性血管炎的病原体为丙型肝炎病毒、乙型肝炎病毒、梅毒螺旋体等，伤寒、布氏杆菌病虽尚未见临床报道，但亦不能除外。因部分继发性血管炎可伴免疫指标阳性，下一步可完善ANA、ANCA、APS等免疫指标筛查，同时完善肠道血管超声、腹主动脉CTA等寻找血管受累证据。此外，某些药物如丙硫氧嘧啶等也可诱发血管炎。患者在非洲时怀疑患有疟疾和伤寒，抗疟疾常用药物有氯喹、伯氨喹、青蒿素、奎尼丁等，抗伤寒药物常用喹诺酮类、第三代头孢菌素、阿奇霉素等，部分药物有胃肠道不良反应，但未见可引起结肠病变报道，可追问病史，核查药物。

当然，患者第二阶段的临床表现也可能与第一阶段无关，则需要从以下方面进行鉴别诊断。①克罗恩病：患者虽有腹痛、腹泻表现，但受累部位也非回肠末段等常见部位，亦缺乏其他肠外表现支持，可以完善炎症性肠病抗体谱、结肠镜等检查进一步明确。②肿瘤：结肠壁增厚伴异常强化，近期消瘦明显，需警惕肿瘤可能，可完善肿瘤标志物、结肠镜活检，同时注意筛查淋巴瘤等血液系统肿瘤。③肠贝赫切特（又称白塞，Behcet）病：患者无口腔溃疡、外阴溃疡、葡萄膜炎等系统性白塞病受累表现，诊断依据不足，可完善针刺试验进一步除外。④其他肠道缺血性疾病：如易栓症、结缔组织病等，目前均无临床证据支持，可完善ANA抗体谱及凝血血栓方面相关筛查。

入院后完善相关检查，血常规：WBC 4.68×10^9/L，NEUT% 54.7%，Hb 139g/L，PLT

211×10^9/L；血涂片未见异常；肝肾功能、ESR、hs-CRP 正常；输血 8 项：HBsAb（+），余正常；凝血功能：PT 13.3s，INR 1.12，Fbg 1.95g/L，APTT 34.8s，TT 19.2s，D-Dimer 0.23mg/L FEU。感染指标：粪便细菌涂片及培养、痢疾杆菌培养、霍乱弧菌培养、真菌涂片及培养、抗酸染色、难辨梭菌毒素 A/B、寄生虫及幼虫鉴定（-）；肥达试验、外斐反应（-）；CMV DNA 和 EBV DNA<500copies/ml；血疟原虫涂片、血吸虫 IgG、肝吸虫 IgG、肝棘球蚴 IgG、广州管圆线虫 IgG、旋毛虫 IgG、曼氏裂头蚴 IgG、囊虫 IgG、杜氏利什曼原虫 IgG、丝虫抗原、非洲锥虫（冈比亚）抗体、寨卡病毒 IgM/IgG、粪便找寄生虫（液基）、阿米巴滋养体包囊、隐孢子虫抗原、蓝氏贾第鞭毛虫抗原（-）。免疫指标：免疫球蛋白及补体正常；aCL 65 GPL，β_2-GP1>200U/ml；LA 0.97；ANA 阳性（SN1：80），抗 ds-DNA 抗体、抗 ENA 抗体谱、炎症性肠病抗体谱、系统性血管炎相关自身抗体谱阴性；肿瘤标志物（AFP、CEA、CA19-9、CA72-4、PSA）正常；血清免疫固定电泳、尿免疫固定电泳 3 项（-）。胃镜：慢性浅表性胃炎。结肠镜：横结肠中段可见环腔溃疡，覆脓白苔，周围黏膜充血、水肿和结节增生，渗血明显，直肠黏膜可见一处点状糜烂，覆白苔和多发充血性红斑（图 3）。经腹肠道超声：横结肠中段肠壁增厚（0.6cm），结构欠清，走行僵直，近段肠管略增宽，宽约 1.8cm，末段回肠肠壁略增厚（0.4cm）。血管超声：肠系膜上、下动脉，肠系膜上、下静脉，脾静脉，门静脉未见明显异常。病理：（横结肠）结肠黏膜显慢性炎，部分隐窝结构紊乱；（降结肠，乙状结肠）结肠黏膜显慢性炎，隐窝结构规则；（直肠）结肠黏膜显慢性炎，局灶淋巴细胞聚集。特染结果：抗酸染色（-），弱抗酸染色（-）；免疫组化结果：CMV（-）；原位杂交结果：CMV ISH（-），EBER ISH（-）。

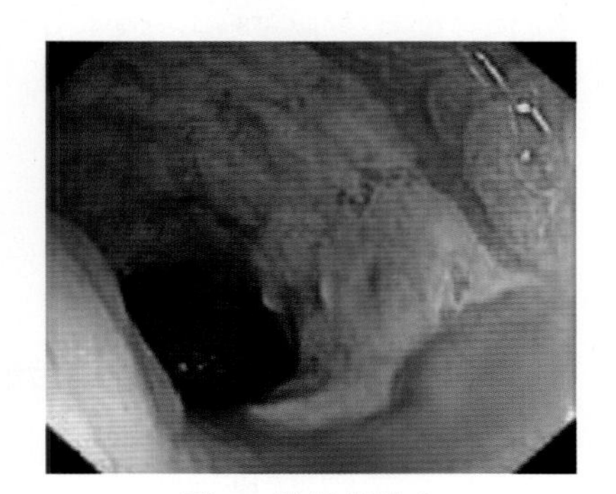
图 3　结肠镜检查

伤寒杆菌和疟原虫感染、结肠溃疡、抗磷脂抗体阳性全面辨证——多学科团队（MDT）会诊

患者有多个突出临床特点，从感染、免疫性疾病、肿瘤等多方面进行分析讨论，均暂缺乏证据支持。目前患者病因仍不明确，故提请疑难肠病 MDT 会诊。

放射科：患者横结肠近肝曲节段性病变，肠壁增厚伴黏膜异常强化，以渗出为主，增生不明显，肠腔狭窄，另可见多发脾梗死。影像学表现不支持炎症性肠病，更倾向于缺血性肠病、肠道特殊感染等。

超声医学科：患者的肠道超声提示横结肠中段局限性病变，远段狭窄，近段扩张不明显，不符合典型克罗恩病表现。

感染内科：患者非洲工作期间诊断伤寒杆菌感染、疟原虫感染，可解释第一阶段病情。

疟疾感染时大量疟原虫可阻塞血管引起脾梗死、缺血性肠病等，伤寒可致增殖性病变，可导致缺血，亦可诱发血管炎表现，该患肠道溃疡可考虑与感染之后出现的血管炎有关。

风湿免疫科：患者抗磷脂抗体阳性，需要警惕原发性抗磷脂综合征的可能，可8～12周后复查抗磷脂抗体谱，若仍为高效价阳性，考虑抗磷脂综合征不能完全除外。也需要考虑感染后所致，然而感染如疟疾等可产生抗磷脂抗体，但多为抗心磷脂抗体阳性，很少出现抗 β_2-GP1 抗体阳性。

综合前述讨论结果，疑难肠病MDT会诊考虑患者的结肠病变与感染有时间顺序关系，且感染后继发的血管炎也可能解释目前的病变，故暂不考虑其他疾病。治疗上可加用美沙拉秦口服，避免粗糙饮食，加用肠内营养、黏膜保护剂等。建议8～12周后复查抗磷脂抗体谱，如仍为高效价阳性，考虑抗磷脂综合征不除外。

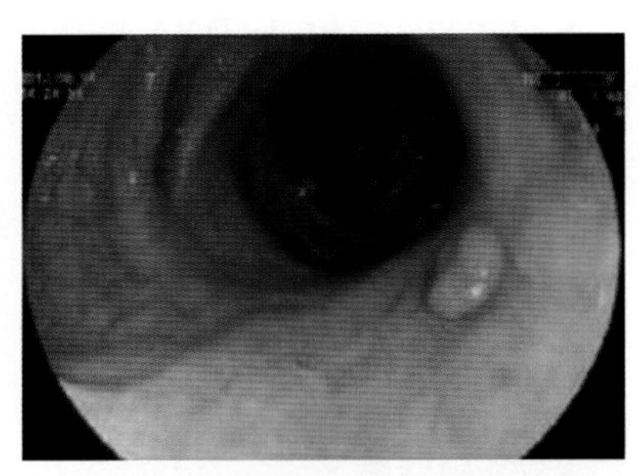

图4　复查结肠镜（随访4个月后）

4个月后患者复查结肠镜提示结肠溃疡愈合（图4），复查抗磷脂抗体谱较前明显下降（aCL 34PL-IgG-U/ml，β_2-GP1 141RU/ml）。

最后诊断：伤寒杆菌感染后继发血管炎

肠道受累

脾梗塞

【诊疗启迪】

该病例让我们“学习”了感染性肠炎继发血管炎的临床表现，特点包括：①有明确的感染病史。②多脏器受累（结肠、脾）。③抗心磷脂抗体阳性。④无其他疾病的证据。

通过该病例，提醒我们临床思维中应该“切记”：①全面挖掘既往病史，该病例既往伤寒和疟疾病史与后续疾病变化关系密切。②密切随访，仔细求证，该例患者治疗初始尚不能除外抗磷脂综合征，随访4个月后复查，溃疡愈合、抗磷脂抗体谱效价下降，故而诊断明确。

【专家点评】

感染性肠炎临床较常见，而感染继发性血管炎的肠道受累则较少见。该病例提示我们，在临床工作中应注意以下几点：①诊断时首先以一元论考虑病情，注意常见病的少见并发症，该病例中伤寒杆菌感染、疟原虫感染、肠道溃疡的发生有时间顺序性，在疾病中间未发现其他因素掺杂。②注意疾病的发展和变化，该患者有两个问题需要通过疾病的发展和变化判断结果，如患者结肠溃疡考虑是感染继发性血管炎，可能会随着感染消退而溃疡愈合；如该例患者治疗初始尚不能除外抗磷脂综合征，随访4个月后复查，结肠溃疡愈合、抗磷脂抗体谱效价下降，故而除外。

（金　梦　撰写　杨　红　审校）

参考文献

[1]辛玉,李玥,李晓青,等.表现为肠道溃疡的丙型肝炎病毒相关性冷球蛋白血症一例[J].中华内科杂志,2015,54(8):727-728.

[2]徐蕙,杨杏林,李辉,等.第396例腹痛-腹泻-便血-感染继发的血管炎[J].中华医学杂志,2017,97(6):474-477.

[3]Roggenbuck D,Borghi MO,Somma V,et al.Antiphospholipid antibodies detected by line immunoassay differentiate among patients with antiphospholipid syndrome,with infections and asymptomatic carriers[J].Arthritis Res Ther,2016,18(1):111.

肿瘤病例

病例45　腹痛、发热、回盲部溃疡——急性粒单核细胞白血病

患者，男性，26岁，因“腹痛、发热2个月”入院。

患者于2014年8月2日无诱因出现中上腹部隐痛，进食后加重，无反酸、恶心、呕吐，后出现排便次数增多，2～4次/日，呈褐色糊状便，无发热、里急后重等，外院胃镜检查示“糜烂性胃炎伴胆汁反流”，予奥美拉唑口服治疗，腹痛无好转。8月6日起出现发热，体温波动于39.0～40.2℃，伴畏寒、寒战，外院曾予头孢菌素类、替硝唑、阿奇霉素等，症状无好转。查血常规：WBC（6.2～3.6）$\times10^9$/L，NEUT#（0.2～0.6）$\times10^9$/L，Hb 134g/L→94g/L。T-SPOT.TB阳性。结肠镜：见回盲瓣及回肠末段不规则隆起糜烂伴溃疡形成（图1）。活检病理：回盲部溃疡伴坏死组织。之后出现肛周脓肿，9月12日至10月6日予加替沙星+奥硝唑静脉输液，发热、腹痛好转，停用抗生素2天后体温上升至37.5℃，恢复抗生素治疗后体温正常。考虑患者肠道病变不除外肠结核，9月17日起予异烟肼、利福平、吡嗪酰胺诊断性抗结核治疗1个月，患者症状无变化。10月8日我院门诊查血常规：WBC 2.48×10^9/L，NEUT# 0.22×10^9/L，Hb 83g/L，PLT 129×10^9/L，ESR 115mm/h，hs-CRP 24.38mg/L。炎症性肠病抗体谱：ASCA-IgG 23RU/ml，余阴性。T-SPOT.TB阴性，CEA正常。胸部CT：未见异常；小肠

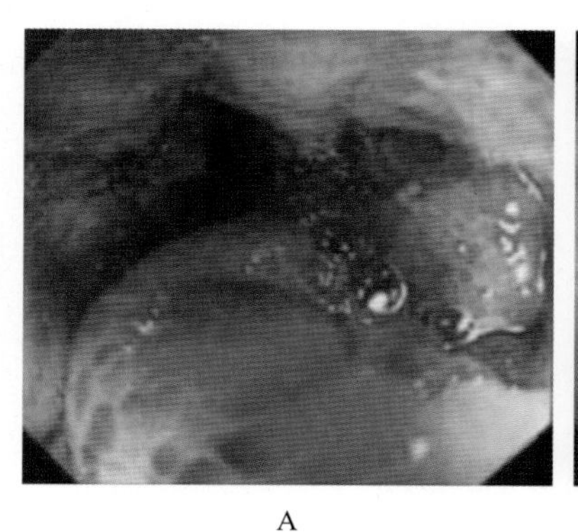
A

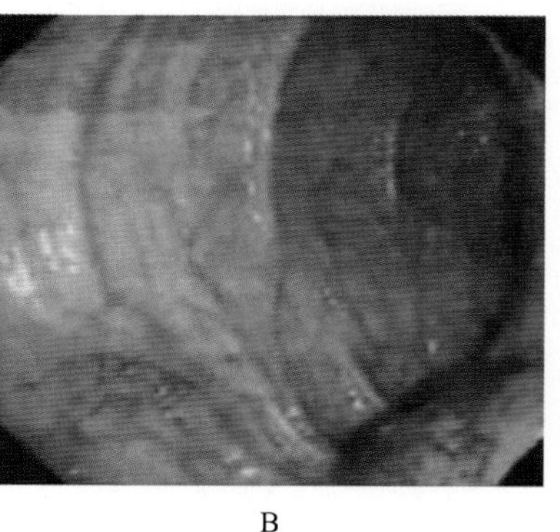
B

图1　外院结肠镜检查

A. 回盲瓣及回肠末段不规则隆起，顶部溃疡，覆白苔；B. 回盲瓣不规则隆起、糜烂

CT 成像：回盲部、回肠末段肠壁异常改变，周围肠系膜多发淋巴结。予美沙拉秦 1g qid。10 月 12 日患者再次发热、腹痛、腹泻，于 2014 年 10 月 16 日入我院诊治。起病以来，患者神志清，精神稍差，食量下降 2/3，排便如前述，起病至入院体重下降 10kg。

个人史：吸烟史 7 年，15 支/日，偶饮酒。

体格检查：T 38.2℃，HR 116 次/分。贫血貌，全身浅表淋巴结未及肿大。右下腹及中下腹压痛、反跳痛，肝脾未及。肛门处截石位约 8 点钟方向可见一直径约 1.2cm×1.0cm 椭圆形皮肤破溃，覆白色脓液，肛内相应位置可触及长约 2cm 柔软隆起，有压痛。

入院诊断：回盲部溃疡原因待查

克罗恩病不除外

肛周脓肿

患者入院后仍高热，体温波动于 38.4 ~ 40.2℃。血常规：WBC 2.99×10^9/L，NEUT# 0.47×10^9/L，Hb 69g/L，PLT 169×10^9/L。尿常规、肝肾功能未见异常。凝血功能：PT 14.6s，APTT 34.7s。PCT 0.5 ~ 2.0μg/L。血培养未见阳性。肛周超声：肛周皮下软组织层内可见低回声，范围约 2.0cm×1.7cm×0.7cm，不除外炎性包块。胸腹盆腔 CT 及超声心动图：未见明确感染灶。患者发热、粒细胞缺乏，且 PCT 可疑阳性，不能除外感染。加用亚胺培南/西司他丁钠及万古霉素抗感染，体温降至正常后又上升至 40℃。

回盲部溃疡的鉴别诊断

临床特点：青年男性，亚急性病程，临床表现为腹痛、腹泻、发热，消瘦明显；辅助检查提示白细胞不高、中性粒细胞减少，贫血，ASCA-IgG 阳性；小肠 CT 成像示回肠末段、回盲部病变伴肠系膜淋巴结肿大，结肠镜检查示回盲部、回肠末段不规则隆起伴溃疡；加替沙星+奥硝唑治疗后发热症状改善，抗结核治疗 1 个月无改善。

就本例患者而言，年龄、吸烟史、肠道受累部位及肛周脓肿的表现均符合克罗恩病（CD）特点，且 ASCA 阳性，需高度警惕，但结肠镜下溃疡形态非典型纵行溃疡或铺路石样改变，且病程较短，外周血白细胞减少 CD 也不常见，CD 诊断依据不足，下一步重复肠道溃疡活检，期望提供诊断线索。肠结核方面，我国是结核病高发国家，肠结核患病率相应较高。本例为青年男性，以发热、回盲部溃疡为主要表现，喹诺酮类抗菌药治疗有效，需考虑肠结核可能。但肠结核患者通常合并陈旧性肺结核病史或其他肠外受累证据，而该患者否认相关病史，且 PPD 试验阴性，结肠镜活检病理未见干酪样坏死性肉芽肿。需注意的是，外院曾予三联诊断性抗结核治疗 1 个月效果欠佳，但疗程尚短，不足以除外肠结核，下一步考虑结肠镜活检结核分枝杆菌 PCR 检测，粪便结核分枝杆菌 PCR 检测等。另外，患者抗生素治疗发热可以改善，尚需考虑结核分枝杆菌之外的其他病原体引起的肠道感染性疾病，但肠道感染性疾病似乎难以解释病情全貌。而再次回顾该患者临床特点，有几处较为特殊的地方，如反复发热但白细胞、中性粒细胞减少，Hb 降低较为明显，且近期明显消瘦，故尚需考虑其他全身性疾病，尤其是血液系统疾病，下一步考虑肿瘤筛查、血涂片、骨髓穿刺、免疫指标筛查等。

追问患者病史，家属补充一份外院血常规：原始细胞占 31%，WBC 3.6×10^9/L，NEUT% 69%，LY% 47%，MONO% 13%。入院当天行骨髓穿刺+活组织检查+骨髓培养。骨髓穿刺病理示：骨髓组织中造血组织明显增多，造血组织中可见大量幼稚细胞，髓系白血病可能性大。骨髓涂片见粒系原始细胞 21%，可见 Auer 小体，嗜酸性粒细胞增多，占 13%（图 2）。过氧化物酶阳性率 84%，特异性酯酶 12%，非特异性酯酶 4%，考虑急性粒单核细胞白血病伴嗜酸性粒细胞增多（M_{4Eo}）。免疫分型：CD34、HLA-DR、CD38、CD117、CD13、CD33 均阳性。染色体检查：48，XY，+8，16 号染色体异常（p13q22），+22［6］/46，XY［43］。基因检查：核心磷酸蛋白 1、Fms 样酪氨酸激酶 3-受体酪氨酸激酶、Fms 样酪氨酸激酶 3 内部串联重复、c-kit 外显子 8、c-kit 外显子 17 均阴性。诊断为急性粒单核细胞白血病伴嗜酸性粒细胞增多，伴 16 号染色体异常。

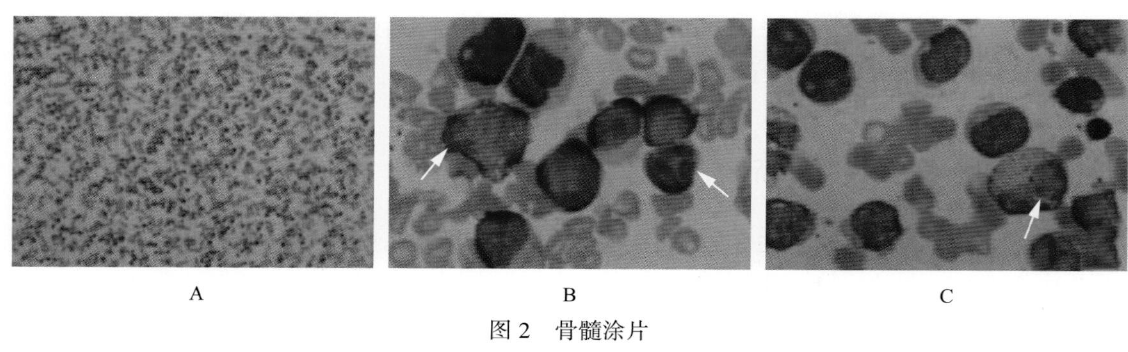

图 2　骨髓涂片

A. 粒系原始细胞占 21%（HE 染色×100）；B. 嗜酸性粒细胞增多，占 13%，部分细胞胞质内可见粗大紫红色的未成熟嗜酸性颗粒（箭头）（HE 染色×400）；C. 箭头所指为 Auer 小体（HE 染色×400）

患者肠道溃疡是白血病肠道受累还是另外一个病

结合患者病程中血细胞进行性减少，最终经骨髓穿刺明确为急性髓细胞性白血病 M_{4Eo}。但该患者先以肠道溃疡起病，肠道溃疡与白血病的关系用一元论还是二元论解释？据文献报道，白血病可以引起消化系统症状，原因在于：①白血病细胞浸润消化道，表现为肠壁节段性增厚，结节样病变，弥漫性黏膜及黏膜下浸润，息肉和溃疡形成，肠道、胆道和胰管梗阻。肝、脾白血病细胞浸润可引起梗死或破裂、食管静脉曲张及腹水。②白血病本身及白血病的治疗药物可引起中性粒细胞减少，引起免疫力低下，可表现为腹膜炎、肠道感染、脓肿、菌血症甚至感染性休克。③化疗药物所致直接或间接消化道不良反应及肠道病变。本例患者在入院后拟诊讨论中提出不支持克罗恩病、肠结核、白塞病、肠道感染性疾病等，也无免疫系统疾病等，故白血病肠道浸润不能除外。建议患者取外院肠道病理会诊，并行免疫组化明确诊断。

患者未能将外院肠道病理切片送来会诊。10月21日该患者行第1次DA方案（柔红霉素d1 140mg，d2 60mg，d3 70mg，阿糖胞苷d1～d7 0.2g）化疗。化疗后行腰椎穿刺，予阿糖胞苷和地塞米松鞘内注射2次，脑脊液压力240mmH_2O，未见幼稚细胞。复查骨髓涂片示患者完全缓解。12月8日复查结肠镜：回盲瓣黏膜充血水肿，轻度糜烂，未见溃疡（图3）。活组织病理检查示：（回盲瓣+横结肠）炎性渗出物、肉芽组织，结肠黏膜呈急性及慢性炎性反应，隐窝结构紊乱。免疫组织化学结果显示：CD15（局灶+），CD20（局灶+），CD3（局灶+），CD34（-），CD43（局灶+）。患者出院后规律化疗，病情平稳。

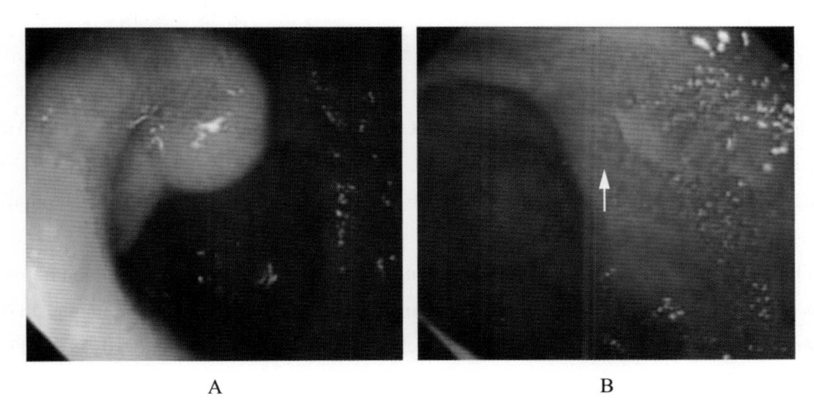

A　　B

图3　治疗后复查结肠镜

A. 回盲瓣黏膜充血水肿；B. 回盲瓣轻度糜烂（箭头）

最后诊断：急性粒单核细胞白血病伴嗜酸性粒细胞增多（M_{4Eo}）（p13q22）

肛周脓肿

【诊疗启迪】

该患者诊治过程中的经验教训：①忽略了常规检查结果，血常规已经报告外周血原始细胞，但未能引起临床医生重视。②对于临床检验“危急值”，检验科和临床医生应高度重视，应该有交接、有记录。③出现与疾病病情不相符的实验室检查，应高度警惕。患者无呕血、便血，但血红蛋白下降明显。患者虽考虑合并感染，而非重度感染情况下白细胞和中性粒细胞计数显著下降。这些细节变化，需要我们谨慎对待。

【专家点评】

血液系统疾病可以累及肠道，引起肠道溃疡的发生，但相对少见，故大部分医生临床认识不足。对于本病例来说，由于患者同时合并感染，抗生素治疗有效，也促进了疾病认识的复杂性。但患者多次血常规检查发现与病情不相符的现象，应该引起临床医生关注，最简单的是先行血涂片检查，必要时行骨髓穿刺。该患者在诊治过程中，重视“三基三严”可以尽早获得诊断的线索；还要重视“危急值”的分析，这不仅是紧急治疗处置的提示，还可成为诊断的重要线索。

（金　梦　撰写　蒋青伟　审校）

参考文献

[1]Hunter TB, Bjelland JC. Gastrointestinal complications of leukemia and its treatment[J]. AJR Am J Roentgenol, 1984, 142(3): 513-518.

[2]Ebert EC, Hagspiel KD. Gastrointestinal manifestations of leukemia[J]. J Gastroenterol Hepatol, 2012, 27(3): 458-463.

[3]Grimwade D, Hills RK, Moorman AV, et al. Refinement of cytogenetic classification in acute myeloid leukemia: determination of prognostic significance of rare recurring chromosomal abnormalities among 5876 younger adult patients treated in the United Kingdom Medical Research Council trials[J]. Blood, 2010, 116(3): 354-365.

[4]Russell SJ, Giles FJ, Thompson DS, et al. Granulocytic sarcoma of the small intestine preceding acute myelomonocytic leukemia with abnormal eosinophils and inv(16)[J]. Cancer Genet Cytogenet, 1988, 35(2): 231-235.

[5]Mrad K, Abid L, Driss M, et al. Granulocytic sarcoma of the small intestine in a child without leukemia: report of a case with cytologic findings and immunophenotyping pitfalls[J]. Acta Cytol, 2004, 48(5): 641-644.

病例46　NHL合并乙状结肠回肠瘘

患者，男性，43 岁，因“腹痛 1 年余，加重伴腹泻、便血 1 个月”入院。

患者于 2015 年 7 月出现脐左侧持续性隐痛，NRS 5 分，排气排便正常。2015 年 12 月外院行结肠镜检查示回盲部憩室，未予特殊治疗。2016 年 6 月外院查 Hb 89g/L（小细胞低色素性贫血），粪便 OB（-），铁 4 项提示缺铁性贫血，予补铁治疗后监测 Hb 升至 120g/L。2016 年 7 月 3 日出现腹泻，黄色稀水样便，8～10 次/日，便前脐周剧烈绞痛，伴腹胀、里急后重，便后腹痛减轻，腹泻与进食无关。7 月 6 日起出现便血，1～2 次/日，伴午后低热，

Tmax 37.8℃，无畏寒、寒战、盗汗、食欲减退。7 月 15 日外院查血常规示 Hb 100g/L，粪便 OB（+），肿瘤标志物阴性；胶囊内镜（7 月 20 日）示空肠近段球形黏膜隆起伴淋巴管扩张。外院予左氧氟沙星、拉氧头孢、依替米星、替硝唑等抗感染，调节肠道菌群，思密达止泻，症状无改善。发病来消瘦明显，为进一步诊治于 2016 年 8 月 2 日入院。

既往史：患者既往体健，否认肛周病变、皮疹、关节痛、葡萄膜炎、外阴或口腔溃疡。

个人史、家族史：无特殊。

体格检查：BMI 17.58kg/m²，体型消瘦。全身浅表淋巴结未触及肿大。心律齐，无杂音，双肺呼吸音清。舟状腹，无压痛、反跳痛，未及包块，肝脾肋下未及，肠鸣音活跃，3～6 次/分，双下肢无水肿。

入院诊断：腹痛、腹泻、便血原因待查

缺铁性贫血（轻度）

入院后完善检查，血常规：WBC 4.46×10⁹/L，NEUT% 51.8%，Hb 95g/L，PLT 361×10⁹/L。粪便 OB（+），粪便苏丹Ⅲ染色、寄生虫 2 次阴性。粪便难辨梭菌毒素测定阴性。肝肾功能大致正常。铁 4 项：SI 11.4μg/dl，TRF 2.32g/L，TS 3.5%，SF 9ng/ml（缺铁性贫血）。hs-CRP 20.24mg/L，ESR 17mm/h。肿瘤标志物、促胃液素、血免疫固定电泳、甲状腺功能、肥达试验、外斐反应、EBV DNA、CMV DNA、血 T-SPOT.TB 均阴性。外周血涂片未见幼稚细胞。骨髓涂片大致正常。钡灌肠造影：直乙交界处前壁与第 6 组小肠肠瘘形成；直乙交界处管壁僵硬，肠腔狭窄（图 1）。

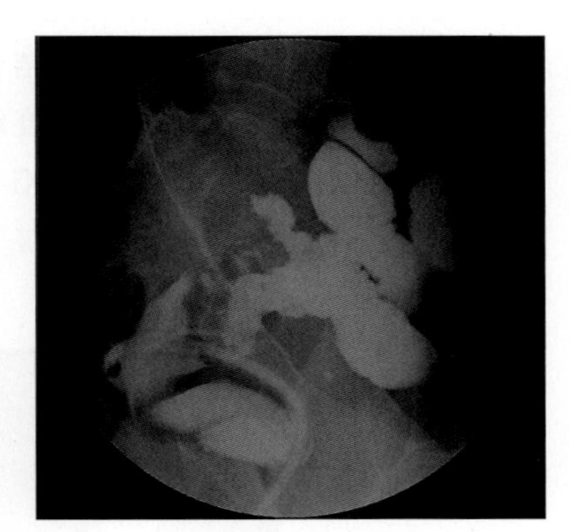

图 1　钡灌肠造影

小肠肠瘘的鉴别诊断思路

病例特点：中年男性，慢性病程，以腹痛、腹泻起病，病情逐渐加重，并出现发热、血便等表现，伴明显消瘦。炎症指标轻度升高，完善病原学筛查未见明显异常，影像学提示肠壁增厚，回肠乙状结肠内瘘形成，经过多种抗生素治疗无效。

瘘是两个器官之间的异常连接，而肠瘘是消化道与其他腹部器官、胸腔或皮肤之间的异常连接。与瘘有关的症状取决于瘘位于消化道近端（如胃、空肠）还是远端（如回肠、结肠），可能包括：小肠结肠瘘或肠肠瘘导致的腹泻，瘘管与泌尿系统相连引起的泌尿道感染，肠皮肤瘘或肠空气瘘引起的肠内容物外流。根据瘘管向外连通皮肤还是向内连通消化道或其他器官（如膀胱、阴道），可将肠瘘分为内瘘和外瘘。也可根据受累肠道的解剖学节段（即其他器官或血管结构）对肠瘘进行分类。肠瘘的病因学分类是以基础疾病进程为依据。我们用便于记忆的“FRIEND”描述瘘管的常见病因，包括异物（foreign body）、放疗（radio therapy）、炎症或感染（inflammation or infection）、上皮化（epithelization）、肿瘤形成（neoplasm）及远端梗阻（distal obstruction）。肠瘘也可能源于手术中的医源性损伤或创伤性损伤。

确诊内瘘需证明肠与肠之间或肠与其他器官之间存在异常连接。患者内瘘形成明确，下一步临床评估应完善检查（影像学、消化内镜等）评估内瘘形成原因。

随后完善经腹肠道超声：乙状结肠肠壁增厚，血流丰富，伴巨大溃疡形成，恶性可能性大。盆腔多发淋巴结肿大。小肠 CT 成像：乙状结肠局部肠壁异常增厚强化，伴小肠结肠内瘘形成（图 2）；盆腔、腹膜后、肠系膜上多发淋巴结肿大，考虑淋巴瘤可能大。

患者于 8 月 5 日行结肠镜：直乙交界至直肠距肛门 12cm 可见巨大溃疡样病变，周边黏膜堤样隆起，腺管开口紊乱，病变底部结节样增生，溃疡病变一侧与小肠形成瘘管，瘘管开口通畅，进镜见小肠黏膜光整（图 3A），溃疡另一侧似见一凹陷通道，有少量粪液流出（图 3B）。病理：（乙状结肠）结合免疫组化符合非霍奇金 B 细胞淋巴瘤（弥漫性大 B 细胞淋巴瘤，非生发中心型）。免疫组化：Bcl-6（+），CD10（-），CD2（散在+），CD20（弥漫+），CD3（散在+），CD30（Ki-1）（-），CD4（散在+），CD56（NK-1）（-），Mum-1（+），Pax-5（+），Ki-67（index 约 80%）。FISH：myc（+），bcl-2（-）、bcl-6（-）。胃镜：未见明

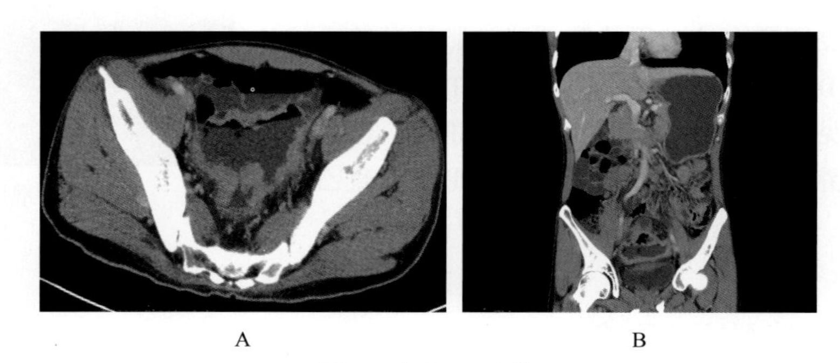

A　　　　　　　　B

图 2　小肠 CT 成像

A. 横断面示直肠乙状结肠交界处肠壁均匀增厚，肠腔扩张，右前方与小肠之间瘘形成；B. 冠状面示肠系膜多发肿大淋巴结

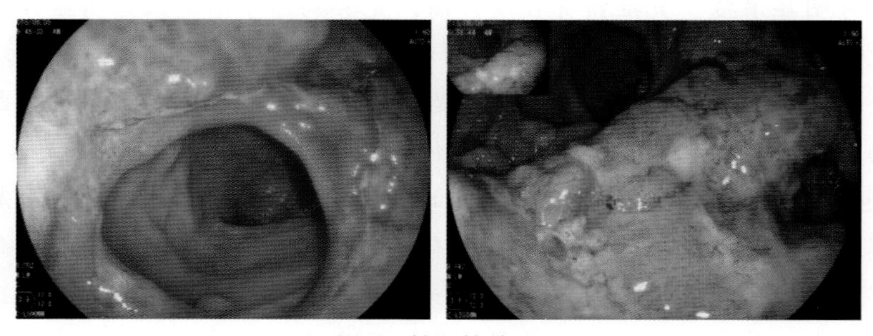

图 3　结肠镜检查

显异常。PET-CT：直乙交界处不规则代谢增高灶（内含气体），病灶周围盆腔内、骶前及肠系膜上多发代谢增高淋巴结，不除外恶性病变，升结肠起始段肠壁增厚，代谢增高，性质待定。

NHL合并回肠乙状结肠瘘的诊断思路与处理

患者内镜可见乙状结肠回肠瘘形成，活检病理提示非霍奇金淋巴瘤（NHL）（弥漫性大B细胞淋巴瘤，非生发中心型），诊断NHL明确。确诊淋巴瘤的金标准是病理检查，但消化道淋巴瘤黏膜活检正确诊断率较低，其原因可能是淋巴组织取材时容易受到挤压而难以观察其异型性；同时由于内镜下取材通常较小，与反应性增生、低分化癌的鉴别比较困难，大多需通过免疫组化、分子生物学技术加以鉴别。内镜医生应尽可能获取最大的活检标本。

约50%的NHL患者在病程中可出现结外病变（继发性结外疾病），仅10%～35%患者在诊断时存在原发性结外淋巴瘤。消化道是结外淋巴瘤受累的主要部位，但原发性消化道淋巴瘤十分罕见，常指累及口咽部到直肠的任一节段消化道的淋巴瘤，通常累及单一部位，也可累及多个部位，并可累及局部和远处淋巴结。

原发性消化道淋巴瘤绝大多数属NHL，好发部位为胃（68%～75%）和小肠（9%），其次是回盲部（7%），发生于直肠及食管者少见，可累及1个以上消化道部位（6%～13%）。临床可表现为腹痛、腹泻、黑便、便血、吸收不良、消瘦、腹部包块等，结直肠淋巴瘤可出现肠套叠、肠梗阻，而乙状结肠回肠瘘临床罕见。

因肠道淋巴瘤在沿肠腔环形发展的同时，也由黏膜层向壁层穿透发展，当其突破浆膜之后，可侵犯邻近器官与其形成内瘘，造成诊断和处理的困难。本例NHL致乙状结肠回肠瘘，内镜下病变处可见巨大溃疡样病变，溃疡病变一侧与小肠形成瘘管，瘘管开口通畅，进镜见小肠黏膜光整，溃疡另一侧似见一凹陷通道，有少量粪液流出，此为内镜诊断结肠肿瘤浸润小肠出现瘘管的重要标志。

外科会诊考虑目前无腹腔感染或肿物破入游离腹腔证据，暂无手术指征，建议内科保守治疗。遂予肠内营养支持，维生素C、琥珀酸亚铁（速力菲）补铁，复方乳酸菌（聚克）、思密达止泻治疗，并监测电解质平衡。因患者弥漫性大B细胞淋巴瘤（非生发中心型，Ann-Arbor Ⅳ期，IPI 3分）诊断明确，8月16日转入血液内科，因肠道巨大内瘘形成，化疗时肠穿孔、出血风险高，调整传统R-CHOP方案为R-CHO方案，具体为：利妥昔单抗（美罗华）600mg iv d0，环磷酰胺0.65g iv d1、d8，长春地辛（西艾克）2mg iv d1、d8，表柔比星（法玛新）60mg d1、d8，过程顺利。化疗后患者腹泻，3～4次/日，无明显腹痛，考虑病情好转出院。

最后诊断：弥漫性大B细胞淋巴瘤（非生发中心型，Ann-Arbor Ⅳ期B，IPI 3分）
乙状结肠回肠瘘
缺铁性贫血（轻度）

【诊疗启迪】

这是以腹痛、腹泻起病的NHL合并乙状结肠回肠瘘的病例。发生肠瘘的患者常常易让临床医生倾向克罗恩病诊断。该患者在鉴别诊断中提示肠道淋巴瘤的突出特点是：①病程短，但出现血红蛋白减少、消瘦。②病情重但炎症指标升高不显著。③腹部CT显示环腔增厚、淋巴结融合肿大，而黏膜强化不明显。④内镜提示溃疡浸润表现。依据活检病理和免疫组化染色结果，最终明确诊断，除外克罗恩病、肠结核、外伤等原因。对于合并肠瘘的NHL患者治疗时需要警惕的是易出现肠穿孔和消化道出血。

【专家点评】

原发性消化道淋巴瘤的临床表现多种多样，如消化道溃疡、腹部包块、肠梗阻、消化道出血、小肠吸收不良等，但以瘘管为表现者确属罕见，易误诊为克罗恩病。本例患者内镜下表现为隆起性溃疡，影像学提示肠壁异常增厚和腹腔内淋巴结肿大，均不是克罗恩病的典型表现，内镜下病理活检的结果是本例患者的最终突破点。在病例分析中，建议我们遇见肠瘘患者时要"记住FRIEND"。

任何治疗应更加重视"个体化/精准与适宜"，大多数胃肠道弥漫性大B细胞淋巴瘤的患者，推荐应用联合化疗加利妥昔单抗（即R-CHOP）伴或不伴受累部位放疗。本例患者因肠道巨大内瘘形成，化疗时肠穿孔、消化道出血风险高，遂调整传统R-CHOP方案为R-CHO方案。

（陈轩馥　撰写　李　玥　审校）

参考文献

[1]Schecter WP, Hirshberg A, et al. Enteric fistulas: principles of management[J]. J Am Coll Surg, 2009, 209(4): 484-491.

[2]Anderson T, Chabner BA, et al. Malignant lymphoma.1. The histology and staging of 473 patients at the National Cancer Institute[J]. Cancer, 1982, 50(12): 2699-2707.

[3]Koch P, del Valle F, et al. Primary gastrointestinal non-Hodgkin's lymphoma: I. Anatomic and histologic distribu-

tion, clinical features, and survival data of 371 patients registered in the German Multicenter Study GIT NHL 01/92[J]. J Clin Oncol, 2001, 19(18): 3861-3873.
[4] Visschers RG, van Gemert WG, et al. Guided treatment improves outcome of patients with enterocutaneous fistulas [J]. World J Surg, 2012, 36(10): 2341-2348.

病例47　腹泻、腹痛、腹部包块、肠瘘——是CD吗

患者，男性，60岁，因“腹泻7个月，加重伴腹痛1个月”入院。

患者于2016年1月无诱因出现腹泻，为黄色稀便，1~4次/日，无黏液脓血便、腹痛、发热。当地医院查血常规、粪便常规正常，粪便OB（+）；结肠镜：回肠黏膜欠光滑，散在白色颗粒样隆起，余大致正常，病理：（回盲瓣）黏膜慢性炎，间质轻度水肿。予吉法酯和地衣芽孢杆菌治疗，症状未见好转。1个月前进食不当后腹泻加重，黄色稀水样便，4~5次/日，每次约500ml，伴饱餐后脐周胀痛，活动后可减轻。病程中无发热、盗汗、口腔溃疡、外阴溃疡、光过敏、关节肿痛等，小便正常，体重下降约10kg。为进一步诊治于2016年8月22日入院。

既往史：既往体健，吸烟40余年，20支/日，饮酒40余年，每日约100g，戒烟酒9个月。

家族史：无特殊。

体格检查：T 36.5℃，P 62次/分，HR 18次/分，BP 95/60mmHg。BMI 20.1kg/m^2。浅表淋巴结未及肿大。心肺无特殊。腹软，左下腹可触及直径约3cm包块，质偏硬，活动度可，无明显压痛，肝脾肋下未及，肠鸣音4次/分。双下肢无水肿。直肠指检未见异常。

入院诊断：腹泻、腹痛原因待查

入院后完善相关检查，血常规、尿常规、粪便常规阴性，粪便OB（+）。肝肾功能正常。ESR 5mm/h，hs-CRP 12.8mg/L。粪便微生物学检查均阴性。肿瘤标志物阴性。血T-SPOT.TB：（A）76SFC/10^{6}MC，（B）140SFC/10^{6}MC。PPD试验阳性：结节直径约1.5cm×2.0cm。ANA、抗ENA抗体、ANCA均阴性，补体正常范围。抗小肠杯状细胞抗体IgG（+）1：20。小肠CT成像：第6组小肠局部肠管走行紊乱、粘连，局部可见多发包裹性混杂密度影，其内可见气体密度，边界不清，增强后肠壁可见强化，考虑炎性改变伴多发内瘘形成可能；回盲部肠壁稍厚、伴强化；乙状结肠与之关系密切、分界不清，受累可能（图1）。嘱患者半流食，予美沙拉秦1.0g tid口服，整肠生、安素治疗1周，症状好转，黄色成形软便1次/日。

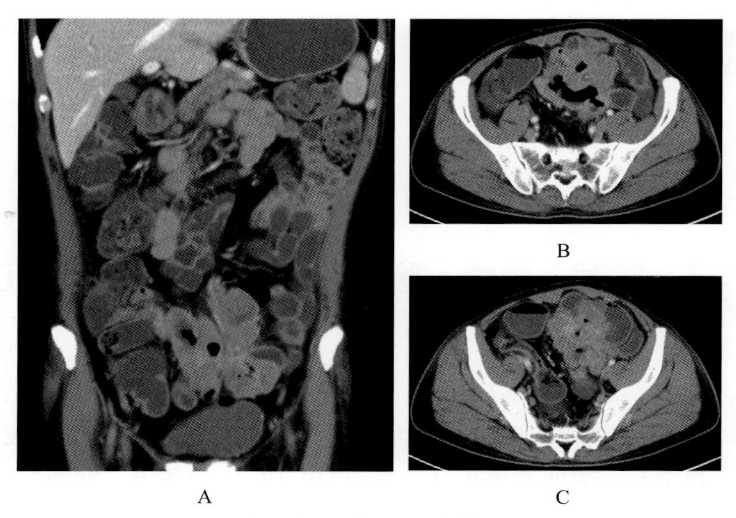

图1　小肠CT成像

A. 冠状面示第6组小肠走行紊乱、肠壁增厚，肠管互相粘连，部分节段扩张，其内见一较大不规则含气囊腔，提示多发内瘘形成；B和C. 横断面示肠壁增厚呈团块样，不均匀强化，回肠乙状结肠瘘形成

腹泻、肠瘘的诊疗思路

病例特点：老年男性，慢性病程，临床表现为持续腹泻，与进食有关，伴腹痛、腹部包块，体重下降明显，炎症指标轻度增高，血T-SPOT.TB轻度增高，影像学检查提示多发内瘘形成。腹泻可能是原发病的表现之一，也可能与肠瘘有关。鉴别诊断如下。①克罗恩病（CD)：常出现腹泻、肠瘘，青壮年是该疾病发病高峰，老年起病者较少见，且患者消耗症状明显、炎症指标增高不明显，故有不支持的方面。②肠结核：患者PPD试验阳性，血T-SPOT.TB轻度升高，需警惕肠结核。肠结核可因肠管粘连导致肠瘘，但患者无食欲减退、乏力、发热、盗汗等症状，外院结肠镜未见回盲部病变等肠结核典型表现，诊断证据亦不充分。③恶性肿瘤：患者为老年人，体重下降明显，腹部可扪及明确包块，粪便OB（+），需警惕肿瘤，虽肿瘤标志物不高，外院结肠镜未见异常，结肠癌的诊断尚不能确立，但需警惕肠道淋巴瘤等少见病变，可考虑行PET-CT等检查，复查结肠镜取病理辅助诊断。

复查结肠镜：循腔进镜至乙状结肠，局部肠腔明显狭窄，镜身无法通过，换细镜勉强通过狭窄处，可见一处环腔溃疡改变，局部僵硬，覆黄白苔，似瘘口样改变，患者疼痛明显，未继续进镜。退镜观察可见溃疡远端黏膜纠集，黏膜充血水肿，局部呈结节样隆起，直肠黏膜光滑（图2）。病理：（乙状结肠）少许破碎的结肠黏膜及肉芽组织。免疫组化：AE1/AE3（-），CD20（+），CD3（+），CD38（+），Ki-67（index 50%），CMV（-）。钡灌肠造影：可见乙状结肠肠腔狭窄，造影剂沿瘘管外溢（图3）。PET-CT：盆腔内回

肠 ^{18}F-FDG 及 ^{68}Ga-pentixafor 摄取均明显增高，相应肠壁明显增厚、管腔扩张；中央骨髓代谢普遍轻度增高（图 4）。

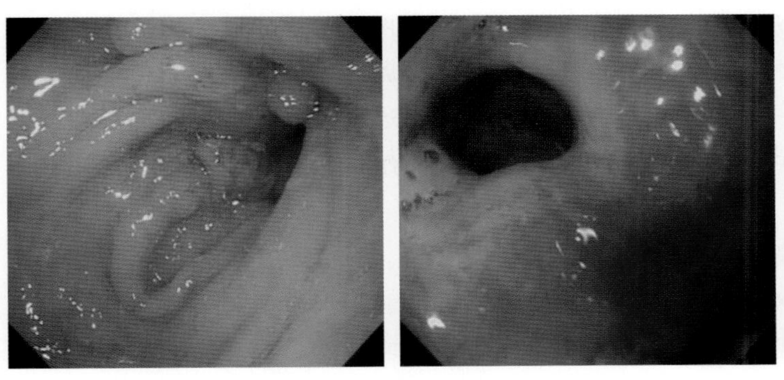

图 2　结肠镜检查

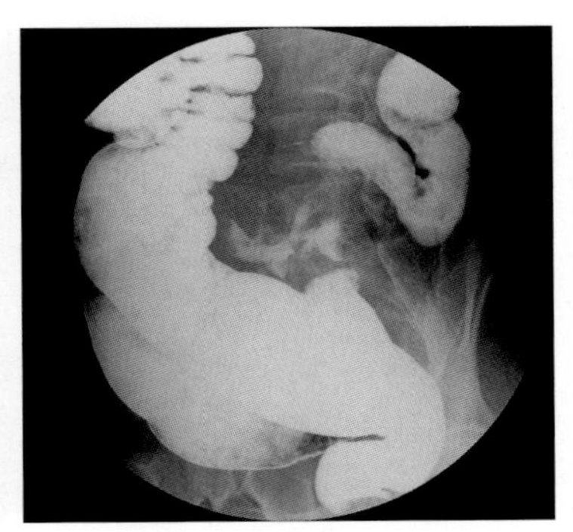

图 3　钡灌肠造影

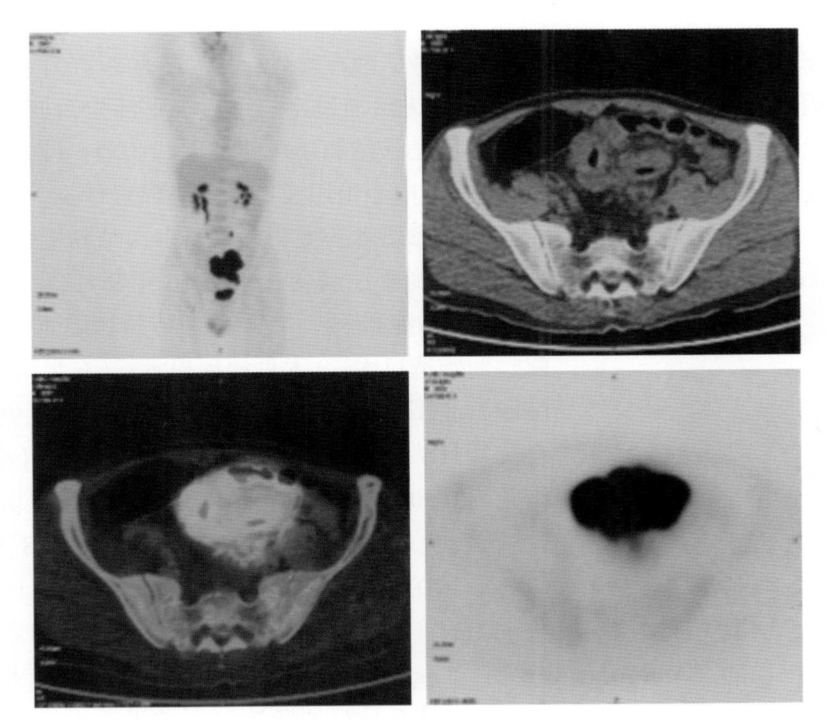

图 4　PET-CT

盆腔内回肠 ^{18}F-FDG 及 ^{68}Ga-pentixafor 摄取均明显增高，相应肠壁明显增厚，管腔扩张；中央骨髓代谢普遍轻度增高

腹泻、肠瘘再思考

患者目前结肠镜及钡灌肠造影均提示明确肠瘘，乙状结肠受累，PET-CT 可见小肠代谢

增高，怀疑恶性病变可能。小肠肿瘤的发病率较低，其中小肠淋巴瘤占小肠肿瘤的32%，在小肠恶性肿瘤的鉴别诊断中占重要地位，常累及回肠，与回肠壁淋巴组织丰富有关。通常表现为腹痛、慢性腹泻、吸收不良、体重显著减轻，或急性消化道出血、肠穿孔、肠梗阻等。较少见的表现包括小肠小肠瘘、腹水、乳糖不耐受等。内镜下小肠淋巴瘤可为弥漫型或局灶型，表现为肠壁增厚变硬，黏膜多发结节隆起，或形成肿块，肿块表面伴溃疡，或造成肠腔狭窄。也可表现为单一或多发溃疡，溃疡底部硬，边缘隆起，有浸润感。明确诊断及分型需依靠病理学检查，但小肠淋巴瘤难以取得满意的组织学标本，活检病理阳性率较低。

本例患者有慢性腹泻、腹痛、体重显著下降，结合内镜、影像学及PET-CT检查，高度怀疑小肠淋巴瘤，但内镜下取活检病理无明确提示，为目前明确诊断的难点，且多发内瘘为少见表现。可重复结肠镜观察病变进展情况并再次取病理活检。若再次活检病理结果仍为阴性，则需考虑外科手术治疗切除病变肠道的同时明确病理诊断。

再次复查结肠镜：末段回肠黏膜充血水肿，散在糜烂；乙状结肠距肛门28cm左右可见一处瘘管，周围黏膜纠集，水肿明显，内镜无法通过瘘口，直视下活检钳取瘘口小肠侧及瘘口周围活检。结合上次结肠镜结果，回肠乙状结肠瘘可能性大。病理：（回肠末段）小肠黏膜显慢性炎；（乙状结肠瘘）炎性渗出物、肉芽组织及结肠黏膜显慢性炎，部分隐窝结构紊乱。考虑患者肠瘘明确，虽多次结肠镜病理活检阴性，但高度怀疑恶性病变，于2016年9月21日在全麻下行“腹腔镜粘连松解、扩大右半结肠切除术、乙状结肠切除、回肠造口术”。术后病理提示：（右半结肠+部分乙状结肠）非霍奇金淋巴瘤（B细胞性），结合免疫组化，符合弥漫性大B细胞淋巴瘤，累及淋巴结（小肠周2/12，结肠周0/30），两断端、粘连肠两端及系膜切缘未见特殊（图5）。免疫组化结果：Bcl-2（+），CD138（±），CD20、CD38、CD79a、Bcl-6、CD10、Mum-1（+），CD23、CD3、CD5（-），CD56（NK-1）、Cyclin D1、C-MYC（-），Ki-67（index 70%）。患者诊断明确为非霍奇金淋巴瘤（Ann Arbor ⅣB期，Lugano分期 ⅢE期，IPI 3分）。转入血液内科先后共行8程R-CHOP方案化疗。2017年6月5日行回肠造口还纳术。术后随访半年病情稳定。

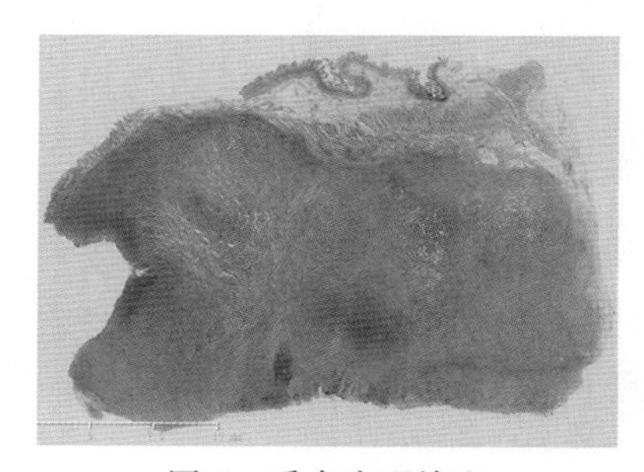

图5　手术病理检查

最后诊断：弥漫性大B细胞淋巴瘤（生发中心来源，Ann Arbor ⅣB期，Lugano ⅡE期，IPI 3分）

回肠内瘘

回肠乙状结肠瘘

扩大右半结肠切除术+回肠造口术后

【诊疗启迪】

在所有疾病的鉴别诊断中，良恶性永远是我们鉴别的首要思考，对于该病例有几个特点高度提示恶性疾病：①老年男性。②病变重且范围广，但炎症指标升高不明显，感染或结核中毒症状不明显。③内镜表现不符合CD、结核、肠白塞病等典型特点。这些疑点促使我们行PET-CT求真，PET-CT高度提示恶性病变不除外。但是，由于淋巴瘤活检阳性率较低，对于这一类患者，如果病理不能确诊，也可以考虑手术解决并发症，同时明确诊断。

【专家点评】

患者临床表现貌似用CD就可以解释，但是发生在60岁的中老年男性要慎之又慎，特别是警惕淋巴瘤的诊断。由本例可见，消化道淋巴瘤的临床表现复杂，亦可以肠瘘为突出表现，但肠瘘确实少见，故在鉴别诊断中思路走了“一点弯路”，这个病例给我们的提示是在疾病诊断路程中，“反复质疑”非常重要。

（董旭旸　撰写　李　玥　审校）

参考文献

[1]北京协和医院医疗诊疗常规[M].北京：人民卫生出版社.2014：119.

[2]Swerdlow SH, Campo E, Hanis NL, et al. Eds. World Health Organization classification of tumors of haematopoietic and lymphoidtissues. Lyon: IARC, 2008.

[3]Nagakita K, Takata K, Taniguchi K, et al. Clinicopathological features of 49 primary gastrointestinal diffuse large B-cell lymphoma cases; comparison with location, cell-of-origin, and frequency of MYD88 L265P[J]. Pathol Int, 2016, 66(8): 444-452.

[4]Buyukberber M, Gulsen MT, Sevinc A, et al. Gastrocolic fistula secondary to gastric diffuse large B-cell lymphoma in a patient with pulmonary tuberculosis[J]. J Nat Med Assoc, 2009, 101(1): 81-83.

[5]Lightner AL, Shannon E, Gibbons MM, et al. Primary Gastrointestinal Non-Hodgkin's Lymphoma of the Small and Large Intestines: a Systematic Review[J]. J Gastrointest Surg, 2016, 20(4): 827-839.

病例48 以反复肠梗阻为表现的小肠淋巴瘤

患者，男性，56岁，因“腹痛、腹胀伴排气排便停止1年”入院。

患者于2016年10月无诱因出现腹痛、腹胀，伴排气排便停止，无恶心、呕吐，于当地医院查立位腹部平片可见气液平，考虑“肠梗阻”，予禁食水、胃肠减压、补液等治疗1周，患者腹痛、腹胀好转，恢复排气排便。之后上述症状反复发作，每次予对症治疗症状缓解，但均未进一步筛查肠梗阻的原因。2017年2月7日进食半固体食物后症状再发，遂至外院就诊，完善血常规：WBC 6.24×10^9/L，NEUT% 64.7%，Hb 128g/L，PLT 285×10^9/L；肝肾功能、凝血功能正常；AFP、CEA、PSA、CA125、CA19-9均正常。腹盆平扫+增强CT：小肠肠壁增厚，肠管未见明显扩张、积气及积液。结肠镜：进镜至回盲部未见异常。肠系膜上动脉、静脉及肠系膜下动脉超声未见明显异常。予禁食水、胃肠减压及补液对症治疗后症状好转。之后上述症状仍反复发作。2017年9月15日患者就诊我院门诊，完善小肠CT成像：第4组小肠局部肠壁明显增厚，厚约2cm，均匀轻度强化，局部管腔狭窄，考虑占位性病变可能大，淋巴瘤不除外；可见小肠肠梗阻征象；腹膜后、肠系膜区多发肿大淋巴结；腹盆腔积液（图）。为进一步诊治于2017年9月29日收入我科。患者否认口腔、外阴溃疡，无皮疹、光过敏、关节肿痛及雷诺现象。发病以来神志清，精神可，进食流食或半流食，睡眠可，近半年体重下降约15kg。

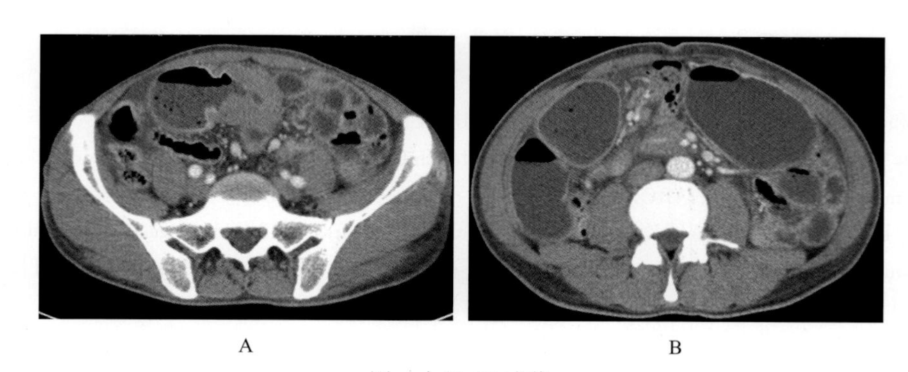

图 小肠CT成像

第4组小肠肠壁显著增厚，均匀轻度强化，局部管腔狭窄梗阻，近端肠管扩张，肠系膜淋巴结肿大

既往史：“乙肝小三阳”病史。

个人史、婚育史及家族史：无特殊。

体格检查：HR 64次/分，BP 80/50mmHg，BMI 17.9kg/m^2。全身浅表淋巴结未触及，双肺呼吸音清，心律齐，各瓣膜区未闻及病理性杂音。腹部未触及包块，全腹叩诊鼓

音，可闻及气过水声，肠鸣音5次/分，肝脾肋下未触及。直肠指检无特殊。

入院诊断：反复肠梗阻原因待查

小肠恶性肿瘤不除外

肠梗阻的鉴别诊断思路

病例特点：中老年男性，慢性病程，临床主要表现为反复腹痛、腹胀、排气排便停止，查体腹部未触及包块，全腹叩诊鼓音，可闻及气过水声，肠鸣音5次/分，立位腹部平片可见气液平，故肠梗阻诊断明确。根据肠梗阻程度分为完全性和不完全性；根据梗阻部位分为高位和低位肠梗阻等；从病理生理学的角度可分为机械性梗阻、动力性梗阻、血运性肠梗阻。该患者虽然发作间期影像学示第4组小肠肠腔狭窄，但病情发作时伴有排气排便完全停止，给予内科治疗症状缓解不明显，故考虑为完全性肠梗阻。该患者无血栓形成高危因素（制动、药物、手术等），影像学检查未见肠系膜血管病变，血运性梗阻依据不足；患者影像学示第4组小肠肠壁增厚、管腔狭窄，查体肠鸣音正常，不考虑动力性肠梗阻，机械性肠梗阻可能性大。患者病情发作时无恶心、呕吐，病变部位位于第4组小肠，故为低位肠梗阻。那么该患者机械性肠梗阻病因是什么呢？

引起机械性肠梗阻的病因包括肠腔外病变、肠壁病变以及腔内病变。该患者影像学示肠壁增厚，并有可疑的肠腔内占位，未见肠腔外病变。从病变性质分析，考虑如下。

1. 肿瘤　患者有贫血、体重下降等消耗症状，需警惕恶性病变。①淋巴瘤：该患者临床表现为反复肠梗阻，有贫血、体重下降等消耗症状，影像学上可见肠壁增厚及肠腔狭窄、肠系膜多发肿大淋巴结，需考虑肠道淋巴瘤可能，但不支持点为患者无肝脾大，血LDH正常。②其他小肠恶性肿瘤：类癌、腺癌、肉瘤等，分别占小肠恶性肿瘤的33%、44%、10%，其中类癌最常累及回肠，腺癌最常累及十二指肠，而肉瘤可在整个小肠的任何一个部位发生。以上疾病均可表现为肠壁增厚、肠腔占位及狭窄，临床上可出现肠梗阻症状，下一步完善血肿瘤标志物、PET-CT评估。如果肠梗阻缓解，可考虑内镜取活检获取病理组织学证据；如果不能缓解，可考虑外科手术解决肠梗阻同时明确诊断。

2. 克罗恩病（CD）　该患者存在腹痛、体重下降，炎症指标升高，影像学上可见肠壁增厚及肠狭窄，不除外CD可能。但该患者无口腔溃疡、肛周病变及肠外表现，肠道病变并非呈节段性及跳跃性改变，为不支持点。CD和原发性肠道淋巴瘤（PIL）的诊断及鉴别诊断难度高。北京协和医院团队研究显示，年轻而病程长、有肛周病变、瘘管形成、多部位病变者更支持CD；病程短且为单部位病变者更支持PIL。该患者病程相对较短，且为单部位病变，故CD与PIL相比，诊断更倾向于后者。

3. 肠结核　该患者既往无结核接触史，临床上无低热、盗汗等表现，病变部位非结核好发部位，考虑可能性不大，必要时可完善粪便抗酸染色、血T-SPOT.TB、PPD试验、胸部CT等评估。

4. 免疫性疾病　如硬皮病或系统性红斑狼疮，该类疾病引起的肠梗阻多为动力性肠梗阻，与该患者不相符。且该患者为中老年男性，非免疫性疾病好发人群，临床上无口腔溃疡、关节肿痛、皮疹等免疫色彩，可除外。

入院后完善相关检查，血常规：WBC 4.25×10⁹/L，Hb 74g/L，PLT 305×10⁹/L。MCV 78.5fl，MCH 24.3pg，MCHC 309g/L；铁 4 项：SF 13ng/ml，SI 11.0μg/dl，TIBC 313μg/dl，TS 3.0%，为小细胞低色素性贫血。肝肾功能正常，血 LDH 正常。粪便常规未见红、白细胞，OB（+）。尿常规正常。ESR 34mm/h，hs-CRP 15.35mg/L。血 CEA、CA19-9、CA242、AFP、PSA-T/F 正常。粪便抗酸染色阴性。PET-CT：相当于第 4 组小肠代谢增高团块，大小 3.3cm×5.7cm×4.8cm，SUVmax 12.9，近段肠道扩张，肠系膜数个代谢增高淋巴结，大小 1.0cm×1.8cm，SUVmax 4.4 ~ 5.9，均考虑为恶性病变，不除外淋巴瘤可能；腹盆腔积液。

患者表现为完全性肠梗阻，内科治疗症状不缓解，PET-CT 示小肠恶性病变可能性大，请基本外科会诊：考虑有手术指征。2017 年 10 月 10 日患者于全麻下行“腹腔镜探查+小肠部分切除术”，术后病理示（部分小肠及肿瘤）病变符合弥漫性大 B 细胞淋巴瘤（非生发中心源性），侵透固有肌层达肠周脂肪组织，累及浆膜；上、下断端及系膜切缘未见特殊；淋巴结见肿瘤细胞（肠周 4/19）。免疫组化结果：Bcl-6（+），Ki-67（index 70%），CD3（T 细胞+），CD4（T 细胞+），CD8（T 细胞+），CD10（+），CD20（+），CD21（-），CD30（Ki-1）（-），CD56（NK-1）（-），AE1/AE3（-），EMA（-），HMB45（-），S-100（-），Mum-1（+），C-MYC（+），P53（+）。

2017 年 11 月入我院血液内科，骨髓穿刺涂片+活检未见骨髓侵犯；腰椎穿刺查脑脊液常规、生化、细胞学：未见明显异常。根据 Ann Arbor 分期，患者小肠及肠系膜淋巴结受累，为ⅡE；病程中 T<38℃，无盗汗，病程中因肠梗阻禁食水体重下降，但梗阻解除后患者体重增加，为 A 组。预后方面，患者 55 岁，血 LDH 正常，ECOG 0 分，1 个结外器官受累，国际预后指数（IPI）0 分，为低危组。2017 年 11 月 24 日、2017 年 12 月 23 日及 2018 年 1 月 22 日分别予第 1 ~ 3 程 R-CHOP 方案化疗，随访至今，患者一般情况可，无不适主诉。

最后诊断：弥漫性大 B 细胞淋巴瘤（ⅡE）
肠梗阻

【诊疗启迪】

该病例给我们如下启示：①肠梗阻是消化内科常见的一种疾病，但其背后的原因可以多种多样。临床上对于这类患者，需要根据肠梗阻的基本诊断和鉴别诊断思路进行分析，明确肠梗阻的类型后再进一步行病因分析。②中老年男性，病程中明显消耗症状，应警惕恶性疾病。③该患者高度提示淋巴瘤的征象是影像学表现：环腔肠壁增厚、肠系膜淋巴结肿大。对于此类患者，诊断思路是寻求病理证据，但患者病变在小肠，且有完全性肠梗阻，因此通过小肠镜获得病理不容易。最后经手术获取病理，明确诊断后血液内科及时评估病情，制订有效的化疗方案，充分体现了多学科合作的必要性。

【专家点评】

患者的诊疗过程并不是很曲折，但在整个诊疗中，有几点需要反思：①临床诊治过程中不能局限于单纯解决患者临床症状，需积极寻找背后隐藏的原因。②若有消化道出血、肠梗阻等症状，检查结肠未见异常，应仔细检查小肠，应用小肠造影、小肠CT成像、胶囊内镜、小肠镜等方法，根据患者的不同情况，选择不同手段。另外，该患者为回肠弥漫性大B细胞淋巴瘤，IPI评分为低危组，预后相对较好。这一方面有赖于外科及时的手术明确诊断，另一方面血液内科对病情及时正确的评估及治疗在该患者的预后中也起了决定性作用，充分体现了多学科协作的重要性。

（张慧敏 撰写 杨 红 审校）

参考文献

[1]Bilimoria KY, Bentrem DJ, Wayne JD, et al. Small bowel cancer in the United States: changes in epidemiology, treatment, and survival over the last 20 years[J]. Ann Surg, 2009, 249(1): 63.

[2]邹宁，吕红，钱家鸣.克罗恩病与原发性肠道淋巴瘤临床表现的异同[J].中华消化杂志，2006，26(6)：364-367.

病例49 腹痛、黑便、肠梗阻——长病程的淋巴瘤

患者，男性，48岁，因“反复腹痛、黑便6年余”入院。

患者于2011年8月无诱因出现下腹绞痛，NRS 5～6分，伴腹胀、恶心，排细条形黑便，1～2次/日，量约300ml，持续3～4天可自行缓解。此后每个月发作2次，未诊治。2012年4月腹痛加重，伴呕吐胃内容物，于我院住院查Hb 90g/L（缺铁性贫血）；粪便OB持续阳性。ESR、hs-CRP、LDH正常。PPD试验、T-SPOT.TB、CMV DNA和粪便病原体培养均阴性；ANA、抗ENA抗体及ANCA均阴性。胃镜、结肠镜及小肠气钡双重造影均未见

明显异常。小肠 CT 成像：第 3 组小肠局限性增厚伴黏膜面异常强化，范围长约 2.5cm，浆膜面毛糙，肠腔略窄；病变肠系膜血管影增多，系膜侧多发小淋巴结影，肠系膜根部、腹膜后及双侧腹股沟区多发淋巴结。胶囊内镜：空肠（第 2、3 组空肠）大片渗出，黏膜轻度水肿，可见活动性出血，似有黏膜隆起，表面溃疡，覆白苔；另见一溃疡，覆白苔，周围黏膜无充血水肿（图 1）；回肠末段散在多发小隆起，表面白色。经口小肠镜：十二指肠水平部至空肠中段多发散在黏膜糜烂及虫蚀样溃疡，部分覆薄白苔，部分表面少许红色渗血，病变周边黏膜无明显充血水肿；病变间黏膜无异常（图 2）。空肠溃疡处活检病理示小肠黏膜显慢性炎，淋巴组织高度增生，CD20（+），CD3（+）。

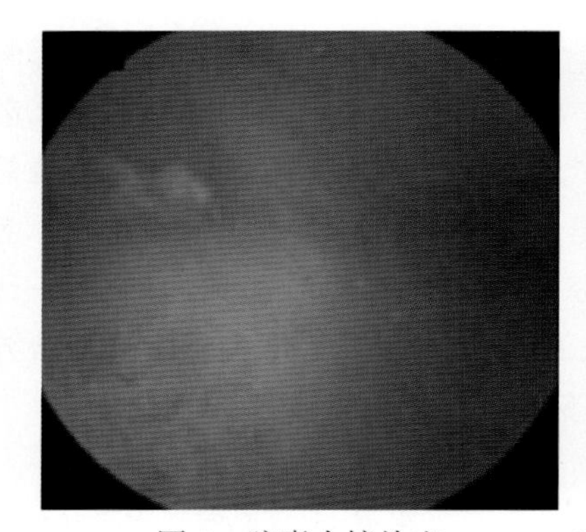

图 1 胶囊内镜检查

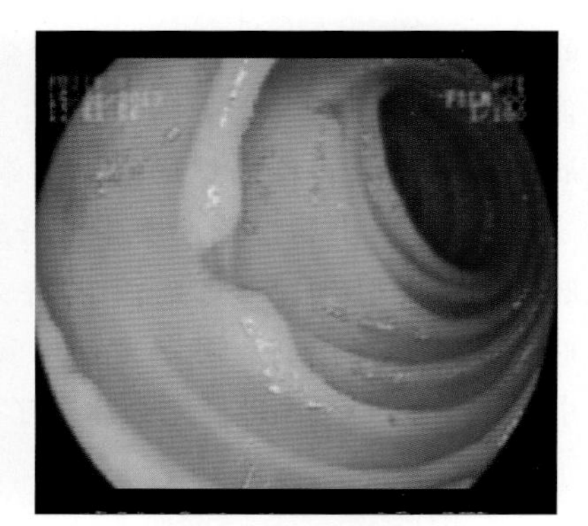

图 2 小肠镜检查

既往史及家族史：无特殊。

个人史：吸烟 10 余年，4～5 支/日，已戒烟 7 年余。

体格检查：T 36.5℃，P 75 次/分，BP 120/80mmHg，BMI 21.6kg/m^2。全身浅表淋巴结未触及肿大。心肺查体无特殊。腹平软，无压痛、反跳痛、肌紧张，未能及包块，肠鸣音 3～4 次/分。

入院诊断：腹痛、呕吐原因待查
克罗恩病可能性大

小肠多发“小”溃疡的鉴别诊断思路

病例特点：中年男性，慢性病程，临床以反复腹痛、黑便起病，内镜及影像学提示小肠上段多发溃疡，散在分布；病理主要为慢性炎性改变，但有淋巴细胞高度增生。

鉴别诊断考虑如下。①克罗恩病（CD）：患者内镜及影像学提示为小肠病变、小肠多发溃疡，散在分布，病变间黏膜正常，空肠病理组织示小肠黏膜慢性炎症，需考虑小肠 CD 可能。但该患者病变主要累及近段小肠，并非 CD 的好发部位，无肠外表现、肛周病变等支持 CD 诊断。②隐源性多灶性溃疡性狭窄性小肠炎（CMUSE）：是一类少见小肠多部位狭窄与多灶性溃疡疾病，该患者的溃疡形态（环形、表浅）和影像学特点（环形狭窄，节段短）不相符，因此暂不考虑该诊断。③肿瘤：患者为中年男性，影像学上提示小肠壁增厚且局限于小肠，需考虑肿瘤的可能性，且患者空肠活检病理可见淋巴组织高度增生，特别需警惕淋巴瘤可能，但确诊需病理资料支持，目前证据不足。④其他：如感染、药物、缺血、血管炎等，可导致小肠非典型部位病变。但患者病程中无发热、腹泻等，筛查感染相关指标均阴性，考虑感染证据不足；药物方面无相关用药史；缺血方面无缺血相关危险因素，病理亦无缺血表现；血管炎方面无多系统受累表现，炎症指标未见异常，暂不考虑。

综上所述，临床上考虑 CD 不除外，予美沙拉秦 1g qid 口服、调节肠道菌群治疗。第一次出院后仍间断发作腹痛、黑便，但发作频率减少为每 3 个月 1 次，监测粪便 OB 间断阳性，Hb 正常。2013 年 10 月复查小肠 CT 成像：第 3 组小肠远端病变较前减轻。2015 年 9 月起患者腹痛，黑便发作频率增至每 1～2 个月 1 次，未就诊。期间续用美沙拉秦及肠道益生菌治疗。2017 年 3 月初患者突发脐周剧烈疼痛，伴恶心、呕吐胃内容物、排气排便停止，至我院急诊行立位腹部平片提示肠梗阻。予禁食水、胃肠减压等，腹痛缓解，恢复自主排便。再次入院查体：T 36.5℃，P 78 次/分，RR 20 次/分，BP 118/71mmHg。心肺查体无特殊。腹平坦，未见胃肠型及蠕动波，腹软，右下腹深压痛，无反跳痛、肌紧张，未能及包块，肠鸣音 5 次/分。

入院后逐渐恢复肠内营养，口服安素 24～32 勺/天，每 1～2 天排成形便 1 次，无腹痛。完善 ESR、hs-CRP、LDH 等均正常。小肠 CT 成像：第 3 组小肠远段肠道狭窄较前明显，局部明显增厚伴均匀强化，近段肠管扩张（图 3）。结肠镜：末段回肠 20cm、结直肠黏膜未见异常。考虑 CD 可能性大，病情缓慢进展，于 2017 年 4 月 11 日开始予氢化可的松琥珀酸钠 200mg qd 静脉滴注，患者无不适。6 天后突发全腹持续性剧烈绞痛，NRS 8～9 分，向肛周放射。查体：下腹部压痛、反跳痛伴肌紧张，右下腹为著。急查腹盆增强 CT：第 3 组小肠远段肠腔狭窄程度加重，其近段空肠明显扩张，呈憩室样改变；腹腔内脂肪间隙密度模糊升高（图 4）。考虑存在急性腹膜炎，局部微穿孔不除外，予胃

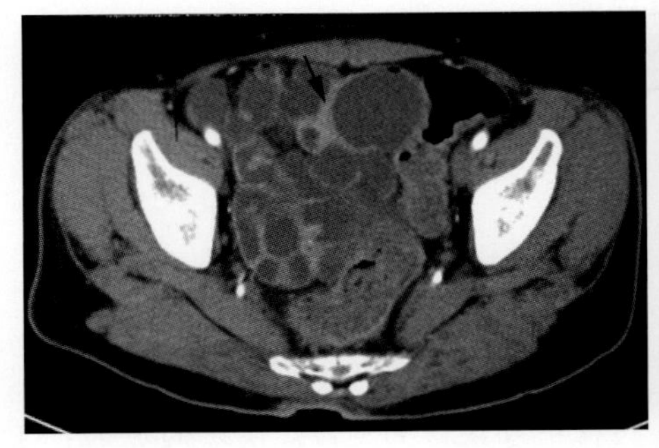
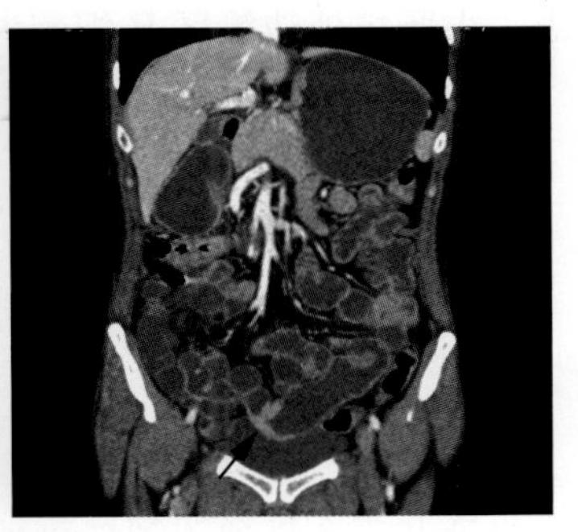

图 3　小肠 CT 成像

空肠远段肠管管壁增厚、均匀强化，管腔狭窄（箭头），近段肠管扩张

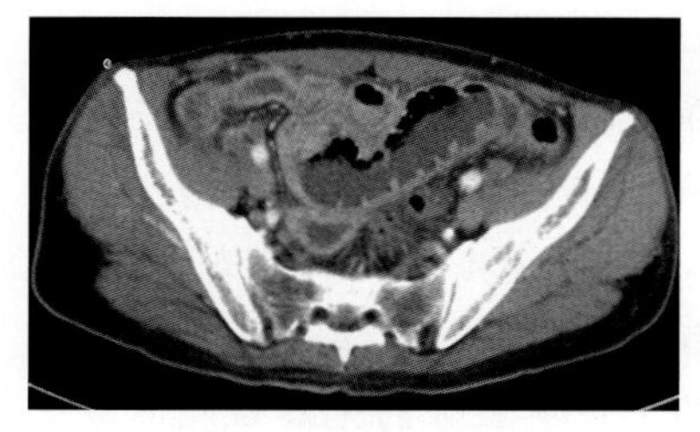
图4　腹盆增强CT

肠减压、禁食水、厄他培南抗感染，停用氢化可的松琥珀酸钠，腹痛逐渐好转，逐步过渡至肠内营养。

从小肠溃疡到肠梗阻和肠穿孔——多学科团队（MDT）会诊

患者病史6年，经过多次内镜、CT、消化道造影检查诊断仍不明确，单纯5-氨基水杨酸治疗下，小肠病变进行性进展，激素治疗后新发可疑消化道穿孔及急性腹膜炎。

经基本外科、消化内科、感染内科、放射科及临床营养科等MDT会诊，考虑患者第3组小肠远段局限性狭窄伴近段扩张引发机械性肠梗阻，且曾出现腹膜炎体征，局部微穿孔不除外，原发病诊断未明，经验性治疗效果欠佳，可考虑手术解除梗阻同时明确诊断。首先予积极肠内营养支持并抗感染，拟待肠周渗出减少，一般情况改善后择期手术。

患者经积极抗感染及全肠内营养支持治疗后，一般情况改善，腹痛缓解，黄色成形便1次/日，于2017年6月22日行全麻下剖腹探查+粘连松解+部分小肠切除术，术中见：约在空回肠交界处见3cm狭窄小肠，两端5cm游离、切断并结扎肠管对应的小肠系膜，切除此段肠管，手术过程顺利。术后恢复好。手术病理结果：（部分小肠）结合免疫组化，病变符合结外边缘区B细胞淋巴瘤（黏膜相关淋巴组织淋巴瘤），累及小肠壁全层达浆膜；淋巴结慢性炎（肠周0/5）。免疫组化结果：CD3（+），CD20（+），CD21（+），CD79α（+），CD56（NK-1）（+），CD5（+），CD7（+），Ki-67（index约10%），Bcl-2（+），Bcl-6（+），CD10（−），Cyclin D1（−），CD23（+）（图5）。

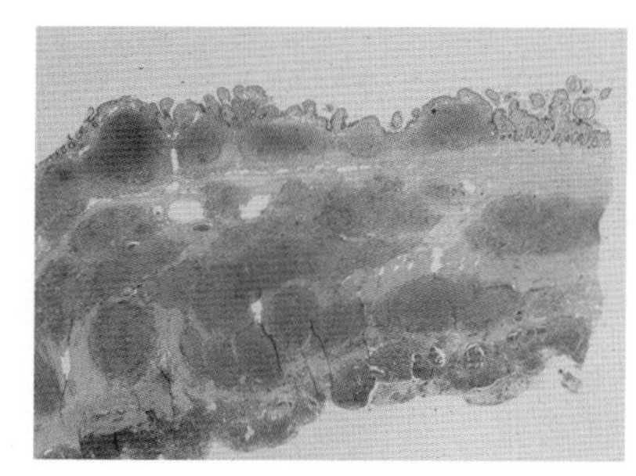
图5　手术标本病理检查

血液内科会诊考虑该患者病理类型为惰性，病灶已切除，目前无明确残留病灶，建议严密随访。

最后诊断：小肠结外边缘区B细胞淋巴瘤
肠梗阻
肠穿孔
部分小肠切除术后

【诊疗启迪】

该患者历经6年才得以明确诊断，病程中曾误诊为CD，误诊的原因：①小肠溃疡最常见的疾病常会被认为是CD，所以无其他疾病证据时，常会首先考虑该病并进行治疗，这常是误诊的原因之一。②口服美沙拉秦后患者影像学病变一度有所好转，也让我们从治疗的结果中反推了诊断。③血清LDH与非霍奇金淋巴瘤预后相关，患者所患为惰性淋巴瘤，其血清LDH一直正常，无法早期辅助诊断淋巴瘤。

回顾整个病例，有些蛛丝马迹值得我们反思：①患者病理曾提示淋巴高度增生，对其重视不足，未能在每次评估时反复活检以期望尽早鉴别诊断。②患者影像学强化并非系膜侧强化，所以并不是CD的典型表现。③患者在病情进展出现肠梗阻时，应该给予疾病充分评估，如小肠镜活检、PET-CT等，再考虑加强药物治疗。

【专家点评】

长病程使得我们容易忽略恶性疾病，特别是淋巴瘤，而边缘区淋巴瘤是一种少见的起源于B细胞的非霍奇金淋巴瘤，本身较为惰性，病程较长，其中位总生存期超过10年，难以诊断，而其血LDH水平也常不高，所以易被漏诊或误诊。所幸患者手术切除了所有病灶，目前尚在随访观察中。肠道淋巴瘤因病理类型不同，表现千变万化，临床医生要在诊断不确定时，“全面”不放过任何蛛丝马迹，“发展与变化”密切随诊，时刻置疑求真，才能少走弯路。

（陈轩馥　撰写　谭　蓓　审校）

参考文献

[1]陈丹，钱家鸣，吴东.隐源性多灶性溃疡性狭窄性小肠炎[J].中华内科杂志，2017，56(8)：621-623.

[2]Isaacson P, Wright DH. Malignant lymphoma of mucosa-associated lymphoid tissue. A distinctive type of B-cell lymphoma[J]. Cancer, 1983, 52: 1410-1416.

[3]Khalil MO, Morton LM, Devesa SS, et al. Incidence of marginal zone lymphoma in the United States, 2001-2009 with a focus on primary anatomic site[J]. British Journal of Haematology, 2014, 165(1): 67-77.

[4]Thieblemont C, Bertoni F, Copie-Bergman C, et al. Chronic inflammation and extra-nodal marginal-zone lymphomas of MALT-type[J]. Seminars in Cancer Biology, 2014, 24(2): 33-42.

[5]Raderer M, Kiesewetter B, Ferreri AJ. Clinicopathologic characteristics and treatment of marginal zone lymphoma of mucosa-associated lymphoid tissue (MALT lymphoma)[J]. Ca A Cancer Journal for Clinicians, 2016, 66(2): 152-171.

[6]Nakamura S, Matsumoto T, Takeshita M, et al. A clinicopathologic study of primary small intestine lymphoma: prognostic significance of mucosa-associated lymphoid tissue-derived lymphoma[J]. Cancer, 2000, 88: 286-294.

[7]Olszewski A J, Castillo J J. Survival of patients with marginal zone lymphoma: analysis of the Surveillance, Epidemiology, and End Results database[J]. Cancer, 2013, 119(3): 629-638.

[8]Su J K, Kim H W, Choi C W, et al. Duodenal Mucosa-Associated Lymphoid Tissue Lymphomas: Two Cases and

the Evaluation of Endoscopic Ultrasonography[J].Clin Endosc,2013,46(5):563-567.
[9]Doyeun K,Yongseok K,Heejin H,et al.A case of monoclonal gammopathy in extranodal marginal zone B-cell lymphoma of the small intestine[J].Korean Journal of Laboratory Medicine,2011,31(1):18-21.
[10]Shipp M,Harringtin D,Anderson J,et a1.A predictive model for aggressive lymphoma[J].N Engl J Med,1993,329(14):987-994.

病例50 腹痛、发热、咽部溃疡——长病程的恶性病

患者，女性，22岁。因“间断腹痛伴发热9年，咽喉部溃疡4月余”入院。

患者于2008年出现上腹部及右下腹疼痛，于当地诊断为“急性阑尾炎”，行阑尾切除术，术后仍间断右下腹痛。2010~2011年间右下腹痛加重伴间断高热，伴腹泻3~4次/日，无便血。于当地行结肠镜检查：回盲瓣变形、狭窄；盲肠处可见巨大溃疡，周边黏膜稍隆起，充血水肿。病理：（盲肠）黏膜慢性炎及炎性渗出、坏死及肉芽组织。2011年3月行右半结肠切除术。术后病理：（右半）结肠陈旧性透壁性溃疡及全层慢性炎，周围炎性息肉形成，未见克罗恩病典型病变，肠系膜淋巴结反应性增生。术后腹痛及发热症状缓解，未用药物治疗。2015年右下腹痛再发，伴低热、腹泻，排不成形便2~3次/日。当地结肠镜检查：回结肠吻合口小肠侧可见2.0cm×2.0cm的溃疡；吻合口结肠侧可见马蹄形围绕肠腔的不规则溃疡，大小约5.0cm×5.0cm，边缘红肿隆起，僵硬，肠管变形、略狭窄。活检病理：（吻合口）结肠少许渗出物。给予四联抗结核治疗2个月，症状无明显缓解，复查结肠镜显示病变无改善。2015年8月就诊于我院。

既往史：自幼间断出现口腔溃疡，2010年后频发，3~4次/年，2~3天可自行好转。无外阴溃疡史。有可疑肺结核接触史，外祖母患溃疡性结肠炎。

入院诊断：腹痛伴发热原因待查
右半结肠切除术后
吻合口溃疡

入院完善检查：ESR 11mm/h，hs-CRP 29.59mg/L，血T.SPOT-TB（-），炎症性肠病抗体谱（-），胸部X线片未见明显异常。小肠CT成像：回结肠吻合口周围回肠及结肠壁明显增厚毛糙，考虑炎性改变可能性大，受累回肠管腔狭窄（图1）。结肠镜：吻合口结肠侧可见环2/3肠腔长舌状巨大溃疡，周围黏膜轻度隆起，活检质韧；吻合口狭窄，内镜无法通过（图2）。活检病理：（吻合口）炎性渗出物、坏死物、肉芽组织及少许结肠黏膜显急性及慢性炎。外院手术切片病理会诊：（结肠）结肠黏膜淋巴组织增生，伴溃疡形成，肠壁内可见大量淋巴细胞、浆细胞浸润，基因重排结果阴性。免疫组化：CD20（+），CD3（+），CD38（+），CD79a（+），IgG4（-），Ki-67（+<25%）。

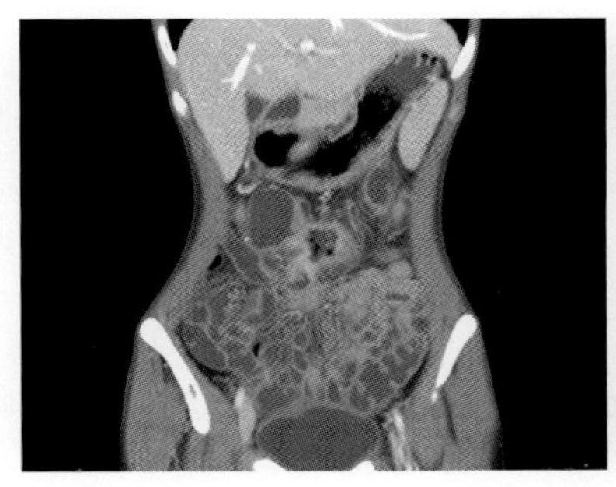
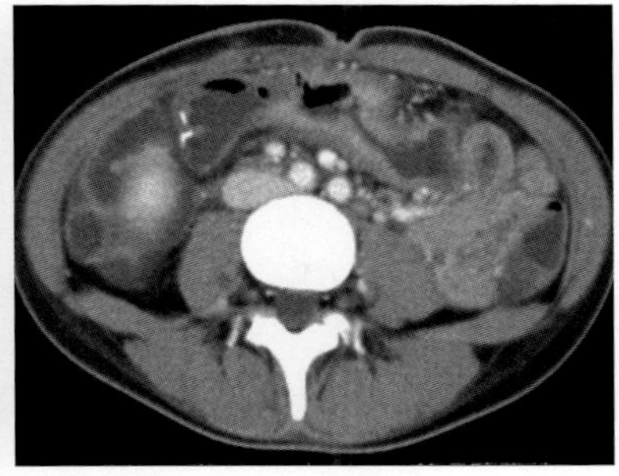

图1　小肠CT成像

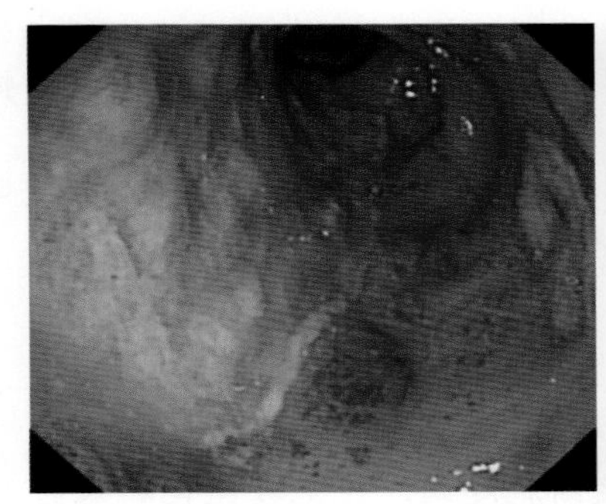
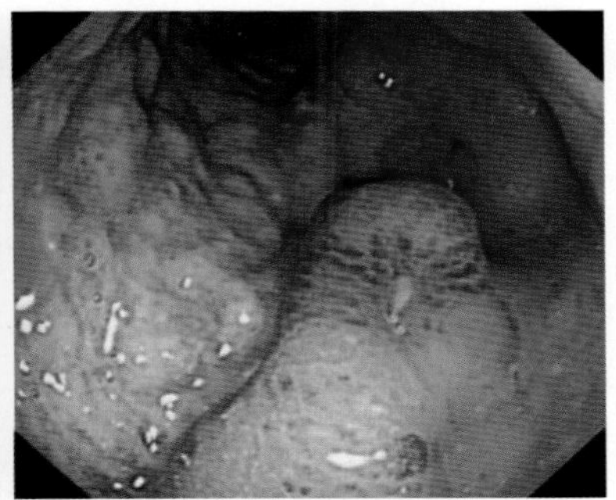

图2　结肠镜检查

回盲部溃疡的鉴别诊断思路

病例特点：青年女性，慢性病程，以腹痛、发热伴回盲部溃疡为主要临床表现。回盲部溃疡最常见于以下4种疾病：①克罗恩病（CD）。②肠结核。③肠白塞病。④肠淋巴瘤。尽管其在临床表现、血清学、影像学、内镜及病理学检查方面各有特点，但在临床上经常难以鉴别。现将4种疾病的临床鉴别要点总结如下表。

表　回盲部溃疡的鉴别诊断要点

鉴别诊断要点	CD	肠结核	肠白塞病	肠淋巴瘤
肠外表现	口腔溃疡、脊柱关节炎	活动性或陈旧性肺结核、腹水	口腔溃疡、生殖器溃疡，眼部症状，结节红斑、皮疹，关节炎	浅表淋巴结肿大，肝大，脾大，咽喉部溃疡
并发症	肛周脓肿、肛瘘、肠瘘、腹腔脓肿、肠梗阻、消化道出血	肠梗阻和消化道出血少见，肛瘘和肛周脓肿少见	消化道出血、穿孔	肠梗阻、肠瘘，肛周病变相对少见，消化道穿孔
血清学检查	T-SPOT.TB（−）	T-SPOT.TB（+）	T-SPOT.TB（−）	T-SPOT.TB（−）

续 表

鉴别诊断要点	CD	肠结核	肠白塞病	肠淋巴瘤
结肠镜特点	节段性、纵行溃疡，铺路石样改变	环形溃疡，溃疡周围黏膜呈鼠咬样，回盲瓣受累，回盲瓣变形、开口固定	典型溃疡为回盲部单发、巨大、圆形或椭圆形、边界清晰的深溃疡	肿块型或溃疡型（多形性、多灶性）
胃镜特点	可伴食管、胃或十二指肠溃疡	很少累及上消化道	可伴食管溃疡	很少同时累及上消化道
小肠 CT 或 MRI 成像	节段性、肠壁增厚、肠腔狭窄、肠瘘形成、腹腔脓肿，“梳状征”“靶征”	肠瘘、腹腔脓肿少见，腹腔淋巴结肿大呈中央坏死，边缘强化，腹腔淋巴结钙化		腹水、腹腔淋巴结肿大、腹部包块比CD多见；长管样肠壁环形增厚、增强后均匀强化，小肠动脉瘤样扩张，回盲部肿块形成
病理学	全层炎、裂隙样溃疡、非干酪样肉芽肿	肉芽肿的数目更多、直径更大；抗酸染色阳性	中性粒细胞浸润性血管炎	可见典型的恶性淋巴瘤细胞
抗结核治疗反应	无效	有效	无效	无效

本例患者手术病理虽有大量淋巴细胞和浆细胞浸润，但免疫组化和基因重排结果尚不足以诊断淋巴瘤；支持结核感染的病原学检查均为阴性，且诊断性抗结核治疗 2 个月无效，不支持肠结核。本例患者回盲部溃疡性病变，经手术切除后腹痛和发热等症状缓解，术后 4 年病情反复，吻合口小肠侧和结肠侧均出现大溃疡，这种病程特点在克罗恩病和肠白塞病中较常见。本例患者非节段性和非穿透性的疾病行为、肠道溃疡的特点以及病理表现不支持克罗恩病。结合其肠道溃疡的部位、形状特点、病程中频发口腔溃疡，需考虑肠白塞病的可能。关于肠白塞病的诊断，Cheon 等提出的诊断标准，根据回盲部溃疡的特点（典型的肠白塞病溃疡为回盲部单发、巨大、圆形或椭圆形、边界清晰的深溃疡）、全身系统性表现及是否合并口腔溃疡，划分为确诊、疑诊、可疑和排除诊断。根据 Cheon 等提出的诊断标准，本例可疑诊肠白塞病。

患者疑诊肠白塞病，加用激素口服治疗并逐渐减量，症状缓解，复查结肠镜：吻合口结肠侧溃疡稍有好转。2016 年 10 月于泼尼松 5mg qd 口服维持治疗期间反复出现咽部多发痛性溃疡，伴脐周痛、低热、稀糊便。2017 年 2 月再次入院。查血常规：WBC 10.39×10^9/L，NEUT% 73.0%，Hb 99g/L，PLT 441×10^9/L。PR3-ANCA 22RU/ml，ESR 25mm/h，hs-CRP 52.66mg/L。EBV DNA（-）。小肠 CT 成像：与本院 2015 年 8 月老片对比，回肠-结肠吻合及横结肠壁增厚毛糙，较前略减轻，强化较前明显；周围系膜区多发大小不等淋巴结，多数较前减小。胃镜：咽后壁及右侧扁桃体窝见多发溃疡形成，形状不规则，覆厚白苔，周边黏膜稍充血、隆起（图3）。结肠镜：吻合口结肠侧见巨大溃疡，纵向长度>5cm，环腔约2/3，底部凸凹不平，覆白苔，周边部分黏膜呈堤样隆起，吻合口狭窄成角，内镜无法通过。病理：（吻合口结肠侧）结肠黏膜显慢性炎，另见炎性渗出物及少许肉芽组织；原位杂交：EBER ISH（-）；特染结果：抗酸染色（-）。咽部溃疡病理：（咽后壁）鳞状上皮黏膜下淋巴组织增生，可见炎性渗出物、肉芽组织。免疫组化结果：BF-1（+），CD5（+），TCRD（-），CD3（+），Cyclin D1（-），CD4（+），CD79α（+），CD8（+），CD20（+），CD56（NK-1）（-），Granzyme B（-），Ki-67（index 8%），UCHL-1（+）。PET-CT：口咽右侧壁及喉咽后壁多发代谢增高灶SUVmax 8.6，双侧颈部多发代谢增高淋巴结，直径0.6～0.8cm，SUVmax 4.6；结肠吻合口远端肠壁节段性弥漫增厚，代谢增高SUVmax 14.6；全身骨髓代谢弥漫性增高，脾大，代谢增高，考虑继发性改变。

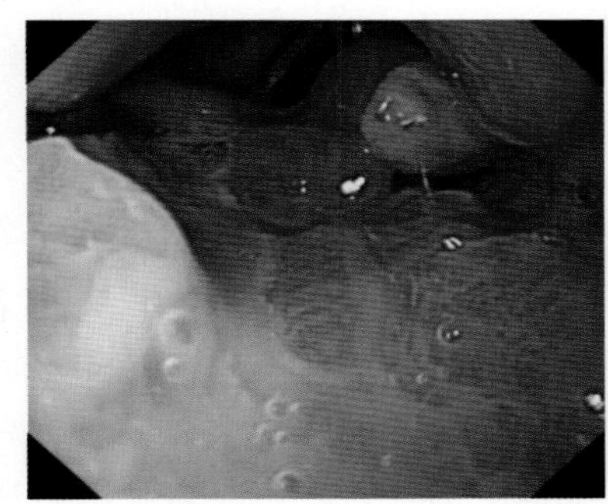
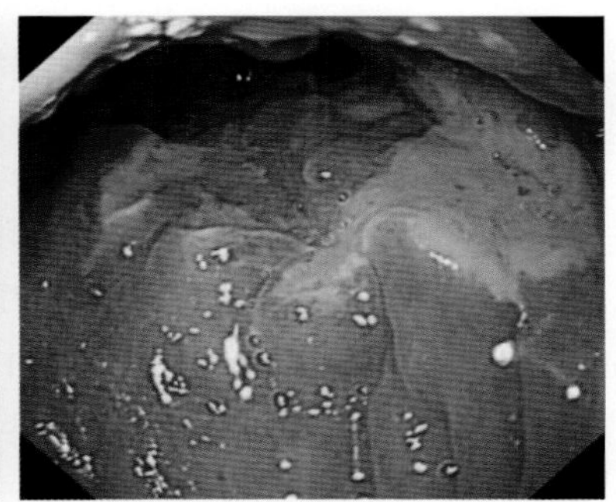

图3　胃镜检查

新发咽部溃疡——对诊断帮助

本例患者按照“疑诊肠白塞病”治疗无效，病情反复。新发现的问题有：①咽喉部溃疡巨大、融合、不规则，非白塞病常见的口腔溃疡特点。②PET-CT提示咽喉部溃疡和吻合口结肠侧溃疡的代谢均明显增高。同时，结合患者右半结肠切除术后病理及咽喉部溃疡的病理均提示淋巴组织高度增生，未发现CD、肠结核或白塞病的病理特点，所以本例患者此时需再次怀疑淋巴瘤。然而不支持淋巴瘤的表现是该患者病程长，起病至今9年时间。

胃肠道是结外淋巴瘤受累的主要部位。原发于胃肠道的淋巴瘤较罕见，而继发性胃肠道受累相对常见。消化道淋巴瘤最常见累及部位是胃，其次是小肠和回盲部。淋巴瘤累及胃肠道的形式多种多样，弥漫性病变、肿块、息肉样隆起、溃疡性病变均有可能。若表现为回盲部溃疡性病变，与肠结核、CD和白塞病鉴别困难。此时，除综合临床症状、肠外表现、并发症、内镜特点、影像学特点和治疗反应外，最重要的是获得病理证据。北京协和医院团队对CD和肠道淋巴瘤的临床特点做了回顾性研究，发现年轻而病程长、有肛周病变、瘘管形成及多部位病变更支持CD，而病程短、单部位病变更支持肠道淋巴瘤。尽管如此，鉴别诊断的难度仍然很高。

因高度怀疑淋巴瘤，行第二次咽后壁溃疡活检，病理：淋巴组织高度增生，部分血管被多量异型淋巴细胞浸润，病变不除外非霍奇金淋巴瘤；免疫组化：CD3（+），CD4（+），CD8（+），Granzyme B（+），TIA-1（-），Ki-67（index 局灶 60%），CAE1/AE3（-）；TCR 基因重排（+）；原位杂交：EBER ISH（-）。确诊：外周 T 细胞淋巴瘤（ⅡB 期，PIT 0 分）。3 程 C-CHOPE 方案化疗后复查 PET-CT：（与 2 月 13 日比较）口咽右侧壁及喉咽后壁多发代谢增高灶，范围较前减小，代谢较前减低；双侧颈部淋巴结、全身骨髓、结肠吻合口远端肠壁等代谢较前明显减低。之后成功进行外周血自体干细胞移植术。2019 年 4 月复查结肠镜显示吻合口狭窄，原吻合口结肠侧溃疡已愈合。

最后诊断：外周 T 细胞淋巴瘤（IIB 期，PIT 0 分）
右半结肠切除术后

【诊疗启迪】

本例患者以腹痛、发热、口腔和肠道溃疡为主要临床表现，期间历经了两次腹部手术，多次结肠镜活检，诊断性抗结核治疗，以及按照肠道免疫性疾病给予的正规激素治疗，病程历时 9 年才最终诊断为外周 T 细胞淋巴瘤。此病例有两点感悟：①如此“慢性病程”的恶性 T 细胞淋巴瘤确实有些不可思议，但是临床上类似的病例并不少见。多次干预性治疗可能是导致这一“慢性病程”的原因之一，右半结肠切除术相当于进行了减瘤手术，激素对淋巴瘤也具有一定控制作用。②应关注病情发展与变化，病程中出现与白塞病不相符的咽部溃疡，首先需要我们对诊断提出质疑。因此，对于临床特点高度提示淋巴瘤的患者，千万不能因为病程就否定诊断，要锲而不舍、千方百计地获得确凿的病理证据。

【专家点评】

本例经过长达 9 年的病程，最终确诊为淋巴瘤，其特殊之处就在于此。需要注意的是，本例虽然疾病过程“酷似”CD 或肠白塞病，但是无论结肠镜黏膜活检或右半结肠切除标本均未发现肉芽肿、血管炎等典型病理改变，关键是对于不典型病例一定要坚持“发展与变化”“质疑求真”，所以临床诊断需谨慎并随访观察。咽部及胃肠道淋巴瘤以黏膜相关淋巴组织淋巴瘤（MALT 淋巴瘤）相对常见，属于 B 细胞淋巴瘤。而本例最终是 T 细胞淋巴瘤，这可能也是本例诊治过程曲折的原因之一。

（舒慧君　撰写　费贵军　审校）

参考文献

[1]中华医学会消化病学分会炎症性肠病学组.炎症性肠病诊断与治疗的共识意见(2012年·广州)[J].胃肠病学,2012,17(12):763-781.

[2]Li X, Liu X, Zou Y, et al. Predictors of clinical andendoscopic findings in differentiating Crohn's disease from intestinal tuberculosis[J]. Dig Dis Sci, 2011, 56(1):188-196.

[3]Makharia GK, Srivastava S, Das P, et al. Clinical, endoscopic, and histological differentiations between Crohn's disease and intestinal tuberculosis[J]. Am J Gastroenterol, 2010, 105(3):642-651.

[4]Das CJ, Manchanda S, Panda A, et al. Recent Advances in Imaging of Small and Large Bowel[J]. PET Clin, 2016, 11(1):21-37.

[5]Li J, Li P, Bai J, et al. Discriminating potential of extraintestinal systemic manifestations and colonoscopic features in Chinese patients with intestinal Behçet's disease and Crohn's disease[J]. Chin Med J(Engl), 2015, 128(2):233-238.

[6]Cheon JH, Kim ES, Shin SJ, et al. Development and validation of novel diagnostic criteria for intestinal Behçet's disease in Koreanpatients with ileocolonic ulcers[J]. Am J Gastroenterol, 2009, 104(10):2492-2499.

[7]邹宁,吕红,钱家鸣.克罗恩病与原发性肠道淋巴瘤临床表现的异同[J].中华消化杂志,2006,26(6):364-367.

病例51　腹泻背后的“杀手”

患者，男性，64岁，因“腹泻5月余”入院。

患者于2016年3月开始腹泻，呈糊状或稀水样便，无黏液脓血，6～10次/日，便量1～2L/d，与进食无关，不伴里急后重、腹痛，伴食欲减退、夜间低热，体温在37.5～38.0℃，无盗汗。病初查血TP 56g/L，Alb 41.05g/L，ESR 22mm/h。外院胃镜：真菌性食管炎，浅表性胃炎伴糜烂。结肠镜：结肠炎，病理：黏膜充血水肿，间质弥漫性慢性炎症细胞浸润。胶囊内镜：小肠黏膜大致正常。腹盆CT：部分小肠肠壁弥漫性增厚。胸部CT：双肺炎症、小结节灶及纤维灶；纵隔内多发淋巴结伴钙化。先后使用泮托拉唑、喹诺酮类、阿莫西林，以及异烟肼、利福平、乙胺丁醇及吡嗪酰胺四联抗结核治疗3周，腹泻无好转，予甲泼尼龙40mg qd×3天→泼尼松25mg qd×2周，治疗期间腹泻次数减少至2～3次/日，便量200ml/d，泼尼松减量后腹泻再次加重。小便正常。于2016年8月29日入院。发病以来体重下降约20kg。

既往史：否认结核病史，丙型肝炎病史30余年，口服中药治疗后好转。近3年频发上呼吸道、眼、鼻咽部感染。

家族史：妻子及哥哥均有肺结核病史。

体格检查：T 36.0℃，P 80 次/分，HR 17 次/分，BP 85/70mmHg。BMI 14.87kg/m^2。眶周可见陈旧性带状疱疹瘢痕，浅表淋巴结未及肿大。心肺查体未见异常。腹软，右下腹深压痛，无肌紧张、反跳痛，肝脾肋下未及，肠鸣音 4 次/分。双下肢无水肿。

入院诊断：腹泻原因待查

慢性丙型病毒性肝炎

入院后急查血气分析：pH 7.294，PCO_2 21.8mmHg，HCO_3^- 10.3mmol/L，BE −14.4mmol/L，Na^+ 129mmol/L，K^+ 3.4mmol/L，Cl^- 121mmol/L，LAC 1.4mmol/L。血常规：WBC 7.79×10^9/L，NEUT% 79%，Hb 130g/L，PLT 272×10^9/L。粪便常规：WBC 0～2/HPF，RBC（−）；粪便 OB（+）。血 TP 43g/L，Alb 28g/L，Cr 94μmol/L。ESR 2mm/h。

慢性腹泻的诊疗思路

病例特点：老年男性，病程 5 个月，以慢性腹泻为突出表现，稀水便且便量超过 1L/d，伴低热、消瘦、代谢性酸中毒。腹泻根据其机制可分为渗透性、渗出性、分泌性、动力性。本例腹泻粪便无黏液脓血、粪便检查无红、白细胞增多，内镜未见明确黏膜破损，渗出性腹泻可基本除外，需考虑渗透性和分泌性腹泻。

本例腹泻与进食无关，粪便量大，合并电解质异常，首先考虑分泌性腹泻。病因分析如下。①神经内分泌瘤（如血管活性肠肽瘤、促胃液素瘤、甲状腺髓样癌等），本例无颜面潮红、腹痛等神经内分泌肿瘤相关症状，可行促胃液素、降钙素、奥曲肽显像等检查进一步明确。②感染及肠毒素：本例多次粪便病原学检查阴性、抗生素治疗无效，细菌感染证据不足，但病毒或寄生虫所致感染尚不能完全除外。

渗透性腹泻多与消化吸收不良相关，本例暂未发现肝、胆、胰腺等相关病因，可完善 D-木糖吸收试验评估患者肠道吸收功能，如存在吸收不良，应考虑以下疾病。①麦胶性肠病：又称乳糜泻，是一种遗传易感个体摄入麸质麦胶蛋白后引起的慢性炎症性疾病。其病变主要位于十二指肠及空肠近段，腹泻与进食种类相关，而本例病史不符，可送检抗麦胶性肠病抗体谱以协助诊断。②血液系统肿瘤：患者慢性腹泻伴低热、消瘦，需警惕肿瘤，如淋巴瘤或浆细胞病等血液系统肿瘤，瘤细胞广泛浸润肠壁后导致淋巴管堵塞，可引起吸收不良综合征，从而出现腹泻，确诊有赖于病理。同时可完善 M 蛋白相关检查明确是否存在浆细胞病。③显微镜下结肠炎：本例内镜下未见明显肠黏膜病变，对激素反应佳，需警惕显微镜下结肠炎，该病渗透性及分泌性腹泻同时存在，是以慢性水样腹泻为主要表现、结肠镜下肉眼观察结肠黏膜大致正常而活检病理检查可见特异性改变的一组临床病理综合征。主要组织病理学特征为肠上皮下和固有层内 $CD8^+$T 细胞浸润，伴或不伴黏膜结构轻度破坏。可于结肠镜下行肠黏膜活检进一步明确。

此外，本例腹泻伴低热、消瘦，有明确结核接触史，肺部影像学不能除外陈旧性淋巴结结核，应仔细鉴别是否存在肠结核。但肠结核多为渗出性腹泻，与本例不符，且本例ESR正常，虽诊断性抗结核治疗疗程不足，但用药期间腹泻症状未见好转，而使用中至大量激素期间腹泻未进一步恶化反见好转，均不支持诊断肠结核。本例入室血压偏低，血气分析提示乳酸轻度升高、代谢性酸中毒、电解质紊乱，考虑与腹泻、经肠道丢失碱性液体及电解质相关，目前有效循环血量不足，已造成肾前性肾功能损害。计划予积极补液、纠酸、补充电解质对症治疗，同时尽快完善检查寻找腹泻病因。

入院后完善病因相关检查。常规方面：尿蛋白定量0.42g/24h。肠道功能评估：D-木糖吸收试验0.5g/5h。感染方面：HBcAb（+），HBsAb（+）。T-SPOT. TB（A+B）28+0 SFC/10^6MC。血CMV DNA及EBV DNA（–），粪便培养、难辨梭菌毒素测定、抗酸染色、隐孢子虫抗原、蓝氏贾第鞭毛虫抗原、寄生虫卵、阿米巴滋养体及包囊均（–）。免疫方面：血IgG 3.72g/L，IgM 0.21g/L，IgA 1.38g/L。抗核抗体谱、炎症性肠病抗体谱（–）。T、B细胞亚群：B细胞109/μl，NK细胞128/μl，$CD4^+$T细胞487/μl，$CD8^+$T细胞169/μl。抗麦胶蛋白抗体AGA-IgA弱阳性，抗肌内膜抗体IgA、IgG均（–）。给予去麸质饮食治疗3天腹泻未见缓解。肿瘤方面：NSE 13.0ng/ml。血、尿免疫固定电泳、血清蛋白电泳及血游离轻链检测均未见异常。骨髓穿刺涂片及骨髓活检病理大致正常。生长抑素受体显像未见异常。

血免疫球蛋白低的诊疗思路

除腹泻外，本例另一特点为血免疫球蛋白低，以IgG和IgM减低为主。究其病因，首先考虑继发性因素。①生成减少：恶性肿瘤尤其是血液系统肿瘤，如慢性淋巴细胞白血病、淋巴瘤、浆细胞病等，可导致正常免疫球蛋白生成障碍，本例需重点排查，目前尚未发现M蛋白证据，不支持浆细胞病，骨髓穿刺涂片及活检已除外白血病，但淋巴瘤仍不能除外。②丢失增加：本例亦存在低白蛋白血症及腹泻，需警惕蛋白丢失性肠病，但外院胶囊内镜下未见淋巴管扩张，证据不充分。且仔细推敲，本例病初血白蛋白正常时已出现血清总蛋白低，提示球蛋白减低与白蛋白减低并不同步，难以用蛋白丢失性肠病解释。

原发性因素最常见为普通变异型免疫缺陷病，但其诊断具有排他性，应充分除外继发因素。本例患者老年起病，反复感染史不明确，仍需首先考虑继发因素所致低免疫球蛋白血症。患者D-木糖吸收试验结果降低，禁食后便量由2000ml/d减至1300ml/d，提示渗透性腹泻可能性大。下一步内镜小肠黏膜活检明确小肠吸收不良的病因是本例突破点。因患者不除外淋巴瘤，多点活检意义重大。

入院后积极补液，补充碳酸氢钠及电解质纠正代谢性酸中毒，肠内和肠外营养支持，间断输注人血白蛋白，予头孢他啶及甲硝唑抗感染治疗。入院1周后腹泻有所缓解，便次减至6次/日，总量约1L/d，BP 96/62mmHg，血Alb 30g/L。胃镜：胃体中上部小弯侧见一处浅溃疡，底覆咖啡样苔，周边黏膜无明显隆起，周边皱襞可见淋巴管扩张样改变；十二指肠黏膜未见异常（图 1）。病理：（十二指肠降部）小肠黏膜显慢性炎；（胃体中部大弯、胃体上部小弯）胃黏膜显急性及慢性炎，局部黏膜糜烂，可见较多 T 细胞浸润。免疫组化结果显示：CD138（散在+）、CD20（灶+），CD4（弥漫+），CD8（弥漫+）；刚果红染色（-），六胺银染色（-）。结肠镜：末段回肠未见明显异常，自升结肠近肝曲至直肠可见弥漫性黏膜水肿，粗糙不平（图 2）。病理：（末段回肠）小肠黏膜绒毛略萎缩，固有膜及上皮内较多淋巴样细胞浸润；（升结肠、横结肠、直肠）黏膜及黏膜下层大量淋巴样细胞浸润（图 3）；免疫组化：CD138（+），CD20（灶性+），CD3（++），CD38（-），CD4（+），CD8（+），Ki-67（index 70%），CD2（+），CD5（-），CD7（+）。原位杂交：EB-ER ISH（-）。结合免疫组化，病变符合非霍奇金淋巴瘤（倾向于肠病相关性 T 细胞淋巴瘤）。患者抗麦胶蛋白抗体 AGA-IgA 为弱阳性，但较为特异的抗肌内膜抗体 IgA、IgG 均（-），结合病理学表现，乳糜泻诊断证据不足。考虑为Ⅱ型肠病相关性 T 细胞淋巴瘤。至

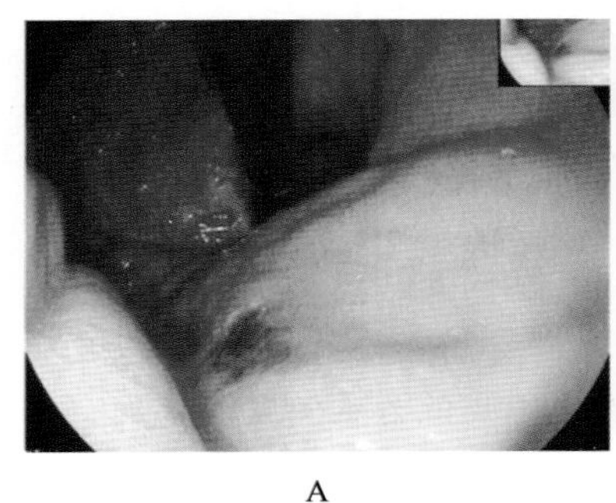
A

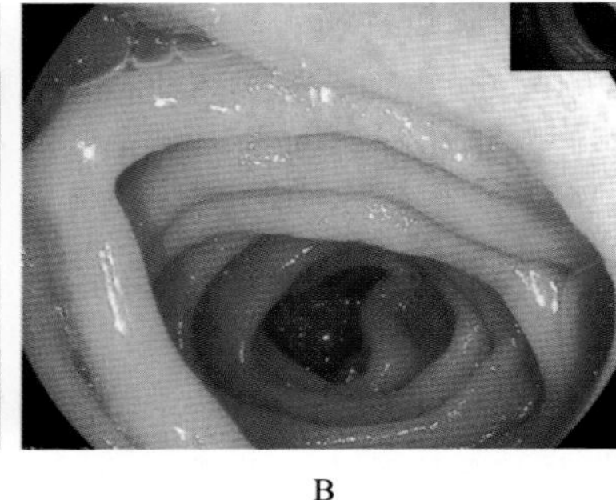
B

图 1 胃镜检查

A. 胃体中上部小弯侧见一处浅溃疡，覆咖啡样苔；B. 十二指肠降部黏膜未见明显异常

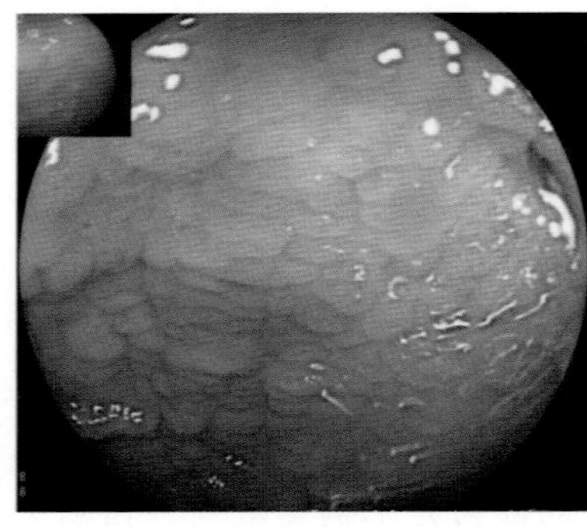

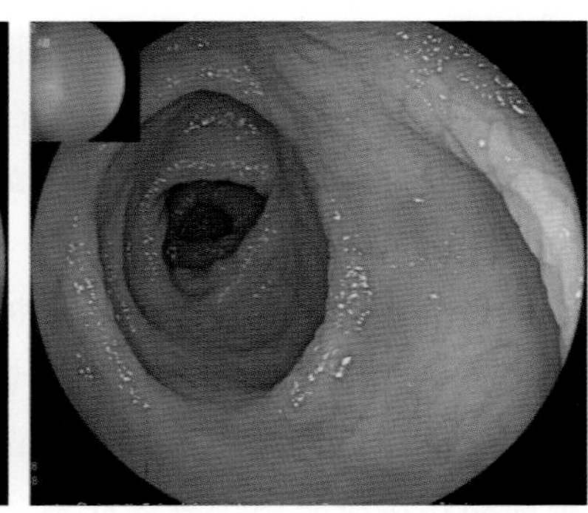

图 2 结肠镜检查

结肠弥漫性黏膜水肿，粗糙不平，似“马赛克”

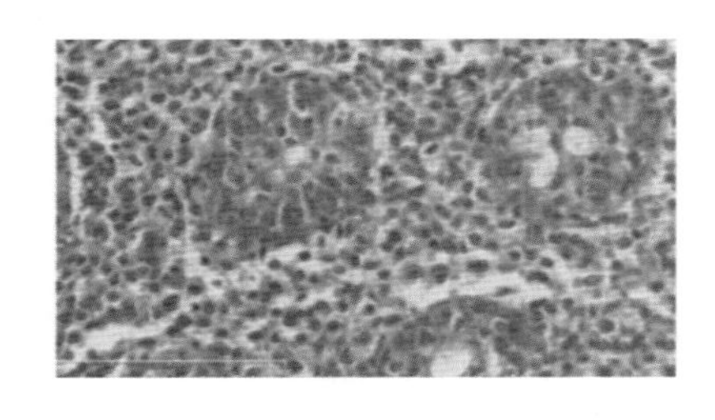

图 3 结肠黏膜病理（HE 染色×400）

结肠黏膜大量形态单一的小至中等大小淋巴细胞浸润

此，腹泻病因水落石出，淋巴瘤为其背后元凶，且可解释本例慢性腹泻患者同时合并低免疫球蛋白血症、B细胞及T细胞计数减低。

患者入院2周后出现低热，伴咽痛、流涕，便量再次增至2L/d。予静脉注射免疫球蛋白10g治疗1次。胃溃疡方面，予艾司奥美拉唑镁肠溶片口服治疗。腹泻方面，予小檗碱、思密达、肠道益生菌口服对症治疗，便量仍约为2L/d。经血液内科会诊，建议评估疾病分期后行化疗。与患者及其家属沟通，患者及其家属表示知情并理解，但无化疗意愿，患者自动出院3个月后死亡。

肠病相关T细胞淋巴瘤再认识

原发胃肠道非霍奇金淋巴瘤是一组原发于淋巴结结外部位即胃肠道的非霍奇金淋巴瘤，占胃肠道恶性肿瘤的2%～4%。北京协和医院血液内科总结104例原发胃肠道非霍奇金淋巴瘤的研究显示，B细胞表型占82.69%，其中以弥漫性大B细胞淋巴瘤（50.96%）和黏膜相关淋巴组织淋巴瘤（25.00%）最常见；T细胞表型占17.31%，其中以肠病相关T细胞淋巴瘤（EATL）（8例，7.69%）最常见，其他包括外周T细胞淋巴瘤、间变大细胞淋巴瘤、血管免疫母细胞性T细胞淋巴瘤和结外NK/T细胞淋巴瘤。幽门螺杆菌感染、自身免疫病、免疫缺陷和免疫抑制状态、乳糜泻、炎症性肠病及结节性淋巴组织样增生均为原发胃肠道非霍奇金淋巴瘤易患因素。

EATL是一种罕见的起源于肠道上皮内T细胞的淋巴瘤。其发病年龄广泛，可发生于20～80岁的成人，中位发病年龄64岁。2008年版WHO造血与淋巴组织肿瘤分类根据形态学、免疫组化及遗传性等特点将EATL分为Ⅰ型和Ⅱ型，二者特点有所不同：Ⅰ型与麦胶性肠病相关，多发于西方国家；Ⅱ型与麦胶性肠病无明显相关性，多发于亚洲地区（表）。本例无麦胶性肠病，结合流行病学史及病理，考虑为Ⅱ型EATL可能性大。北京协和医院总结的7例Ⅱ型EATL患者，其最常见临床表现为消化道出血，其次为慢性腹泻；6例为多灶病变，累及部位包括胃、小肠及结肠；5例为溃疡性病变，2例为隆起团块性病变。治疗选择上，通常有手术切除、化疗、手术与化疗相结合3种治疗方式。手术切除病变肠段的意义多在于减低瘤负荷，以降低肠梗阻和肠穿孔发生的危险，非根治性治疗手段需与术后化疗相结合。目前临床最常见的化疗方案主要为CHOP方案，但EATL对化疗敏感性较差。总体而言，目前EATL缺乏标准、有效的治疗手段，预后极差，5年生存率仅8%～20%。

最后诊断：非霍奇金淋巴瘤（T细胞性）
肠病相关T细胞淋巴瘤
低蛋白血症
胃溃疡

表　Ⅰ型及Ⅱ型EATL特点

疾病特点	Ⅰ型	Ⅱ型
临床表现	难治性乳糜泻	肠穿孔、腹痛、腹泻、消化道出血
发生率	80%～90%	10%～20%
发生人群	白种人	白种人，亚洲人
病变部位	多局限于小肠	空肠为主，亦可发生于回肠、胃、十二指肠和结肠
肿瘤细胞形态特点	具有多形性	形态单一的中等或小细胞
免疫表型	CD3（+）、CD8（-）、CD4（-）、CD103（+），且表达细胞毒性相关蛋白	CD3（+）、CD4（-）、CD8（+）、CD56（+）
CD8+	20%	80%
CD56+	<10%	>90%
HLA-DQ2/DQ8+	>90%	30%～40%
遗传方式		
+9q31.3或-16q12.1	86%	83%
+1q32.2-q41	73%	27%
+5q34-q35.2	80%	20%
+8q24（MYC）	27%	73%

慢性丙型病毒性肝炎

【诊疗启迪】

本例为隐藏于常见临床症状背后的罕见疾病。诊断从其最突出症状的特点入手分析，按部就班逐条鉴别。从本例获得的启示是：①分析症状时要学会“全面和辨证”，该患者两个突出症状“腹泻”和“免疫球蛋白降低”，治疗对激素部分有效，这就指引我们向免疫或血液系统肿瘤方向思考。②应重视学习EATL的内镜特点：深溃疡，周围黏膜增厚；黏膜呈细颗粒状和充血水肿，或浅溃疡；半环形溃疡，黏膜增厚；溃疡和弥漫性黏膜增厚；细颗粒和细沙样黏膜。

【专家点评】

本例是以慢性腹泻起病的EATL，让我们看到疾病临床表现的多面性。该类疾病通常临床诊断困难，难点在于：①慢性腹泻尤其是小肠吸收不良性腹泻的诊治过程中不可忽略内镜下正常黏膜活检的重要性。②高度疑诊淋巴瘤的病例内镜下活检病理诊断难度大，常需多次多部位活检。综上，本例虽为少见病，但遵循常见症状的鉴别诊断思路，秉持严谨的态度，利用缜密的临床思维，依托多学科协作的平台，最终顺利求索真知。

（陈 丹 撰写 李 玥 审校）

参考文献

[1]吕玮，刘正印，李太生.普通变异型免疫缺陷病12例临床分析并文献复习[J].中华内科杂志，2008，47(5)：378-381.

[2]黄月华，周道斌，段明辉，等.104例原发胃肠道非霍奇金淋巴瘤患者临床特征及预后分析[J].中华血液学杂志，2014，35(9)：791-795.

[3]孙健，杨堤，卢朝辉.肠病相关T细胞淋巴瘤的临床病理特征及研究进展[J].中华病理学杂志，2010，39(10)：717-720.

[4]Sun J，Lu ZH，YangD，et al. Primary intestinal T-cell and NK-celllymphomas：a clinicopathological and molecular study from China focused on type Ⅱ enteropathy-associated T-cell lymphoma and primary intestinal NK-cell lymphoma[J]. Modern Pathology，2011，24：983-992.

[5]Kim DH，Lee D，Kim JW，et al. Endoscopic and clinical analysis of primary T-cell lymphoma of the gastrointestinal tract according to pathological subtype[J]. J Gastroenterol Hepatol，2014，29(5)：934-943.

[6]Hong YS，Woo YS，Park G，et al. Endoscopic Findings of Enteropathy-Associated T-Cell Lymphoma Type Ⅱ：A Case Series[J]. Gut Liver，2016，10(1)：147-151.

病例52 腹痛、发热、回盲部溃疡——临床缓解的“坑”

患者，女性，25岁，因“腹痛2年，加重伴发热、便血6个月”入院。

患者于2007年初间断出现上腹及右下腹胀痛，进食后加重。2009年1月起发热，Tmax 40.0℃，腹痛加重，伴畏寒，排暗红色血便，6～7次/日。无咳嗽、咳痰、盗汗，无口腔溃疡、皮疹、关节痛、视力改变。外院结肠镜：回肠末段多发不规则深溃疡，周围黏膜隆起，病变处肠腔轻度狭窄，病变间小肠黏膜正常，回盲瓣及结直肠未见异常。活组织病理：急性及慢性炎。外院按“肠结核”治疗2个月无效。2年来体重下降约8kg。为进一步诊治于2009年7月入院。

既往史：双附件畸胎瘤。

个人史及家族史：均无特殊。

体格检查：T 37.9℃，P 92次/分，RR 14次/分，BP 110/70mmHg。消瘦，慢性病容，贫血貌。各浅表淋巴结未及。心肺无特殊。腹韧，右下腹压痛，无反跳痛，未及包块。肝脾末及。肠鸣音3～4次/分。双下肢无水肿。直肠指检无异常。

入院诊断：回肠末段溃疡性质待定

克罗恩病不除外

双附件畸胎瘤

末段回肠溃疡的诊疗思路

病例特点：青年女性，末段回肠存在溃疡，鉴别诊断应考虑克罗恩病（CD）、肠结核、淋巴瘤及肠贝赫切特（又称白塞，Behcet）病等。

1. CD　从病变部位及结肠镜下表现不除外CD，但CD患者高热达40.0℃并不多见，除非出现腹腔并发症（瘘管、腹腔脓肿等），且CD诊断缺乏金标准，故必须与其他疾病尤其是肠结核鉴别。

2. 肠结核　好发于青壮年，可有发热、腹痛、腹泻，也可出现肠腔狭窄和肠梗阻。但肠结核易累及盲肠和升结肠，多有不同程度的回盲瓣变形毁损，与本病例不符。此外，肠结核的病理学改变以血管闭塞为主，血便相对少见，而该患者便血较为突出，亦无明确肠外结核症状，加上抗结核治疗2个月无效，故肠结核可能性较小。

3. 肠道淋巴瘤　高热、血便是原发性肠道淋巴瘤（PIL）的常见症状，PIL在结肠镜下形态多样，有肿块、溃疡、糜烂、水肿等多种变化，确诊需要病理学证据。但由于PIL多起源于肠壁黏膜下层，结肠镜活组织检查假阴性率较高，所以必要时应重复多点活组织检查。

4. 其他　如白塞病累及肠道也可有回盲部溃疡，然而本例患者缺乏白塞病特征性口腔溃疡、外阴溃疡、皮肤及眼部表现，故暂不考虑。

目前诊断不明，应注意监测病情变化，警惕肠穿孔、肠瘘及大出血等严重并发症。下一步应解决的问题包括：①完善病原学检查，进一步排除寄生虫病、病毒性和细菌性肠炎。②行自身抗体等检查排除结缔组织病（如血管炎）。③通过影像学检查了解病变范围。④复查结肠镜，观察病变形态并再行活组织检查。

入院后完善检查：血WBC和PLT计数正常，Hb 55g/L，MCV 69fl，MCHC 270g/L。血涂片：白细胞分类正常。粪便常规：未见红、白细胞，OB（+）。粪便寄生虫卵阴性。血Alb 25g/L，余肝肾功能正常。ESR 45mm/h，CRP 128mg/L。PPD试验及CMV DNA均阴性。ANA、抗ENA抗体、ANCA、ASCA、免疫球蛋白、补体均正常。胃镜：慢性浅表性胃炎。胸腹部CT：双肺未见异常，未见胸腹腔肿大淋巴结，末段回肠肠壁增厚伴强化（图1）。小肠造影：末段回肠局部狭窄，黏膜多发充盈缺损，回盲瓣开放良好（图2）。复查结肠镜：距回盲瓣5cm处末段回肠有两处类圆形溃疡，边界清楚，底部干净，周围黏膜水肿隆起，病变间小肠黏膜正常（图3）。活组织病理检查：急性及慢性炎，抗酸染色阴性。

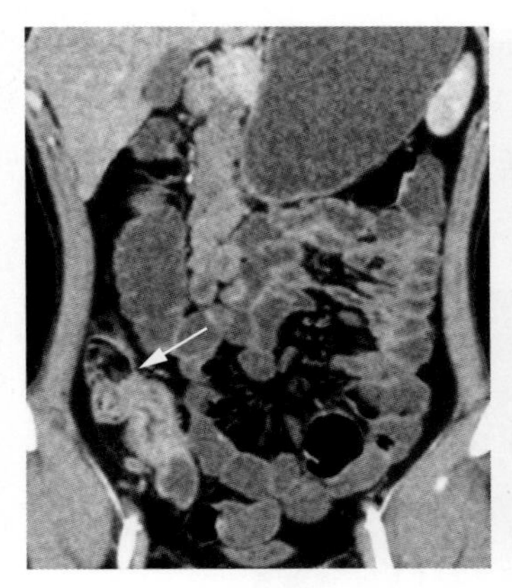

图1　腹部CT
末段回肠肠壁增厚伴强化（箭头）

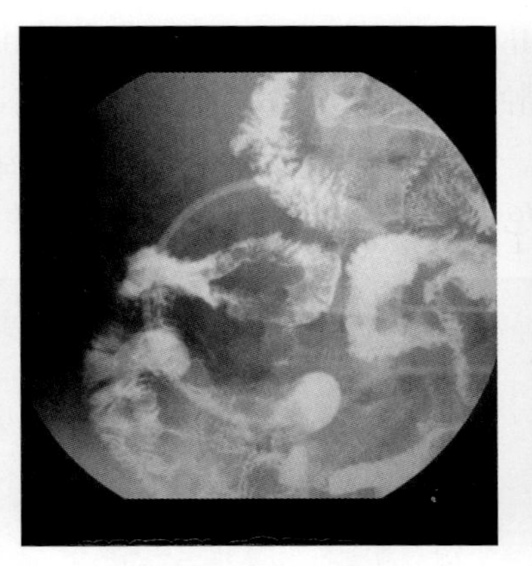

图2　小肠造影
末段回肠局部狭窄，黏膜多发充盈缺损

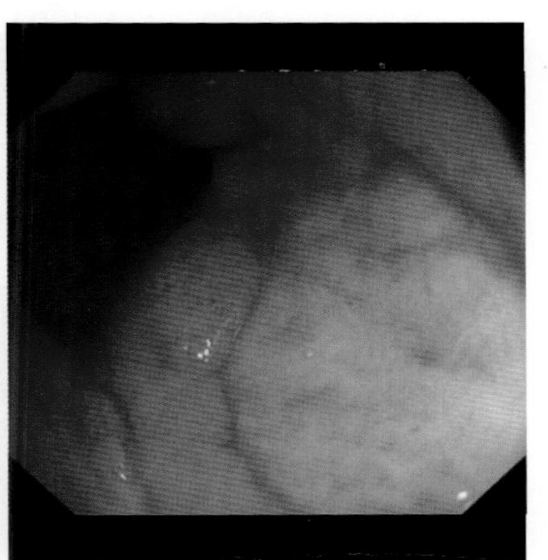

图3　结肠镜检查

诊断不明的思考

患者体检未发现肝脾淋巴结肿大等血液系统疾病体征，也无皮疹、关节炎等CD肠外表现，但不能据此排除PIL和CD。实验室检查未发现自身免疫病和肠道感染的证据。小细胞低色素性贫血可能为消化道慢性失血所致，血Alb明显减少表明消耗严重。影像学检查提示病变局限于回盲部，此处是消化道疾病诊断的难点。尽管结肠镜和病理活组织检查已成为常规技术，但是仍有相当数量的回盲部溃疡难以确诊，其中CD及肠结核的鉴别尤为困难。本例患者临床及实验室检查均未发现结核病证据，加上抗结核治疗无效，肠结核基本可以排除。但本例患者溃疡形态缺少特异性，并非CD特征性的纵行溃疡，故也有可能是其他疾病，如PIL。PIL好发于回盲部，发病高峰年龄为50～70岁，男性多于女性。病灶可单发，亦可多发。与结直肠癌或小肠腺癌相比，病变范围通常更广。由于淋巴瘤病灶主要位于黏膜下层，因此除非形成溃疡，否则黏膜常相对光滑，活组织检查质地比癌更软。根据结肠镜下形态的不同，可分为肿块型、溃疡型、弥漫型和混合型等，个别患者淋巴瘤肿块还可向腔外生长，压迫周围肠腔造成肠梗阻。本例患者的临床和结肠镜下表现不能排除PIL。此时临床决策有一定难度。一方面患者经两次结肠镜检查仍未确诊，尽管初步排除肠道感染性疾病（包括肠结核），但诊断CD或PIL依据均不充分；另一方面，本例患者重度贫血，Alb严重减低，提示病情较重，需尽早治疗。手术切除病变肠段有望确诊，但患者此时并无肠穿孔、肠梗阻或消化道大出血等手术指征，单纯为诊断而手术需慎重。若是CD，激素和免疫抑制剂可使患者获益，待时机成熟也可考虑应用生物制剂。若是PIL，激素治疗虽不会加重病情，但也不可能完全控制病情进展。一旦病情有变需要手术，大剂量激素治疗反而会成为“负担”。经权衡利弊并与患者沟通后，决定先予泼尼松和5-氨基水杨酸治疗，然后视临床情况将激素尽快减量，同时密切随诊，及时复查结肠镜。

2009年7月23日起加用泼尼松50mg/d，同时应用5-氨基水杨酸4g/d，并辅以补铁等营养支持。2周后患者发热和腹痛消失，排黄色成形便，1～2次/日，CRP降至正常。8月

25 日复查胸部 CT 未见异常，Hb 升至 95g/L。泼尼松减量至 20mg/d 时复查结肠镜：距回盲瓣 5cm 末段回肠黏膜充血、水肿、糜烂，近回盲瓣回肠可见不规则溃疡，覆白苔，周围黏膜堤样隆起，累及部分回盲瓣，回盲瓣变形（图 4）。第二次活组织病理检查示（回盲部）非霍奇金淋巴瘤（T 细胞性），免疫组织化学染色显示 CD3 阳性，CD20 阴性（图 5）。

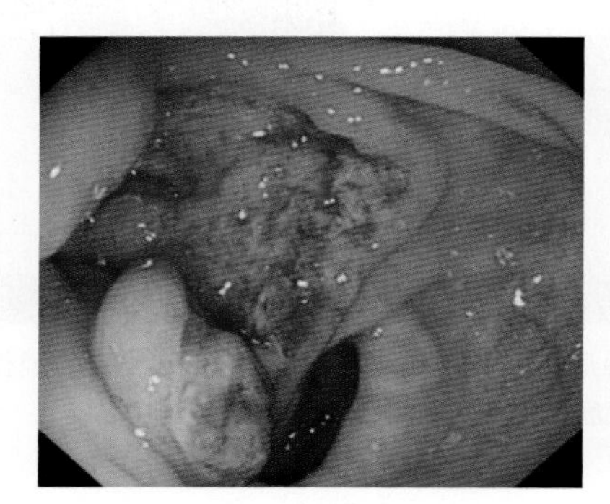

图 4　结肠镜检查

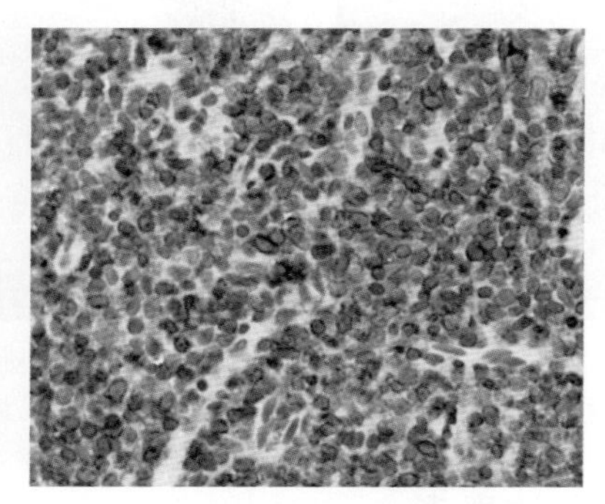

图 5　回肠黏膜病理（免疫组化 CD3×400 倍）

山回路转始见君——PIL 再认识

按 CD 治疗后症状虽有好转，但肠道溃疡反而加重，第二次活组织检查确诊为非霍奇金淋巴瘤。激素有非特异性抗炎作用，可改善淋巴瘤患者的一般情况，但不能控制病情进展，故本例患者的症状和炎症反应指标与结肠镜下改变并不平行。

PIL 临床表现有时与 CD 接近，均好发于回盲部，可有肠梗阻、发热、消化道出血等表现，但两者仍有差异。资料表明，与 CD 相比，PIL 患者年龄更大，病程更短，单纯累及回盲部比例更高，肠腔内充盈缺损、肠壁僵硬及腹腔淋巴结肿大更多见。本例患者病情进展相对缓慢，影像学表现有符合 PIL 之处，但结肠镜下的跳跃性溃疡却类似 CD，故鉴别有一定难度。消化道是淋巴瘤最常见的淋巴结外受侵部位，可原发于胃肠道淋巴组织，也可与其他部位淋巴瘤并发。PIL 的分期有别于其他淋巴瘤。2012 年美国国家综合癌症网（NCCN）指南建议应用 Lugano 分期法替代传统的 Ann Arbor 分期，即局限于胃肠道（即使侵犯浆膜层）定义为ⅠE 期（E 代表淋巴结外），累及腹腔淋巴结和/或侵及腹腔内其他器官为ⅡE 期，远处淋巴结或器官受累为Ⅳ期。B 症状指发热、盗汗或体重下降 10%。PIL 治疗方案与病理类型及病变部位密切相关，PIL 中 B 细胞表型约占 90% 以上，而 T 细胞表型相对罕见，且目前对 T 细胞表型的 PIL 治疗尚未达成共识。通常有手术切除、化疗、手术与化疗相结合 3 种治疗方式。手术切除病变肠段可减低瘤负荷、降低肠梗阻和肠穿孔等并发症风险，但非根治性治疗手段，需与术后化疗相结合。若 PIL 病变局限，可考虑先手术切除，术后再联合化疗。若 PIL 病变广泛，应首选化疗，出现肠穿孔等并发症再考虑手术治疗。本例患者下一步需评估淋巴瘤分期，并同时请血液内科及基本外科会诊，制订治疗方案，评估是否须行手术。

患者经 PET-CT 检查见回盲部代谢增高，符合 PIL 表现，其余部位未见异常。骨髓穿刺未见异常。外科剖腹探查见回盲部肿物，最大径约 5cm，末段回肠距回盲瓣 60cm 内多发结节，行末段回肠及右半结肠切除术。手术病理符合非霍奇金淋巴瘤（大细胞 T 细胞性），侵犯全层达周围脂肪组织，断端未见肿瘤残余，肠周淋巴结未见肿瘤转移。患者术后恢复顺利，转回当地医院进行化疗。

最后诊断：原发性肠道非霍奇金淋巴瘤（大细胞 T 细胞性，IE 期，B 组，IPI　0 分）
累及末段回肠及回盲瓣
消化道出血
末段回肠切除术后
1 程化疗中
双附件畸胎瘤

【诊疗启迪】

本例是以回盲部溃疡起病的淋巴瘤，因不除外 CD，故在排除禁忌后予激素治疗，临床好转但结肠镜下表现加重，经重复活组织检查确诊为 PIL。反思整个病程，有以下体会：①激素治疗，临床好转但结肠镜下表现加重，经重复活组织检查部分病例暂时难以确诊，此时不可过早定论，无论是否予经验性治疗都应密切随诊并复查。随着时间推移“发展与变化”，病情特征逐渐显现，诊断线索也会随之增多。②激素具有非特异性抗炎作用，应用后症状好转未必就是炎症性肠病，淋巴瘤等血液系统恶性疾病也可有症状好转假象，甚至结核病的症状最初也有一定改善，此时不能因为表面上病情好转而放松警惕。③对于病程不长、无腹腔并发症而出现高热的肠道溃疡患者，诊断 CD 需谨慎。

【专家点评】

本例难点在于诊断，末段回肠溃疡可见于感染、免疫、肿瘤性疾病，该病例的最大感悟就是：重视疾病的发展与变化，给予激素治疗后虽然症状缓解，但内镜检查溃疡增大，促使我们反复取活检明确诊断。同时也提醒我们，临床评估中，即便临床症状缓解亦不可放松警惕，应及时行内镜评估肠道溃疡是否愈合。PIL 诊断困难，多次重复内镜检查及多点活检非常必要，应充分与患者沟通，患者良好的依从性亦有助于成功诊治疾病。

（陈　丹　撰写　冯云路　审校）

参考文献

[1]Cai J, Li F, Zhou W, et al. Ileocecal ulcer in central China: case series[J]. Dig Dis Sci, 2007, 52(11): 3169-3173.

[2]邹宁，吕红，钱家鸣. 克罗恩病与原发性肠道淋巴瘤临床表现的异同[J]. 中华消化杂志，2006，26(6): 364-367.

[3]Matysiak-Budnik T, Fabiani B, Hennequin C, et al. Gastrointestinal lymphomas: French Intergroup clinical practice recommendations for diagnosis, treatment and follow-up(SNFGE, FFCD, GERCOR, UNICANCER, SFCD, SFED, SFRO, SFH). [J]Digestive and Liver Disease, 2018, 50(2): 124-131.

[4]Nakamura S, Matsumoto T. Gastrointestinal lymphoma: recent advances in diagnosis and treatment[J]. Digestion, 2013, 87(3): 182-188.

病例53 腹泻、高热、下消化道大出血
——“不一样的肠道溃疡”

患者，男性，72 岁，因“反复腹泻、发热 1 年余”入院。

患者于 2015 年 9 月无诱因出现腹泻，黄色水样便 3～4 次/日，伴发热（Tmax 39.2℃），有畏寒、寒战。外院查 ESR 43mm/h，血 T-SPOT.TB 弱阳性；结肠镜：全结肠散在大小不等溃疡，覆黄白苔；病理：黏膜内较多淋巴细胞、浆细胞浸润。予四联诊断性抗结核治疗 20 天症状无改善，患者自行停用。2016 年 4 月于外院查肥达试验、外斐反应阴性，粪便找寄生虫及幼虫、沙门菌及志贺菌培养均阴性，小肠 CT 成像：结直肠壁增厚并异常强化伴肠腔扩张，结肠肠腔局部狭窄，降结肠结肠袋消失；PET-CT：横结肠肝曲、自横结肠中段至乙状结肠异常所见，考虑炎性病变可能性大。外院考虑炎症性肠病可能，予泼尼松 30mg qd 及美沙拉秦口服，患者腹泻好转，但仍每月发热 1～2 次，Tmax 39.3℃，伴畏寒、寒战。2016 年 8 月泼尼松减至 10mg qd 维持。2016 年 9 月患者再次出现黄色水样便，5～6 次/日，伴高热。外院查血常规大致正常，ANA、抗 ds-DNA 抗体阴性，PCT、血细菌培养阴性，EBV DNA 阳性，之后再次复查为阴性。经验性予青霉素、更昔洛韦治疗 2 周后症状未缓解。2016 年 10 月开始予甲泼尼龙 40mg qd 静脉输注，症状无改善。为进一步诊治于 2016 年 11 月 8 日入院。自发病来体重下降 8kg，否认反复口腔溃疡、关节肿痛、皮疹史。

既往史：否认结核及结核接触史。

个人史：长期大量吸烟史。

家族史：无特殊。

体格检查：BMI 17.57kg/m^2。双肺呼吸音清，心律齐，腹软，无压痛、反跳痛及肌紧张，肠鸣音 4 次/分。

入院诊断：腹泻、发热原因待查
克罗恩病不除外
原发性胃肠道淋巴瘤不除外

腹泻、高热、结肠溃疡的鉴别诊断思路

病例特点：老年男性，慢性病程，初期临床表现为腹泻、高热、炎症指标升高、结肠多发溃疡，激素初始治疗有效，后期足量激素治疗无效。临床首先考虑炎症性肠病可能，但本例患者年龄较大，临床表现高热突出，内镜下为多发不规则浅溃疡、直肠病变较轻，后期激素治疗效果欠佳，不支持克罗恩病（CD）或溃疡性结肠炎。鉴别诊断方面需考虑如下疾病。①淋巴瘤：患者为老年，高热、腹泻、消耗性症状明显，血清EBV DNA阳性，有明确的EBV感染，且激素治疗效果欠佳，EBV相关淋巴增生性疾病甚至淋巴瘤可以累及消化道，导致慢性腹泻，需首先除外肠道淋巴瘤，但淋巴瘤需通过病理明确诊断，需再次复查EBV DNA，复查结肠镜评估肠道情况并活检通过病理明确诊断。②感染性肠炎：包括沙门菌感染、寄生虫感染、难辨梭菌感染、CMV肠炎，患者多次血清及粪便病原学检查均阴性，无感染性肠炎的明确证据。③缺血性肠病：老年患者需警惕缺血性肠病，但本例患者无基础高血压、高脂血症、动脉粥样硬化症，发热突出，且内镜下病变范围及溃疡形态均不支持典型的缺血性肠病改变。

入院后完善检查，血常规正常，粪便常规：WBC大量/HPF，RBC 5～8/HPF，OB（+）。血Alb、Cr正常，hs-CRP 61.12mg/L，ESR 47mm/h，免疫固定电泳阴性，ANCA（-），粪便病原学检查（-），布氏杆菌凝集试验（-），血T-SPOT.TB（-），EBV DNA 2300copies/ml，CMV DNA（-）。骨髓穿刺+活检未见显著异常。小肠CT成像：各段结肠壁弥漫性增厚伴黏膜面异常强化、浆膜面毛糙，尤以横结肠、降结肠增厚为著，结肠袋消失，管壁僵硬、管腔狭窄，直肠壁增厚伴强化（图1）。结肠镜：末段回肠多发阿弗他溃疡，黏膜肿胀明显；自盲肠至直肠可见多发溃疡，大小不一，形状不规则，深浅不一，溃疡边界清楚，周边黏膜增生不明显，肠腔僵硬，横结肠、降结肠病变尤著，直肠病变较轻（图2）。病理：回肠末段及结肠急性及慢性炎，原位杂交EBER阳性。

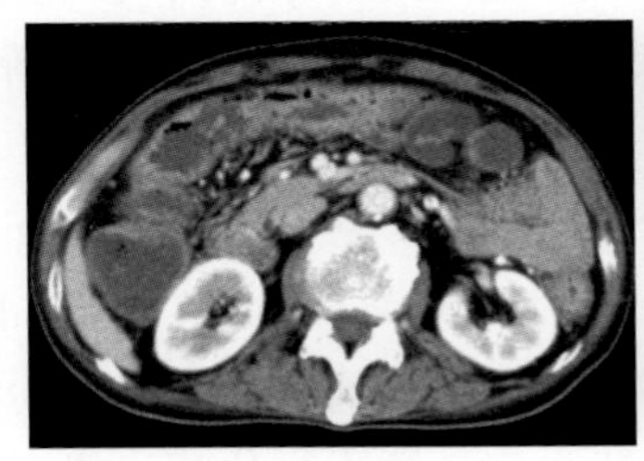
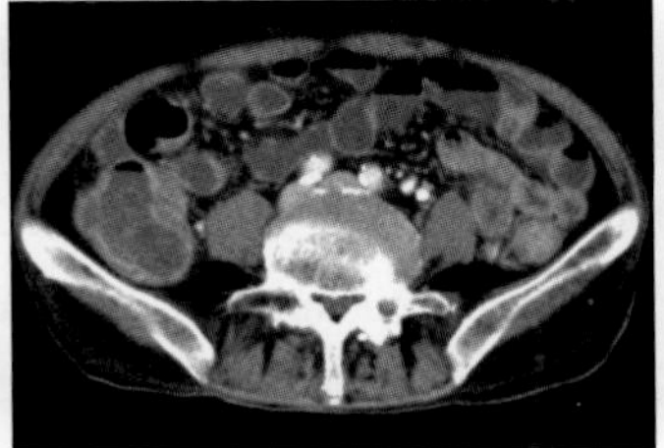
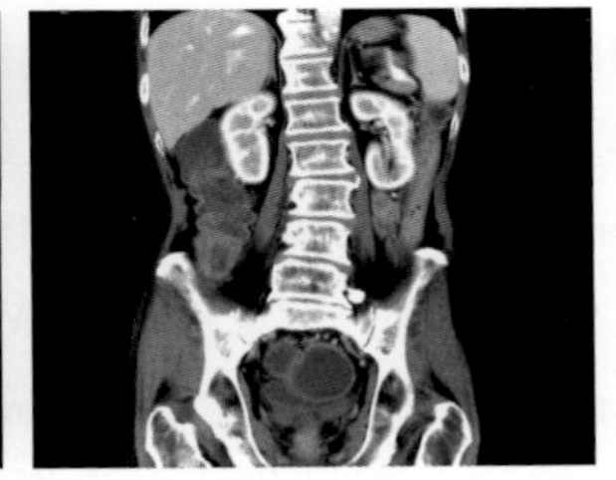

图1　小肠CT成像
横结肠弥漫性增厚，结肠袋消失，黏膜面强化

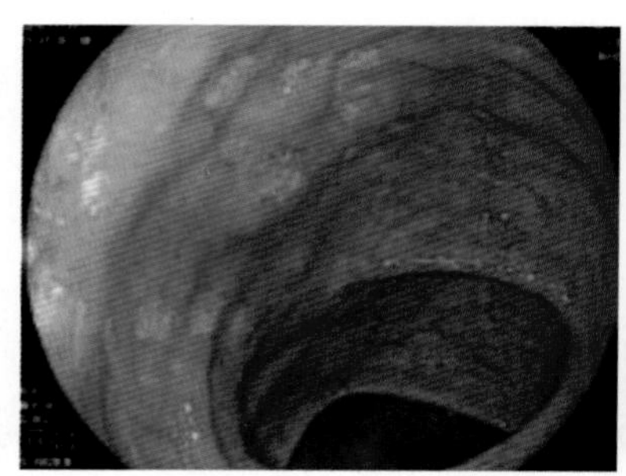
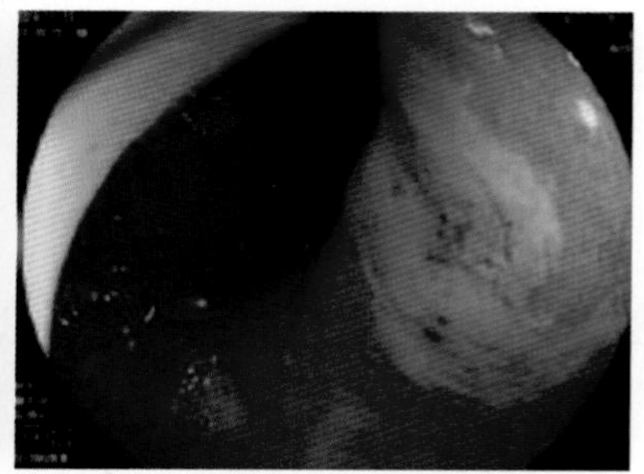

图 2 结肠镜检查

根据上述检查有新的发现：患者血清 EBV DNA 拷贝数较高，同时肠黏膜活检病理原位杂交 EBER 阳性，提示存在慢性 EBV 感染，需高度怀疑慢性活动性 EBV 感染性肠炎、EBV 感染相关淋巴增生性疾病或淋巴瘤可能。

患者入院后继续静脉激素及头孢他啶加甲硝唑经验性抗感染，积极营养支持，患者仍反复发热。11 月初突发大量便血，伴高热、烦躁不安，查体：BP 90/70mmHg，HR 170 次/分，RR 45 次/分，SpO_2 80%。下腹部弥漫性压痛，无明显反跳痛。Hb 降至 50g/L，动脉血气分析（吸导管氧 6L/min）：pH 7.163，PCO_2 22.0mmHg，PO_2 104.0mmHg，LAC 16mmol/L。给予积极输血、补液、升压等治疗，病情无改善。经基本外科、麻醉科及重症医学科多学科会诊，考虑“消化道大出血伴感染性休克”，内科保守治疗无效，建议积极外科手术治疗。征得家属同意后，遂急诊行“剖腹探查、粘连松解、末段回肠及全结肠切除术、末端回肠造口术”，术中见全小肠水肿，整个结肠直肠肠壁呈增厚感，浆膜水肿充血，肠管内多发溃疡及息肉样物数枚，可见大量血块（图 3A）。手术病理：末段回肠黏膜较多炎症细胞浸润，局灶小溃疡形成，结肠黏膜显急性及慢性炎，广泛多灶隐窝结构紊乱、多发溃疡形成，部分溃疡累及或穿透肌层，黏膜下层增宽水肿，升结肠处出血；局灶溃疡及单个肠周淋巴结见细胞不规则（图 3B、图 3C）。免疫组化：CD3（+），CD4（-），CD8（+），CD20（-），CD68（+），CD56（-），AE1、AE3（-），Ki-67 index 80%。结合免疫组化结果，符合非霍奇金淋巴瘤（T 细胞性）（结肠周 1/59，小肠周 0/7）；EBER 阳性，CMV 抗原免疫组化阴性（图 3D、图 3E）。术后患者曾出现一过性心肌损伤、腹腔感染、导管相关感染，经积极扩冠、抗感染及中等剂量激素治疗，顺利脱机拔管，体温逐渐降至 38℃以下。此后患者出现黄疸，查 TBil 142.5μmol/L，DBil 109.3μmol/L，CMV DNA 1200copies/ml，EBV DNA 18000copies/ml，予更昔洛韦 0.25g bid 及人免疫球蛋白 10g qd×5 天治疗，2 周后复查血 CMV DNA 500copies/ml，EBV DNA 2500copies/ml，TBil 降至 24.3μmol/L，DBil 降至 17.1μmol/L。血液内科会诊考虑非霍奇金淋巴瘤（T 细胞性）诊断明确，建议小剂量化疗。患者家属充分知情后希望积极支持治疗，暂不行化疗。患者返当地医院于术后 6 周死亡。

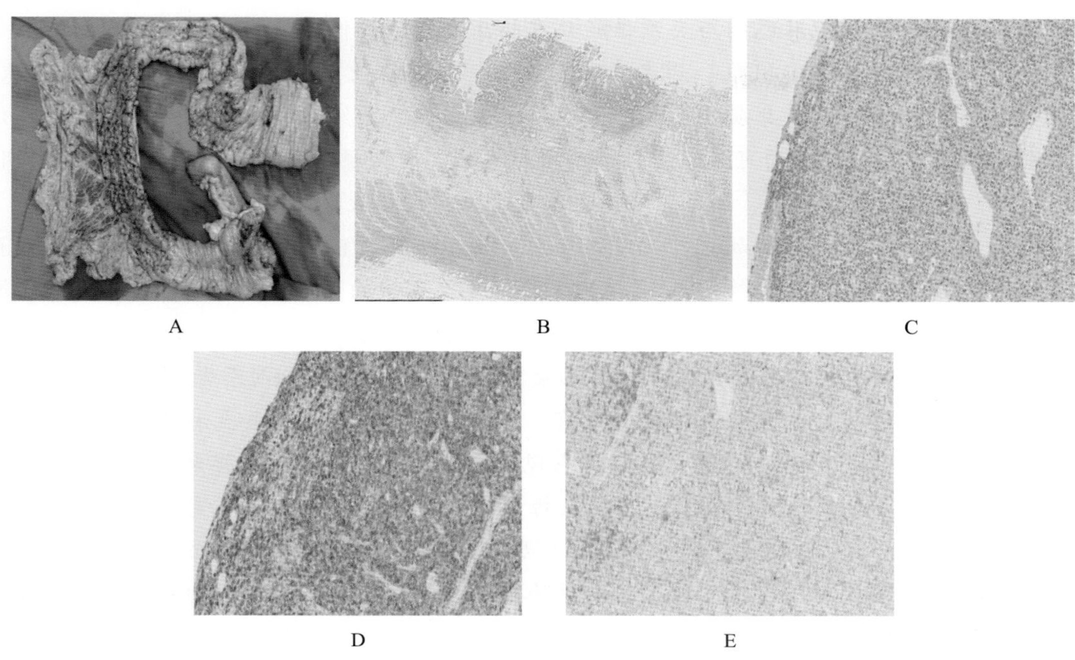

图 3　结肠切除后大体标本和病理

A. 大体标本可见回盲部、横结肠、降结肠、乙状结肠及部分直肠溃疡性病变，以横结肠为著，伴多发息肉样隆起；B. 结肠手术病理示广泛多灶隐窝结构紊乱，黏膜下层增宽水肿，较多炎症细胞浸润（HE 染色×40）；C. 淋巴结病理示大小基本一致的淋巴细胞浸润（HE 染色×200）；D. 淋巴结病理 CD8 染色阳性（免疫组化染色×200）；E. 淋巴结病理 CD4 染色阴性（免疫组化染色×200）

认识EBV和肠道淋巴瘤

本例患者入院初期疾病诊断的考虑是肠道淋巴瘤可能、慢性活动性 EBV 感染性肠炎待除外，炎症性肠病证据不足。诊治过程中突发内科保守治疗无效的下消化道大出血、感染性休克，多学科会诊后行急诊手术治疗，手术病理见弥漫性结肠溃疡伴出血灶，结合淋巴结组织病理学及免疫组化结果，确诊为原发性肠道非霍奇金 T 细胞淋巴瘤。5%～20% 的结外淋巴瘤发生在胃肠道，然而原发性胃肠道淋巴瘤仅占胃肠道肿瘤的 1%～4%。原发性胃肠道淋巴瘤可累及整个胃肠道的各个节段，其中胃最常受累，随后为小肠、回盲部和结直肠。原发性胃肠道淋巴瘤大多数为非霍奇金淋巴瘤（NHL），其中 B 细胞淋巴瘤报道多见于西方国家，而 T 细胞淋巴瘤少见，亚洲国家发病率略高于欧美。T/NK-NHL 恶性程度高，预后差，临床表现复杂且以非特异性症状为主，临床上易漏诊、误诊，需引起重视。本例患者病理符合 NHL（T 细胞性），且符合 Dawson 标准（发病时无浅表肿大淋巴结；胸部 X 线片未见纵隔淋巴结肿大；外周血白细胞计数及分类正常；病变以肠道为主，可伴局部淋巴结受累；肝脾无原发性病灶），考虑为原发性肠道 T 细胞淋巴瘤。

原发性肠道T细胞淋巴瘤与炎症性肠病在临床表现、影像学及内镜大体表现上有相似之处，鉴别诊断存在一定困难。两者均可有腹痛、腹泻、便血、腹部包块等消化道症状，以及发热、体重下降等全身症状，也可出现消化道出血、肠穿孔、肠梗阻等急腹症，在消化道钡餐及CT、MRI上均可见多发性、节段性炎症，伴僵硬、狭窄、溃疡、龛影、息肉、肠腔扩张、肠黏膜皱襞增厚、肠系膜增厚等改变，内镜大体表现可为多发溃疡。

前已述及，患者病程中血EBV DNA阳性，组织病理中EBER原位杂交阳性，提示存在慢性EBV感染。慢性活动性EBV感染通常可有危及生命的并发症出现，包括淋巴瘤、肝衰竭、消化道溃疡穿孔等。EBV感染与肠道淋巴瘤发生有明显相关性，尤以肠病相关T细胞淋巴瘤明显，但其机制尚未阐明，EBV感染可能为单纯共感染，则患者可有EBV肠炎表现；EBV感染也可能发生在淋巴细胞恶变前，并在淋巴增生性疾病甚至淋巴瘤的形成中起一定作用。慢性活动性EBV感染主要临床表现为持续或间断发热、肝脾大、淋巴结大等传染性单核细胞增多症样症状，也有患者传染性单核细胞增多症样症状不突出，而以系统受累症状突出，其中消化系统受累表现为腹泻、肝功能异常或口腔/消化道溃疡。临床上出现反复腹痛、腹泻伴长期发热的患者，若出现肠黏膜活动性炎症，隐窝结构保存，且有黏膜全层炎性病变，除考虑炎症性肠病，也需警惕EBV感染及相关淋巴增生性疾病。文献表明，亚洲人群中21%～36%的肠道T/NK细胞淋巴瘤与EBV感染相关，尤其是慢性活动性EBV感染可以明确增加T/NK细胞淋巴瘤风险。

最后诊断：原发性肠道非霍奇金淋巴瘤（T细胞性）
EB病毒感染相关性肠炎
消化道大出血
感染性休克

【诊疗启迪】

该病例的主要启示是：①注意CD与肠道溃疡型淋巴瘤的鉴别诊断。本例患者初期曾误诊为CD，主要原因是患者肠道病变以溃疡为主。对于溃疡型原发性肠道淋巴瘤，其与CD的鉴别有一定难度。但溃疡型肠道淋巴瘤肠壁增厚明显，肠壁厚度可以超过1cm，肠外表现较少见，且多合并消化道出血，这些均可为肠道淋巴瘤的诊断提供线索。②认识EBV和EBV相关性淋巴瘤。EBV是一种广泛播散的疱疹病毒，EBV感染可以刺激机体淋巴细胞增殖，甚至导致淋巴细胞恶性单克隆复制，以B细胞为主，也可引起T/NK细胞淋巴瘤。对于肠道溃疡病变同时有血清学EBV DNA阳性的患者，需高度警惕EBV相关淋巴增生性疾病以及淋巴瘤，需积极行组织病理学检查，尽早明确诊断和治疗。

【专家点评】

原发性肠道T细胞性NHL发病率低，仅占全部淋巴瘤病例中的7%～8%。患者年龄多为50岁以上的男性。原发性肠道T细胞性NHL主要累及小肠，以回肠多见，确诊有赖于组织病理学诊断。同时原发性肠道T细胞淋巴瘤与EBV感染密切相关，对疑诊患者应积极检测血清EBV DNA拷贝数，并积极行组织病理学的EBER原位杂交检查；反之对于EBV活动的患者，也要警惕发生肠道淋巴瘤。多数肠道T细胞性NHL病情凶险，进展快，需早期积极诊断和治疗。

（唐　颢　撰写　杨爱明　审校）

参考文献

[1]PENG JC, Zhong L, Ran ZH, et al. Primary lymphomas in the gastrointestinal tract[J]. Journal of Digestive Diseases, 2015, 16(4): 169-176.

[2]Kim JH, Lee JH, Lee J, et al. Primary NK-/T-cell lymphoma of the gastrointestinal tract: clinical characteristics and endoscopic findings[J]. Endoscopy, 2007, 39(2): 156-160.

[3]Kim do H, Lee D, Kim JW, et al. Endoscopic and clinical analysis of primary T-cell lymphoma of the gastrointestinal tract according to pathological subtype[J]. J Gastroenterol Hepatol, 2014, 29(5): 934-943.

[4]Smith A, Crouch S, Lax S, et al. Lymphoma incidence, survival and prevalence 2004-2014: sub-type analyses from the UK's Haematological Malignancy Research Network[J]. British Journal of Cancer, 2015, 112(9): 1575-1584.

[5]Siegel RL, Miller KD, Jemal A. Cancer Statistics, 2017 [J]. CA Cancer J Clin, 2017, 67(1): 7-30.

[6]Chen W, Zheng R, Baade PD, et al, Cancer Statistics in China, 2015 [J]. CA Cancer J Clin, 2016, 66(2): 115-132.

[7]Bautista-Quach MA, Ake CD, Chen M, et al. Gastrointestinal lymphomas: Morphology, immunophenotype and molecular features[J]. J Gastrointest Oncol, 2012, 3(3): 209-225.

[8]徐晓晶，徐华，刘强，等.原发性肠道T细胞淋巴瘤误诊为炎症性肠病的原因分析[J].胃肠病学和肝病学杂志，2006，15(2)：170-172.

[9]陈丹，钱家鸣.慢性活动性EB病毒感染[J].胃肠病学和肝病学杂志，2016，25(10)：1193-1197.

[10]李静敏.外周T细胞淋巴瘤的治疗进展[J].中国肿瘤临床，2016，43(4)：166-169.

病例54　以腹胀、腹泻、消瘦为主要表现的淋巴浆细胞淋巴瘤

患者，男性，63岁，因“腹胀、腹泻、消瘦3个月”入院。

患者于2014年3月起无明显诱因出现腹胀，伴腹泻，3～4次/日，每次50～100ml，为不成形稀便，无黏液脓血，与冷热刺激无关，伴食欲减退、乏力、消瘦，3个月内体重下降8kg。入院前腹盆CT示局部肠管扩张，可见气液平；胃镜未见异常，结肠镜示直肠炎性反应。对症治疗效果不佳。否认脱发、口眼干、光过敏等免疫相关表现。为进一步诊治于2014年6月6日入院。

既往史、个人史、家族史：对脂肪乳过敏，有大量吸烟史及肿瘤家族史。

体格检查：BP 90/61mmHg。体型消瘦，贫血貌。心肺无特殊，腹软，肝脾不大，肠鸣音活跃。

入院诊断：腹胀、腹泻、消瘦原因待查

不完全性肠梗阻

入院后查血常规 WBC 4.84×10^9/L，NEUT% 47.5%，MONO% 12%，LY% 40%，Hb 94g/L，PLT 386×10^9/L；尿常规、粪便常规及苏丹Ⅲ染色（-）；Alb 31g/L，LDH 109U/L；肾功能正常；PT 17.0s，APTT 55.2s，D-Dimer 0.24mg/L。粪便病原学筛查阴性。

腹痛、腹泻诊断分析思路

病例特点：老年男性，亚急性病程，以腹泻、腹胀起病，同时有全身消耗表现，辅助检查提示血象及凝血功能异常，腹盆CT可见气液平，胃镜阴性，结肠镜可见直肠炎症。粪便病原学筛查阴性。消化道症状为其起病表现，可先从消化道疾病为切入点进行病因排查。从腹泻原因分析，机制可分为分泌性腹泻、渗透性腹泻、渗出性腹泻及动力性腹泻。本例患者腹泻量不大，无黏液脓血，病程中有消瘦表现，查粪便OB阴性，首先考虑渗透性腹泻，结合肠鸣音活跃考虑不除外合并动力性腹泻。此外，患者在病程中最突出的是全身消耗表现，血常规及凝血功能异常。入院后需重点排查肿瘤性疾病、血液系统及免疫相关疾病。

进一步完善检查：抗核抗体18项、抗可溶性抗原（4+7）、补体、抗中性粒细胞胞质抗体3项、抗磷脂抗体谱、狼疮抗凝物阴性。血清蛋白电泳M蛋白10.60g/L，M蛋白百分比15.5%。血清免疫固定电泳：IgM κ链阳性（+）；游离轻链κ 3530mg/L，游离轻链λ 81.4mg/L，κ/λ为43.4。血涂片示红细胞大小不等，可见大红细胞。

M蛋白阳性的鉴别诊断思路

完善检查发现M蛋白阳性，M蛋白主要见于以下疾病：①浆细胞疾病，如多发性骨髓瘤。②淋巴瘤及白血病。③良性疾病，如结核病、系统性红斑狼疮等。针对该病例，目前无结核感染、系统性红斑狼疮的证据。血液系统疾病尚不能肯定或排除，尚需要完善骨髓活组织检查、结肠镜多点活组织检查，并行刚果红染色及免疫组织化学检查除外淀粉样变等血液系统疾病。

完善骨髓涂片：红细胞缗线样排列，淋巴细胞比例增高，片中疑似淋巴浆细胞占 1%（图 1）；骨髓活组织检查：骨髓组织中造血组织明显增多，造血组织中可见较多 B 表型小淋巴细胞，考虑 B 细胞性淋巴瘤或白血病（图 2）；骨髓免疫组织化学显示 CD117（-），CD138（-），CD15（+），CD20（+），CD3（灶+），CD34（血管+），CD38（散在+），髓过氧化物酶（+），Ki-67 index 40%；特殊染色显示刚果红（-），高锰酸钾化刚果红（-）。结肠镜：回肠末段多发白色点状物（图 3），活检病理：（回肠末段）小肠黏膜慢性炎性反应，固有层内局灶较多淋巴细胞及浆细胞聚集，以 B 细胞为主（图 4）；免疫组织化学显示 AE1/AE3（-），CD10（部分+），CD138（-），CD20（部分+），CD23（+），CD 3 （-），CD5（部分+），cyclin D1（部分+），Ki-67 index 15%。PET 检查示全身多发淋巴结代谢增高，全身骨髓及脾代谢异常增高，结肠受累不除外（图 5）。

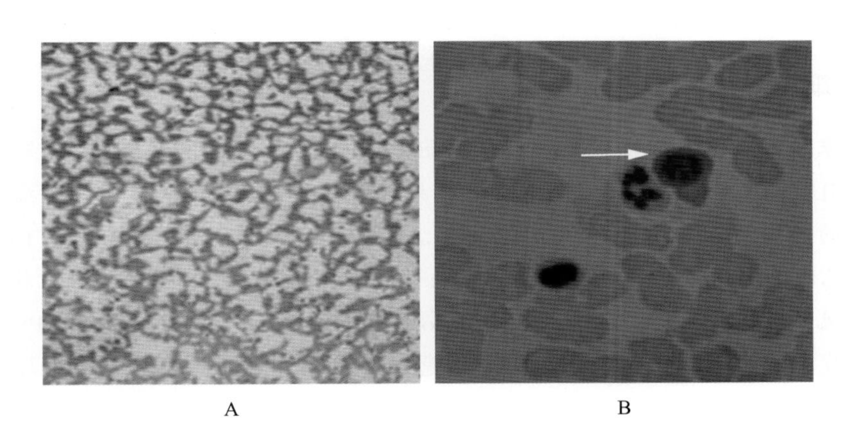

A　　B

图 1　骨髓涂片

A. 淋巴细胞比例增高，片中疑似淋巴浆细胞占 1%，不除外巨球细胞（HE 染色×100）；B. 白色箭头所指为淋巴浆细胞（HE 染色×400）

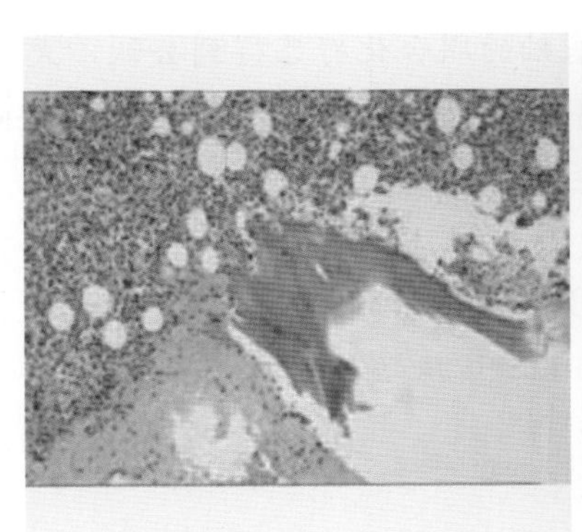

图 2　骨髓活组织检查（HE 染色×200）

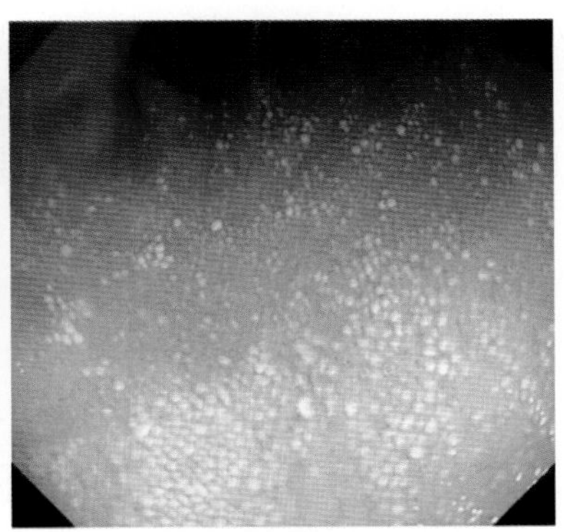

图 3　结肠镜检查

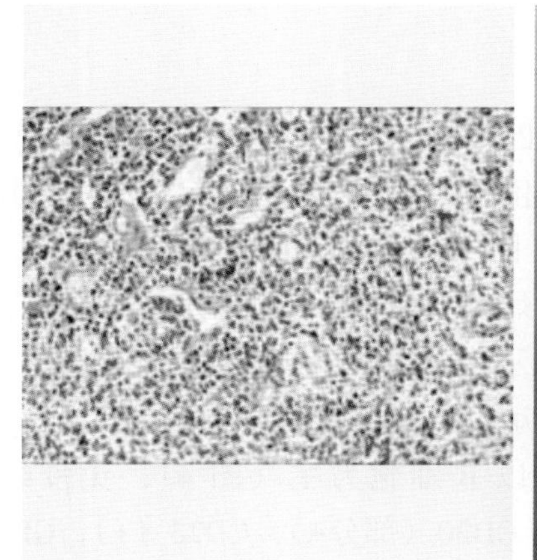

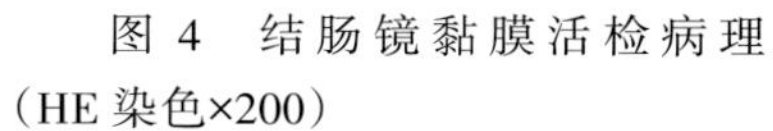

图 4　结肠镜黏膜活检病理（HE 染色×200）

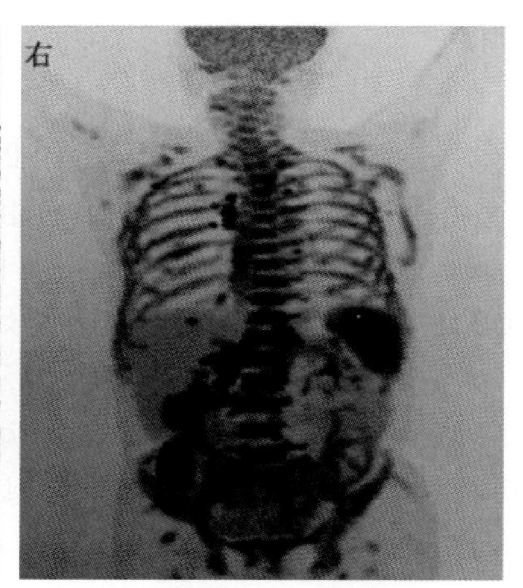

图5　PET

淋巴浆细胞淋巴瘤的诊治现状

根据影像及病理，本例应诊为淋巴浆细胞淋巴瘤（LPL）。LPL 是一种少见的非霍奇金淋巴瘤（NHL），是小 B 细胞、浆细胞样淋巴细胞和浆细胞组成的低度恶性肿瘤，来源于向浆细胞分化的外周 B 细胞，表达 B 细胞抗原，通常累及骨髓、淋巴结和脾，15%～20% 的病例发生淋巴结外浸润，如肺、胃肠道、皮肤等，临床表现多样。以消化道症状起病的 LPL 患者并不多见，Arista Nasr 和 Lome-Maldonado 曾报道 1 例全消化道受累的 LPL，其突出症状为乏力、发热、消瘦、腹泻与黑便，与该患者症状相似，其腹泻机制可能与肠黏膜淋巴阻塞相关可能。LPL 的诊断并不困难，其骨髓形态学表现相对典型，细胞体积小，细胞质少，核圆或稍不规则，染色质粗，核仁不明显；可见浆细胞样分化，伴有多少不等的浆细胞。治疗方面，并非所有 LPL 患者都需要治疗，仅合并瓦氏巨球蛋白血症、Hb<100g/L、肾功能不全等者需要治疗。本例患者已有贫血，且消耗症状明显，故需要治疗。LPL 的治疗与其他 B 细胞淋巴瘤类似，以利妥昔单抗为基础的联合化疗已得到公认。大部分患者病程较长，经治疗可获缓解，但治愈较困难，生存期为 50～60 个月。少数病例可向弥漫性大 B 细胞淋巴瘤（DLBCL）转化，发生转化者预后较差。

予 R-CHOP 方案化疗，排便 2～3 次/日，为黄色成形软便，无腹痛、腹泻、恶心、呕吐等不适，体重增加约 5 kg，贫血明显改善（Hb 121g/L）。患者仍在随访中。

最后诊断：非霍奇金淋巴瘤

淋巴浆细胞淋巴瘤

不完全性肠梗阻

【诊疗启迪】

以消化系统症状起病的LPL相对少见。本例以腹泻起病，诊治过程中体会：①遵循临床思维循序渐进，可从普通的生化检查中发现诊断线索，该患者存在血常规和凝血功能异常。②本例患者结肠镜下仅观察到末段回肠黏膜非特异性改变，但患者胃肠道症状明显，根据临床及辅助检查分析腹泻应为渗透性腹泻，提示肠道应存器质性病变可能，故在内镜相对正常的黏膜处仍建议取活检，发现高度淋巴细胞积聚，对诊断有一定的启示作用。最终结合PET结果，考虑消化道症状与肠道受累有一定关系，而患者在接受治疗后，腹泻等症状也明显缓解。③M蛋白阳性，且伴非特异性消化道症状，需想到LPL或瓦氏巨球蛋白血症的可能。积极进行骨髓涂片和骨髓活检，为本病例确诊提供了依据。

【专家点评】

这是一例血液系统疾病消化道受累的病例，在诊治过程中有一些启迪值得我们思考，由于血常规受到多种因素影响，所以其变化常被忽略。但该患者在消化道检查都完全正常的情况下，发现血常规和凝血功能异常，需要引起我们的注意。另外，M蛋白阳性，深入检查获得1例少见的白血病类型。通过该病例让我们认识了LPL肠道表现——回肠末段白色点状改变。这些启迪和思考都教育我们，医学的海洋无边无际，需要我们勤思考、勤探索才能揭示真相。

（何　昆　撰写　吴　东　审校）

参考文献

[1]Kyle RA. The monoclonal gammopathies[J]. Clin Chem, 1994, 40(11): 2154-2161.

[2]Arista NJ, Lome-Maldonado C. Diffuse smalllymphoplasmacytic lymphoma of the GI tract associated with massive intestinal amyloidosis[J]. Rev Invest Clin, 1993, 45(1): 71-75.

[3]刘恩彬，陈辉树，杨晴英，等. 非霍奇金淋巴瘤侵犯骨髓的病理形态及免疫表型特点分析[J]. 中国肿瘤临床，2005，32(16): 923-927.

[4]Gertz MA. Waldenstrom macroglobulinemia: a review of therapy[J]. Am J Hematol, 2005, 79(2): 147-157.

病例55 腹泻、小肠和乙状结肠瘘
——CD还是阑尾腺癌

患者，男性，54岁，因“间断发热12年余，右下腹痛4年余，腹泻2年余”入院。

患者自2003年起无明显诱因出现间断低中度热（Tmax 38.5℃），不伴寒战、畏寒、腹泻、腹痛等不适，持续半个月可自行缓解。2012年8月当地医院考虑“阑尾炎”，行阑尾切除术；术后病理：阑尾类癌，侵及腹膜/阑尾低分化腺癌。1个月后患者再行阑尾癌根治性右半结肠切除术，术中探查见右下腹部局部粘连严重，部分小肠与回盲部、升结肠及右下腹壁粘连成团，无法分离，肿瘤位于回盲部，向下侵及腰大肌及髂腰肌，活动受限，近端肠管管壁水肿，无明显扩张。肠旁有较多肿大淋巴结。术后病理：右半结肠巨细胞肉芽肿性炎，伴胶原纤维透明变性；淋巴结未见转移癌（0/13枚），巨细胞肉芽肿结节7枚；两端未见癌。术后行全身化疗4程（具体不详），后追加放疗2cGy×21天。术后患者出现腹泻，脂肪餐后明显，深褐色糊状黏液便或稀水便，3～7次/日，偶见未消化食物，不伴明显腹痛、发热、恶心、呕吐及里急后重，禁食治疗有效。2015年8月，患者排便5～6次/日，伴腹痛、肛周疼痛、腰痛、全身乏力等症状，每次持续2～3小时。症状反复发作。PET-CT：结肠术后改变；右侧腰大肌牵拉及髂肌增粗，FDG代谢轻度增高；直肠、乙状结肠FDG代谢均匀性轻度增高，考虑生理性摄取；右侧髋臼放射性轻度增高；先后两次结肠镜检查，第一次结肠镜：残留结肠黏膜可见散在充血，水肿，以直肠乙状结肠为著，黏膜增粗增厚，表面糜烂，血管纹理欠清，未见明显狭窄及溃疡；但2个月后（2015年10月）结肠镜：距肛门26～28cm乙状结肠黏膜局限性充血肿胀，表面尚光滑，局部管腔明显狭窄，吻合口黏膜光滑，管腔通畅。遂就诊于我院。门诊行小肠CT成像：升结肠及局部横结肠切除术并回肠横结肠吻合术后改变；乙状结肠局部肠壁增厚，与周围肠道间可见索条影及局限性液性低密度区（图）；经腹肠道超声：降结肠与乙状结肠交界处肠壁非对称性增厚，不除外恶性；乙状结肠与盆腔段小肠内瘘形成。近3个月体重下降15kg（80kg→65kg）。为进一步诊治于2015年11月16日入院。

个人史：大量烟酒史30余年。

家族史：母亲故于胰腺癌。

体格检查：BMI 21.6kg/m^2。全身浅表淋巴结未及异常肿大，锁骨上淋巴结未及。心肺未及异常。腹部平软，可见手术瘢痕，未见胃肠型及蠕动波，未见腹壁静脉曲张，全腹软，未及腹部包块，无压痛、反跳痛及肌紧张。直肠指检无异常。

入院诊断：阑尾癌根治切除术后
肠瘘形成不除外
肿瘤复发或转移不除外

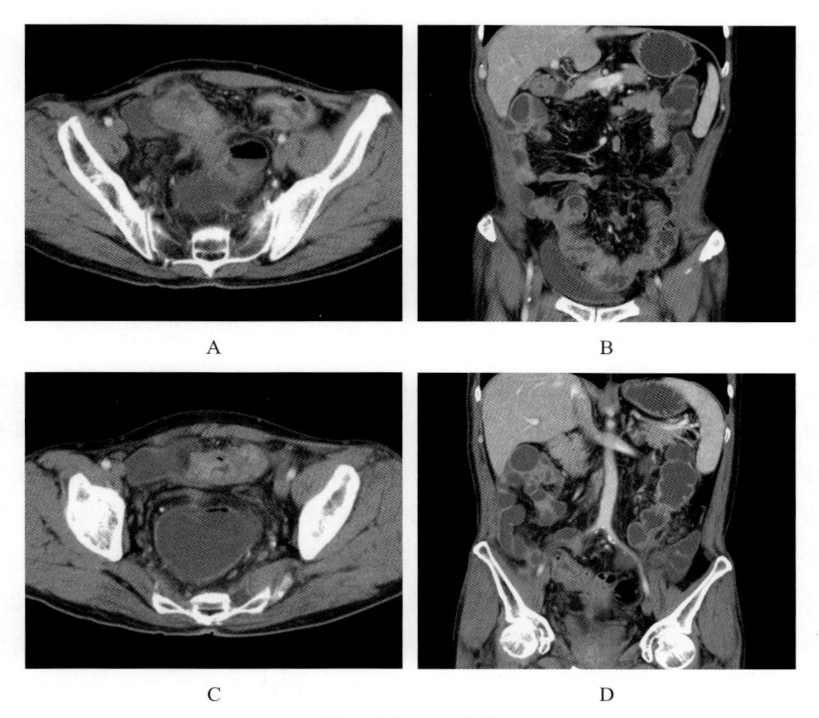

图 小肠CT成像

A.横断面示右下腹小肠粘连，局部与右侧髂腰肌分界不清，中度异常强化；B.横断面示直肠乙状结肠交界处右侧壁肠瘘；C和D.冠状面示降结肠及乙状结肠肠壁水肿增厚，肠管形态皱缩，黏膜面明显异常强化，降结肠周围多发结节影

什么是阑尾类癌和阑尾腺癌?

该患者病理诊断中提到了阑尾类癌和阑尾腺癌，其中类癌属于神经内分泌肿瘤，胃肠道多见。阑尾类癌是胃肠道类癌中最常见的一种，主要位于阑尾的黏膜下层。一般生长缓慢，早期可无临床症状或症状不典型，有时表现为慢性腹痛或无痛性血便，临床常误诊为急、慢性阑尾炎（57%），多为术后病理确诊。阑尾类癌一般不出现颜面潮红、低血压、哮喘、心脏瓣膜病等类癌综合征，若有表现通常提示已转移至肝脏和后腹膜等部位。

原发阑尾腺癌较罕见，发病率仅为0.01%～0.08%，确诊需病理检查，且必须明确癌组织与阑尾黏膜结构相连，而非盲肠来源；癌组织应有黏蛋白，以排除阑尾单纯黏液囊肿。病理分类上，结肠型腺癌高度恶性，易转移；而囊性腺癌则较少转移。临床上，55%阑尾腺癌有穿孔倾向，58%腺癌伴脓肿。治疗首选手术。也有使用氟尿嘧啶（5-FU），或5-FU联合丝裂霉素，或联合局部放疗，进行辅助治疗的报道，但远期预后不详。

患者术后腹泻、肠道炎症、乙状结肠小肠瘘与既往阑尾肿瘤有关吗?

病例特点：中老年男性，慢性病程，右下腹痛起病，反复腹泻，肠道炎症、肠道瘘管形成，既往有阑尾肿瘤病史。术后给予化疗和放疗，之后发生如上症状需考虑以下疾病。

1. 肿瘤性疾病　首先考虑阑尾肿瘤复发或转移。该患者腹泻性质不符合分泌性腹泻的特点，且阑尾类癌未转移时一般临床症状不明显。可进一步筛查生长抑素受体显像、铬粒素 A 等协助诊断。该患者既往阑尾肿瘤病理显示阑尾低分化腺癌，术后曾行放、化疗，但术后未定期随诊，目前一般情况好，本次 PET-CT 未提示明显肿瘤证据，故暂无证据支持阑尾肿瘤复发，但仍有待进一步核实病理，是阑尾腺癌还是阑尾类癌？患者为中老年男性，其他肿瘤性疾病如淋巴瘤等尚需考虑，但肠道病理、影像学和核素显像目前暂无证据支持。

2. 结核感染等感染性疾病或结节病　患者右半结肠切除术的结肠病理提示“多核巨细胞肉芽肿，炎症细胞浸润”。巨细胞肉芽肿即上皮样肉芽肿，多见于结核分枝杆菌、真菌等感染，也可由结节病或异物所致，肠周淋巴结的上皮样肉芽肿最多见于肠结核或克罗恩病。患者无典型结核表现，但应行 PPD 试验、外周血 T-SPOT.TB 以排除。肠道结节病极罕见，临床上主要表现为腹痛、腹泻、体重下降，消化道结节病诊断主要依靠全身表现及活检，但患者目前暂无肺部病变表现，待病理会诊后进一步明确。

3. 克罗恩病　患者右下腹痛起病，间断发热，长期反复腹泻，辅助检查提示“乙状结肠狭窄，有内瘘形成”，诊断需要考虑克罗恩病。但患者 54 岁，不是克罗恩病的高发年龄，病程中无肠外表现，无典型内镜和影像学特征，故克罗恩病无法解释病情全貌。进一步行胃镜、肠镜，尝试十二指肠降部/末段回肠黏膜活检。少渣流食，注意监测出入量及排便情况，防止出现低钾血症、脱水等并发症。

患者完善相关检查，血常规、尿常规正常。粪便 OB（+）。生化检查：肝肾功能、凝血功能正常。炎症指标：hs-CRP（-），ESR 24mm/h。免疫相关指标：血免疫抗体（ANA、抗 ENA 抗体、炎症性肠病抗体谱 3 项）、免疫球蛋白 3 项、补体 2 项阴性。神经内分泌激素指标：促胃液素、血神经元特异性烯醇化酶（NSE）正常。感染指标：EBV DNA、T-SPOT.TB 均阴性。肿瘤标志物：CEA 正常。生长抑素受体显像：未见明显异常。小肠 CT 成像：“升结肠及局部横结肠切除术并回肠横结肠吻合术”术后改变；降结肠、乙状结肠、直肠肠壁弥漫增厚，考虑炎性病变可能，手术、放疗相关不除外；右下腹小肠与右侧腰大肌及髂腰肌粘连；右下腹小肠与乙状结肠瘘管形成可能；降结肠乙状结肠交界、直肠上段右侧壁肠瘘可能；肝右叶前下段小血管瘤可能；肠系膜根部、盆腔多发小淋巴结影。乙状结肠冗长，局部成角、狭窄。外院阑尾切除病理我院会诊意见：（阑尾）低分化腺癌，侵及肌层；免疫组化显示：AE1/AE3（+），CD56（-），CgA（-），Ki-67（约 10%），PGP9.5（-），Syn（-）。外院右半结肠病理无特异性表现，镜下所见巨细胞肉芽肿、脂肪坏死可能为手术缝线结扎反应；小肠黏膜大致正常，炎症轻。

消化内科专业组查房和多学科团队（MDT）会诊

消化专业组查房及疑难肠病 MDT 会诊意见：补充病史，患者放疗过程中右下腹出现包块并向外破溃，因此提前停止放疗，不除外与肠瘘相关。肠瘘原因考虑以下两点。①肿瘤复发：患者3年前有阑尾腺癌病史，手术和放疗治疗不彻底，故肿瘤仍需考虑，但患者PET-CT无明确异常高代谢病灶，既往右半结肠切除术后病理未提示肿瘤有残余病灶，暂无肿瘤复发的证据支持。②手术和放疗后相关并发症：右半结肠术后、冗长乙状结肠与右下腹粘连，腹部放疗后血管闭塞导致肠壁慢性缺血，也可形成肠道狭窄和瘘管，有放射性肠炎可能。

患者腹泻的原因考虑与以下原因有关：右半结肠切除术后，肠道解剖结构改变，易出现肠道菌群失调，小肠细菌过度生长、过多胆盐刺激等亦可导致腹泻。治疗上，积极采用肠内营养减少肠瘘流量、改善营养状态，可考虑择期手术治疗，切除肠瘘病变，同时明确诊断。

患者经积极肠内营养（短肽类制剂1500ml）后，一般情况及腹泻症状较前改善，无恶心、呕吐、腹痛；排黄色稀水样便1～2次/日，便量100～200ml/d。出院继续营养支持治疗，择期外科治疗。

4个月后患者无明显诱因出现腹胀，停止排气排便，不伴明显腹痛、恶心、呕吐、呕血、便血、发热及乏力等症状，当地医院对症支持治疗后效果不佳，转入我院急诊科。腹部查体：腹软，未见胃肠型及蠕动波，全腹未及明确包块，无明显压痛、反跳痛，肝脾肋下、剑下未及，Murphy征、麦氏点无明显压痛，季肋点、上和中输尿管点无明显压痛。全腹叩诊鼓音，肝区、脾区叩痛阴性，移动性浊音（-）。肠鸣音亢进，左腹为甚。直肠指检：进指4cm，未见异常。查血常规：未见异常；肝功能：TBil 36.5μmol/L，DBil 26.1μmol/L；腹部超声：胆囊壁毛糙增厚，胆囊内胆汁淤积，右肾积水伴输尿管上段扩张；立位腹部平片：不完全性肠梗阻。予禁食水、补液、抗感染等对症处理，肠梗阻症状无缓解，行手术治疗。

术中所见：患者腹腔内广泛肿瘤转移结节样改变，肠道粘连严重；行“剖腹探查，粘连松解，小肠系膜转移结节活检，小肠减压，姑息性回肠襻式造口术”。术后小肠系膜转移结节病理：低分化腺癌。

最后诊断：阑尾低分化腺癌腹腔广泛转移
阑尾癌根治切除术后
小肠系膜转移结节活检术后
姑息性回肠襻式造口术后

【诊疗启迪】

在该例患者诊治过程中获得以下启示：①该患者既往在外院曾诊断阑尾类癌和阑尾腺癌，一般来说，从细胞起源上这是两种不同病理类型的肿瘤，当然目前最新研究显示阑尾隐窝腺癌（杯状细胞癌）属类癌，却具有腺癌特点，但与其他阑尾腺癌不同。病理是否是阑尾隐窝腺癌，尚需病理专家会诊。因此住院医生在记录病史过程中应该积极争取获得原始资料，进行核对，这对于明确诊断非常重要。②详细询问病史非常重要，在该患者体现在肠瘘和放疗的关系分析上。③诊断尚不明确时，不能过于盲目过激治疗。该患者肠瘘不能明确原因，尽量不要按照惯性思维考虑克罗恩病、肠结核等，在病情允许的情况下，可以先给予相对温和的治疗，该患者给予肠内营养，目前研究显示肠内营养对于克罗恩病、肠结核和肠瘘均有一定的治疗作用。然而在这过程中仍然要积极明确诊断，尽早对因治疗。

【专家点评】

这个患者从病例特点分析可以从一元论、二元论等多个思维角度考虑，但尽量应先遵循从一元论开始的顺序思维。该患者3年前曾患恶性肿瘤，放疗过程中发生了肠瘘，治疗相对不彻底。故出现症状，首先要考虑肿瘤复发、转移，其次考虑治疗后并发症，最后才考虑第二个疾病，如克罗恩病、肠结核等。详细询问病史和体格检查是临床医生的基本功，对于诊断和鉴别诊断的帮助非常重要。该患者在首次病程记录中，遗漏了放疗和肠瘘的病史询问。从肠瘘的鉴别诊断思维中，要尽量思维开阔，不能局限和拘泥于常见的几个原因中。消化内科医生要熟悉阑尾腺癌的特殊性，阑尾腺癌较少见，无特异性临床症状，诊断十分困难。

（严雪敏　撰写　吕　红　审校）

参考文献

[1]杨维良，闫朝岐，王夫景，等.64例成人阑尾类癌的诊断与外科治疗[J].中华肿瘤杂志.2008，30(7)：538-540.

[2]何德银，王尧华.阑尾类癌及阑尾腺癌诊治[J].医学研究通讯，2001，30(5)：60-61.

[3]曲冰杰，孙萍萍，程淑香，等.回顾性分析阑尾原发性肿瘤的临床病理特征[J].临床研究，2015，4：217-218.

[4]王子平，钱洪，杨秋敏.12例阑尾腺癌临床治疗分析[J].中国肿瘤临床，2004，31(10)：557-559.

[5]Wang YT，Li YR，Ke TY. Adenocarcinoma Ex Goblet Cell Carcinoid of Appendix：Two Case Reports[J]. Case Rep Pathol，2017；2017：5930978. doi：10.1155/2017/5930978.

[6]Handler M，Anand N，Wei L，et al. Adenocarcinoma of the Appendix Presenting as a Palpable Right Thigh Mass[J]. J Radiol Case Rep，2017，11(4)：20-29.

[7]Macak J，Nemejcova K，Dvorackova J. Aregoblet cell carcinoids a group of heterogeneoustumors?[J]. Biomed Pap Med FacUnivPalacky Olomouc Czech Repub，2017，161(3)：281-285.

病例56　腹痛、排便困难、肛周疼痛伴便血
——如何鉴别直肠疾病

患者，男性，17岁，因“腹痛伴排便困难6个月，肛周疼痛伴血便2个月”入院。

患者于2016年6月无明显诱因出现腹部胀痛，左下腹为著，便意明显但排便困难，无发热、恶心、呕吐。1个月前出现肛周疼痛，便次增至8～10次/日，为褐色糊状便，并逐渐出现暗红色血便，每次量约20ml，少许血凝块。2016年11月当地医院行结肠镜：距肛门约10cm处见一新生肿物，约占肠腔的90%，有自发性渗血，质地韧脆，触之易出血，局部肠腔狭窄，内镜无法通过。病理：（直肠）黏膜慢性炎。经治疗（具体用药不详）后腹痛减轻，腹泻、肛周疼痛症状无明显变化。2016年12月6日至上级医院复查结肠镜：距肛门7cm直肠见一菜花状肿瘤，表面溃烂及少量出血，边界不清，边缘结节样隆起，凸向肠腔生长，环绕肠壁，不能进镜。病理：（直肠）黏膜慢性炎。盆腔CT平扫：示直肠壁增厚，周围脂肪间隙模糊。全身骨骼显像：未见明显异常。于2016年12月22日入院。

既往史、个人史、家族史：无特殊。

体格检查：T 36.8℃，P 95次/分，RR 20次/分，BP 137/87mmHg。BMI 15.40kg/m^2。全身浅表淋巴结未触及肿大。心肺无特殊。腹软，左下腹压痛，无肌紧张与反跳痛，肝脾肋下未及，肠鸣音6次/分。直肠指检：进指约3cm，胸膝位11～4点钟方向可触及一不规则肿物，质硬，活动度差，阻力明显不能通过，退指指套可见少量暗红色血迹。

入院诊断：腹痛、血便原因待查

直肠癌不除外

入院后完善检查，血常规：WBC 7.31×10^9/L，NEUT% 53%，Hb 103g/L，PLT 367×10^9/L。粪便常规可见大量红细胞，OB（+）。肝肾功能正常。ESR 34mm/h，hs-CRP 8mg/L，PPD试验、T-SPOT.TB阴性。血肿瘤标志物升高，CA19-9 54.7U/ml，CEA 17.36ng/ml，CA242 93.8U/ml，CA72-4 34.4U/ml。立位腹部平片：左下腹结肠肠腔积气明显（图1）；小肠CT成像：乙状结肠及直肠管壁明显增厚伴黏膜异常强化，局部黏膜中断，病变周围肠瘘形成可能，肠腔狭窄，降结肠管腔扩张，直肠系膜多发肿大淋巴结，小肠未见明显异常（图2）。经腹肠道超声：乙状结肠、直肠肠壁增厚，血流丰富，乙状结肠肠周多发肠瘘，腹腔多发淋巴结可见。胃镜检查未见

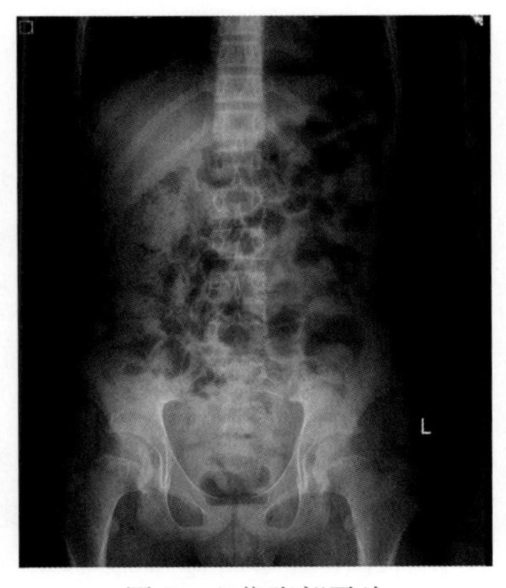

图1　立位腹部平片

明显异常。结肠镜：距肛门 3cm 起直肠黏膜明显肿胀，继续进镜至距肛门 5cm 处可见黏膜明显充血水肿、表面糜烂、粗糙不平，肠腔明显狭窄，内镜无法通过（图 3）。

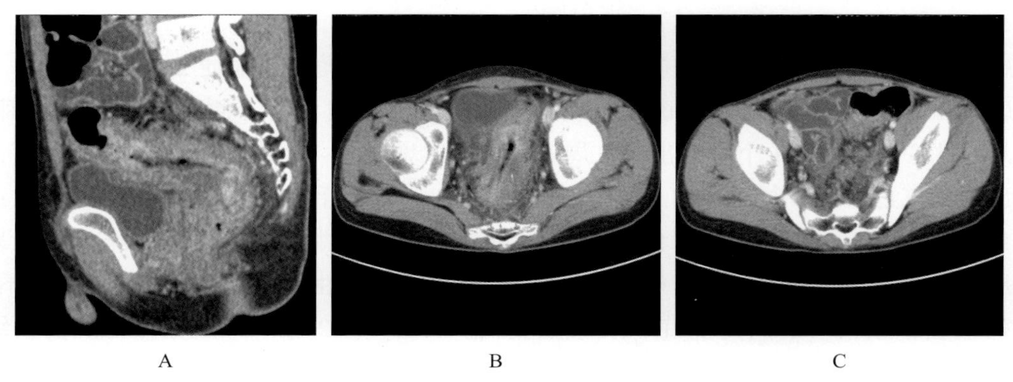

A　　B　　C

图 2　小肠 CT 成像

A 和 B. 乙状结肠及直肠管壁明显增厚伴黏膜异常强化，局部黏膜中断，病变周围肠瘘形成可能，肠腔狭窄；C. 直肠系膜多发肿大淋巴结

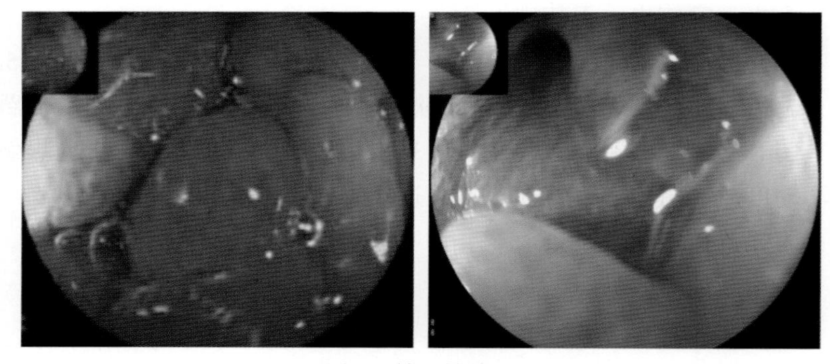

图 3　结肠镜检查

直肠病变的诊治思路

病例特点：青少年男性，病程 6 月余，主要临床表现为腹痛、排便困难、肛周疼痛伴便血。辅助检查提示肿瘤标志物升高，炎症指标轻度升高，结肠镜下距肛门 3cm 起黏膜肿胀充血，肠腔明显狭窄，小肠 CT 成像示直肠、乙状结肠肠壁明显增厚伴黏膜异常强化，病变周围内瘘形成。直肠病变诊断考虑如下。①肿瘤：患者为直肠单发病变伴肠腔明显狭窄，结合多项肿瘤标志物明显升高，需高度警惕结直肠恶性肿瘤可能。但该患者非肿瘤好发年龄，无相关家族史，且病变周边多发瘘管形成，非典型肿瘤表现，目前影像学无周边淋巴结转移或远处转移相关证据，建议行结肠镜及病理检查以明确，若经济情况允许可考虑全身 PET-CT 检查。②克罗恩病（CD）：患者青少年起病，直肠病变伴肠腔狭窄，且病变周

围可见多发瘘管形成，需考虑CD可能。遗憾的是患者因肠腔明显狭窄，结肠镜未能探查病变全貌，病变内镜下形态有助于鉴别肿物或炎症性病变所致狭窄。患者经胃镜、小肠CT成像和结肠镜检查评估全消化道，确定为直肠单发病变，且炎症指标升高程度似与病变程度不平行，伴多项肿瘤标志物升高，仍需除外恶性肿瘤。③肠结核：患者青少年男性，直肠病变伴狭窄、瘘管形成，炎症指标升高，需鉴别肠结核，但直肠非结核好发部位，此患者影像学评估回盲部未见明确病变，且无明确结核病史或接触史，PPD试验、T-SPOT.TB、粪便抗酸染色阴性，有待结肠镜病理和抗酸染色以进一步除外。

患者目前诊断尚不明确，病理活检结果尤为关键，但是若本次活检病理无恶性病变提示，我们仍然需要反复活检，并需要考虑结肠镜下黏膜大活检或深挖活检，或必要时经肛门内镜下显微外科手术（TEM）以获得更多组织标本送检病理明确诊断。若获得充足组织标本，并除外恶性疾病，可考虑按照良性疾病鉴别诊断进行试验性治疗。

难逃的厄运

煎熬的等待后，结肠镜活检病理结肠黏膜固有层内可见大量印戒细胞癌弥漫浸润，侵及黏膜肌层；印戒细胞癌胞质丰富、充满黏液，核被挤压于胞质一侧呈“印戒”样，示直肠印戒细胞癌（图4）。经疑难肠病多学科团队会诊，考虑患者直肠印戒细胞癌诊断明确，但肿瘤原发灶向周围浸润并形成瘘管，根治性手术困难，但目前存在低位不完全性肠梗阻，且原发病肿瘤恶性程度高，随肿瘤病变进展梗阻加重，建议姑息性横结肠造瘘解除梗阻。患者行横结肠造口术中，探查网膜及结肠系膜多发结节，送检病理示网膜组织中可见印戒细胞癌浸润，纤维脂肪组织构成之网膜组织，可见大量印戒细胞癌弥漫浸润；印戒细胞癌胞质丰富、充满黏液，核被挤压于胞质一侧呈“印戒”样（图5），考虑大网膜及结肠系膜多发转移明确。肿瘤化疗科会诊考虑患者存在肠瘘，化疗后消化道穿孔、感染风险较高，存在化疗相对禁忌；放疗科考虑放疗获益小，肠道放射性损伤导致大出血、肠穿孔和感染风险高，不建议积极放疗。

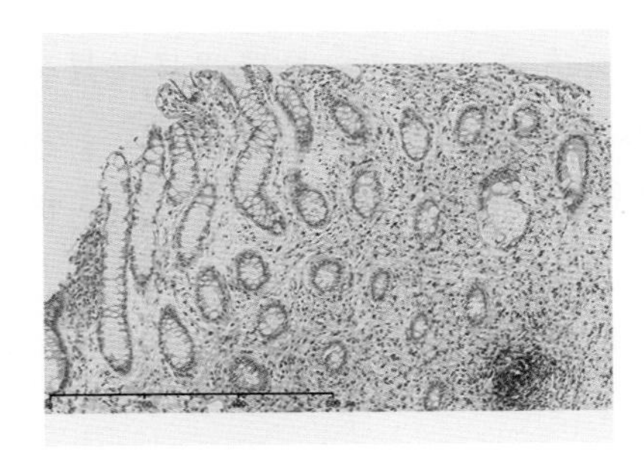

图4 直肠活检病理

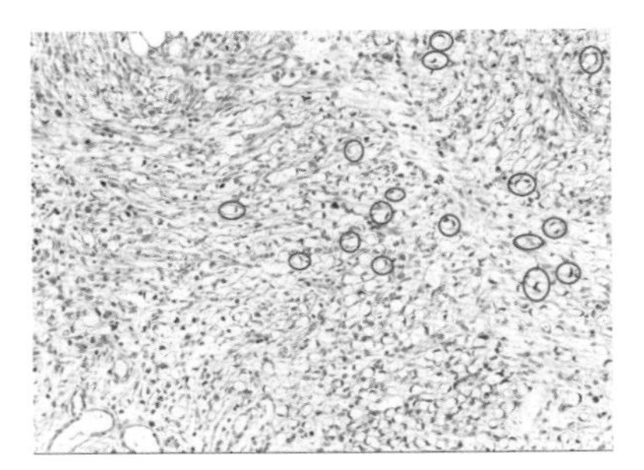

图5 网膜组织病理

文献报道，青少年结直肠肿瘤病理特点是恶性程度高者居多，其中低分化腺癌、黏液腺癌、印戒细胞癌占55%，确诊时多已发生转移。绝大多数印戒细胞癌发生于胃，约占全部印戒细胞癌的96%；其余发生部位可见于结肠、直肠、胆囊、胰腺、乳腺等胃以外的组织器官。原发于结直肠的印戒细胞癌少见，仅占同期结直肠癌的0.01%～2.40%，诊断时需排除胃印戒细胞癌转移所致。结直肠印戒细胞癌多发生于年轻患者，男女发病率相似，直肠印戒细胞癌更多见于男性。症状通常出现于较晚阶段，包括排便习惯改变、腹痛、腹胀和便血，部分患者出现肠梗阻或肠穿孔等并发症。由于青年人容易忽视肿瘤的可能性，对出现排便习惯改变、便血等症状警惕性不高，常导致印戒细胞癌不能早期诊断。结直肠印戒细胞癌具有很强的侵袭性，确诊时常处于进展期，更易出现腹膜播散和淋巴结转移，以及心脏、骨骼、胰腺、软脑膜和皮肤等罕见部位转移，预后较差，Ⅳ期的5年生存率不到5%。根治性切除为首选且唯一有效的治疗方法，但常因就诊时病期较晚而造成手术切除率低，对于无法根治性切除或已出现远处转移的病例，可行姑息性切除或减灭手术。印戒细胞癌对放疗、化疗不敏感。本例患者确诊时肿瘤原发灶即向周围浸润，根治性切除困难，并发肠梗阻症状明显，遂予姑息性横结肠造瘘术以解除梗阻症状。术中探查可见网膜及结肠系膜多发结节，病理提示网膜组织中亦有印戒细胞癌浸润，证实其确诊时已出现腹腔多发转移，预后极差。

最后诊断：直肠印戒细胞癌（pT4bN2M1b，ⅣB期）
直肠狭窄伴内瘘
横结肠造口术后

【诊疗启迪】

这是以腹痛、排便困难、肛周疼痛伴便血为首发症状的青少年直肠癌病例。本例患者为单发直肠病变伴瘘管，其诊断难点在于：①病理不易获得。获取病理结果是诊断的关键，如结肠镜多块活检病理阴性，仍需警惕假阴性可能，可考虑超声内镜或直肠超声评估病变部位肠壁层次结构情况，再次单点多块深挖活检或应用圈套器行黏膜大活检，甚至TEM手术获取充足组织标本以明确病理结果至关重要。②重视影像学特点。本例患者腹盆增强CT示乙状结肠及直肠连续性病变，管壁明显增厚伴黏膜异常强化，病变范围较长，仔细分析更符合结肠癌印戒细胞癌的影像学特点。因此，对于每一个患者在良恶性疾病鉴别中，应做到“多思考、多合作”，以避免误诊和漏诊。

【专家点评】

青少年患肿瘤概率较低，故即使出现临床症状也通常被忽略，加之由于CD易于出现肛周病变并合并瘘管形成，因此这类患者在初诊时容易按照惯性思维认为是CD可能性大。但从临床思维考虑，我们应该首先将疾病区分为恶性疾病和良性疾病，其次才需要在不同分类中鉴别诊断。因此针对该患者，合并肿瘤标志物增高，获取病理学除外恶性疾病非常重要，对于一次活检不能获取诊断者，仍然不能“掉以轻心”，需要反复多次活检，甚至黏膜大活检协助诊断。

（王 征 撰写 谭 蓓 审校）

参考文献

[1]Arifi S, Elmesbahi O, Amarti RA. Primary signet ring cell carcinoma of the colon and rectum[J]. Bull Cancer, 2015, 102(10): 880-888.

[2]Tomaki M, Toshimasa T, Hideyuki M, et al. Primary signet-ring cell carcinoma of the colon and rectum: Report of eight cases and review of 154 Japanese cases[J]. Hepato-Gastroenterology, 2006, 53(72): 845-849.

[3]Hugen N, Verhoeven RH, Lemmens VE, et al. Colorectal signet-ring cell carcinoma: benefit from adjuvant chemotherapy but a poor prognostic factor[J]. Int J Cancer, 2015, 136(2): S333-S339.

[4]Stewart SL, Wike JM, Kato I, et al. A population-based study of colorectal cancer histology in the United States, 1998-2001[J]. Cancer, 2006, 107(5 Suppl.): 1128-1141. [5]Thota R, Fang X, Subbiah S. Clinicopathological features and survival outcomes of primary signet ring cell and mucinous adenocarcinoma of colon: retrospective ana-lysis of VACCR database[J]. J Gastrointest Oncol, 2014, 5(1): S18-S24.

[5]Hyngstrom JR, Hu CY, Xing Y, et al. Clinicopathology and outcomes for mucinous and signet ring colorectal adenocarcinoma: analysis from the National Cancer Database[J]. Ann Surg Oncol, 2012, 19(9): S2814-S2821.

病例57 腹痛、发热、小肠肠瘘——是CD吗

患者，女性，57岁，因“腹痛6个月，发热1个月”入院。

患者于2016年10月无诱因出现左下腹持续性隐痛，无腹胀、腹泻、排便排气停止，未就诊。2017年4月进食油腻食物后出现全腹绞痛，VAS 8分，无寒战、发热，屈曲位疼痛无缓解。遂收入我院消化内科，完善血常规：WBC 4.28×10^9/L，Hb 100g/L，PLT 246×10^9/L。肝肾功能正常，CEA、CA19-9、CA242等肿瘤标志物阴性。ESR 80mm/h，hs-CRP 55.02mg/L，粪便OB（+）。PPD试验、T-SPOT.TB均阴性。ANA、ANCA、炎症性肠病抗体谱均阴性。小肠CT成像：空肠远段局部肠壁增厚伴强化，浆膜面略毛糙，炎性改变可能；邻近系膜上多发环形强化肿大淋巴结（图1）。胃镜和结肠镜：未见明显异常。口服小肠造影：左上腹小肠局部黏膜破坏，管腔轻度狭窄（图2）。小肠镜：进镜至第3组小肠近端（过幽门约150cm）未见明显异常。遂予美沙拉秦、复方消化酶治疗，腹痛好转。建议完善PET-CT，患者暂不同意。出院1个月后腹痛进行性加重，VAS 9~10分，新发午后低热，

Tmax 37.8℃，伴乏力，无盗汗、咳嗽、咳痰、腹泻等症状。近 6 个月体重下降 7kg。

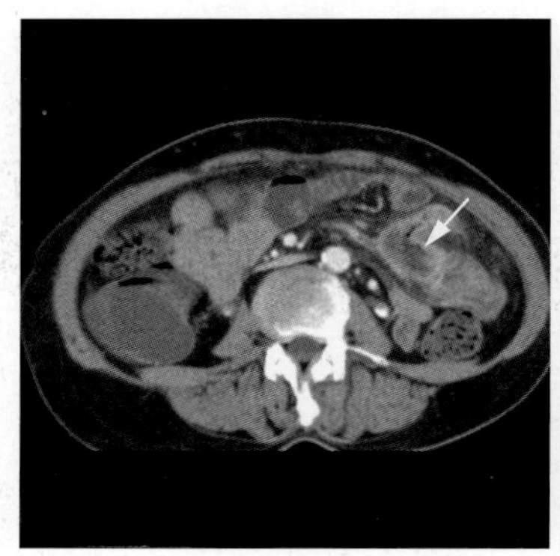
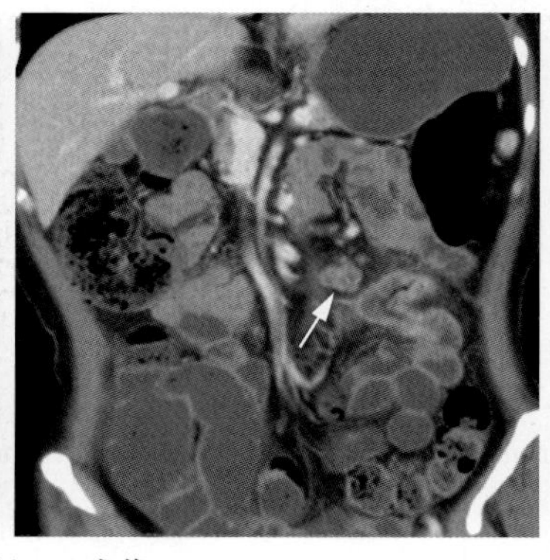

图 1　小肠 CT 成像

左上腹空肠回肠交界局部肠壁增厚（箭头），黏膜皱襞消失，浆膜面脂肪密度增高，邻近淋巴结肿大，环形强化（箭头）

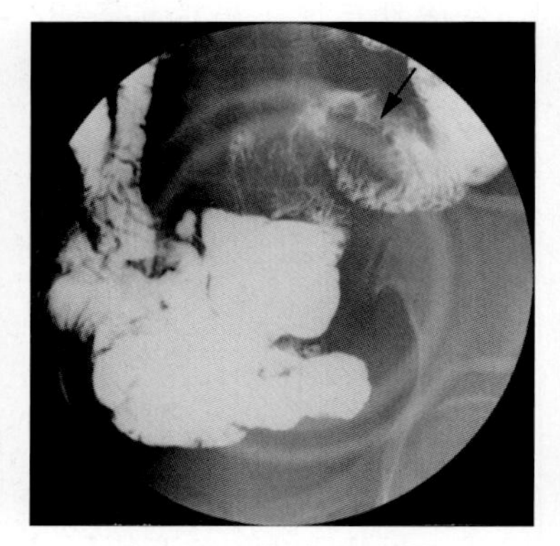

图 2　口服小肠造影

空肠回肠交界处局部黏膜破坏，管腔不规则（箭头）

既往史、个人史、家族史：诊断 2 型糖尿病 7 年，血糖控制可。否认手术史。否认肿瘤家族史。

体格检查：BMI 16.0kg/m^2。双肺呼吸音清。心律齐，未闻及心脏杂音。腹软，脐下深压痛，无反跳痛、肌紧张，未触及明显包块，肠鸣音正常。

入院诊断：腹痛、发热原因待查

小肠恶性肿瘤不除外

小肠克罗恩病不除外

2 型糖尿病

孤立性小肠病变的诊断：恶性肿瘤还是肠结核、克罗恩病

病例特点：中老年女性，慢性病程，病程逐步进展。腹部隐痛起病，病初局限于左下腹，逐渐进展至脐周，炎症指标升高，CT 示小肠局部管腔增厚伴强化，周围系膜多发肿大淋巴结，予美沙拉秦治疗效果欠佳。曾行小肠镜因“进镜困难仅到达第 3 组小肠起始部”。近 1 个月腹痛加重，伴乏力、低热，脐下深压痛，未触及明显包块。既往糖尿病病史。否认结核及肿瘤病史。诊断及鉴别诊断考虑如下。

1. 原发小肠肿瘤　患者中老年女性，慢性病程，近期呈急性加重趋势，既往小肠 CT 成像（CTE）及小肠造影示局灶病变，周围多发淋巴结肿大，病程当中出现体重下降、贫血等消耗症状，查体脐下深压痛，常规治疗效果欠佳，均支持小肠肿瘤诊断。小肠肿瘤类型方面首先考虑淋巴瘤，患者小肠病变环肠壁增厚但肠腔狭窄不明显，病变增强 CT 存在强化，肠系膜多发淋巴结肿大，符合肠道淋巴瘤的 CT 特点。但患者病程中 LDH 不高，无相

关组织病理学证据，入院后可与患者沟通完善 PET-CT 或小肠 CT 成像，必要时手术探查明确可疑病变情况。其他病理类型如腺癌、神经内分泌肿瘤、间质瘤等均需手术病理及免疫组化结果以明确诊断。患者病程中无水样泻、反酸、烧心、颜面潮红等临床表现，暂不支持功能性神经内分泌肿瘤，影像学也无明显阳性提示，可能性较小。

2. 肠结核 主要由于结核分枝杆菌导致的一种肠道慢性特异性感染性疾病，多见于中年女性，早期临床表现不典型，回盲部是肠结核的好发部位，也可表现为孤立病变。患者病程中出现体重下降、贫血等消耗症状，近期出现午后低热，肠结核不除外。但患者既往无结核病史，病变非结核感染好发部分（回盲部），否认结核接触史，且我院 PPD 试验、T-SPOT.TB 均不支持，支持点不多。入院后可视情况复查 PPD 试验、T-SPOT.TB，进一步完善胸部 CT 等影像学评估以除外。

3. 炎症性肠病（IBD） 该患者为中老年女性，非 IBD 常见发病年龄，病变部位非克罗恩病（CD）常见部位（回肠末段），病程相对比较短且中无典型腹泻等表现，我院筛查炎症性肠病抗体谱（-），胃镜和结肠镜检查未见明显异常，且影像学表现不符合 CD 特点（无节段性病变，无系膜侧强化表现），考虑暂不支持 IBD 诊断。

4. 慢性缺血性肠病 主要致病原因是肠系膜动脉狭窄或闭塞，动脉粥样硬化是肠系膜动脉狭窄最常见病因，临床主要表现为腹痛，特别是反复发生与进食有关的腹痛，其他常见表现包括食欲减退、体重下降、腹泻等。但患者临床症状不典型，既往腹盆增强 CT 未见明显肠系膜动脉狭窄，慢性缺血性肠病可能性小。

双气囊小肠镜经口进镜检查通常可到达第 3～5 组小肠。小肠镜进镜未至目标病变的常见原因包括患者耐受性差、巨大粪石、肠道狭窄或梗阻、既往腹盆手术史导致肠道粘连或解剖结构改变等。结合患者影像学结果，考虑病变位于近似第 3 组小肠位置，肠壁明显增厚，可能因肠壁僵硬导致进镜困难，强制进镜存在并发肠穿孔、消化道出血等风险，可考虑 CTE、磁共振小肠造影（MRE）、全消化道钡餐造影、小肠造影等无创性影像学检查方法。

入院予禁食水、肠外营养支持、头孢他啶和甲硝唑抗感染治疗后，腹痛减轻，体温正常。腹盆增强 CT：下腹部含液体及气体团块影，考虑小肠来源病变伴肠瘘，肠系膜区多发淋巴结肿大，部分伴坏死（图 3）。PET-CT：左下腹小肠局部肠壁明显增厚，代谢增高（SUVmax 11.8），肠系膜内、胃窦旁、左侧结肠旁沟多发代谢增高肿大淋巴结，恶性病变可能性大。结合临床及辅助检查，考虑空肠恶性病变可能性大伴肠瘘。征得患者及家属同意，排除手术禁忌后行剖腹探查，术中见空肠占位与周围肠道包裹粘连，行中段小肠切除+部分大网膜及肿物切除手术。病理：肿瘤结节长径 4.5cm，侵袭肠壁全层，镜下肿瘤细胞形态异型性明显（图 4），免疫组化：AE1/AE3（+），Melan-A（-），Ki-67（index 60%），EMA（+），Vimentin（+），OCT3/4（-），CEA（-），CK7（+），CK20（-），CDX-2（-），HMB45（-），AFP（-），CD30（Ki-1）（-），PLAP（-），SALL-4（-），GPC-3（-），GATA（-），Calretinin（-），D2-40（-），MC（+），为淋巴结转移性肿瘤（肠周 0/9，胃结肠韧带

1/2)，符合空肠未分化癌。患者术后恢复良好，未再出现腹痛发热。肿瘤内科会诊建议进行化疗，患者及家属拒绝化疗，出院后失访。

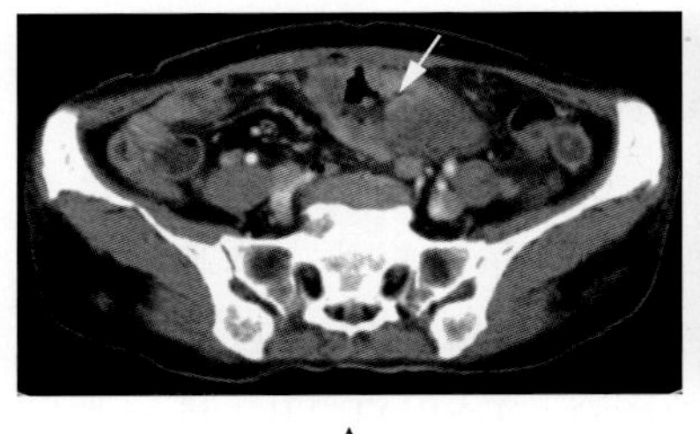
A

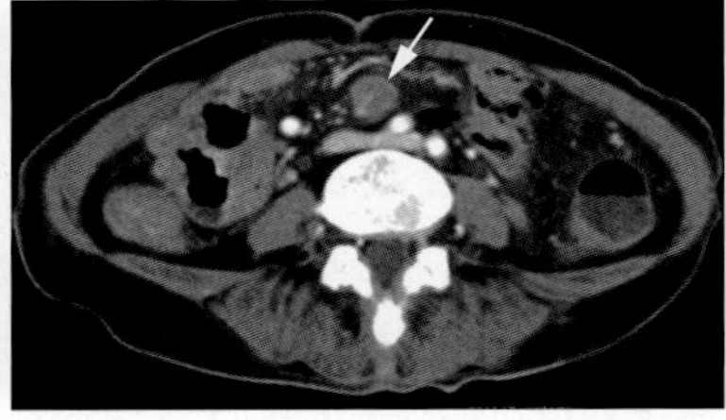
B

图 3　腹盆增强 CT

A. 远段空肠肠壁不规则增厚，中度强化，肠腔形态不规则增宽，较 4 月影像病变增大；B. 肠系膜区多发淋巴结肿大，部分伴坏死，较前增大（箭头）

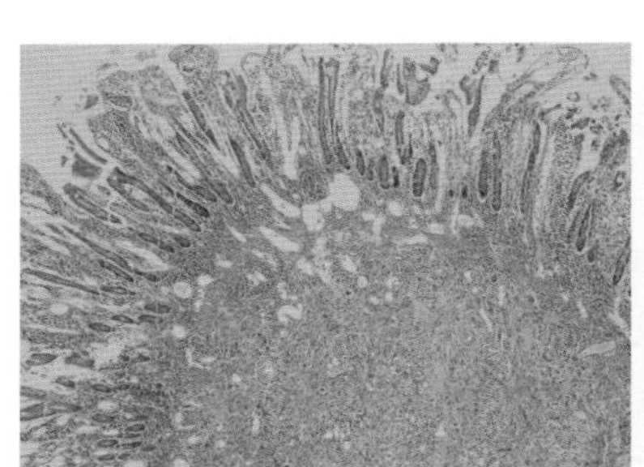

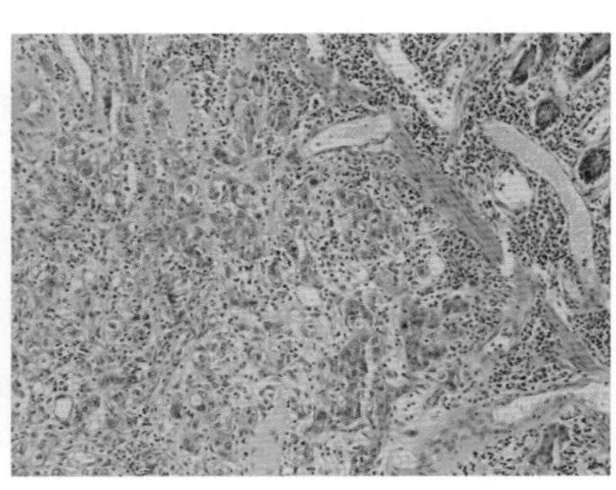

图 4　小肠病理

肿瘤细胞异型性明显，侵犯肠壁

小肠肿瘤常见吗?

原发小肠恶性肿瘤是罕见消化道肿瘤，病程早期缺乏典型症状。回顾 2012～2017 年北京协和医院确诊为原发性小肠肿瘤（排除十二指肠肿瘤）的患者，最常见临床表现包括腹痛（42.2%）、消化道出血（35.6%）、腹胀（16.7%）、恶心呕吐（13.3%）等。小肠约占消化道总长度的 3/4，由于小肠面积分布范围较广，其肿瘤发病隐匿，且早期症状不典型，致使其早期诊断困难，误诊率高，多数患者确诊时已为晚期。小肠肿瘤最常见的组织类型为类癌，而小肠未分化癌是一种非常罕见小肠恶性肿瘤，截至 2017 年根据 PubMed 文献检索结果，已报道小肠未分化癌病例共计 18 例，主要为中老年男性，发生部位空肠略多于回肠，约半数诊断时已存在淋巴结转移，其中 1 例患者合并肠穿孔，整体预后较差。本例患者合并肠瘘形成，考虑原因与肿瘤造成局部梗阻、肠腔压力增高、肿瘤破裂、肿瘤局部缺血坏死等因素有关。近年来随着 CTE、MRE、胶囊内镜、PET-CT 等影像学技术的发展，小肠肿瘤诊断病例数呈逐渐升高趋势。CT 及 MRI 已成为小肠肿瘤最主要的影像学诊断方法。CTE 诊断小肠肿瘤的敏感性为 85%～95%，特异性为 90%～96%；MRI 注气小肠灌肠检查诊断小肠肿瘤的敏感性约为 86%，特异性约为 98%。根据北京协和医院单中心数据，CTE 和腹盆 MRI 在小肠肿瘤中的检出率分别为 96.5% 和 91.5%，与文献结果基本相符。CTE、MRE、小肠造影、胶囊内镜等手段有助于小肠疾病的检出，但是存在无法准确定位、不能实现活检和治疗操作等缺陷。小肠镜不仅提供了一种新的检出手段，也同时满足活检和治疗的要求。理论上讲，经口和经肛小肠镜基本可实现全小肠无盲区检查，有助于小肠疾病的确诊。根据已有文献报道，小肠镜对小肠疾病的检出率为75%～90%，40%～73%患者可成功进行内镜下治疗，小肠镜操作相关并发症约为1%。整体而言，小肠镜对小肠疾病的诊断和治疗是一项非常重要的内镜手段。

最后诊断：空肠未分化癌
肠瘘
2型糖尿病

【诊疗启迪】

小肠是诊断中易被忽视的部位，该患者行胃镜、结肠镜未见明显异常，做肝脏、胆囊、胆管、胰腺检查未见异常，老年女性，此时常常易于被诊断为功能性腹痛，但患者有以下几点值得慎重考虑：①腹痛剧烈，诱发和缓解因素不明确。②血红蛋白偏低。③白细胞正常，但炎症指标很高。④粪便OB阳性。故诊断功能性腹痛不支持点过多，这要求临床医生要继续追查小肠等非发生疾病的常见器官。而对于孤立性小肠病变，若临床上有恶性病变的线索，经常规检查手段无法明确诊断，可考虑行外科手术探查，获取理想的组织病理学检查。

【专家点评】

这是一例小肠未分化癌病例，病理类型罕见，且少见合并肠瘘的报道。从该病例我们可以学习到腹痛的鉴别诊断思路、小肠肿瘤的鉴别诊断以及小肠未分化癌的影像学特征，深入了解小肠检查的各种手段。但是由于小肠占位起病隐匿，早期临床表现不典型，只有通过“全面”病史采集、临床特点分析，合理应用影像学检查手段，才能及早发现病变。随着近年来检查手段的不断丰富，小肠将不再是消化道的检查盲区，小肠疾病的检出率也会相应增高。小肠占位需要内外科协作、外科手术/内镜探查和术后明确病理诊断，这对小肠原发肿瘤的确诊是非常重要的。

（徐天铭　撰写　李　骥　审校）

参考文献

[1]Cardoso H, Rodrigues JT, Marques M, et al. Malignant Small Bowel Tumors: Diagnosis, Management and Prognosis[J]. Acta Med Port, 2015, 28(4): 448-456.

[2]Paulsen SR, Huprich JE, Fletcher JG. et al. CT enterography as a diagnostic tool in evaluating small bowel disorders: review of clinical experience with over 700 cases[J]. Radiographics, 2006, 26(3): 641-666.

[3]Zaanan A, Costes L, Gauthier M, et al. Chemotherapy of advanced small-bowel adenocarcinoma: a multicenter AGEO study[J]. Ann Oncol, 2010, 21(9): 1786-1793.

[4]赵志勋,关旭,陈英罡,等.原发性小肠恶性肿瘤诊疗进展[J].中华胃肠外科杂志,2017,1(20):117-120.

[5]李开春,杜杰,程诗宇,等.小肠腺癌诊治进展[J].中国肿瘤临床,2016,43(13):585-588.

[6]朱乃懿,缪飞,姚玮艳,等.影像学表现类似淋巴瘤的空肠腺癌[J].中华消化杂志,2017,37(5):345-347.

[7]Ionut N, Sorin P, Sorin H, et al. Most small bowel cancers are revealed by a complication[J]. Einstein(Sao Paulo), 2015, 13(4): 500-505.

[8]Rahmi G, Samaha E, VahediK, et al. Multicenter comparison of double-balloon enteroscopy and spiral enteroscopy[J]. J Gastroenterol Hepatol, 2013, 28(6): 992-998.

[9]孟祥辰,王亚楠,闫鹏光,等.原发性小肠肿瘤180例的临床分析[J].中华消化杂志,2018,38(7):451-454.

病例58 黑便、小肠溃疡——扑朔迷离的妇科占位

患者，女性，65岁，因“黑便4个月，发热2周”入院。

患者于2016年3月无明显诱因解成形黑便，1次/日，无大便变细，无便血、呕血、腹痛、发热，无鼻出血、牙龈出血、皮肤淤斑、淤点。2016年5月渐出现乏力、头晕、耳鸣、听力下降，逐渐加重。外院查血Hb 34g/L，予输血治疗后症状好转，排便同前。入院2周前无诱因出现发热，Tmax 40.0℃，不伴畏寒、寒战，无咳嗽、咳痰、腹痛、腹泻等，至北京协和医院急诊科完善检查，血WBC 11.88×10^9/L，NEUT% 73.5%，Hb 31g/L（小细胞低色素性贫血），PLT 384×10^9/L。血涂片未见明显异常。粪便OB（+）。肝肾功能、凝血功能正常。胃镜：胃黏膜贫血相，慢性浅表性胃炎。腹盆增强CT：盆腔偏左侧分叶状软组织密度团块，大小约41mm×45mm，明显强化，强化不均匀（图1）。盆腔增强MRI：左侧附件区混杂信号影，边界模糊，考虑恶性病变，附件来源可能，双侧股骨头、股骨颈多发斑片状异常信号。予禁食水、补液、输红细胞、头孢他啶2.0g q12h治疗1天体温降至正常。为进一步诊治于2016年7月18日入院。患者近半年体重下降3kg。

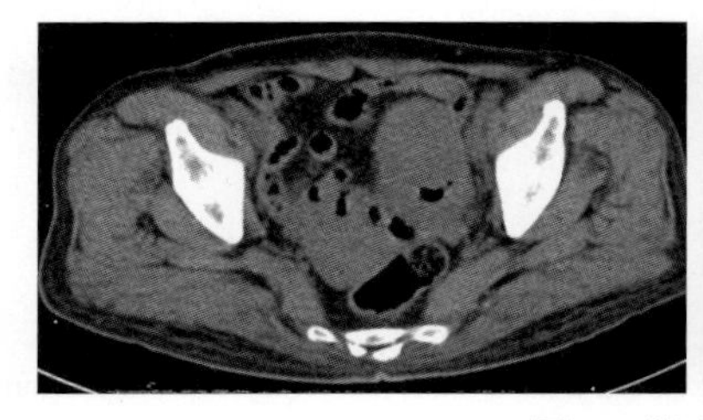
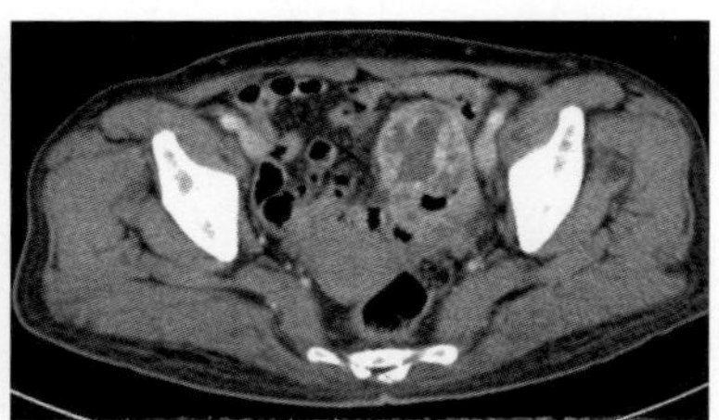

图1 腹盆增强CT

既往史：2016年1月因“肝脓肿”外院行肝脓肿穿刺引流，期间查Hb 125g/L，全腹盆CT平扫未见明确异常，予对症治疗后肝脓肿好转。

体格检查：T 36.6℃，P 86次/分，RR 22次/分，BP 140/71mmHg。贫血貌，浅表淋巴结未及肿大。心肺无特殊。腹平软，左下腹扪及一直径约4cm肿物，边界不清，活动度欠佳，无明显压痛、反跳痛、肌紧张，肠鸣音3次/分。直肠指检：未触及肿块，指套退出血染。

入院诊断：消化道出血原因待查

盆腔占位原因待查

妇科肿瘤不除外

消化道出血与盆腔占位有关系吗?

病例特点：老年女性，慢性病程，以黑便起病，无鲜血便及粪便变细，伴头晕、乏力、耳鸣等贫血表现，进行性加重。辅助检查示重度贫血（小细胞低色素性贫血），粪便OB阳性，腹部影像学检查见盆腔区域占位。首先消化道出血诊断明确，胃镜检查排除了胃和近段十二指肠出血。出血部位考虑十二指肠以下高位小肠出血可能性大。小肠出血常见出血原因：①恶性病变或息肉。②炎症性疾病，如缺血性肠炎、炎症性肠病等。③血管病变，如毛细血管扩张、血管畸形。④肠壁结构异常，如梅克尔（Meckel）憩室、肠套叠等。⑤非甾体抗炎药（NSIAD）等药物相关。患者无腹痛、便血，无高血压、糖尿病、心房颤动病史，无吸烟饮酒等危险因素，缺血性肠病支持证据不足。其他方面，考虑患者老年女性，无腹痛、黏液脓血便，未发现明显的肠道溃疡病变，故炎症性肠病、肠套叠可能性小。血管畸形可表现为无症状性反复发作的下消化道出血，常见于青年人，好发于小肠，属于先天性病变，亦有少部分发生于老年人，多为单个局限性病变，该患者不能完全除外，但不能解释盆腔肿块，必要时完善结肠镜、胶囊内镜或小肠镜检查评估。患者既往无服用NSIADs等药物病史，故药物引起出血暂不考虑。最后结合患者高龄，长期慢性消化道失血，影像学检查见盆腔占位，混杂密度，边界不清，可疑骨病变，考虑恶性病变不能除外，如以一元论解释病情，需考虑肠道恶性病变转移至附件或妇科肿瘤侵犯肠道可能。

入院后完善检查，血常规：WBC 8.37×10^9/L，NEUT% 74.5%，Hb 82g/L，PLT 334×10^9/L。粪便OB（+）。尿常规阴性。血Alb 33g/L，余肝肾功能均正常。ESR、hs-CRP正常。铁4项+叶酸+维生素B_{12}：SI 17.3μg/dl，TIBC 419μg/dl，SF 8ng/ml，维生素B_{12}>1500pg/ml，叶酸10.8ng/ml。PCT（-）。放射性核素显像：见第2组小肠可疑增高区。全身骨显像：右额骨、双膝关节及双踝关节放射性增高区，考虑为良性病变。经阴道子宫双附件超声：左附件区实性包块伴钙化（4.5cm×3.4cm×3.9cm）。PET-CT躯干显像：盆腔偏左侧混杂密度占位，代谢增高，与乙状结肠关系密切，考虑恶性病变，余未见明显异常。结肠镜示所见末段回肠、全段大肠黏膜未见明显异常。妇产科会诊：考虑左侧附件区包块恶性可能性大，建议进一步排查除外消化道病变。

该患者目前血红蛋白稳定，胃镜及结肠镜未见明显异常，核素显像示第2组小肠可疑出血，但目前尚未发现出血的部位和原因，以及尚未明确出血与盆腔包块的关系。根据我国2018年发布《小肠出血诊治专家共识意见》，下一步建议小肠CT成像、胶囊内镜或小肠镜检查。

完善口服小肠造影：未见明显异常。全麻下行经口小肠镜检查：进镜至空肠远段（过幽门约200cm），空肠中段可见局部黏膜下血管显露较明显，可见散在浅小溃疡样改变，局部少许渗血，余未见明显异常（图2）。

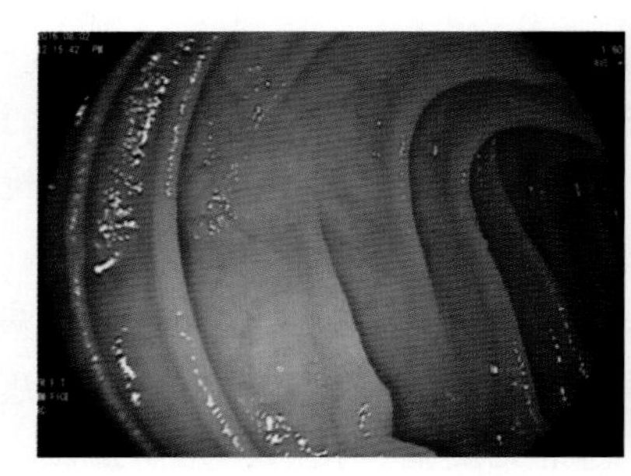
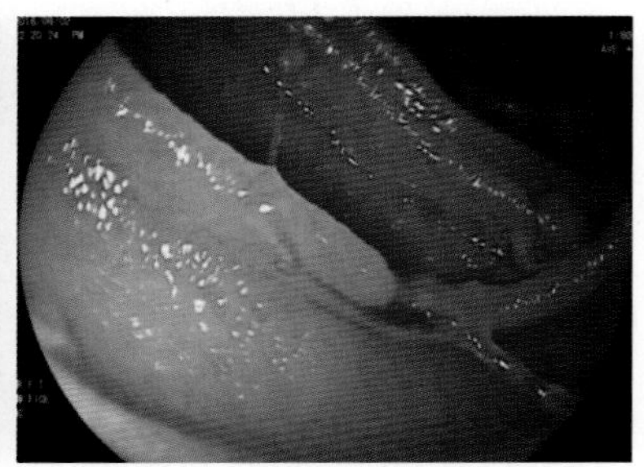

图2　经口小肠镜检查

消化道出血、小肠溃疡、盆腔包块的诊断思路

患者小肠镜提示空肠中段血管显露，散在浅小溃疡样改变，局部少许渗血，考虑为出血部位。综合上述分析，小肠克罗恩病、血管畸形需要纳入我们的考虑范围之内。但如此小的溃疡似乎与贫血的程度不平行。血管畸形不能解释盆腔肿物和小肠溃疡。而盆腔肿物仍需要我们积极明确性质，避免病情进展，故下一步可考虑行CT或超声引导下肿物穿刺，必要时选择腹腔镜或手术探查。

7月30日患者突发左下腹剧痛，急查Hb由77g/L降至75g/L，腹部超声：左下腹占位较前稍增大，未见盆腔游离积液，立位腹部平片：未见气液平或膈下游离气体，考虑囊内出血可能。急请妇产科会诊并急诊行腹腔镜探查，见子宫和双附件萎缩，外观未见异常。来自小肠直径5cm的肿瘤，血供丰富，与左侧盆壁腹膜和乙状结肠系膜粘连。肝、胆、横膈、胃底表面外观未见特殊。基本外科和妇科联合手术，术中见肿瘤位于空回肠交界处，遂切除受累肠管共14cm，肿物距切缘分别为6cm和2.5cm，肿物浸润肠壁全层，其中肠外部分肿物6cm×5cm。肠腔内肿物部分3.0cm×2.5cm（图3）。病理：（小肠肿物）胃肠道间质瘤（大小5cm×5.5cm×4cm，核分裂象1/50HPF，中度复发风险），两断端未见特殊。免疫组化结果：CD117（+），CD34（小灶+），DOG-1（+），Ki-67（index3%），S-100（+），SMA（-），Desmin（-）。患者术后症状缓解，未发作腹痛、黑便，一般情况好转后出院。术后未门诊随访，电话随访1年，未服用靶向药物，病情平稳，正常饮食，无不适主诉。

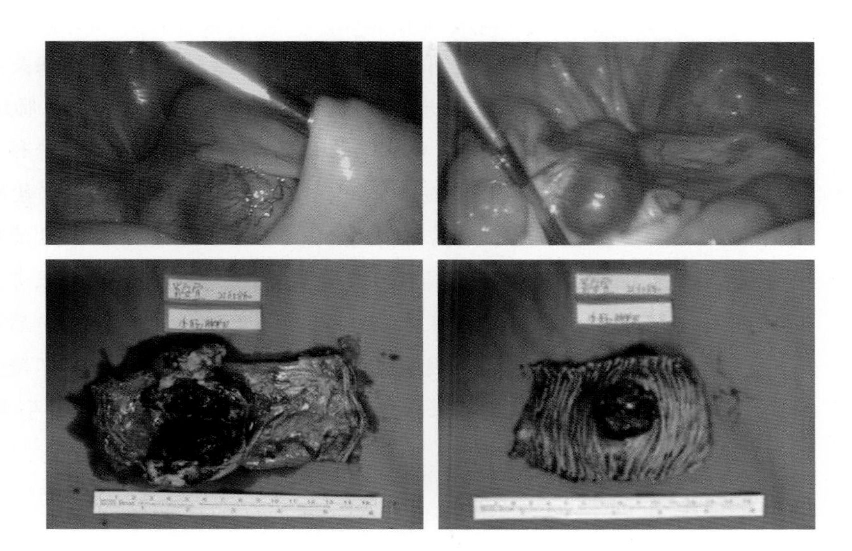

图3　病变肠道大体标本

胃肠道间质瘤诊断和治疗

依据手术病理，该患者诊断胃肠道间质瘤（GIST）明确。GIST起源于胃肠道间叶组织，临床症状常不典型，包括上腹部不适、腹痛、腹胀、腹部包块、恶心、呕吐，严重者可有消化道梗阻或出血，具体表现与肿瘤发生部位、病变大小以及肿瘤的危险程度有关。消化道出血可为GIST首发表现，多为黑便，常见于瘤体直径较大者（15cm）。若肿瘤位于盆腔或附件区域，易被误诊为妇科肿瘤，详细询问病史、仔细查体、积极排查其他可能导致消化道出血的病因以及多学科联合诊治有助于鉴别。骆明远等总结北京协和医院2005年1月至2010年5月行手术治疗明确诊断的93例GIST患者。GIST来源于胃部占61例（63.5%），空回肠14例（15.1%）。临床表现以腹部胀痛和腹部包块最常见（67.7%），其他依次为呕血和黑便（19.4%），恶心、呕吐伴贫血（6.5%），腹泻或肠梗阻（4.3%），2.1%无明显临床症状。目前手术切除仍为GIST的主要治疗方式，近期研究发现GIST患者术后应用伊马替尼可明显降低复发率和转移率，故目前亦推荐手术切除联合分子靶向药物治疗GIST。

最后诊断：小肠间质瘤

小肠溃疡合并出血

【诊疗启迪】

该病例以消化道出血为首发表现，结合小肠溃疡和盆腔肿块，需要应用全面辨证思路，从一元论角度考虑诊断有如下三个思路：①炎症或免疫相关疾病/血管相关疾病等-小肠溃疡-消化道出血-肠外并发症或肠外表现。②妇科肿瘤-肠道转移-小肠溃疡-消化道出血。③肠道肿瘤-小肠溃疡-消化道出血-肠道肿瘤盆腔转移。如果从二元论角度考虑，则小肠病变引起小肠溃疡和消化道出血是一个“故事”，盆腔肿块是一个“故事”。综合病史、实验室检查、影像学检查，该患者小肠溃疡较小且溃疡不深，不好解释消化道出血、盆腔肿块的表现，因此不支持炎症或免疫相关疾病来考虑原发病。而血管相关疾病引发该患者一系列的临床表现也无证据支持，无典型进餐后腹痛，无实验室高凝表现，无影像学血管异常等。因此，该病变在附件部位，高度怀疑妇科肿瘤，但最终发现却是较大的小肠肿瘤，在影像学中误“判为”附件肿瘤，最终手术切除诊断为GIST。

【专家点评】

该病例在诊断中的难点在于小肠溃疡、消化道出血与盆腔肿块关系分析上，很容易误认为是两个疾病同时存在，而该病例从影像学上鉴别妇科包块还是消化道包块也很困难，但总体上来说，该患者包块的恶性性质不能除外，故最终依靠手术明确诊断，并探查了疾病本质。

（熊洋洋　撰写　蒋青伟　审校）

参考文献

[1]中华消化杂志编辑委员会.小肠出血诊治专家共识意见(2018年·南京)[J].中华消化杂志,2018,38(9):577-582.

[2]Gastrointestinal stromal tumours: ESMO Clinical Practice Guidelines for diagnosis, treatment and follow-up[J]. Ann Oncol, 2014, 25 Suppl 3: 21-26.

[3]Akman L, Hurşitoğlu BS, Farajov R, et al. Gastrointestinal stromal tumor and leiomyoma of the ileum mimicking adnexal mass: a report of two cases[J]. Turk J Gastroenterol, 2015, 26(1): 56-59.

[4]Morimura Y, Yamashita N, Koyama N, et al. Gastrointestinal stromal tumor mimicking gynecological disease[J]. Fukushima J Med Sci, 2006, 52(1): 21-28.

[5]中国CSCO胃肠间质瘤专家委员会.中国胃肠间质瘤诊断治疗共识(2013年版)[J].中华胃肠外科杂志,2014(4):393-398.

[6]骆明远,吴中平,于健春.93例胃肠道间质瘤的临床治疗与预后分析[J].中国现代医生,2013,51(32):143-145.

少见病例

病例59　周期性发热伴腹痛、NOD2基因突变——自身炎症性疾病

患者，女性，48 岁。因“反复发热伴左上腹痛”入院。

患者于 2007 年 9 月开始反复发热，Tmax 39 ~ 40℃，呈稽留热，伴畏寒、寒战，伴左上腹痛、间断呕吐，每日 5 ~ 6 次黄色糊便，无黏液脓血。症状约每个月发作 1 次，抗感染或不抗感染治疗症状均于 1 ~ 2 周内缓解。发热时查血白细胞计数、中性粒细胞比例、ESR、hs-CRP 升高，发热间期正常。抗核抗体（核仁型）1：320 阳性，HLA-B5（+）。胶囊内镜：小肠黏膜散在糜烂。2008 ~ 2010 年之间口服美沙拉秦 1g tid 及克拉霉素治疗，期间间断低热，每年 3 ~ 4 次；之后不规律使用克拉霉素治疗，间断高热伴左上腹痛，每年发作 3 ~ 4 次。为进一步诊治患者分别于 2014 年 7 月 19 日、2016 年 6 月 7 日入院。病程中无口腔或外阴溃疡，无口干、眼干、皮疹、关节痛或肌痛等。

既往史：有胆囊切除术史，对磺胺类药物过敏。

个人史、婚育史、家族史：无特殊。

体格检查：T 36.3℃，BMI 23.43kg/m^2。浅表淋巴结未及肿大。腹软，左上腹深压痛。

入院诊断：发热、腹痛原因待查

2014 年 7 月入院后检查，高热时外周血 WBC 12.98×10^9/L，NEUT# 11.20×10^9/L，Hb 90g/L，PLT 200×10^9/L。IL-6 217pg/ml，hs-CRP 最高为 185.62mg/L，ESR 最高为 67mm/h。T、B 淋巴细胞亚群分析：B# 35/μl，T4 438/μl，T8 234/μl，T4/T8 1.87。粪便 WBC、RBC（–），OB（+）。尿 WBC（–）。外周血培养、CMV DNA、EBV DNA、PPD 试验、T-SPOT.TB、布氏杆菌凝集试验、肥达试验、外斐反应、粪便微生物学检查均（–）。抗 Ro-52 抗体弱阳性，抗 Jo-1 抗体（Western blot 法）强阳性、（双扩散法）阴性，ASCA-IgA 31RU/ml；肌酶谱、补体、免疫球蛋白 3 项、抗 ENA 抗体、ANCA、抗磷脂抗体谱（–）。促胃液素正常，骨髓穿刺及活检（–）。超声心动图、颞动脉和肠系膜血管超声均未见明显异常。胸部 CT：双侧胸腔积液。腹部 CT 平扫：肠壁未见明显增厚或形态异常，横断面示左上腹肠系膜脂肪密度增高，多发淋巴结肿大（图 1）。胃镜：多发胃溃疡，Hp 阴性。小肠镜：第 3 组小肠黏膜绒毛轻度水肿，绒毛变短，散在虫蚀样病变（图 2）；小肠黏膜活检病理：小肠黏膜慢性炎（图 3）。结肠镜：未

见明显异常。PET-CT：第 2、3 组小肠代谢节段性增高（SUVmax 5.0～6.1），肠系膜淋巴结代谢增高。

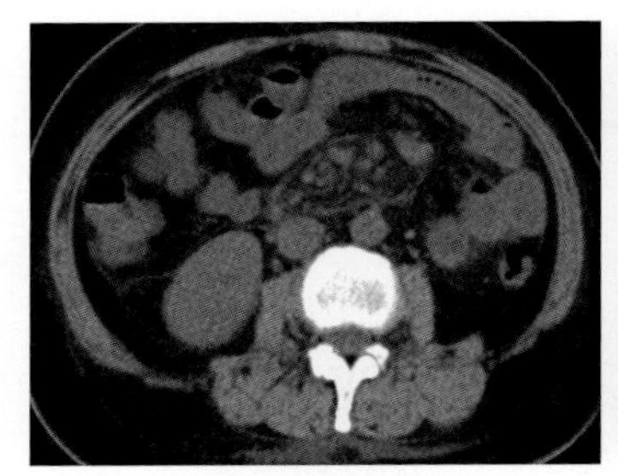

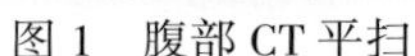

图 1　腹部 CT 平扫

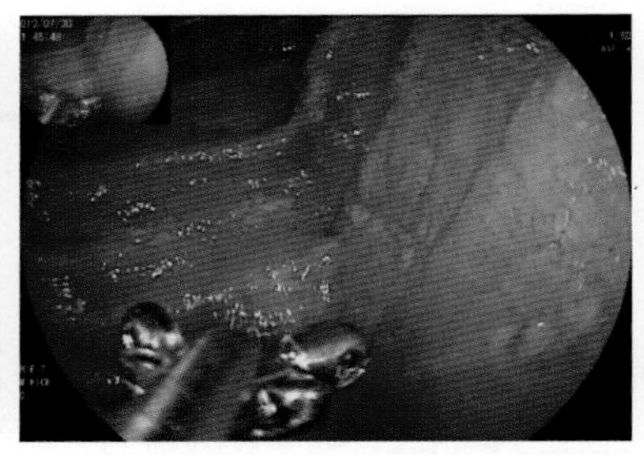

图 2　小肠镜检查

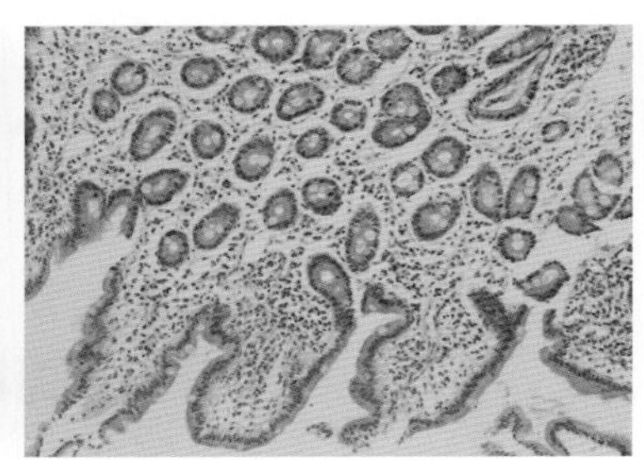

图 3　小肠黏膜活检病理

第一次多学科团队讨论（2014 年 7 月 10 日）

病理科：本例患者胃肠黏膜活检可见灶性炎症伴水肿，但无裂隙样溃疡或非干酪样肉芽肿等克罗恩病（CD）典型表现，没有炎症性肠病的支持点。

放射科：该患者小肠 CT 成像所示病变符合长期慢性炎，但肿大淋巴结无环形强化，病变未累及回盲瓣，不支持结核感染，亦无 CD 影像学特征。

感染内科：慢性发热、腹痛主要需考虑以下感染性疾病。①肠结核：本例无结核感染病史或结核接触史，反复查 T-SPOT.TB、PPD 试验均阴性，影像及病理表现均不符合结核感染，证据不足。②伤寒：本例发热时白细胞增多，无肝脾大，血培养及肥达试验均阴性，均不符合伤寒特点。③感染性心内膜炎：菌栓脱落导致肠系膜血栓的患者可出现腹痛，但本例反复血培养（－），超声心动图、肠系膜血管超声未见异常，证据不足。④慢性细菌性痢疾、寄生虫病、病毒性肠炎、布氏杆菌病：目前均无病原学证据。纵观治疗反应，虽然发作时多应用抗生素，但是抗生素的种类、用法多不同，应用抗生素或不应用抗生素症状于 1 天至数天后缓解，考虑抗生素作用不明确，不除外自发性发作缓解可能。综上，本例目前尚无感染性疾病证据。

消化内科：患者反复发热伴腹痛，胶囊内镜提示小肠多发糜烂，ASCA 阳性，诊断需考虑 CD 可能，但病程 7 年，未规范使用免疫抑制治疗，仍未出现 CD 特征性病变，如纵行溃疡、铺路石样病变、肠腔狭窄或肠瘘、肉芽肿形成等，诊断 CD 证据不足。胃肠道淋巴瘤可出现类似表现，但乳酸脱氢酶（LDH）水平不高，浅表淋巴结及肝脾不大，影像学检查未发现占位性病变，胃肠黏膜活检未见恶性肿瘤细胞，故诊断肿瘤证据不足。患者高热时伴体内炎症明显活动，如无感染证据，可考虑试验性予激素及美沙拉秦治疗。本次新发胃溃疡，Hp 检测阴性，促胃液素正常，考虑与病程中反复发热使用非甾体抗炎药及应激相关可能性大，可予抑酸治疗后复查溃疡变化情况。

风湿免疫科：患者为中年女性，慢性病程，反复高热伴腹痛，有 ANA、抗 Jo-1 抗体、抗 Ro-52 抗体、HLA-B5 阳性。抗 Jo-1 抗体阳性多见于多发性肌炎/皮肌炎患者，但这类疾病极少累及胃肠黏膜，且本例无肌痛、肌无力症状，肌酶谱正常，不支持该诊断；此外，抗Jo-1抗体散在分布于细胞核，应为斑点型，与ANA核仁型阳性不匹配，且其双扩散法为阴性，Western blot法阳性不除外为假阳性。ANA核仁型阳性多见于系统性红斑狼疮、干燥综合征，本例无口眼干，无多系统受累表现，抗Sm抗体、抗ds-DNA抗体、抗SS-A抗体均阴性，不满足以上疾病诊断标准。HLA-B5阳性多见于白塞病，但本例患者无口腔及外阴溃疡、结膜炎、结节红斑等，诊断贝赫切特（又称白塞，Behcet）病证据不足。综上，目前暂无法用某一具体的自身免疫病解释疾病全貌。但不除外未分化结缔组织病可能，可继续随诊观察。

2014年经质子泵抑制剂抑酸治疗近1个月后复查胃镜提示胃溃疡愈合。2014年7月住院期间发作2次高热伴腹痛，每次持续约1周后可缓解，与使用抗生素无关，暂未使用激素。出院后仍间断低热伴腹部隐痛。2016年3月再次开始反复高热伴左上腹痛，Tmax 42.0℃。遂于2016年6月7日再次入院。入室体温正常，查粪便细菌培养×3次：沙门菌属，菌量（++），O8C2群。胃镜：十二指肠霜斑样溃疡（图4）；反流性食管炎（LA-A）。病理：十二指肠黏膜显慢性炎，部分绒毛表面上皮脱失（图5）。结肠镜、胶囊内镜：未见明显异常。小肠CT成像：小肠未见明显异常；腹膜后及肠系膜根部多发淋巴结影；双侧少量胸腔积液（图6）。

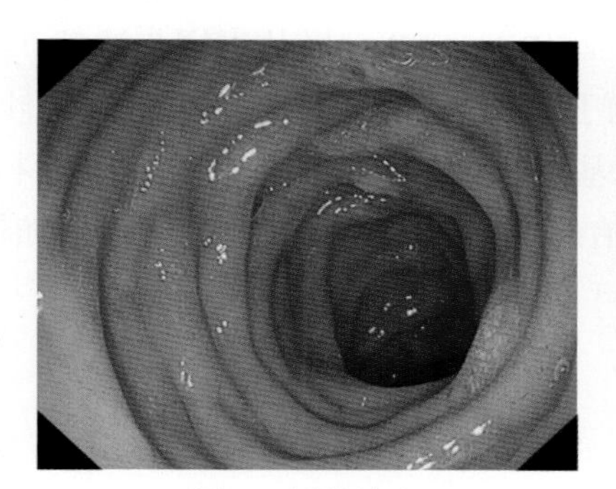

图4　胃镜检查

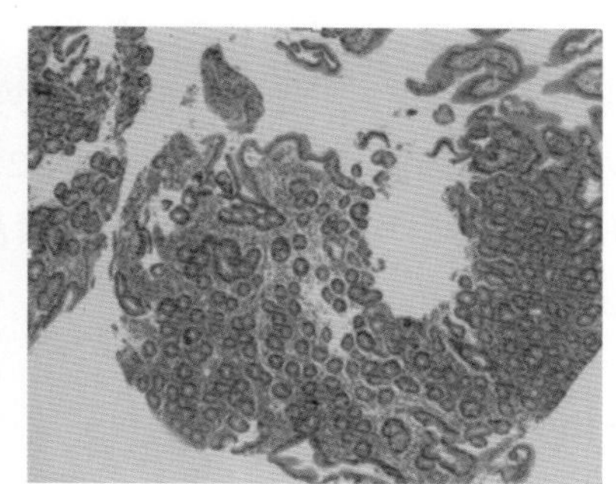

图5　十二指肠黏膜活检病理

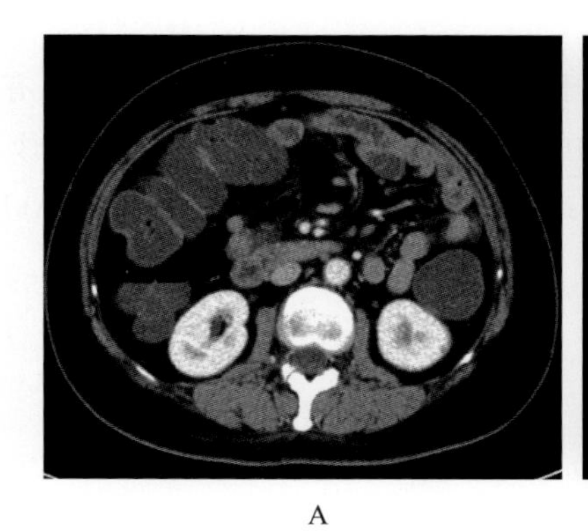

A

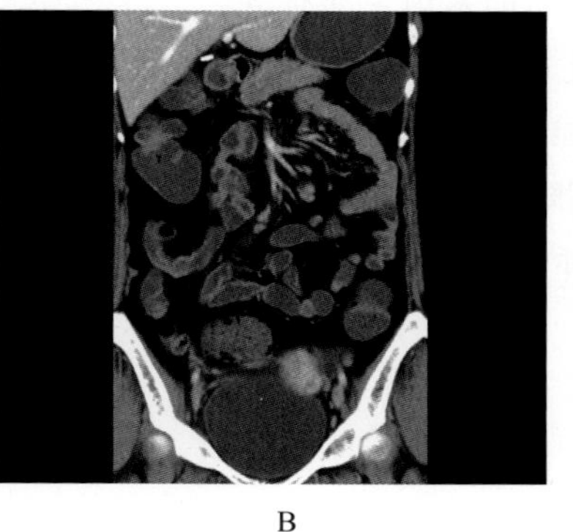

B

图6　小肠CT成像

横断面（A）及冠状面（B）示小肠壁未见明显增厚或异常强化，肠系膜脂肪密度较前减低，淋巴结较前减少、减小

第二次多学科团队讨论（2016年6月18日）

风湿免疫科：患者目前病史9年，主要临床表现为周期性发热伴腹痛，发作时血白细胞计数、中性粒细胞比例、ESR、hs-CRP升高，发作间期降至正常；存在浆膜炎，表现为胸腔积液；符合自身炎症性疾病（AUID）的典型临床表现。建议完善基因测序。

消化内科：目前患者原发病诊断尚未完全明确，考虑有肠道感染和AUID两种疾病共存情况，单用一种疾病不能解释患者整个9年的病程。但两者治疗也存在一定的矛盾性，一方面感染可诱发免疫紊乱，需要积极抗感染治疗；另一方面，如患者诊断AUID，需应用激素或免疫抑制剂治疗，势必增加新发感染或诱发潜伏感染活动风险。建议根据药敏选用抗生素足疗程治疗后，可考虑给予AUID治疗。

感染内科：患者近期多次粪便培养提示沙门菌阳性，暂无发热、腹泻等临床表现，考虑慢性沙门菌携带可能性大。考虑后期针对原发病可能需实施免疫抑制治疗，建议予根除沙门菌治疗，抗感染疗程为6周。

根据药敏试验结果抗沙门菌治疗6周，用药2周后3次复查粪便培养均提示沙门菌阴性，用药第5天及第33天再发高热、腹痛，hs-CRP、ESR伴随体温同步波动。沙门菌根除后高热、腹痛仍反复发作，复查粪便培养沙门菌阴性，遂考虑发热、腹痛与沙门菌无关，患者随后全外显子基因测序结果回报：NOD2基因q902k杂合突变。风湿免疫科会诊及美国克利夫兰诊所教授会诊均建议发作时予激素治疗。此后患者风湿免疫科门诊随诊，目前使用激素及雷公藤治疗中。

认识AUID

本例患者临床症状符合AUID表现，首例报道检测出NOD2基因q902k杂合突变，给AUID提供了新的基因突变位点。

AUID是在2000年定义的一组疾病，由于单基因或多基因突变，导致固有免疫失调而引起全身炎症反应。其中，NOD2相关AUID（NAID）是由美国克利夫兰诊所Yao等于2011年首次报道，之后更名为Yao综合征，逐渐认识到它属于一种多基因AUID，并制订了最新诊断标准（表）。

表　Yao综合征诊断标准

主要标准	1.周期性发作≥2次
	2.反复发热和/或皮炎
次要标准	1.关节炎/关节痛或远端肢体水肿
	2.腹痛和/或腹泻
	3.干燥综合征样症状
	4.心包炎和/或胸膜炎
分子学标准	NOD2基因IVS8^{+158}和/或R702W，或其他相关基因突变
排除标准	高效价抗核抗体、炎症性肠病、Blau综合征、成人结节病、原发干燥综合征或单基因AUID

注：应满足2条主要标准、至少1条次要标准、分子学标准和排除标准

文献报道52例NAID平均诊断年龄（38.0±12.0）岁，平均病程（8.8±5.8）年，女性多于男性。临床表现包括周期性发热、皮疹、关节炎、浆膜炎、腹痛、腹泻、下肢水肿、口腔溃疡、胸痛等。全身症状包括周期性发热、每次持续数天至数周，流感样症状，体重下降及乏力。皮疹表现为伴痒感或不伴痒感的水肿性红斑、斑疹或丘疹，分布于面部、胸、腹和四肢；病理提示皮肤棘细胞层水肿、浅表血管周围淋巴细胞、淋巴浆细胞或中性粒细胞浸润，可见肉芽肿形成。非侵蚀性关节炎几乎可累及四肢所有关节，以髋关节、膝关节、踝关节为著。眼部受累可表现为视物模糊、巩膜炎。胃肠道表现为腹痛、腹泻、转氨酶升高，结肠炎、肠系膜淋巴结肿大；胃肠黏膜及淋巴结病理均可见非坏死性肉芽肿形成。实验室检查：贫血、白细胞增多、炎症指标升高、自身抗体阴性。基因检测：51例患者存在NOD2基因IVS8+158突变，10例同时存在NOD2基因IVS8+158和R702W突变。治疗方面：所有使用泼尼松（30～40mg×1～3天短程疗法或10～20mg qd长程疗法）治疗的患者临床症状均较大程度缓解，65%使用柳氮磺吡啶（2g/d）治疗的患者临床症状缓解，激素或柳氮磺吡啶无效的部分患者可从TNF-α抑制剂、IL-1β受体拮抗剂、IL-6受体拮抗剂中获益。而秋水仙碱、甲氨蝶呤、羟氯喹及非甾体抗炎药无效。

最后诊断：自身炎症性疾病
慢性沙门菌携带
十二指肠溃疡
胆囊切除术后

【诊疗启迪】

该患者诊断过程历经9年，诊疗中主要的弯路是：①不敢轻易除外感染。AUID每

次发作症状和实验室检查与感染有相似之处，两者都可表现发热、白细胞增多、炎症指标增高，抗菌药治疗似乎有效。但患者经长时间随访，反复检查，最后确定感染不能解释患者病情全貌。还是依赖基因检测 AUID 方确诊断。②不敢轻易除外免疫相关疾病。该患者小肠镜发现小肠糜烂、溃疡，需要与 CD 鉴别，且有一些免疫抗体阳性，需要与结缔组织病鉴别。

患者经过 9 年的密切随诊和观察后，上述两类疾病皆不考虑。当然此病例最大的经验教训是病程中对感染的排除过于"优柔寡断"，我们一直期望用感染来解释整个病情，但是存在以下问题：①一直未找到明确的病原体，直到后期发现沙门菌，但抗沙门菌治疗后仍不能控制症状发作。②足量抗菌药治疗后疗效欠佳，症状仍反复，忽略白细胞增多、炎症指标增高等非感染性疾病的提示意义。③对于周期性发热认识不足。

【专家点评】

疾病诊疗思维的原则是首先考虑常见多发病，再考虑罕见病。若为罕见病，诊断过程势必经历许多曲折。正如本病例，AUID 为新近逐渐被认识的一类疾病，与遗传相关，多幼年或青少年起病，成人起病临床表现可不典型，诊断难度大。但经多学科反复讨论，从疾病纵轴的演变过程中，应用张孝骞主任提出"全面与辨证"分析，获得明确诊断。从 AUID 这例少见疾病给予提示：肠道炎症性疾病还有很多是未被认识的，需要临床医生认真总结、认真思考。

（陈　丹　撰写　杨　红　审校）

参考文献

[1]Yao Q,Zhou L,Philip C,et al.A new category of autoinflammatory disease associated with NOD2 gene mutations [J].Arthritis Research & Therapy,2011,13(5):1-5.

[2]Yao Q,Shen B.A systematic analysis of treatment and outcomes of NOD2-associated autoinflammatory disease [J].American Journal of Medicine,2017,130(3):365.e13-365.e18.

病例60　腹泻、尿少、消瘦——是哪类肠道疾病

患者，男性，60 岁，因"腹泻 2 月余"入院。

患者于 2016 年 6 月劳累后出现腹泻，为黄色稀糊便，3～5 次/日，每次量 300～400ml，便中无不消化食物，无便血、发热、腹痛、里急后重。于当地诊所予止泻治疗无效。此后

粪便为水样便，便次增至 9~10 次/日，每次量 500~600ml。2016 年 7 月 ~8 月中旬于外院多次住院，血常规正常，粪便常规：白、红细胞正常范围，OB（+）；尿常规：蛋白（+），OB（-）；血 Cr 110~218μmol/L，BUN 13.83~17.5mmol/L，Alb 40g/L，K^+ 3.0mmol/L，Na^+ 128~135mmol/L，肝功能未见异常。胸部 CT 平扫：双肺少许纤维灶，双肺散在类结节影；腹盆增强 CT 示直肠局部管壁较厚。结肠镜：直结肠黏膜糜烂，所见回肠、结肠黏膜未见异常，病理：（直肠）黏膜组织慢性炎伴糜烂。考虑“急性肠炎”，予止泻、抗感染等治疗无效，患者逐渐出现呕吐胃内容物，每天尿量由 700~800ml 减少至 300~400ml。于 2016 年 8 月 25 日入我院治疗。患病以来乏力明显，体重下降 20kg。

既往史：既往年轻时外伤后胸椎压缩性骨折史。

个人史：长期吸烟、饮酒史，长期饮生水。

体格检查：T 36.7℃，P 65 次/分，RR 18 次/分，BP 89/59mmHg。BMI 19.18kg/m^2。全身皮肤干燥，浅表淋巴结未肿大。双肺呼吸音清，心律齐，未闻及心脏杂。舟状腹，左腹部轻度压痛，无反跳痛，肝脾肋下未扪及，肠鸣音 5 次/分。双下肢无水肿。

入院诊断：腹泻原因待查

胸椎压缩性骨折史

慢性腹泻病理生理分型的诊断思路

病例特点：老年男性，慢性病程，临床主要表现为大量水样泻，便次为 9~10 次/日，每次量可达 500~600ml，外院止泻、抗感染治疗无效。患者病程中出现过明确低血压、尿量减少伴血肌酐水平进行性升高。慢性腹泻的鉴别诊断如下。

1. 渗出性腹泻　如溃疡性结肠炎、克罗恩病及感染性腹泻，多伴里急后重、便次数增多而单次便量不多，粪便中白细胞增多，部分感染性腹泻累及小肠可出现大量水样便。该患者既往查粪便常规未见红、白细胞，暂不考虑该因素。

2. 分泌性腹泻　可表现为大量水样泻，且单纯禁食禁水效果不佳；典型的疾病如血管活性肠肽瘤、促胃液素瘤、甲状腺髓样癌、类癌综合征等分别分泌血管活性肠肽、促胃液素、降钙素、5-羟色胺等，刺激胃肠道过度分泌，导致分泌性腹泻。该患者大量水样便，偶有腹痛，入院前粪便常规未见脓血，考虑该因素不除外。

3. 渗透性腹泻　特点为肠腔内渗透压过高，多由消化吸收不良、摄入高渗性食物或药物引起。通常在禁食禁水后腹泻显著改善，且粪便中可有不消化食物等，如慢性胰腺炎、麦胶性肠病等。该患者每日腹泻量超过 1L，便中无不可消化食物，该因素可能性小。

4. 动力性腹泻　许多药物、疾病和胃肠道手术可改变肠道正常的运动功能，促使肠蠕动加速，以致肠内容物过快通过肠腔，与黏膜接触时间过短，影响消化和吸收，发生腹泻，如甲状腺功能亢进症、糖尿病等。该患者无相应病史，暂不考虑。

入院后完善检查，血常规：WBC 6.80×10^9/L，NEUT% 70.1%，EOS% 1.5%，Hb 153g/L

逐渐降至 88g/L，PLT 308×10^9/L；粪便常规：WBC 8～12/HPF，RBC 0/HPF，OB（+）。粪便苏丹Ⅲ染色、寄生虫、悬滴试验、病原学培养均阴性。尿常规：尿蛋白（+）。尿总蛋白定量：0.60～0.99g/24h。血 Alb 28g/L，Cr 242～541μmol/L，BUN 21.51mmol/L，K^+ 3.4mmol/L，Na^+ 132mmol/L。血及尿免疫固定电泳、蛋白电泳均阴性，免疫球蛋白定量正常。血气分析：pH 7.309，PCO_2 21.3mmHg，HCO_3^- 10.4mmol/L，BE −7mmol/L，乳酸 1.2mmol/L，余正常。hs-CRP 7.18mg/L；ESR 正常。抗核抗体、抗可提取核抗原抗体、抗中性粒细胞胞质抗体及抗麦胶性肠病抗体谱均阴性，促胃液素释放前肽 70.0pg/ml，促胃液素正常。血清肿瘤标志物、甲状腺功能、糖化血红蛋白正常。

入院后予思密达止泻、埃索美拉唑抑酸、乐托尔调节肠道菌群等治疗，便量仍 3000～4000ml/d。禁食禁水试验 24 小时后，便量降至 1950ml；尝试生长抑素持续泵入诊断性治疗 24 小时，因患者出现腹痛、淀粉酶、脂肪酶升高停用；尝试去麸质饮食无效；先后加用甲硝唑、头孢曲松、米诺环素等经验性抗感染治疗 5 天无效。期间患者每天尿量 600～1000ml（口服呋塞米 60～100mg），血肌酐进行性升高至 541μmol/L，经积极血管活性药物泵入、充分的液体支持维持血压、保证灌注后，患者尿量升至每日 1500～2500ml，血肌酐稳定在 280～300μmol/L。

慢性腹泻病因的鉴别诊断思路

患者甲状腺功能、糖化血红蛋白正常，结合临床特点，可基本除外动力性腹泻。患者粪便常规可见白细胞，OB（+），符合渗出性腹泻特点；禁食禁水试验部分有效，分泌性腹泻和渗透性腹泻均有可能。考虑该患者难以单用某一类型腹泻完全解释，为混合型腹泻。病因方面考虑如下。

1. 神经内分泌肿瘤　患者分泌性腹泻不能完全除外，同时发现促胃液素释放前肽轻度升高，下一步可完善生长抑素受体显像、PET-CT、超声内镜等检查。

2. 感染性疾病　Whipple 病、霍乱、热带口炎性腹泻、蓝氏贾第鞭毛虫感染等均可导致大量水样泻；患者有长期饮用生水史，有慢性感染性腹泻的风险，但多次查粪便寄生虫、细菌培养等病原体检查均未见明显异常，且经验性加用甲硝唑或米诺环素、头孢曲松等治疗无效，均不支持。

3. 自身免疫病　患者筛查麦胶性肠病相关抗体谱检查阴性，且尝试去麸质饮食无效，不支持该病；其他如血管炎、炎症性肠病等均无明确证据支持。显微镜下结肠炎是一种以慢性水样腹泻、结肠镜下肉眼观察结肠黏膜大致正常而病理活组织检查可见特异性改变的一组临床病理综合征。病理特点为肠上皮下及固有层内淋巴细胞浸润，或上皮下胶原层异常增厚。确诊需要内镜下多点活检。自身免疫性肠病（AIE）为一罕见病，诊断有赖于临床表现、相关自身抗体、病理等综合评价，且除外其他相关疾病。可完善胃肠镜检查。

4. 血液系统疾病　如淋巴瘤、淀粉样变等，患者除肾脏外，无其他系统受累证据，血尿蛋白电泳、免疫电泳阴性，均不支持。

5. 慢性胰腺炎　患者既往有长期饮酒史，慢性胰腺炎不除外，可行超声内镜检查；但患者粪便苏丹Ⅲ染色阴性，禁食禁水后患者腹泻无明显减轻，单用胰腺炎不能解释患者病情全貌。此外患者存在明确的肾功能损伤，表现为尿量减少伴肌酐显著升高，需警惕患者肾功能异常为原发病同时累及消化道及肾脏，亦不能除外原发病累及消化道继发肾损伤。

^{18}F-FDG PET-CT 检查：肠道自十二指肠至直肠代谢弥漫不均匀增高，SUV 2.6～14.8，考虑肠道炎症；T_{11}、T_{12}压缩性骨折。^{68}Ga-DOTATATE PET-CT 检查：可见胰头部位高摄取，SUVmax 4.6。生长抑素受体断层显像：未见异常。超声内镜：胰腺形态尚规则，内部回声欠均匀，余未见异常。结肠镜：末段回肠、结直肠黏膜未见异常。活检病理：（末段回肠）黏膜显慢性炎。胃镜：十二指肠球腔黏膜充血水肿，球后及降部黏膜变薄，少许糜烂（图 1）；病理：（十二指肠降部）肠黏膜显急性及慢性炎，小肠绒毛严重短缩，杯状细胞及小肠腺基底部潘氏细胞消失，可见凋亡小体，未见细胞内病原体（图 2）；免疫组化：CD138（+）、CD20（+）、CD3（+）、CD4（+）、CD38（+）、CD56（NK-1）（-）、CD8（+）、Ki-67（间质 index 5%）；PAS 染色（+）。

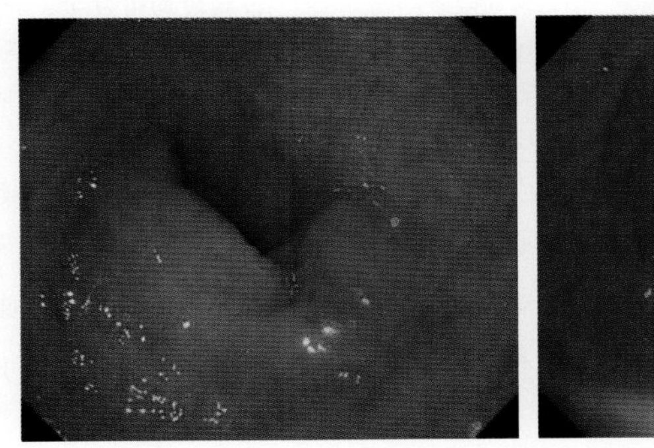
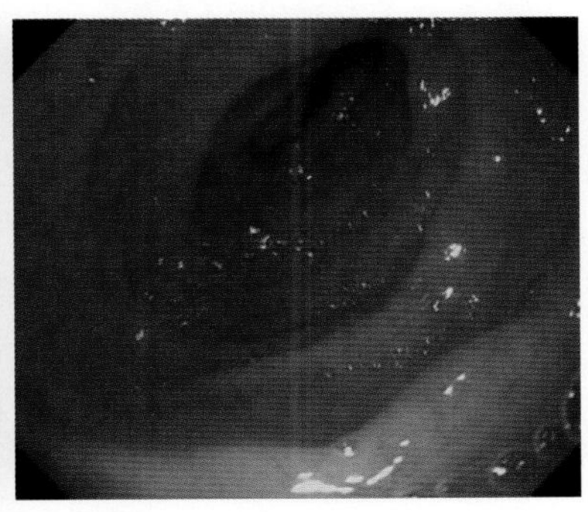

图 1　胃镜检查

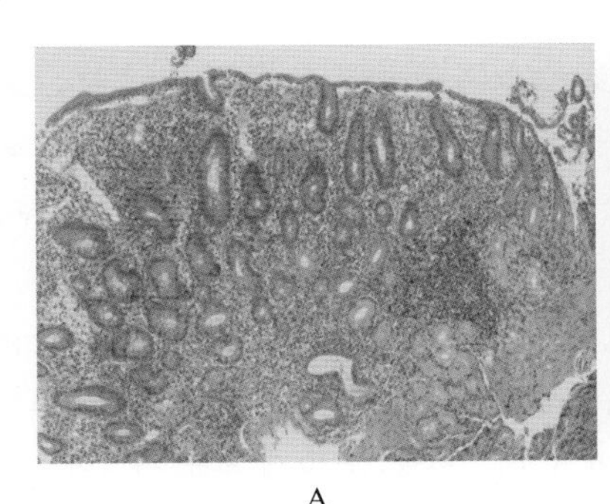
A

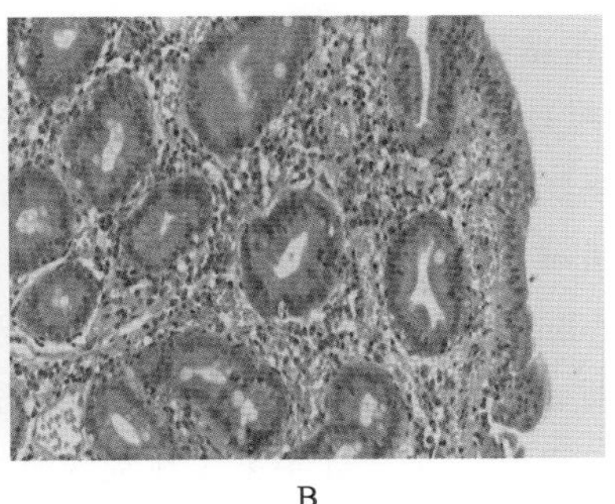
B

图 2　十二指肠黏膜活检病理

该患者行超声内镜检查未见明确胰腺占位，生长抑素受体显像未见异常，考虑胰腺神经内分泌肿瘤可能性不大。患者内镜活检病理可见小肠绒毛严重短缩、基本未见小肠绒毛，杯状细胞及潘氏细胞消失，诊断考虑 AIE 可能。

AIE的诊断和治疗

目前成人 AIE 的诊断标准由 Akram 等于 2007 年提出，具体为：①慢性腹泻，病程>6 周。②有吸收不良的临床表现。③小肠黏膜特征性病理改变有部分或全部小肠绒毛短缩，隐窝内淋巴细胞浸润、凋亡小体增多，上皮内淋巴细胞轻度增多。④除外其他导致小肠绒毛萎缩的疾病，如克罗恩病、肠道淋巴瘤、麦胶性肠病等（表）。⑤抗肠上皮细胞抗体（AEA）或抗小肠杯状细胞抗体（AIGA）阳性。同时满足①至④即可诊断，抗体的存在更加支持诊断，抗体阴性也不能除外诊断。

表　AIE的鉴别诊断

项目	AIE	麦胶性肠病	淋巴细胞性结肠炎	淋巴瘤	炎症性肠病
去麸质饮食	无效	常有效	无效	无效	无效
粪便性状	水样便	油脂状	水样便	无特殊	黏膜脓血便
发病部位	小肠受累为主，偶累及结肠	小肠受累为主	常局限于结肠	各肠段均可发生，常表现肿块	结肠及直肠受累为主
上皮内淋巴细胞	隐窝内多，表面上皮内少	隐窝内少，表面上皮内多	隐窝内少，表面上皮内多	淋巴上皮病变	少
间质淋巴细胞	成熟，多克隆	成熟，多克隆	成熟，多克隆	异型，单克隆	成熟，多克隆
隐窝内凋亡小体	多	少或无	少或无	少或无	少或无
隐窝变形	不明显	常无	常无	常无	明显
AEA或AIGA	常阳性	可阳性	不详	不详	可阳性
其他		有麦胶性肠病易感性HLA基因型		PCR-IgH或TCR检测阳性	

该患者具有病程>6 周的顽固性腹泻，经多种止泻药物及禁食禁水试验、去麸质饮食等治疗均无明确疗效；十二指肠黏膜活检病理符合 AIE 的病理改变，虽然因诊断条件限制无法完成 AE/AG 抗体检测，但临床上基本可除外克罗恩病、肠道淋巴瘤等疾病，因此考虑 AIE 诊断基本明确。

1982 年 Walker-Smith 等报道 1 例临床表现类似麦胶性肠病，但去麸质饮食治疗无效的小儿病例，首次提出 AIE 的诊断。它是一种罕见、病因未明的肠道疾病，发病率不足 1/10 万，多见于 6 月龄以内的婴儿，近年来发现成人也有发病，诊断时中位年龄为 55 岁，男女发病比例基本相同。临床主要表现为顽固性腹泻，多为水样便，很少表现为黏液便、脓血便或脂肪泻等，禁食禁水效果不佳，伴有吸收不良或食欲减退，导致严重的低蛋白血症、体重下降。

AIE 的病理主要特点为：①近段小肠受累明显而远段小肠受累较轻或正常。②严重绒毛萎缩。③上皮缺乏杯状细胞、潘氏细胞、内分泌细胞。④固有膜明显淋巴细胞、浆细胞浸润，可伴中性粒细胞浸润。⑤可见凋亡小体。类似十二指肠黏膜病理改变需与麦胶性肠病、淋巴瘤鉴别。麦胶性肠病多表现为黏膜上皮内淋巴细胞明显增多，且杯状细胞、潘氏细胞存在；淋巴瘤可见肿瘤性淋巴细胞密集浸润。该患者十二指肠黏膜活检可见上皮平坦，小肠绒毛严重钝缩、缺失，隐窝结构尚规则，上皮内杯状细胞明显减少，小肠腺基底部潘氏细胞消失，可见凋亡小体；固有层炎症细胞增多，以淋巴细胞及浆细胞为主，中性粒细胞少量浸润。免疫组化提示淋巴细胞分布基本正常。综上所述，患者十二指肠处黏膜病理符合 AIE 的病理表现，确诊需结合临床。

AIE 常合并其他自身免疫病，如 IgA 肾病、桥本甲状腺炎等。AIE 的治疗尚无指南加以指导，主要源于个案或队列研究的报道，除积极营养支持、液体支持外，单独激素或联合免疫抑制剂治疗是最有效的治疗方法，环孢素、环磷酰胺、他克莫司、霉酚酸酯、英夫利昔单抗等药物可用于激素治疗后的维持治疗或激素抵抗的患者。该患者肾脏疾病不除外存在原发肾脏疾病或系统性疾病累及肾脏，有 AIE 合并肾脏疾病的报道。

另外，患者长期饮酒史，且超声内镜下改变支持慢性胰腺炎，考虑慢性胰腺炎基本明确。结合临床，患者无使用激素的绝对禁忌，且有激素使用指征，可加用足量激素治疗，严密观察腹泻、肾脏情况，患者对治疗的反应也有利于疾病诊断。

治疗和随访：予甲泼尼龙 40mg qd 静脉输注治疗。患者进食量增加，腹泻好转，每日排稀糊状大便约 2000ml，自主尿量稳定，血肌酐逐渐降至 200μmol/L，考虑治疗有效，进一步支持 AIE 诊断。患者出院后口服甲泼尼龙，规律减量至 16mg qd，排不成形便约 500ml/d，尿量在 1000ml 左右，复查 Hb 119g/L，血 Cr 179 ~ 150μmol/L，复查胃镜示十二指肠黏膜变薄较前略改善，病理改变较前无显著变化。

最后诊断：自身免疫性肠病
急性肾损伤

【诊疗启迪】

该患者有如下特点让我们在多种检查结果阴性情况下，仍然努力不懈地寻找病因，没有让功能性腹泻迷惑“双眼”：①老年男性，排便习惯改变。②大量水样泻。③体重明显下降。④经多种止泻药、经验性抗感染及禁食禁水试验、去麸质饮食等治疗均无明确疗效。在诊断的“征途”中，积极除外：肿瘤性疾病、炎症性肠病及感染性腹泻等病因。该患者最终确诊的关键在于：①“想到”，AIE。②“做到”，该病诊断是排他性诊断，因此需要对相关疾病逐一鉴别。③“沟通到”，该病确诊依赖于病理诊断，因此要积极与病理科医生沟通，交流临床医师的判断。

【专家点评】

AIE 是一种罕见病，诊断有赖于临床表现、相关自身抗体、病理等综合评价，且除外其他相关疾病。临床上遇到慢性、大量水样泻的患者，首先需要考虑常见病，如果常见病不能解释全貌，也要考虑显微镜下结肠炎、麦胶性肠病、AIE 等少见病。当然最终诊断需要多学科医生特别是病理科医生的协助。该病治疗上可使用激素及免疫抑制剂。患者对治疗的反应也有利于疾病的诊断，需要密切随访观察。

（刘爱玲　撰写　谭　蓓　审校）

参考文献

[1]Akram S, Murray JA, Pardi DS, et al. Adult autoimmune enteropathy: Mayo Clinic Rochester experience[J]. Clin Gastroenterol Hepatol, 2007, 5(11): 1282-1290.

[2]Walker-Smith JA, Unsworth DJ, Hurchins P, et al. Autoantibodies against gut epithelium in childwith small intestinal enteropathy[J]. Lancet, 1982, 1(8271): 566-567.

[3]Montalto M, D'Onofrio F, Santoro L, et al. Autoimmune enteropathy in children and adults[J]. Scand J Gastroenterol, 2009, 44(9): 1029-1036.

[4]Greenson JK. The biopsy pathology of non-coeliac enteropathy[J]. Histopathology, 2015, 66(1): 29-36.

[5]Umetsu SE, Brown I, Langner C, et al. Autoimmune enteropathies[J]. Virchows Arch, 2018, 472(1): 55-66.

病例 61　极早发型炎症性肠病——IL-10RA 基因缺陷

患儿，男性，2 岁 8 个月，因“间断腹泻 2 年余”入院。

患儿出生后即出现腹泻，排便 5～6 次/日，为稀水样便，伴脓血，无腹痛；间断发热，为中度热，发热 1～2 次/日，与腹泻无明显相关。感染性肠炎相关病原体筛查均（-），经验性抗感染治疗无效。2013 年 2 月全消化道造影示食管壁略僵硬，空回肠黏膜粗糙。2013 年 11 月（2.5 岁）就诊于外院，行结肠镜检查：降结肠远端至直肠黏膜弥漫性充血、水肿，血管网模糊，散在多发大小深浅不等的溃疡及糜烂，触之易出血。肛管内假性息肉形成，余结肠黏膜光滑。直肠黏膜活检病理：重度急性及慢性炎；固有层见密集的中性粒细胞、淋巴细胞和少量浆细胞浸润，偶见嗜酸性粒细胞，局部肉芽组织增生，未见隐窝脓肿或肉芽肿形成；特殊染色：抗酸染色（-），PAS 染色（-），革兰染色（-）。考虑“炎症性肠病”，2013 年 11 月起予美沙拉秦 50mg/（kg·d）口服，同时予肠内营养喂养后腹泻好转，复查粪便常规恢复正常。为进一步诊治于 2014 年 12 月 29 日入院。

家族史：大哥出生后出现“肛周脓肿、湿疹”，因“脓毒血症”于2月龄夭折。二哥生后出现“肛瘘”，手术后痊愈，现8岁，体健。

体格检查：生命体征平稳，营养不良，神志清楚，精神可，反应好。体重9.7kg，身高82cm，双腿陈旧皮疹。腹软，未见胃肠型及蠕动波，全腹无压痛，未触及腹部包块。肝脾肋下未及，移动性浊音阴性。肛周可见肉赘及陈旧裂纹。

入院诊断：腹泻、结肠溃疡原因待查

腹泻、结肠溃疡诊断思路——是否可诊断为“炎症性肠病”

病例特点：患儿出生后腹泻，反复发作且难以控制，病程中有肛瘘，存在明显的营养不良及生长发育迟缓，结肠镜可见大小深浅不等的溃疡和糜烂，应用美沙拉秦和肠内营养后症状可缓解，有肛周病变的家族史。鉴别诊断需要考虑炎症性肠病（IBD）、慢性肠道感染、肠道恶性疾病、遗传或出生缺陷性疾病。从临床特点和治疗反应分析符合儿童IBD的表现。儿童IBD与成人相比有诸多差异。儿童IBD临床表现包括腹痛、腹泻、直肠出血、肛周病变、发热等，因肠道的炎症损伤导致营养吸收不良，出现发育生长迟缓是典型表现。

按照最新的巴黎表型分类法进行分型，6岁以前发病的儿童IBD被称为极早发型炎症性肠病（VEO-IBD），属于IBD的特殊类型，从表型到基因型均有别于年长儿及成人IBD。该患儿属于这一类型。新生儿起病的IBD较罕见，仅占0.25%。VEO-IBD的特点是发病年龄早，病情重，严重影响患儿生长发育。根据国内文献报告，这类患儿通常以腹泻起病，病程中逐渐出现便血和肛周病变，多有家族史，感染相关检查阴性，抗感染治疗无效，内镜检查多有显著的黏膜炎症改变，包括糜烂、溃疡、出血等。

患儿未能规律应用美沙拉秦，改用中药治疗无效，病情逐渐加重。精神弱、双下肢水肿、体重明显下降（最低9.2kg），偶有口腔溃疡。2014年4月发现肛周窦道，有脓性分泌物，肛周可见皮赘。外院检查示中度贫血（Hb 71g/L），尿常规（-），粪便常规：WBC满视野，RBC 20～25/HPF。低白蛋白血症（Alb 13g/L），凝血功能基本正常。ESR 50mm/h，CRP >200mg/L；补体未见异常；IgG、IgA、IgM正常。IgD免疫固定电泳未见异常。查血EBV DNA、CMV DNA、CMV-IgM、EBV-IgM、T-SPOT.TB、PCT、抗HIV抗体均未见异常，乙肝5项（-）。多次血培养、粪便细菌培养均阴性。粪便染色镜检可见微小内蜒阿米巴包囊（非致病性）。超声心动图示卵圆孔未闭。经腹肠道超声：盲肠、升结肠、降结肠、乙状结肠及直肠肠壁弥漫受累，肠壁明显肿胀，层次结构模糊不清，黏膜面多发溃疡，以降结肠、乙状结肠及直肠为著，肠管周围渗出、粘连，肠系膜肿胀。横结肠近端肠壁轻度增厚，阑尾起始部管壁结构模糊。先后予阿奇霉素、氟康唑+头孢哌酮/舒巴坦、美罗培南、利巴韦林、替考拉宁、两性霉素B、甲硝唑抗感染治疗无效。于2014年4月25日加用氢化可的松琥珀酸钠5mg/kg q8h×3d→q12h×5d→泼尼松1.5mg/（kg·d）并逐渐减量，同时加用美沙拉秦

（100mg bid）口服，发热及腹泻好转。对症输血、输注白蛋白治疗，双足水肿好转，Hb 可维持于 90g/L，Alb 维持于 28g/L。

VEO-IBD——基因检测是否有助于诊断和治疗

与成年 IBD 患者相比，婴幼儿起病的 IBD 通常有遗传因素参与。基因变异在 VEO-IBD 发病中的作用更加显著。这类患儿通常有家族史，病情进展快，本例患儿即是如此。有学者认为 VEO-IBD 是一种原发性免疫缺陷相关的基因病。有研究显示，NOD2 基因、MHC 区域 P 基因、FOXP3、ILRB、ILRA、XIAP 等基因与早发型和极早发型 IBD 患病风险相关。完善基因检测对于明确患儿病因、指导治疗及估计预后可提供依据。

2014 年 6 月患儿在香港大学玛丽医院行外周血基因测序，检测出疾病相关的 IL-10RA 基因杂合突变。突变位点：c436delC（436 位后碱基缺失，外显子号 exon4，突变位置 chr11 117864024 117864025）。该突变引起的氨基酸变化：p.P146fs（146 位后移码突变，外显子号 exon3，突变位置 chr11-117860269）；c.301C>T 引起氨基酸变化：pR101W（精氨酸>色氨酸）。确诊为“极早发型炎症性肠病”。于 2014 年 6 月 8 日和 7 月 31 日分别予第 1 次、第 2 次英夫利昔单抗输注（每次 5mg/kg），之后每 2～3 周输注前述剂量英夫利昔单抗 1 次，共输注 8 次（末次输注为 2014 年 12 月 11 日），每次输注英夫利昔单抗前予 IVIg 1g/kg。2014 年 6 月 8 日起予甲氨蝶呤 5mg（1 次/周）口服，逐渐加量至 10mg（1 次/周），并补充叶酸及铁剂。每次英夫利昔单抗治疗后腹泻及发热明显好转，食欲改善，可维持 1～2 周，但随后腹泻及发热再发。

认识 VEO-IBD——该患儿基因检测的解读和治疗

白介素-10（IL-10）可调节髓系来源细胞的抗炎效应，抑制肠道异常免疫反应，白介素-10 受体 A（IL-10RA）和 B（IL-10RB）的缺失可导致肠道免疫反应调控缺陷，引发肠道过度炎症反应并造成 IBD。研究证实，IL-10 和 IL-10RA 基因缺陷是导致 VEO-IBD 的主要病因。美国费城儿童医院的 Kelsen 等对 125 例 VEO-IBD 患儿及家系做了外显子序列分析，发现多数患儿存在 IL-10RA 的杂合错义突变或 MSH5 和 CD19 突变。Shim 和 Seo 等对 10 岁之前起病的 40 例 IBD 患儿进行了 IL-10 基因检测，发现 1 岁以内发病的患儿中有 50% 存在 IL-10RA 基因突变，以 c.537G>A 的同义突变为代表，而 1 岁后发病的 IBD 中无 IL-10RA 基因突变病例。纯合子 VEO-IBD 患儿病情更加严重，支持 IL-10 调控肠黏膜炎症反应的核心作用。国内学者姜毅等报告了 5 例 VEO-IBD，患儿临床表现和基因检测结果与国外研究类似。由 IL-10 及其受体基因突变导致的 VEO-IBD 通常是重症、难治性病例。

儿童起病的 IBD 治疗原则不同于成年人，目前 VEO-IBD 也缺乏公认有效的治疗方案。激素由于对儿童生长发育影响较大，应避免长期使用。生物制剂、免疫抑制剂、沙利度胺等药物对成年人 IBD 有效，但对 VEO-IBD 的疗效不肯定。肠内营养对于年长儿和青少年

CD 有效，但在 VEO-IBD 中的应用经验仍在积累之中。由于本病的发病基础是基因变异造成的免疫调控缺陷，有学者认为唯一有希望根治本病的方法是造血干细胞移植。国内学者彭晓玥等曾报告应用脐血干细胞移植治疗 VEO-IBD 有效。

本患儿先后试用美沙拉秦、激素、英夫利昔单抗和甲氨蝶呤，除英夫利昔单抗控制症状有一定效果外，其他药物未显示有效。英夫利昔单抗可暂时控制症状，但维持时间较短，可能的原因包括：①原发耐药。②药物未达有效浓度。③患儿产生英夫利昔单抗抗体。可进一步检测英夫利昔单抗血药浓度及抗体，据此决定后续治疗方案。若英夫利昔单抗不能控制病情，可考虑换用沙利度胺或其他生物制剂。Kotlarz 等报告 66 例 VEO-IBD，其中 16 例（24%）存在 IL-10 或 IL-10 受体基因突变。这 16 例患儿均为难治性 IBD，有 10 例最终接受外科手术切除病变肠段，5 例接受同种异基因造血干细胞移植。本患儿病情较严重，药物疗效不理想，未来可能需要手术治疗，并在手术后应用生物制剂、免疫抑制剂或肠内营养维持缓解。异基因造血干细胞移植也是一个可考虑的选择。

最后诊断：白介素-10 受体 A 基因缺陷
极早发型炎症性肠病
中度贫血
营养不良

【诊疗启迪】

儿童 IBD 诊断比成人更为困难，主要源于临床症状不典型、内镜表现和病理表现不典型。我们需要认识：①内镜不典型表现，UC 患儿表现为直肠豁免、盲肠斑块、上消化道累及、急性重度结肠炎。CD 患儿表现为水肿、红斑、单个阿弗他溃疡等。儿童病例临床特点的诸多不典型，在诊断中需要仔细的鉴别诊断。②对于 6 岁以前发病的儿童 IBD，称为 VEO-IBD，通常有遗传因素参与，故积极进行基因检测，有利于明确病因、指导治疗和判断预后。③IL-10RA 基因缺陷引起的 VEO-IBD，通常病情较重，治疗反应不佳。④对成人 IBD 有效的药物对 VEO-IBD 疗效不肯定。有报道认为，造血干细胞移植治疗 IL-10RA 基因缺陷引起的 VEO-IBD 有显效。有学者认为可能只有同种异基因造血干细胞移植才能根治本病。

【专家点评】

该患儿在病程中有几点值得我们警惕：①腹泻，伴脓血、间断发热、抗生素治疗无效。提示腹泻是非感染可解释，而伴脓血提示非动力性腹泻。②该患儿的两个同胞哥哥均有不同程度的肛周病变，其中一个早年夭折。③结肠有多发溃疡和糜烂，要考虑是非感染性肠道疾病。针对这些疑点，需要高度警惕遗传免疫相关疾病。VEO-IBD 是 <6 岁发病的一类特殊类型的 IBD，较罕见，与成年起病的 IBD 在发病机制、临床表现和治疗方面有着显著不同。比较符合该患儿病程中两方面的考虑：一是遗传免疫相关疾病；二是肠道非感染性溃疡。庆幸的是，经过努力该患者得以确诊；但遗憾的是，目前该病尚无确切有效的治疗方案，造血干细胞移植显示一定效果，但仍需今后加强研究。

（王　强　撰写　吴　东　审校）

参考文献

[1]Kelsen JR, Baldassano RN, Anis D, et a1. Maintaining intestinal health: the genetics and immunology of very early onset inflammatory bowel disease[J]. Cell Mol Gastroenterol Hepatol, 2015, 1(5): 462-476.

[2]Shim JO, Hwang S, Yang HR, et a1. Interleukin-10 receptormutations in children with neonatal-onset Crohn's disease andintractable ulcerating enterocolitis[J]. Eur J Gastroenterol Hepatol, 2013, 25(10): 1235-1240.

[3]Shim JO, Seo JK. Very early-onset inflammatory bowel disease (IBD) in infancy is a different disease entity from adult-onset IBD; one form of interleukin-10 receptor mutations[J]. J Hum Genet, 2014, 59(6): 337-341.

[4]彭凯玥，钱晓文，吴冰冰，等. 脐血干细胞移植治疗白介素 10 受体 A 基因突变导致的极早发型炎症性肠病 1 例病例报告并文献复习[J]. 中国循证儿科杂志，2016，11(3)：171-176.

[5]姜毅，陈东晖，刘黎黎，等. 白细胞介素 10 受体 A 基因缺陷致新生儿极早发炎症性肠病五例分析[J]. 中国新生儿杂志，2017，32(2)：105-109.

[6]Kotlarz D, Beier R, Mumgan D, et al. Loss of interleukin-10 signaling and infantile inflammatory bowel disease: implications for diagnosis and therapy[J]. Gastroenterology, 2012, 143(2): 347-355.

病例62　英夫利昔单抗治疗无效的腹泻、发热、结肠溃疡——IL-10RA基因突变

患者，男性，16 岁，因“间断腹泻、腹痛 7 个月，加重伴发热 5 个月”入院。

患者于 2017 年 3 月 20 日进食刺激性食物后出现腹泻，为黄色稀糊便，4～5 次/日，总量约 500ml，内含黏液脓血，便前左下腹绞痛，便后缓解。外院查血常规：WBC 9.00×10^9/L，NEUT% 61%，Hb 98g/L，PLT 338×10^9/L。ESR 14mm/h，CRP 16.6mg/L。ANA、ANCA（-）。CMV DNA、EBV DNA、T-SPOT.TB（-）。腹盆增强 CT：直肠、乙状结肠及部分降结肠肠壁增厚、毛糙，周围见多发增大淋巴结，盆腔积液。胃镜：慢性浅表性胃炎。结肠镜：全结肠黏膜呈颗粒状，血管纹理不清，散在片状溃疡，覆脓苔，可见多发糜烂、黏膜下出血斑；距肛门 30cm 以下结直肠病变较为明显。病理：黏膜慢性活动性炎伴溃疡形成。诊断溃疡性结肠炎（UC）可能，4 月 11 日始予美沙拉秦 2g bid 口服，腹泻逐渐缓解。2017 年 5 月开始发热，

Tmax 38.0℃，伴畏寒，无寒战，排黄色稀糊便，10 次/日，总量约 1000ml，性状同前。奥硝唑治疗无效，5 月 29 日始予口服泼尼松 45mg/d×14 天→40mg/d×10 天→35mg/d×10 天→30mg/d×10 天；同时将美沙拉秦改为小肠释放剂型 1.5g tid，并予美沙拉秦栓剂置肛治疗。6 月中旬体温恢复正常，便次减至 3～4 次/日，但炎症指标未见明显下降。6 月下旬再次发热，Tmax 39.6℃，便次增至约 10 次/日，予头孢菌素类抗生素治疗，发热及腹泻无明显缓解。8 月转诊至另一家三甲医院，查血常规：WBC 12.10×10^9/L，NEUT% 77%，Hb 89g/L，PLT 326×10^9/L，RET 比例升高。粪便常规：WBC 300～400/HPF、RBC 3～5/HPF，OB（+）。ESR 34mm/h，hs-CRP 40.35mg/L。G 试验、GM 试验（-）。粪便送检细菌、真菌、难辨梭菌培养以及找寄生虫、抗酸染色均（-）。T、B 淋巴细胞亚群分析：T4 270.12/μl，T8 508.28/μl。免疫球蛋白 3 项、甲状腺功能、血清游离轻链、血和尿免疫固定电泳均未见明显异常。结肠镜：直肠黏膜大致正常，乙状结肠、横结肠、降结肠黏膜呈节段性深大溃疡，部分呈纵行，覆脓样分泌物。结肠黏膜活检病理：息肉状结肠黏膜慢性炎，个别可见隐窝炎及隐窝脓肿，局灶黏膜糜烂，炎性肉芽组织形成。9 月 5 日始予静脉滴注美罗培南 1g q8h 及甲硝唑 0.5g q8h 抗感染治疗 2 周，口服去甲万古霉素 400mg/d，同时快速减停泼尼松，热峰逐渐降至 37.3℃，便次减至 4～5 次/日。9 月 14 日复查结肠镜病变较前减轻。原发病考虑为炎症性肠病（IBD）可能性大，9 月 19 日首次予英夫利昔单抗 300mg 静脉滴注治疗，3 天后再次发热，Tmax 40.0℃，便次 4～5 次/日。遂再次予静脉滴注美罗培南 1g q8h+甲硝唑 0.5g q8h 抗感染治疗 2 周，Tmax 降至 38.0℃，每日下午达热峰，腹泻同前。考虑不除外合并结核感染，予口服异烟肼 0.3 qd 及链霉素 0.75 qd 治疗，并于 10 月 19 日予第 2 次英夫利昔单抗 300mg 静脉滴注治疗。患者仍低热、腹泻，小肠 CT 成像：结肠肝曲、降结肠、乙状结肠肠壁稍厚，黏膜面强化增高，浆膜面尚可，结肠袋消失，病变周围系膜内小血管影增多、增粗（图 1）。为进一步诊治于 2017 年 11 月 5 日收入我

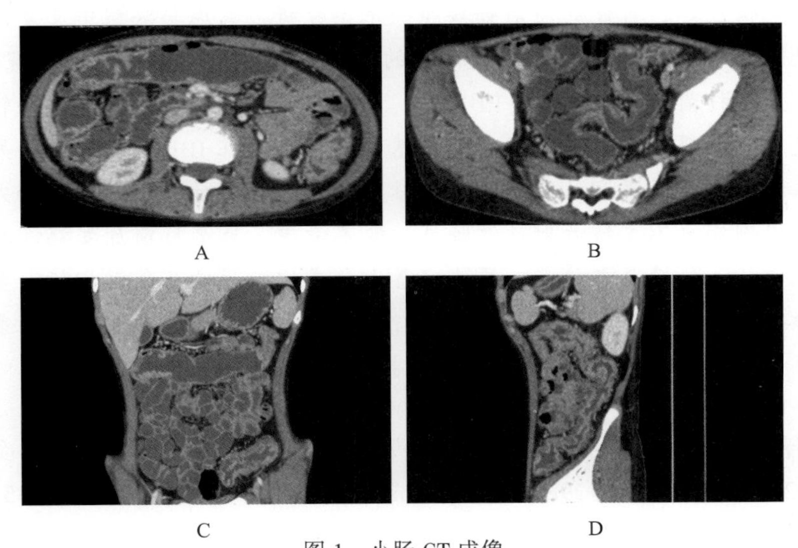

图 1　小肠 CT 成像

A. 结肠肝曲；B. 乙状结肠；C. 结肠肝曲及乙状结肠；D. 降结肠

院。自起病以来，有反复痛性口腔溃疡，无皮疹、关节痛。近7个月体重下降14kg。

既往史：无特殊。

个人史：患者父母非近亲结婚；患者长期饮食及睡眠不规律；从事美容行业，接触化学物品；无烟酒嗜好。

家族史：有一兄一姐均因反复腹泻分别于出生9月龄及21月龄死亡；另一姐姐目前体健。

体格检查：T 37.7℃，P 123次/分，RR 20次/分，BP 90/64mmHg。心肺无殊，上腹质韧、压痛阳性，无反跳痛，肝脾未及肿大，移动性浊音（-），肠鸣音3次/分。直肠指检（左侧卧位）：进指6cm，未及肿物，退指指套可见黏液脓血。

入院诊断：慢性腹泻、肠道溃疡原因待查

炎症性肠病可能性大

腹泻的诊断思路分析

病例特点：少年男性，慢性病程，以腹泻起病，严重时便次多达10余次/日，稀糊便中含黏液脓血，便前腹痛、便后缓解，病程中反复发热。病初结肠镜提示全结肠及直肠黏膜颗粒样改变、片状溃疡、糜烂、黏膜下出血。结合以上特点，考虑腹泻以渗出性为主，腹泻时伴直肠刺激症状且便次多，考虑动力因素亦参与其中；病变定位于全结肠及直肠；渗出性腹泻病因需考虑感染性肠炎（如细菌、病毒、阿米巴、难辨梭菌、结核或非结核分枝杆菌等）、IBD、缺血性结肠炎、放射性结肠炎、血液系统肿瘤等。纵观外院治疗反应，发热前予美沙拉秦及激素治疗后腹泻缓解，炎症指标未降；发热后予静脉美罗培南、甲硝唑及口服万古霉素治疗后临床症状缓解、内镜下病变部分改善；间隔1个月两次使用英夫利昔单抗治疗后症状均加重。推测感染性结肠炎可能性大，目前暂未发现明确病原学证据。感染性结肠炎病情迁延，可能的原因如按照一元论分析，考虑与病程中反复使用免疫抑制治疗相关，此外需警惕可以导致病程慢性化的特殊病原体，如寄生虫、志贺菌、沙门菌、结核或非结核分枝杆菌、难辨梭菌、EBV等；如按二元论分析，患者起病年轻，有腹泻导致早夭家族史，需警惕存在先天免疫缺陷的基础病；或存在IBD、血管炎相关的缺血性结肠炎、血液系统肿瘤弥漫浸润结肠等肠道基础病，导致黏膜屏障破坏、菌群失调，反复出现肠道感染。本例病史不支持放射性结肠炎，暂不考虑。患者目前原发病诊断不明，仍低热、黏液脓血便，一般情况尚稳定，尽快完善血、粪便病原学及免疫指标检查，完善肠道评估（包括D-木糖吸收试验、胃镜及结肠镜），评估炎症、免疫及营养状态。暂停免疫抑制治疗，加强营养支持治疗，根据病原学结果回报制订抗感染方案。

入院后完善检查，血常规：WBC 11.74×10⁹/L，NEUT% 72%，Hb 94g/L（小细胞低色素性贫血），PLT 428×10⁹/L。血Alb 29g/L。ESR 26mm/h，hs-CRP 52.47mg/L，IL-6 35.0pg/ml，IL-8 122pg/ml，IL-10 6.8pg/ml，TNF-α 20.8pg/ml。粪便难辨梭菌培养及毒素免疫测定（-），难辨梭菌毒素基因检测（+）。粪便细菌或真菌培养、找寄生虫、抗酸染色均（-）。外周血CMV-pp65：

2个阳性细胞/2×10^5 白细胞，CMV DNA（-）；EBV DNA（-）。肥达试验、外斐反应：FD-O 1：160，FD-H 1：80。IgG 10.13g/L，IgM 2.09g/L，IgA 2.70g/L。外周血T、B淋巴细胞亚群分析：T4 680/μl，T8 872/μl，$CD8^+/CD38^+$ T细胞84.4%。ANA：均质型1：80（+），补体、ANCA（-）。CEA、CA125、CA19-9（-）。D-木糖吸收试验：2.2g/5h。PET-CT：乙状结肠及降结肠管壁增厚且FDG代谢异常增高，肠周脂肪间隙模糊，右半横结肠及部分升结肠FDG代谢增高；以上病变肠段 ^{68}Ga-pentixafor摄取未见明显增高，考虑肠道炎性病变可能（图2）。结肠镜：降结肠、乙状结肠多发不规则溃疡，部分呈纵行、圆形或椭圆形，局部溃疡较深，周边黏膜轻度水肿隆起，局部散在炎性息肉形成，黏膜充血糜烂不明显，部分溃疡呈修复期改变（图3）。病

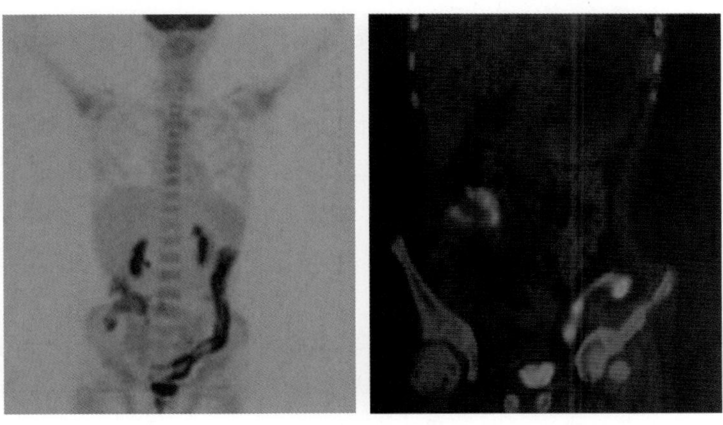

图2　PET-CT

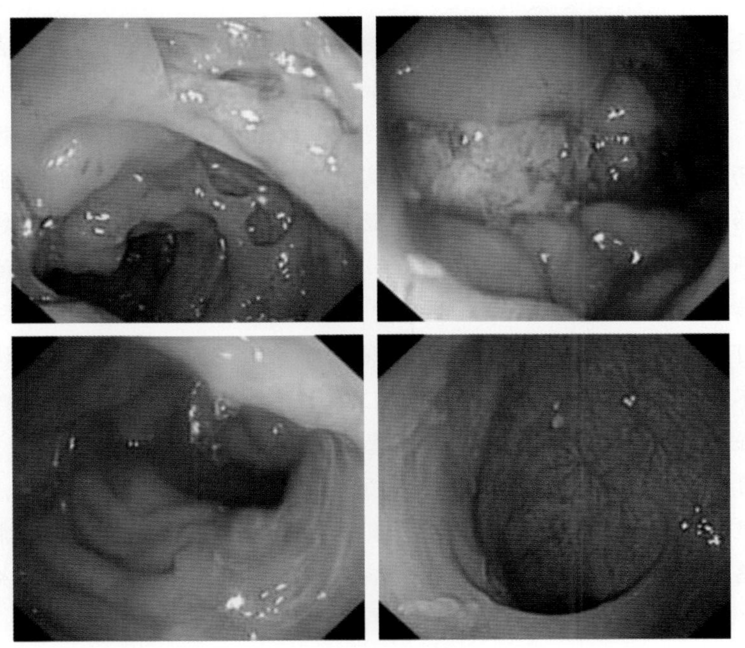

图3　结肠镜检查

理：炎性渗出物、肉芽组织及结肠黏膜显急性及慢性炎，可见隐窝炎，隐窝结构紊乱；抗酸染色、弱抗酸染色（–）；CMV（–）、EBER（–）。结肠黏膜活检细菌涂片、真菌涂片、难辨梭菌、抗酸染色（–）。

多学科团队（MDT）会诊

感染内科：患者少年男性，慢性病程，临床表现为发热、黏液脓血便，抗感染治疗有效，结合病原学检查，明确存在感染，病原分析：①难辨梭菌感染：留取粪便后可经以下方法检测，包括培养、谷氨酸脱氢酶（GDH）检测、毒素免疫检测、毒素基因检测（检测系统为 GeneXpert），前两种方法均不能鉴定是否为产毒株，后两种检测结果阳性提示为产毒株。本例存在感染难辨梭菌的高危因素（长期暴露于广谱抗菌药、免疫抑制状态、可能存在肠道基础病），难辨梭菌毒素基因检测阳性，结合临床症状，难辨梭菌感染明确，建议口服甲硝唑和/或万古霉素治疗至少 2 周。②CMV 病毒血症：外周血 CMV-pp65（+），$CD38^{+}CD8^{+}T$ 细胞异常激活，尚未出现 CMV 结肠炎、骨髓抑制或肝功能受损等脏器损害，CMV 病毒血症明确，目前仍处于免疫抑制状态，建议更昔洛韦抗病毒治疗 2～3 周。③肥达试验、外斐反应提示 O 抗体（+），H 抗体（–），需警惕处于伤寒沙门菌感染早期，目前无玫瑰疹、相对缓脉、肝脾大、白细胞减少等伤寒典型表现，可动态监测抗体效价变化，如充分抗难辨梭菌及 CMV 感染后仍发热、腹泻，或监测 O 抗体及 H 抗体呈动态升高趋势，可经验性予头孢他啶治疗，建议疗程 4 周。

消化内科：患者临床主要表现为慢性腹泻、腹痛、发热，病变位于全结肠及直肠，结合病原学检查及治疗反应，肠道感染明确，但较难解释疾病全貌，不除外存在其他肠道基础病或先天免疫缺陷，反复并发肠道感染。肠道基础疾病方面，首先应考虑 IBD，IBD 又分为 UC、克罗恩病（CD）和未定型炎症性肠病（IBD-U）。本例病初结肠镜提示病变累及全结肠及直肠，直肠病变重，病理可见隐窝炎及隐窝脓肿，考虑 UC 可能；但之后多次结肠镜提示结肠溃疡深大、部分呈纵行，直肠黏膜正常，似乎更符合 CD 特点，无铺路石征、上皮样肉芽肿形成又不支持典型 CD，而直肠黏膜正常不除外与灌肠治疗相关。缺血性结肠炎：患者 ANA、ANCA（–），无自身免疫病多系统受累表现，无动脉粥样硬化高危因素，基本可除外。多次结肠黏膜病理未见肿瘤细胞，PET-CT 等检查均提示炎症性疾病，肿瘤证据不足。即便肠道基础疾病为 IBD，目前合并感染，应暂缓免疫抑制治疗，优先抗感染并加强肠内营养支持治疗。此外，患者存在腹泻导致夭折家族史，需高度警惕先天免疫缺陷。目前评估患者血免疫球蛋白 3 项正常、淋巴细胞绝对值不低，提示体液免疫及细胞免疫无显著异常，应警惕固有免疫紊乱，导致肠道对结肠寄生的正常菌群过度应答或固有免疫缺陷导致结肠反复感染机会性致病菌。可完善先天免疫缺陷相关基因检测后协助诊断。

儿科：年轻起病的 IBD 患者部分存在特殊的基因突变，且表现可不典型，较难分型，预后通常比成人起病的IBD患者更差。患者起病年轻，有腹泻导致早夭家族史，需警惕遗传相关疾病，建议完善IBD及先天免疫缺陷相关基因检测以协助诊断。

临床营养科：患者病变主要位于结直肠，经评估小肠吸收功能尚可。目前存在轻度贫血、低白蛋白血症、消瘦等营养不良表现，临床仍有发热、腹泻，导致营养成分消耗及丢失增加等。营养支持方面建议如下：遵循经口进食，少食多餐，少油少渣饮食（藕粉、稠粥、烂面条/龙须面、蛋清、脱脂酸奶、去皮鸡蛋/鱼、瓜类菜等）的原则；肠内营养方面，可继续口服安素，必要时辅予肠外营养。

经MDT讨论，治疗方面：①肠道疾病不除外IBD，继续口服安素肠内营养支持治疗，美沙拉秦1g qid治疗。②难辨梭菌感染，11月7日始予口服甲硝唑0.2g tid及万古霉素125mg qid，之后复查粪便难辨梭菌培养、难辨梭菌毒素A/B及毒素基因检测均（-），万古霉素用满2周后停药，保留口服甲硝唑。针对CMV感染：予更昔洛韦（丽科伟）0.2g q12h治疗2周，Tmax降至37.0～38.0℃，复查CMV-pp65（-）。③2周后复查肥达试验、外斐反应提示FD-O升至1∶320，FD-H仍为1∶80，抗难辨梭菌及CMV治疗后仍低热，每日4～6次黏液脓血便，不除外合并肠道革兰阴性菌感染，经验性予静脉滴注头孢他啶1g q8h、甲硝唑由口服更换为静脉滴注0.5g q12h治疗2周。出院后口服甲硝唑满3周后停用，未再发热，腹泻约5次/日，1个月内体重增加5kg。通过基因捕获高通量测序检测及Sanger家系验证以及生物信息学分析及临床症状分析后，发现患儿IL10-RA上存在复合杂合错义突变：c.301C>T，p.R101W（母源）；c.784C>T，p.R262C（父源）。

IL-10RA基因突变、肠道感染、炎症性肠病

目前研究发现，IL-10通常由Th2细胞、Th1细胞、B细胞、树突状细胞、巨噬细胞、Th17细胞和一些特定的调节T细胞等细胞分泌，能抑制TNF-α、IL-1、IL-6、IL-12以及巨噬细胞的活化。抑制过度的免疫炎症反应对机体的损伤，维持促炎反应在机体可以控制的范围内。IL-10受体（IL-10R）由IL-10受体A（IL-10RA）和IL-10受体B（IL-10RB）组成的四聚体。其中，IL-10RA是与IL-10有高亲和力的配体结合亚单位，对IL-10发挥作用是必需的，其基因定位于11q23.3，在许多先天性和适应性免疫细胞表面都能表达，结肠上皮细胞也可以表达IL-10RA。

IL-10是目前人类最重要的抗炎因子，尤其在维持肠道内环境的和免疫炎症的稳定方面起重要作用。动物实验证明，IL-10基因敲除小鼠在普通饲养环境中可发展为致命性的IBD，而在无菌性环境中喂养则不会发生肠道炎症反应，提示缺少IL-10通路的免疫调节作用，正常的肠道抗原也会诱发致命性肠道炎症反应。在正常人群中，结肠以下的肠道黏膜表面有大量不同种类的正常菌群。机体免疫功能通常能通过自身的调节与这些非致病菌群产生免疫耐受，不对这些细菌产生免疫防御。而IL-10调节通路受损的IBD患者，免疫耐受受损导致机体对自身肠道正常菌群产生免疫反应或者对病原菌产生过度的免疫反应。肠道细菌或

者病毒的持续刺激导致机体免疫细胞产生大量炎症因子，损伤肠道及肠道外器官。

2009 年 Glocker 等首次报道了 2 例 IL-10RA 突变的同胞兄弟和 2 例 IL-10RB 突变的同胞兄弟 IBD 病例。之后更多的与 IL-10R 和 IL-10 基因突变相关的 IBD 病例陆续被报道。本例为 IL-10RA 的 c.301C>T（p.R101W）和 c.784C>T（p.R262C）杂合突变，亦已被报道与 IBD 相关。这类患者的疾病特点：①发病年龄早，多为新生儿起病。②患儿肠道病变广泛，但以结肠为主，较难按照传统的归类方法将其简单分为 UC 或者 CD。③更易合并感染及肛周病变。④早期起病的患儿通常比大年龄的儿童或成人病情更严重，且预后更差。⑤对激素、免疫抑制剂、TNF 抑制剂、粪菌移植等治疗效果较差，内科保守治疗无效的患儿部分经手术治疗可以达到短期缓解，异基因造血干细胞移植能够达到持续的临床缓解。纵观本患者病情，少年起病，结肠受累为主，合并难辨梭菌感染及 CMV 病毒血症，对激素、生物制剂治疗反应差，且存在明确的 IL-10RA 的突变，因此该患者为 IL-10RA 基因突变所致 IBD 可能性大，不同于已知的 CD 或 UC。治疗上建议患者进行造血干细胞移植治疗。

最后诊断：慢性感染性肠炎
难辨梭菌感染
巨细胞病毒血症
IL-10RA 基因突变

【诊疗启迪】

该病例临床表现发热、腹泻、结肠溃疡，这是消化内科医生经常会面临的临床表现，但该病例考虑到检测基因的关键点：①少年起病。②有兄姐因腹泻而夭折的家族史。③多种 IBD 药物治疗疗效欠佳。对于临床高度怀疑存在免疫缺陷但体液免疫及细胞免疫初步评估大致正常的患者，应考虑固有免疫异常可能，完善相关基因检测能让诊断取得重大突破。在医学进展日新月异的当今，仍应重视采集病史的基本功，合理应用先进技术，让患者最大程度获益。

【专家点评】

肠道疾病纷繁复杂，目前我们只能“一窥冰山一角”，虽然大部分是多基因疾病，但也不容忽视极小部分的单基因肠道疾病，尤其对于儿童和青少年起病，或者是对于有家族史的患者，需要高度重视，并积极诊断，张孝骞老主任“全面和辨证”全面是基石，该病例家族史是关键。但治疗之路仍然任重而道远，期望未来能攻克罕见病的治疗难关。学习了这一例病例后，并不意味着肠道溃疡的患者均需要行基因检测，出现单基因病变的消化系统疾病仍然占极少数，故不能采用“大海捞针”的方式进行疾病诊断，尚需有“蛛丝马迹”之后进行检测方为“上策”。

（陈　丹　撰写　李　骥　审校）

参考文献

[1]Saraiva M, Christensen JM. Interleukin-10 production by Th1 cells requires interleukin-12-induced STAT4 transcription factor and ERK MAP kinase activation by high antigen dose[J]. Immunity, 2009, 31(2): 209-219.

[2]Rennick DM, Fort MM. Lessons from genetically engineered animal models. Ⅻ. IL-10-deficient(IL-10(-/-)mice and intestinal inflammation[J]. Am J Physiol Gastrointest Liver Physiol, 2000, 278(6): G829-833.

[3]Fabia R, Ar'Rajab A, Johansson ML, et al. Impairment of bacterial flora in human ulcerative colitis and experimental colitis in the rat[J]. Digestion, 1993, 54(4): 248-255.

[4]Glocker EO, Kotlarz D, Boztug K, et al. Inflammatory bowel disease and mutations affecting the interleukin-10 receptor[J]. N Engl J Med, 2009, 361(21): 2033-2045.

[5]Mao H, Yang W, Lee PP W, et al. Exome sequencing identifies novel compound heterozygous mutations of IL-10 receptor 1 in neonatal-onset Crohn's disease[J]. Genes Immun, 2012, 13(5): 437-442.

[6]Begue B, Verdier J, Rieuxlaucat F, et al. Defective IL-10 signaling defining a subgroup of patients with inflammatory bowel disease[J]. Am J Gastroenterol, 2011, 106(8): 1544-1555.

[7]Yuan X, Wang XQ, Yi Y, et al. Comprehensive mutation screening for 10 genes in Chinese patients suffering very early onset inflammatory bowel disease[J]. World J Gastroenterol, 2016, 22(24): 5578-5588.

[8]Huang Z, Peng K, Li X, et al. Mutations in Interleukin-10 Receptor and Clinical Phenotypes in Patients with Very Early Onset Inflammatory Bowel Disease: A Chinese VEO-IBD Collaboration Group Survey[J]. Inflammatory Bowel Diseases, 2017, 23(4): 578-590.

病例63　腹泻、腹胀、气短——淋巴管瘤病

患者，男性，35岁。因“腹泻4年，加重伴腹胀、气短4个月”入院。

患者于2012年起出现腹泻，排黄色稀糊便，1～2次/日，无脓血及未消化食物，不伴腹痛、发热，逐渐加重。2015年起便次增至10～30次/日，为黏液血便，伴腹痛，NRS 9～10分，便后缓解，同时出现双下肢可凹性水肿、乏力、消瘦。2016年4月就诊于当地医院，查血常规WBC 5.36×10^9/L，L 0.42×10^9/L，Hb 150g/L，PLT 268×10^9/L，多次粪便常规红、白细胞少量，OB（+）；粪便细菌、真菌培养（-）；血生化：Alb 18g/L；炎症指标：ESR 8mm/h，CRP 3.15mg/L。腹盆增强CT：直肠、乙状结肠局部肠壁增厚，腹盆腔积液，腹膜后淋巴结；胶囊内镜：小肠黏膜充血性改变；结肠镜：距肛门60cm以下黏膜散在充

血糜烂，活检病理间质淋巴细胞浸润（图 1）。拟诊“溃疡性结肠炎”，先后予美沙拉秦、激素、环孢素及英夫利昔单抗治疗，期间腹泻、腹痛好转，排黄色成形便/稀糊便，1～2 次/日。2016 年 7 月起出现腹胀、气短，进行性加重，影像学提示双侧胸腔积液、腹水，穿刺液均呈乳糜状，间断予放胸腔积液、腹水，补充白蛋白治疗。为进一步诊治于 2016 年 11 月 17 日收入我院。起病以来无皮疹、口腔溃疡、发热，体重 4 年来下降 50kg。

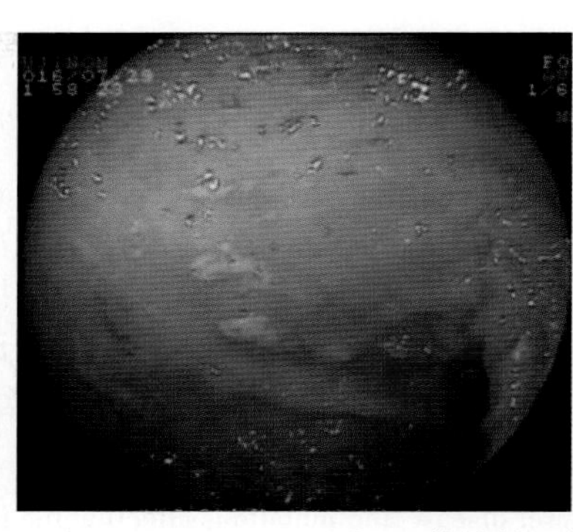
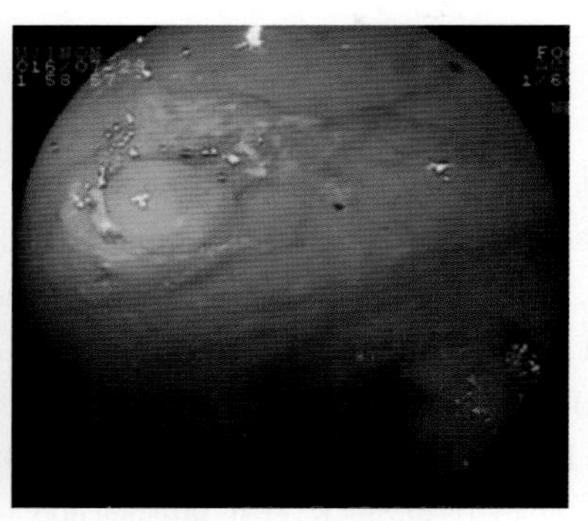

图 1　外院结肠镜检查（2016 年）

既往史：2014 年外院曾诊为糖尿病，目前血糖水平正常，未使用降糖药物。

个人史、婚育史及家族史：无特殊。

体格检查：T 37.0℃，HR 111 次/分，BP 111/58mmHg。BMI 21.6kg/m^2。SaO_2 98%（鼻导管吸氧 2L/min）。双侧胫前、股后、臀部对称性可凹性水肿。左颈前可触及 2cm×3cm 质软肿物，无压痛，随吞咽移动。肩胛线左侧第 7 肋间以下及右侧第 8 肋间以下叩诊呈浊音，双下肺呼吸音低。心律齐。腹膨隆，腹韧，脐周轻压痛，移动性浊音（+）。

入院诊断：腹泻、多浆膜腔积液原因待查
肾功能不全
轻度贫血
颈部占位性质待定
肠道血管畸形可能性大
肝囊肿
脾囊肿
肾囊肿
2 型糖尿病

溃疡性结肠炎诊断能成立吗?

病例特点：青年男性，慢性病程，临床有慢性腹泻与黏液血便的表现，结肠镜提示全结肠黏膜病变，激素、生物制剂治疗后粪便性状改善，排便次数减少，确实有符合溃疡性结肠炎之处。但应注意，患者腹泻症状好转，而低白蛋白血症仍突出，这与其肠道黏膜表现并不平行。肠道黏膜虽然为全结肠病变，但病变并不严重，活检病理未见明显隐窝炎或隐窝脓肿。虽然患者临床有黏液血便表现，但粪便常规却提示少量或无红、白细胞，甚至偶尔有粪便隐血试验阴性的结果，而乳糜胸腹水更是难以用溃疡性结肠炎解释。总之，溃疡性结肠炎的诊断依据不充分，且无法解释患者病情全貌。

入院后追问病史，患者2007年曾因“腹泻、黑便”于我院住院，期间Hb进行性下降至47g/L，经结肠镜、胶囊内镜检查考虑肠道血管畸形继发消化道出血（图2、图3），支持治疗后出院，出院后至今未再出现黑便。2007年我院住院期间曾发现肝、脾囊肿。

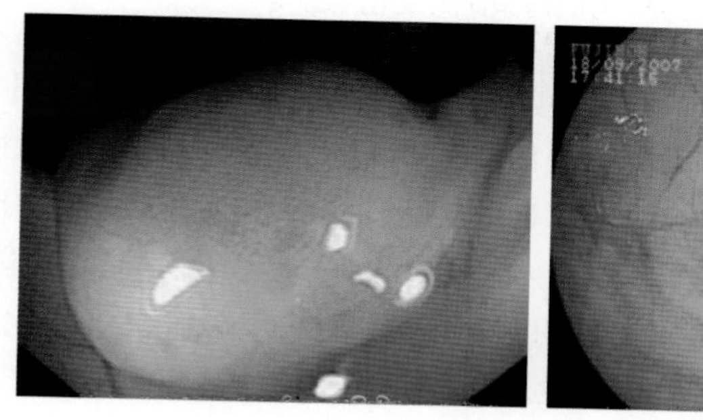

图2 我院结肠镜检查（2007年）

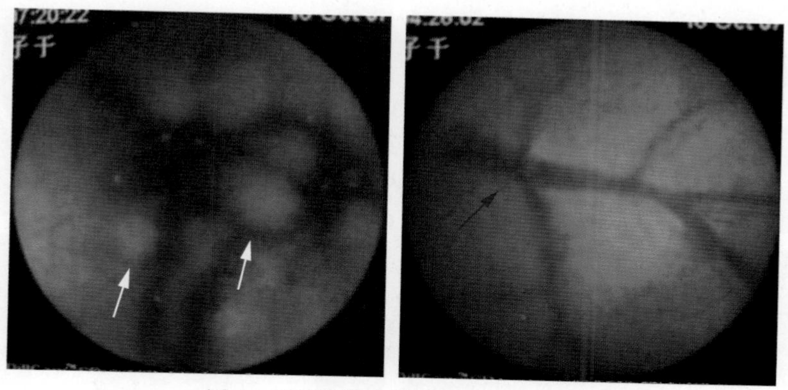

图3 我院胶囊内镜检查（2007年）

入院后观察患者粪便性状，呈淡红色，以黏液为主，无明显脓血，偶见黏膜组织。多次粪便常规：WBC 0～2/HPF，RBC 0～8/HPF，OB（+），粪便苏丹Ⅲ染色（-）。粪便细菌培养、难辨梭菌毒素测定（-）。尿常规、24小时尿蛋白定量未见异常；肝肾功能：Alb 22g/L，ALP 249U/L，Cr 90μmol/L。观察患者排便次数，并监测Alb水平变化（图4），考虑肠道失蛋白可能，行 ^{99m}Tc-HAS显像，提示肠道少量失蛋白，定位不明确。

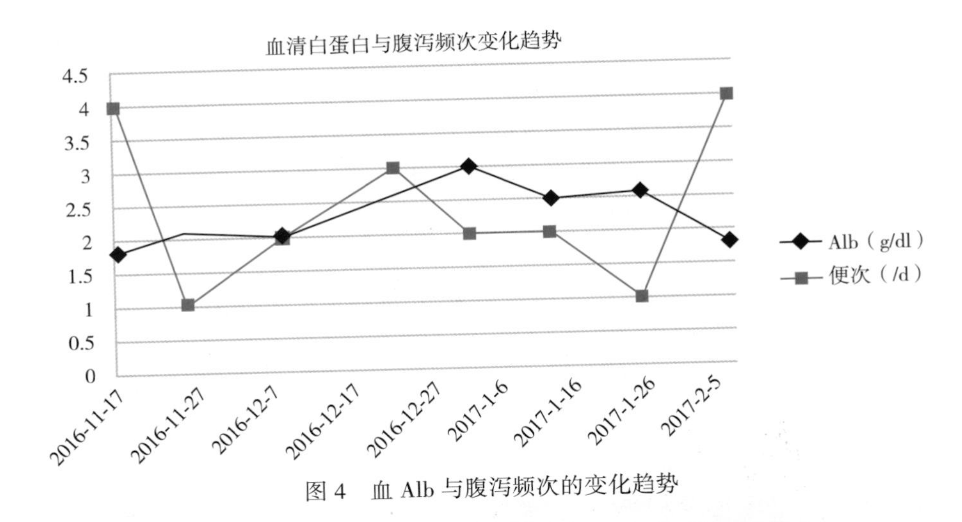

图 4 血 Alb 与腹泻频次的变化趋势

胸腔积液及腹水方面，穿刺积液呈淡黄色乳糜样，乳糜试验阳性，生化：胸腔积液 TG 7.50mmol/L，腹水 TG 10.39mmol/L（血清 TG 1.84mmol/L），符合乳糜性积液。胸腔积液及腹水 T-SPOT.TB（-）。胸腹盆增强 CT：胸腔、腹腔内大量积液，肝、脾多发囊性密度影，增强未见明显强化。血管周围、左侧腰大肌旁、直肠周围多发囊状低密度影，部分内可见分隔，增强囊性成分未见明显强化，分隔可见细线样强化（图 5）。针

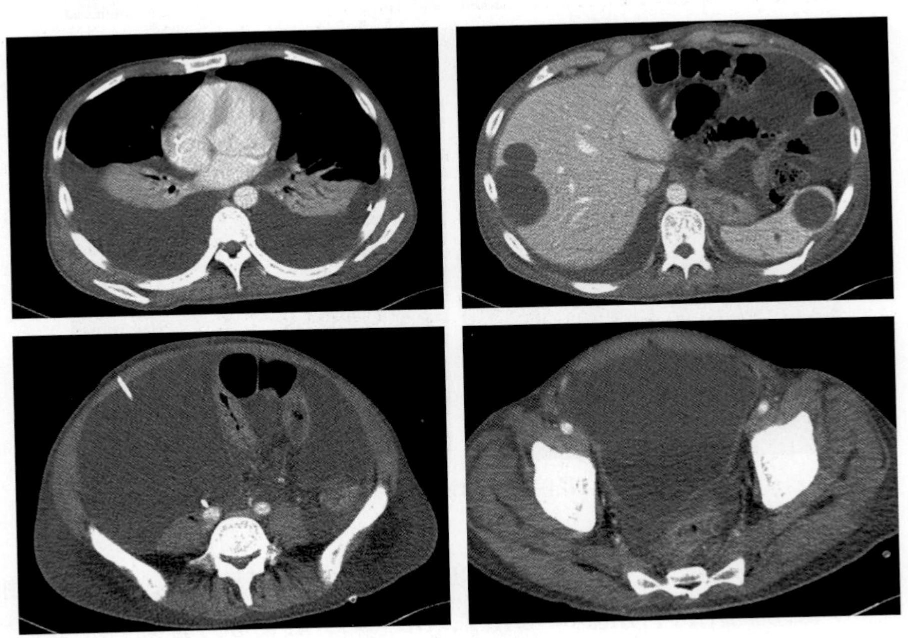

图 5 腹盆增强 CT

A. 胸腔、腹腔内大量积液；B. 肝、脾多发囊性密度影，增强未见明显强化；C. 乙状结肠肠壁增厚，强化减低；D. 直肠周围多发囊状低密度影，部分内可见分隔，增强囊性成分未见明显强化，分隔可见细线样强化

对腹腔的囊性病变，尤其是邻近肠道的囊性病变进一步进行盆腔增强 MRI 检查。盆腔内大量积液，其内可见线样分隔，骶前、直肠周围弥漫囊性病变，其内多发分隔，直肠壁增厚，肠壁弥漫长 T2 信号，可见分隔，囊性病变分隔均可见线样强化（图 6）。完善其他检查，血常规：WBC $9.60\times10^9/L$，NEUT# $8.07\times10^9/L$，LY# $0.81\times10^9/L$，Hb 115g/L，MCV 70.9fl，MCHC 330g/L，PLT $574\times10^9/L$；感染指标：血 CMV、EBV 血清学及病毒 DNA 均阴性；血 T-SPOT.TB 阴性。炎症指标：hs-CRP 88.2mg/L，ESR 45mm/h；免疫球蛋白：IgG 6.39g/L；血清蛋白电泳白蛋白/球蛋白 0.7，未见 M 蛋白；铁 4 项：SI 14.4μg/dl，TIBC 92μg/dl，TS 13.6%，SF 270ng/ml；血清叶酸 3.3ng/ml，维生素 B_{12} 203pg/ml；甲状腺功能：FT_3、FT_4 正常水平，TSH 5.134μIU/ml；PTH 71.5pg/ml；糖化血红蛋白 6.7%；β-胶原降解产物 0.931ng/ml。甲状腺 B 超：甲状腺左叶囊实性结节，良性倾向。

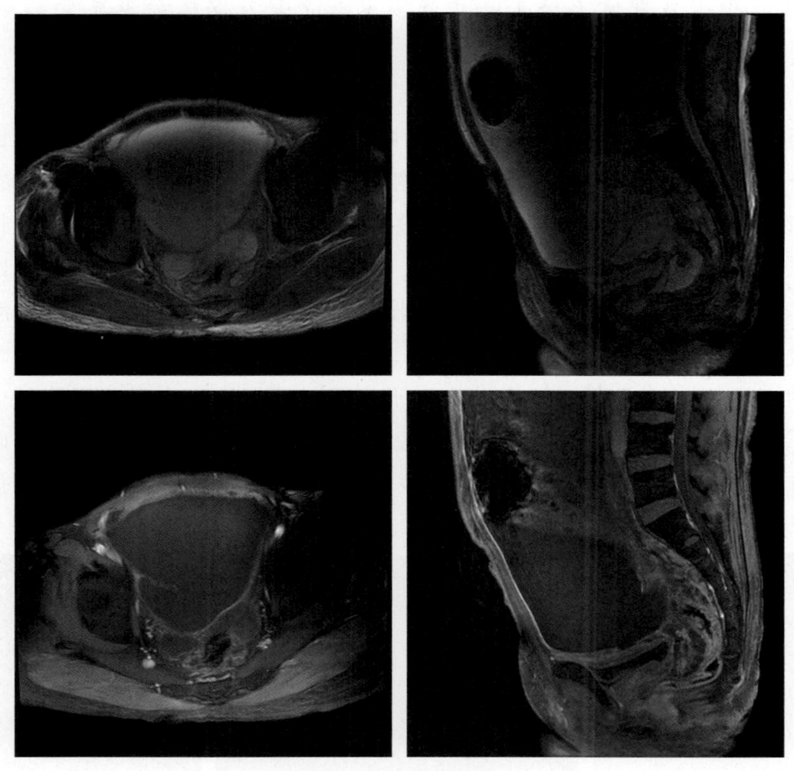

图 6 盆腔增强 MRI

A 和 B.T2WI 显示盆腔内大量积液，少许线样分隔，骶前、直肠周围弥漫长 T2 信号，其内多发分隔，直肠壁增厚，肠壁弥漫长 T2 信号，可见分隔；C 和 D.T1WI 增强显示囊性病变分隔均可见线样强化

诊断的突破口在哪里?

患者青年男性，慢性病程，临床有4组症状：青年时期的消化道出血（有突发突止的血管性出血特点），蛋白丢失性肠病，多脏器的囊性病变和乳糜性胸腹水。目前感染性疾病、免疫性疾病和肿瘤筛查均无明确证据。能否以一元论来解释全貌，下一步诊断应从哪里突破?

结合患者胸腔积液及腹水检查结果，患者真性乳糜胸、腹水诊断明确。乳糜胸腹水的病因有很多，但其发病机制主要为淋巴回流障碍或淋巴管损伤后淋巴液漏出。首先在定性诊断上考虑为淋巴系统相关疾病。

放射科会诊带来了重要的突破口：患者2007年的影像资料上即提示肝脾多发囊肿，经过近10年的病情演变，囊肿明显增大。放射科医生指出，患者肝脾囊肿及腹膜后囊性病变符合淋巴管瘤病的特点，淋巴管瘤病可以解释全身多脏器的囊性病变及蛋白丢失性肠病，但累及器官系统如此广泛，尤其是累及肠道的淋巴管瘤病罕见，诊断需慎重。

因此，围绕定性诊断进一步开展了一系列检查：CT骨窗见椎体囊性变，骨X线平片发现颅骨、髂骨同样存在可疑囊性变（图7）。淋巴管造影：腹腔内淋巴管呈弥漫性囊样扩张，未见明确造影剂外渗，胸导管无明显异常（图8），考虑患者淋巴管瘤病可能性大，累及骨骼、肝、脾、肠道及肠系膜。定位诊断方面，首先从患者的临床症状来看，以腹泻、排黏液糊便为主，若仅有小肠受累，而结肠重吸收水、电解质能力正常，则难以解释病程中多达每天数十次的腹泻，再结合既往胶囊内镜、结肠镜结果，将病变范围定位于结肠。患者淋巴管造影并未见到明确造影剂外渗，如何明确蛋白丢失性肠病的受累肠段，为后续诊断和治疗（如病灶局限可行手术切除）打好基础，则需要进一步的精确定位。胶囊内镜：小肠黏膜未见淋巴管扩张。行 ^{68}Ga-NEB PET/MRI 核医学检查：腰干、左侧腹膜后淋巴管明显

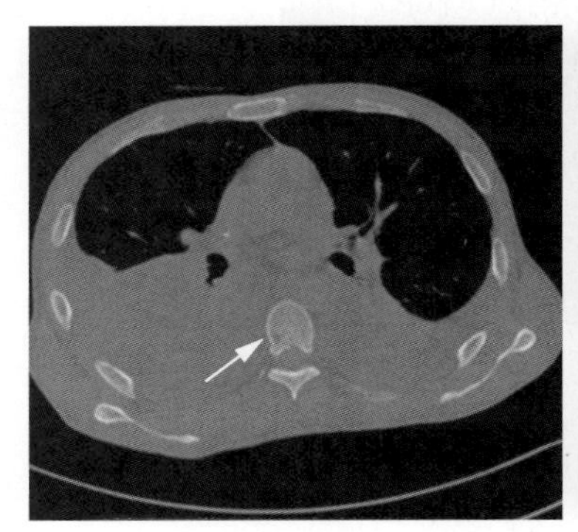

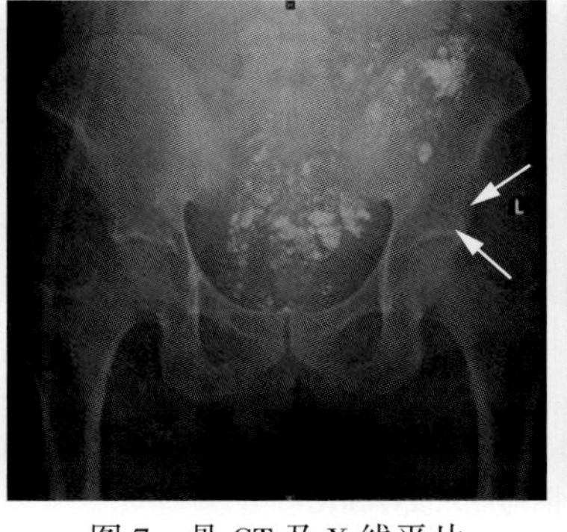

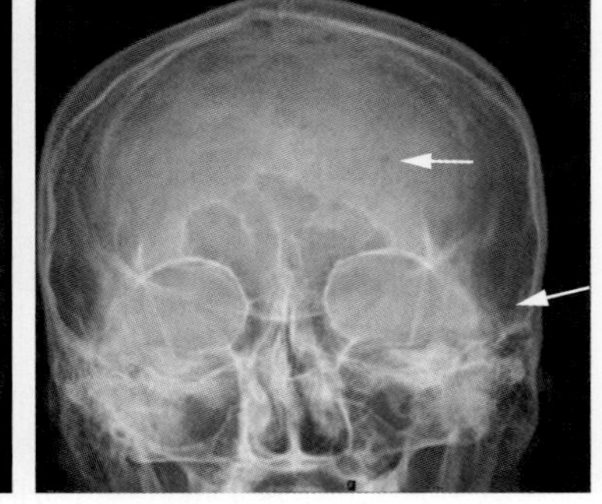

图7 骨CT及X线平片

椎体、髂骨、颅骨多发囊性病变

增粗；降结肠周围淋巴管扩张，部分呈结节状，肠系膜大量造影剂滞留，以结肠、直肠系膜为著，延迟显像提示乙状结肠淋巴漏不除外。^{99m}Tc-ASC SPECT 下肢淋巴显像：左下腹近髂淋巴管处放射聚集（图 9）。综合临床表现与影像学检查结果，进一步定位病变在左半结肠。复查结肠镜，重点观察左半结肠。镜下见乙状结肠散在大小不等，形态不一囊泡状隆起，直径 0.3～2.0cm；冲洗吸引过程中一处囊泡破裂，引流液非血性，于囊壁处活检（图 10）。病理：黏膜慢性炎，固有层及黏膜肌层可见扩张之脉管，免疫组化：CD31（+），CD34（+），D2-40（+）（图 11）。

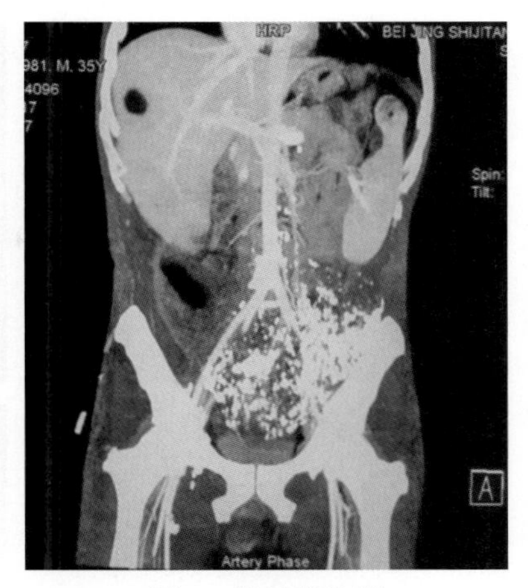

图 8　淋巴管造影

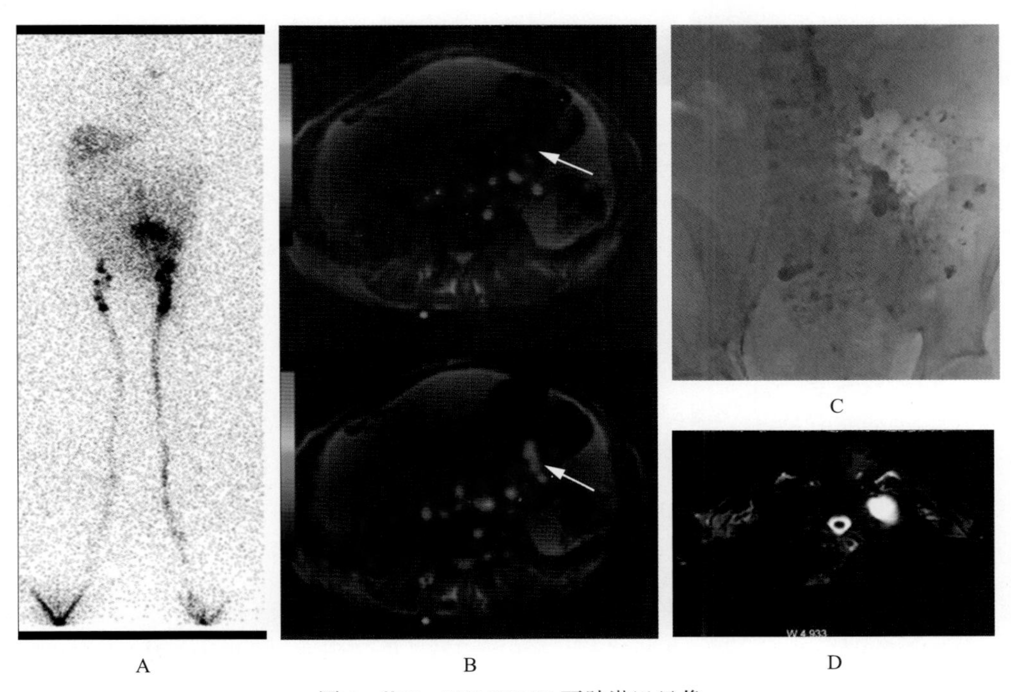

图 9　^{99m}Tc-ASC SPECT 下肢淋巴显像

A. ^{99m}Tc-ASC SPECT 下肢淋巴显像，示大量乳糜腹，左下腹近髂淋巴管近端放射浓聚；B. ^{68}Ga-NEB PET/MRI 显像，上下分别为注射示踪剂后 10 分钟、45 分钟显像结果，乙状结肠系膜可见放射性浓聚灶，延迟显像逐渐增浓，并可见条形放射性摄取（箭头），淋巴漏出不除外；C. 淋巴造影示左下腹多发淋巴管囊样扩张，淋巴回流延迟；D. 纵隔 MRI，T2WI，示甲状腺左叶占位，信号不均，局部压迫胸导管颈段

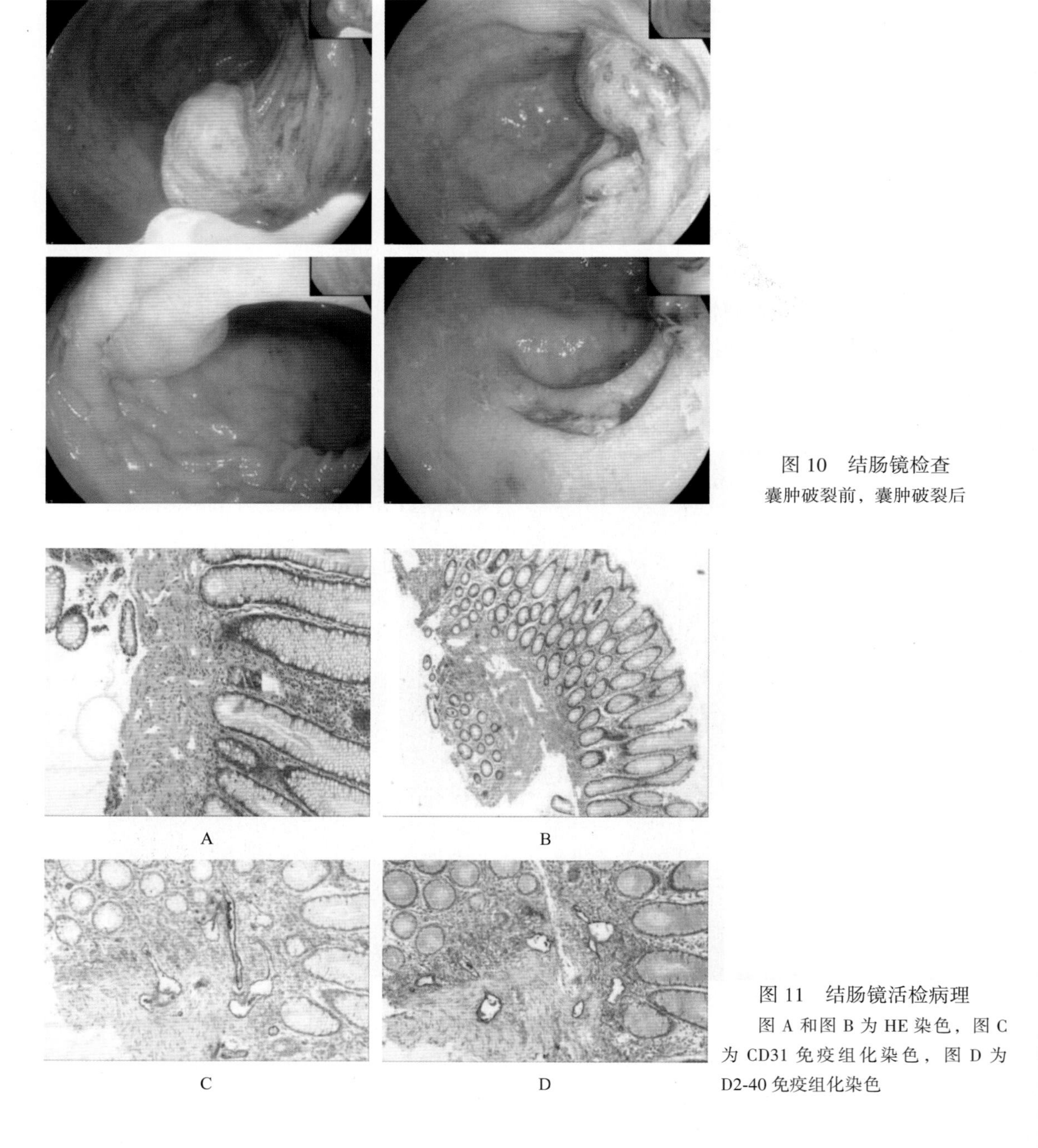

图 10　结肠镜检查
囊肿破裂前，囊肿破裂后

图 11　结肠镜活检病理
图 A 和图 B 为 HE 染色，图 C 为 CD31 免疫组化染色，图 D 为 D2-40 免疫组化染色

淋巴管瘤病简介

淋巴管瘤病是一组以淋巴管异常增殖为特征的淋巴管异常疾病，可累及头、颈部、腋窝、肺、肝、脾、骨骼等多部位或脏器。肠道受累少见，合并消化道出血更罕见。2015 年国际脉管性疾病研究学会（ISSVA）发文指出，淋巴管畸形可以弥漫性或局灶性分布，局灶

性病变定义为淋巴管瘤或淋巴管畸形，疾病进展为多灶性病变时称为淋巴管瘤病或者多灶性淋巴管畸形，建议其诊断名称采用广泛性淋巴管畸形（GLA）。

对于本例患者而言，虽然通过病史、影像及病理结果诊断已明确，也明确了腹腔及肠道受累是其乳糜性腹水与蛋白丢失性肠病的主要原因。但正确的诊断只是万里长征的第一步，如何治疗更为棘手。由于淋巴管瘤病本身就属于少见病例，如此广泛的脏器受累罕见，合并广泛的肠道受累则更罕见，文献中对于此类病变的治疗多为个例报道，尚无大宗的临床治疗数据。文献报道认为，约10%的肠道病变可自限，手术治疗则是首选，药物治疗有不少成功的个例报道，包括沙利度胺、贝伐单抗、干扰素、长春新碱、多西环素、西罗莫司等。

入院后评估患者病情较重，重度营养不良，首先进行充分支持治疗。予中链脂肪酸饮食+肠外营养支持，间断补充白蛋白（10g/d×1个月→20g/d×6天）。充分引流胸腔积液及腹水。住院期间患者多次出现胸腔、腹腔感染，病原学结果分别提示（胸腔积液）粪肠球菌，（腹水）大肠埃希菌、鹑鸡肠球菌，予足疗程抗感染治疗后好转。治疗后患者胸腔积液及腹水增长速度明显降低，血Alb保持于20g/L左右，便次减少至2～5次/日，腹痛改善。

营养支持对于淋巴管瘤病患者有十分重要的意义，其目的在于维持患者营养状态，减轻淋巴回流压力。总体原则为：①减少脂肪供能比例至10%～15%，提高糖类供能比例至70%，蛋白质供能比例至20%～25%。②减少富含长链脂肪食物摄入。

干预方式为阶梯状递进：①调整饮食结构，减少普通油品、含油主食、肥肉、蛋黄、全脂奶制品、加工食品、坚果、酱料等富含长链脂肪食物摄入，增加淀粉类、果蔬、优质蛋白食物比例，蛋白质摄入量1.2～2.0g/（kg·d），总能量30～40kcal/（kg·d）。②若膳食调整后营养状态及临床症状改善不理想，可停止普通饮食，予低脂型或高中链甘油三酯比例肠内营养制剂。③使用肠内营养制剂后仍不能达成干预目标，可彻底禁食，予肠外营养支持，最大程度减轻肠道淋巴回流压力。

要不要手术？能不能手术？

非手术治疗虽然减轻了患者症状，但并不能达到医生与患者的治疗预期。患者仍然需每天输注蛋白，虽然引流量明显减少，但胸腔引流管与腹腔引流管仍需长期保留，患者完全平卧位时仍有气短。由于营养状况恶化，黏膜屏障功能削弱，患者仍间断出现腹腔感染，仅靠非手术治疗所达到的治疗效果并不令人满意。结合文献报道，大多数淋巴管瘤病累及肠道的病例均接受手术，并获得较好预后。对于本例患者而言，手术治疗是否值得一试？

北京世纪坛医院淋巴外科沈文彬教授全面复习患者病史并评估患者的影像学检查后，对患者诊断提出了新的见解：首先肯定淋巴管瘤病的诊断，但对于胸腔积液腹水的成因提出不同解释。从淋巴管造影结果看，患者淋巴管回流障碍的范围非常广泛，而腹膜及腹膜后的淋巴管扩张最突出。从患者临床表现来看，胸腔积液增长比腹水更快，且困扰患者更严重的症状并非腹胀或腹泻，而是气短无法平卧，这与影像学检查不相符。胸部淋巴回流不畅的机制包括：①进化上人类直立行走后淋巴回流需克服重力势能。②解剖上胸导管穿越多层筋膜，走行曲折，局部解剖结构复杂，易形成回流障碍。③合并淋巴漏时，胸导管回流量减少，更易形成局部回流不畅。通过仔细阅读患者颈部及胸部影像学资料，患者甲状腺左叶占位，压迫胸导管颈段，是造成胸导管回流障碍与乳糜性胸腔积液的主要原因。根据以上分析和患者目前的身体状况，可选择先行颈部手术解除胸导管梗阻。

那么腹部手术要不要做？患者淋巴造影提示腹膜后大量扩张淋巴管，PET-MRI 仅提示结肠黏膜下漏出部位，并未提示腹腔内淋巴漏部位，故淋巴漏定位仍不明确。其次患者病变广泛，手术切除范围可能很大，且病程中多次出现腹腔感染，腹腔内粘连较重，手术难度极大，再结合患者重度营养不良，目前剖腹探查手术风险超过获益，建议完善颈部手术后保守治疗，再评估腹腔手术时机。

手术治疗：与患者及家属充分沟通手术风险及获益并获得知情同意后，于 2017 年 1 月 13 日行胸导管探查、末端粘连松解、甲状腺左叶次全切除术。术中切除甲状腺左叶大部，见胸导管末端及各淋巴干管壁被纤维组织及颈内静脉血管鞘包裹压迫，淋巴液回流入血欠通畅，松解后胸导管充盈良好，持续回流入血通畅。术后加用阿司匹林、双嘧达莫抗血小板治疗。

术后情况：患者术后恢复良好，术后当日即可完全平卧，气短症状明显好转，予呋塞米 40mg/d+螺内酯 20mg/d 利尿治疗，无腹胀、气短表现，未再留置胸腔、腹腔引流管，超声下左侧胸腔积液深度 11.1cm→8.5cm→少量；右侧胸腔积液深度 4.7cm→未见；腹腔游离积液深度 4.1cm→3.1cm。患者一般情况明显好转，食欲可，可自行下床活动。但患者肠道情况及白蛋白水平并未明显改善，稀水样便 3～5 次/日，较术前无明显改善，暂停静脉补蛋白，改为乳清蛋白粉 30g/d，血清 Alb 水平 1 周内由 25g/L 降至 18g/L（图 12）。

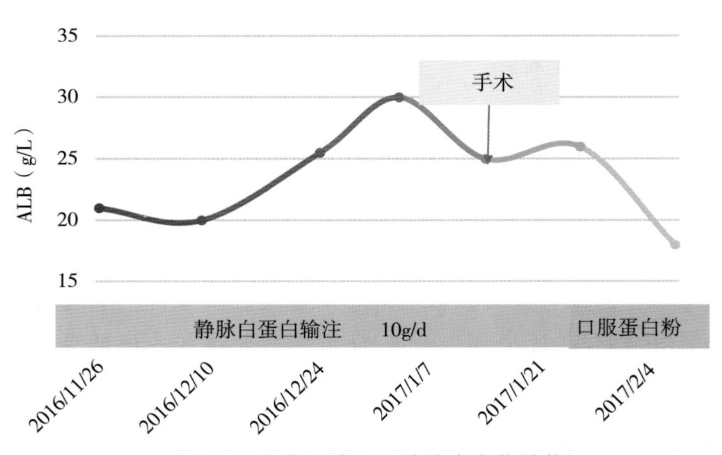

图 12 患者血清 Alb 随治疗变化趋势

下一步治疗怎么办？

在当前阶段，患者的营养支持治疗几乎已经竭尽全力，而手术治疗暂时无法更进一步。虽然患者最重要的主诉——气短和腹胀都已得到缓解，但患者血清 Alb 水平的维持仍然难以让人满意。那么，药物治疗能否一试？选用哪种药物治疗？

淋巴管瘤病肠道受累非常罕见，大多数患者经手术治疗后好转，因此仅以药物治疗针对肠道淋巴管瘤病的报道非常罕见。

我院徐凯峰教授分享了一例经治的有腹腔受累的淋巴管瘤病患者的治疗经验：患者 23 岁男性，以纵隔、腹膜后占位起病，经手术活检病理证实为淋巴管瘤病。基因检测提示患者 mTOR 通路上游存在基因突变，予西罗莫司治疗 3 个月后，患者纵隔及腹膜后软组织影明显缩小。再结合其他数例以呼吸系统受累为主的淋巴管瘤病病例的治疗经验，并参考大量淋巴管瘤病患者接受西罗莫司治疗后反应，考虑西罗莫司对改善患者浆膜腔积液及腹腔淋巴管扩张可能有一定疗效。建议与患者及家属充分沟通，取得知情同意后可予西罗莫司治疗。用药过程中需注意根据血药浓度、疗效及不良反应调整剂量，目标血药浓度为 5～10ng/ml。该药临床安全性较好，主要不良反应包括：口腔溃疡、痤疮、血脂异常。评估方面，多数患者用药 1 个月内病情即有明显改善，治疗 6 个月后可全面评估疗效，观察指标为胸腔积液和腹水、体重、营养状况及淋巴管影像学。

转归

患者于 2017 年 2 月 21 日加用西罗莫司 2mg qd，随后根据血药浓度逐渐调节剂量为 1mg qd。用药 3 周后腹泻及肠道丢失蛋白明显改善。2017 年 5 月随诊时患者人血白蛋白输注剂量已由 10g qd 减为 10g qw，血清 Alb 可维持于 20g/L 左右，未再出现胸腔积液与腹水。用药期间未出现口腔溃疡、痤疮，血压、血脂水平较前无明显变化。但遗憾的是，2017 年 7 月患者因饮食不当出现急性胃肠炎，并进一步出现腹腔感染于当地医院去世。

最后诊断：淋巴管瘤病

乳糜性胸腔积液和腹水

蛋白丢失性肠病

肝脾多发囊肿

肾囊肿

骨囊肿

胸导管粘连松解术后

结节性甲状腺肿

甲状腺左叶次全切除术后

2 型糖尿病

慢性病贫血
胆囊结石

【诊疗启迪】

本病例是淋巴管瘤病误诊溃疡性结肠炎（UC）的患者，诊疗中获得如下启示：①与UC不平行的低蛋白血症，UC患者大量腹泻可导致低蛋白血症，但该患者低蛋白血症远远重于腹泻表现，提醒我们注意。②UC本身疾病活动导致胸腔积液和腹水的患者少见，合并乳糜性胸腔积液和腹水更为少见，这提醒我们关注原发病诊断是否正确。③外周血低淋巴细胞贯穿于患者疾病全程，我们知道UC是T细胞过度激活的疾病，因此外周血低淋巴细胞与其不相符，需要警惕淋巴管相关疾病。鉴于上述三条疑点，让我们将诊断思路引入淋巴管相关疾病，最后明确诊断。

【专家点评】

本例患者的诊治经过充分体现了面对罕见病的常见表现如何展开诊疗计划的过程，只有“全面”才能获得正确的“辨证”（诊断）。本例首先全面了解“病史”，以乳糜性胸腔积液和腹水为诊断突破口，通过反复的定性–定位–定性诊断与鉴别诊断，逐步逼近和还原疾病和病情进展的过程，而其中结肠镜病理免疫组化也给了诊断极大的信心，我们知道D2-40可表达与淋巴管内皮细胞和间皮细胞表面，是用于鉴别淋巴管疾病的较好抗原。治疗方面由于胸导管引流不畅是许多淋巴管疾病导致乳糜性胸腔积液的病因，而西罗莫司对于广泛受累的淋巴管瘤病很可能有令人惊喜的治疗作用。

（郑威扬　撰写　杨　红　审校）

参考文献

[1]Lee JM, Chung WC, Lee KM, et al. Spontaneous resolution of multiple lymphangiomas of the colon: A case report [J]. World J Gastroenterol, 2011, 21(17): 1515–1518.

[2]Sato K, Maekawa T, Yabuki K, et al. Cystic lymphangiomas of the colon [J]. J Gastroenterol, 1999, 34(4): 520–524.

[3]Pauzner R, Mayan H, Waizman A, et al. Successful thalidomide treatment of persistent chylous pleural effusion in disseminated lymphangiomatosis[corrected][J]. Ann Intern Med, 2007, 146(5): 396.

[4]Grunewald TG, Damke L, Maschan M, et al. First report of effective and feasible treatment of multifocal lymphangiomatosis (Gorham-Stout) with bevacizumab in a child[J]. Ann Oncol, 2010, 21(8): 1733–1734.

[5]Croteau SE, Kozakewich HP, Perez-Atayde AR, et al. Kaposiform lymphangiomatosis: a distinct aggressive lymphatic anomaly[J]. J Pediatr, 2014, 164(2): 383–388.

病例64 腹痛、发热、小肠溃疡——正中弓状韧带的危害

患者，男性，35 岁，因“腹痛伴发热 3 年余”入院。

患者于 2012 年 2 月劳累后出现下腹痛，为阵发性绞痛，VAS 5 分，进食后加重，伴发热（Tmax 38.2 ~ 40.0℃）和乏力，无腹泻、黏液脓血便。外院行结肠镜：回肠末段及直肠浅表性炎，阑尾内口炎，升结肠、横结肠、降结肠和乙状结肠未见异常。病理：黏膜慢性炎，急性活动。考虑感染不除外，予左氧氟沙星治疗 5 天后症状缓解。此后类似症状反复发作，多在劳累、受寒、饮食不规律或精神高度紧张后出现，控制饮食、抗感染治疗后可完全缓解。2012 年 5 月因突发右下腹痛，伴血象升高，急诊行“阑尾切除术”。术后病理诊断“阑尾慢性炎”。术后腹痛仍反复发作，性质基本同前。同年 12 月初腹痛时于外院腹部增强 CT：肠系膜根部多发小淋巴结影。腹部 CTA：腹腔干起始处管腔狭窄，肝固有动脉纤细。胰十二指肠上动脉末端动脉瘤。后患者在症状缓解期复查腹部 CT：原肠系膜增厚，淋巴结肿大，空肠部分肠管壁增厚消失，但肠系膜血管仍增多，腹腔干明显狭窄。2013 年初腹痛时行胶囊内镜：中段小肠黏膜节段性充血水肿，多个溃疡大小不等。小肠镜：小肠多发浅溃疡，多发憩室（图 1）。病理：急性及慢性炎。予“麦滋林、复合乳酸菌”等口服药物，症状稍缓解。2015 年 7 月患者症状再发，遂于 2015 年 7 月 20 日在我院住院诊疗。病程中曾有双

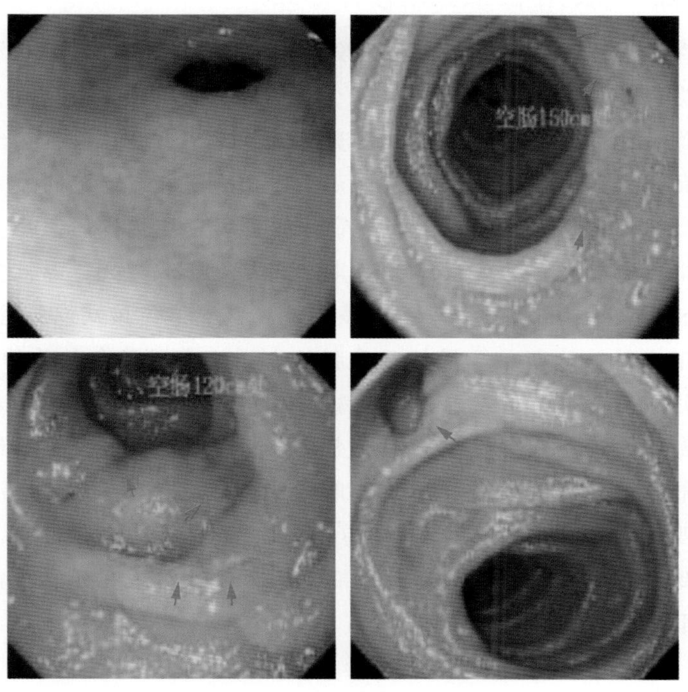

图 1　病初小肠镜检查

侧手足掌心环状充血性皮疹，双侧对称分布，伴轻度痒痛感，3～5 天可自行缓解，与发作性腹痛无伴行，无口腔外阴溃疡、光过敏、脱发、结节红斑、肌痛、睾丸痛等。

既往史：既往曾有 HBV 感染，无特殊治疗，后多次复查 HBsAg 和 HBeAg 均为阴性。

个人史：介入科医生，少量吸烟。

家族史：无特殊。

体格检查：T 37℃，P 88 次/分，RR 15 次/分，BP 119/66 mmHg。浅表淋巴结未及肿大。心肺无殊。腹软，无压痛，无肌紧张、反跳痛，肝脾肋下未及。肠鸣音正常，未闻及明显血管杂音。双下肢无水肿。直肠指检未及异常。

入院诊断：小肠多发溃疡原因待查
缺血性肠病可能

入院后完善检查，血常规：WBC 7.73×10^9/L，NEUT% 81%，Hb 144g/L，PLT 196×10^9/L。粪便 OB（+）。24 小时尿蛋白定量正常。肝肾功能基本正常。D-Dimer 1.45mg/L，hs-CRP 27.52mg/L，ESR 5mm/h。多次粪便微生物学检查（包括志贺菌和沙门菌培养、难辨梭菌培养和毒素测定、抗酸染色、真菌涂片、寄生虫检测）均阴性。血细菌和真菌培养、血 T-SPOT.TB、肥达试验和外斐反应均阴性。抗 HIV 抗体阴性，$CD4^+$T 细胞 199/μl。ANA、抗 ENA、ANCA 和补体均阴性。

腹痛伴间断性发热、小肠溃疡的诊疗思路

病例特点：青年男性，临床症状主要为发作性腹痛，伴发热及炎症指标升高，多有明确诱因（劳累、饮食不当等），控制饮食可减少发作次数。症状发作间期，脂肪餐不会诱发症状，而症状发作时则可见明确的小肠黏膜溃疡、水肿渗出。目前腹痛考虑与小肠溃疡相关，疾病病因方面分析如下。①系统性血管炎：患者病程中有可疑的手部皮疹，合并明确的腹腔血管狭窄，既往有乙型肝炎病史。尽管外院多次自身抗体均阴性，仍需考虑血管炎可能，可进一步排查血管炎常见受累器官和其他血管的评估。②隐源性多灶性溃疡性狭窄性小肠炎（CMUSE）：可以出现腹痛和小肠多发溃疡病变，但该病以肠道狭窄为突出表现，目前内镜学资料不支持该诊断。③慢性肠系膜缺血：可出现饮食相关的腹痛及小肠病变，但无肠坏死者罕见反复高热。虽然症状不典型，但需要注意的是，该患者有多支重要腹腔动脉重度狭窄，因此并不能完全排除。④憩室炎：患者间断腹痛，小肠镜检查于空肠上段见多处憩室，不能除外憩室炎发作，但不能解释小肠溃疡。⑤克罗恩病：患者溃疡形态、影像学特点和病理暂不支持克罗恩病诊断。⑥慢性肠道感染：病程较长，未发现明确的病原体，但其他小肠溃疡原发病基础上合并感染，从而导致发热有可能存在，需仔细分析每次发作的情况，可予完善病原学进一步除外。

完善腹腔动脉干及其分支超声：腹腔干起始段重度狭窄可能性大，肠系膜上动脉起始

段狭窄（>70%）。腹主动脉 CTA：腹腔干起始段线样纤细，肠系膜上动脉部分分支粗细不均，局部略膨隆，可符合血管炎表现（图 2）。行小肠双重对比造影：空肠上段多发憩室，空肠中下段黏膜皱襞水肿、溃疡，炎性改变可能。

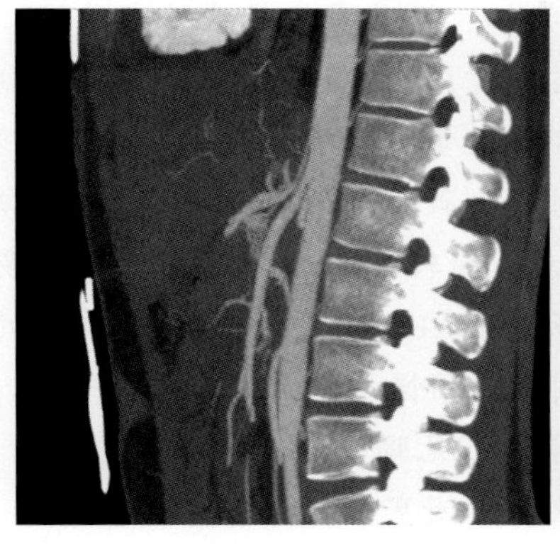
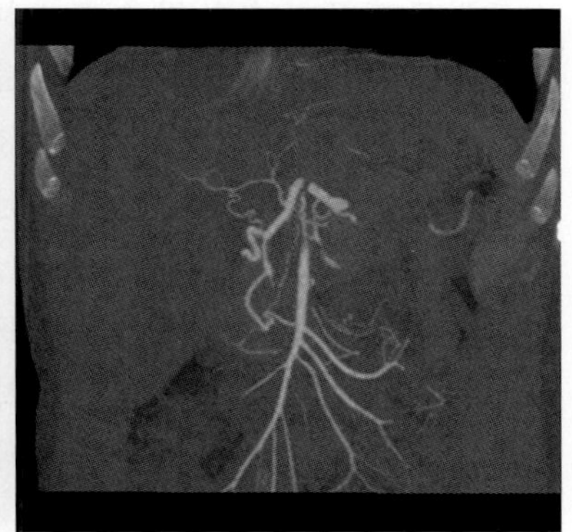

图 2　腹主动脉 CTA
腹腔干重度狭窄，肠系膜上动脉狭窄伴侧支开放

小肠多发溃疡合并多支腹腔血管狭窄——血管炎?

患者病史 3 年，从事介入工作，常接触射线损伤，从病史看，加用麦滋林后症状略减轻，发作频率减少，且无明确肠壁增厚，目前不考虑炎症性肠病。患者腹腔血管病变原因无论是先天变异，还是后天病变，目前已形成侧支循环，DSA 检查虽可明确血流方向，但对患者治疗及预后似乎帮助有限。请风湿免疫科会诊后考虑结节性多动脉炎不除外（支持点：体重下降>4kg；乙型肝炎病史；影像学提示腹腔干起始处狭窄，胰十二指肠上动脉末端动脉瘤形成），若无禁忌，可考虑加用足量激素和免疫抑制剂，先予口服激素治疗（泼尼松 40mg/d）。

患者出院后继续口服泼尼松 40mg 满 1 个月，后每个月递减 5mg/d，减至 10mg/d 后，每个月减 2.5mg/d。患者服用激素期间，腹痛仍有间断发作，但频率较前有所减少，且自觉腹痛发作同激素减量无明显关系，腹痛时亦伴高热（39.0℃），持续 2 天可自行缓解，缓解期复查炎症指标降至正常，复查内镜小肠溃疡未完全愈合。腹痛性质基本同前，3～5 天可自行缓解。2017 年 5 月 25 日起口服泼尼松 2.5m/d。2017 年 6 月我院复查大动脉 CTA：腹腔干起始段线样纤细，基本同前；肠系膜上动脉部分分支粗细不均，基本同前（图 3）。

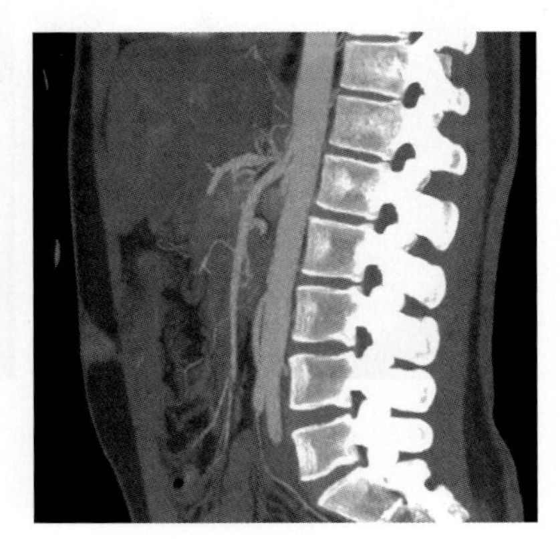

图 3　腹主动脉 CTA
腹腔干线样狭窄，肠系膜上动脉起始段中度狭窄，无明显变化

难治性血管炎？还是另有原因——多学科团队（MDT）会诊

患者因腹部多发动脉病变及小肠多发溃疡被拟诊为系统性血管炎，已接受足量足疗程激素治疗，并规律规范减量，但临床症状、影像学和内镜下表现均无明显改善。是血管炎治疗强度不足（未加用免疫抑制剂）？还是患者疾病另有原因？我们似乎再次回到了起点。但可以肯定的是，鉴别诊断中首先考虑的克罗恩病、血管炎等疾病对足量激素治疗反应均较好，甚至部分类型的淋巴瘤经过足量激素治疗后，也会有短暂时间的病情改善，不符合患者对于激素治疗的反应。同时长期服用激素也会引起感染性疾病进展，该患者病程中似乎也未见到此现象。一些对激素反应较差的少见肠道疾病需要纳入进一步的考虑中，如CMUSE、SLCO2A1 相关慢性肠病（CEAS）等。此外，持续的多支重要腹腔动脉的狭窄再次让我们把重点放回少见原因引起的慢性缺血性肠病。

放射科、血管外科认为影像学可见膈肌脚增厚，与腹腔干、肠系膜上动脉关系密切，腹腔干、肠系膜上动脉有重度狭窄或闭塞，结合患者临床特点，激素治疗效果差，复查血管狭窄未见改善或再通，考虑正中弓状韧带压迫综合征诊断基本明确；而正中弓状韧带压迫综合征目前已经严重影响腹腔干、肠系膜血管，有手术治疗的指征，但该征与患者小肠溃疡的关系尚不能完全确定。

2017 年 9 月转至血管外科行 DSA 检查，提示腹腔干动脉起始部重度狭窄接近闭塞，肠系膜上动脉狭窄。择期行腹腔镜下正中弓状韧带松解术，术中可见腹腔干前方膈肌明显增厚，动脉受压明显。离断腹腔干动脉前方肌肉，检查腹腔干及分支动脉搏动满意。术后 1 周复查腹腔 CTA 显示腹腔干闭塞，但肠系膜上动脉起始处狭窄减轻。术后 1 年复查胶囊内镜，小肠溃疡已愈合（图 4）。

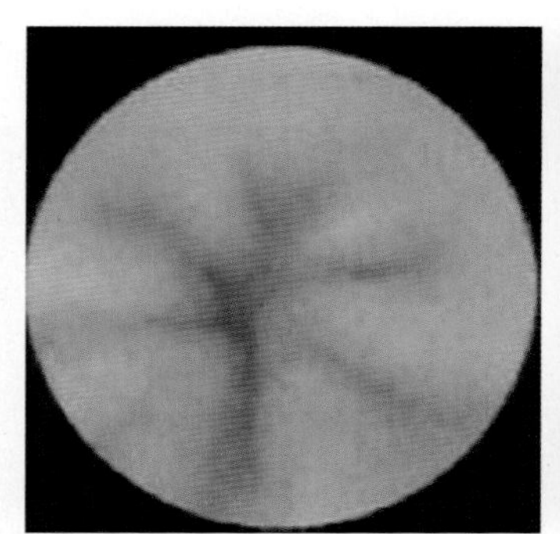
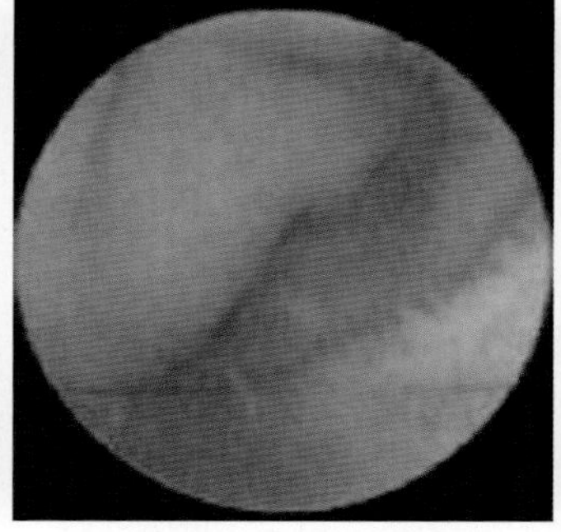
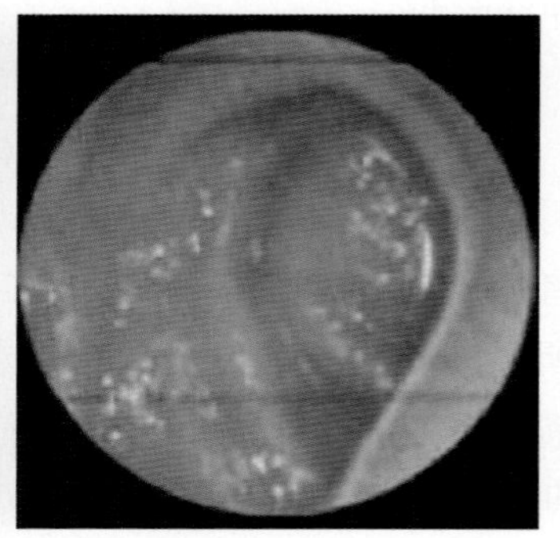

图 4　复查胶囊内镜

解密：正中弓状韧带综合征

正中弓状韧带是一条纤维弓，横跨主动脉，并连接左右两侧膈脚。正中弓状韧带压迫腹腔动脉有关的腹痛即被称为正中弓状韧带综合征或腹腔动脉压迫综合征。其主要临床特点是餐后腹痛和体重明显下降，绝大多数患者在诊断前已接受影像学和内镜检查排除其他常见腹痛病因，部分患者还会接受各种手术（包括胆囊切除术、阑尾切除术或腹腔镜检查等）确诊或缓解症状，临床上多为排除性诊断，诊断时需要影像学证明正中弓状韧带压迫腹腔动脉，且能排除其他原因。该病无特别的内科治疗方法，对于持续性腹痛患者，手术是唯一选择。

而针对该患者，经过正中弓状韧带手术松解治疗后，血管恢复而小肠溃疡黏膜愈合的治疗反应，可以证明该患者的小肠病变与血管病变密切相关。当然，还需要密切随访，未来进一步验证。

最后诊断：正中弓状韧带压迫综合征
腹腔干起始段闭塞
肠系膜上动脉狭窄
慢性缺血性肠病
空肠多发憩室
阑尾切除术后

【诊疗启迪】

小肠溃疡是临床一类诊断较困难的肠道疾病，炎症性肠病、肠道淋巴瘤、肠结核、肠白塞病及不少罕见的肠道疾病均可导致多节段小肠病变。该患者同时合并腹腔动脉重度狭窄，既提供了诊断线索，也增加了诊断难度。一元论还是二元论来解释患者疾病全貌一直是诊疗过程中的难点，在该病例中的启示是：①系统性血管炎似乎匹配患者的病程，但激素治疗与系统性血管炎对激素的反应不匹配。②该患者还有一个特点与系统性血管炎不相符，病变缓解期炎症指标完全正常，但小肠溃疡仍然存在。③该患者血管病变有动态的演变过程，我们最后抓住正中弓状韧带压迫综合征作为患者主要矛盾就是因为，“注意到”血管病变进展及与症状的平行性。

【专家点评】

由于系统性血管炎的多系统受累和临床表现的多变性，这类疾病常被误诊。但由于绝大多数系统性血管炎并无特异性抗体，且所谓“诊断”标准其实是排他标准，因此将其他疾病误诊为系统性血管炎也时有发生。在本病例中，患者因多支腹腔血管狭窄、小肠溃疡及炎症指标升高，首先被诊断为血管炎，经过规范治疗后并无好转，从而再次复习所有病程、影像学和内镜学资料，经过多学科团队讨论后发现较为隐匿的膈肌脚增厚，确诊为正中弓状韧带压迫所致慢性缺血性肠病。当然这个病例也"教育"我们，治疗一个疾病的同时（小肠溃疡），不能忽视其他病变的演变（血管病变，本病例血管病变有进行性进展），要"学会""与疾病俱进"，才能及时更正诊治思路。

（柏小寅　撰写　杨　红　审校）

参考文献

[1]吴东，陈丹，刘炜，等.隐源性多灶性溃疡性狭窄性小肠炎10例临床特点分析[J].中华消化杂志，2017，37(2)：79-83.

[2]唐博賽，沈敏，陈华.系统性红斑狼疮合并重度肠系膜血管炎及心肌受累一例[J].中华医学杂志，2011，91(21)：1509.

[3]陈茹萱，孙昊，薛华丹，等.中弓韧带压迫综合征的诊断及治疗[J].协和医学杂志，2014，5(3)：339-342.

[4]陈新，王鹏，黄卫平，等.正中弓状韧带压迫腹腔干CTA表现[J].中国临床医学影像杂志，2011，22(12)：895-897.

[5]班宗文，赵威，鲁重美，等.系统性血管炎合并肠梗阻12例临床分析[J].临床消化病杂志，2010，22(2)：99-101.

[6]Jennette JC，Falk RJ，Bacon PA，et al. 2012 revised International Chapel Hill Consensus Conference Nomenclature of Vasculitides[J]. Arthritis Rheum，2013，65(1)：1-11.

[7]伍东升，刘晓红，陆星华.结节性多动脉炎合并小肠坏死1例[J].临床荟萃，1999，14(4)：178-179.

病例65　腹痛、贫血、肝脾大、不孕
——结肠溃疡是罪魁祸首吗

患者，女性，33岁，因"间断上腹部胀痛、乏力10年，加重伴腹胀1个月"入院。

患者于2001年无诱因出现上腹部持续性胀痛，VAS 4～6分，进食后加重，伴恶心、乏力、运动耐量下降，无呕吐、黑便等。外院查血常规：Hb 75g/L，MCV 66fl，MCH 20.5pg，PLT 265×10^9/L。多次粪便OB（+）。血清铁减低，叶酸、维生素B_{12}正常。腹部MRI：肝脏大小形态正常，脾大（14.0cm×5.2cm×11.6cm）。胃镜：慢性浅表性胃炎伴轻度糜烂。外院考虑"缺铁性贫血"，予抑酸、补铁治疗，患者耐受不佳，自行停药。此后反复发作腹痛，Hb波动在40～70g/L之间，需要间断输血。2011年6月腹痛加重，伴双下肢水肿，外院查Hb 76g/L，腹部MRI：肝脏及脾脏体积均明显增大。HBV、HCV、EBV等嗜肝病毒抗体阴性，超声心动图未见明显异常。考虑"肝脾大原因未明、缺铁性贫血"，予保肝、利尿等对症治疗，双下肢水肿消退，肝脾大无明显变化。于2011年8月1日就诊于我院。病程中有脱发、耳鸣。

个人史：自幼偏食，素食为主，厌油腻，不食肉类、蛋类及青菜，否认异食癖。

月经史、婚育史：14岁初潮，月经不规律，严重贫血时曾停经，贫血改善后恢复，末次月经2011年6月。结婚10年未孕。

体格检查：T 36.3℃，P 78次/分，RR 21次/分，BP 97/55mmHg。BMI 16.4kg/m^2。发育正常，营养差，身材矮小，皮肤粗糙，浅表淋巴结未及肿大。贫血貌，心律齐，未及病理性杂音。双肺呼吸音清，未闻及啰音。腹部膨隆，无明显压痛、反跳痛。肝剑下8cm，肋下10cm，脾脐下2cm（第Ⅰ线9cm，第Ⅱ线11cm，第Ⅲ线2cm），均质地韧，无压痛。移动性浊音阴性。肠鸣音正常，双下肢无水肿。

入院诊断：贫血、肝脾大原因待查

入院后完善检查，血常规：WBC 3.49×10^9/L，NEUT% 70.2%，Hb 74g/L。MCV 68.0fl，MCHC 295g/L，PLT 216×10^9/L，RET 2.2%。肝肾功能：Alb 26g/L，Ca^{2+} 1.80mmol/L，余正常。尿常规（-）。粪便OB×4次均（+）。ESR、hs-CRP均不高。SI 2.4μmol/L↓，TIBC 57μmol/L，TS 4.28%，SF 8μg/L，维生素B_{12}、叶酸均正常，抗内因子抗体阴性。甲状腺功能正常。睾酮1840ng/L，孕酮120ng/L，黄体生成素、促卵泡激素、雌二醇均正常。ANA、抗ENA抗体、ANCA、ASCA均阴性。感染方面：乙肝5项、抗HCV及抗HIV抗体均阴性。CEA、CA125、CA19-9等均阴性。腹部超声：肝脾明显肿大。胸部X线片及超声心动图均未见明显异常。

肝脾大与缺铁性贫血的诊断思路与处理

病例特点：青年女性，慢性病程，临床表现为长期腹痛、乏力，辅助检查提示小细胞低色素性贫血和低蛋白血症，近期肝脾明显肿大。自幼食素食为主，不孕，月经不规律，妇科激素水平普遍降低。患者符合缺铁性贫血的特点，但对常规补铁治疗效果不佳，因此需要考虑有无其他原因导致贫血。近期的突出临床表现是肝脾大，以此入手，结合严重的贫血，应注意除外血液系统疾病如慢性髓细胞性白血病、原发性骨髓纤维化、淋巴瘤等，需完善血涂片和骨髓穿刺。此外，肝脾大的病因还包括感染性疾病、淤血性肝脾大、贮积性疾病。但患者病程较长，无发热、肝功能异常及肝区疼痛等不适，心脏及腹部超声未提示大血管异常，无相关疾病家族史，考虑上述疾病可能性不大。鉴于肝大是近期较为突出的病情变化且诊断不明，有指征行肝穿刺活检。

完善血涂片：可见红系中、晚幼粒比例升高，红细胞大小不等，部分形态不规则，中心淡染区扩大；骨髓涂片与血涂片一致，符合缺铁性贫血（图1），未发现慢性髓细胞性白血病、骨髓增生异常综合征及淋巴瘤表现。骨髓活检：骨髓造血组织减少，脂肪组织增多，造血组

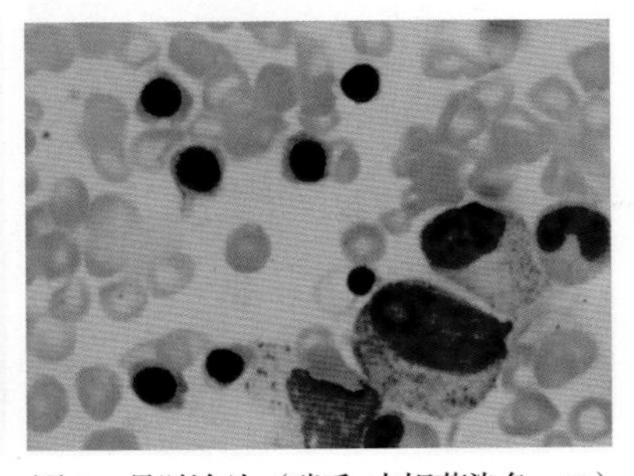

图1　骨髓涂片（瑞氏-吉姆萨染色×40）

织中粒/红系比例略降低，巨核细胞可见，不支持原发性骨髓纤维化。肝纤维化三项正常。肝穿刺活检病理：大部分肝细胞肿胀，可见双核细胞，小叶结构尚存，肝细胞可见点灶状坏死，门管区未见特殊。

锁定病变部位在消化道

肝穿刺活检无特异性改变，结合外周血涂片和骨髓检查，基本可以除外缺铁性贫血以外的其他血液病。缺铁性贫血是患者的突出临床表现，加之患者有反复腹痛及粪便 OB 阳性，我们将筛查重点放在消化道疾病所致慢性失血。根据 2011 年英国胃肠病学会发布的缺铁性贫血诊治指南，应注意筛查麦胶性肠病，以除外吸收不良导致的贫血；若无阳性发现，应根据临床症状完善消化内镜和影像检查。我国麦胶性肠病患病率低于西方国家，本例临床表现也不支持，可以行相关抗体检测以排除。

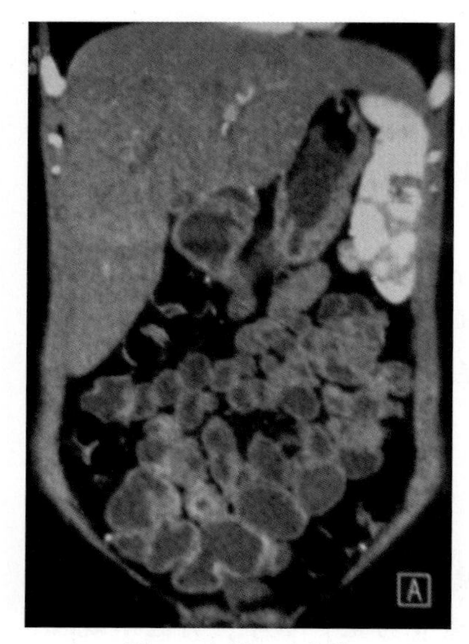

图 2　小肠 CT 成像

粪便苏丹Ⅲ染色阴性。血抗麦胶蛋白抗体和抗肌内膜抗体均阴性；胃镜：贫血胃黏膜，慢性浅表性胃炎，Hp (–)。结肠镜：进镜至降乙结合部，所见乙状结肠、直肠黏膜苍白，余无异常。结肠气钡双重造影：未见明显异常。小肠 CT 成像：动脉期盆腔小肠多发肠壁增厚，肠腔略窄伴黏膜异常强化（图 2），肠壁各层结构清晰，浆膜面光滑，周围未见渗出；门脉期及延迟期未见异常强化，考虑良性改变（缺血继发性表现可能）；肝脾明显增大，盆腔系膜上多发淋巴结影。胶囊内镜：十二指肠黏膜表面可见条形白色渗出物，小肠内间断可见溃疡环绕整个肠腔，表面白苔覆盖，两次发现活动性渗血（图 3）。小肠镜：空肠片状糜烂，十二指肠

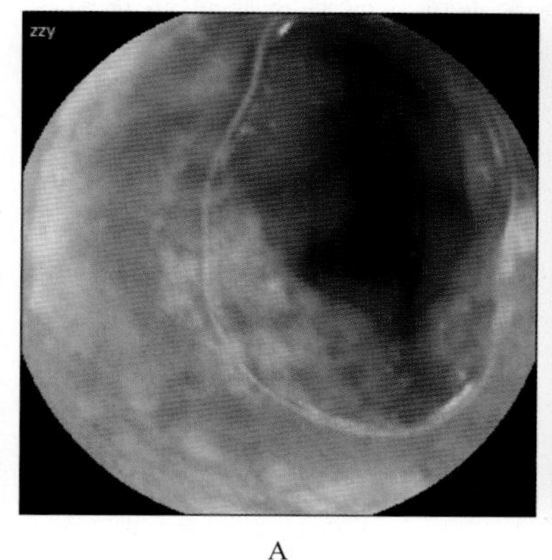

A

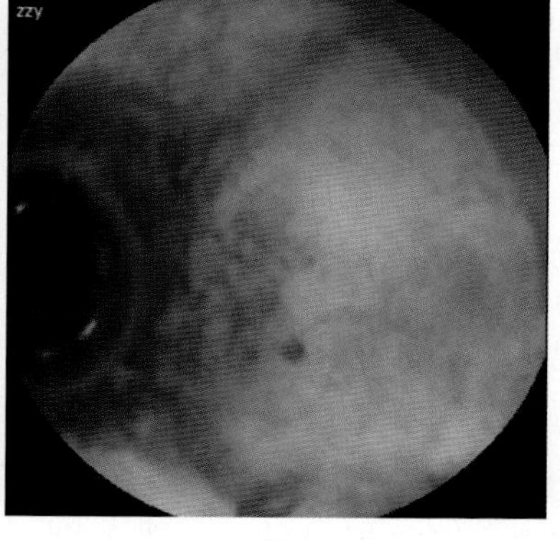

B

图 3　胶囊内镜检查

A. 溃疡表面白苔覆盖；B. 伴活动性渗血

黏膜糜烂（图 4）。活检病理：小肠黏膜急性及慢性炎。

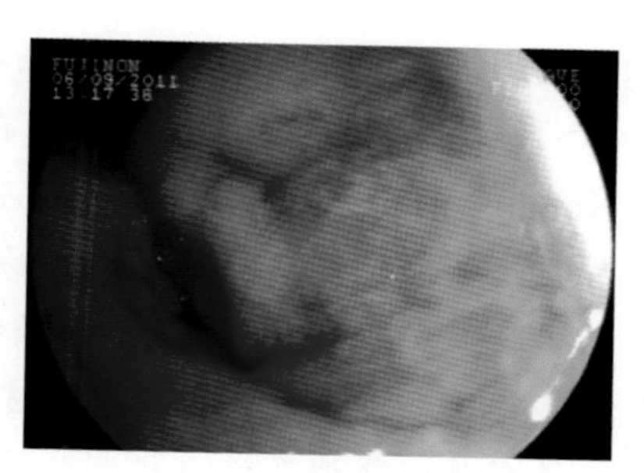

图 4　小肠镜检查

小肠溃疡的鉴别诊断

本例经胶囊内镜证实小肠多发溃疡，这一发现与缺铁性贫血关系密切：一方面，小肠溃疡可以影响铁等营养物质吸收；另一方面，本例小肠溃疡存在活动性出血，慢性失血是成人缺铁性贫血的重要病因。当然，小肠溃疡仅仅是疾病的表面现象，其背后的原发病仍需进一步深入思考。

肠道溃疡的鉴别诊断上，首先应考虑炎症性肠病（IBD）。本例患者的肠道溃疡局限于小肠，需警惕小肠克罗恩病（CD）。但本例病程已有 10 年，未针对 CD 进行治疗，也未出现肠梗阻、瘘管、腹腔脓肿等并发症，与 CD 的典型病程不符合；此外，肝脾大也非 CD 的常见肠外表现，故 CD 难以解释病情全貌。

其次，小肠溃疡鉴别诊断也要考虑隐源性多灶性溃疡性狭窄性小肠炎（CMUSE）。此病较罕见，北京协和医院曾总结 10 例 CMUSE 患者的临床特点：此病好发于中青年，病程迁延，临床症状为腹痛、肠出血和轻中度贫血，炎症指标多不高，可有自身抗体阳性（40%），影像学多提示表现为肠壁增厚、肠腔狭窄，严重情况下可出现不完全性肠梗阻，内镜下大体以表浅或横形溃疡为主（60%），病理显示溃疡局限于黏膜及黏膜下层。该患者的病程、临床表现及病理与 CMUSE 有较多相似点，但肠腔狭窄较轻而贫血相对严重，为不支持点。此外，CMUSE 难以解释肝脾大。

原发性小肠淋巴瘤、肠结核及非甾体抗炎药相关肠病也可出现小肠溃疡。但本例病程长达 10 年，不符合恶性疾病的特点，亦无结核感染及接触史，无长期非甾体抗炎药使用史，因此可能性均不大。

综合以上考虑，从一元论角度似乎难以解释病情全貌，是否应该用多元论来解释呢？但一元论毕竟是临床思维的指导原则，不应轻易放弃。为此我们以“缺铁性贫血、肝脾大”为关键词在 PubMed 上检索文献，搜索到的文献提示了一个疾病——“锌缺乏症”。该病的相关症状、体征及实验室检查特点酷似本例，该患者长期素食，亦存在锌缺乏的危险因素。遂追查血锌：0.396mg/L（0.7～1.4mg/L），至此考虑“锌缺乏症”可能性大。

锌缺乏症能否解释全貌

锌缺乏症最早由印度裔医生 Prasad 在一群身材矮小的伊朗和埃及男性中发现。锌是人体必需的微量元素，是人体多种蛋白质活性所需的辅因子，锌缺乏可造成缺铁性贫血、生长发育障碍、不孕（或不育）、皮肤损害、消化道黏膜溃疡。锌缺乏症患者通常出现肝脾大，目前对于肝脾大原因的机制尚不清楚，可能是因为严重缺铁性贫血导致的髓外造血，也可能是锌缺乏导致的慢性炎症状态。

锌缺乏导致小肠黏膜损伤在动物实验中有相关报道，但目前尚未有临床病例报道。Nobili 等的研究表明，锌缺乏大鼠的小肠黏膜活检可以发现溃疡、水肿、炎症细胞浸润及血管扩张等表现。从机制上说，肠道溃疡的发生与锌缺乏时的炎症状态相关，且锌缺乏可影响小肠上皮细胞的黏膜功能和结构，进而出现炎症性改变。

锌缺乏症导致严重缺铁性贫血，一方面与慢性消化道失血相关，另一方面也与锌缺乏与铁吸收、代谢及造血机制障碍上的密切联系相关。锌储备充足时，胆囊和胰腺会向肠腔分泌锌，使二价金属离子转运蛋白-1 及铁转运蛋白-1 表达增加。因此，在锌缺乏的情况下，肠道铁转运蛋白表达水平较低，抑制肠道内铁的吸收。锌也是亚铁血红素形成的关键酶——α-氨基乙酰丙酸脱水酶的活性催化剂，锌缺乏的情况下可造成酶活性不足，出现铁代谢障碍。锌也是独立生长因子 1B 锌指蛋白结构中的重要成分，该蛋白可调节红系增生的基因表达，当锌缺乏时通过基因表达的调节机制抑制红细胞生成。

综合以上文献回顾，锌缺乏症可以较好地解释患者顽固性缺铁性贫血、肝脾大、肠道溃疡和不孕等表现。

从病因上说，一方面患者长期缺乏肉蛋奶类摄入，存在膳食锌摄入不足的问题，但单纯锌摄入不足似乎难以导致如此严重的锌缺乏症。患者是否还存在隐匿的其他疾病？这一点有待补充锌元素治疗后随访观察。另一方面，从遗传角度来看，参与锌转运的 ZIP4 蛋白的基因突变可出现肠病性肢端性皮炎，是一种隐性遗传性疾病，一般在婴幼儿期发病，患者会有严重的锌吸收障碍，表现为“皮炎、脱发、腹泻”三联征。本例患者成年期起病，且无相关家族史，合并遗传因素的可能性不大，如有条件可完善基因筛查。

予口服硫酸锌片 50mg bid，维铁缓释片 1# qd，间断补充白蛋白及蔗糖铁（共 300mg），腹痛缓解，脾脏回缩，肝脏大小同前，复查 Hb 升至 97g/L，血锌水平升至 0.533mg/L。考虑患者存在肠道溃疡，在补铁及补锌基础上加用美沙拉秦。出院后随诊，服用美沙拉秦以及补铁、补锌治疗，Hb 维持在 80～100g/L，血锌 0.441mg/L。查体：腹部膨隆，无压痛，肝脏触诊肋下 12cm，基本同前，脾脏回缩至肋下 3～4cm，质软，无压痛。随访得知患者出院 2 个月后妊娠，2012 年 7 月顺利产下一体重 2350g 男婴。3 年后电话随访，母婴均体健。患者在外地居住，经劝说仍不愿返院复诊，嘱其病情变化及时来诊。

最后诊断：锌缺乏症可能性大

缺铁性贫血

肝脾大

继发不孕

小肠黏膜病变可能性大

【诊疗启迪】

本例是一例常见的结肠溃疡，但背后原因罕见，获得启示如下：①肠道感染、IBD、肠结核、肠白塞病、胃肠道淋巴瘤、药物性肠炎等仍然是我们首要考虑的疾病，但本例有其“不同之处”，典型的缺铁性贫血、肝脾大。在排除胃肠道淋巴瘤的之后，检索文献，提示了我们锌缺乏症的可能性。②本例让我们“认识”了锌缺乏的临床表现：缺铁性贫血、生长发育障碍、不孕（或不育）、皮肤损害、消化道黏膜溃疡、肝脾大。③微量元素缺乏是临床诊疗中易被忽视的因素，但其在人体代谢中又有着不可或缺的作用，特别是对于难治性肠道溃疡，筛查和补充微量元素可能会为这部分患者的诊疗打开新的思路。

【专家点评】

从诊断上来说该病例并不完美。第一，本例患者的肝脾大在补锌治疗后回缩并不满意，锌缺乏症是否是导致肝脾大的唯一原因仍然值得商榷；第二，研究报道，IBD患者也可出现锌缺乏症，且锌缺乏的严重程度与患者的临床结局相关。该患者是否最终会向IBD发展仍有待进一步观察。因此，肠道溃疡与锌缺乏症之间的因果关系仍然不明确。但从治疗的角度来看，该病例可以说是比较成功的。这给我们带来以下两点启示：首先，儿科对锌缺乏症比较重视，但成人锌缺乏症容易被忽视，这个病例向我们很好地展示了微量元素的临床重要性。其次，缺铁性贫血是常见病，但也容易导致诊断止于缺铁性贫血，造成误诊、漏诊从而延误病情。最后，从临床思维的角度，该病例也提供了一个很好的范例，即对于比较罕见、有多系统受累、临床表现缺乏特异性的疑难病例，应积极检索文献，常常可以拓宽思路，有助于获得诊断线索；同时还有尽可能随诊，才能通过疾病的“发展与变化”了解疾病的最终病因。

（赵 一 撰写 吴 东 审校）

参考文献

[1]Goddard AF, James M W, Mcintyre A, et al. Guidelines for the management of iron deficiency anaemia[J]. Gut, 2011, 60(10): 1309-1316.

[2]陈丹,吴东,李骥,等.45例小肠克罗恩病临床特点分析[J].胃肠病学和肝病学杂志,2019(8):865-870.

[3]吴东,陈丹,刘炜,等.隐源性多灶性溃疡性狭窄性小肠炎10例临床特点分析[J].中华消化杂志,2017,37(2):79-83.

[4]Prasad AS, Halsted JA, Nadimi M, et al. Syndrome of iron deficiency anemia, hepatosplenomegaly, hypogonad-

ism, dwarfism and geophagia[J]. Am J Med, 1961, 31(4): 532-546. DOI: 10.1016/0002-9343(61)90137-1.

[5]Prasad AS. Recognition of zinc-deficiency syndrome[J]. Nutrition, 2001, 17(1): 67-69. DOI: 10.1016/S0899-9007(00)00469-X.

[6]Nobili F, Vignolini F, Figus E, et al. Treatment of Rats with Dexamethasone or Thyroxine Reverses Zinc Deficiency-Induced Intestinal Damage[J]. J Nutr, 1997, 127(9): 1807-1813.

[7]Finamore A, Massimi M, Devirgiliis L C, et al. Zinc Deficiency Induces Membrane Barrier Damage and Increases Neutrophil Transmigration in Caco-2 Cells[J]. J Nutr, 2008, 138(9): 1664-1670.

[8]Kondaiah P, Yaduvanshi P S, Sharp P, et al. Iron and Zinc Homeostasis and Interactions: Does Enteric Zinc Excretion Cross-Talk with Intestinal Iron Absorption? [J]. Nutrients, 2019, 11(8). pii: E1885. doi: 10.3390/nu11081885.

[9]Abdelhaleim AF, Amer AY, Soliman JS, et al. Association of Zinc Deficiency with Iron Deficiency Anemia and its Symptoms: Results from a Case-control Study[J]. Cureus, 2019, 11(1): e3811. DOI: 10.7759/cureus.3811.

[10]Siva S, Rubin D T, Gulotta G, et al. Zinc Deficiency is Associated with Poor Clinical Outcomes in Patients with Inflammatory Bowel Disease[J]. Inflamm Bowel Dis, 2017, 23(1): 152-157.

病例66　腹痛、血便、回盲部溃疡——是缺血性肠病吗

患者，男性，48 岁，因“腹痛、便血 1 个月”入院。

患者于 1 个月前无诱因突然出现脐周弥漫性绞痛，程度剧烈，持续不缓解。约 2 小时后排鲜血便，共 10 余次，每次 100～200ml，无发热、呕吐。就诊于外院急诊，查体腹软，无压痛，腹膜刺激征（-）。予对症治疗后腹痛减轻，范围逐渐局限于脐周，仍为阵发性绞痛，每次间隔约 30 分钟，鲜血便逐渐停止。结肠镜检查发现“盲肠溃疡”，病理为“炎症”。此后患者恢复进食，排便 1～2 次/日，为成形黄软便。入院前 1 天于我院复查，胸部 CT 未见明显异常，腹部 CT 示回盲部肠壁增厚（图 1）。结肠镜见盲肠隆起样溃疡病变，色泽发白，表面不平，恶性病变不除外，回盲瓣、末段回肠、其余结肠及直肠均未见异常（图 2），于病灶处活检。约 5 小时后患者再次排大量鲜血便，伴心悸、冷汗。查血 Hb 78g/L。外科会诊考虑不排除回盲部恶性肿

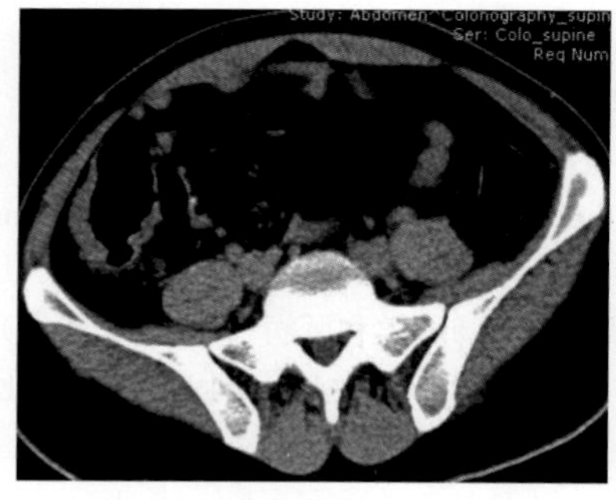

图 1　腹部 CT

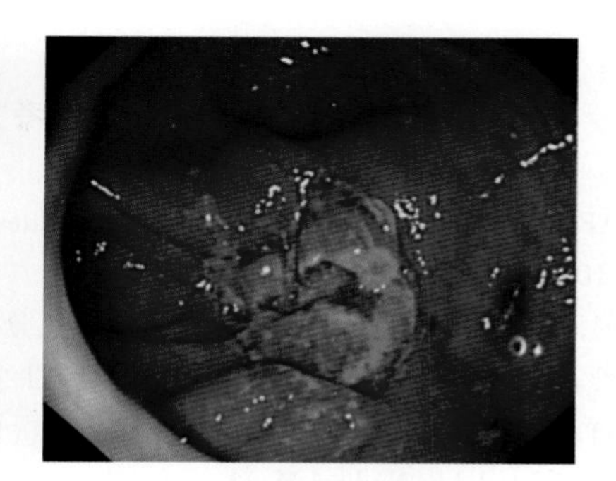

图 2　结肠镜检查

瘤，消化道出血量大，有手术指征，遂急诊剖腹探查。术中见盲肠肠壁明显增厚，质地硬，符合恶性病变，行右半结肠切除术，手术顺利，术中未输血。术后病理：大体标本见回盲部肠壁增厚，可见浅表溃疡，约2.3cm×1.5cm，表面有炎性渗出。镜下见黏膜和浆膜显急性及慢性炎，黏膜层浅溃疡，可见肉芽组织。淋巴结反应性增生。六胺银及抗酸染色均阴性。病理结果不支持恶性肿瘤、结核或克罗恩病。为明确诊断由外科转入消化内科病房。

既往史：否认高血压、心脏病、糖尿病病史。

个人史：否认吸烟史。

家族史：否认消化道肿瘤家族史。

体格检查：生命体征平稳。皮肤黏膜无苍白。全身浅表淋巴结无肿大。心肺查体无异常。腹中线处有一约8cm纵行手术切口。腹软，肠鸣音正常。双下肢无水肿。

入院诊断：回盲部溃疡原因不明

下消化道出血

回盲部溃疡合并出血的诊疗思路

病例特点：中年男性，急性起病，临床表现为突发全腹剧烈绞痛，腹痛2小时后排大量鲜血便。结肠镜及术中均见回盲部不规则隆起性病变伴溃疡，结合出血特点，考虑回盲部溃疡应是引起下消化道出血的病因。回盲部溃疡的常见病因包括：结肠癌、肠结核、克罗恩病、淋巴瘤、贝赫切特（又称白塞，Behcet）病等。本例起病突然，无发热，无浅表及深部淋巴结肿大，近期无体重下降，无肿瘤家族史，肿瘤标志物（−），术后病理为炎症，恶性肿瘤尚无证据支持。肠结核常累及回盲部，可有溃疡形成。但肠结核多导致血管闭塞，大出血少见，且多有回盲瓣破坏和炎性增生性息肉，与本例不符。加之患者无低热、盗汗、消瘦等结核中毒症状，肺部CT未见异常，手术标本病理检查未见结核肉芽肿，亦未找到抗酸杆菌，故肠结核基本可以排除。克罗恩病也好发于回盲部，但起病大多隐匿，表现为发热、腹痛、腹部包块、瘘管形成等，典型的病理表现为全层炎与裂隙样溃疡，也与本例不符。血管炎如白塞病累及肠道也可出现回盲部溃疡，但结肠镜下可表现为边界清晰的地图样大溃疡，本例无口腔溃疡、外阴溃疡、关节肿痛等系统性血管炎的肠外表现，病理未提示血管炎，故可以除外。

由于本例症状重而体征轻，便血与腹痛的时间联系紧密，缺血虽少见于回盲部，但仍需高度警惕缺血性肠病的可能。缺血性肠病最常累及部位为左半结肠，约占50%，但亦有单独累及回盲部的病例报道。急性缺血性结肠炎主要表现为突发的腹痛、便血。肠壁可有透壁梗死、黏膜下层梗死或黏膜层梗死。后两者病变局限，CT上可见肠壁增厚、指压痕征等，内镜下可见溃疡、黏膜糟脆、水肿，部分病例内镜表现与恶性肿瘤难以区分；病理改变为黏膜层水肿、出血、浅溃疡形成。本例表现为腹部绞痛、血便，症状重，体征轻，CT提示回盲部肠壁增厚，内镜下表现类似恶性肿瘤，黏膜病理见溃疡及非特异性炎症，与急性缺血性结肠炎相符。患者无动脉硬化基础疾病，下一步应围绕缺血性肠病的病因展开检查，重点是排除获得性易栓症，包括肾病综合征、恶性肿瘤、结缔组织病等。

转科后完善相关检查，血常规 WBC 8.2×10^9/L，NEUT% 65%，Hb 125g/L，PLT 245×10^9/L。肝肾功能及凝血功能正常。尿常规、粪便常规及隐血试验（-）。CEA、CA125、CA19-9 正常。CRP 4.2mg/L。ESR 16mm/h；ANA、抗 ENA 抗体、ANCA 及 ASCA 均（-）。心电图及超声心动图：未见明显异常。腹部增强 CT 及下肢深静脉超声：未见血栓形成。

回盲部溃疡的诊疗思路——是缺血性肠病吗？

缺血性肠病的病因如下。①肠系膜动脉栓塞：栓子多来源于心脏，见于心房颤动、心瓣膜病及感染性心内膜炎等。本例心脏体格检查无相关提示，可能性小。②肠系膜动脉粥样硬化：多见于严重动脉粥样硬化的老年患者，可表现为慢性餐后腹痛和体重下降，本例表现不符。③肠系膜静脉血栓形成：占缺血性肠病的 5%～15%，多继发于全身高凝状态，如口服避孕药、恶性肿瘤、肾病综合征、骨髓增殖性疾病、腹腔感染等。根据目前检查结果，仅有骨髓增殖性疾病尚未排除，入院后应密切观察病情变化，必要时行针对性检查。

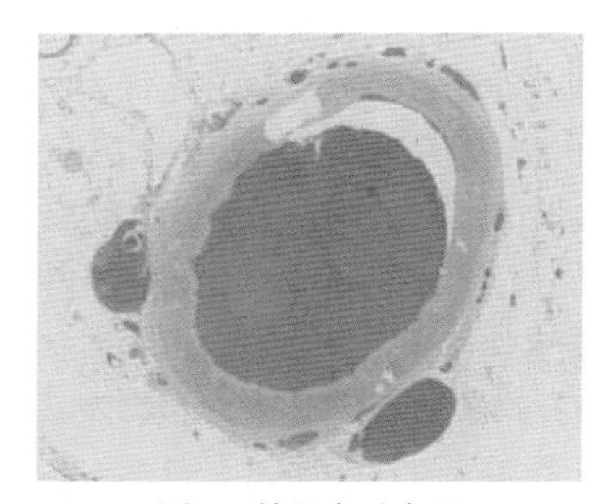

图 3 结肠术后病理

入院后监测患者 Hb，发现在未输血的情况下 5 天内 Hb 由 78g/L 升至 125g/L。追问病史，患者 5 年前无意中发现 Hb 高达 200g/L，外院曾怀疑真性红细胞增多症，但未接受正规评估和治疗。遂查骨髓涂片：红系增生明显活跃，符合红细胞增多症，同时外周血 JAK2 基因 V617F 突变（+）。再次与病理科讨论，建议重新制作标本，重点观察肠系膜血管内有无血栓。病理回报：黏膜下层血管扩张充血，肠系膜血管内可见血栓（图 3）。血液内科会诊考虑真性红细胞增多症诊断明确，是血栓的主要病因，而目前 Hb 尚未明显升高，且术后时间尚短，可暂缓治疗，建议今后应用羟基脲和阿司匹林，密切观察病情变化，必要时考虑静脉放血、干扰素或 JAK-2 抑制剂治疗。

解密：真性红细胞增多症

真性红细胞增多症（PV）是一种以红细胞克隆性异常增生为主的慢性骨髓增殖性疾病。其特征性表现为外周血红细胞明显增多，血液黏滞度高，可导致血栓形成、栓塞和出血。本例诊断一大难点在于消化道大出血掩盖了升高的基线 Hb，患者又未能主动提供疑诊 PV 的病史，从而一度造成诊断困境。尽管如此，入院后发现消化道大出血后 Hb 恢复很快，追问病史发现患者长期 Hb 升高，未正规诊治，由此提供了宝贵的诊断线索。Hb 升高可继发于长期高海拔地区生活、慢性心肺疾病等，而本例并无相关病史。骨髓检查提示红系增生明显活跃。JAK2 基因突变为阳性，该检查对于 PV 的诊断特异性和敏感性均超过 90%。结合其他临床表现，本例 PV 诊断明确。

PV 常见发生血栓和栓塞的部位有：颅内动脉、周围血管、冠状动脉、腹腔血管等，估计年血栓发生率为 2.5%~5.0%。因此，本例具备血栓的危险因素。综合危险因素、症状特点、CT 表现、内镜表现和术中所见，均符合缺血性结肠炎。本例肠壁病变局限，故考虑受累部位为远端小血管。因此，请病理科对标本重新进行切片、染色，结果发现肠系膜小静脉内可见血栓（图 3）。至此，经过临床和病理的紧密合作，本例诊断已明确：PV 造成高凝状态，导致肠系膜血管血栓形成，从而发生缺血性肠病，表现为肠黏膜溃疡和消化道出血。

最后诊断：真性红细胞增多症
缺血性结肠炎
消化道出血

【诊疗启迪】

本例患者诊断存在两大难点：一是患者术前未提供 Hb 升高的病史，而急性消化道出血后 Hb 下降，掩盖了原有基础疾病；二是患者溃疡位于回盲部，非缺血性肠病好发部位，且内镜下形态模拟恶性肿瘤，增加了诊断难度。本例患者的诊治过程也给了我们不少启示：一方面重视临床表现，对于急性剧烈腹痛、便血、腹痛症状与体征不平行的患者，应警惕缺血性肠病；另一方面，缺血性肠病所致肠壁溃疡内镜表现可以酷似恶性肿瘤，病理诊断尤为关键。病理检查对于有坏死的肠段通常会注意观察肠系膜血管，而对于不伴肠壁坏死的单纯性肠壁溃疡，若取材的病理科医生缺乏经验，则容易忽略这一点。这时临床医师的主动提示非常重要，否则病理不易诊断。因此，临床与病理密切协作是提高诊断水平的关键。

【专家点评】

肠系膜血栓形成属于临床急症，误诊率高，一旦误诊，病死率高达 20%~50%，早期诊断并及时干预可改善预后。由于本例术前难以排除恶性肿瘤，故切除病变肠段，也起到治疗作用，术后尚未发现其他部位血栓。

本例诊治之所以一开始走了弯路，内镜诊断倾向于恶性病变或许起了“误导”作用。在各类先进的辅助检查不断应用的今天，我们仍然需要牢记，对于诊断不明的疑难病例，需全面收集临床资料，尤其不能孤立地看待某一项检查的意义。必须充分重视病史和体检，将辅助检查结果放到整体临床情境中考察，同时重视临床与病理的密切协作，才能不断提高诊断水平。

（施 文 撰写 吴 东 审校）

参考文献

[1]Nikolic AL, Keck JO. Ischaemic colitis: uncertainty in diagnosis, pathophysiology and management[J]. ANZ J Surg, 2018, 88(4): 278-283.

[2]Eyvaz K, Sikar HE. A rare cause of acute abdomen: Isolated necrosis of the cecum[J]. Turk J Surg, 2018 Sep 11: 1~3. doi: 10.5152/turkjsurg.2018.1334.

[3]Trotter JM, Hunt L, Peter MB. Ischaemic colitis[J]. BMJ, 2016, 355: i6600. doi: 10.1136/bmj.i6600.

[4]Khor TS, Lauwers GY, Odze RD, et al. "Mass-forming" variant of ischemic colitis is a distinct entity with predilection for the proximal colon[J]. Am J Surg Pathol, 2015, 39(9): 1275-1281.

[5]Hmoud B, Singal AK, Kamath PS. Mesenteric venous thrombosis[J]. J Clin Exp Hepatol, 2014, 4(3): 257-263.

[6]Prakash VS, Marin M, Faries PL. Acute and Chronic Ischemic Disorders of the Small Bowel[J]. Curr Gastroenterol Rep, 2019, 21(6): 27.

[7]Bose P, Verstovsek S. Mutational profiling in myelofibrosis: implications for management[J]. Int J Hematol, 2019. doi: 10.1007/s12185-019-02758-z.

[8]Finazzi G, Barbui T. Evidence and expertise in the management of polycythemia vera and essential thrombocythemia[J]. Leukemia, 2008, 22(8): 1494-1502.

病例67 腹泻、体重下降、下肢抽搐——有遗传背景的回肠溃疡

患者，女性，42 岁，因“腹泻、体重下降 10 年、双下肢抽搐 4 年”入院。

患者于 2008 年左右无明显诱因出现腹泻，以黄色稀水样便为主，3~4 次/日，每次 200~300ml，与进食无关，无发热，无腹痛、黏液脓血和里急后重等。自服止泻药对症后腹泻可有明显好转，未就诊。2016 年 5 月患者自觉体重下降明显（半年内体重下降 8kg，45kg→37kg），排便基本 2~3 次/日，黄褐色糊状便为主。曾就诊当地医院，血常规提示小细胞低色素性贫血（Hb 80g/L，MCV 65.5fl，MCHC 286g/L，MCH 18.7pg），考虑缺血性贫血可能，予口服补铁、补充益生菌等治疗，贫血有所好转（Hb 91g/L），但体重并无增长。2018 年 1 月患者无明显诱因出现上腹隐痛，NRS 4 分，持续数十分钟后可自行好转，无恶心、呕吐，无烧心、反酸等，每日排便 1 次，为成形墨绿色便，体重继续呈下降趋势。当地医院复查血常规仍为小细胞低色素性贫血（Hb 80g/L），粪便 OB（+），未见大量红、白细

胞。小肠CT成像：多处小肠壁增厚，强化明显；结肠镜：回肠末段溃疡，病理为黏膜慢性活动性炎。考虑克罗恩病可能，予沙利度胺50mg qn+美沙拉秦1g qid治疗肠道原发病，同时加强补铁、补充多种维生素等治疗，使用11个月后，体重下降未有改善，仍间断有上腹痛。考虑效果欠佳，患者未继续服用。患者病程中（2015年起）偶发双小腿抽搐，肌肉疼痛明显，晚上多见，每晚2～3次，NRS 5～6分，每次持续6～7分钟，活动后能有好转。2016年起小腿抽搐明显加重，每晚均有发作，性质同前，自述贫血纠正后会有所缓解，但改善不明显。多次查电解质均无异常。患者自病以来，有牙齿变黑伴片状脱落（猖獗齿），有口干、脱发，无眼干、反复口腔、外阴溃疡、雷诺现象等，体重下降12kg。为进一步诊治于2019年8月就诊于我院。

既往史、个人史：既往身体状况一般，无其他慢性疾病病史。常年务农，无烟酒嗜好。生育1子，体健。

体格检查：T 36.8℃，P 79次/分，RR 18次/分，BP 102/77mmHg。身高159cm，体重33kg，BMI 13.1kg/m^2。发育正常，体型消瘦，神志清楚，贫血貌，皮肤黏膜未见黄染、出血或破溃，浅表淋巴结未及肿大，睑结膜苍白，口唇略苍白，口腔黏膜无溃疡、白斑，右下牙齿缺失，左下第一磨牙缺失，余牙齿残缺不全。心肺基本正常，腹软，无压痛，无反跳痛、肌紧张，未及腹部包块，肝脾肋下未及，移动性浊音阴性，肠鸣音6次/分。直肠指检未见异常。双下肢无水肿，四肢关节活动自如，双侧巴氏征阴性。

入院诊断：小肠溃疡原因待查
贫血（轻度）
双下肢抽搐原因待查

入院后完善检查，血常规：WBC 6.8×10^9/L，Hb 93g/L，MCV 93.9fl，MCH 29.7pg，MCHC 316g/L，PLT 306×10^9/L。粪便常规未见红、白细胞，粪便OB（+）。尿常规阴性。ESR 14mm/h，hs-CRP 5.5mg/L。血Alb 41g/L，肝肾能和凝血功能基本正常。

小肠溃疡的诊断思路与处理

病例特点：中年女性，慢性病程，病程前期症状较轻，以水样泻为首发表现，对症即可明显改善。近3年病情逐渐加重，主要表现为体重持续下降，伴糊状便、粪便颜色改变和腹痛等，粪便OB（+），长期小细胞低色素性贫血。影像学和内镜学提示小肠多发溃疡，病理无特异之处。曾按照克罗恩病（CD）予非一线方案（美沙拉秦+沙利度胺）治疗近1年，虽然无药物相关副作用，但临床上也无改善迹象。此外，患者夜间下肢抽搐也成为降低其生活质量的重要因素，其与肠道病变是否存在直接相关性，也是下一步诊疗中需要解决的核心问题之一。小肠多发溃疡是临床诊疗中的难点，结合患者病情，我们考虑以下几方面的鉴别诊断。

1. CD并神经受累　支持点包括：①30岁左右起病，符合CD青年起病的特点。②病程长，有明确的腹泻病史，伴体重下降、疲劳、贫血等全身症状。③影像学和内镜学均提示肠道病变为多发非连续性溃疡。存疑点包括：①无典型缓解-复发的特点。②消化道症状与持续性体重下降不匹配。③病程 10 年，肠道溃疡仍以浅溃疡为主。④水杨酸制剂和免疫抑制剂效果一般。此外，临床中 CD 可合并肠外表现，其中较常见的包括皮肤、关节、眼、肝、胆等，神经系统受累也有报道。该患者以下肢反复抽搐为主，我们首先想到不宁腿综合征。不宁腿综合征是指患者难以克制双腿活动的冲动，通常伴不适感，静息和夜间加重，活动后缓解，这种表现可称为睡眠期周期性肢体运动。关于不宁腿综合征的病理生理学机制目前知之甚少，但是中枢神经系统铁缺乏可能是其最重要的机制。该患者病程中多次血常规均提示小细胞低色素性贫血，高度考虑为缺铁性贫血，但并未监测过血清铁和铁蛋白含量，可完善相关评估，同时注意贫血情况和抽搐症状的相关性变化。

2. 干燥综合征合并肠道受累　该患者有几个临床特点提示需除外干燥综合征，猖獗齿和口干。口干、眼干的特异性有限，而猖獗齿意义较大，源于唾液腺分泌唾液减少，牙齿失去唾液的滋润、冲洗和营养作用，牙体逐渐变黑，且成块脱落，最后只剩残根。该患者牙齿变化与典型猖獗齿有相符之处，进一步诊断需按照规范干燥综合征的分类标准进行评估。但干燥综合征是否可以引起小肠溃疡，少见报道。

3. 隐源性多灶性溃疡性狭窄性小肠炎（CMUSE）　是一类罕见的小肠疾病，以小肠多短节段环形狭窄和浅溃疡为特征，临床主要表现为慢性隐性小肠出血和小肠狭窄所致梗阻症状，极少数患者可出现神经系统症状。可完善小肠影像学和内镜学评估，注意溃疡形态。

4. Satoyoshi 综合征　是一组不明原因的多系统病变，主要表现有痛性肌肉痉挛、腹泻、脱发、骨骼异常，部分患者合并有抗 ANA 抗体阳性，但此部分患者一般秃发较严重，可伴周身体毛脱失，肌肉痉挛常以小腿起病，随病情进展逐渐向上累及至躯干、上肢等，激素与免疫抑制剂治疗有效。本患者肌肉痉挛、脱发情况与此病不太相符。

按照上述思路，完善相关评估：SI 25μg/dl，SF 56ng/ml，血清叶酸、维生素 B_{12} 均阴性，微量元素（铜、锌、钙、镁、铅）均在正常范围；血 IgA、IgG、IgM、C3、C4 均阴性，ANA、抗 ENA 抗体均阴性；常见肠道感染血清学和病原学均阴性（CMV、EBV，粪便寄生虫、细菌和真菌等）；血清蛋白电泳、免疫固定电泳均阴性。复查小肠 CT 成像：全组小肠肠壁稍显增厚（图 1）；经肛小肠镜：进镜约至距回盲瓣约 60cm 第 6 组小肠，所见回肠散在多发浅小溃疡，其中 1 处呈线形，周边黏膜轻度充血水肿（图 2）；头颅 MRI：脑桥、双侧丘脑、双侧基底节及双侧大脑半球深部脑白质对称性多发斑片、大片状异常信号；炎性病变可能（图 3）。治疗方面以加强肠内营养支持、蔗糖铁静脉补铁、加巴喷丁镇痛等，患者下肢抽搐症状有一定程度改善。

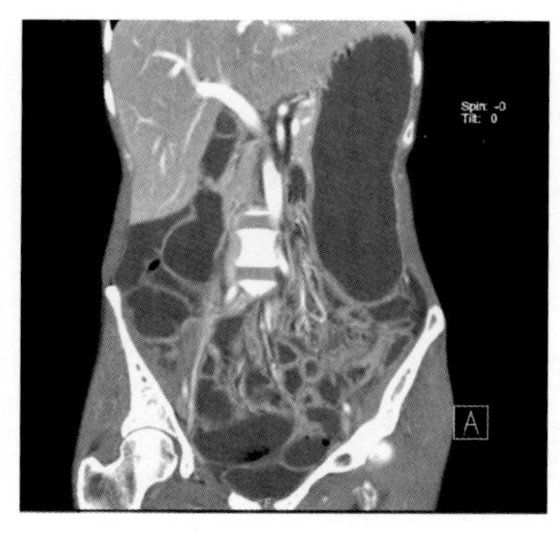

图 1　小肠 CT 成像

多系统无创评估至此，我们高度怀疑不宁腿综合征，是原发还是继发，抑或其他神经系统病变的表现，需要专科指导；而对肠道病变，与外院评估基本相一致，具体性质倾向炎性疾病；Satoyoshi 综合征支持点不多。

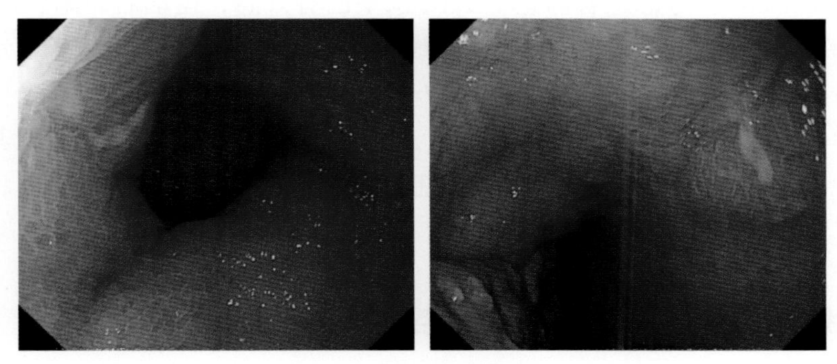

图 2 经肛小肠镜检查

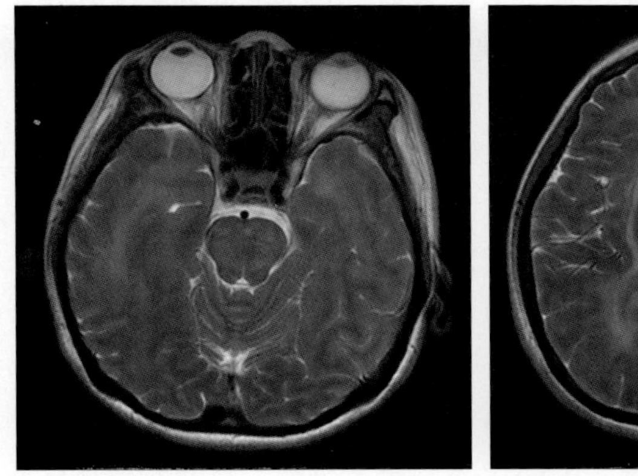

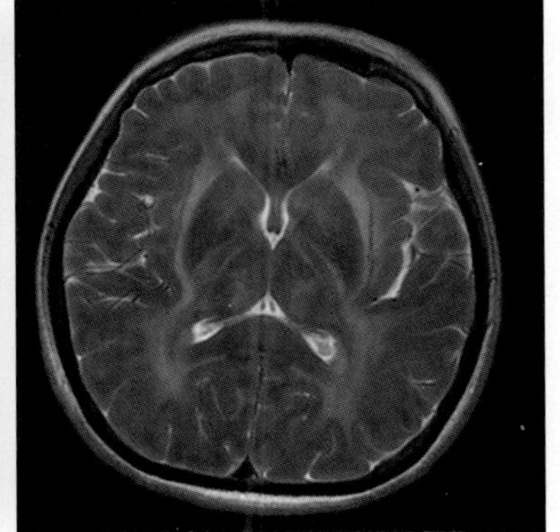

图 3 头颅 MRI

多学科团队（MDT）会诊

考虑该患者多系统病变错综复杂，我们进行了 MDT 会诊。

风湿免疫科：综合患者多系统表现特点，认为干燥综合征不满足分类标准，尤其是颅内改变和肠道病变特点需考虑非自身免疫病。

病理科：考虑小肠黏膜显慢性炎，固有层见较多的嗜酸性粒细胞浸润，考虑小肠病变为炎症类疾病，嗜酸性粒细胞浸润无特异性指示。

神经内科：通过细致的专科查体发现患者脑神经（–），四肢肌力Ⅴ级，但右上肢、双下肢肌张力增高，双上肢腱反射活跃，双下肢腱反射减弱，针刺觉、音叉觉正常，双侧病理征（–）。结合患者头颅 MRI 表现，需考虑线粒体肌脑病可能，下肢抽搐和肌张力改变与此相关。建议完善运动乳酸试验评估线粒体功能，针对可合并消化道受累的亚型进行相关基因检测，进一步明确诊断。

在MDT会诊后，诊疗方向进一步明确，自身免疫性脑炎抗体谱、神经副肿瘤抗体谱均阴性，简易精神状态检查量表（MMSE）、蒙特利尔认知评估量表（MoCA）智力筛查显示智力正常；乳酸运动试验：静息LAC 2.5mmol/L，运动后即刻LAC 6.2mmol/L，运动后休息10分钟后LAC 6.3mmol/L。考虑患者静息下LAC水平已有升高，运动后即刻、运动后休息10分钟LAC水平均高于正常值2倍，高度支持线粒体肌病。进一步基因检查显示：患者胸腺嘧啶核苷酸磷酸化酶（TYMP）基因存在c647-1G>A，c.597T>G双位点纯合子突变，根据美国医学遗传学与基因组学学会（ACMG）指南，这两个突变均为致病突变，对其父母进行基因验证发现，此两位点均为杂合突变，诊断患者线粒体神经胃肠脑肌病明确。进一步询问其父母，证实为表兄妹近亲结婚，因风俗传统，既往并未告知患者本人。

罕见的线粒体脑肌病——线粒体神经胃肠脑肌病

线粒体神经胃肠脑肌病（MNGIE），为一种罕见的常染色体隐性遗传的渐进性退行性多系统受累的线粒体病，核基因TYMP突变为致病基因。TYMP基因突变可导致胸腺嘧啶核苷酸磷酸化酶（TP）活性基本消失，使底物脱氧胸腺嘧啶核苷（dThd）、脱氧尿嘧啶核苷（dUrd）在血浆及组织中沉积，导致核苷和核苷酸库不平衡及线粒体内脱氧核糖核苷三磷酸（dNTP）的平衡池失衡，引起线粒体DNA继发性减少和/或多重缺失。该病发病年龄、症状出现顺序以及疾病进展速度均有很大差异性，多数患者二三十岁起病。临床上主要表现为进行性严重胃肠功能障碍、恶病质、眼肌瘫痪、上睑下垂、对称性外周神经病变及无症状性脑白质病变。胃肠动力障碍与假性肠梗阻可能由内脏线粒体肌病引起，常见症状包括早饱、恶心、吞咽困难、胃食管反流、餐后呕吐、发作性腹痛、腹部膨隆和腹泻。神经病变以脱髓鞘为主，但也常同时发生轴突受累。症状包括感觉异常、疼痛和远端无力。诊断上，可完善血清LAC、TP活性、dThd、dUrd含量、TYMP基因突变检测。该病长期预后不良，两项分别纳入35例和102例患者的研究显示，平均死亡年龄分别为35岁和38岁（范围为15～58岁）。治疗上目前暂无特效疗法，有研究认为补充辅酶Q_{10}可能可改善患者线粒体功能缺陷，从而缓解症状。但由于该病发病率和患病率极低，尚无临床规范应用指导和队列研究结果。

最后诊断：线粒体神经胃肠脑肌病
贫血（轻度）

【诊疗启迪】

这是一个持续消瘦、下肢抽搐的病例，核心难点在于正确诊断。我们在诊断之初，往往看到的是表象，如消瘦、小肠溃疡、下肢抽搐等，如何能准确地挖掘出本质凭借的是我们去学习无限的知识和擅长“看到”蛛丝马迹，该患者先抓住缺铁和神经系统的问题，之后分析小肠溃疡与之相关的关系。虽然内镜和病理未给我们提示，但从线粒体神经胃肠脑肌病中我们可以了解其可以引起小肠溃疡的机制，当然，消化道表现与线粒体肌病之间的关系，尚需未来进一步随访以证实。

【专家点评】

回顾北京协和医院2012年至今拟诊的MNGIE，共有6例，其中有基因诊断的病例3例，这也是我科近10年来明确诊断的第三例MNGIE，与前两例患者出现进行性胃肠功能衰竭不同。此例患者病情进展相对缓慢，神经系统症状亦不突出，但却是最快诊断的病例。反思这该患者的诊疗过程，一方面得益于既往类似疾病经验积累和多学科的集思广益，更重要的是依靠循序渐进的临床思维从多系统病变特点着手，发现诊疗的突破口。

（柏小寅　撰写　杨　红　审校）

参考文献

[1]Reza N, Somayeh M, Hooman S, et al. Neurological manifestations related to Crohn's disease: a boon for the workforce[J]. Gastroenterol Rep, 2019, 7(4): 291-297.

[2]Popov Y, Salomon-Escoto K. Gastrointestinal and Hepatic Disease in Sjogren Syndrome[J]. Rheum Dis Clin North Am, 2018, 44(1): 143-151.

[3]Singh A. Cryptogenic Multifocal Ulcerating Stenosing Enteropathy(CMUSEand/or Chronic Non-specific Multiple Ulcers of the Small Intestine(CNSUand Non-granulomatous Ulcerating Jejunoileitis(NGUJI)[J]. Curr Gastroenterol Rep, 2019, 14(1): 146. doi: 10.1186/s13023-019-1120-7.

[4]Julián P, Carlos C, Javier S. Treatment of Satoyoshi syndrome: a systematic review[J]. Orphanet J Rare Dis, 2019, 14(1): 146. doi: 10.1186/s13023-019-1120-7.

[5]Schofield JB, Haboubi N. Histopathological Mimics of Inflammatory Bowel Disease[J]. Inflamm Bowel Dis, 2019, pii: izz232. doi: 10.1093/ibd/izz232. [Epub ahead of print].

[6]Ravi P, Lucia LC, Joanna R, et al. Mitochondrial neurogastrointestinal encephalopathy: a clinicopathological mimic of Crohn's disease[J]. BMC Gastroenterol, 2019, 19(1): 11. doi: 10.1186/s12876-018-0925-5.

[7]Michio H, Caterina G, Catarina MQ. CoQ(10) deficiencies and MNGIE: Two treatable mitochondrial disorders[J]. Biochim Biophys Acta, 2012, 1820(5): 625-631.

病例68　反复腹胀、腹痛，肠多发憩室，皮肤、关节病变——少见的遗传病

男性，59岁，因“腹痛、腹泻、腹胀30余年”入院。

患者于1989年不洁饮食后出现左下腹痛、腹泻，多为黄绿色糊样便，5～6次/日，每次量约200ml，外院考虑“肠炎”，抗感染治疗后症状缓解3～4天后仍反复。2008年无诱因出现右腹与脐周痛、腹胀，伴排气排便停止，下午及夜间明显，与进食无关，伴发热（Tmax 38℃），外院多次腹部X线立位平片示“肠积气”，输液治疗（具体不详）后腹痛、腹胀可缓解。2011年12月腹痛加重，伴高热（Tmax 39℃），外院立位腹部平片示“腹腔积气、积液”，考虑急性弥漫性腹膜炎、突发性肠穿孔，遂行小肠穿孔修补术，术中见“小肠、结肠多发憩室”，术后切口经3个月愈合，愈合后上腹正中出现柔软包块，直立、咳嗽时包块突出，外院考虑腹壁切口疝，未处理。术后仍有间断腹胀、腹痛、腹泻，性质同前。2012年2月就诊我院，予口服美沙拉秦缓释颗粒治疗，后腹胀、腹痛、腹泻可缓解。2月14日我院查CRP 15.61mg/L，ESR 6mm/h；TB-Ab（－），T-SPOT.TB 2104SFC/10^6MC；β-CTX 0.2ng/ml；ANCA、HLA-B27（－）；小肠CT成像：多组小肠肠壁、回盲部及盲肠系膜侧肠壁增厚，肠系膜根部多发肿大淋巴结，小肠肠腔扩张，降结肠肠壁局限性略增厚，十二指肠水平部憩室（图1）。结合患者临床表现、实现室检查（T-SPOT.TB增高）及胸部X线片提示有陈旧性肺部结核表现，考虑肠结核不能完全除外，故于2月23日停用美沙拉秦，予诊断性抗结核治疗（异烟肼+利福喷汀+乙胺丁醇+吡嗪酰胺）3个月，之后复查CRP 5.71mg/L，ESR 6mm/h；T-SPOT.TB 2200SFC/10^6MC；结肠镜：末段回肠及回盲瓣黏膜糜烂，全结肠多发小憩室（图2）；病理：小肠及结肠黏膜呈重度慢性炎，可见多个淋巴滤泡形成。后停用吡嗪酰胺，继续三联抗结核治疗，复查T-SPOT.TB 708SFC/10^6MC；小肠CT成像：右上腹小肠、回盲部及盲肠肠壁增厚病变范围较前减小，局部小肠肠腔变窄。抗结核治疗期间，仍间断出现腹痛、腹胀、腹泻。2012年9月底腹痛、腹胀加重，停用抗结核治疗，10月16日因不完全性肠梗阻我院外科行腹部探查，术中见屈氏韧带以下小肠及结肠可见多发憩室，近段小肠为甚，行近端小肠部分切除术及切口疝修补术，术后切口经4个月愈合。术后病理：

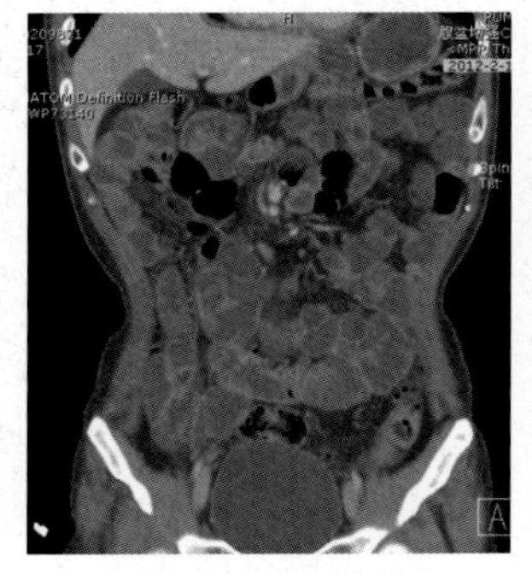

图1 小肠CT成像

多组小肠肠壁、回盲部及盲肠系膜侧肠壁增厚，小肠肠腔扩张

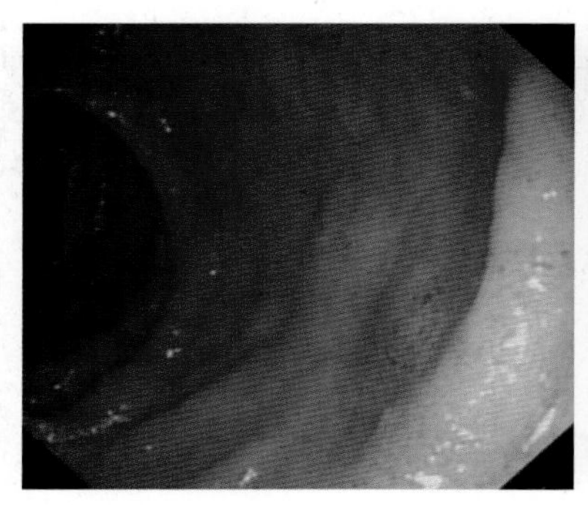
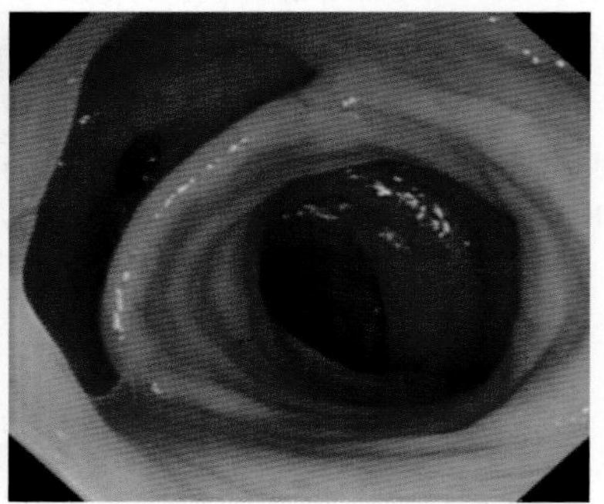

图2 结肠镜检查

小肠肠壁多发憩室，黏膜结构正常，肠壁内血管明显扩张扭曲，未发现肉芽肿性病变，抗酸染色阴性（图 3）。复查 CRP 101mg/L，ESR 75mm/h；T-SPOT.TB 508SFC/10^6MC；考虑不支持肠结核，予口服美沙拉秦缓释颗粒、益生菌，腹部症状明显好转，可解黄色成形便。2013 年 10 月复查 CRP 3.87mg/L，ESR 6mm/h；T-SPOT.TB（A+B）480SFC/10^6MC；炎症性肠病抗体谱：ANCA-IgA（+）P1：20，ASCA-IgG 32RU/ml，ASCA-IgA 22RU/ml；小肠 CT 成像大致同前；胃镜示胃扭转，胃窦变形，十二指肠球部溃疡。患者平素反复口腔溃疡，每年>3 次，天冷时四肢大关节疼痛，指尖遇冷变紫。体重曾下降 17.5kg，症状好转后恢复。

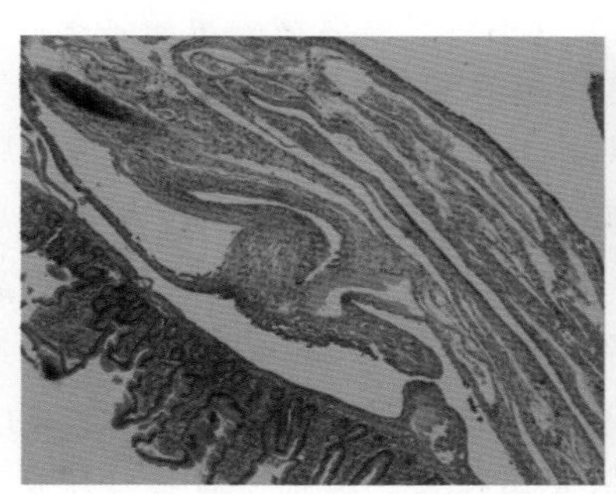
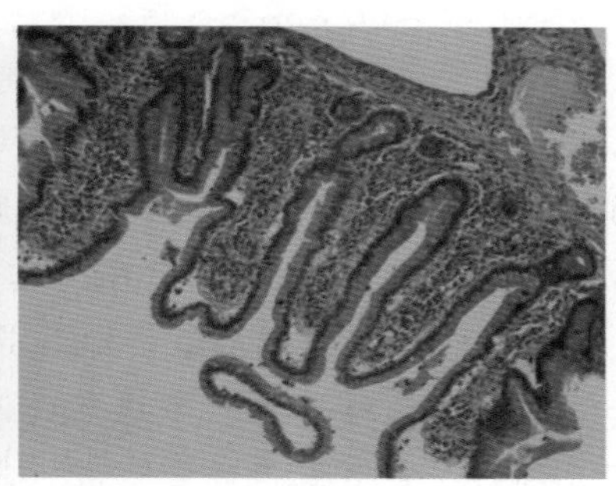

图 3 手术病理

黏膜结构正常，黏膜下血管扩张扭曲

既往史：曾行阑尾切除术、左眼白内障手术。

个人史、婚育史：否认结核接触史；对甲硝唑过敏。戒烟 20 余年，戒酒 8 年。育有 1 子 1 女，均体健。

体格检查：T 35.6℃，HR 73 次/分，RR 17 次/分，BP 124/72mmHg。发育正常，营养中等，神志清。全身浅表淋巴结未触及。双眼内眦肉阜增生，眼距增宽。心肺基本正常。上腹正中可见一长约 10cm 手术瘢痕，右下腹可见一长约 10cm 手术瘢痕，腹软，上腹瘢痕旁及左腹股沟处压痛、反跳痛，无肌紧张，未及腹部包块，肝脾肋下未及，移动性浊音阴性，肠鸣音偏活跃。直肠指检未见异常。双足背部轻度可凹性水肿。双侧巴氏征阴性。

入院诊断：腹痛、腹胀原因待查

肠道多发憩室

不完全性肠梗阻

小肠穿孔修补术后

小肠部分切除+切开疝修补术后

胃扭转

十二指肠球部溃疡

入院后完善检查：血常规、肝肾功能、凝血功能大致正常；尿常规、粪便常规+OB

(-)；炎症指标：hs-CRP 10.03mg/L，ESR 8mm/h。

反复腹胀、腹痛、肠多发憩室的诊断思路与处理

病例特点：中老年男性，慢性病程，临床表现为反复腹胀、腹痛、腹泻，病程中有不完全性肠梗阻和突发游离小肠穿孔，两次剖腹探查示小肠、结肠多发弥漫憩室，术后切口长期不愈合，手术病理示肠壁血管扩张，绒毛结构正常；结肠镜提示末段回肠、回盲瓣黏膜糜烂，病理示重度慢性炎；CRP 升高，血 T-SPOT.TB 明显升高，先后予规范性诊断性抗结核、口服 5-氨基水杨酸治疗效果欠佳；病程中有反复口腔溃疡、雷诺现象。

该患者突出的表现是肠道多发、弥漫憩室，结合症状和实验室检查，首先考虑是消化系统相对常见的疾病，多发憩室为其继发表现。①肠结核：患者间断发作腹胀、腹痛、腹泻，曾有不完全性肠梗阻，CT 提示多组小肠肠壁、回盲部及盲肠肠壁增厚，肠系膜根部多发肿大淋巴结，血 T-SPOT.TB 明显升高，需考虑肠结核。但患者 ESR 无明显升高，结肠镜仅提示末段回肠、回盲瓣黏膜糜烂的非特异性表现，手术病理无干酪样肉芽肿、抗酸染色异常等提示，无肠外结核证据，予规范的诊断性抗结核治疗效果不佳，均为不支持点。②炎症性肠病（IBD）：可有假性憩室形成，患者病程长，腹胀、腹痛症状反复，ASCA 阳性，曾口服 5-氨基水杨酸有一过性好转，不除外 IBD，但患者结肠镜下仅见局限在末段回肠及回盲瓣黏膜糜烂，与克罗恩病节段性分布、纵行溃疡、铺路石样改变等典型表现不相符，均不支持 IBD 诊断，且 IBD 不能解释患者肠道弥漫的憩室。③结缔组织病：患者中年男性，病程长，有雷诺现象，需警惕结缔组织病，但患者手术病理并不支持结缔组织病，可完善 ANA、抗 ENA 抗体筛查。

患者入院后完善 ANA、抗 ENA 抗体均阴性，结缔组织病证据不足。

肠道憩室、血管高度扩张——埃勒斯-当洛斯综合征（EDS）

对于该患者经历了标准肠结核治疗，经历了手术治疗，但至今诊断仍不能确定，提请疑难肠病多学科团队（MDT）会诊，消化内科和病理科提出两个疑点：①肠道如此多发、弥漫分布的憩室，常见的肠道疾病不易解释。②病理表现血管高度扩张。会诊时通过以下关键词进行检索：小肠多发憩室+血管异常/血管扩张，发现 EDS，这是一类先天性结缔组织合成异常的疾病，为基因突变导致胶原纤维合成障碍，可出现关节过伸、皮肤松弛、消化道多发憩室、血管脆性增加，易出现消化道穿孔及出血，可合并大血管病变，如动静脉瘘、动脉夹层等。

追问病史，患者自幼发现双指、腕关节活动度大，可过度背伸，易完成下腰、劈腿动作，轻微外伤即可致皮下淤斑。后发现受力后易出现右肘关节与右肩关节脱位。1984 年发

现全身皮肤松弛，可向外拉伸4～5cm。其妹妹有“皮肤过度伸展、腹痛、腹泻”，因“肠穿孔”去世。查体：全身皮肤松弛，尤颈部、双上肢明显，触之柔软，可拉至4～5cm，双手皮肤褶皱多。双指关节松弛，可呈过伸状态（图4）。患者行超声心动图示轻度肺动脉高压（43mmHg）；主动脉CTA示主动脉CTA未见明显异常，十二指肠降部憩室，膀胱后壁多发憩室可能性大；全血基因检测未发现突变基因。

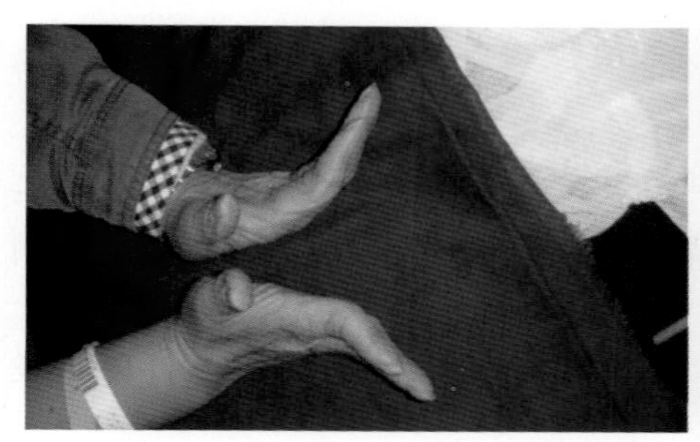
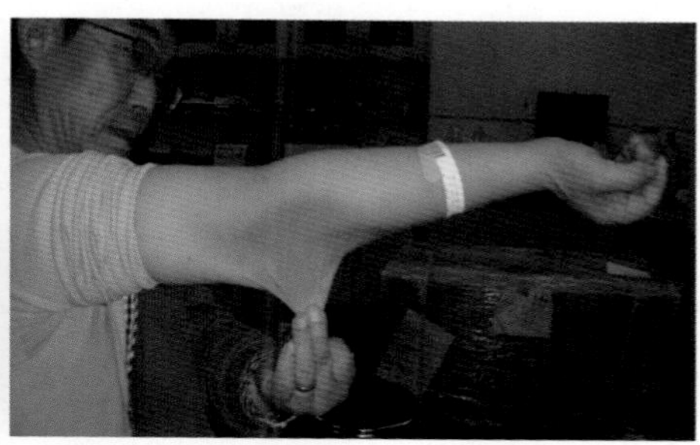

图4　该患者手指关节过伸与皮肤松弛

该患者治疗方面：建议少渣饮食，健康生活方式，如有明显腹胀、腹泻、发热，可适量服用克拉霉素片（对甲硝唑过敏），定期随诊；足疗程埃索美拉唑、硫糖铝治疗十二指肠球部溃疡；口服美沙拉秦缓释颗粒缓解肠道炎症；双歧杆菌三联活菌胶囊调节肠道菌群。

一种少见的遗传病——EDS

该患者自幼起病，有皮肤、关节、消化道典型表现，有明确家族史，综合考虑为EDS可能性大。大血管评估未见明显异常，主要为肠道多发憩室，其反复腹胀、腹痛考虑为憩室炎，小肠细菌过度生长可能。EDS的诊断主要依赖于临床表现和家族史，随着基因检测技术的广泛应用，可通过对全血或皮肤组织进行基因突变检测，有助于明确诊断与分型，如经典型EDS与Ⅴ型胶原基因COL5A1、COL5A2突变相关，但也有文献报道，部分EDS患者未检测到基因突变，比例可达75%。该患者未检测到基因突变，但从其皮肤、关节、肠道症状来看，临床高度支持EDS的诊断。

EDS是指一种累及多系统的遗传性结缔组织病，文献报道其总体发病率1/5000～1/2500。目前认为，EDS多呈常染色体显性遗传，源于编码胶原纤维或胶原合成酶基因突变，并涉及其他细胞外基质的生物合成、信号转导及分子间相互作用。长期以来，EDS多使用1997年Villefranche分类系统，但在2017年国际EDS联合会发布了新的国际分类系统，提供了亚型的遗传和分子诊断数据。EDS主要分为13种亚型，其中以经典型、近似经典型、心脏–瓣膜型、血管型、高度可动型较常见。临床表现因各亚型不同而有一定差异。EDS最常见表现为皮肤过度伸展和关节过度弯曲，皮肤表现是EDS的标志性症状，常见表现如皮肤过度伸展、伤口愈合不良、伤口愈合后瘢痕萎缩变薄。关节方面常表现为活动度增大，导致反复半脱位、脱位、关节炎。EDS 在消化道方面主要表现为结构异常，如裂孔疝、内脏下垂、直肠膨出等，可表现为多发肠道憩室。2015 年梅奥诊所一项对 110 例 EDS 患者的研究中，11% 患者有肠道憩室表现，其机制可能为结肠肌层弹性蛋白沉积增多，胶原蛋白结构改变。也可引起胃肠道动力异常。EDS 患者常见消化道症状有恶心、腹痛、便秘、腹泻。血管型 EDS 临床表现较重，易出现肠穿孔、消化道出血。血管方面，由于血管脆性增加，易出现动脉瘤、反复出血或血肿。心脏瓣膜病也是 EDS 常见表现。EDS 的诊断主要依赖于临床表现和家族史，基因检测为协助明确诊断和分型提供了新手段。

治疗方面，目前无根治方法，主要为对症治疗，预防疾病进展和并发症。避免引起皮肤、关节损伤的活动，保持健康生活方式，进食易消化食物，适当应用黏膜保护剂、促动力药物及益生菌。定期进行心血管筛查，以尽可能降低风险。

EDS 各亚型的预后有一定差异，经典型、高度可动型预后较好，血管型预后差，中位生存期 48 岁。

最后诊断：埃勒斯-当洛斯综合征
肠道多发憩室
不完全性肠梗阻
小肠穿孔修补术后
小肠部分切除+切开疝修补术后
胃扭转
十二指肠球部溃疡

【诊疗启迪】

本例是一例少见疑难肠道疾病，病程历经 30 余年才得以诊断，一直表现为消化道常见症状，如间断腹痛、腹胀等。通过本病例我们认识到：①不能忽略肠道憩室的存在。肠道憩室临床表现虽缺乏特异性，但多由反复炎症、肠道内压力增高引起，若出现多发弥漫分布的肠道憩室，应引起重视，需考虑是否有先天性肠壁缺陷以及是否合并其他结缔组织缺陷的表现，如遗传性结缔组织病、自身免疫性结缔组织病以及神经系统疾病累及胃肠道等。②不能忽略查体的重要性。该患者是后期补查体发现皮肤过度伸展。③不能忽略家族史。患者有一妹妹与其患病相似。④不能忽略不能解释的病理现象。由于有些不能解释的病理现象，病理科医师很难在报告中阐述，但如果我们积极与病理科医师沟通，就可能挖掘出病理科医师的“难言之隐”。

【专家点评】

这是一个反复腹胀、腹痛、肠道多发憩室以及皮肤关节改变的病例，其独特性在于肠道多发而弥漫分布的憩室、有多系统受累，且有家族史。从一元论来看，因其特殊的皮肤、关节、肠道表现，有遗传倾向，不难考虑到EDS这一先天性疾病。在诊治此类疾病过程中，难点在于临床病史的采集，应有全面、系统性看待问题的思路，而不应局限于消化道问题而造成误诊。更重要的是，多学科讨论以及在讨论中抓住其他辅助科室不能在报告中报告的疑点非常重要。

（张朦朦　撰写　杨　红　审校）

参考文献

[1]Ghali N,Sobey G,Burrows N.Ehlers-Danlos syndromes[J].BMJ,2019,366:l4966.doi:10.1136/bmj.l4966.

[2]Jesudas R,Chaudhury A,Laukaitis CM.An update on the new classification of Ehlers-Danlos syndrome and review of the causes of bleeding in this population[J].Haemophilia,2019,25(4):558-566.

[3]Miklovic T,Sieg VC.Ehlers Danlos Syndrome.StatPearls[Internet].Treasure Island(FL):StatPearls Publishing;2019-.2019 Oct 26.

[4]Joseph AW,Joseph SS,Francomano CA,et al.Characteristics,Diagnosis,and Management of Ehlers-Danlos Syndromes A Review[J].JAMA Facial Plast Surg,2018,20(1):70-75.

[5]Fikree A,Chelimsky G,Collins H,et al.Gastrointestinal involvement in the Ehlers-Danlos syndromes[J].American Journal of Medical Genetics Part C:Seminars in Medical Genetics,2017,175(1):181-187.

[6]Nelson AD,Mouchli MA,Valentin N,et al.Ehlers Danlos syndrome and gastrointestinal manifestations:a 20-year experience at Mayo Clinic[J].Neurogastroenterol Motil,2015,27(11):1657-1666.

[7]李媛,李玥,薛华丹,等.Ehlers-Danlos综合征伴肠道多发性憩室一例[J].中华病理学杂志,2015,5:341-343.

[8]朱坤举,王培光,张学军.Ehlers-Danlos综合征及其致病基因研究进展[J].国际遗传学杂志,2010,33(2):113-116.

病例69　剑突下疼痛、黑便、肠腔狭窄——是CMUSE吗

患者，男性，29岁，因“剑突下疼痛8年余，黑便1个月”入院。

患者于2009年无明显诱因出现剑突下疼痛，与饮食无关，无反酸、烧心，多在夜间出现，疼痛阵发性发作，每次持续1~2小时，NRS 6~7分，可自发缓解，服用颠茄片有效，未正规诊治。2017年8月因劳累、进辛辣食物后出现黑便，偶为柏油样，1~2次/日，每次100~200ml。外院查Hb 75g/L；胃镜：浅表性胃炎，Hp（-）；结肠镜：回肠末段黏膜散在

直径 0.3～0.5cm 息肉样隆起；胶囊内镜：可见空肠黏膜欠光滑，绒毛粗大，溃疡、增生，回肠肠腔环形狭窄，考虑肠结核可能性大、小肠淋巴管扩张症（图 1）。此后未见胶囊排出，但粪便渐转黄，无腹痛、腹胀、排气排便停止。为进一步诊治于 2017 年 9 月 29 日入院。

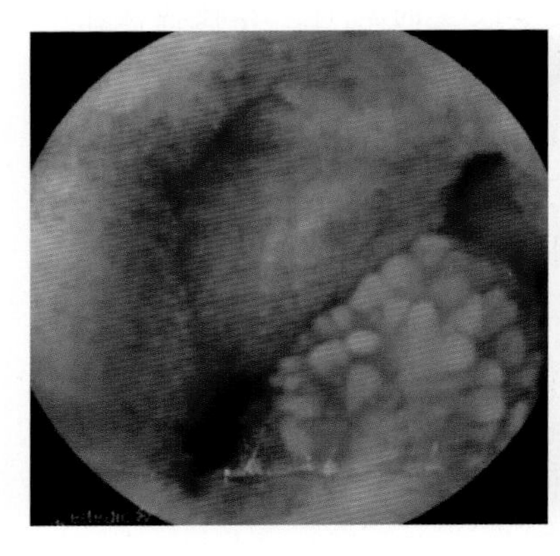
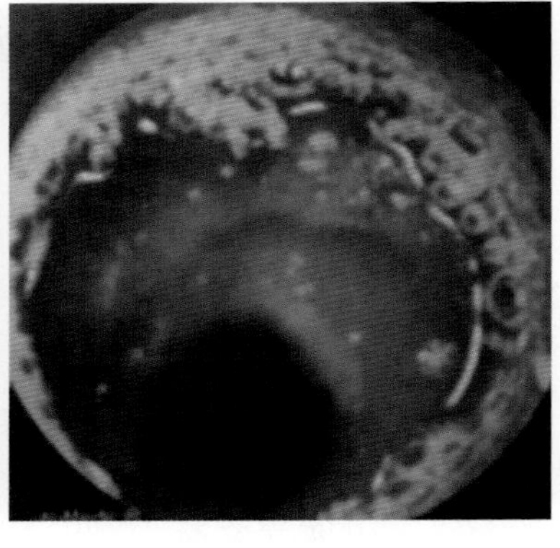

图 1　胶囊内镜检查

既往史：自述自幼贫血，曾间断补铁治疗，Hb 可增加（具体不详）。

个人史、婚育史、家族史：无特殊。

体格检查：生命体征平稳，生长发育与同龄人无明显差别，贫血貌，双侧睑结膜苍白。剑突下压痛、反跳痛，肝脾肋下未触及，直肠指检无特殊。

入院诊断：腹痛、黑便原因不明
小肠疾病可能性大
缺铁性贫血
胶囊内镜滞留

入院后完善检查：血 WBC 5.45×10^9/L，Hb 78g/L，MCV 75.3fl，MCH 22.4pg，RET% 1.40%，PLT 321×10^9/L。尿常规+流式尿沉渣无异常，粪便 OB×2 次阳性。血生化：TBil 3.9μmol/L，Cr 88μmol/L，TC 2.47mmol/L，TG 2.09mmol/L，BUN 4.3mmol/L。SI 34.1μg/dl，TS 3.0%，TS 2.6%，SF 6ng/ml。hs-CRP 1.39mg/L，ESR 7mm/h。T-SPOT. TB：（A+B）0+0SFC/10^6MC，血 CMV DNA<500copies/ml，粪便培养+抗酸染色阴性。血 IgG 6.91g/L，IgA 2.02g/L，IgM 0.53g/L，血清蛋白电泳 α_1 4.9%，β_1 7.6%；抗核抗体谱+炎症性肠病抗体谱均阴性；肿瘤标志物及凝血功能指标均阴性。腹部超声：肝实质回声稍增粗，肝内钙化灶。肠系膜血管超声：无异常。卧位腹部平片：示左中腹部金属密度影，结肠内可见气体（图 2）。小肠 CT 成像（CTE）：回

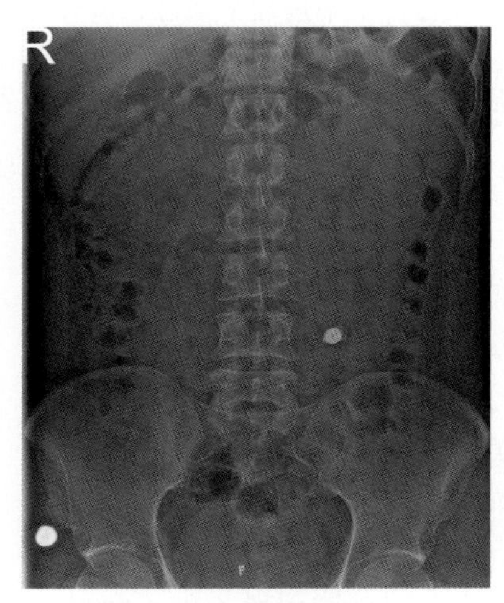

图 2　卧位腹部平片

肠高密度影，胶囊内镜可能（图3）。胃镜：食管裂孔功能障碍，慢性浅表性胃炎。结肠镜：回肠末段可见1处浅溃疡，覆白苔，质软，未见明显渗血（图4）。胃肠出血部位核素检查未见明确消化道出血征象。

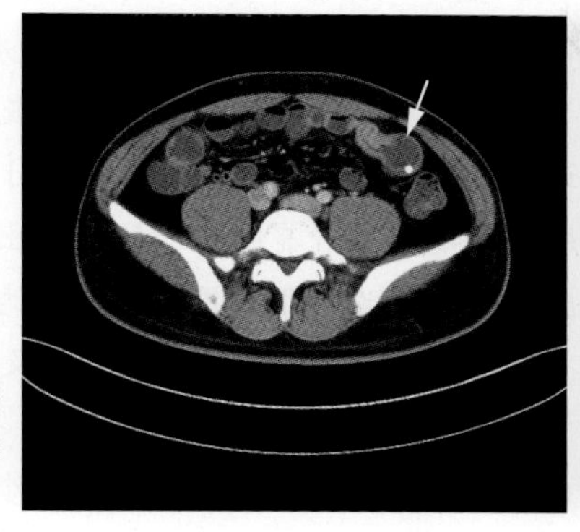

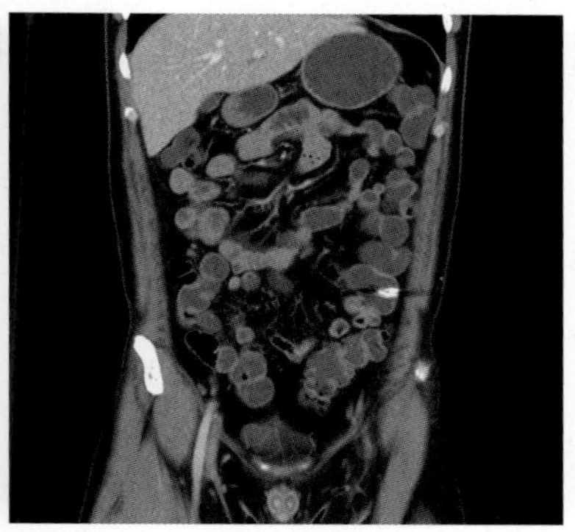

图3 CTE

第4组小肠囊袋样结构伴囊壁增厚（箭头）。回肠高密度影，胶囊内镜可能

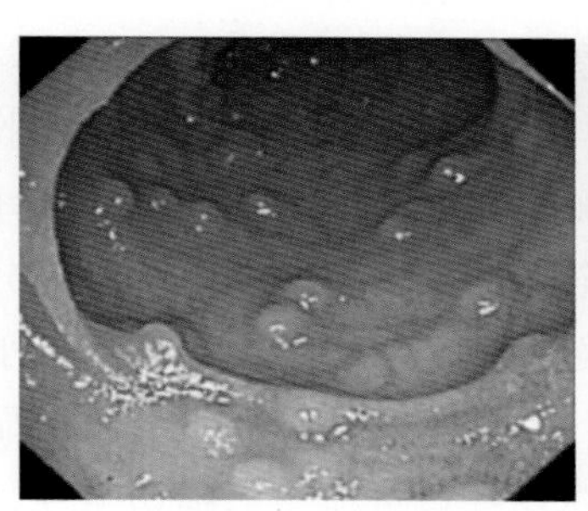

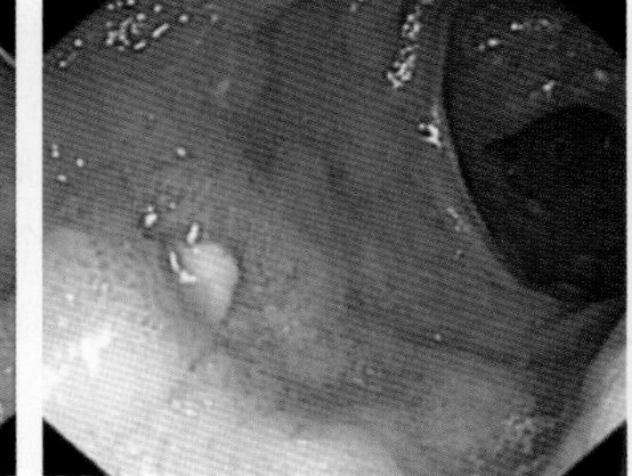

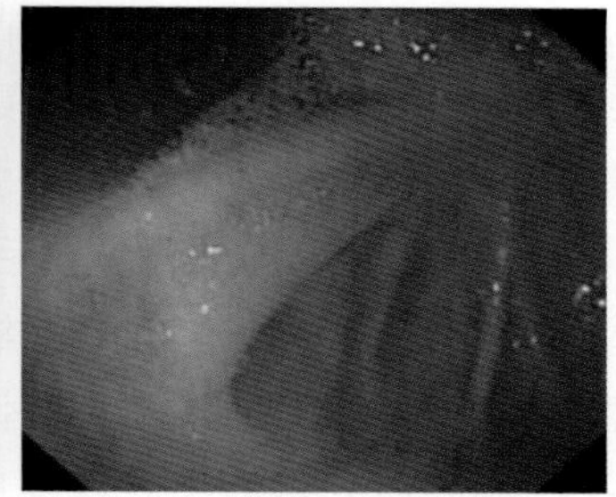

图4 结肠镜检查

不明原因消化道出血伴肠腔狭窄的诊断思路及处理

病例特点：青年男性，慢性病程。病程中反复出现剑突下痉挛性疼痛，夜间多发，解痉药有效，消化道慢性出血表现。1个月前出现黑便，伴体重明显下降及轻中度贫血。查体见贫血貌，剑突下压痛、反跳痛。辅助检查示缺铁性贫血，粪便OB持续阳性，但放射性核素检查未见明确出血征象，肿瘤、炎症、免疫及感染无阳性提示。外院胶囊内镜示空肠黏膜溃疡、增生，肠腔环形狭窄。CTE示胶囊内镜嵌顿。患者不明原因消化道出血诊断成立，有贫血病史、剑突下疼痛、粪便OB持续阳性和1个月前黑便，从症状上首先考虑消化性溃疡，夜间痛且剑突下明显，应着重考虑十二指肠溃疡，但患者胃镜未提示该病，需仔细复核患者症状时间和内镜时间，除外内镜延迟问题。

患者消化道出血、小肠环行狭窄并结合患者内镜和影像学检查，鉴别诊断如下。①隐源性多灶性溃疡性狭窄性小肠炎（CMUSE）：该患者有消化道出血及贫血，内镜可见环形狭窄，且溃疡无深大表现，炎症指标不高，符合CMUSE临床特点，但CT无环形强化等典型表现，下一步可行小肠镜检查或外科手术进一步证实。②克罗恩病（CD）：患者胶囊内镜提示小肠多发节段性溃疡、狭窄，故CD不能除外。但患者无肠外表现，炎症指标正常，内镜检查未见典型纵行溃疡、铺路石样改变，CTE无系膜侧黏膜强化、分层等典型表现，CD诊断支持点暂不多。③肠结核：外院疑诊该患者为肠结核，外院胶囊内镜提示小肠黏膜溃疡、增生、狭窄病变，有肠结核可能。但患者无发热、盗汗等结核中毒症状，T-SPOT.TB阴性，粪便抗酸染色阴性，肠结核证据不足。④小肠先天性病变：患者诉自幼发病，有典型小细胞低色素性贫血，外院胶囊内镜示空肠病变伴狭窄，我院CTE提示小肠局限性囊袋样病变，应考虑小肠先天性或遗传性疾病，但无法解释患者近期体重显著下降。下一步可行小肠造影、小肠镜检查，必要时外科手术进一步明确诊断。⑤肠道肿瘤：患者有腹痛、消化道出血，近期体重明显降低，不除外肠道肿瘤所致消化道出血可能。但患者为青年男性，病史长达8年，影像学未显示恶性肿瘤表现，肿瘤标志物阴性，此为不支持点。必要时可完善小肠镜及PET-CT进一步除外。

入院后给予蔗糖铁100mg每周两次静脉滴注纠正贫血，美沙拉秦1g qid，但治疗5天后复查腹部平片示胶囊仍滞留，估计自行排出困难，有嵌顿导致肠梗阻的风险。放射科复阅CTE示第4组小肠内侧囊袋样结构伴囊壁增厚，首先考虑憩室或先天发育异常（图3）。结合影像学，考虑小肠憩室或重复畸形可能，现有长期贫血、腹痛、胶囊内镜嵌顿，且胶囊内镜提示小肠溃疡原因未明，手术指征明确，手术不仅可解除小肠畸形，还可明确诊断，还可取出胶囊。基本外科会诊后考虑患者无手术禁忌，于全麻下行腹腔探查，小肠部分切除术。术中可见小肠憩室样结构伴局部肠管狭窄，胶囊内镜滞留（图5）。手术病理：小肠肠型可见异位的胃黏膜，伴憩室形成，局灶黏膜溃疡形成，两断端未见特殊，淋巴结显慢性炎（肠周0/1）术后患者恢复良好，逐步停止肠外营养，恢复经口进流食。随访至今，患者病情稳定，无特殊不适。

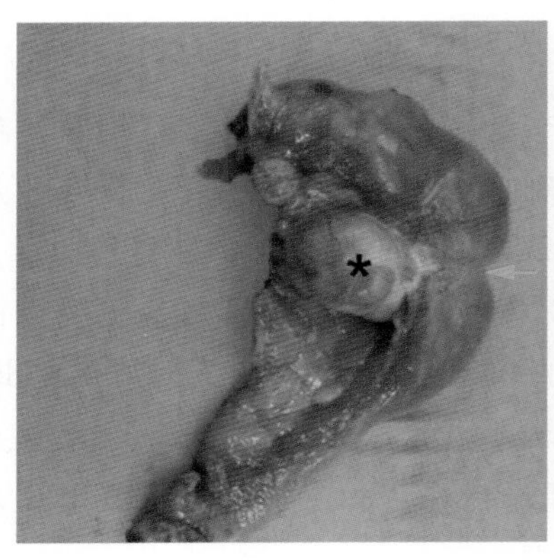
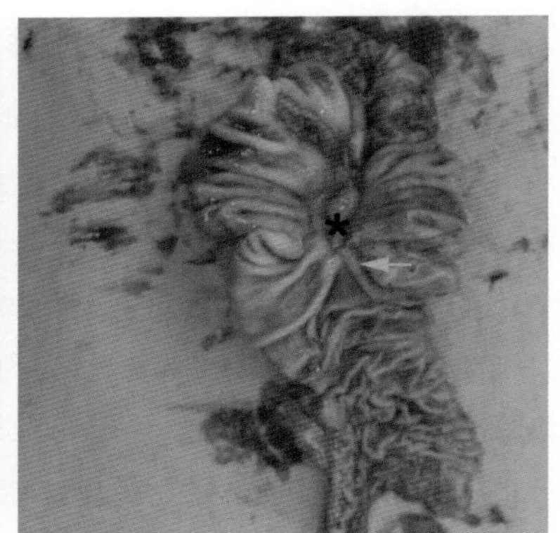

图5 手术切除标本

最后诊断：小肠憩室

胶囊内镜滞留

缺铁性贫血（中度）

【诊疗启迪】

诊断小肠溃疡和狭窄总让临床医生“想到”CD或CMUSE，会忽略还有其他原因可以引起小肠溃疡和狭窄，如药物、感染、肿瘤、血管性疾病、先天性疾病。该患者在病程中有几个“与众不同”的特点：①自幼贫血。②炎症指标、免疫指标正常。③CTE可见囊袋样结构。这些特点提示我们诊断先不考虑炎症性和感染性疾病。而CTE所示与CD、CMUSE等不同的特点“囊袋样结构”，促使我们与放射科医生紧密沟通，经反复阅片并讨论，术前拟诊小肠憩室或先天发育异常，使得在多学科团队讨论中，下定决心建议患者手术治疗。最终患者得到明确诊断。

【专家点评】

可供选择的精准检查小肠病变的手段十分有限，特别是诊断小肠结构和解剖异常。消化内镜常不能很好显示结构和解剖异常，而有时由于结构和解剖异常会促进小肠缺血或感染等发生，导致发生小肠溃疡、狭窄等，这些让诊断变得更加复杂。而影像学是发现小肠结构和解剖异常较好的手段，但由于小肠发育异常表现形式不一，且发生率低，这就需要临床医生详细询问病史、细致查体，捕捉有价值的线索，积极与放射科医生沟通，最后采取有效手段获得最终诊断，并让患者得到最有效的治疗方案。

（王　征　撰写　吕　红　审校）

参考文献

[1]刘凤林,秦新裕.不明原因下消化道出血诊治策略[J].中国实用外科杂志,2008,28(4):319-321.
[2]吴晟.胶囊内镜、双气囊小肠镜和小肠CT在不明原因消化道出血诊断中的互补作用研究[D].上海交通大学,2015.

病例70　反复腹泻——麦胶性肠病是最后的诊断吗

患者，男性，68岁，因“反复腹泻1年余，发热3个月”入院。

患者2014年7月～2015年12月无诱因先后发生4次腹泻，黄色水样便，4次/日，总量500～1000ml/d，伴腹胀、恶心、呕吐，1天后腹泻可自行缓解，无发热、腹痛、里急后重等，腹泻与进食种类（油腻饮食、面食、米食等）无关。2016年1月25日无诱因出现成形黑便，量不详，伴恶心、呕吐、发热，Tmax 40℃。外院查：Hb 97g/L，WBC、PLT 均正常；粪便 OB（+）；血 Alb 24g/L；ESR 59 mm/h，CRP 72.7mg/L。胸腹增强 CT：双肺胸膜下多发粟粒结节；纵隔、腹腔及肠系膜根部多发淋巴结肿大。胃镜：慢性胃炎，十二指肠球部多发溃疡；病理示黏膜慢性炎症及肉芽组织。结肠镜未见异常。胶囊内镜：十二指肠球部、降部黏膜肿胀，大片充血糜烂；小肠黏膜散在不同时期糜烂溃疡斑片，直径 0.3～0.8cm，黏膜肿胀；回肠末段散在丘状结节。予补液、抑酸、调节肠道菌群等治疗，腹泻好转、体温降至正常出院。20 天后腹泻再发，黄色水样便，20 余次/日，总量达 2500ml/d，不含黏液脓血，进食后腹泻加重，但腹泻量与进食种类无明显关系，伴恶心、呕吐、口渴、少尿、发热，Tmax 40.3℃。予禁食、少量进水、肠外营养后，便次减至 2～3 次/日，便总量减至 200～300ml/d。为进一步诊治于 2016 年 4 月 30 日入院。患者否认反复口腔溃疡、生殖器溃疡、关节痛、皮疹等，体重下降 18kg。

既往史：无结核病史及结核接触史。

个人史：无长期大量吸烟或饮酒史。

家族史：父亲死于食管癌，母亲死于胰腺癌。

体格检查：生命体征平稳，一般情况弱，BMI 19.7kg/m²。浅表淋巴结未扪及。心肺无特殊，腹软，无压痛、反跳痛，肝脾肋下未及，移动性浊音（-），肠鸣音 5 次/分，双下肢对称性中度可凹性水肿。

入院诊断：腹泻伴发热原因待查

恶性肿瘤不除外

腹泻鉴别诊断思路

病例特点：老年男性，病程 1 年余，临床主要表现为反复水样便，禁食水后好转，腹泻发作与缓解交替。病程中有消瘦、发热、贫血、黑便。腹泻根据其机制可分为渗透性、渗出性、分泌性、动力性。本例为水样泻，腹泻量>2L/d，禁食水后好转，但未完全缓解，且内镜下发现小肠多发糜烂、溃疡，考虑为渗透性腹泻为主，亦可能有分泌性及渗出性因素参与。结合其营养不良及内镜下表现，病变定位于小肠。小肠源性腹泻病因广泛，包括感染、肠道免疫性疾病、肠道肿瘤、吸收障碍、药物毒物及理化因素等。从疾病角度分析如下。

1. 肿瘤　本例有高热、贫血，消耗症状重，纵隔、腹腔多发肿大淋巴结，内镜下见小肠多发溃疡，需高度警惕恶性疾病，特别是淋巴瘤肠道受累，确诊需病理学证据。但淋巴瘤肠道受累时多为单部位病变，溃疡深大，与本例不符合；另外，神经内分泌肿瘤如促胃液素瘤可分泌肽类内源性促分泌物，刺激胃肠道过度分泌导致分泌性腹泻，可有十二指肠、小肠溃疡表现，但似乎难以解释病程中高热、高球蛋白血症及炎症指标高，可完善奥曲肽显像进一步明确。

2. 免疫性疾病　①克罗恩病（CD）：可表现为腹泻，高热多见于合并感染，可有贫血、低白蛋白血症等营养不良表现，疾病活动时炎症指标升高，可有小肠多发溃疡。但本例无腹痛、腹部包块、肛周病变，内镜下未见节段性病变、纵行溃疡、铺路石样改变、肠腔狭窄等CD特征性病变，诊断CD证据不足。②麦胶性肠病：本例症状发作与缓解交替，存在慢性腹泻及营养不良症状，肠道病变位于小肠，需警惕麦胶性肠病，但腹泻似与进米食或面食关系不明显，临床症状并不典型，老年人出现该病表现可不典型，入院后复查胃镜需关注是否存在十二指肠黏膜绒毛萎缩表现。肠活检组织病理为诊断金标准，麦胶性肠病相关抗体检测具有一定诊断价值。③免疫疾病肠道受累：如贝赫切特（又称白塞，Behcet）病累及肠道也可有腹泻、小肠溃疡，但本例患者缺乏白塞病特征性的口腔溃疡、外阴溃疡、皮肤及眼部表现，故暂不考虑。其他自身免疫病暂无证据支持，可待进一步查免疫相关指标除外。

3. 感染 本例高热、CT示双侧胸膜下多发粟粒结节，需警惕结核感染，但消化道结核病变部位多以回盲部为主，伴不同程度的回盲瓣变形毁损，与本例不符。

4. 其他病因 如吸收障碍（包括乳糖不耐受或消化酶缺乏）、药物毒物及理化因素等，暂无相关病史支持。

目前诊断不明，应注意监测病情变化，予补液、肠外营养等对症支持治疗，下一步诊断计划包括：①完善病原学检查，进一步排查结核、病毒、寄生虫等肠道感染。②完善自身抗体谱，包括ANA、炎症性肠病抗体谱及麦胶性肠病抗体谱等检查排除肠道免疫性疾病。③完善肿瘤标志物、奥曲肽显像等检查排查肿瘤。④通过影像学检查了解病变范围。⑤复查胃镜、结肠镜，观察病变形态并再行活组织检查。⑥评估小肠吸收功能及营养指标。

入院后完善检查，血常规：WBC 4.55×10^9/L，Hb 78g/L，MCV 81.8fl，PLT 195×10^9/L。ESR 22 mm/h，hs-CRP 10.00mg/L。甲状腺功能正常。粪便寄生虫及幼虫鉴定、难辨梭菌毒素A/B测定（-）。PPD试验（+）；T-SPOT.TB正常。EBV DNA、CMV DNA（-）。血Ig定量：IgA 7.81～8.49g/L，IgG、IgM正常。ANA、ANCA、ASCA（-）。抗麦胶蛋白抗体IgA（+）、IgG（-），抗肌内膜抗体IgA（弱+）、IgG（-），抗网硬蛋白抗体IgG（-）、IgA（-）。Coombs试验（+），IgG（++）。CEA、CA19-9（-）。生长抑素受体显像（-）。血清蛋白电泳：γ-球蛋白27.4%。血游离轻链：κ 81.6mg/dl，λ 85.7mg/dl，κ/λ 0.952。血及尿免疫固定电泳、尿轻链（-）；骨髓穿刺：涂片增生活跃骨髓活检：大致正常。Alb 25g/L。铁4项：SI 31.6μg/dl，TIBC 156μg/dl，TS 19.0%。维生素 B_{12} 1277pg/ml，叶酸正常。粪便苏丹Ⅲ染色（-）、D-木糖吸收试验：0.8g/5h。小肠CT成像：小肠壁弥漫增厚伴强化；腹膜后及肠系膜多发淋巴结，部分增大（图1）。结肠镜：末段回肠黏膜见多发增生结节不平，呈偏心性分布，对侧小肠黏膜变薄，略粗糙不平，两种改变界限清晰（图2）。病理：小肠黏膜慢性炎，伴淋巴组织增生，淋巴滤泡形成，部分绒毛变平；免疫组化：AE1/AE3（腺上皮+），CD138、CD20、CD3、CD38、IgG（+），IgG4（-），κ（可疑+），λ（+）。胃镜：

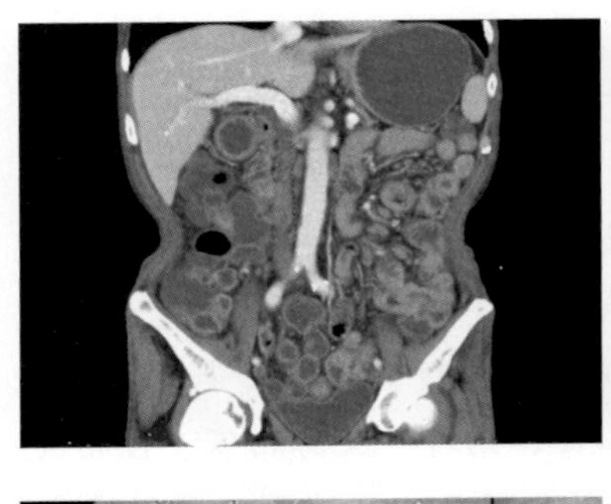
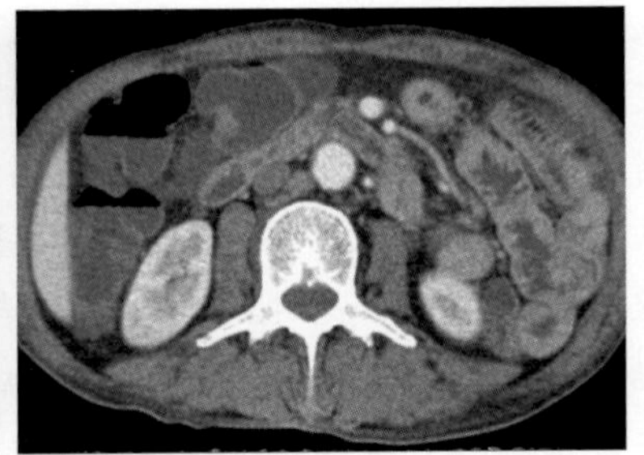
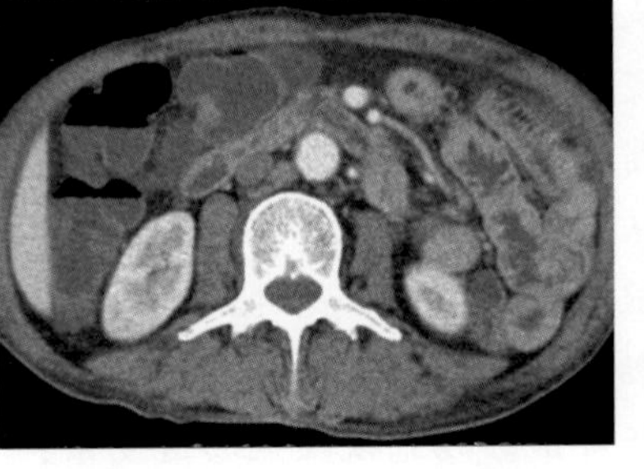

图 1　小肠 CT 成像

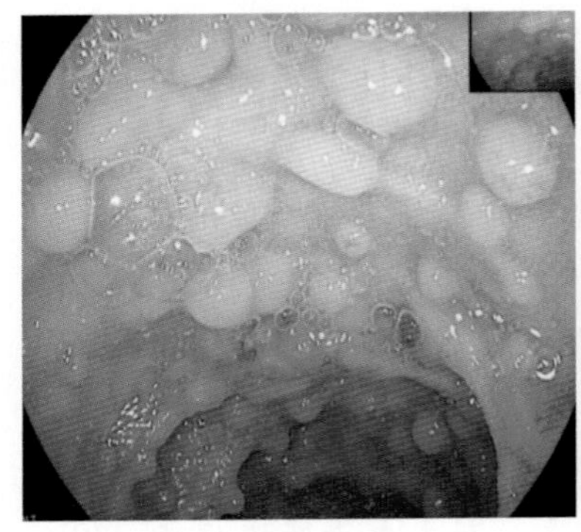
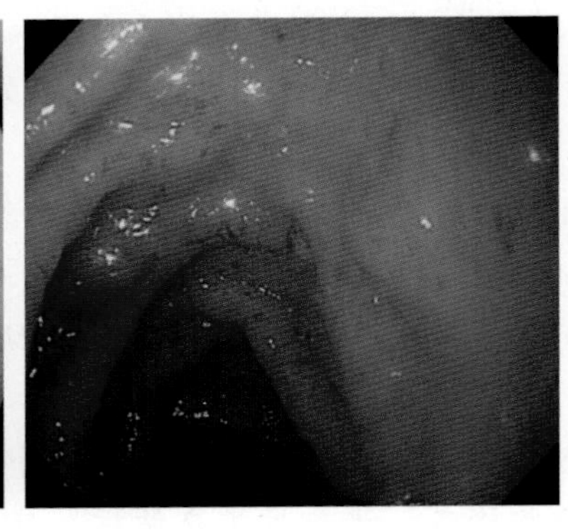

图 2　结肠镜检查

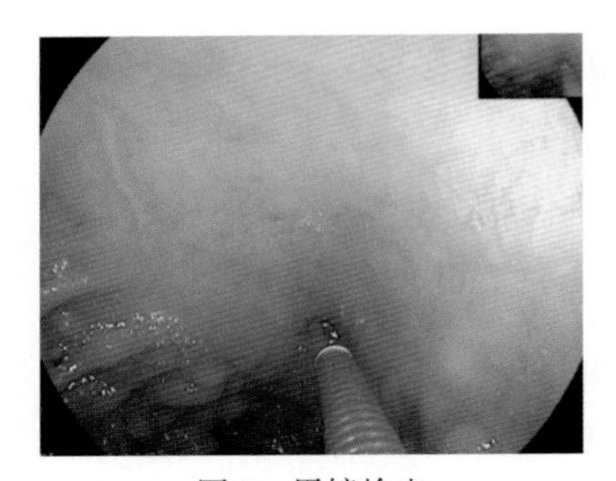

图 3　胃镜检查

十二指肠多发糜烂、浅溃疡（图 3）。病理：十二指肠降部黏膜慢性炎，黏膜内多量淋巴细胞及浆细胞浸润；免疫组化：AE1/AE3（腺上皮+），CD138、CD20、CD3、CD38、CD4、CD8、IgG（+），IgG4（-）。

腹泻病因诊断再分析

本例突出表现为慢性大量水样泻，病理生理学机制为渗透性腹泻，伴体重下降，合并营养性贫血，存在抗麦胶蛋白抗体 IgA（+），抗肌内膜抗体 IgA（+），D-木糖吸收试验阳性，小肠绒毛变平及黏膜内炎细胞浸润表现，综合考虑诊断老年成人麦胶性肠病可能性大。但麦胶性肠病不能解释本例病程中高热，部分麦胶性肠病患者可合并淋巴瘤，结合其胃镜和结肠镜下表现，考虑淋巴瘤仍不能除外，由于原发肠道淋巴瘤多起源于肠壁黏膜下层，内镜活组织检查假阴性率较高，所以必要时应重复多点活组织检查，寻找淋巴瘤证据。

住院期间予禁食水 48 小时，腹泻停止，予抑酸、肠外营养过渡至去麸质饮食等对症支持治疗，患者未再腹泻，每 1～2 日解黄色稀便 1 次，无发热、恶心，体重未再进行性下降。复查 Hb 102g/L，Alb 37g/L，hs-CRP 3.58mg/L。出院 1 个月后随访，患者无腹泻、发热，体重增加 2kg。

2017年3月16日我院复诊：血常规：WBC 5.98×10^9/L，Hb 108g/L，PLT 197×10^9/L。Alb 31g/L，IgA 11.26g/L，ESR 37mm/h，hs-CRP 13.36mg/L。胃镜：十二指肠球部可见溃疡瘢痕，球后黏膜水肿，降部黏膜明显变薄、皲裂、马赛克样改变，质软（图4）。十二指肠黏膜活检病理提示小肠绒毛部分钝缩，未见明显上皮内淋巴细胞增多，偶见隐窝炎，间质内可见淋巴细胞和浆细胞浸润（图4）。免疫组化：CD10（-），CD20（局灶+），CD3（局灶+），CD138（+），CD38（+），CD4（+），CD8（+）。

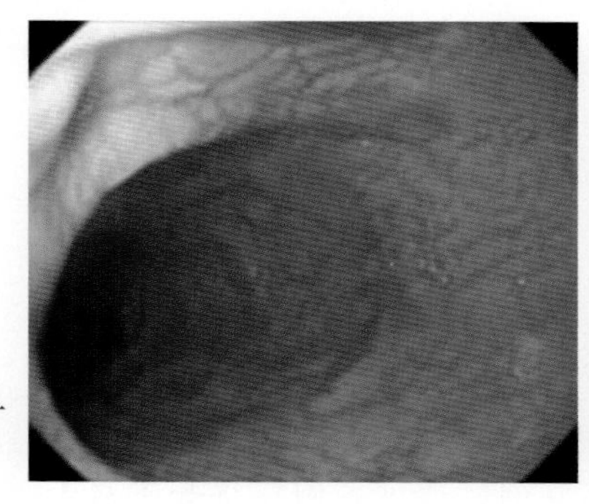
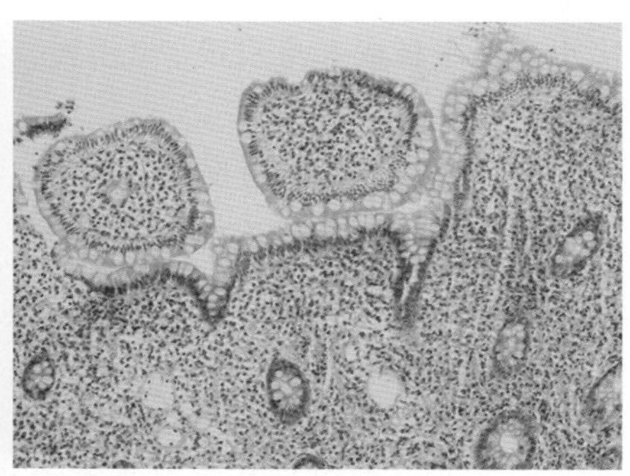

图4 复查胃镜及十二指肠黏膜活检病理

认识麦胶性肠病

麦胶性肠病，又称特发性脂肪泻、成人乳糜泻、非热带性腹泻或乳糜泻，是一种遗传易感个体摄入麸质后引起的慢性炎症性疾病。麸质中含有的麦胶蛋白是主要致病性植物蛋白抗原。遗传因素导致肠黏膜缺少麦胶蛋白分解酶，摄入的麦胶蛋白激活体液及细胞免疫，导致患者肠道黏膜损伤和肠外多种并发症。

麦胶性肠病于1888年由Gee首次报道，目前全球发病率约为1%。可发生于任何年龄，常见于儿童和年轻成人，男女比例为1:（2～3）。临床表现：症状具有发作与缓解交替的特点，摄入麦胶类食物时症状加重，停食麦胶类食物后症状缓解；典型表现为肠道黏膜损害和继发性营养不良，前者包括腹泻、腹痛或腹胀等，后者包括消瘦、低蛋白血症、贫血、骨痛、手足抽搐、电解质紊乱、周围神经病、继发性甲状旁腺功能亢进症等。此外，亦可合并甲状腺功能减退症等自身免疫病。麦胶性肠病患者病变主要位于小肠黏膜，以十二指肠和空肠近段为主。内镜下表现：十二指肠皱襞平坦、圆齿状、裂沟或镶嵌样图像，大量充气时皱襞变小和/或消失，放大后绒毛缺失及十二指肠球颗粒样表现。肠活检组织病理改变包括：①绒毛部分或完全萎缩。②隐窝增生。③上皮内淋巴细胞或浆细胞浸润。

鉴别诊断方面考虑HIV肠病、化疗相关肠病、移植物抗宿主病、CD、幽门螺杆菌感染、自身免疫性肠病等疾病，主要依靠病史、临床表现、组织学及血清学检查等手段。

老年性麦胶性肠病近年来被逐渐认识，65岁以上人群发病率已从4%逐渐升至19%～34%。与儿童或年轻成人麦胶性肠病不同，老年性麦胶性肠病有以下特点。①发病率：男性高于女性。②临床特点：a. 消化道症状轻微致使诊断困难；b. 营养吸收不良表现突出，老年性麦胶性肠病贫血多见，加之老年人骨代谢平衡稳定性不及年轻人，骨密度下降明显，骨质疏松症、骨折风险明显升高；其他如低白蛋白血症、转氨酶水平升高亦较常见；c. 常因过久暴露于麸质更易表现为甲状腺功能减退症等自身免疫紊乱；d. 发生难治性麦胶性肠病概率更高，故进展为 T 细胞淋巴瘤最常见，腺癌亦有报道，去麸质饮食在麦胶性肠病恶变方面可能为保护性因素；e. 还可表现为疱疹样皮炎、黏膜胶原病、周围神经病、扩张型心肌病等。③诊断：麦胶性肠病相关抗体效价与年龄呈负相关，老年性麦胶性肠病血清学诊断难度明显增加，诊断平均推迟 15～17 个月。④治疗：老年性麦胶性肠病对去麸质饮食治疗比儿童或年轻成人反应慢。

最后诊断：麦胶性肠病
营养不良性贫血

【诊疗启迪】

这是一例以反复腹泻为主诉的病例，通过本例获得如下启示。①腹泻的鉴别诊断：一般从病理生理学机制分析着手，根据不同的病理生理学机制深入探讨不同疾病。但我们需要知道，很多疾病可以存在多个机制导致腹泻症状，需要综合判断辨证。②该患者确诊的路径：首先经过判断考虑渗透性腹泻可能性大，之后从渗透性腹泻的疾病原因中进一步排查。通过常规结肠镜检查，回肠末段黏膜组织病理（小肠绒毛变平及黏膜内炎症细胞浸润）给了我们诊断线索，提示要警惕麦胶性肠病的可能性，最终通过结合血清抗体检查和去麸质饮食诊断麦胶性肠病。

【专家点评】

腹泻、消化道溃疡均是消化内科常见症状，在临床工作中诊断思路容易固化，通过本例病例，临床工作中应注意从患者情况出发、综合考虑、拓宽鉴别诊断思路。依据诊断标准诊断麦胶性肠病并不困难，因为麦胶性肠病是少见病，在寻找腹泻病因时，要“想到”这类少见疾病。在腹泻患者的问诊中，一定要全面询问“面食”和“米食”与腹泻的关系；同时特别组织病理学要重视“绒毛萎缩”的临床表现；最后要“发展与变化”，麦胶性肠病诊断后，临床医师还需要警惕的是，难治性麦胶性肠病、老年麦胶性肠病易进展为淋巴瘤，随访该患者在诊断后 1 年离世，或这一类患者可能就是淋巴瘤的早期表现？只有通过随诊才能看到疾病的本质。

（陈 丹 撰写 赖雅敏 审校）

参考文献

[1]Gee SJ. On the celiac affection[J]. St Bartholomew's Hosp Rep, 1888, 24: 17-20.
[2]Bai JC, Fried M, Corazza GR. World Gastroenterology Organisation global guidelines on celiac disease[J]. J Clin-Gastroenterol, 2013, 47(2): 121-126.
[3]Sharma BR, Joshi AS, Varthakavi PK, et al. Celiac autoimmunity in autoimmune thyroid disease is highly prevalent with a questionable impact[J]. Indian J Endocrinol Metab, 2016, 20(1): 97-100.
[4]Rubio-Tapia A, Kyle RA, Kaplan EL, et al. Increased prevalence and mortality in undiagnosed celiac disease[J]. Gastroenterology, 2009, 137(1): 88-93.
[5]Silano M, Volta U, Vincenzi AD, et al. Effect of a gluten-free diet on the risk of enteropathy-associated T-cell lymphoma in celiac disease[J]. Dig Dis Sci, 2008, 53(4): 972-976.
[6]Maria Cappello, gaetano C. Morreale and annalicata. Elderly Onset Celiac disease: A Narrative Review[J]. Clin Med Insights Gastroenterol, 2016, 9: 41-49.

病例71　腹泻、腹痛、低蛋白血症——是CD吗

患者，男性，58岁，因“间断腹泻近50年，加重伴腹痛3个月”入院。

患者于1968年（9岁）起进食生冷食物后出现腹泻，6~8次/日，为黄色水样便，覆脓血，每次量400~500ml，伴发热，Tmax 40℃，无腹痛、恶心、呕吐等，自服吡哌酸对症治疗后好转。此后每半个月发作1次，均于进食生冷食物后出现，性质同前。1990~2015年（31~56岁）期间排便平均1次/日，黄色糊便为主，无黏液脓血，进食生冷食物后仍有腹泻，性质同前，未诊治。2017年4月无明显诱因出现全腹疼痛，VAS 7~8分，伴腹泻，7~9次/日，水样便为主，偶有脓血便，血量占30%，伴肩关节、膝关节疼痛，无发热。就诊当地医院，血、粪便常规（-）；肝肾功能：Alb 27g/L，余（-）；ESR 16mm/h，hs-CRP 2mg/L；肿瘤标志物：AFP、CEA、CA19-9、CA72-4（-）；结肠镜：直肠息肉；胶囊内镜：小肠弥漫性黏膜萎缩，多发深浅不一溃疡，覆白苔（图1）。考虑克罗恩病（CD）可能，予美沙拉秦1g qid，症状未见好转。2017年7月停用美沙拉秦，予泼尼松60mg qd，腹痛、腹泻好转，排便1次/日，为黄色糊状便。为进一步诊治于2017年7月25日入院。病程中患者精神、睡眠可，少渣饮食为主，排便如上述，小便正常。近半年体重下降5kg。否认脱发、皮疹、口腔和外阴溃疡、肌痛、雷诺现象等。

既往史：9岁输注双氢链霉素后出现听力下降。生长发育同同龄人。

个人史：吸烟30余年，饮酒20余年，戒烟酒半年。

婚育史：育有2子，均在1岁时输注双氢链霉素后出现听力下降。

家族史：兄弟姐妹6人，1妹妹之孙女出生即有听力下降。

体格检查：T 36.0℃，P 60次/分，RR 16次/分，BP 100/63mmHg。BMI 25.6kg/m^2，双耳

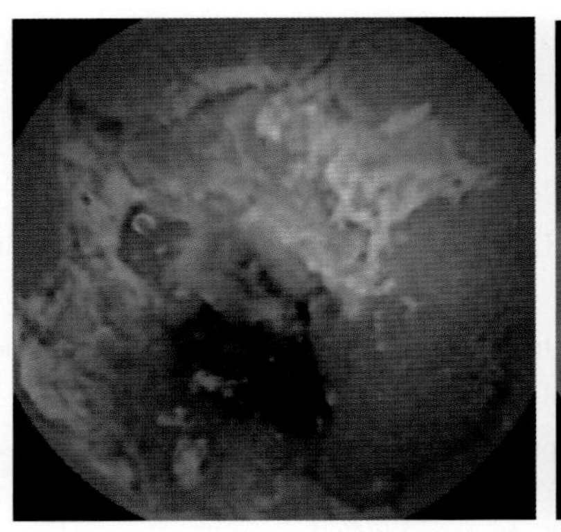
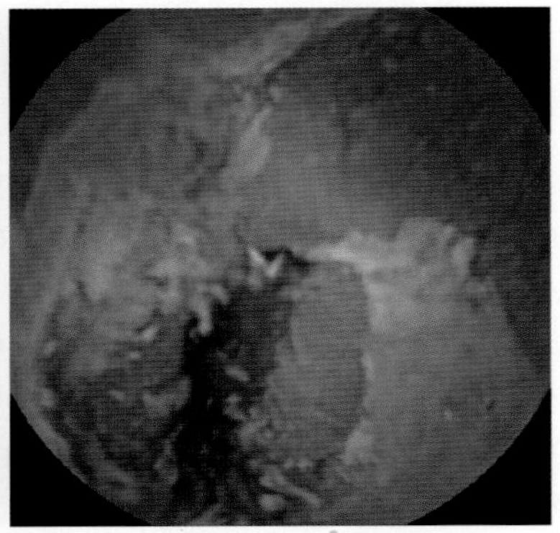

图 1 胶囊内镜检查

粗测听力明显下降，右侧弱于左侧。心肺查体未见明显异常，腹软，无明显压痛、反跳痛，未触及包块，肠鸣音 4 次/分，双下肢无水肿。

入院诊断：腹泻、腹痛原因待查

低蛋白血症

听力下降原因待查

腹泻、小肠溃疡的鉴别诊断思路

病例特点：中年男性，病程长达 50 年，近 3 个月症状明显。临床主要表现为腹痛、腹泻，粪便为水样便或糊状便，偶有脓血便，辅助检查示低白蛋白血症，内镜示小肠多发溃疡，美沙拉秦治疗疗效欠佳，激素治疗有效。既往听力下降，家族史有可疑遗传性聋。根据患者临床表现及辅助检查，分析病因如下。

1. CD　患者幼年起病，病程较长，临床表现为反复腹痛、腹泻，内镜示小肠多发溃疡，需要考虑 CD 可能。但患者内镜表现不符合典型 CD 表现（如节段性病变、纵行溃疡等），入院后完善小肠 CT 成像，必要时行小肠镜检查。

2. 肠道淋巴瘤　患者临床表现为反复腹痛、腹泻，病程中有发热、体重下降等全身消耗症状，检查示小肠多发溃疡，需要考虑肠道淋巴瘤可能。不支持点为患者病程较长，内镜下表现不符合肠病相关 T 细胞淋巴瘤典型表现（环周大溃疡）。入院可完善小肠镜、PET-CT 等检查。

3. 血管炎　如白塞病，患者无口腔、外阴溃疡，无皮肤及眼受累，并不支持。入院后可行 ANCA、ANA 等免疫指标筛查。

4. 肠道感染　患者无咳嗽、低热等表现，既往无结核接触史，内镜下表现非肠结核好发部位，并不支持结核感染。入院后可行粪便细菌/真菌培养、难辨梭菌毒素、找寄生虫等，以及 T-SPOT.TB 等检查。

5. 嗜酸性粒细胞性胃肠炎　其特征是嗜酸性粒细胞浸润胃肠道，临床可表现为腹痛、腹泻等。该患者外周血嗜酸性粒细胞计数不高，并不支持。入院后可行内镜下活检除外。

6. 麦胶性肠病　是一种遗传易感个体摄入麸质导致的慢性小肠吸收不良综合征，病理特点为小肠黏膜炎症、绒毛萎缩和隐窝增生。患者幼年起病，慢性腹泻，需要考虑该病。入院后可完善麦胶性肠病抗体谱，行胃镜、结肠镜检查。

入院后完善常规检查，血常规：WBC 9.96×10^9/L，NEUT% 58.9%，Hb 113g/L，PLT 500×10^9/L；尿常规+沉渣（-）；粪便常规：未见红、白细胞，OB（+）；肝肾功能：Alb 29g/L，TP 53g/L，PA 244mg/L；ESR 7mm/h，hs-CRP 5.89mg/L。粪便细菌/真菌培养、难辨梭菌毒素测定、找寄生虫（-）；血 CMV DNA、CMV-pp65、IgM（-），EBV DNA（-）；T-SPOT.TB：（A+B）68SFC/10^6MC。T、B 淋巴细胞亚群分析：B 细胞、NK 细胞比例均降低。肿瘤标志物：CEA、AFP、CA19-9、CA242、CA72-4（-）；血清蛋白电泳、血/尿免疫固定电泳（-）；血/尿游离轻链（-）。ANA（+）P 1：80；ANCA（3 项）：PR3-ANCA 37RU/ml；炎症性肠病抗体谱（-）；免疫球蛋白+补体：IgA 0.04g/L，IgM 0.22g/L，IgG 12.53g/L，C3 0.891g/L，C4 0.149g/L；麦胶性肠病抗体谱：抗肌内膜抗体 IgG（+），抗麦胶蛋白抗体 IgG（+）。小肠 CT 成像：小肠未见明显异常，肠系膜根部多发小淋巴结，肝内多发囊肿（图 2）。胃镜：慢性浅表性胃炎伴糜烂；十二指肠球部、球后黏膜充血水肿，球后及降部黏膜变薄，粗糙不平，Hp-RUT（-）（图 3）。结肠镜：所见末段回肠、肠黏膜未见异常。病理：（十二指肠降部）小肠黏膜显慢性炎，部分绒毛变短变宽，免疫组化：CD20（散在+），CD3（散在+），Ki-67（1%）（图 4A）。病理：（回肠末段）小肠黏膜显轻至中度慢性炎，绒毛形态改变不明显，上皮内淋巴细胞约 20 个/100 个肠上皮，固有层内可见淋巴滤泡形成及散在的淋巴细胞、浆细胞浸润；免疫组化：CD3（散在+），CD20（生发中心+）（图 4B）。耳鼻喉科会诊：双耳听力检测符合双耳感音性聋，未见鼻窦炎。外周血全外显子测序发现患者存在 WFS1 基因 c818A>C 符合突变及 COLAA6 基因 c3871G

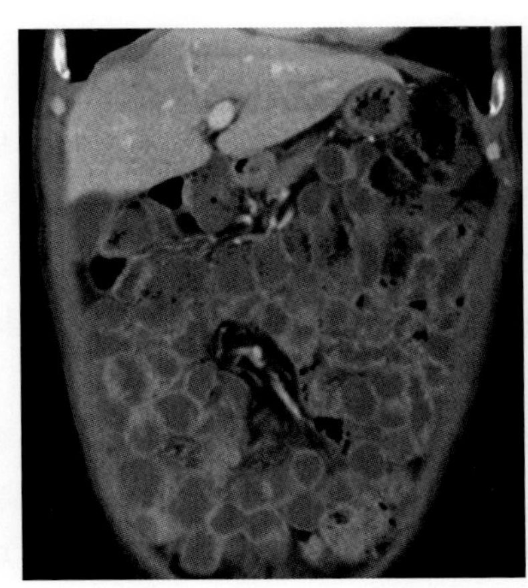
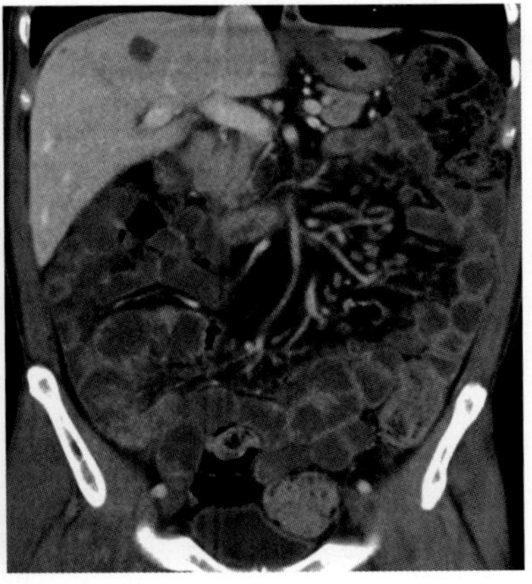

图 2　小肠 CT 成像

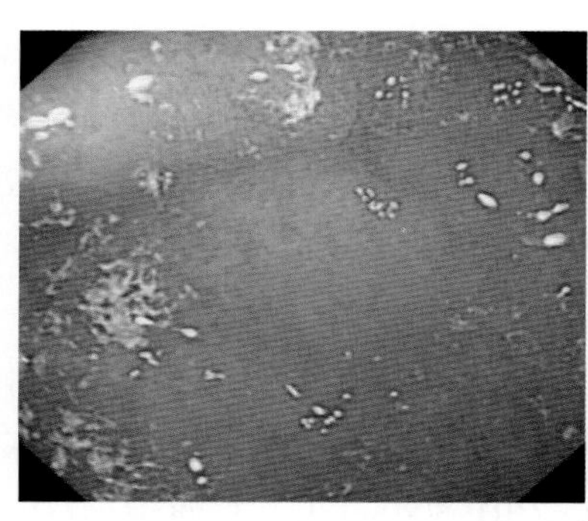
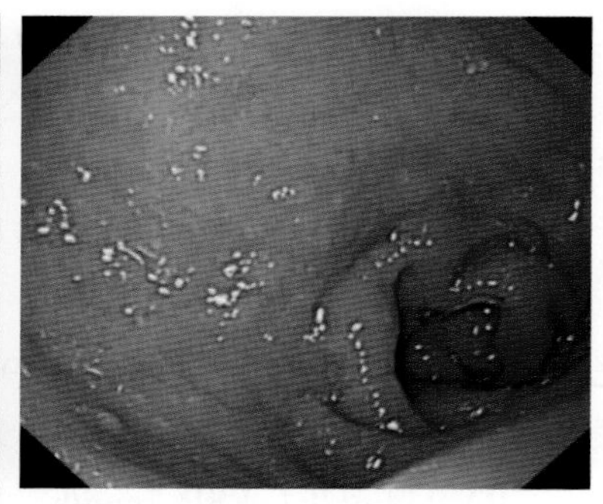

图 3　胃镜检查

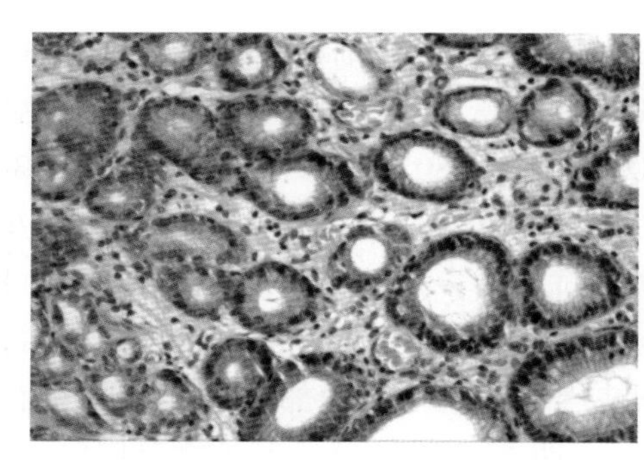
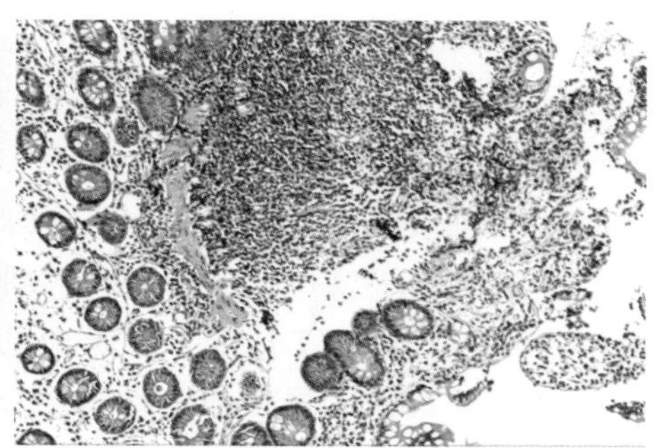

图 4　胃镜和结肠镜活检病理

A. 十二指肠降部黏膜；B. 回肠末段黏膜

>A 半合突变。

患者反复腹泻、腹痛，近期体重下降明显，胃镜见十二指肠球后及降部黏膜变薄，粗糙不平，病理示十二指肠降部黏膜部分绒毛变短变宽，上皮内淋巴细胞增多；抗肌内膜抗体 IgG 阳性，考虑麦胶性肠病诊断明确。

麦胶性肠病的诊断及治疗

麦胶性肠病，又称特发性脂肪泻、成人乳糜泻、非热带性腹泻、乳糜泻，是一种由麸质等环境因素诱导的慢性炎症性疾病。可发生于任何年龄，常见于儿童和年轻成人。含麦胶蛋白食物是其致病因素，主要病理改变位于小肠黏膜，以十二指肠和空肠近段为主。常见临床表现包括慢性腹泻、腹痛或腹胀等消化道症状，以及营养吸收不良等。可有肠外表现，如疱疹样皮炎、外周神经系统症状等，其并发症有溃疡性空肠炎、肠病相关 T 细胞淋巴瘤。该患者存在小肠多发溃疡，空肠病变尤著，能否用麦胶性肠病解释？

首先，国外研究对于顽固性麦胶性肠病患者行胶囊内镜检查，发现 14/33 例中存在小肠溃疡；其次，溃疡性空肠炎是麦胶性肠病的一种并发症，通常在成人患者患病第 5～6 年出现，通常与难治性麦胶性肠病和肠病相关 T 细胞淋巴瘤的发病可能有关；最后，如果是麦胶性肠病，患者出现难治性小肠溃疡，伴明显的消耗症状，需警惕 Ⅰ 型肠病相关 T 细胞淋巴瘤。临床实践中，应完善小肠镜进行小肠溃疡的活检，有助于明确病变性质。但该患者入院初加用激素后症状改善，对小肠镜检查有顾虑，随诊期间患者去麸质饮食、激素治疗后，小肠溃疡明显好转，故未行小肠镜检查。诚然，该患者小肠溃疡的鉴别诊断仍需要警惕 CD、肠结核、SLCO2A1 基因突变所致小肠溃疡性病变、多发性隐源性狭窄性小肠炎等疾病，但上述诊断均难以解释患者的疾病全貌。

治疗上主要为终身坚持去麸质饮食，避免进食包括燕麦、小麦、黑麦和大麦及相关食品，大部分患者可达到症状学、血清学和组织学缓解。对于特殊的营养素缺乏者给予相应纠正。腹泻、体重下降症状突出者可考虑激素迅速缓解症状。

治疗上予去麸质膳食，泼尼松逐渐减量，患者腹痛、腹泻完全缓解。至 2018 年 1 月减停泼尼松，体重增加 15kg，多次复查 IgA 0～0.01g/L，IgM、IgG、C3 及 C4 均正常。复查胶囊内镜：小肠黏膜萎缩好转，多发小肠溃疡大部分愈合，散在浅溃疡（图 5）。

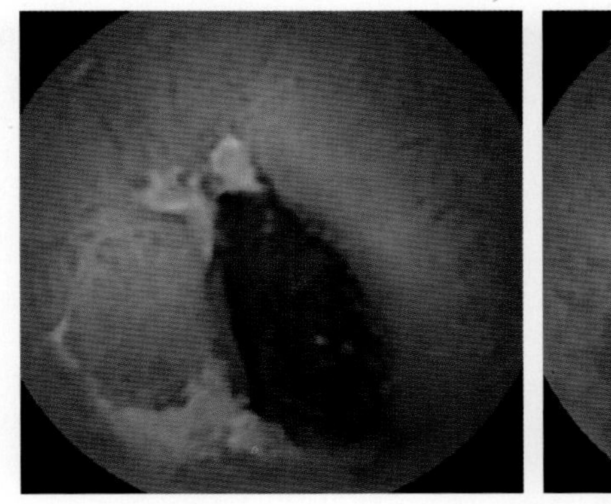
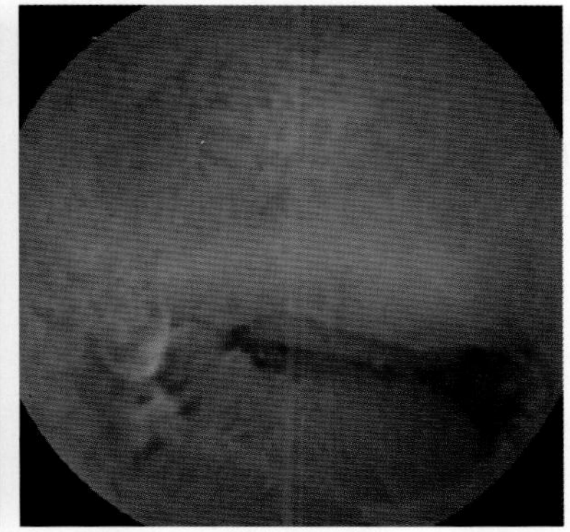

图 5 胶囊内镜检查

患者 IgA 低、感音性聋如何解释

患者自幼反复出现腹泻，伴反复发热，抗生素治疗好转。腹泻严重时曾查 IgA、IgM 均下降，IgG 正常，腹泻好转后，多次查 IgA 显著下降，IgM 恢复正常。无其他 IgA 缺乏的病因。综上，选择性 IgA 缺乏症（SIgAD）诊断明确，其是原发性免疫缺陷病中发病率最高的一种。目前诊断标准为：①年龄在 4 岁以上。②除外药物、脾切除等导致 IgA 低下因素。③血清 IgA 持续<0.07g/L。④IgG 和 IgM 含量正常。⑤细胞免疫功能正常或减低。本例患者同时存在 B 细胞及 NK 细胞数下降，亦符合。

患者存在双耳感音性聋，不符合链霉素后药物副作用所致神经性聋的特点，结合患者存在明确的耳聋家族史及基因检测结果，考虑先天遗传性聋基本明确。但遗憾的是未进行家系验证。SIgAD 与遗传性耳聋是否相关？有文献报道 18 号染色体长臂（18q）的 TSHZ1 缺失与先天性聋表型相关，且可能是 SIgAD 的可能致病基因。该患者曾行长片段 DNA 测序未发现长片段的基因缺失，且全外显子测序未发现与 SIgAD 相关的致病基因，故考虑患者同时罹患 SIgAD 与先天遗传性聋非某单一染色体或长片段基因缺失所致。

对 SIgAD 的治疗主要为控制反复发生的感染。丙种球蛋白制剂仅含微量 IgA，不能选择性替代 IgA，如果患者出现反复感染，间断应用抗生素预防感染或许有益。本患者近 3 个月病情加重，多种粪便及血清病原学检查均未获得病原体感染的证据，且经激素治疗有效，不支持 SIgAD 并发肠道感染。

SIgAD与麦胶性肠病是否相关

从遗传易感基因的角度，SIgAD 的发生常与特定的 MHC 变异相关，如 HLA-38、HLA-DQ 等，对麦胶性肠病患者进行基因分析发现，上述位点变异的发生率高达 45%，远高于正常的 16%。因此考虑麦胶性肠病与 SIgAD 存在类似的基因易感性。从免疫的角度，IgA 在肠道免疫中具有重要作用，在 SIgAD 患者体内存在炎症反应相关的细胞因子（IL-2、INF-γ 及 TNF-α）增多，易合并自身免疫病。从临床的角度，国外研究报道 1.9%～3% 麦胶性肠病患者会伴发 SIgAD，还发现 SIgAD 患者因为缺乏 IgA 而导致抗组织转谷氨酰胺酶抗体 IgA 阳性率明显低于麦胶性肠病不伴发 SIgAD 患者。由上可见，SIgAD 与麦胶性肠病关系密切，该患者正是同时罹患上述两种疾病。

最后诊断：麦胶性肠病
选择性 IgA 缺乏症
先天遗传性聋

【诊疗启迪】

患者中年男性，临床表现为慢性腹泻，检查示低白蛋白血症、小肠多发溃疡。该患者如下特点让临床医师“想到”麦胶性肠病的诊断：①内镜发现十二指肠球后及降部黏膜变薄，粗糙不平。②病理见肠黏膜部分绒毛变短变宽。③血清学检查示麦胶性肠病抗体谱阳性。但患者有一些特点需要临床医师全面辨证：感音性聋、IgA 缺乏、自幼发病等，虽然没有最终凭借基因全面解释疾病，但期望未来随访能给患者一个更圆满的答案，“医学海洋无穷广博，我们的知识只是沧海一粟”，临床医师尚需不断努力。

【专家点评】

麦胶性肠病和 SIgAD 在我国均属罕见病，两者同时罹患给疾病诊断增加了“复杂性”。该患者同时伴有小肠溃疡、感音性聋给诊断又增加了“无穷的复杂性”。在复杂诊断中要秉承"全面和辨证"的思维，将几个疾病综合考虑，同时要秉承"置疑和求真"的临床思维，利用基因检测进行求真。虽然结果与推测不完全相符，但给诊断指出了一条方向，让麦胶性肠病的诊断更为清晰。

（刘爱玲 撰写 李 骥 审校）

参考文献

[1]Bai JC, Fried M, Corazza GR, et a1. World Gastroenterology Organization global guidelines on celiac disease[J]. J Clin Gastroenterol, 2013, 47(2): 121-126.

[2]Al-Bawardy B, Codipilly DC, Rubio-Tapia A, et al. Celiac disease: a clinical review[J]. Abdom Radiol (NY), 2017, 42(2): 351-360.

[3]Collin P, Rondonotti E, Lundin KE, et al. Video capsule endoscopy in celiac disease: current clinical practice[J]. J Dig Dis, 2012, 13(2): 94-99.

[4]Elsing C, Placke J, Gross-Weege W. Ulcerative jejunoileitis and enteropathy-associated T-cell lymphoma[J]. Eur J Gastroenterol Hepatol, 2005, 17(12): 1401-1405.

[5]Biagi F, Lorenzini P, Corazza GR. Literature review on the clinical relationship between ulcerative jejunoileitis, coeliac disease, and enteropathy-associated T-cell[J]. Scand J Gastroenterol, 2000, 35(8): 785-790.

[6]Ye L. Selective IgA deficiency[J]. J Clin Immunol, 2010, 30(1): 10-16.

[7]Cody JD, Sebold C, Heard P, et al. Consequences of chromsome18q deletions[J]. Am J Med Genet C Semin Med Genet, 2015, 169(3): 265-280.

[8]Ferreira RC, Pan-Hammarström Q, Graham RR, et al. High-density SNP mapping of the HLA region identifies multiple independent susceptibility loci associated with selective IgA deficiency[J]. PLoS Genet, 2012, 8(1): e1002476.

[9]Mohammadi J, Ramanujam R, Jarefors S, et al. IgA deficiency and the MHC: assessment of relative risk and microheterogeneity within the HLA A1 B8, DR3(8.1) haplotype[J]. J Clin Immunol, 2010, 30(1): 138-143.

[10]Cataldo F, Marino V, Ventura A, et al. Prevalence and clinical features of selective immunoglobulin A deficiency in coeliac disease: an Italian multicentre study. Italian Society of Paediatric Gastroenterology and Hepatology (SIGEP) and "Club del Tenue" Working Groups on Coeliac Disease[J]. Gut, 1998, 42(3): 362-365.

[11]Pallav K, Xu H, Leffler DA, et al. Immunoglobulin A deficiency in celiac disease in the United States[J]. J Gastroenterol Hepatol, 2016, 31(1): 133-137.

病例72 水肿、贫血、低白蛋白血症——形形色色的小肠溃疡

患者，女性，32岁，因"气短、乏力9个月，加重伴双下肢水肿5个月"入院。

患者于2010年1月起出现气短、乏力，活动耐力下降，伴耳鸣、脱发。2010年5月起双下肢对称性水肿，严重时蔓延至股部，晨轻暮重，休息后减轻。自觉粪便颜色加深，排

便习惯无变化，平素黄色成形粪便1次/日，尿量及尿色无变化，可平卧，无夜间呼吸困难，无咳嗽、咳痰，无腹痛、腹泻。体重变化不大。无偏食，月经量中等。为进一步诊治于2010年10月25日入院。

既往史：既往体健，无长期特殊药物使用史。

个人史、家族史：无特殊。

体格检查：生命体征平稳，发育正常，体型较瘦，BMI 18.1kg/m²。皮肤黏膜苍白，全身浅表淋巴结未及肿大，心肺查体未见异常。腹平软，无压痛，肝脾肋下未及，肠鸣音4~5次/分，移动性浊音阴性，双下肢对称性中度可凹性水肿。

入院诊断：低蛋白血症原因待查

蛋白丢失性肠病

入院后完善检查：血常规 WBC 8.45×10⁹/L，NEUT% 73.5%，LY% 20.2%，Hb 72g/L（小细胞低色素性贫血），PLT 542×10⁹/L。粪便常规及苏丹Ⅲ染色（-），粪便OB持续（+）。尿常规（-）。24小时尿蛋白定量0.05g。肝肾功能：TP 45g/L，Alb 21g/L，余正常。PT及Fbg均正常。血清铁及骨髓穿刺：符合缺铁性贫血。ESR 2mm/h，CRP 12mg/L。ANA、抗ENA抗体、抗ds-DNA抗体、ANCA、ASCA、抗麦胶蛋白抗体均（-），补体及免疫球蛋白正常。CEA、CA19-9、CA125均（-）。超声心动图、胸部X线片未见异常。

低白蛋白血症的诊断思路分析

实验室检查提示患者存在严重的低白蛋白血症，似乎可以解释水肿。根据病理机制分类，血清白蛋白减低的原因有：①摄入不足。②合成减少，见于慢性肝病。③消耗增加，包括炎症、肿瘤、甲状腺功能亢进症等。④丢失过多。患者进食尚可，无慢性肝病证据，凝血功能完好，亦无发热等高代谢表现，因此白蛋白减少的原因应重点怀疑“丢失过多”。人体内白蛋白丢失的途径主要有两个：肾脏和消化道。本例尿蛋白阴性，肾功能正常，无肾脏病变证据，因此需考虑蛋白丢失性肠病。此外，患者可以诊断缺铁性贫血，育龄期女性缺铁性贫血多与铁摄入减少或月经量过多有关，但本例与此不符。结合病史提到粪便颜色加深、粪便OB阳性，考虑是否源于慢性消化道失血。患者存在蛋白丢失性肠病、消化道失血、营养不良，病变部位锁定消化道可能性大。

对患者进行消化道评估。小肠造影：空肠黏膜稍增粗。小肠CT成像：肠系膜根部多发肿大淋巴结，盆腔小肠局部肠壁稍增厚。胃镜：慢性浅表性胃炎，胃及十二指肠黏膜轻度水肿，活检：胃窦及十二指肠降部黏膜慢性炎症。结肠镜：未见异常。消化道评估后提示我们，下一步重点评估小肠情况。

小肠评估方法的抉择

迂曲、冗长的小肠曾为内镜评估的盲区，影像学方法（小肠造影、小肠 CT 成像）安全、无创，可用于初步评估小肠黏膜和肠壁情况，且小肠 CT 成像可同时发现肠壁外病变（如脓肿、齿梳征、腹腔淋巴结等），为其优于内镜之处。本例影像学检查发现小肠肠壁似有异常，肠壁外病变并不严重。其炎症指标不高，肿瘤标志物和自身抗体筛查均阴性，小肠病变性质为何尚无线索，后续应行检查内镜进一步评估小肠病变部位及性质。小肠常用的内镜检查手段有两种：小肠镜和胶囊内镜。其中小肠镜可取黏膜活检，但属侵入性检查，需全身麻醉方能实施，而本例白蛋白低，贫血，一般情况弱，检查风险较高。胶囊内镜简单无创，可观察全部小肠黏膜，有利于病变定位和初步定性，本例无检查禁忌（消化道造影除外肠梗阻），适合选用。征得患者同意后，2010 年 11 月 9 日行胶囊内镜检查，结果：食管、胃未见异常，胶囊内镜进入回肠后可见肠黏膜间断巨大浅溃疡及白色炎性渗出，有时可见胶囊在肠内短暂潴留，勉强通过（图 1）。最后胶囊内镜仍在回肠，未进入结肠。检查结束后 1 周仍未见胶囊排出，立位腹部平片证实胶囊滞留于第 6 组小肠（图 2）。患者无腹痛、腹胀等不适，余病情同前。尝试用结肠镜取出胶囊，进入末段回肠约 30cm，未能发现。

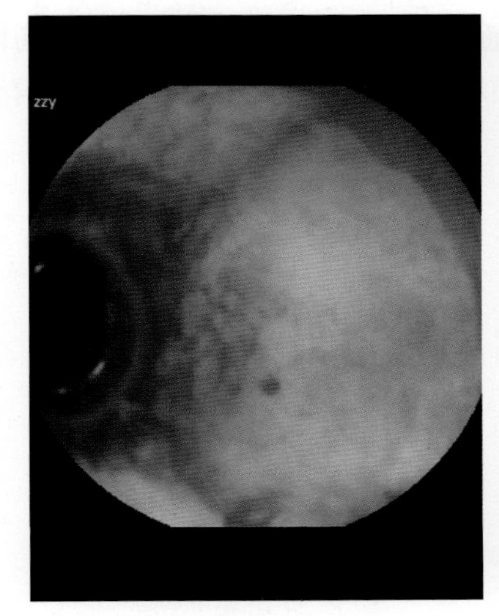

图 1　胶囊内镜检查

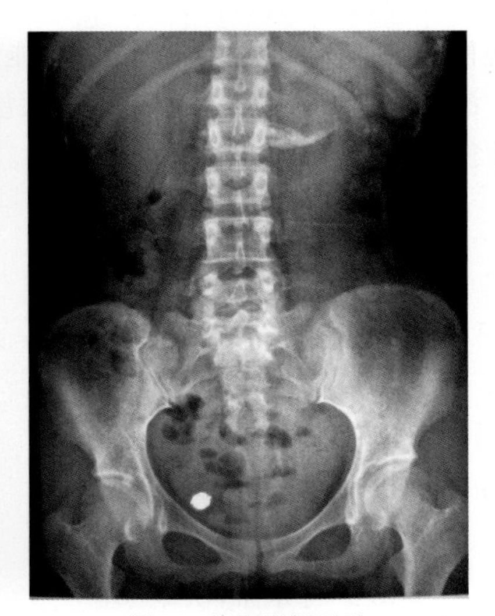

图 2　立位腹部平片

患者下一步诊疗计划

目前存在两个问题：①胶囊内镜滞留如何处理。②诊断和治疗方案。首先是胶囊内镜滞留问题，见于少数患者（发生率约 5%）。即使检查前并未发现肠腔狭窄的表现，仍有个别患者发生滞留，本例即是如此。从小肠黏膜病变性质来看，推测胶囊滞留的原因应是肠腔狭窄。此种情况下有 3 种选择：①保守治疗观察。②尝试用小肠镜取出。③开腹手术。小肠镜操作风险高，且由于肠腔狭窄，能否成功取出胶囊尚无把握。开腹手术能取出胶囊，还可切除病变肠段，有利于诊断，但患者明确拒绝手术，目前亦无急诊手术指征。

其次是患者下一步诊断和治疗计划，本例小肠病变为节段性分布，存在多发溃疡及狭窄，类似克罗恩病（CD）。文献也曾有 CD 造成蛋白丢失性肠病的报道，且溃疡形态与本例相似。考虑到小肠黏膜存在炎性病变，临床无感染（如结核）的证据，同时尊重患者的意愿，最终决定先按 CD 给予试验性治疗，若能起效不仅病情有望缓解，且病变肠段炎症水肿好转，肠腔狭窄有望减轻，胶囊仍有可能自行排出。若届时仍未排出，则考虑手术治疗。患者对这一方案表示认可。

2010 年 11 月 16 日加用泼尼松 40mg qd 和美沙拉秦 1g tid，约 2 周后 Hb 回升至 80g/L，Alb 升至 25g/L。但 1 个月后 Hb 再次降至 65g/L，Alb 20g/L，出现脐周绞痛，进食后加重，便中有时带鲜血。立位腹部平片：胶囊内镜仍滞留于回肠。考虑病情加重，且出现肠梗阻症状，出血量较前增多，已有明确的手术指征，经充分沟通，患者同意手术。2011 年 2 月 17 日行剖腹探查术。术中见距回盲瓣 1m 至 50cm 处小肠间断多发增厚、充血改变，胶囊内镜嵌顿于中间一处狭窄病变上方，位于末段回肠，余小肠未见异常。遂切除 50cm 病变回肠，回肠端端吻合，吻合口距回盲部 50cm。手术顺利。术中检查手术标本，见胶囊内镜嵌顿处肠腔严重狭窄，小指不能通过（图 3）。术后病理：病变肠段可见多发浅表溃疡，深度不超过黏膜下层，伴黏膜肌层增厚，肠壁挛缩，肠腔狭窄，符合隐源性多灶性溃疡性狭窄性小肠炎（CMUSE）（图 4）。

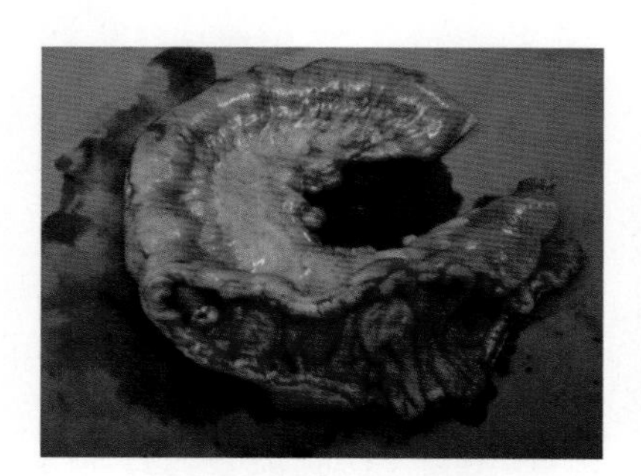
图 3　手术标本大体病理

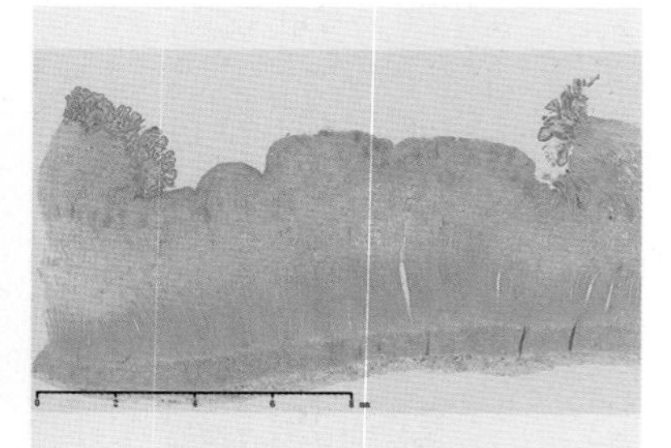
图 4　手术标本病理

小肠溃疡的诊断思路分析

本例术中所见病变类似 CD，但最终诊断却是不同于 CD 的一种小肠炎性疾病——CMUSE。CMUSE 最早由 Debray 于 1964 年报道，迄今全世界报告不足百例。该病病因尚未明确，可能是一种自身免疫病。其诊断标准为：①不明原因的小肠狭窄和梗阻。②病理显示黏膜和黏膜下层浅表溃疡。③慢性病程，反复发作，尤其术后易复发。④ESR 和 CRP

等炎症指标正常。⑤激素治疗有效。几乎所有CMUSE患者均有慢性消化道出血，易造成缺铁性贫血。个别病例也可经肠道丢失蛋白而引起低白蛋白血症。CMUSE各溃疡之间的肠黏膜正常，类似于CD病变呈节段性和跳跃性分布的特点，狭窄近端肠腔可明显扩张。但与CD不同的是，CMUSE的溃疡表浅，只累及黏膜和黏膜下层，不会出现CD的全层炎和裂隙样溃疡，因此一般不会出现肠穿孔或肠瘘，也很少发生致命性大出血。CMUSE的炎症指标多正常，肠梗阻处于急性期时可轻度升高，是与CD的另一鉴别点，本例即是如此。由于溃疡处纤维组织增厚和牵拉，可造成溃疡附近的肠腔挛缩、狭窄，因此多数病例均有不同程度的肠梗阻表现，出现腹胀、腹痛、呕吐等。本例最初即有肠腔狭窄，但并未出现肠梗阻，直至胶囊内镜滞留方显现。事实上，正是胶囊内镜的嵌顿，才帮助指示了病变部位，经保守治疗无效后决定手术，最终得以确诊。

尚需鉴别的小肠溃疡性疾病：①血管炎，累及肠道主要表现为多发小肠溃疡，可出现穿孔，但多灶狭窄少见；此外，血管炎为系统性疾病，常有皮肤、关节、肾脏、肺等多系统受累表现。②其他，如非甾体抗炎药相关肠病、淋巴瘤、促胃液素瘤、肠结核等感染性疾病、嗜酸性粒细胞性肠炎、缺血性肠炎等，可通过病史、用药史、影像学检查和病理检查综合判断进行排除。

术后患者恢复顺利，泼尼松从20mg qd缓慢减量，水肿减轻，腹痛消失，排黄色成形软便。术后2个月随访，Hb 117g/L，Alb 41g/L，已恢复正常工作。

最后诊断：隐源性多灶性溃疡性狭窄性小肠炎
缺铁性贫血
低白蛋白血症
小肠部分切除术后
阑尾切除术后

【诊疗启迪】

本病例以水肿、贫血、低蛋白血症起病，获得的启示如下：①该病例诊疗思路遵循了从重点症状即低蛋白血症分析入手、全面辨证的临床思维。低白蛋白血症中除外摄入和合成原因之后，落足于白蛋白丢失方面，而从肾脏和肠道两方面分析丢失蛋白的原因，落足在蛋白丢失性肠病，最终通过肠道检查、手术病理而确诊，并明确了治疗的方向。②小肠病变“形形色色”，需要慎重鉴别诊断，在我们不认识这些疾病的时候，治疗手段要慎重选择。③该患者胶囊内镜滞留时“敢于”给予激素治疗的原因在于：a. 无肿瘤、药物、缺血、感染方面疾病的提示。b. 倾向免疫相关性疾病CD。c. 无应用激素的绝对和相对禁忌证。

【专家点评】

本例是一种罕见的小肠炎性疾病，易与 CD 混淆。CMUSE 在诊断中有以下几点值得注意：多以小肠环形狭窄表现，溃疡多不表现为深大型，病变节段多局限，炎症指标多正常。面对疑难病例，必须善于分析异常结果，同时保持开阔的诊断思维，与患者充分沟通，多科室密切协作，才能解决诊断难题，改善患者预后。

（陈　丹　撰写　谭　蓓　审校）

参考文献

[1]Olga B, Menachem M, Shimon R, et al. Crohn's Disease Diagnosed by Wireless Capsule Endoscopy in Adolescents with Abdominal Pain, Protein-Losing Enteropathy, Anemia and Negative Endoscopic and Radiologic Findings[J]. Isr Med Assoc J, 2005, 7(4): 216-218.

[2]Debray C, Besancon F, Hardouin J P, et al. Cryptogenetic plurifocal ulcerative stenosing enteritis[J]. Arch Mal Appar Dig Mal Nutr, 1964, 53: 193-206.

[3]Heiko D S. Infliximab induces remission in cryptogenic multifocal ulcerous stenosing enteritis: First case[J]. World J Gastroenterol, 2013, 19(10): 1661-1664.

[4]吴东，陈丹，刘炜，等．隐源性多灶性溃疡性狭窄性小肠炎10例临床特点分析[J]．中华消化杂志，2016，37(2): 79-83.

[5]Kohoutova D, Bures J, Tycova V, et al. Severe cryptogenic multifocal ulcerous stenosing enteritis. A report of three cases and review of the literature[J]. Acta Medica (Hradec Kralove), 2010, 53(1): 25-29.

病例73　反复腹痛、腹泻、腹水
——嗜酸性粒细胞惹的祸

患者，女性，17 岁，因“腹痛、腹泻 1 个月”入院。

患者于 2012 年 10 月无明显诱因出现阵发性上腹胀痛，数日后排便次数增多，3～10 次/日，为排黄色稀水样便，偶有果酱色便，伴腹围增大，无发热、盗汗、消瘦等。否认不洁饮食史。外院查血 WBC 14.65×10^9/L，EOS# 2.21×10^9/L，Hb 146g/L，PLT 410×10^9/L。粪便常规：RBC 2～4/HPF，WBC 1～2/HPF，OB（+）。血 Alb 34.7g/L，余肝肾功能正常。腹部超声示腹水。腹水常规：外观呈黄色浑浊，有核细胞计数 480×10^6/L，多核细胞占 75%，黎氏试验（+）；腹水生化：ADA 3.7U/L，TP 40.90g/L；腹水病理：见较多中性粒细胞，少量间皮细胞；腹水病原学阴性。予头孢菌素类药物抗感染、腹水穿刺引流等治疗，上述症状好转，排黄色软便 2～3 次/日，于 2012 年 11 月 12 日转诊至我院。

既往史：既往体健，否认结核、病毒性肝炎等慢性病史。否认过敏性鼻炎、哮喘等过敏性疾病史。

个人史：自幼爱饮生水、喜食烧烤。居住地内蒙古，否认疫区接触史及外地旅游史。

月经史、家族史：无特殊。

体格检查：T 36.5℃，P 84 次/分，RR 16 次/分，BP 119/90mmHg。BMI 26.9kg/m^2。浅表淋巴结未及肿大。心肺无特殊。腹软，剑突下深压痛，无肌紧张、反跳痛，肝脾肋下未及，移动性浊音（+），肠鸣音正常。双下肢无水肿。直肠指检示指套退出无血染。

入院诊断：腹痛、腹水原因待查

感染性胃肠炎？

嗜酸性粒细胞性胃肠炎？

嗜酸性粒细胞增多在诊断中的角色

病例特点：青年女性，亚急性病程。以腹痛、腹泻、腹胀起病，无发热、盗汗、黏液脓血便，否认发病前不洁饮食史。血化验示 WBC、EOS 增多，粪便常规可见红、白细胞。腹水性质为渗出液，病原学阴性。抗感染治疗部分有效。自幼爱饮生水、喜食烧烤，既往史及家族史无特殊。考虑为腹痛、腹泻、腹水、嗜酸性粒细胞增多原因待查。

嗜酸性粒细胞增多是本例的一个突出特点，嗜酸性粒细胞增多累及胃肠道，可出现腹泻、腹痛等表现，累及肺、心、神经、肌肉等可出现肺炎、心内膜炎、麻木感及肌痛等症状。此患者病程中 EOS 增多明显，以此为线索需考虑以下方面。

1. 反应性增高　常见于以下疾病。①过敏性疾病：如支气管哮喘、过敏性鼻炎、药物及食物过敏等。②感染：如寄生虫、结核分枝杆菌等感染。③皮肤病：如银屑病、湿疹、剥脱性皮炎等。

2. 继发性增高　伴随某种疾病发生。①自身免疫病：类风湿关节炎、肉芽肿性多血管炎（曾称 Wegener 肉芽肿）、嗜酸性肉芽肿性多血管炎、结节性多动脉炎等。②肿瘤：淋巴瘤、各种实体瘤或囊性纤维化等。

3. 克隆性增高　如慢性嗜酸性粒细胞性白血病、慢性髓细胞性白血病、急性髓细胞性白血病（AML-M_{4Eo}）等，常伴 FIP1L1-PDFGRA 融合基因阳性。

4. 特发性增高　又称高嗜酸性粒细胞综合征（HES），病因不清，可分为两型：骨髓增殖亚型和淋巴细胞亚型，前者有染色体核型异常，如 4q$^-$等，或原位荧光杂交（FISH）可检测出 FIP1L1-PDFGRA 融合基因；后者存在异常表型的T淋巴细胞克隆，通常为 CD3$^-$CD4$^+$ 免疫表型异常的 T 细胞组群。该病诊断需满足以下标准为：①外周血 EOS 计数>1.5×10^9/L，持续>6 个月。②明确有多器官受累。

该患者病程较短，自幼爱饮生水、喜食烧烤，粪便常规见白细胞故考虑 EOS 为反应性增多，感染可能性大。首先考虑寄生虫感染，可多次粪便找寄生虫，结合病程中曾出现果酱色便，可同时送粪便找阿米巴。患者病程中无发热、盗汗、消瘦、皮疹等临床表现，既往无过敏性鼻炎、支气管哮喘病史，不支持结核感染、过敏性疾病等。其他方面考虑：①嗜酸性粒细胞性胃肠炎（EG）：患者 EOS 增多明显，消化道症状突出，嗜酸性粒细胞浸润肠道浆膜层可导致腹水，故需考虑 EG 可能，可完善胃肠镜及胃肠镜下取活检、腹水化验等检查。②自身免疫病：患者为青年女性，需警惕自身免疫病可能，如嗜酸性肉芽肿性多血管炎，但患者无鼻炎、支气管哮喘病史，亦无呼吸系统受累表现，考虑可能性不大，可完善自身抗体谱、胸部影像学等检查。③肿瘤：患者无发热、消瘦等症状，必要时可完善骨髓穿刺、基因学检查以除外。④特发性嗜酸性粒细胞增多：该患者病程较短，不符合 HES 诊断，可先完善上述病因筛查。

入院后完善血常规：WBC 13.58×10^9/L，NEUT% 36.8%，EOS# 5.02×10^9/L，Hb 126g/L，PLT 444×10^9/L。粪便常规：RBC 0 ~ 1/HPF，WBC 0 ~ 1/HPF，粪便 OB（+）。尿常规阴性。血 Alb 42g/L，余肝肾功能正常。ESR 4mm/h，hs-CRP 为 1.96mg/L。多次粪便找寄生虫及幼虫鉴定均（-）。粪便细菌、真菌检查（包括志贺菌和沙门菌培养、难辨梭菌培养和毒素测定、抗酸染色、真菌涂片）均阴性。血 PCT 正常。HIV 抗体阴性。血 T-SPOT.TB、肥达试验、外斐反应、布氏杆菌凝集试验均阴性。ANA、抗 ENA 抗体、ANCA 和补体均阴性。血 CA125 686.4U/ml，CEA、AFP 均阴性。血甲状腺功能化验正常。血总 IgE 66.3kU/L。腹水常规：黄色浑浊，WBC 总数 3750×10^6/L，多核细胞占 75%，黎氏试验（+），比重 1.040；腹水生化：TP 63g/L，ADA 7.7U/L，Alb 36g/L，LDH 222U/L，Glu 5.2mmol/L，Cl^- 105mmol/L；腹水抗酸染色阴性；腹水 CA125 1069U/ml。胸部 CT 平扫：双肺未见明显异常，食管壁略厚。腹部超声：腹水。妇科超声：子宫及双侧附件未见明显异常。肠系膜血管超声：未见明显异常。心脏超声：未见明显异常。予阿苯达唑（肠虫清）诊断性抗寄生虫治疗 1 周，腹痛、腹泻症状未进一步缓解，复查血 EOS 计数下降不满意，后停用。

之后送检粪便至北京友谊医院热带病研究所，粪便染色镜检可见微小内延阿米巴滋养体及包囊。骨髓涂片：骨髓增生活跃，嗜酸性粒细胞比例增多。骨髓 FIL1P1-PDGFRA 融合基因检测为阴性。血 $CD3^-CD4^+$T 细胞组群（-）。胃镜：慢性浅表性胃炎（图 1）。病理：（食管）鳞状上皮黏膜显慢性炎，伴鳞状上皮增生及散在嗜酸性粒细胞浸润（>20/HPF）；（胃

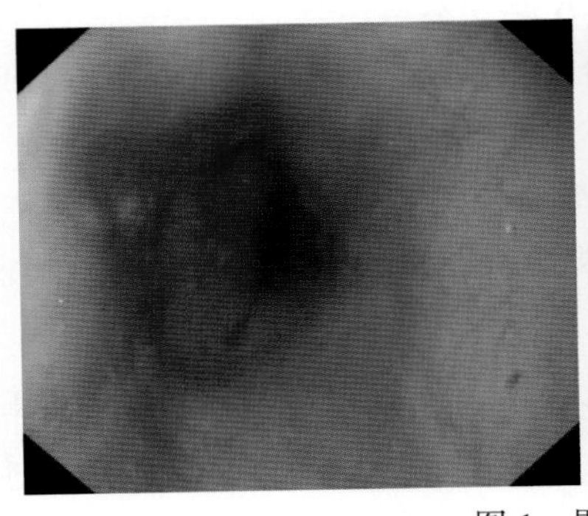
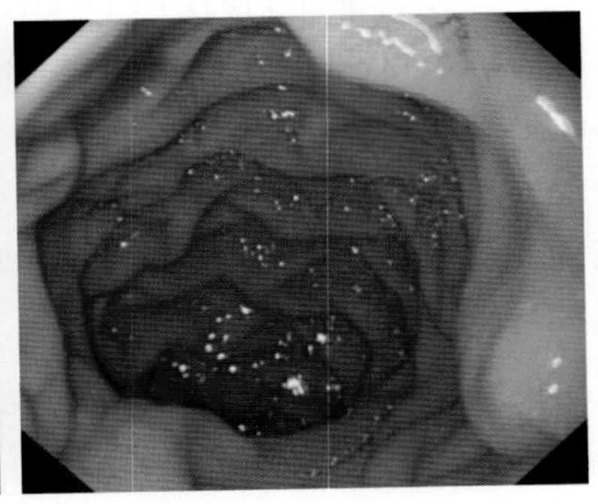

图 1　胃镜检查

窦）胃窦胃黏膜显急性及慢性炎；（十二指肠）小肠黏膜显急性及慢性炎伴表面糜烂，可见散在嗜酸性粒细胞浸润及淋巴组织增生。结肠镜：末段回肠黏膜可见散在小结节样隆起，局部有一处黏膜充血肿胀，表面轻度糜烂样改变，余结直肠未见明显异常（图2）。病理：（末段回肠、升结肠）慢性炎，淋巴滤泡形成，固有层嗜酸性粒细胞浸润（10～20/HPF）。请北京友谊医院热带病研究所会诊：不除外肠道阿米巴感染，可予甲硝唑抗感染治疗。

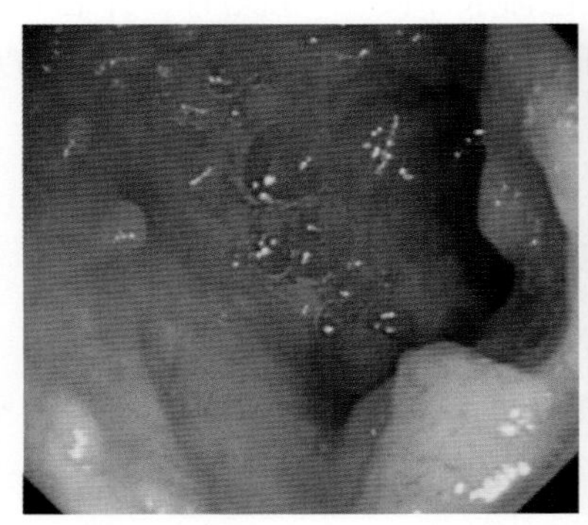
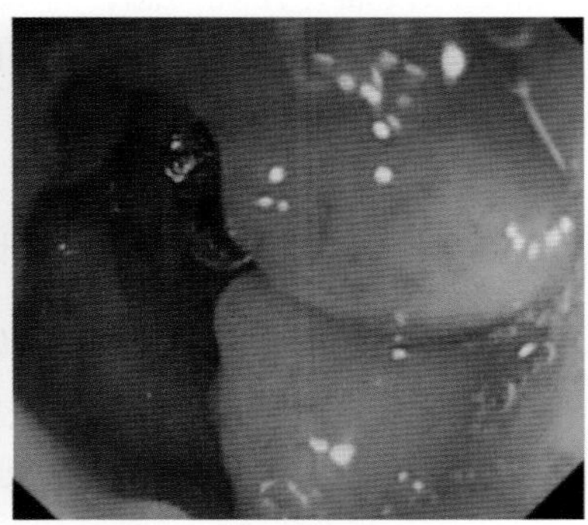

图2 结肠镜检查

阿米巴感染如何治疗？是否能诊断EG

回顾患者临床特点，呈亚急性病程，主要表现为腹痛、腹泻，病程中曾有果酱色便，粪便染色镜检见阿米巴滋养体及包囊，均符合肠阿米巴感染表现，支持该病诊断。但患者非阿米巴疫区高发人群、无疫区接触史、无肠外阿米巴表现（如肝脓肿、脑脓肿、胸膜炎、直肠阴道瘘等），此为不支持点，且检索文献尚无肠阿米巴病合并腹水病例报道。综上，考虑肠阿米巴感染可能性大，但有质疑之处：腹水。

结合患者目前获得的检查结果：胃肠镜黏膜组织活检病理嗜酸性粒细胞浸润(>20/HPF)，按照嗜酸性粒细胞增多的临床思维分析，目前EG考虑不能除外。EG是一种以胃肠道嗜酸性粒细胞浸润而引起消化道症状为特征的疾病。根据病变主要累及肠壁的部位将EG分为3型。①黏膜病变型：最常见，以消化吸收不良为主要表现。可有腹痛、呕吐、腹泻、便血、缺铁性贫血、营养不良、蛋白丢失性肠病等。②肌层病变型：较少见，可致幽门梗阻及肠腔狭窄至肠梗阻，深层肌活检能发现嗜酸性粒细胞浸润。③浆膜病变型：罕见，可引起腹膜炎、腹水。活检可见浆膜下嗜酸性粒细胞浸润。这3型可单独出现或混合出现。

该病诊断需符合以下标准：①存在胃肠道症状。②病理见嗜酸性粒细胞浸润(>20/HPF)。③无胃肠道以外器官的嗜酸性粒细胞浸润。④除外其他引起嗜酸性粒细胞增多的疾病，如HES、变态反应性疾病、寄生虫感染和自身免疫病等。该患者临床表现符合EG特点，病理亦支持EG诊断。但该病为排除性诊断，本患者便中找到阿米巴滋养体及包囊，目前尚不能诊断EG。

其他病因：患者筛查无自身免疫病、肿瘤及 HES 的相关提示，暂不考虑。

诊断考虑肠阿米巴感染可能性大，EG 不除外，予口服甲硝唑 0.6g tid 抗阿米巴治疗 2 周，患者腹痛、腹泻症状逐渐缓解，血 EOS 计数逐渐降至正常，腹部超声未见腹水。病情稳定后出院。出院后规律监测血常规示 EOS 计数正常。4 个月后（2013 年 4 月）患者无诱因再次出现阵发性上腹疼痛，伴烧灼感，排黄色稀水样便 5 ~ 6 次/日，伴恶心、呕吐胃内容物，无果酱色便及黏液脓血便，无发热、盗汗等。外院查血 EOS 计数 1.1×10^9/L。超声提示盆腔少量积液。予甲硝唑治疗无好转。

腹痛、腹泻再发，病情复发还是其他疾病所致

患者予甲硝唑抗阿米巴足疗程治疗后好转，症状短时间内复发，需考虑：①病情复发。②诊断有误。③病情进展或新发感染。可复查粪便病原学。患者新发恶心、呕吐，警惕胃肠道病变进展，必要时复查胃肠镜及内镜下取活检。

完善血常规：WBC 9.83×10^9/L，EOS# 1.84×10^9/L，Hb 130g/L，PLT 320×10^9/L。粪便常规未见红、白细胞，OB（+）。多次粪便送检我院及热带病研究所找寄生虫及幼虫、阿米巴滋养体及包囊均（–）。粪便细菌、真菌检查（包括志贺菌和沙门菌培养、难辨梭菌培养和毒素测定、抗酸染色、真菌涂片）均阴性。胸片未见明显异常。复查胃镜：十二指肠降部黏膜弥漫点状充血，肿胀明显（图 3）。病理：（十二指肠降部）小肠黏膜显慢性炎，可见较多嗜酸性粒细胞（>20/HPF）；（胃窦）胃黏膜显慢性炎。结肠镜：末段回肠点状小结节样隆起，全结肠、直肠未见明显异常（图 4）。病理：（末段回肠）小肠黏膜显慢性炎，伴淋巴滤泡形成；（降结肠）结肠黏膜显慢性炎；（直肠）结肠黏膜显慢性炎，固有层血管扩张、充血伴出血。继续予甲硝唑足量、足疗程抗阿米巴治疗症状缓解不明显。

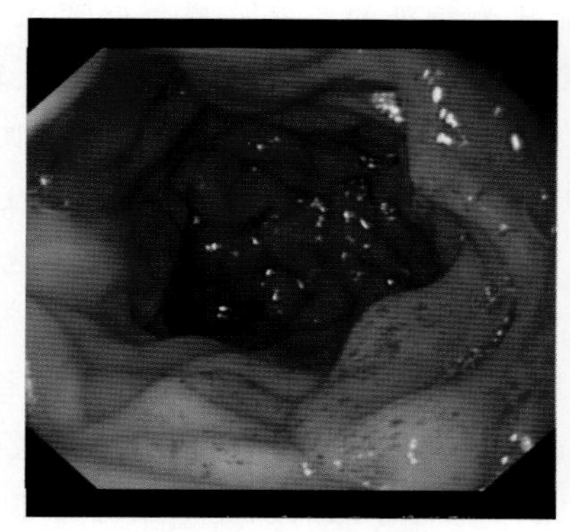

图 3 胃镜检查

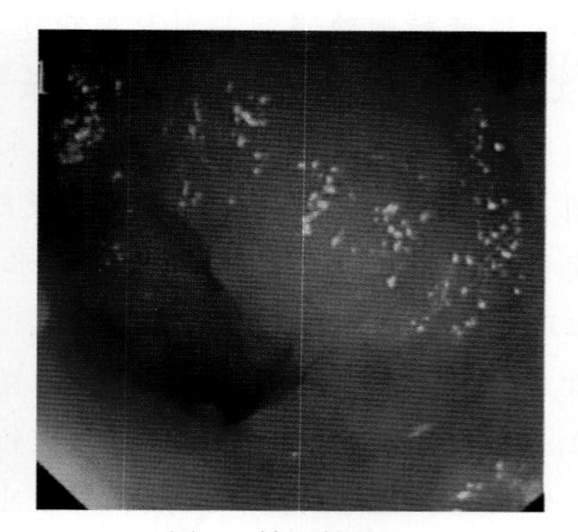

图 4 结肠镜检查

EG能否确诊

患者再发腹痛、腹泻，症状基本同前，伴EOS计数升高，多次粪便病原学（含阿米巴）检测均阴性，胃镜示十二指肠病变较前加重，病理支持EG诊断，且再次抗阿米巴治疗无效，筛查暂无新发感染及其他引起嗜酸性粒细胞增多的疾病。能确诊嗜酸性粒细胞性胃肠炎吗？王礼建等曾回顾北京协和医院EG与HES的临床特点，提示EG与以胃肠道损害为主的HES有时很难鉴别，诊断EG前应先排除HES，若不能除外HES，应定期随访以除外其他器官的损害，以免将HES误诊为EG。

综上，该患者目前诊断EG可能性大，考虑患者年轻、病情进展，应积极治疗。遂予氢化可的松琥珀酸钠150mg bid静脉滴注治疗3天，序贯为口服泼尼松40mg qd，患者腹痛、腹泻、恶心、呕吐等症状明显好转，排成形黄色软便1～2次/日，复查EOS计数降至正常。病情平稳出院，出院后患者未规律随诊，3个月后（2013年8月）自行停用激素。期间无发热，未发作腹痛、腹泻，间断复查血常规无异常。

2年后（2015年8月）患者不洁饮食后出现恶心、呕吐胃内容物，排黄色稀水样便3～4次/日，无发热、腹痛、血便等。复查血常规：WBC 23.68×10^9/L，EOS# 7.83×10^9/L。多次粪便病原学（包括寄生虫及幼虫、阿米巴滋养体及包囊）监测均（-）。ESR 2mm/h，hs-CRP 25.32mg/L。总IgE 540.0kU/L。血T-SPOT.TB阴性。抗核抗体、抗中性粒细胞胞质抗体和补体均阴性。骨髓涂片：骨髓增生活跃，嗜酸性粒细胞比例增多。骨髓FIL1P1-PDGFRA融合基因检测为阴性。血$CD3^-CD4^+$T细胞组群（-）。胃镜：慢性浅表性胃炎，食管及十二指肠未见明显异常（图5）。结肠镜：末段回肠黏膜弥漫充血水肿，升结肠及横结肠黏膜肿胀明显，可见多发结节囊性样改变（图6）。病理：（回肠末段、升结肠、横结肠）小肠黏膜显慢性炎，可见较多嗜酸性粒细胞浸润（局部>30/HPF），伴淋巴组织增生。小肠CT成像：升结肠及右下腹回肠长节段连续性病变，肠壁明显增厚，分3层强化；周围系膜区脂肪间隙密度增高，可见“木梳征”，肠系膜淋巴结肿大，腹盆腔积液（图7）。患者病变以胃肠道为主，筛查无其他引起嗜酸性粒细胞增多的疾病，考虑EG诊断相对明确，予口服泼尼松50mg qd治疗，

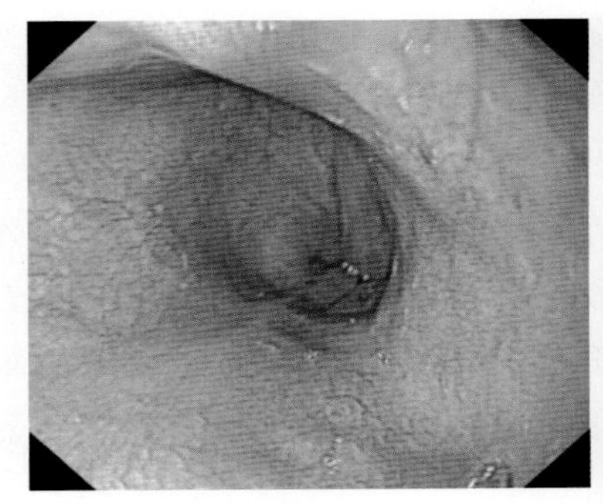
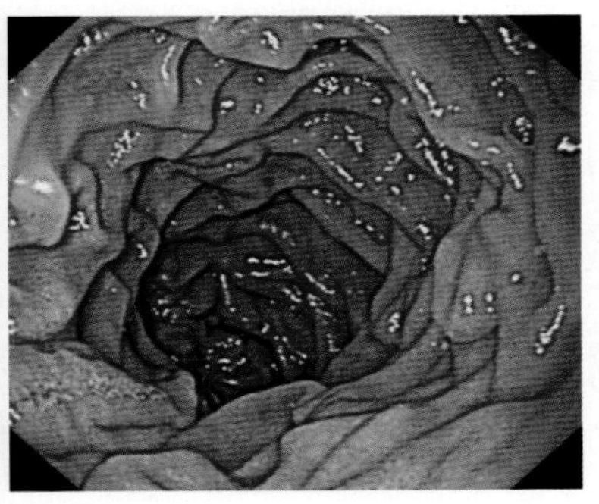

图5 胃镜检查

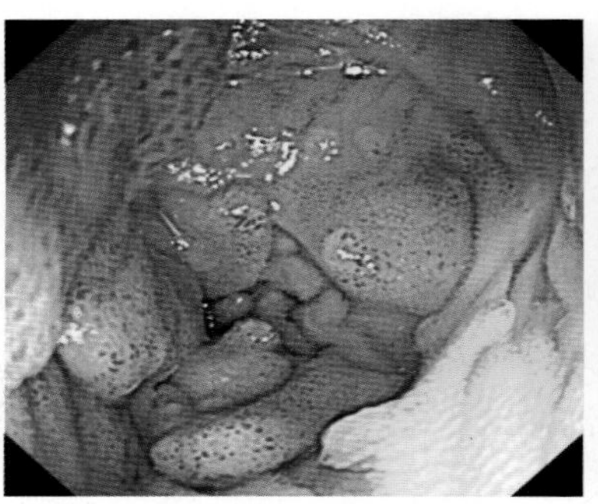
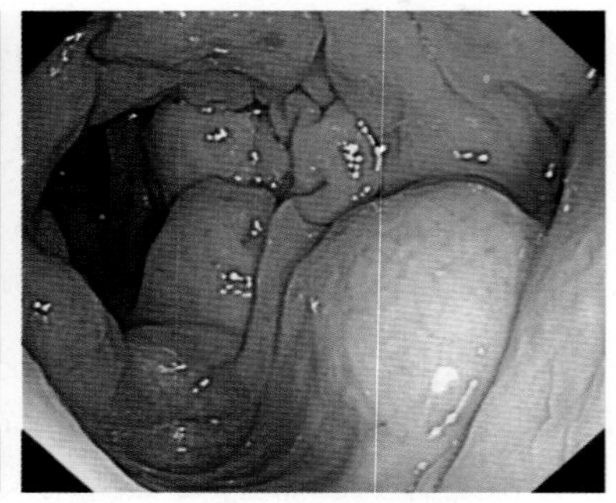

图 6 结肠镜检查

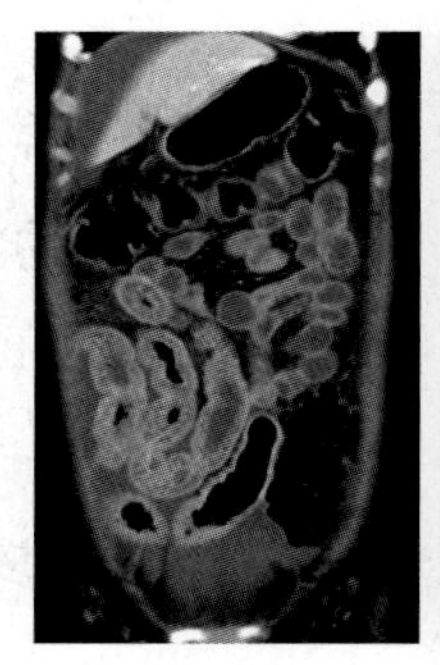
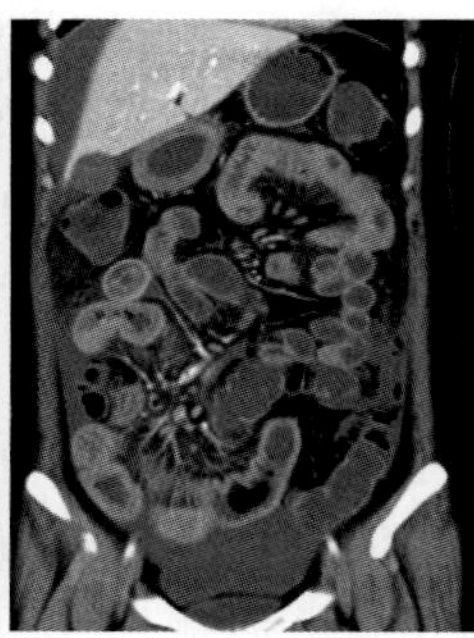
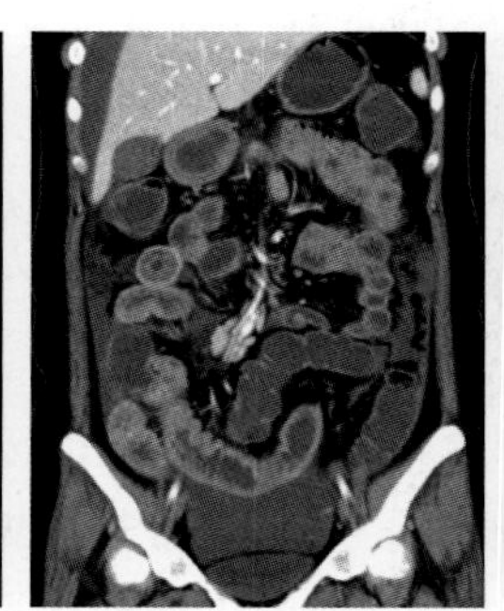
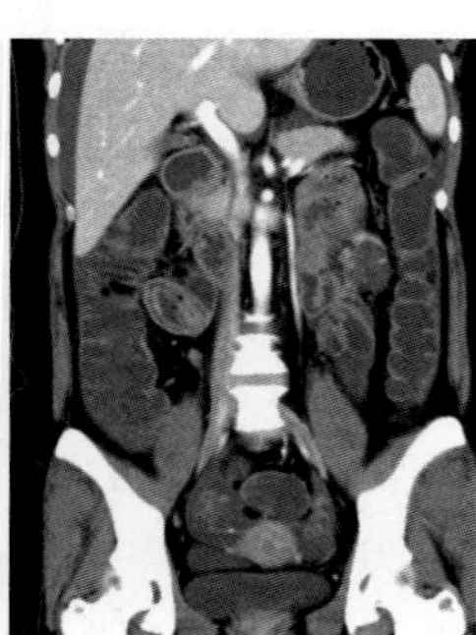

图 7 小肠 CT 成像

患者症状明显缓解，排黄色成形软便 1～2 次/日。出院后嘱患者遵医嘱服药，规律随诊。期间因患者未按医嘱服药、随诊，多次有不洁饮食史，病情复发两次，末次 2017 年 9 月复发后激素逐渐减至小剂量维持至今，门诊随诊，上述症状未再发作，一般情况可。

最后诊断：嗜酸性粒细胞性胃肠炎
阿米巴肠炎

【诊疗启迪】

这是一例以消化内科常见临床症状（腹痛、腹泻、腹胀）起病的不常见病例。该病例有以下特点值得学习：①肠炎伴嗜酸性粒细胞增多首先应该排除感染和过敏相关疾病，本例发现便阿米巴滋养体及包囊阳性，且病理明确嗜酸性粒细胞浸润胃肠道，肠阿米巴感染诊断明确，但患者在诊断有两个疑点需要警惕：一是每次发作时伴有腹盆腔积液；二是在足量、足疗程抗阿米巴治疗后患者病情短时期内复发，无法用肠阿米巴病解释病情全貌。最后终究将背后“杀手”展露眼前——EG。②EG 属于除外性诊断，其与以胃肠道损害为主的 HES 有时很难鉴别，长期随访以除外其他器官损害是鉴别二者的主要方法。

【专家点评】

外周血嗜酸性粒细胞增多易于被忽视，因为很多疾病可引起其增多，诊断疾病特异性不高。然而，对于嗜酸性粒细胞增多成为临床思维主线时，可遵循其鉴别诊断分类进行抽丝剥茧：反应性、继发性、克隆性、特发性，并且应关注疾病的“发展和变化”。该病例看似普通的胃肠炎，但是腹水常会使思路偏移；之后发现阿米巴原虫感染，再之后在发展和变化中发现，阿米巴病不能解释疾病全貌，同时发现腹水变化的规律，最终明确 EG 的诊断。然而，这可能仍然不是终点，未来尚需要我们在治疗中长期随访，警惕有无胃肠道以外的器官受累，警惕 HES。

（熊洋洋　撰写　蒋青伟　审校）

参考文献

[1]沈悌，段明辉．嗜酸性粒细胞增多与特发性嗜酸性粒细胞增多综合征[J]．继续医学教育，2006，20(4)：51-54．

[2]Talley NJ，Shorter RG，Phillips SF，et al．Eosinophilic gastroenteritis：a clinicopathological study of patients with disease of the mucosa，muscle layer，and subserosal tissues[J]．Gut，1990，31(1)：54-58．

[3]王礼建，朱峰，钱家鸣．嗜酸细胞性胃肠炎与高嗜酸性粒细胞综合征[J]．中华消化杂志，2003，23(8)：455-457．

病例74　腹痛、小肠溃疡、血IgA升高——被遗漏的过敏性紫癜

患者，男性，21岁，因“间断腹痛3年，加重2月余”入院。

患者于2008年出现剧烈活动后上腹部隐痛，阵发性加重，伴恶心、呕吐少量胃内容物，呕吐后腹痛无缓解，伴低热，Tmax 37.4℃，无黑便、腹泻、排气排便停止，当地诊所输注“头孢菌素类抗生素、奥美拉唑”，腹痛可缓解。后类似症状反复发作，2010年5月就诊于当地医院，多次查血常规示 WBC（12～39）×10⁹/L，PLT（277～359）×10⁹/L，尿常规示尿蛋白（++），红细胞（++），ESR 42mm/h，hs-CRP 130.2mg/L，腹部B超及CT未见明显异常，骨髓穿刺提示感染性骨髓象，予“阿莫西林/舒巴坦、头孢哌酮/舒巴坦、奥美拉唑”静脉滴注1周，用药期间无腹痛发作。2010年7月行腹部增强CT示肠系膜淋巴结增大，结核筛查阴性，考虑仍不除外淋巴结结核可能，口服四联抗结核药物（异烟肼+利福平+吡嗪酰胺+乙胺丁醇）3个月，期间仍有腹痛间断发作，可自行缓解。2010年12月腹痛症状较前加重，每日发作1次，静脉滴注“阿莫西林/舒巴坦、头孢哌酮/舒巴坦、奥美拉唑”症状可部分缓解，为进一步

诊治于 2011 年 2 月 15 日收入我科。患者 3 周前曾出现双下肢胫前不规则红色皮疹，直径 0.1～0.3cm，压之不褪色，不突出皮面，数天后消失。起病以来，体重下降 10kg。

既往史、个人史、婚育史、家族史：无特殊。

体格检查：生命体征平稳，BMI 14.9kg/m^2。全身未见皮疹、出血点。心肺查体无殊。腹软，中上腹压痛、无反跳痛，肠鸣音 2～3 次/分，直肠指检无特殊。

入院诊断：腹痛原因待查

肾小球肾炎不除外

腹痛的诊疗思路

病例特点：青年男性，慢性病程，主要临床表现为反复发作腹痛，疼痛性质模糊，部位不固定，发作时可伴恶心、呕吐等消化道症状，输注抗生素、抑酸药可部分缓解症状。病程中曾考虑淋巴结结核，但规范抗结核治疗 3 个月后效果不佳。

腹痛性质大致分为炎症性疼痛、空腔脏器牵张性疼痛、血管相关性脏器缺血性疼痛、神经性疼痛。结合本例患者腹痛特点，症状重而体征轻，不能除外血管性和神经性等因素引起疼痛可能。除腹部症状外，辅助检查尚有几点值得注意。患者多次查外周血 WBC 计数高于正常值，但病程中无发热等剧烈炎症反应，且抗生素治疗作用有限，考虑感染性疾病所致腹痛可能性小；其次，患者尿常规示尿蛋白、红细胞阳性，入院后可复查，寻找与疾病本身关联的证据；再者，外院骨髓穿刺提示感染性骨髓象，入院后完善骨髓穿刺，明确是否有血液病高凝状态造成腹腔脏器血栓形成导致缺血。此外，亦需考虑全身性疾病腹部表现，如血管炎、铅中毒、卟啉病等。患者曾出现双下肢紫癜样皮疹，应警惕腹型紫癜。下一步完善常规检查及内镜评估，以协助诊断。

按照诊疗计划完善相关检查，外周血 WBC 24.8×10^9/L，PLT 396×10^9/L；尿常规 BLD 80/μl，异常 RBC 比率 100%，尿蛋白 0.4g/24h；ESR 32mm/h，hs-CRP 88.99mg/L；IgA 4.35g/L；骨髓涂片：符合感染性骨髓象；腹部超声、腹部血管超声：未见明显异常；腹部 CT 肠系膜区见多发肿大淋巴结；胃镜：十二指肠球后及降部多发片状糜烂及溃疡，覆白苔及紫红色血痂（图 1A）；结肠镜：回肠末段多发溃疡，病理检查均为急性及慢性炎。肾内科会诊考虑血尿为肾小球来源且有蛋白尿，不除外肾小球肾炎，但目前尿蛋白量较小，可暂缓肾穿刺活检。

患者以反复腹痛就诊，入院前曾出现双下肢可疑紫癜样皮疹，血 IgA 明显升高，且有明确的肾脏损害，考虑过敏性紫癜可能。与患者及家属充分沟通、交代病情，加用泼尼松 40mg qd 治疗。患者一般情况好转，1 周后复查血液学检查，WBC 降至 10.2×10^9/L，PLT 降至 292×10^9/L，ESR 24mm/h，hs-CRP 13.46mg/L。1 个月后复查胃镜，十二指肠降部病变消失，黏膜基本恢复正常（图 1B）。十二指肠降部黏膜活检组织行免疫荧光染色，见大量 IgA

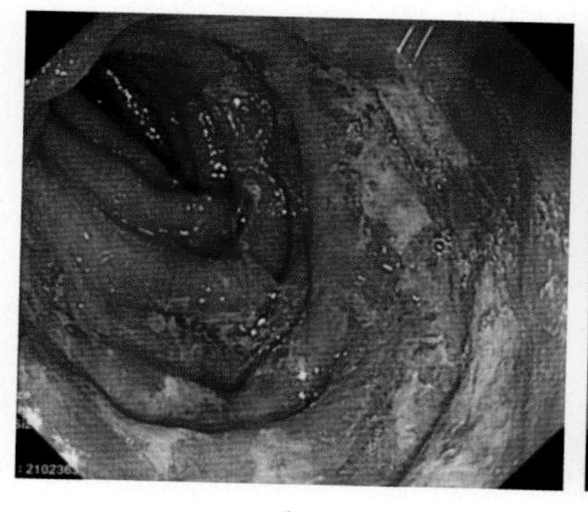

A

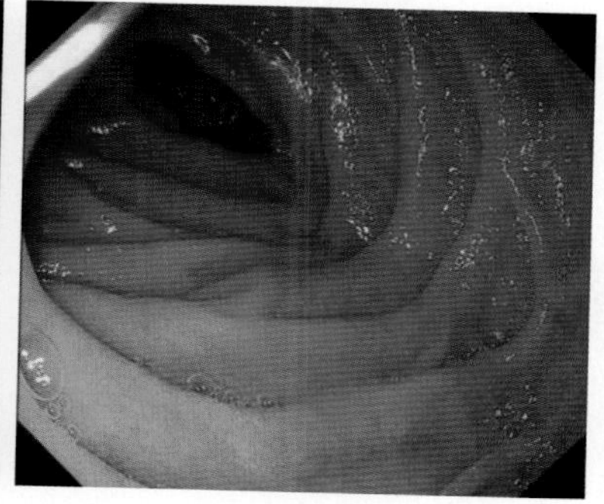

B

图1　胃镜检查

沉积于肠上皮细胞内（图2）。出院后继续口服泼尼松，每2周减量2.5mg，减至25mg时至门诊随诊，期间未再发作腹痛，血液学指标进一步好转。

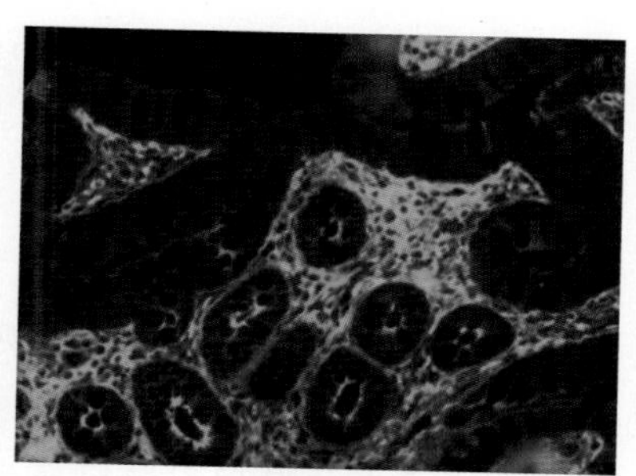

图2　十二指肠降部活检免疫荧光

患者诊断过敏性紫癜的依据

过敏性紫癜（HSP）又称免疫球蛋白A血管炎，常见于3～15岁儿童，该病的特征是出现以下临床表现的四联征：既无血小板减少也无凝血功能障碍的患者出现可触性紫癜、关节炎/关节痛、腹痛、肾脏病，诊断HSP的美国风湿病学会（ACR）标准是可触性紫癜、发病年龄≤20岁、急性腹痛、活检显示小动脉和/或微静脉血管壁内有粒细胞。从诊断标准我们可以看出，除典型临床表现外，其特征性表现为白细胞破裂性血管炎，伴受累器官内IgA免疫复合物沉积。

就本例患者来说，有双下肢紫癜、腹痛和肾脏损伤，血IgA明显升高，但无关节症状及确凿的病理学证据。由于患者肾脏受累较轻，无严重的蛋白尿、血尿，故未行肾穿刺活检。患者病程中无关节炎/关节痛症状。许多病例系列研究表明，关节症状为第二常见的症状，发生于1/2～3/4的患者中，常为少关节型（1～4个关节）和非变形性，常累及下肢大关节，在后续随访过程中，需关注患者有无此类症状发生。对于该患者就诊的主要症状——腹痛，主要源于黏膜下出血和水肿，可发生于约半数的患者中，且相当一部分患者可发生消化道出血。内镜检查可见多样性改变，包括溃疡、糜烂、出血、紫癜样病变等。常见消化道病变多位于十二指肠降部、胃和结肠，回肠末段也可受累，与患者内镜下表现较为相符。治疗方面，HSP治疗为综合性，包括支持治疗、对症治疗、预防或改善并发症的治疗等方面。文献报道激素治疗的益处包括缩短腹痛持续时间、降低肠套叠风险、降低胃肠道操作风险、降低复发风险和肾脏受累风险，一般建议泼尼松1～2mg/（kg·d）。有文献报道HSP患者多发十二指肠溃疡、回肠末段溃疡，均在激素治疗下好转。患者根据体重加用泼尼松40mg qd治疗并规律减量，一般情况、检查结果较前明显好转。

最后诊断：混合型过敏性紫癜
腹型紫癜
过敏性紫癜肾炎

【诊疗启迪】

本例患者历经3年才得以诊断，获得经验教训如下：临床医生一直未能将腹痛、尿蛋白和尿红细胞、血IgA增高、皮疹综合全面辨证分析，而期间发现小肠溃疡后更增加鉴别诊断的复杂性。当然患者在病程中确实有不典型的方面，如患者紫癜症状并不突出，亦无相应关节症状，容易造成漏诊。而在临床工作中，我们亦应切忌将每个症状作为孤岛看待，需要仔细询问病史及明察秋毫，综合分析内在联系最后作出明确诊断。

【专家点评】

腹痛作为消化内科的常见主诉，病因包罗万象，需要根据腹痛的要素作出一系列鉴别诊断才能最终确诊。除考虑常见病外，对于反复就诊无法得到明确诊断的患者，尚需考虑其他病因引起腹痛的可能。该例患者年龄较轻，以腹痛起病，化验有血、尿常规的异常，胃肠镜检查提示多发小肠溃疡，结合本次入院前双下肢可疑紫癜，考虑诊断为HSP。由此可见，仔细问诊与综合检查结果的重要性。《诊断学：问诊与查体》（*Textbook of physical diagnosis: history and examination*）一书作者Dr.Swartz曾经说过，作出诊断最重要的三个要素是病史、病史、还是病史；张孝骞老主任的诊断思维中，“全面”问病史也是最重要的环节。结合本例患者，若无仔细追问发现入院前紫癜这一HSP最经典的症状，作出HSP的诊断可能会经历更多的困难。

（王亚楠　撰写　吴　东　审校）

参考文献

[1]Jennette JC, Falk RJ, Bacon PA, et al. 2012 revised International Chapel Hill Consensus Conference Nomenclature of Vasculitides[J]. Arthritis Rheum, 2013, 65(1): 1-11.
[2]Mills JA, Michel BA, Bloch DA, et al. The American College of Rheumatology 1990 criteria for the classification of Henoch-Schönlein purpura[J]. Arthritis Rheum, 1990, 33(8): 1114-1121.
[3]Yang YH, Hung CF, Hsu CR, et al. A nationwide survey on epidemiological characteristics of childhood Henoch-Schönlein purpura in Taiwan[J]. Rheumatology(Oxford, 2005, 44(5): 618-622.
[4]Chang WL, Yang YH, Lin YT, Chiang BL. Gastrointestinal manifestations in Henoch-Schönlein purpura: a review of 261 patients[J]. Acta Paediatr, 2004, 93(11): 1427-1431.
[5]Weiss PF, Feinstein JA, Luan X, et al. Effects of corticosteroid on Henoch-Schönlein purpura: a systematic review

[J]. Pediatrics, 2007, 120(5): 1079-1087.
[6]Rathore M, Shrivastava R, Goyal R, et al. HenochSchonlein purpura presenting as duodenal ulcer and gastric outlet obstruction[J]. Indian J Pediatr, 2014, 81(2): 189-190.
[7]Choi WH, Kim NH, Jung ES, et al. A case of terminal ileal ulcer of Henoch-Schonlein purpura treated with high dose steroid[J]. Korean J Gastroenterol, 2007, 50(5): 324-327.

病例75　腹泻、腹痛、指端青紫——是UC吗

患者，男性，49岁，因“腹泻、腹痛16个月，腹胀、呕吐1年，指端青紫4天”入院。

患者于2017年7月无诱因出现腹泻，为黄色水样便，4～5次/日，逐渐出现下腹持续性胀痛，每次持续数小时，进食后加重，排便或肛门排气后缓解。2017年10月当地医院就诊查“嗜酸性粒细胞增多”（具体不详），结肠镜示“横结肠溃疡”，病理：“符合溃疡性结肠炎”（未见报告）。予口服美沙拉秦1g qid+泼尼松60mg qd治疗，后泼尼松较快减量，至2017年11月减停上述药物，服药期间自觉下腹胀痛未缓解。后反复出现排气排便停止，伴呕吐，查立位腹部平片示“肠梗阻”。腹胀进行性加重，2018年7月结肠镜：进镜至结肠脾曲见肠腔狭窄，镜身无法通过。病理我院会诊：（结肠脾曲）炎性渗出物、坏死物、肉芽组织及结肠黏膜显重度急性及慢性炎。2018年7月就诊我院外科门诊，查血常规大致正常；hs-CRP 132mg/L，ESR 26mm/h。腹盆CT平扫：结肠脾曲局限性肠管狭窄、肠梗阻，近段结肠及末段回肠肠管明显扩张（图1）。考虑“炎症性肠病合并肠梗阻”，保守治疗后症状不缓解，于2018年7月11日行急诊“剖腹探查、粘连松解、部分横结肠切除+远端封闭+近端端式造口术”，术中见横结肠左中1/3处环腔狭窄，质韧，病变长度约1.5cm，其近段结肠明显扩张，肠壁水肿、增厚。术后病理：部分结肠黏膜显重度急性及慢性炎，累及肌壁全层，局灶见透壁溃疡及纤维增生，多灶黏膜糜烂脱失，肉芽组织形成，可见隐窝脓肿及假性息肉形成；淋巴结显慢性炎。术后予美沙拉秦1g qid口服治疗，9月27日查血常规：WBC 9.57×10^9/L，NEUT# 2.97×10^9/L，EOS# 0.55×10^9/L；hs-CRP 15.82mg/L，ESR（-）。患者未诉腹痛、腹胀等不适，2018年10月门诊调整药物为美沙拉秦1g tid口服。2018年10月初受寒后出现左侧睾丸局部压痛，外院查双侧睾丸及附睾超声大致正常，对症抗炎治疗后好转。2018年10月20日开始反复发作双足底麻木，2018年11月12日突然出现双手示指、中指远端指间关节以远及右足第2足趾肢端青紫、皮温下降，我院门诊查血常规：WBC 9.57×10^9/L，NEUT# 3.84×10^9/L，EOS# 2.97×10^9/L；凝血功能无殊；hs-CRP 19.46mg/L，ESR 34mm/h。ANA、ANCA、血清免疫固定电泳、甲状腺功能（FT_3、FT_4、TSH）、CMV DNA、EBV DNA均（-）。为进一步诊治于2018年11月16日入我院。患者近4个月来精神、食欲、睡眠一般，小便正常，排便如前述，体重较前增加约7kg。无脱发、皮疹、口腔溃疡、关节肿痛、光过敏、雷诺现象等。

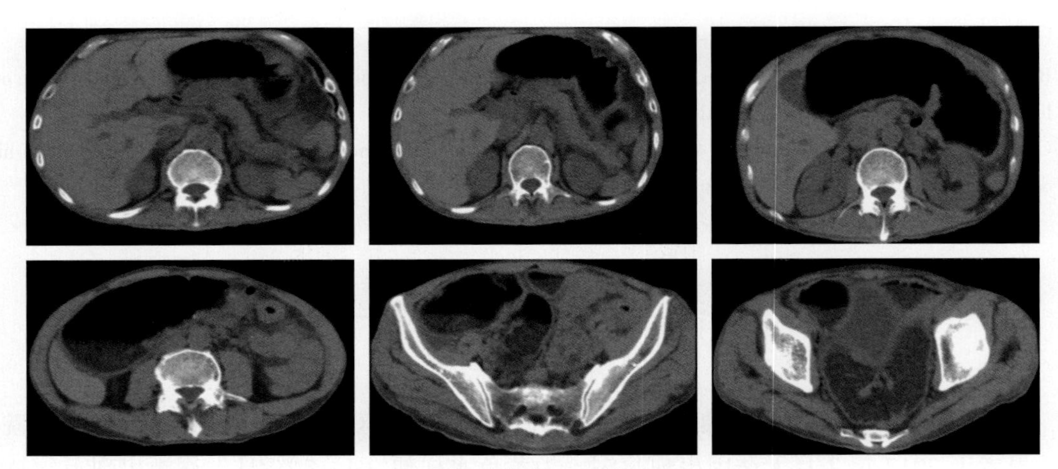

图 1 腹盆 CT 平扫

既往史：无特殊。

个人史：吸烟 30 余年，10～20 支/日，已戒半年，偶饮酒。

体格检查：生命体征平稳，BMI 20.9kg/m²。全身浅表淋巴结未触及，全身皮肤黏膜未见黄染或皮疹。心肺（-）。腹平坦，右下腹可见一造瘘口，瘘口肠段呈粉红色，腹软，全腹无压痛、反跳痛，肠鸣音 3 次/分，移动性浊音（-）。双手示指、中指远端指间关节以远及右足第 2 足趾呈黑灰色，皮温降低，其余手指远端皮温较身体其他部位均明显下降，双足背动脉对称性减弱，双侧桡动脉搏动正常。

入院诊断：炎症性肠病不除外

部分横结肠切除+远端封闭+近端端式造口术后

指（趾）缺血

嗜酸性粒细胞增多原因待查

诊断与鉴别诊断

病例特点：中年男性，慢性病程，以腹泻、腹痛起病，结肠镜示结肠溃疡，激素治疗 1 个月无效；因肠梗阻急性加重行手术治疗，主要病变位置为横结肠，术后病理示肠壁全层炎、局灶透壁溃疡，肉芽组织形成，可见隐窝脓肿及假性息肉形成。近期出现足底麻木、指（趾）端青紫及睾丸痛。病程中监测嗜酸性粒细胞（EOS）计数间断升高。既往大量吸烟史。肠道病变诊断方面考虑如下。

1. 克罗恩病 支持点包括中年男性，以腹痛、腹泻起病，存在结肠节段性溃疡及管腔狭窄，术后病理示全层炎、透壁溃疡、肉芽组织形成，可见隐窝脓肿及假息肉形成。不支持点：溃疡形态为环腔溃疡，病变相对局限，肠外表现不典型，美沙拉秦和激素治疗效果不佳。需进一步完善小肠 CT 成像、经腹肠道超声等评估全消化道。

2. 缺血性肠病 患者腹胀、腹痛与进食显著相关，合并有指（趾）端青紫、足底麻木等中小血管缺血征象。另外，患者病变部位较局限，位于结肠近脾曲，是肠系膜上动脉和肠系膜下动脉供血交界区域，侧支血流有限，为结肠缺血好发部位。可导致缺血性肠病的疾病谱包括系统性血管炎，如过敏性紫癜、ANCA相关性血管炎、结节性多动脉炎、白塞病等。支持点包括患者多器官系统受累、EOS增多，有中小血管缺血征象。需进一步完善血管的影像学评估、肌电图、相关自身抗体检查，并在手术病理中寻找血管炎证据。血栓闭塞性疾病，如血栓闭塞性脉管炎也可部分解释患者血管缺血表现，且患者年龄相对较轻，有大量吸烟史，既往无动脉粥样硬化、高血压病史也支持该诊断，但不能解释患者EOS增多及肠道受累，同样需要完善血管影像学，必要时可取活检进一步确认。

3. 嗜酸性粒细胞性胃肠炎和高嗜酸性粒细胞增多症（HE） 患者外周血EOS增多，存在胃肠道相关症状，HE可伴血栓并发症，出现肠系膜血管血栓栓塞、指（趾）坏疽。需完善骨髓穿刺及活检、基因检测，寻找组织中大量EOS浸润证据，并排除其他引起EOS增多的疾病，如肿瘤性疾病、寄生虫及其他病原体感染、过敏性疾病等。

入院后完善相关检查，血常规：WBC 9.58×10^9/L→11.58×10^9/L，EOS# 3.39×10^9/L→4.38×10^9/L，Hb 115 ~ 130g/L，PLT 200 ~ 250×10^9/L；外周血涂片：各系形态正常，EOS比例升高，占40%；尿常规+沉渣、粪便常规+OB（-）；肝肾功能大致正常；凝血功能：D-Dimer 1.12mg/L FEU；炎症指标：hs-CRP 15 ~ 17mg/L，ESR 20 ~ 35mm/h；心肌酶（-）。aCL 23 PLIgG-U/ml，β_2-GP1 31RU/ml；补体、免疫球蛋白3项（IgM、IgA、IgG）定量、LA、RPR、抗ENA抗体（-）；粪便寄生虫、血HBsAg、抗-HCV、CMV DNA、EBV DNA、血T-SPOT.TB（-），T、B淋巴细胞亚群分析大致正常。冷球蛋白：可疑阳性（定性）Ⅲ型，（定量）28.9mg/L；血清总IgE：66.3kU/L；血/尿蛋白电泳、血/尿免疫固定电泳，血/尿轻链κ和λ、肿瘤标志物（AFP、CEA、CA125、CA19-9）、同型半胱氨酸、蛋白S、蛋白C、AT-Ⅲ、活化因子Ⅷ活性、活化蛋白C抵抗均（-）；急性白血病基因分型-FIP1L1/PDGFRA（-）。骨髓穿刺涂片：粒系EOS比例增高，占13%，未见原始细胞，其余各系大致正常。骨髓活检：可见散在EOS（局部达12/HPF），余大致正常。心电图（-）；超声心动图：心尖部室壁瘤形成（可疑冠心病，陈旧性心肌梗死待除外），左心室心尖部附壁血栓形成，左心室舒张功能减低（E/A：0.6）；冠状动脉CTA（-）；心肌MRI：心尖部室壁瘤形成（图2）。双上肢浅/深静脉、双上肢动脉、双下肢深静脉血管彩超（-）；双下肢动脉超声：双侧胫后动脉末段未见血流，闭塞不除外；双上肢CTA（-）。腹腔干动脉、肝动脉、脾动脉血管超声（-）；肠系膜上、下动脉及肠系膜上静脉血管超声（-）；腹部CTA：肝动脉分支及胰十二指肠上动脉动脉瘤（图3）。头颅MRA（-）。小肠CT成像、经腹肠道超声均大致正常。胃镜：反流性食管炎（LA-A），慢性浅表性胃炎伴糜烂结节。病理：胃黏膜轻度慢性炎，散在EOS浸润，未见浸润上皮或肌组织。结肠镜：所见末段回肠、结肠、直肠未见明显异常。手术标本病理科进一步讨论：横结肠形态倾向于缺血损伤，肠系膜血管管壁增厚，管腔狭窄（图4）。肌电图：双侧胫神经损害。睾丸及附睾超声：右侧睾丸鞘膜腔少量积液。

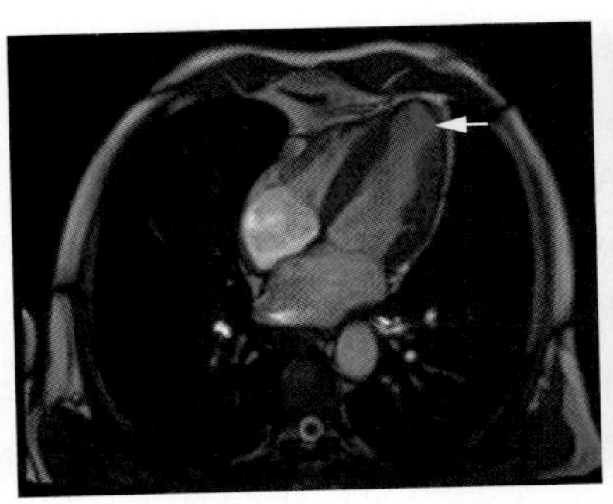
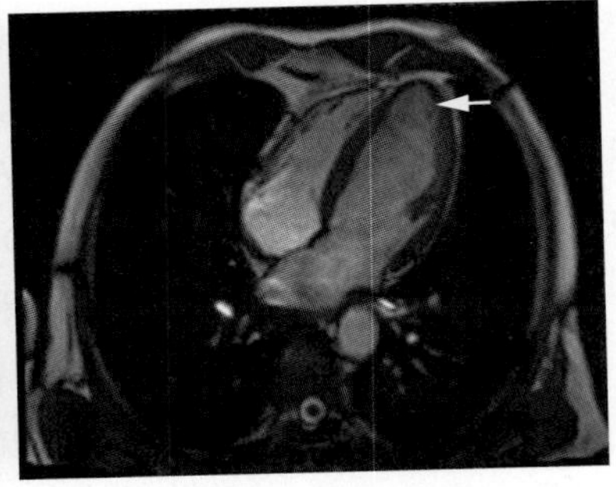

图 2　心脏 MRI

心尖部室壁瘤形成（白色箭头）

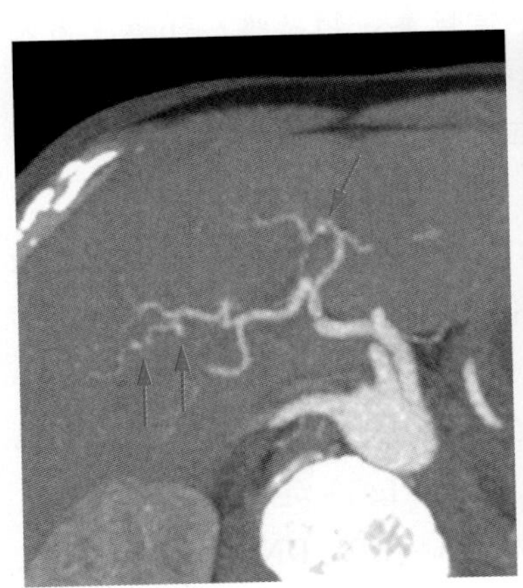
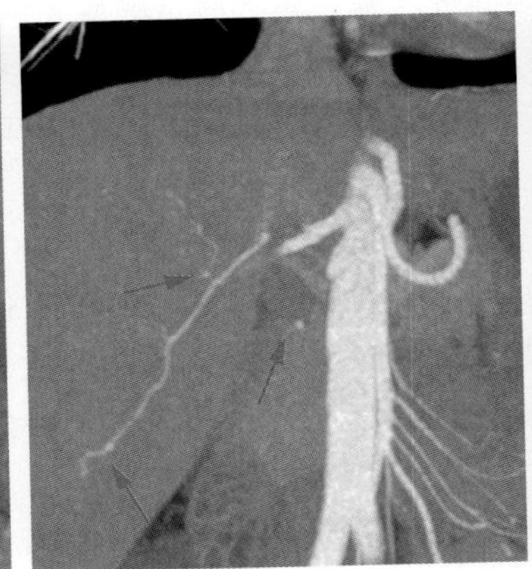
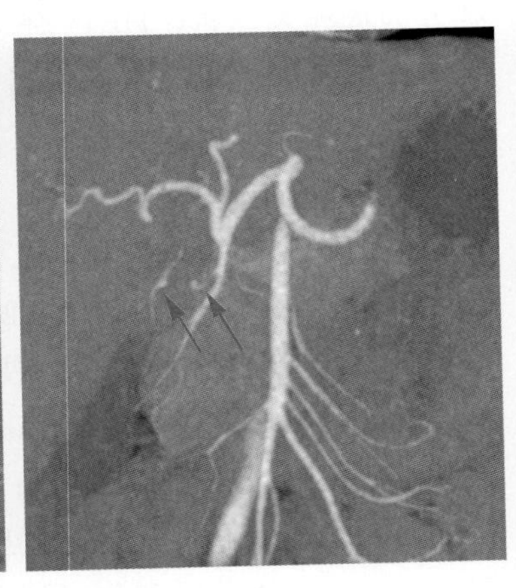

图 3　腹部 CTA

肝动脉分支及胰十二指肠动脉多发动脉瘤（红色箭头）

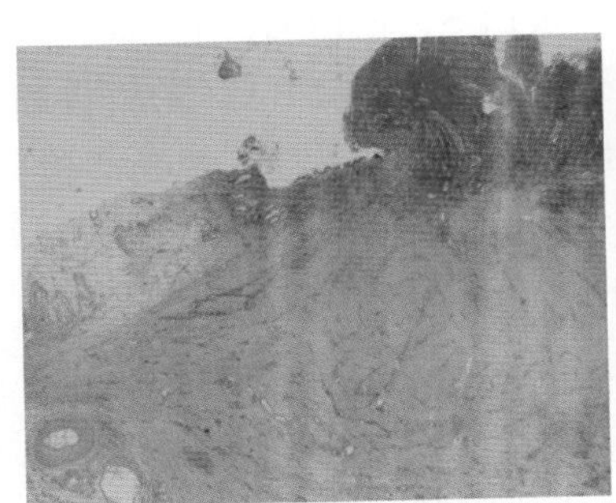
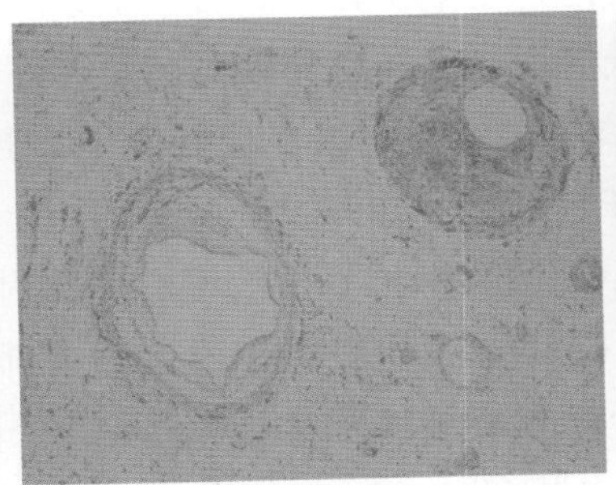
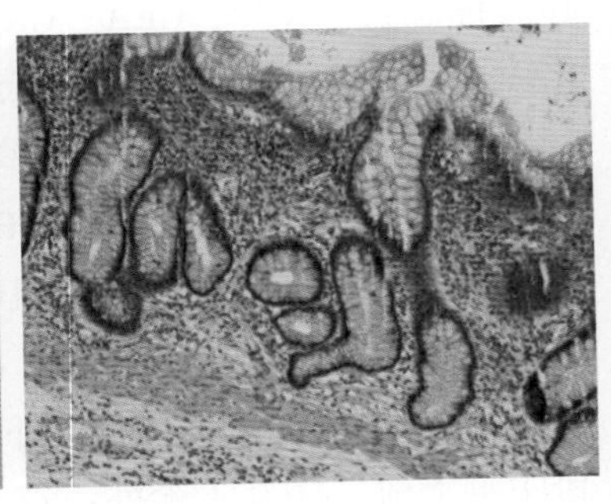

图 4　横结肠切除术后病理

根据患者手术病理结果，提示肠道方面病因可能为缺血性肠病。结肠缺血的临床表现因临床情况及缺血的发作、持续时间和范围而异，可呈急性或慢性，临床上需与炎症性肠病、感染性结肠炎等疾病鉴别。慢性复发性结肠缺血可出现复发性腹痛、血性腹泻、结肠狭窄等。内镜下病变呈节段性分布，若损伤黏膜与未损伤黏膜界限分明及直肠不受累等更支持结肠缺血，而不是炎症性肠病。活检组织中可见水肿性黏膜淋巴细胞和中性粒细胞浸润，侵袭和表面溃疡常见，中下层黏膜腺体完整，仅出现表层坏死。腹部/血管影像学检查有助于鉴别结肠缺血与腹痛的非缺血性病因。

综合上述相关检查结果，患者有多系统受累表现。①消化系统：缺血性肠病可能。②心血管系统：左心室心尖部室壁瘤及附壁血栓形成，而冠状动脉CTA未提示冠心病或心肌梗死基础；双侧胫后动脉闭塞，肝动脉分支及胰十二指肠上动脉多发动脉瘤。③皮肤：指（趾）远端青紫、皮温下降。④神经系统：双侧胫神经损害。⑤血液系统：EOS增多。⑥睾丸疼痛。另外，患者病理示血管壁增厚、管腔狭窄和中性粒细胞浸润，CRP等炎症指标升高，诊断倾向于血管炎可能性大，且病变定位于中小血管。根据国际Chapel Hill共识会议制定的血管炎分类及命名系统，血管炎分为大血管炎（如多发性大动脉炎、巨细胞动脉炎）、中型血管炎（如结节性多动脉炎），小血管炎（如肉芽肿性多血管炎、嗜酸性肉芽肿性多血管炎、IgA血管炎），累及不同大小血管的血管炎（如白塞病）、单器官血管炎（如中枢神经系统血管炎），与系统性疾病相关的血管炎（如系统性红斑狼疮），有潜在病因的血管炎。其中，结节性多动脉炎（PAN）是一种系统性坏死性血管炎，通常累及中等大小的肌动脉，也可累及小的肌动脉，与ANCA无关。根据美国风湿病学会制定的PAN分类标准，该患者符合睾丸痛、多发单神经病、特征性动脉受累，达到临床诊断标准。既往也有类似的PAN导致的缺血性肠炎报道。患者多次血常规提示EOS绝对值$>1.5\times10^9$/L，符合HE诊断标准，并存在骨髓、胃肠道浸润证据。HE可继发于风湿性疾病，较常见的有嗜酸性肉芽肿性多血管炎，其他结缔组织病也可引起HE。

治疗上，原发病方面，患者存在消化道、心脏和神经系统受累证据，属于中至重度PAN，需使用激素联合免疫抑制剂治疗，后者常用环磷酰胺。另外，患者有左心室室壁瘤合并附壁血栓形成，需抗凝治疗。消化道狭窄已行外科手术治疗，现未发现肠系膜血管狭窄证据，无需处理。

考虑该病例涉及血管炎、EOS增多等方面的诊断和治疗，故请风湿免疫科、血液内科专科会诊。风湿免疫科专业组查房考虑系统性血管炎、PAN可能性大，11月30日予泼尼松50mg qd口服，12月12日予环磷酰胺0.2g qod静脉滴注。心内科会诊建议加用抗凝+抗血小板治疗，于11月24日加用阿司匹林0.1g qd抗血小板，11月30日加用法安明5000U q12h皮下注射抗凝，12月11日开始重叠华法林抗凝。血液内科会诊考虑血管炎可能性大，特发性高嗜酸性粒细胞增多综合征待除外，建议进一步完善骨髓免疫分型、染色体核型及分子学检查，结果均为阴性。12月4日查血常规正常（WBC 9.11×10^9/L，NEUT# 5.15×10^9/L，EOS 0.18×10^9/L，Hb 123g/L，PLT 263×10^9/L），炎症指标：hs-CRP 2.77mg/L，ESR（–）。

患者每日可进软食，未诉腹痛、腹胀，造瘘口有正常排气，排糊状黄便，无血便。双手示指、中指指端青紫范围逐渐缩小至指尖，表面可见脱皮，颜色较前明显减退（图5）。出院后泼尼松50mg qd口服，1个月后规律减量，环磷酰胺每2周0.6g静脉滴注。监测EOS#（0.07～0.18）$\times10^9$/L，hs-CRP 3.65mg/L，ESR 12mm/h。指端青紫和手足麻木较前明显好转。

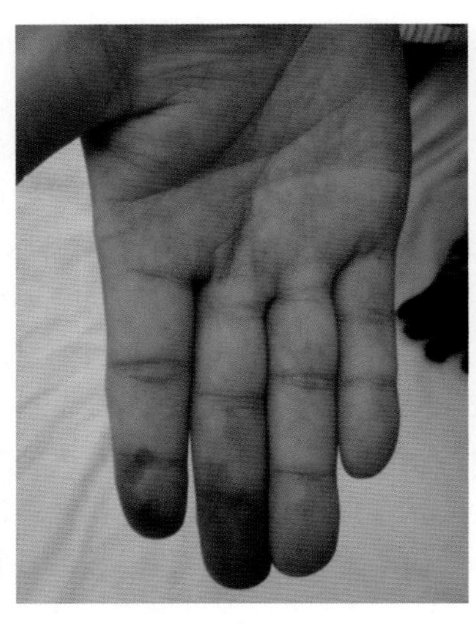

A

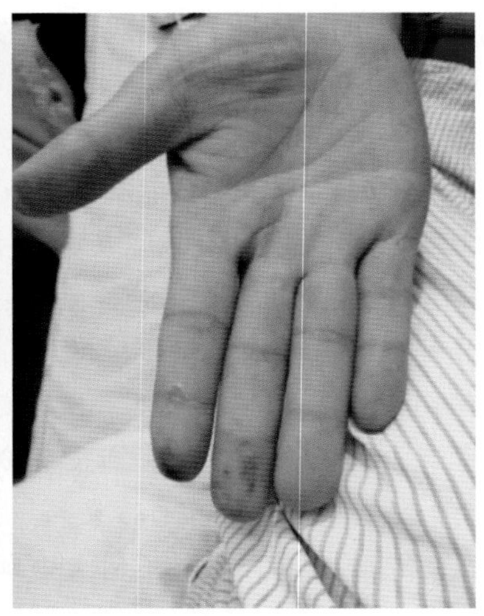

B

图 5　患者入院时（A）和治疗后（B）手部照片

最后诊断：结节性多动脉炎

缺血性肠病

横结肠部分切除及近端造口术后

心尖部室壁瘤伴附壁血栓形成

指（趾）缺血

双侧胫神经损害

双侧胫后动脉闭塞可能

高嗜酸性粒细胞增多症

【诊疗启迪】

本例启示如下：①“牢记”不是所有的结肠溃疡都是炎症性肠病。②对于疑难病例应寻找与挖掘肠道疾病背后的因素，同时牢记“发展和变化”。该患者术后对免疫、血液系统、缺血等筛查并未发现明确系统性疾病，但随访中发现了“系统性血管炎”，提示我们随访的重要性。③通过“全面”寻找到“嗜酸性粒细胞增多”“指（趾）端青紫”的线索，“辨证”后考虑血管炎。

【专家点评】

这是一例诊断上较曲折的系统性血管炎病例。起病初期以结肠溃疡伴狭窄的消化系统受累为著，容易误诊为炎症性肠病。不要忽略病程中间断出现的嗜酸性粒细胞增多；随诊时出现指（趾）端青紫、足底麻木、睾丸痛等多系统受累表现，提示血管炎可能，进一步完善相关血管、心脏、神经、血液系统等评估，并重新审视患者手术病理结果，才使疾病本质浮出水面。另外，临床上遇到节段性结肠炎和狭窄，尤其是左半结肠，需警惕缺血性肠病。

（孟祥辰 撰写 徐 蕙 审校）

参考文献

[1]Cappell MS. Intestinal(mesentericvasculopathy. II. Ischemic colitis and chronic mesenteric ischemia[J]. Gastroenterol Clin North Am, 1998, 27(4): 827-860.

[2]Zou X, Cao J, Yao Y, et al. Endoscopic findings and clinicopathologic characteristics of ischemic colitis: a report of 85 cases[J]. Dig Dis Sci, 2009, 54(9): 2009-2015.

[3]Jennette JC, Falk RJ, Bacon PA, et al, 2012 revised International Chapel Hill Consensus Conference Nomenclature of Vasculitides[J]. Arthritis Rheum, 2013, 65(1): 1-11.

[4]Lightfoot RW Jr, Michel BA, Bloch DA, et al. The American College of Rheumatology 1990 criteria for the classification of polyarteritis nodosa[J]. Arthritis Rheum, 1990.33(8): 1088-1093.

[5]Seja M, Wacker F, Scherubl H. Ischemic enteritis caused by hepatitis C virus-associated polyarteritis nodosa[J]. Clin Gastroenterol Hepatol, 2006, 4(11): A24.

病例76 慢性腹泻、免疫球蛋白减少——普通变异型免疫缺陷病

患者，女性，21岁，因“间断腹泻7年”入院。

患者于2007年起间断出现水样腹泻，2～10次/日，每日总量400～2000ml，便中可见食物残渣，症状多于进食刺激性食物或受凉后出现，进食较多时便量增加，便中无油滴、脓血。于当地医院输液治疗（具体不详）1周左右症状可缓解，7年内反复发作，间隔时间2周～2个月不等。2010年外院胃镜检查示浅表性胃炎、十二指肠淋巴滤泡增生，经肛小肠镜检查示回肠黏膜结节样增生，病理示回肠黏膜慢性炎性反应。近期再次腹泻，伴体重略下降。为进一步诊治于2014年9月入院。

既往史：患者自幼易发生上呼吸道感染，每年6次以上。

个人史、家族史：无特殊。

体格检查：生命体征平稳，BMI 18.1kg/m^2。皮肤粗糙，贫血貌，结膜苍白，全身浅表淋巴结未及肿大，未见皮疹。心律齐，无杂音，双肺呼吸音清。腹软，脐周轻压痛，无反跳痛、肌紧张，肠鸣音5次/分。

入院诊断：慢性腹泻原因待查

完善检查，血常规：WBC 4×10^9/L，Hb 76g/L，PLT 392×10^9/L。肝肾功能：Alb 33～48g/L，白/球蛋白比例为 2.7：1，余无异常。血涂片：红细胞大小不等，部分形态不规则，中心淡染区扩大。粪便常规及隐血试验阴性。

慢性腹泻的病因是什么？

病例特点：青年女性，青少年起病，临床表现为反复水样泻 7 年，符合慢性腹泻的定义：粪便稠度变低且持续时间超过 4 周。该患者腹泻特点：水样便，每日便量在 500～2000ml，与进食有一定关系，且有不消化食物，不伴腹痛、发热、便血、脓血便等症状，查体肠鸣音不活跃或亢进，粪便常规及 OB 阴性，初步考虑渗透性腹泻可能性大，动力性腹泻不除外，但该患者粪便为水样，量较大，尚需除外分泌性腹泻，下一步做禁食试验、复查粪便常规、苏丹Ⅲ染色、奥曲肽核素显像等检查。因患者无脓血便、腹痛，粪便常规未见红、白细胞，故暂不考虑渗出性腹泻。渗透性腹泻病因方面，包括消化不良或吸收不良，消化不良相关疾病包括：乳糖不耐受、慢性胰腺炎，吸收不良相关疾病包括：小肠细菌过度生长、麦胶性肠病、蛋白丢失性肠病等。患者青少年起病，小肠镜仅见回肠黏膜结节样增生，还需特别警惕麦胶性肠病，可完善十二指肠黏膜活检、麦胶性肠病相关抗体筛查以除外。其自幼反复出现上呼吸道感染，需警惕有无先天性免疫功能紊乱，可完善免疫球蛋白定量、T 细胞亚群分析等。因此，下一步临床评估可完善粪便病原体、自身抗体、消化道吸收功能及腹盆影像学检查。

继续完善相关检查：粪便细菌、真菌培养阴性，抗酸染色阴性，难辨梭菌培养及其毒素测定均阴性，寄生虫及虫卵阴性，蓝氏贾第鞭毛虫抗原、隐孢子虫抗原检测阴性，悬滴试验、痢疾杆菌培养均阴性。骨髓涂片提示骨髓增生活跃、缺铁性贫血。IgG 2.41g/L，IgA 0.22g/L，IgM 正常。血清 IgG 亚类测定：IgG1 2.64g/L，IgG2 0.433g/L，IgG3 正常，IgG4 0.003g/L。免疫固定电泳、血清蛋白电泳未见异常。T、B 淋巴细胞亚群分析：B 细胞、辅助性 T 细胞、细胞毒性 T 细胞计数正常。粪便苏丹Ⅲ染色阳性，D-木糖吸收试验 0.5g/5h，血清促胃液素、生长抑素受体显像阴性。小肠 CT 成像：腹膜后、肠系膜根部多发大小不等淋巴结影，脾大，小肠未见异常。胸部 CT：双侧腋窝多发淋巴结。

患者低免疫球蛋白血症的原因是什么？

低免疫球蛋白血症病因可分为继发性和原发性两类。继发性包括药物因素、白血病或淋巴瘤等导致骨髓抑制的疾病、Good 综合征及大量腹泻导致免疫球蛋白经肠道丢失等。患者无特殊用药史，免疫电泳及蛋白电泳均未见 M 蛋白，骨髓穿刺无血液系统肿瘤证据，胸部 CT 未见胸腺瘤，因此不支持前述继发因素所致。而原发性一般来自原发性免疫缺陷病，如普通变异型免疫缺陷病、重症联合免疫缺陷病、先天性无丙种球蛋白血症、选择性 IgG 亚类缺陷、婴儿暂时性低丙种球蛋白血症、选择性 IgA 缺乏症等。

其中普通变异型免疫缺陷病（CVID）是以B细胞分化及生成免疫球蛋白障碍为特征的一种原发性免疫缺陷病，临床表现为低免疫球蛋白血症，呼吸及消化等多系统反复感染。CVID的诊断标准：反复发生感染，血清Ig总量<3g/L，IgG<5g/L，IgA或IgM其中一个含量减低，排除继发性低免疫球蛋白血症和其他原发性免疫缺陷病。而重症联合免疫缺陷病、先天性无丙种球蛋白血症、选择性IgG亚类缺陷、婴儿暂时性低丙种球蛋白血症多在婴幼儿时期起病；选择性IgA缺乏症则有血清IgG和IgM含量正常或增加。

患者为青年女性，自幼反复出现上呼吸道感染，血IgG、IgA明显下降，无其他引起继发性低免疫球蛋白血症的疾病及原发性免疫缺陷病证据，因此诊断考虑CVID。

CVID是否可以解释患者慢性腹泻

CVID易出现呼吸系统和消化系统受累，其中消化系统表现是第二致死病因，20%～60%患者出现腹泻，感染和非感染性疾病均可引起腹泻。CVID合并消化道感染性疾病的常见病原体包括蓝氏贾第鞭毛虫、沙门菌、隐孢子虫、空肠弯曲菌，其中以蓝氏贾第鞭毛虫最常见，但这些病原体在粪便中的检测阳性率较低。CVID合并的消化道非感染性疾病常见的有炎症性肠病（IBD）、消化道淋巴瘤、小肠绒毛萎缩、结节性淋巴组织增生等。需进一步完善检查明确CVID有无合并其他感染性或非感染性疾病。

继续完善相关检查，全消化道造影：小肠蠕动过快，部分小肠黏膜皱襞略增粗伴充盈缺损（图1）。胃镜：十二指肠结节样隆起（图2A），病理：小肠绒毛钝缩，淋巴组织增生（图2B）。

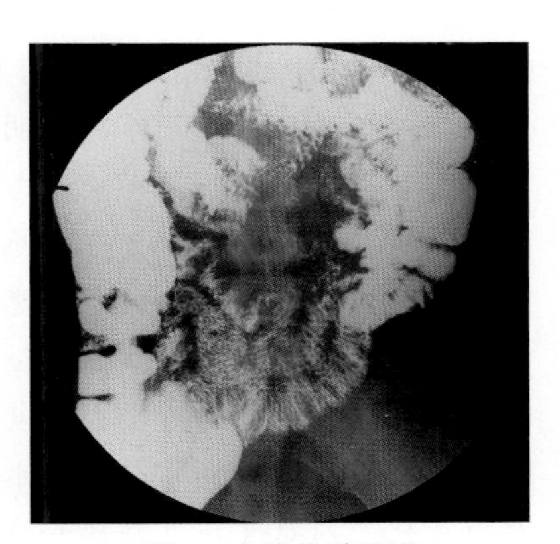

图1 全消化道造影

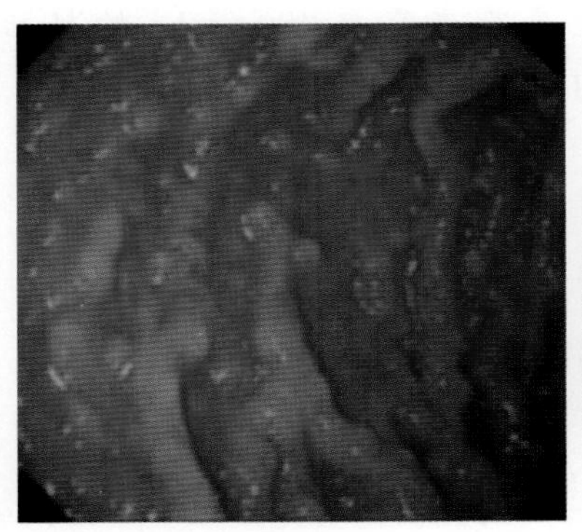

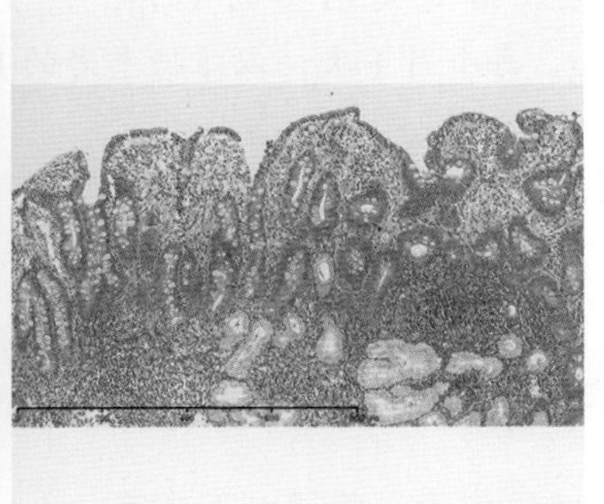

A B

图2 胃镜检查和病理表现

A. 十二指肠黏膜结节隆起；B. 光镜下十二指肠黏膜（HE染色×200）

十二指肠结节样改变原因是什么？是否能够诊断CVID？

患者出现十二指肠黏膜结节样改变，病理显示为淋巴组织增生，考虑合并结节样淋巴组织增生。肠道结节样淋巴组织增生为CVID患者的典型肠镜下表现，源于抗原反复刺激导致淋巴滤泡过度增生，表现为淋巴组织良性增生引起的消化道黏膜弥漫性结节样病变，大部分患者可无症状，少部分可出现腹痛、慢性腹泻、吸收不良、消化道出血等，此类改变被认为是肠道淋巴瘤的危险因素。同时，可解释患者慢性腹泻及吸收不良的临床表现。

该患者因为长期腹泻生活质量极差，目前诊断CVID，期望通过治疗缓解腹泻症状。

CVID如何治疗？

CVID的治疗主要包括免疫球蛋白替代治疗、抗感染及对症支持治疗。其中免疫球蛋白替代治疗是所有治疗方式的基石，可通过缓解既有感染和减少并发症来改变CVID的病程进展。可采用静脉输液或皮下注射的方法补充免疫球蛋白，临床上以静脉用免疫球蛋白（IVIg）为主。

对于CVID，IVIg的初始治疗剂量为300～400mg/kg，每个月使用1次。对有过敏倾向的患者可在输注前使用苯海拉明或对乙酰氨基酚进行预处理，有时也可使用小剂量激素进行预防。正处于活动性感染状态的患者输注IVIg时副作用风险增加，因此一般建议应先抗感染治疗再使用IVIg；若患者感染较重，则应在积极抗感染的同时尽快使用IVIg，以帮助患者度过严重感染的阶段。若患者在感染恢复期第一次使用IVIg，有时需要在几天或1周后重复相同剂量静脉输注。IVIg的半衰期约是30天，通常在治疗3～6个月后达到稳定状态，因此在初始治疗6个月后复查IgG水平，并每6个月监测1次。理想的治疗效果是血清中IgG数值处于正常值中位水平，且患者感染次数明显减少。输注的剂量需要根据患者体重变化、内源性Ig生成率和消耗率进行调整。

CVID患者合并持续严重感染、慢性肺部疾病或蛋白丢失性肠病等消耗较多免疫球蛋白的疾病时，需采用更大剂量的IVIg，严重感染者需要400mg/kg的起始剂量，甚至500～600mg/kg，每个月1次，以维持患者的IgG水平抵御感染。

最后诊断：普通变异型免疫缺陷病
缺铁性贫血（中度）

【诊疗启迪】

通过本病的诊治，获得以下启示：①该病例提供检查免疫球蛋白的线索为自幼常有上呼吸道感染；腹泻原因是多种机制参与；每次腹泻可用药或不用药约1周可缓解，曾检查发现球蛋白降低。②幼年起病的慢性腹泻患者，需重视先天遗传性因素，积极探寻有无其他系统受累的证据。③CVID属少见病，是慢性腹泻的鉴别诊断之一，特别是存在球蛋白减低时，需筛查免疫球蛋白定量，并完善血清蛋白电泳及免疫固定电泳等检查以除外其他疾病。④CVID患者出现慢性腹泻的病因可能是感染性，也可能是非感染性。

【专家点评】

腹泻是消化系统疾病常见症状，针对腹泻的临床思维，首先应考虑常见病，若常见病无法解释临床症状，需考虑全身性疾病的肠道表现，并考虑少见病。通过本病例诊疗，我们学习了CVID的临床表现和内镜下表现（十二指肠结节样增生），期望有助于大家在“遇见”类似临床表现结合内镜表现时能够“想到”这个疾病。另外，这类疾病易伴发其他消化系统疾病，如胃肠道恶性肿瘤风险增加，特别是肠道淋巴瘤等，需严密监测，嘱患者定期随诊。

（陈轩馥　撰写　李　骥　审校）

参考文献

[1]Arasaradnam RP, Brown S, Forbes A, et al. Guidelines for the investigation of chronic diarrhoea in adults: British Society of Gastroenterology, 3rd edition[J]. Gut, 2018, 67(8): 1380-1399.

[2]Abbott JK, Gelfand EW. Common Variable Immunodeficiency: Diagnosis, Management, and Treatment[J]. Immunol Allergy Clin North Am, 2015, 35(4): 637-658.

[3]Singh K, Chang C, Gershwin ME, et al. IgA deficiency and autoimmunity[J]. Autoimmun Rev, 2014, 13(2): 163-177.

[4]Khodadad A, Aghamohammadi A, Parvaneh N, et al. Gastrointestinal manifestations in patients with common variable immunodeficiency[J]. Dig Dis Sci, 2007, 52(11): 2977-2983.

[5]Garg V, Lipka S, Rizvon K, et al. Diffuse nodular lymphoid hyperplasia of intestine in selective IgG 2 subclass deficiency, autoimmune thyroiditis, and autoimmune hemolytic anemia: case report and literature review[J]. J Gastrointestin Liver Dis, 2012, 21(4): 431-434.

[6]Brennan VM, Salomé-Bentley NJ, Chapel HM, et al. Prospective audit of adverse reactions occurring in 459 primary antibody-deficient patients receiving intravenous immunoglobulin[J]. Clin ExpImmunol, 2003, 133(2): 247-251.

[7]Lucas M, Lee M, Lortan J, et al. Infection outcomes in patients with common variable immunodeficiency disorders: relationship to immunoglobulin therapy over 22 years[J]. J Allergy Clin Immunol, 2010, 125(6): 1354-1360.

[8]Pourpak Z, Aghamohammadi A, Sedighipour L, et al. Effect of regular intravenous immunoglobulin therapy on pre-

vention of pneumonia in patients with common variable immunodeficiency[J]. J Microbiol Immunol Infect, 2006, 39(2): 114-120.

[9] Eijkhout HW, van Der Meer JW, Kallenberg CG, et al. The effect of two different dosages of intravenous immunoglobulin on the incidence of recurrent infections in patients with primary hypogammaglobulinemia. A randomized, double-blind, multicenter crossover trial[J]. Ann Intern Med, 2001, 135(3): 165-174.

病例77 反复腹痛、便血——缺血性肠病背后的疾病

患者，男性，49岁，因“反复腹痛、便血5年”入院。

患者于2014年5月无明显诱因出现左下腹绞痛，NRS 3～4分，伴便血和里急后重，排便20余次/日，为稀糊状便，便血为粪便表面覆鲜血或便后滴血，便后腹痛有一定程度改善。无发热，无头晕、乏力，无恶心、呕吐或反酸，未见腹部包块。就诊于当地医院，结肠镜：横结肠、乙状结肠多发黏膜下小血肿，局部可见溃疡形成，病理提示“结肠坏死组织”。予口服美沙拉秦1g qid治疗，症状似有缓解，患者因经济问题自行停药。2015年11月患者再次无诱因出现左下腹痛，伴鲜血便，有里急后重感，排便7～8次/日，当地医院复查结肠镜：乙状结肠距肛门35cm以远可见数个较大溃疡，最大直径1.0cm×1.5cm（图1）。当地医院考虑“溃疡性结肠炎（UC）”，予口服足量激素（泼尼松70mg qd口服）治疗1个月，后每周减量1片；减至每日25mg时，改为每周减量半片至停用，整个疗程近5个月，期间未加用免疫抑制剂治疗。在激素治疗期间，患者未出现腹痛和便血等症状，于当地医院较规律随诊。2016年4月、2017年7月患者因类似症状多次就诊当地医院，对症治疗，并复查结肠镜，内镜下可见降结肠至直肠多发溃疡及小血疱形成，溃疡和血疱形态较2015年无明显改变。多次活检病理均提示“肠道黏膜非特异性炎症”，未予特殊干预。2019年7月出现急性下腹痛，NRS 4～5分，伴鲜血便，量较既往有所增加，于省城医院就诊，完善结肠镜可见结肠肝曲黏膜血疱形成，乙状结肠可见溃疡，环周约1/3，活检病理仍考虑“肠道黏膜慢性炎症”，建议上级医院就诊，为进一步诊治于2019年7月30日就诊我院。

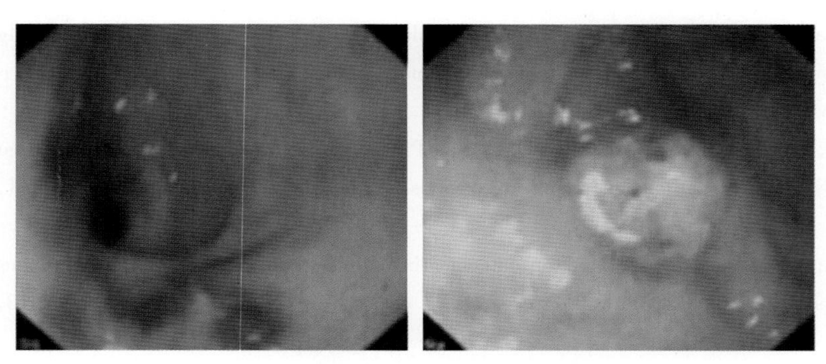

图1 结肠镜检查（2015年11月）

既往史：高血压病史10余年，血压最高160/120mmHg，口服降压药控制良好。无其他慢性疾病。

个人史：常年务农，吸烟30年，40支/日，已戒烟5年。

婚育史、家族史：无特殊。

体格检查：T 36.1℃，P 80次/分，RR 16次/分，BP 122/86mmHg。BMI 32.8kg/m^2。发育正常，体型肥胖，神志清楚，无贫血貌，浅表淋巴结未及肿大，心肺基本正常。腹软，无压痛，无反跳痛、肌紧张，未及腹部包块，肝脾肋下未及，肠鸣音3次/分。双下肢无水肿。直肠指检未见异常。

入院诊断：结肠多发溃疡原因待查

高血压（2级，中危）

入院后完善检查，血WBC 8.0×10^9/L，Hb 152g/L，PLT 383×10^9/L。粪便常规：未见红、白细胞，粪便OB（+）。尿常规：无异常。ESR 12mm/h，hs-CRP 13.9mg/L。血Alb 42g/L，肝肾功能和凝血功能均正常。

结肠多发溃疡的诊断思路与处理

病例特点：中年男性，慢性病程，症状反复，发作不频繁。临床主要表现为间断左下腹痛伴便血，以鲜血便为主，无黏液脓血。病程虽间断反复，但体型仍肥胖，无慢性消化道疾病常见的消耗表现。炎症指标轻度升高，多次内镜下表现提示为结肠非连续性溃疡，伴多发黏膜下血疱形成，病理黏膜为非特异性炎症，应用规范的激素和5-氨基水杨酸制剂治疗，临床症状和内镜下表现并无显著改善。对于具有“复发-缓解”特点的结肠溃疡患者，临床常会首先考虑UC，外院也曾按照这一思路进行诊治，效果却不理想。再次细致回顾这个患者的病例特点后，不难发现这例看似“典型”的UC患者有着其与众不同的一面：①患者以鲜血便为主要临床表现。②规范使用激素等一线药物未有明确的临床和内镜学改善。③病理无慢性损伤、隐窝结构改变等表现。因此，结合我国《炎症性肠病诊断和治疗的共识意见》，考虑该患者不符合UC的诊断标准。

UC常见的类似病包括肠道感染、缺血性肠病、药物相关性肠炎、溃疡性肠道淋巴瘤等。结合这个患者，我们将缺血性肠病和溃疡性肠道淋巴瘤放在重点的鉴别诊断中。缺血性肠病也是个较为宽泛的概念，各种原因引起血管性肠道损伤，均可纳入该诊断中，例如心源性栓塞所致肠系膜动脉缺血，血管炎中的白塞病所致肠道溃疡，甚至慢性放射性肠炎也可以认为是一种肠道小血管损伤所致疾病。因此，除常见的血管影像学评估排除大中血管受累外，必要的活检将有助于临床诊断。此外，溃疡性肠道淋巴瘤也需要进一步鉴别。

按照上述诊疗思路，进一步完善血清免疫球蛋白、补体，常见自身免疫病抗体、血CEA、血清蛋白电泳和腹部增强CT等。CT未见明确肠系膜动静脉异常，乙状结肠及直肠肠壁增厚伴强化（图 2）。排除禁忌证后，择期完成胃镜和结肠镜，胃镜：十二指肠球部局部可见充血结节，予活检（图 3）；结肠镜：所见结肠及直肠散在多发大小不一出血样疱疹及黏膜下小血肿，接触易出血及部分有自发轻度渗血；局部血肿病变周围黏膜充血水肿伴糜烂及浅溃疡，另见散在多发充血、出血斑，小片状糜烂及浅溃疡（图 4），予多点病灶活检。内镜检查后当日患者出现急性下消化道出血，总量 600ml/8h，予支持对症后患者便血停止，无生命体征和意识状态的波动。

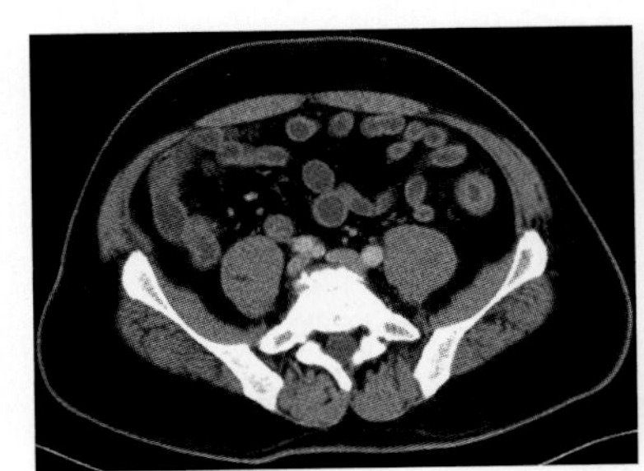
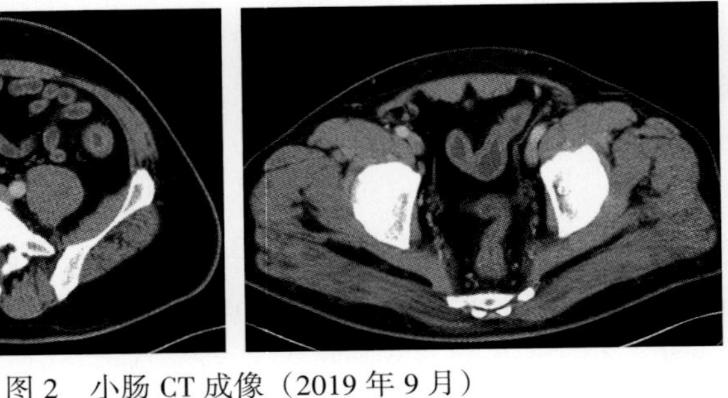

图 2　小肠 CT 成像（2019 年 9 月）

图 3　胃镜检查（2019 年 9 月）

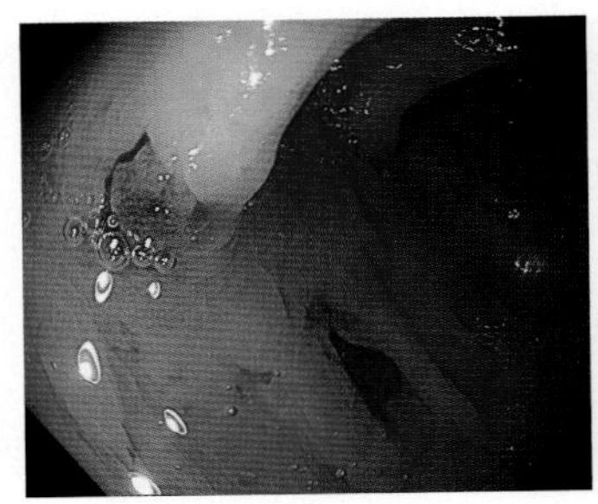
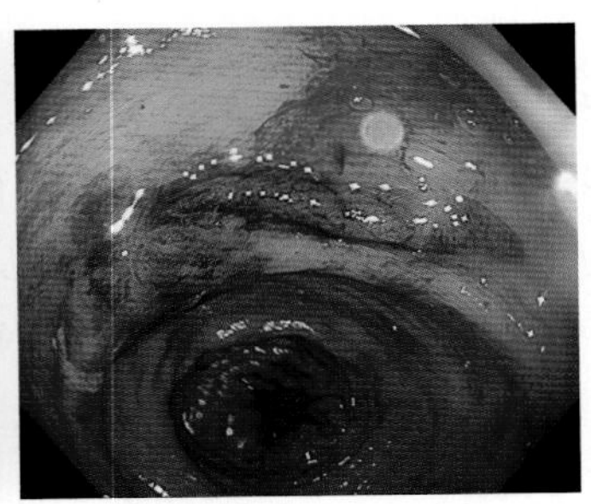

图 4　结肠镜检查（2019 年 9 月）

基于该患者诊断的难度，请病理科、放射科和基本外科等进行多学科团队（MDT）会诊，并借取患者外院近期肠道病理活检结果进行比对。结果发现，该患者十二指肠、升结肠、横结肠、降结肠及直肠黏膜炎症较轻，呈慢性炎和轻度急性炎表现，但黏膜下间质血管周围可见较多无定形粉染物沉积（图 5），刚果红染色阳性，阳性部位在偏振光显微镜下

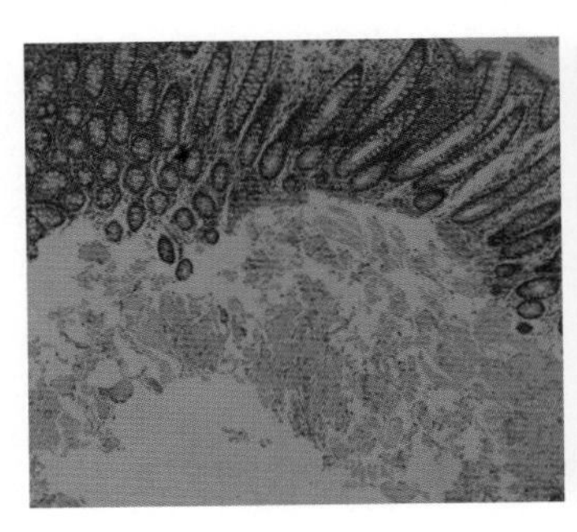
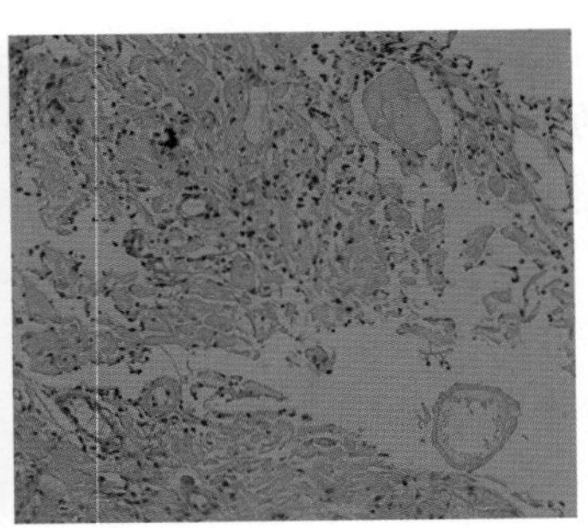

图 5　结肠黏膜病理

显示为苹果绿双折射（图6）。结合病史、结肠镜表现和病理特点，该患者肠道淀粉样变诊断明确。

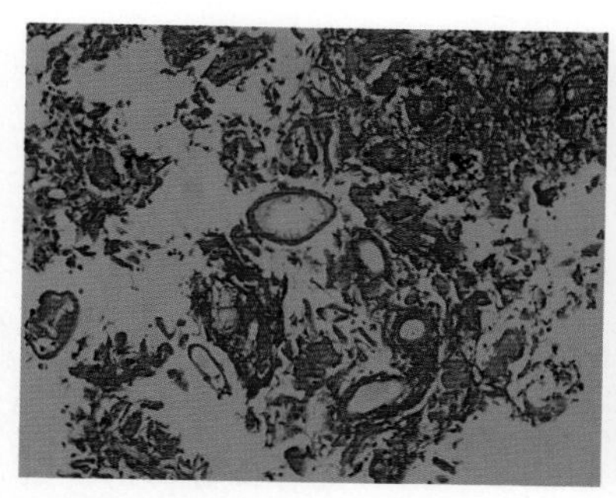
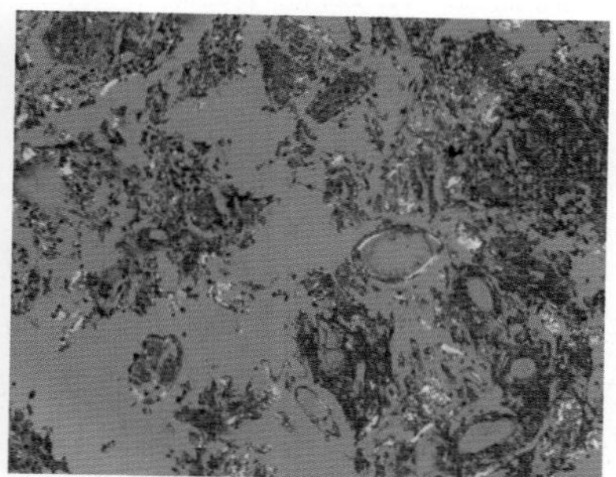

图6　左图光镜显示图8中粉染物沉积为刚果红染色阳性，右图显示偏振光显微镜下的刚果红染色阳性物质显示出苹果绿

罕见的缺血性肠病——肠道淀粉样变

淀粉样变是指细胞外组织发生原纤维沉积，这些原纤维由多种血清蛋白的低分子量（5～25kD）亚基构成，其中的多种蛋白可作为血浆成分在体内循环。淀粉样蛋白沉积物具有典型、肉眼可见的病理学和显微镜下表现，即刚果红染色组织在偏振光显微镜下呈现苹果绿双折射。这些沉积物可引起诸多临床表现，具体临床表型取决于沉积物的类型、部位和沉积量。根据不同病因，淀粉样变具有数十种形式，临床最常见的包括AL型和AA型。若有消化道受累，黏膜浸润最常见的部位是十二指肠降部（100%）、胃（95%）、结直肠（91%）和食管（72%）。体重下降和胃肠道出血是最常见的两个症状，分别占45%和36%，出现腹泻比例约为30%，位居第三。其他症状还有脂肪泻、吸收不良、假性肠梗阻和肠穿孔等。辅助检查方面主要在于确证存在M蛋白，常用方法包括血清蛋白电泳、血/尿免疫固定电泳、血清游离轻链比等。上述检查互为补充，有一个阳性即可。

此外，患者影像学、内镜学常无特异性特点，回顾我院消化道淀粉样变患者内镜下表现发现可出现胃大溃疡、肠道黏膜下血肿及结肠息肉等，提示肠道淀粉样变具有多样的受累特点。病理学是诊断的金标准，在HE染色中，淀粉样蛋白呈无定形的粉红色蜡状物质，刚果红染色阳性组织在偏振光显微镜下应出现苹果绿双折射。治疗方面包括对症和对因治疗，若需要化疗，应转诊至血液内科治疗，预后与具体类型和受累器官相关。

依据目前对淀粉样变的诊疗共识，继续完善M蛋白检测和常见受累器官的功能评估。患者血清免疫固定电泳、血清蛋白电泳、尿免疫固定电泳、血尿轻链、IgD免疫固定电泳未见M蛋白，舌体无胖大，眶周无淤斑；无直位性低血压，泌尿系超声未见肾脏肿大，超声心动图未见明显异常。血液内科会诊考虑无AL型淀粉样变证据，目前无重要器官受累及功能异常，无需化疗，规律随诊。

最后诊断：肠道淀粉样变

AA 型可能

高血压（2 级，中危）

【诊疗启迪】

这是一个反复腹痛、便血的病例，核心难点在于如何正确诊断。该患者有以下特点使我们倾向消化道淀粉样变：①消化道出血。②内镜下出现黏膜血肿。③内镜活检出血非常明显。该患者最初诊断 UC，经慎重分析，有以下特点不符合 UC 诊断：①患者 5 年病程中，以鲜血便为核心特点，这与 UC 所致黏液脓血便有显著区别。②患者多次腹痛、便血，一般情况却非常良好，且予基本对症治疗症状均能自行缓解，与使用激素、水杨酸制剂等无明确相关性。③镜下溃疡边缘相对规则，溃疡周边炎症反应不重。

【专家点评】

随着对 IBD 认识的提高，其诊断率有极大的进步，但如何在诸多模拟疾病的临床表现中寻找蛛丝马迹进行鉴别诊断仍然是目前的难题。这需要我们进一步加深对疾病症状的病理生理学理解，更好地归纳患者临床病例特点，并能融合多学科交流合作的优势，将临床-病理讨论充分结合，这是疑难病诊疗的不二法宝。在本例中，我们认识了肠道淀粉样变的临床表现、内镜表现及病理表现，希望对未来的临床工作能有所帮助。

（柏小寅 撰写 杨 红 审校）

参考文献

[1]Wechalekar AD, Gillmore JD, Hawkins PN. Systemic amyloidosis[J]. Lancet, 2016, 387(10038): 2641-2654.

[2]Miyaoka M, Matsui T, Hisabe T, et al. Clinical and endoscopic features of amyloidosis secondary to Crohn's disease: diagnostic value of duodenal observation and biopsy[J]. Dig Endosc, 2011, 23(2): 157-165.

[3]Ebert EC, Nagar M. Gastrointestinal manifestations of amyloidosis [J]. Am J Gastroenterol, 2008, 103(3): 776-787.

[4]Cowan AJ, Skinner M, Seldin DC, et al. Amyloidosis of the gastrointestinal tract: a 13-year, single-center, referral experience[J]. Haematologica, 2013, 98(1): 141-146.

[5]Ozcan HN, Haliloglu M, Sokmensuer C, et al. Imaging for abdominal involvement in amyloidosis[J]. Diagn Interv Radiol, 2017, 23(4): 282-285.

[6]Iida T, Yamano H, Nakase H. Systemic amyloidosis with gastrointestinal involvement: Diagnosis from endoscopic and histological views[J]. J Gastroenterol Hepatol, 2018, 33(3): 583-590.

[7]Gertz MA. Immunoglobulin light chain amyloidosis: 2016 update on diagnosis, prognosis, and treatment[J]. Am J

Hematol,2016,91(9):947-956.
[8]Westermark GT, Fandrich M, Westermark P. AA amyloidosis: pathogenesis and targeted therapy[J]. Annu Rev Pathol,2015,10:321-344.
[9]Lachmann HJ, Goodman HJ, Gilbertson JA, et al. Natural history and outcome in systemic AA amyloidosis[J]. N Engl J Med,2007,356(23):2361-2371.

病例78　腹泻、小肠绒毛萎缩、蛋白丢失性肠病——是免疫相关肠病吗

患者，女性，47岁，因“双下肢水肿7年，间断腹泻2年余”入院。

患者自2003年起出现双踝处可凹性水肿，逐渐累及双侧小腿，伴颜面部及眼睑轻度水肿，无发热、气短、血压升高、腹胀、食欲减退、尿色及尿量改变，未就诊。2004～2006年患者多次体检均发现血“白蛋白减少”（数值不详），余肝肾功能指标正常。2007年1月为此就诊于当地医院，查血TP 50.5g/L，Alb 28～30.3g/L，PA水平正常；PT及Fbg正常，ESR 17mm/h；甲、乙、丙、戊型肝炎病毒抗体均（-）；粪便常规、尿常规、24小时尿蛋白均正常。粪便隐血试验（-）。予间断输注人血白蛋白，血清Alb可短暂升至35～40g/L，水肿较前有所改善。2008年患者无诱因出现间断腹泻，发作时每日3～4次，为黄色稀便，有恶臭，便中无油滴。每周发作2～3次，次日即可自行缓解，与进食性质无关。无恶心、呕吐、腹痛、黑便、便血。水肿及乏力情况基本同前，定期监测血清Alb 24～33g/L。2009年初于外院查粪便常规、隐血试验及寄生虫卵均（-）；胃镜、结肠镜检查未见明显异常；经口小肠镜检查见小肠黏膜绒毛萎缩，予对症治疗无明显疗效。为进一步诊治于2010年4月18日收入院。患者脱发明显，偶有双髋关节疼痛，当地医院疑为“类风湿关节炎”。起病以来体重下降4kg。

既往史：患者2001年发生车祸，上半身曾受剧烈撞击，但未受严重创伤。

个人史：无特殊。无长期服药史。

体格检查：一般情况尚可，神志清楚，对答切题，生命体征稳定。浅表淋巴结未触及肿大，未见肝掌、蜘蛛痣，颈静脉无怒张，甲状腺无肿大。叩诊心界不大，未闻及病理性杂音。双肺呼吸音清。腹软，无压痛，肝脾肋下未及，肠鸣音正常。双下肢膝以下对称性可凹性水肿。

入院诊断：双下肢水肿、腹泻原因待查
低白蛋白血症

低白蛋白血症、腹泻的诊断思路

病例特点：中年女性，慢性病程，临床主要表现为双侧下肢及颜面部水肿，后出现腹泻，辅助检查提示患者长期低白蛋白血症，外院小肠镜检查见小肠绒毛萎缩。

该患者低白蛋白血症原因考虑：无长期营养摄入不良问题；肝功能除白蛋白低外余均

正常，前白蛋白不低，凝血功能基本正常，不支持肝脏合成功能受损所致；尿常规及尿蛋白定量均正常，不支持肾脏排泄蛋白过多的可能性。病程后期出现慢性腹泻，因此，考虑经肠道丢失蛋白或肠道吸收不良可能大。

从腹泻的角度分析，该患者为稀糊便，非水样便，无发热、腹痛等表现，粪便中未见红、白细胞，粪便隐血试验阴性，考虑分泌性及渗出性腹泻可能小。综上，诊断首先考虑蛋白丢失性肠病相关的吸收不良性腹泻可能。血浆蛋白漏入肠道的原因包括：黏膜损伤导致炎性渗出；胃、小肠和结肠的黏膜完整性改变，导致黏膜通透性增加；肠道淋巴管压力升高。常见病因如下。①黏膜糜烂、溃疡引起的炎性渗出：包括炎症性肠病、胃肠道肿瘤、假膜性肠炎、非甾体抗炎药相关性肠病等。炎症性肠病可有腹泻、低蛋白血症，但该患者无明显腹痛、无血便、腹部包块、贫血等表现，胃肠镜检查未见糜烂、充血、水肿、溃疡等不支持诊断。考虑患者目前病情活动，建议复查胃肠镜明确目前胃肠黏膜情况。胃肠道肿瘤可解释腹泻及体重下降，但患者病程较长，一般情况可，无便血、腹部包块，除白蛋白低外无贫血、恶病质等消耗表现，粪便隐血试验阴性、内镜未发现肿瘤病变均不支持肿瘤诊断，仍需完善肿瘤标志物及影像学检查排除肿瘤及肠道外病变。患者无明确抗生素及非甾体抗炎药用药史，考虑假膜性肠炎、非甾体抗炎药相关性肠病可能性小。②肠黏膜通透性增加：包括麦胶性肠病、自身免疫性肠炎、巨大肥厚性胃炎、结缔组织病等。该患者有腹泻、体重下降、水肿，尤其是内镜提示小肠黏膜绒毛萎缩，支持麦胶性肠病诊断，需完善肠黏膜活组织检查，必要时检测相关性抗体，如抗网硬蛋白抗体（ARA）、抗麦胶蛋白抗体（AGA）、抗平滑肌肌内膜抗体（EMA）及抗组织转谷氨酰胺酶（tTG），行去麸质饮食治疗进一步明确病因。结缔组织病如系统性红斑狼疮等如有消化道受累，可有腹泻、低白蛋白血症，患者脱发、关节痛表现亦支持结缔组织病诊断，但无肾脏、血液系统、神经系统及皮肤受累表现。需完善 ANA、抗 ENA 抗体、抗 ds-DNA 抗体、RF、CCP 等相关抗体，复查血常规、尿蛋白等进一步明确。③淋巴循环阻塞导致淋巴液经肠道丢失：包括右心衰竭、门静脉高压、胸导管梗阻等。患者无明确体循环淤血等右心衰竭以及脾大、腹水等门静脉高压证据，考虑前两者可能小。若患者有胃肠道淋巴管扩张提示，可进一步完善淋巴管显像、淋巴管造影等明确是否有淋巴循环阻塞。

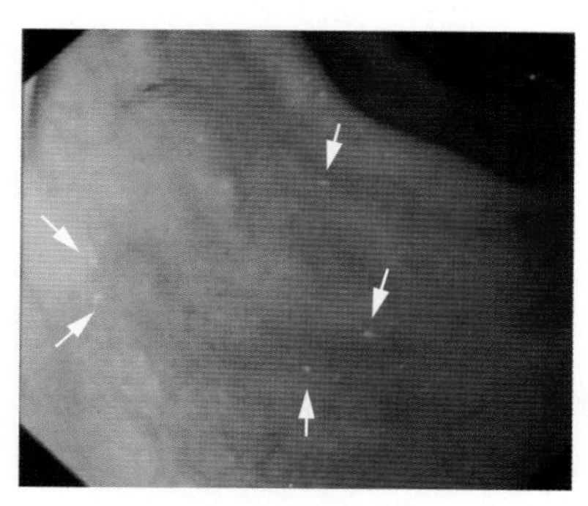

图 1　胃镜检查

入院后完善检查，外周血 WBC 4.1×10^9/L，LY# 0.49×10^9/L，LY% 11.9%，余正常。24 小时尿蛋白（-）；粪便苏丹Ⅲ染色（+）；血 Alb 25g/L，余肝肾功能（-）；血 IgG 4.41g/L；RF 80.7U/ml；ANA、抗 ds-DNA 抗体、抗 ENA 抗体、CCP、AKA、APF 均（-）；AFP、CEA、CA19-9、CA125 及 CA153 均（-）；甲状腺功能（-）。双下肢深静脉超声未见异常。口服小肠造影、小肠 CT 成像、双下肢淋巴管显像均未见异常。胃镜：十二指肠降部见散在针尖大小白色颗粒（图 1），考虑十二指肠降部淋巴管扩张不除外，病理提示慢性炎症。结肠镜：未见明显异常。经口小肠镜：第 2、3、4 组小肠见多处黏膜密集白色点状改变，略突出于黏膜表面，局部可见白色乳糜样液体渗出于黏膜表面，考虑小肠淋巴管扩张症（图 2）。病理：（第 3、4 组小肠）小肠黏膜显慢性炎，固有层及黏膜下层部分淋巴管扩张（图 2）。经足背淋巴管穿刺造影：胸导管入静脉角处可见淋巴液经胸导管侧支循环入血，不除外淋巴管静脉不完全性梗阻（图 3）。

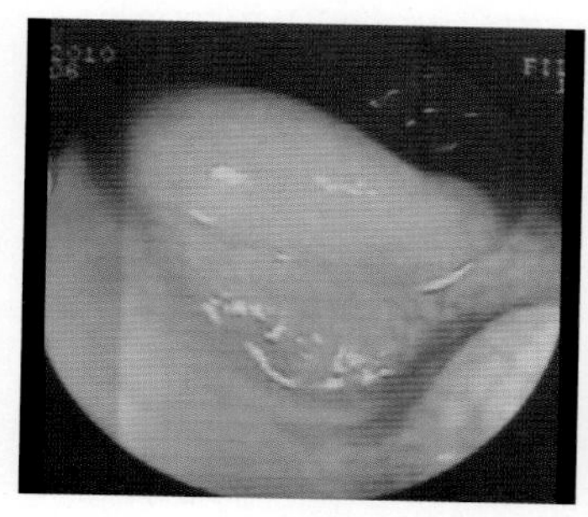

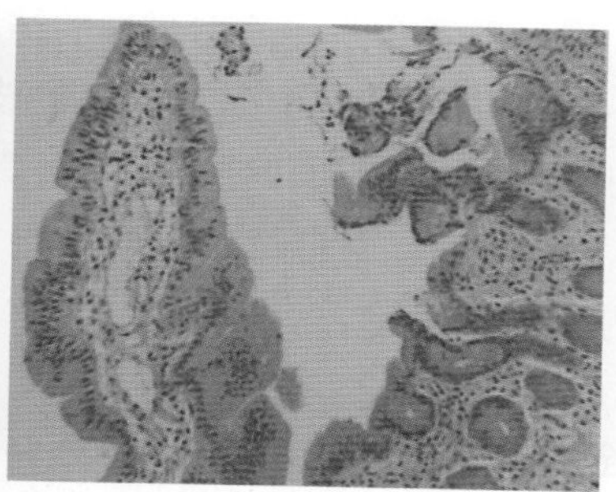

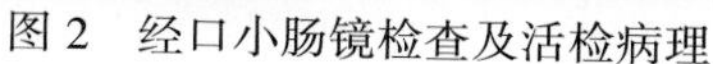

图 2　经口小肠镜检查及活检病理

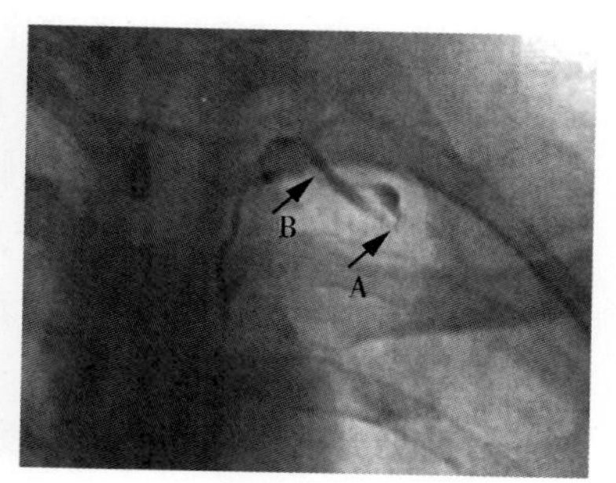

图 3　经足背淋巴管穿刺造影

小肠淋巴管扩张的病因

小肠淋巴管扩张症是以小肠黏膜内淋巴管扩张，导致乳糜液及淋巴液丢失为主要病理表现的一类临床疾病。临床可表现为腹泻、水肿、多浆膜腔积液，实验室检查以外周血淋巴细胞减少、白蛋白及球蛋白减少为主要表现。内镜下表现为小肠弥漫分布的小白点或小息肉样改变。结合临床、内镜及病理学表现（外周血淋巴细胞明显减少，内镜和病理提示淋巴管扩张表现，淋巴管穿刺造影提示不除外淋巴管静脉不完全性梗阻），患者小肠淋巴管扩张症诊断较明确。小肠淋巴管扩张症可分为原发性及继发性。原发性病因不明，常源于先天淋巴管发育不良，可能与免疫因素有一定相关性。继发性病因较复杂，包括自身免疫病、肿瘤、感染（如结核分枝杆菌、寄生虫等）、门静脉高压、缩窄性心包炎、外伤或手术等多种疾病，若疾病引起淋巴回流过程中不同部位狭窄、受压或回流不畅，即可导致淋巴管扩张。患者起病前 3 年曾发生车祸，不除外外伤后导致淋巴管静脉不完全梗阻，进而造成小肠淋巴管扩张，出现蛋白丢失性肠病的临床表现。

目前诊断较为明确，可能是外伤致淋巴管损伤，导致蛋白丢失性肠病，治疗是否需要外科干预呢？

淋巴管扩张、蛋白丢失性肠病如何治疗？

蛋白丢失性肠病的治疗包括两部分：①膳食治疗以改善营养。②针对基础疾病的治疗。膳食治疗的主要手段是采用低脂、高蛋白、中链甘油三酯（MCT）饮食。MCT 可以绕过肠道淋巴管，直接进入门静脉系统。目前认为减少长链甘油三酯的摄入能减少淋巴回流，并降低淋巴管压力，还能减少淋巴液渗漏量。治疗基础疾病即去除病因，如对炎症性疾病（如系统性红斑狼疮、炎症性肠病）患者进行免疫抑制治疗，对缩窄性心包炎患者进行心包切除术，以及对心脏异常和肝静脉流出道梗阻进行修复。应仅对局限性和难治性肠病患者采用手术，如肠切除术或异常淋巴管与静脉通路吻合术。

该患者经外科会诊：目前淋巴循环代偿已建立，可暂缓手术治疗。遂予对症支持治疗，加用 MCT 饮食。MCT 饮食治疗 1 周后患者在不输注白蛋白的情况下，血 Alb 水平可稳定于 33～35g/L。出院随诊 2 个月，血 Alb 维持在 35g/L 以上，双下肢水肿明显减轻。总体来说，该患者静脉角处存在淋巴回流侧支可能为梗阻后代偿的产物，其余整个淋巴回流基本通畅。结合造影结果，再行手术治疗意义不大，且有自行再通的可能，加之经膳食治疗后白蛋白水平已回升，故可以继续目前治疗，定期随诊。

最后诊断：淋巴管静脉不完全性梗阻
小肠淋巴管扩张症
蛋白丢失性肠病
低白蛋白血症

【诊疗启迪】

患者以低血清白蛋白导致的水肿起病，病程后期出现腹泻，小肠镜提示“小肠绒毛萎缩”。在最初的诊断中，易考虑一些小肠疾病，如克罗恩病、麦胶性肠病、自身免疫性肠病等，但综合淋巴管扩张表现和内镜病理等检查，以及外伤等病史全面辨证后，诊断思路相对明确。该患者在鉴别诊断中，抓住的重点在于：①低蛋白血症是否考虑蛋白丢失性肠病诊断，可以通过症状（有腹泻）、辅助检查（核素标记蛋白肠道显像等）等明确。②低蛋白血症是否与淋巴管扩张有关，通过内镜表现（白色点状改变）、病理（淋巴管扩张）、辅助检查（淋巴管显像、淋巴管造影等）及外周血淋巴细胞减少等明确。③淋巴管扩张的原因，如原发性和继发性等。一步一步地拔丝剥茧，必定可以明确诊断。

【专家点评】

该病例在诊断和鉴别诊断的临床过程中，逐步揭示明确了低白蛋白血症—蛋白丢失性肠病—小肠淋巴管扩张症的诊断和病因。临床诊治过程中，应注意抓住主要线索，仔细询问病史，层层铺开寻找病因，该病例在疾病的追寻中，病史中“外伤”成为最后诊断的关键。这再一次提醒我们，既往病史也很重要，要做到“全面”；血常规的淋巴细胞减少在没有造影等检查结果时，也是考虑淋巴管扩张症的线索；在技术飞速发展的今天，不能仅依赖先进的诊疗技术，基本的检查和病史等仍是基石。明确诊断后，该类疾病治疗思路相对清晰，但仍然需要相关科室的协作，以求更为精准的治疗。这一例患者的治疗获得了外科和临床营养科的帮助，随访后一般情况较好。

（孟祥辰　撰写　王　强　审校）

参考文献

[1]朱丽明，孙钢，钱家鸣，等.蛋白丢失性肠病61例临床分析[J].中华内科杂志，2011，50(3)：209-211.

[2]徐燕，费贵军，黄晓明，等.蛋白丢失性胃肠病二例[J].中国全科医学(医生读者版)，2011，14(12)：57-59.

[3]孙钢.蛋白丢失性肠病[J].中国消化内镜，2007，(6)：41-45.

[4]Umar SB，DiBaise JK. Protein-losing enteropathy：case illustrations and clinical review.[J].Am J Gastroenterol，2010，105(1)：43-49.

[5]Wen J，Tang Q，Wu J，et al. Primary intestinal lymphangiectasia：four case reports and a review of the literature[J].Dig Dis Sci，2010，55(12)：3466-3472.

[6]Trenor CC 3rd and Chaudry G. Complex lymphatic anomalies[J].Semin Pediatr Surg，2014，23(4)：186-190.

病例79　慢性腹泻，突发腹痛、便血——缺血性结肠炎掩盖的“真相”

患者，男性，60岁，因“腹泻3个月，腹痛伴便血1月余”入院。

患者于2017年6月无明显诱因出现腹泻，稀便3～4次/日，无脓血。外院结肠镜检查示升结肠至乙状结肠黏膜轻度水肿，未见糜烂、溃疡，自服止泻药无效。1个月前无明显诱因突发脐周绞痛，排褐色血便约500ml，伴里急后重，无发热、呕吐、黑朦等，便后腹痛好转。次日开始排血水样便，20～30次/日，每次20～50ml。外院查粪便常规：大量红、白细胞，OB（+）；ESR 18mm/h，hs-CRP 77mg/L；ANCA阴性。结肠镜：升结肠、横结肠、降结肠及乙状结肠黏膜充血水肿、粗糙、糜烂、出血且可见溃疡形成，直肠未见异常。病理：黏膜组织显慢性炎，伴小灶隐窝脓肿形成（图A）。腹盆增强CT：横结肠局部肠壁不规则增厚强化，腹主动脉及其分支多发动脉粥样硬化斑块。考虑不除外炎症性肠病，予泼尼松40mg qd［相当于1mg/（kg·d）］、美沙拉秦4g/d、肠道益生菌及肠内营养治疗。腹痛较前减轻，但仍排血水样便10余次/日，每次20～50ml。足量激素治疗2周后排便转为稀水样便10余次/日，量同前。起病后体重下降14kg。否认反复口腔溃疡、外阴溃疡、虹膜炎、关节肿痛等。为进一步诊治于2017年9月就诊我院。

既往史：2016年因“胸腺瘤、重症肌无力”行胸腔镜胸腺扩大切除术及1程放疗，术后规律服用溴苯斯的明，定期复查无复发。高脂血症，未服用降脂药物。否认结核、肝炎病史，否认反复上呼吸道感染、肠道感染史。

个人史：长期吸烟史，否认酗酒。

体格检查：生命体征平稳，全身浅表淋巴结未及肿大，胸部可见手术瘢痕。心肺未见明显异常。腹软，中上腹轻度压痛，无反跳痛或肌紧张，肝脾肋下未及，未及腹部包块，肠鸣音3～4次/分。双下肢无水肿。肌力、肌张力正常。

入院诊断：腹泻、腹痛、便血原因待查

缺血性肠病不除外

胸腺瘤术后

慢性腹泻，突发腹痛、便血的诊断思路

病例特点：老年男性，慢性病程，急性加重。病初表现为腹泻便稀，结肠镜仅见黏膜轻度水肿。近1个月病情加重，突发腹痛后便血。结肠镜及CT可见黏膜广泛糜烂、出血及溃疡形成，横结肠增厚强化，但直肠未见异常。外院予美沙拉秦及激素治疗似乎部分有效，但腹泻迁延不愈。既往曾行胸腺瘤切除术。患者短期内肠道病变加重，结合其年龄、病程、病变特点需考虑以下疾病可能。

1. 缺血性结肠炎　供血不足引起肠道可逆或不可逆性的缺血性损伤。好发于左半结肠，也可累及全结肠，但直肠有双重血供通常不受影响。诊断标准可参考Williams标准：①腹痛、便血，急性起病。②病变多累及左半结肠，直肠不受累。③近期未使用抗生素。④便常规和细菌培养未见异常。⑤结肠镜表现为结肠黏膜充血、水肿、出血、溃疡（急性期）或黏膜正常、溃疡瘢痕形成（慢性期）。⑥X线表现为拇指压痕征（急性期）或一过性、狭窄性溃疡瘢痕（慢性期）。⑦病理活检表现为黏膜水肿、出血、坏死、蛋白成分渗出（急性期）或可见含铁血黄素（慢性期）。上述7条满足6条并能够排除溃疡性结肠炎者可作出诊断。本例患者为老年男性，具有高脂血症、动脉粥样硬化、长期吸烟等危险因素；病程中表现为急性腹痛、便血，缺乏相应体征；结肠镜检查示广泛结肠受累，多发溃疡，直肠豁免；病理提示炎症，故需考虑缺血性结肠炎可能。

2. 炎症性肠病　患者表现为腹痛、腹泻、血便，且炎症指标升高，CT见肠壁增厚明显，服用激素及美沙拉秦等治疗后症状好转，符合该病特点。然而患者起病年龄偏大，起病急，病程短，肠道病变弥漫但直肠不受累，不符合炎症性肠病特点，可进一步完善检查，评估病情。

3. 感染性肠病　患者腹泻、便血，粪便中见大量红、白细胞，炎症指标升高，病变范围广，美沙拉秦及激素治疗后仍有腹泻，需警惕感染性肠病可能。患者既往胸腺瘤术后，可能存在免疫功能缺陷，需警惕特殊病原体感染。入院后完善免疫功能评价，筛查病原学

如粪便培养、寄生虫和难辨梭菌检测，血EB病毒（EBV）、巨细胞病毒（CMV）及结核分枝杆菌等。

入院后查血常规、尿常规、凝血功能、D-Dimer大致正常。血生化：Alb 31g/L，Cr正常，TG 1.8mmol/L，TC 4.04mmol/L，LDL-C 2.38mmol/L，余大致正常。hs-CRP 12mg/L。免疫球蛋白：IgG 3.73g/L，IgM 0.38g/L，IgA正常。T、B淋巴细胞亚群分析：NK# 74×10^6/L，B# 223×10^6/L，T# 984×10^6/L，T4# 228×10^6/L。血清蛋白电泳、免疫固定电泳均（-）。感染方面：粪便难辨梭菌毒素A/B（CDAB）（+），难辨梭菌培养（+）；血CMV DNA 9800copies/ml，CMV-IgM（-）；EBV DNA（-），抗HIV抗体及抗HCV抗体（-）；血T-SPOT.TB（-）。腹盆CT平扫：盲肠、回盲部、升结肠、横结肠、降结肠及乙状结肠肠壁不均匀增厚。腹主动脉及分支彩超：可见腹主动脉多发粥样硬化斑块，肠系膜上动脉开口处亦可见明显粥样硬化斑块。复查结肠镜：盲肠至乙状结肠弥漫性黏膜结节，散在糜烂、浅溃疡，以横结肠、乙状结肠病变为著，较外院结肠镜下改变明显减轻，直肠黏膜光整，考虑结肠黏膜病变，修复期改变可能（图B）。病理：结肠黏膜急性及慢性炎，慢性活动性结肠炎，CMV免疫组化染色阳性。

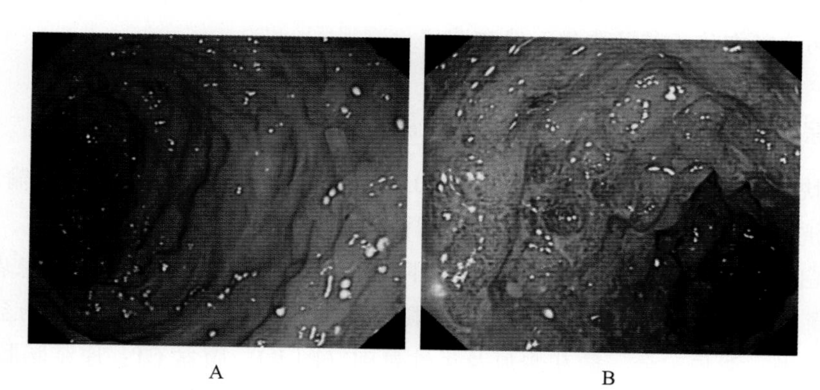

图　患者治疗前后结肠镜表现

如何考虑患者免疫球蛋白减少及其合并的多发感染

患者有胸腺瘤病史，结合血免疫球蛋白及淋巴细胞亚群检测结果，考虑伴胸腺瘤的免疫缺陷症（又称Good综合征）诊断明确。该病较罕见，主要以胸腺瘤、低丙种球蛋白血症、外周血低B淋巴细胞为特征，在胸腺瘤患者中的发病率为6%～11%。Robert Good在1954年首先报道了1例胸腺瘤合并低丙种球蛋白血症病例，提出了胸腺瘤与免疫缺陷之间的联系。该病确诊年龄偏大，多为中老年人，以感染为首发症状的平均年龄为56岁，以胸腺瘤合并低丙种球蛋白血症诊断的患者平均年龄为62岁。该病临床表现隐匿，15%～30%

患者无明显症状，仅在胸部检查时发现前纵隔肿瘤。首发症状多样，多表现为咳嗽、胸痛、吞咽困难、呼吸困难等，部分以慢性腹泻为首发症状。主要并发症为感染，消化系统以慢性不明原因腹泻最多见。肠道病原体筛查可见细菌、CMV 和蓝氏贾第鞭毛虫等。治疗主要是积极控制潜在感染，特别是机会性感染，必要时可输注人免疫球蛋白。本例患者胸腺瘤术后，血 IgG 显著下降，外周血 B 淋巴细胞计数降低，腹泻改善后血 IgG 仍无改善，均符合 Good 综合征诊断。

结合该患者病原学检查及结肠病理免疫组化染色，明确存在难辨梭菌感染及 CMV 结肠炎。罹患上述机会性感染的原因考虑为：①患者基础存在免疫缺陷，Good 综合征导致 IgG、IgM 水平显著降低，外周血淋巴细胞亚群中 NK 细胞、B 细胞减少。②曾因不除外“溃疡性结肠炎”口服大剂量激素治疗 4 周，机体处于免疫抑制状态。

本例患者在 Good 综合征的基础上，合并存在肠道多种机会性感染相对明确；有多种血管动脉硬化高危因素，结合 CT 及超声检查结果，同时存在缺血性肠病可能，但溃疡性结肠炎证据相对不足。北京协和医院一项回顾性病例对照研究（2004～2015 年）指出，与溃疡性结肠炎相比，急性起病的单纯血便、肠外表现较少、合并机会性感染的风险较低、合并血管狭窄或栓塞的概率较高以及直肠豁免等特点，更支持老年性缺血性结肠炎的诊断。但该患者肠系膜下动脉未见明显狭窄，非典型的左半结肠受累表现，病理表现无特异性，因此缺血性肠病诊断有待于随访中进一步证实。

Good综合征合并感染及可疑缺血性肠病如何治疗

入院后快速停用激素，予口服甲硝唑 0.4g tid 抗难辨梭菌治疗 2 周，输注更昔洛韦 50mg/kg bid 抗 CMV 治疗 3 周。复查粪便难辨梭菌检查及 CMV DNA 均转阴性，故暂未输注人免疫球蛋白。加用阿托伐他汀（立普妥）降脂及凯时改善循环。治疗后患者症状缓解，未再出现腹痛、腹泻或便血，出院后患者规律随诊。3 个月后复查结肠镜：盲肠至乙状结肠黏膜弥漫结节不平，溃疡愈合，散在瘢痕及炎性息肉（图 B）。腹盆 CT：原结肠肠壁增厚表现不明显。因近 3～4 个月间断心绞痛发作，且肠道溃疡病变已愈合，加用拜阿司匹林 0.1g qd，继续降脂治疗，随诊中。

最后诊断：Good 综合征
胸腺瘤术后
难辨梭菌感染
巨细胞病毒肠炎
缺血性肠炎不除外

【诊疗启迪】

本例是腹痛、便血为主要临床表现，出现肠道溃疡的疑难病例，最终确诊为Good综合征合并肠道感染及可疑缺血性肠炎。在本例中获得的启示如下：①尽量用一元论来解释疾病。该患者既往胸腺瘤，术后出现与感染有关的症状，无论呼吸道还是消化道症状，首先应该考虑是否与胸腺瘤有关，因为6%～11%的胸腺瘤同时伴发低丙种球蛋白血症、外周血低B淋巴细胞，统称Good综合征。该患者经外周血检查明确这部分诊断，并可以解释部分病情。②不要拘泥于一元论。当我们用一元论不能解释患者的所有症状时，要拓展思维，考虑二元论或三元论……该患者用Good综合征合并感染似乎不能完全解释肠道溃疡，那我们应该考虑炎症性肠病、缺血性肠病、肠道淋巴瘤等其他疾病的可能性。

该病例存在如下缺血性肠病的支持点：①老年男性。②具有高脂血症、动脉粥样硬化、长期吸烟等危险因素。③病程中表现为急性腹痛、便血，缺乏相应体征。④腹主动脉及其分支、肠系膜上动脉开口可见明显粥样硬化斑块。⑤结肠镜检查直肠豁免，病理提示炎症。故需考虑缺血性结肠炎可能。

【专家点评】

本例患者病情迁延，诊治经过复杂，难以用一元论解释病情全貌。面对此类患者，应以病史采集为基础，结合辅助检查及治疗反应得出最终诊断。胸腺瘤术后患者若出现慢性腹泻、反复上呼吸道感染，应完善免疫球蛋白检测，警惕Good综合征。面对以慢性腹泻为主要临床表现的老年患者，综合病史、内镜下表现及影像学检查，需将缺血性结肠炎、感染性肠炎及溃疡性结肠炎等纳入鉴别诊断范畴。临床上应高度重视免疫抑制患者机会性感染的风险，积极完善病原学筛查，早期针对性治疗，改善其免疫抑制状态，有助于改善预后。但本例缺血性肠病证据尚欠缺，需要密切随访，并在随访中鉴别诊断、获得真知。

（陈　洋　撰写　李晓青　审校）

参考文献

[1]付婷婷，王炳元. 缺血性肠病研究进展[J]. 中国临床医生杂志，2016，44(12)：12-16.

[2]Kelleher P, Misbah SA. What is Good's syndrome? Immunological abnormalities in patients with thymoma[J]. Journal of Clinical Pathology, 2003, 56(1): 12-16.

[3]Tarr PE, Sneller MC, Mechanic LJ, et al. Infections in patients with immunodeficiency with thymoma(Good syndrome). Report of 5 cases and review of the literature[J]. Medicine, 2001, 80(2):123-133.

[4]曾皓,廖凌云,吕农华.以腹泻为首发症状的Good综合征并文献复习[J].中华消化杂志,2008,28(5):352-354.

[5]Malphettes M, Gerard L, Galicier L, et al. Good syndrome: an adult-onset immunodeficiency remarkable for its high incidence of invasive infections and autoimmune complications[J]. Clinical Infectious Diseases, 2015, 61(2):e13-19.

[6]吕红,李骥,刘爱玲,等.老年溃疡性结肠炎与老年缺血性结肠炎临床特点比较[J].中华内科杂志,2016,55(6):466-469.

病例80　罕见病因导致不完全性肠梗阻——CREST综合征致缺血性肠病

患者，男性，50岁，因“腹胀、腹泻1年半”入院。

患者于2014年12月无明显诱因出现腹胀，进食后加重，排气排便后缓解，伴间断腹泻，黄色水样便3～5次/日，外院检查Hb 110g/L，粪便OB（+），Alb 23.6g/L，炎症指标：ESR 23mm/h，CRP 15.7mg/L，免疫指标：免疫球蛋白、补体无异常，ANA（着丝点型）1∶320。胃镜和结肠镜：未见异常。腹部增强CT：结肠壁增厚。全消化道造影：小肠多处节段性狭窄，以回肠为著。予营养支持及对症治疗后症状无明显改善，腹胀、腹泻症状逐渐加重。复查ANA（着丝点型）1∶640（+）；腹部平片：小肠梗阻，考虑“结缔组织病、小肠不完全性肠梗阻”。予甲泼尼龙40mg qd，羟氯喹0.2g bid，白芍总苷0.3g bid口服，后激素调整为甲泼尼龙24mg qd口服，规律减量（每个月减4mg）至8mg时维持。激素维持期间症状再次加重，2015年12月行小肠镜检查，镜下可见回肠中上段不规则肿块，表面有溃疡，病理符合黏膜慢性炎伴糜烂，考虑“系统性硬化症（小肠受累）可能性大”，停用白芍总苷，加用沙利度胺25mg qn，硫唑嘌呤50mg qd，继续羟氯喹0.2g bid及甲泼尼龙8mg qd维持治疗，患者症状无明显缓解。2016年4月行小肠CT成像：右中腹肿块样增厚、管腔狭窄，考虑恶性病变可能，停用全部口服药物。为进一步诊治于2016年5月20日入院。起病以来体重下降10kg，近2个月出现对称性关节疼痛（掌指关节、近端指间关节、肘关节、肩关节、踝关节），手指皮肤紧绷。

既往史：无特殊。

个人史及家族史：1987～1995年曾接触硫酸、氢氧化钠等化工产品，吸烟20余年，10支/日，已戒1年半，偶饮酒。母亲因“淋巴瘤”去世。

体格检查：T 37.5℃，P 93次/分，RR 22次/分，BP 96/66mmHg，BMI 16.53kg/m^2。前胸壁可见三处毛细血管扩张，压之可褪色，双手指端甲周红斑（图1）。浅表淋巴结未触及肿大，心肺查体无殊。全腹膨隆，可见肠型、蠕动波，无压痛、反跳痛，肠鸣音亢进。直肠指检无特殊。

入院诊断：不完全性小肠梗阻

系统性硬皮病小肠受累可能性大

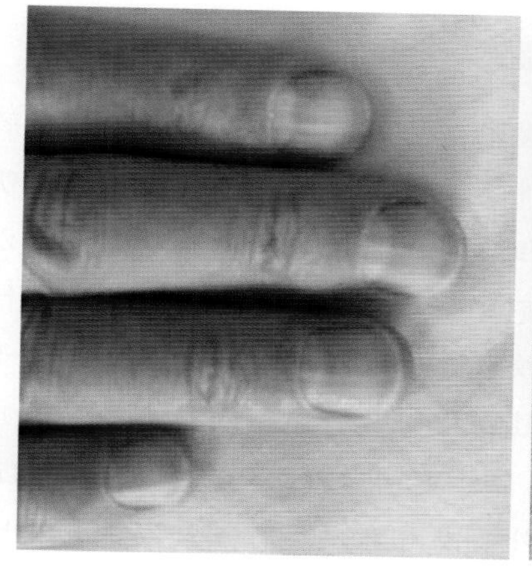
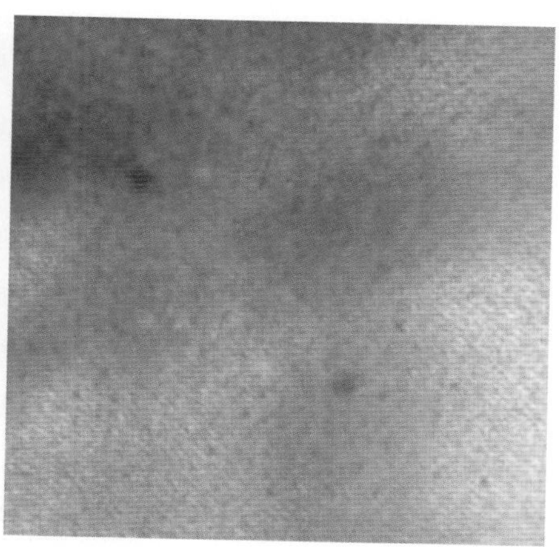

图 1　患者甲周红斑（左），胸壁毛细血管扩张（右）

入院后完善辅助检查，WBC、PLT 正常，Hb 85g/L，MCV 87.1fl；SI 15.4μg/dl，TIBC 278μg/dl，SF 12ng/ml，TS 5.0%；Alb 34g/L；ESR 55mm/h，hs-CRP 34.38mg/L；T-SPOT.TB（−）；ANA（+）散点型 1∶320，抗着丝点抗体 1∶320（+）。立位腹部平片：中上腹部多发扩张肠曲及液平，不完全性肠梗阻可能。小肠 CT 成像：小肠多发节段性肠壁增厚，右侧腹部回肠肠壁增厚，肠腔狭窄（图 2）。胃镜：反流性食管炎（LA-A），慢性浅表性胃炎。结肠镜：未见明显异常。PET-CT：提示腹部小肠扩张积气，右中腹部回肠局部增厚，代谢异常增高灶（SUVmax 8.4），周围肠系膜上代谢增高淋巴结。

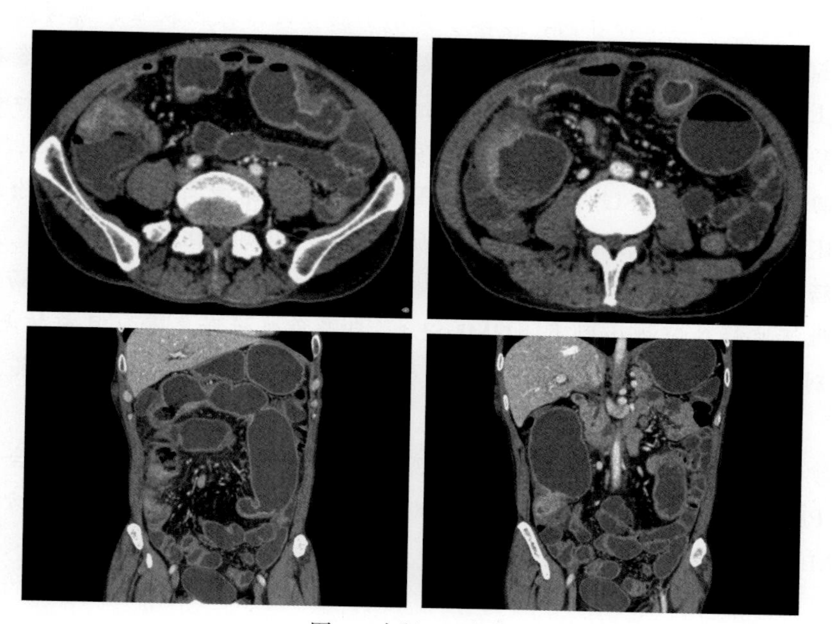

图 2　小肠 CT 成像

横断面及冠状面示小肠多发节段性肠壁中度增厚，肠腔狭窄，分层强化，右侧腹回肠局部肠壁明显增厚，肠腔严重狭窄，近端小肠扩张约 6cm，狭窄段肠管周围渗出

肠梗阻的诊断和鉴别诊断思路

病例特点：中老年男性，反复腹胀，呈进行性加重，查体可见肠型、蠕动波、肠鸣音亢进，立位腹部平片提示肠道扩张伴气液平形成，考虑肠梗阻诊断明确，结合患者无排气排便停止，故诊断为不完全性肠梗阻。对于肠梗阻患者，尚需明确以下几个问题：是单纯性还是绞窄性肠梗阻？肠梗阻的性质是什么？引起肠梗阻的原因是什么？患者无剧烈腹痛、腹膜刺激征、休克等表现，考虑非绞窄性肠梗阻，暂不需急诊手术干预。按梗阻发生的基本原因分为机械性、动力性及血运性肠梗阻 3 种类型。患者肠鸣音亢进，不支持动力性肠梗阻，其他类型需进一步鉴别诊断。除上述问题外，还需明确肠梗阻的病因。

患者除不完全性肠梗阻的表现外，尚存在以下特点：肠外表现比较突出，近期出现多关节疼痛、皮肤紧绷感等临床表现，病程中多次化验 ANA（着丝点型）高效价阳性，常规激素、多种免疫抑制剂治疗效果不理想，有肿瘤家族史，无结核接触史，查体除腹部体征外，可见明显的毛细血管扩张、甲周红斑，辅助检查提示回肠肠壁团块样增厚、肠腔狭窄，合并有反流性食管炎。结合上述临床特点，需考虑如下疾病。①免疫系统疾病累及肠道：患者近 2 个月出现对称性关节疼痛，手指皮肤紧绷感，病程中多次化验 ANA（着丝点型）高效价阳性，不除外系统性硬皮病（SSc）可能，尤其是 CREST 综合征。SSc 患者中大部分可伴有消化道症状，部分以首发消化道症状就诊。但给予患者激素和免疫抑制剂治疗后疗效欠佳，且合并小肠肿块，故有不支持方面，尚需进一步明确。②克罗恩病：患者腹胀、腹泻明显，炎症指标升高，影像学提示小肠多处节段性狭窄，需考虑克罗恩病可能。但患者 50 岁，非发病高峰年龄，且无典型内镜下改变（纵行溃疡、铺路石样改变），病理无明确上皮样肉芽肿，下一步需积极挖掘病理学证据。③小肠肿瘤：如淋巴瘤、腺癌、间质瘤等。患者有明显消耗症状、肿瘤家族史，起病以来体重下降明显，PET-CT 提示右中腹部回肠局部增厚，SUVmax 8.4，周围肠系膜上代谢增高淋巴结，需除外小肠肿瘤可能。但上述两种疾病均无法解释患者毛细血管扩张、甲周红斑等肠外表现，且小肠为多发病变，小肠腺癌及间质瘤可能性小。④其他疾病：如肠结核及一些少见小肠疾病，包括隐源性多灶性溃疡性狭窄性小肠炎（CMUSE）、自身免疫性肠炎等。目前暂无证据支持。通过上述鉴别诊断可看出，如果没有病理、仅凭临床表现及影像学检查结果，诊断比较困难。

该患者诊断较困难，有免疫色彩，但免疫抑制剂治疗疗效欠佳，而由于合并回肠局部增厚明显和 PET-CT SUV 值增高，增加了诊断的复杂性，为进一步明确诊治方向，提请多学科团队（MDT）会诊。

诊断未明，治疗效果不佳，下一步何去何从——MDT 会诊

消化内科、基本外科、风湿免疫科、病理科、皮肤科、影像科等相关科室医生共同讨

论，认为患者有明确的小肠梗阻表现，影像学提示右中腹肠道局限性狭窄病变，既往曾经使用激素及羟氯喹、沙利度胺、硫唑嘌呤等免疫抑制剂治疗，曾一度有效但症状反复，且狭窄引起的症状经反复治疗缓解不明显，有外科干预指征。但鉴于患者存在克罗恩病、免疫系统疾病累及肠道可能，且既往较长时间使用激素、免疫抑制剂，在炎症指标偏高及营养状况稍差的情况下，术后并发症风险高。鉴于以上讨论意见，入院后积极改善患者营养状况，纠正缺铁性贫血、低蛋白血症，停用激素及免疫抑制剂，待患者一般情况改善后进行手术治疗。与患者及家属充分沟通，详细交代手术获益与风险，患者及家属同意手术治疗。

2016 年 5 月 31 日行“腹腔镜探查、松解粘连、回肠部分切除术”，术中见距盲肠 70 ~ 80cm 处回肠肠壁明显增厚，颜色暗红，质地韧，占位感明显，其近段小肠扩张，最宽处肠管直径约 6cm（图 3）。术后病理回报：小肠壁组织呈急性及慢性炎，有溃疡形成，破坏肠壁肌层伴纤维组织增生及周边黏膜炎性息肉形成，周围肠壁显慢性炎，肠壁各层均可见较多淋巴细胞、浆细胞浸润伴淋巴滤泡形成；多处黏膜糜烂伴深达肌层的窦道形成，肠系膜血管扩张并可见炎症细胞浸润（图 4）。

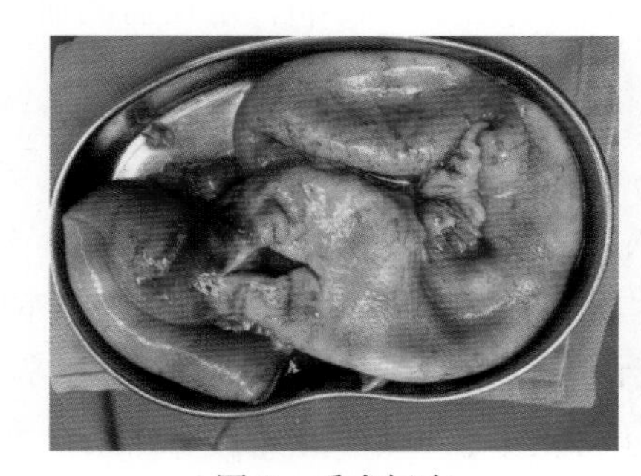

图 3　手术标本

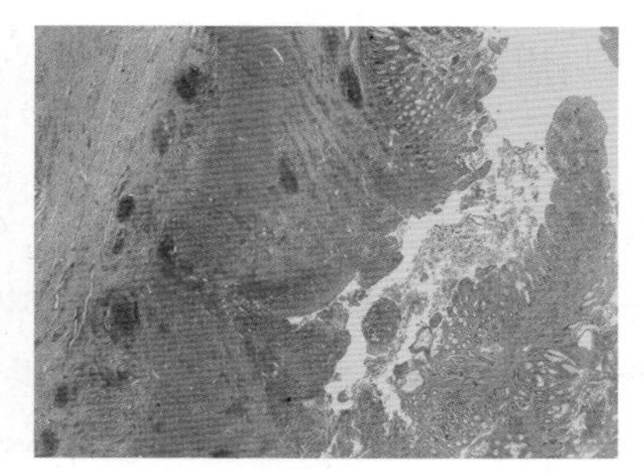

图 4　手术标本病理检查

结合患者病理，目前诊断不考虑小肠恶性疾病，手术切除小肠肠段从外观看狭窄近段扩张部分肠壁亦较厚，与典型克罗恩病不符，但综合考虑免疫相关疾病不能除外。治疗方面，除禁食禁水、补液、肠外营养等对症治疗外，暂给予激素治疗，同时密切与病理科、风湿免疫科沟通，关注有无新的诊断提示。患者术后出现发热伴血压降低，复查胸腹盆 CT 提示盆腔局限性包裹积液可能。考虑吻合口瘘可能性大，2017 年 6 月 8 日急诊行“剖腹探查、松解粘连、回肠部分切除术”，术中见腹腔内中量淡血性腹水，小肠明显肿胀，严重粘连；右下腹原回肠吻合口周围包裹性脓性积液约 150ml；吻合口旁近段回肠处约 0.5cm 瘘口，周围肠管极度肿胀。术后予抗生素、氢化可的松琥珀酸钠治疗，并逐渐过渡饮食。

术后病理提示小肠黏膜显急性及慢性炎，可见炎性渗出物及肉芽组织形成，黏膜下及浆膜下明显水肿，血管扩张充血伴出血，肠壁全层可见中性粒细胞、淋巴细胞及浆细胞浸润；肠系膜血管扩张充血并可见炎症细胞浸润。与病理科医生充分沟通，病理亦见存在小静脉非炎症浸润性狭窄，结合 ANA 阳性，需考虑自身免疫性疾病累及肠道，加做弹力纤维免疫组化，结果阳性。患者手术病理中可见肠系膜血管扩张充血且有炎症细胞浸润，静脉血管病变较突出，且病变纤维化改变显著，符合慢性病变合并急性炎症。

一波三折再手术，拨开云雾见月明

患者主要表现为慢性不完全性肠梗阻，伴皮肤紧绷、关节痛等肠外表现，查体可见甲周红斑、毛细血管扩张，ANA（着丝点型）阳性，胃镜示反流性食管炎，影像学检查可见小肠多发节段性病变，进一步完善食管压力测定，提示上食管括约肌松弛功能障碍，结合患者临床表现、病理改变，符合 CREST 综合征累及肠系膜血管后继发缺血性改变。

治疗方面，依据风湿免疫科会诊意见，6 月 12 日起加用氢化可的松琥珀酸钠 150mg qd 静脉滴注，逐渐过渡为 100mg qd 静脉滴注、泼尼松 20mg qd 口服。术后监测肝酶、胆管酶逐渐升高，考虑药物性肝损伤可能，激素改为甲泼尼龙 16mg qd 口服，加用多烯磷脂酰胆碱（易善复）及熊去氧胆酸（优思弗）护肝，肝功能恢复后加用硫唑嘌呤 50mg qd。患者规律服药，激素于术后 3 个月后减停，硫唑嘌呤逐渐加量至 100mg qd，定期监测血常规、肝功能，多次随诊病情稳定，类似症状未再发作。

CREST综合征的消化系统表现

SSc 是一种结缔组织病，通过血管损害及胶原沉积侵犯皮肤及全身各系统内脏器官。CREST 综合征是 SSc 的一种亚型，指一组具有钙质沉积（calcinosis）、雷诺现象（Raynaud phenomenon）、食管功能障碍（esophageal dysfunction）、指硬化（sclerodactyly）和毛细血管扩张（telangiectasia）5 个特征的疾病。

CREST 综合征可累及整个消化道，其中食管是最常见受累的部位，主要表现为食管动力障碍，约半数患者可并发胃食管反流病。本例患者胃镜可见反流性食管炎，食管压力测定示上食管括约肌松弛功能障碍，符合该病食管表现。其次，肛门直肠是第二容易受累的消化道部位，主要表现为排便费力、排便不尽感。此外，胃和小肠亦可受累，前者症状可见恶心、呕吐、腹胀等，胃镜可见胃窦血管扩张，后者表现缺乏特异性，可引起腹泻、营养不良、体重下降。通过上述经典表现可以看出，本例患者的小肠病变并非消化道动力异常、毛细血管扩张，手术可见回肠远段肠壁明显增厚，呈占位性改变，颜色暗红，病理表现为溃疡、窦道形成，纤维组织增生明显，弹性纤维（+），符合肠道慢性缺血改变。

检索相关文献发现，类似病例鲜有报道。1999 年日本学者报道一例 56 岁女性，以腹痛、排便习惯改变起病，同时合并雷诺现象、指端溃疡、皮肤硬化、毛细血管扩张等肠外表现，ANA（着丝点型）高效价阳性，后手术见升结肠至降结肠肠壁增厚、僵硬、变黑，病理证实结肠慢性纤维化，肠系膜静脉钙化、玻璃样变性，考虑为 CREST 综合征合并慢性静脉炎性肠病。该病例报道与本例患者类似，均属于CREST综合征累及肠道的罕见表现。

CREST综合征的治疗分为基本治疗和症状治疗。前者主要包括激素和免疫抑制剂的使用，激素一般选择中等剂量，具有抑制免疫反应、延缓病情发展的作用，免疫抑制剂常用的有硫唑嘌呤、甲氨蝶呤、环孢素等。本例患者选择的硫唑嘌呤，逐渐加量至100mg qd，效果比较令人满意。此外，还可以根据临床情况选择抗纤维化、扩血管药物。症状治疗主要是对症治疗、个体化治疗，皮下钙化一般无需处理，必要时可使用己酮可可碱、激光治疗，针对雷诺现象给予保暖防护，食管功能障碍患者常有反流性食管炎症状，可加用抑酸药物。如本例和上述文献报道患者出现累及肠道的表现，手术治疗可缓解症状、明确诊断，不失为理想的治疗方案。

最后诊断：CREST综合征
缺血性肠病
回肠部分切除术后
吻合口瘘
反流性食管炎

【诊疗启迪】

肠梗阻是常见的临床表现之一，原因多种多样。该患者反复发作肠梗阻，合并ANA（着丝点型）高效价阳性，病程中曾考虑为克罗恩病，前后接受两次手术，最终考虑符合CREST综合征累及肠系膜血管后继发缺血性改变。本病例诊治难点在于：①要认识CREST综合征的诊断标准，CREST综合征是指一组具有钙质沉积、雷诺现象、食管功能障碍、指硬化和毛细血管扩张5个特征的疾病。②CREST综合征累及肠道以动力异常和血管扩张为主，以缺血性肠病发病少见。③影像学提示肠壁增厚，恶性疾病不能除外，增加了诊断的复杂性。④该患者既往曾使用激素和免疫抑制剂，一度有效但症状反复，这也挑战了诊断方向。

【专家点评】

对于辗转多家医疗机构、以常见临床表现就诊的患者，既要考虑常见病的可能，又要将少见病、罕见病纳入鉴别诊断的范围。而这些罕见病的诊断，多需要“全面”——依赖获取详尽的临床资料，包括病史采集、体格检查，充分关注肠病患者的肠外表现，通过“全面”才能准确“辨证”——扩展思路到系统性疾病的肠道受累，并想方设法为诊断的确立创造条件。同时“质疑求真”反复与病理科协作，在小肠排除恶性病变后，而确诊为 CREST 导致缺血性肠病。期望通过本例，可以掌握 CREST 综合征的临床特点，可以“知道”CREST 综合征可以合并缺血性肠病，从而“模拟”IBD。

（王亚楠　撰写　李　骥　审校）

参考文献

[1]舒慧君，严建华，吴东，等．隐源性多灶性溃疡性狭窄性小肠病一例[J]．中华消化杂志，2011，31(5)：350-352．

[2]Forbes A，Marie I．Gastrointestinal complications：the most frequent internal complications of systemic sclerosis[J]．Rheumatology(Oxford)，2009，48 Suppl 3：i36-39．

[3]Liu X，Li M，Xu D，et al．Prevalence and clinical importance of gastroesophageal reflux in Chinese patients with systemic sclerosis[J]．Clin Exp Rheumatol，2012，30(2 Suppl 71)：S60-66．

[4]金梦，徐东，杨红．系统性硬化症的消化系统表现及其机制[J]．胃肠病学和肝病学杂志，2015，24(9)：1137-1140．

[5]Kitamura T，Kubo M，Nakanishi T，et al．Phlebosclerosis of the colon with positive anti-centromere antibody[J]．Intern Med，1999，38(5)：416-421．

病例81　肠道溃疡——冒状息肉病

患者，女性，51 岁，因“反复黏液脓血便、腹痛 2 年”入院。

患者于 2013 年 6 月服用“排毒胶囊”后出现腹泻，为黄稀水样便，2～5 次/日，伴下腹部隐痛。此后腹泻逐渐加重，带黏液脓血，4～5 次/日，每次 50～100ml，伴里急后重。2014 年 1 月当地查粪便常规：RBC（++）、WBC 2～4/HPF。胃镜未见明显异常。结肠镜：结肠多发疣状黏膜隆起，中央凹陷糜烂，病理示增生性息肉。抗生素治疗效果欠佳，考虑“炎症性肠病”，予美沙拉秦栓、益生菌治疗，便次及黏液脓血减少，3 周后自行停药。2014 年 10 月再次出现黏液脓血便，基本同前，当地医院予美沙拉秦 1g bid 口服及美沙拉秦栓剂治疗，症状无明显好转。2015 年 2 月复查结肠镜：全结肠黏膜呈大小不等的痘疹样突起，中心顶端见充血、浅糜烂。病理：黏膜急性及慢性炎伴广泛糜烂。2015 年 4 月就诊于我院门诊，查血常规：EOS% 7.2%，EOS# 0.58×10^9/L；粪便常规：WBC 10～15/HPF，RBC 大量/HPF，OB（+）；结肠镜：肝曲以远肠道多发痘疮样黏膜病变，直径 0.4～0.6cm，部分表覆白苔，乙状结肠可见一枚红色葫芦状息肉；直肠、乙状结肠及直肠远端近肛门处可见溃疡性黏膜病变（约占 1/4 腔）及红色隆起型黏膜病变，直径约 2.5cm，病变间黏膜正常（图 1）。病理：末段回肠黏膜显慢性炎；肝曲、脾曲结肠黏膜显急性及慢性炎，隐窝结构尚规则，未见明确隐窝炎及隐窝脓肿，可见较多嗜酸性粒细胞浸润；乙状结肠、直肠下段黏膜显急性及慢性炎，隐窝结构紊乱，未见明确隐窝炎及隐窝脓肿，可见较多嗜酸性粒细胞浸润。调整美沙拉秦为 1.5g tid 口服，排便仍 5～6 次/日，黏液脓血有所减少。为进一步诊治于 2015 年 6 月入院。病初食欲减退，体重下降约 10kg。否认口腔及外阴溃疡、发热、皮疹等。

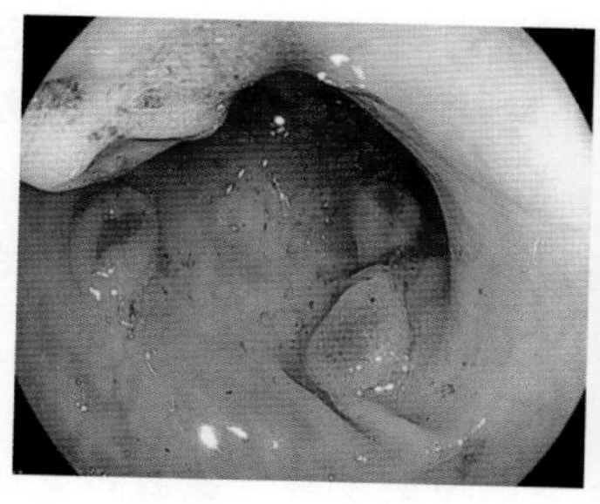
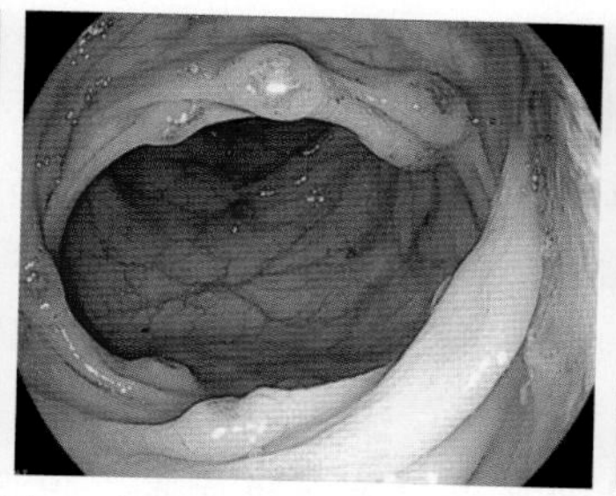
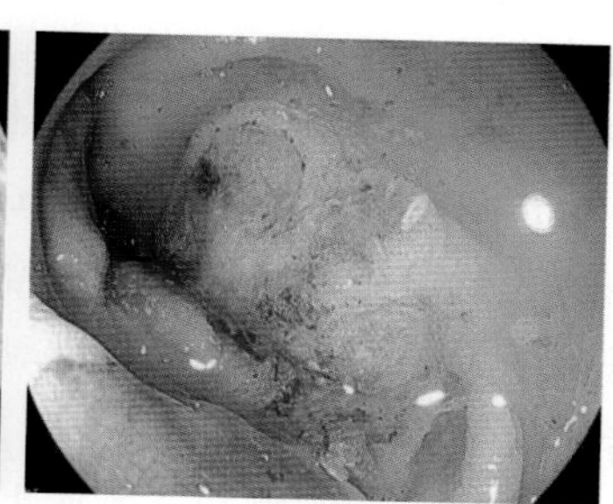

图 1 结肠镜检查（2015 年 5 月）

乙状结肠痘疮样黏膜隆起

既往史：2008 年诊断高血压，同年发现空腹血糖受损、血脂升高、脂肪肝，间断服辛托伐他汀。

个人史、婚育史：无特殊。

家族史：母亲患糖尿病。

体格检查：生命体征平稳。心肺未见异常。腹平软，中下腹轻度压痛，无反跳痛或肌紧张，肠鸣音 4 次/分。双下肢无水肿。

入院诊断：腹泻、肠道病变原因待查

高血压（1 级，中危）

肠道溃疡、息肉样病变的鉴别诊断思路

临床特点：中年女性，慢性病程，反复发作。主要临床表现为腹泻、黏液脓血便、左下腹痛伴里急后重，无发热或明显消耗症状。血嗜酸性粒细胞数轻度升高，炎症指标基本正常。结肠镜可见广泛分布的非连续性病变，以乙状结肠及远端为著，表现为痘疮样黏膜隆起伴顶端糜烂溃疡。病理提示急性及慢性炎，隐窝结构尚规则，见较多嗜酸性粒细胞浸润。抗生素治疗效果欠佳，美沙拉秦似有疗效。肠道病变病因可从以下方面鉴别。

1. 感染性疾病　患者粪便可见红、白细胞，肠道多发痘疮样黏膜隆起，远端为著，外周血及活检病理组织中均可见较多嗜酸性粒细胞浸润，需考虑特殊肠道感染。但外院抗生素疗效欠佳，无发热、炎症指标升高，为不支持点。需进一步完善相关粪便病原学、寄生虫、虫卵及结核相关检查。

2. 炎症性肠病（IBD）　克罗恩病（CD）可表现为非连续性肠道病变，病理可见嗜酸性粒细胞浸润，轻症者 5-氨基水杨酸治疗有效。该患者 CD 不能除外。然而有不支持方面

如下：患者肠道病变缺乏铺路石样改变等典型CD表现，无全身症状或肠外受累证据，病理未见隐窝结构改变或非干酪样肉芽肿，故不能确诊。

3. 嗜酸性粒细胞性胃肠炎　可表现为腹痛、腹泻、肠梗阻或腹水；内镜下表现缺乏特异性，可见黏膜充血、水肿，严重出现糜烂、溃疡、结节或息肉样肿块，部分可导致幽门及肠道狭窄；黏膜层、肌层、浆膜层均可受累，组织中嗜酸性粒细胞浸润，可能与变态反应相关。患者起病前曾服"排毒胶囊"，外周血及病理组织中嗜酸性粒细胞均增高为支持点，但该病较少表现为黏液脓血便，且以胃、小肠受累多见，可进一步完善变应原及总IgE检测。其他引起嗜酸性粒细胞增多、肠黏膜浸润的疾病如高嗜酸粒细胞综合征、嗜酸性肉芽肿性多血管炎等，外周血嗜酸性粒细胞比例增高均较明显，且存在多系统受累表现，与患者表现不符。

4. 肿瘤　淋巴瘤等淋巴增生性疾病可有肠道受累，但患者病理不支持，病程中无明显消耗症状，故暂不考虑。

入院后完善相关检查：ESR 3mm/h，hs-CRP 0.67mg/L；免疫球蛋白3项+补体：IgG 4.93g/L；总IgE：132.0kU/L；变应原（-）；血清蛋白电泳、免疫固定电泳（-）。粪便细菌培养、真菌涂片、抗酸染色、找寄生虫均为阴性；血CMV-IgM、CMV-pp65、CMV DNA、EBV DNA（-）。ANA、炎症性肠病抗体谱（-）；肿瘤标志物：CEA、AFP、CA系列均（-）。骨髓涂片、骨髓活检大致正常。胸部CT未见明显异常。小肠CT成像：部分降结肠、乙状结肠及直肠肠壁增厚，部分节段可见结节并强化，息肉可能，直肠周围小血管影增多，考虑炎性改变；腹膜后及肠系膜根部多发小淋巴结（图2）。2015年6月9日行结肠镜，见肠道多发痘疮样黏膜糜烂，病变间黏膜光整、血管纹理清晰；距肛门30cm以下乙状结肠病变密集并融合，呈大片结节样隆起，肠腔略窄（图3）。活检病理：黏膜显急性及慢性炎，伴糜烂及嗜酸性粒细胞浸润，局灶淋巴细胞聚集，隐窝结构紊乱，可见隐窝炎，未见明确隐窝脓肿。

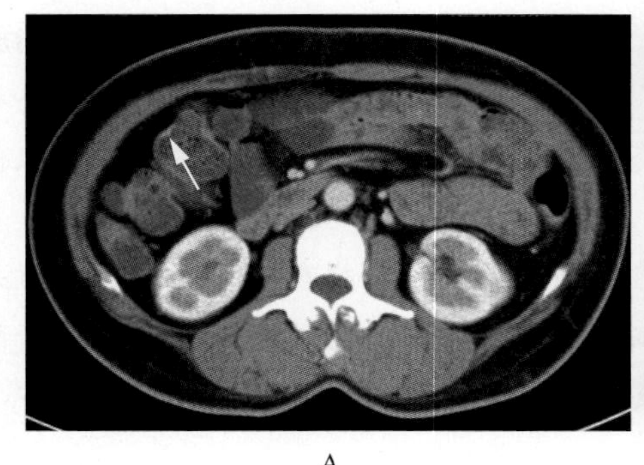

A

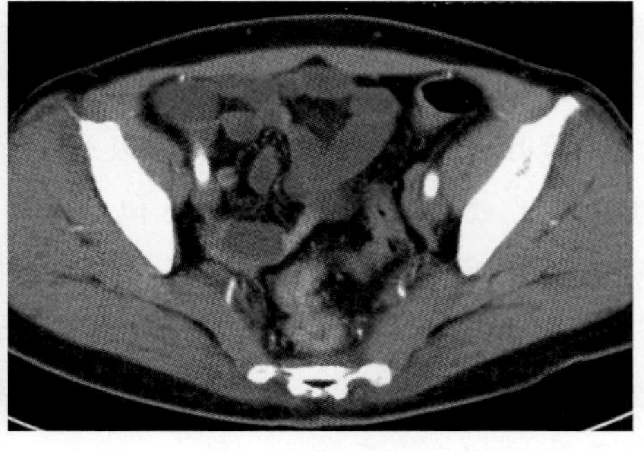

B

图2　小肠CT成像（2015年6月）

A. 横结肠黏膜面局部结节样强化（箭头）；B. 乙状结肠肠壁增厚，黏膜面多发结节样强化，肠周脂肪间隙清晰

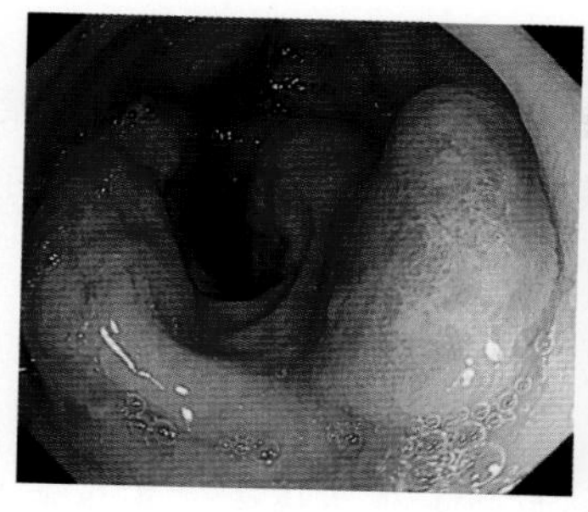
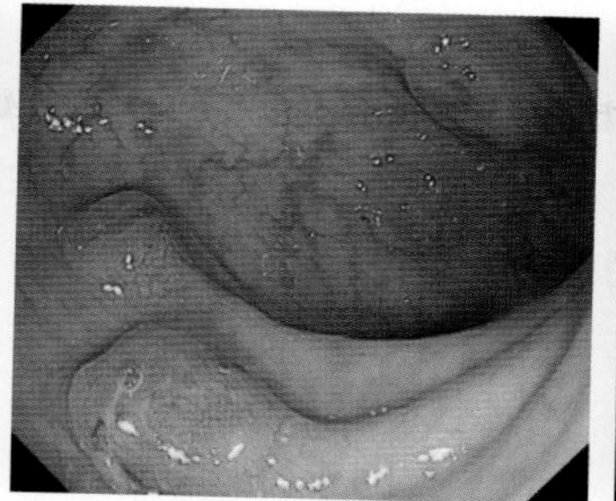
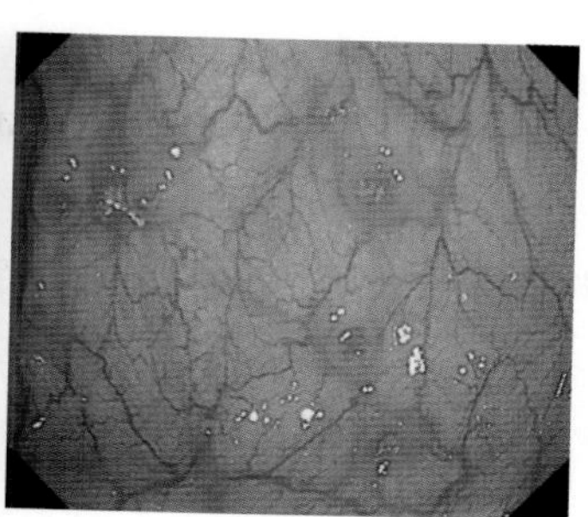

图3 结肠镜检查（2015年6月）

患者经评估暂未发现明确肿瘤或肠道感染证据。IBD不能完全除外，患者无应用激素的禁忌，故给予试验性激素治疗。2015年6月12日起予泼尼松45mg qd口服，3天后患者腹痛缓解，黄色软便，1次/日，泼尼松规律减量。此后服用美沙拉秦1.5g tid。2015年7月结肠镜：肝曲以远横结肠、降结肠黏膜可见散在分布的痘疮样黏膜糜烂（图4）；病理：（降结肠）结肠腺管状腺瘤，可见黏膜糜烂及肉芽形成；（直肠）结肠黏膜急性及慢性炎，局灶黏膜糜烂，腺上皮腺瘤样增生。后泼尼松逐渐减量至每天5mg维持。患者一般情况可，黄色成形便2～3次/日，无明显腹痛。2016年1月^{13}C呼气试验（+），复查结肠镜：肝曲以远肠道仍有多发痘疮样黏膜隆起、糜烂，直径0.4～0.6cm，表面充血，覆白苔，病变间黏膜光整、血管纹理清晰，乙状结肠可见密集并融合病变，呈大片结节样隆起，周围淋巴管扩张，肠腔略显窄，距肛缘10cm直肠处可见2处盘状隆起，周围淋巴管扩张（图5）。活检病

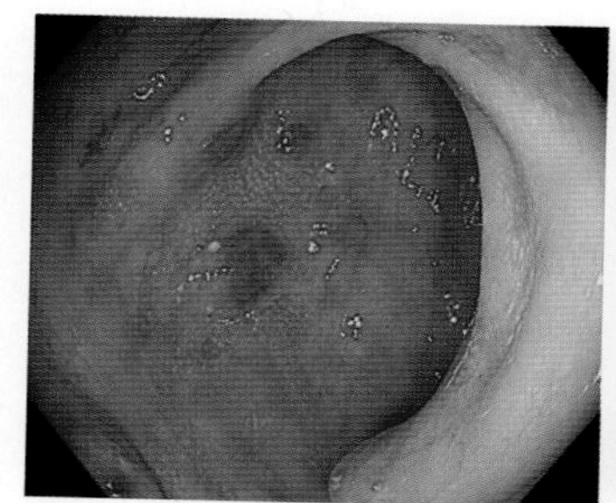
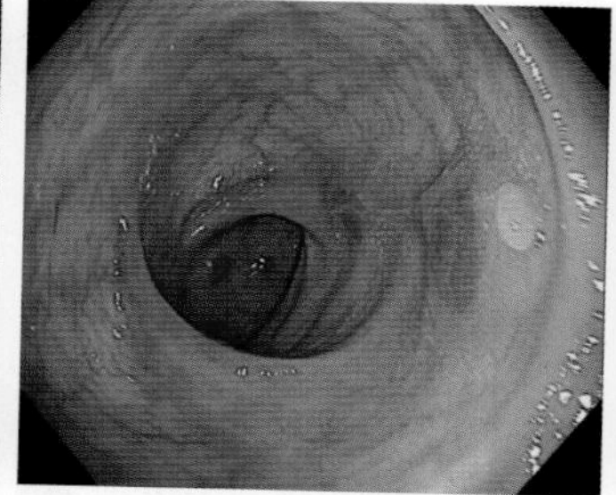
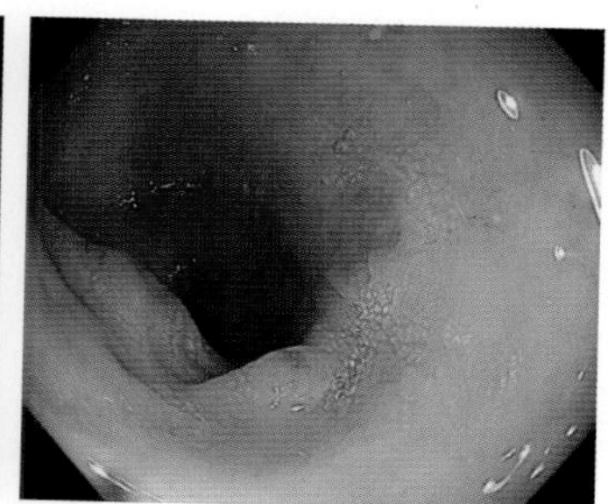

图4 结肠镜检查（2015年7月）

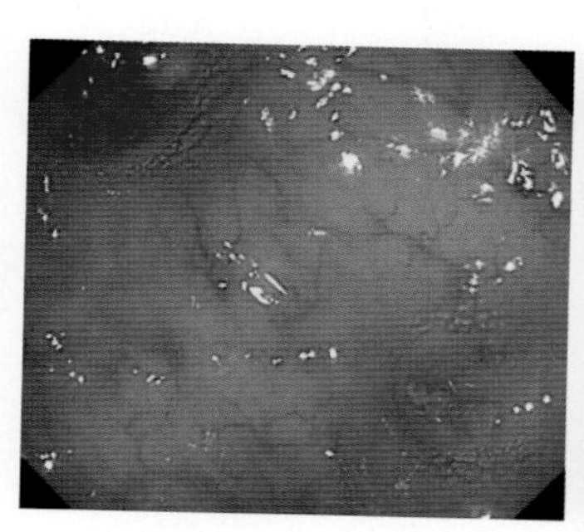
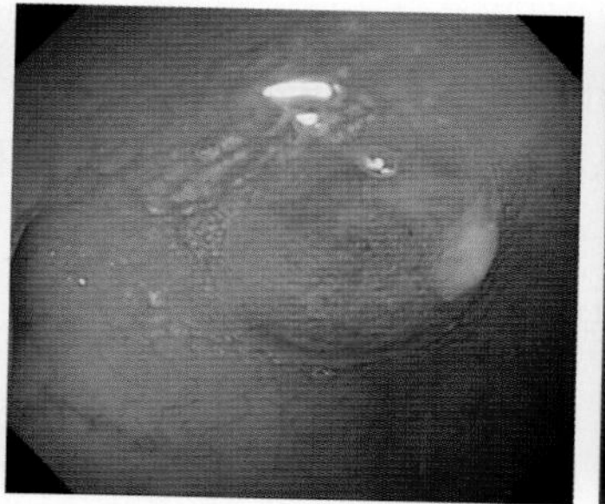
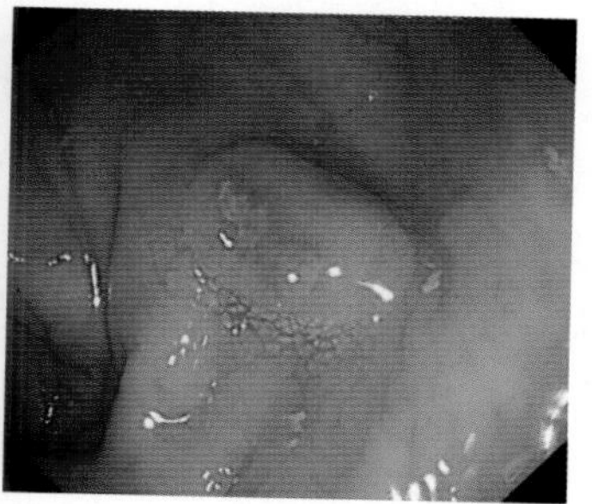

图5 结肠镜检查（2016年1月）

理：炎性肉芽组织、坏死物及结肠黏膜显急性及慢性炎。

患者经激素治疗后，临床症状有所好转，但内镜表现变化不显著，患者下一步需要考虑：①诊断是否明确。②如果诊断明确，是否需要增加免疫抑制剂或者生物制剂。为了进一步明确诊治，进行了多学科团队（MDT）会诊。

特殊的息肉——MDT会诊

该病例初步诊断 IBD 后，治疗效果欠佳，而肠道溃疡的形状也较为特殊，是分布在似息肉的隆起表面，因此诊断尚需仔细考虑，提请 MDT 会诊。

放射科：患者小肠 CT 成像可见部分降结肠、乙状结肠及直肠肠壁增厚，部分节段可见肠壁结节样强化，息肉可能，直肠周围小血管影增多，考虑符合炎症性改变。

病理科：活检病理示结肠黏膜急性及慢性炎，局部糜烂、嗜酸性粒细胞浸润、淋巴细胞聚集，隐窝结构紊乱，伴隐窝炎，未见隐窝脓肿，其病理表现对于鉴别诊断缺少特异性，因提供病理切片均为治疗后，故不能完全代表疾病本色。

消化内科：患者内镜、病理改变较为特殊，不是很符合 IBD 的改变，且激素治疗后仅部分缓解。利用内镜图进行检索文献，发现需警惕帽状息肉病可能，帽状息肉病典型内镜表现为红斑样炎性息肉，形态扁平、顶部凹陷或呈肿块样改变，表面覆盖白色帽状纤维脓性黏液，病变间黏膜正常，好发于环行皱褶处（图 6）。部分抗幽门螺杆菌（Hp）治疗有效。可逐渐减停激素，规律随诊。

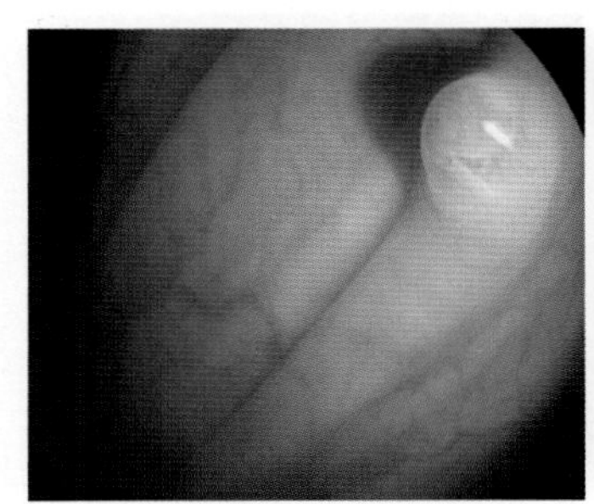
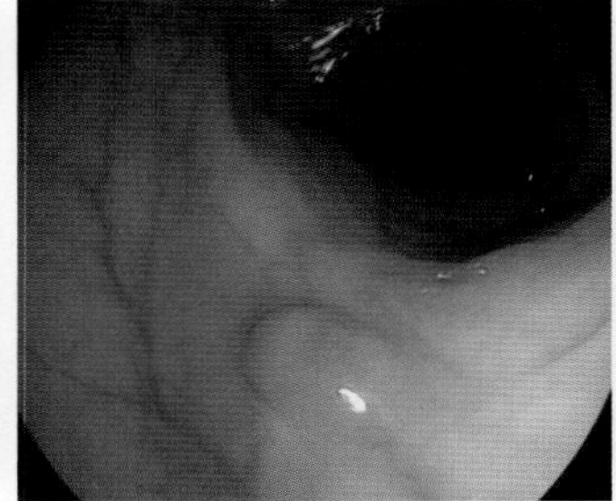
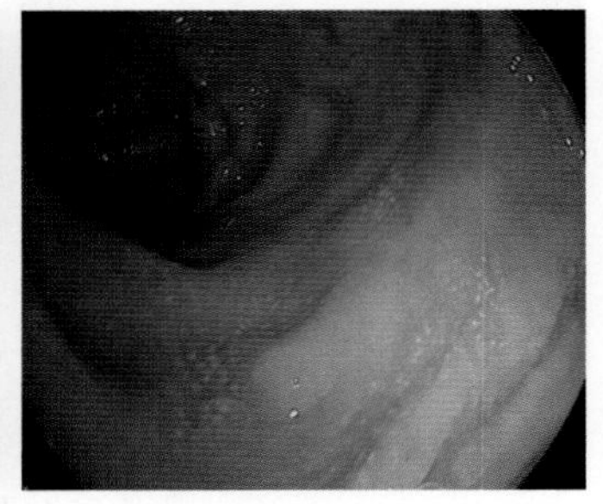

图 6　结肠镜检查（2016 年 3 月）

患者经 MDT 会诊后考虑诊断帽状息肉病不能除外，予停用激素，规律随诊。完善 ^{13}C 呼气试验提示 Hp 阳性，予试验性抗 Hp 治疗 2 周（阿莫西林、克拉霉素、埃索美拉唑、枸橼酸铋钾）。2016 年再次上述方案抗 Hp 治疗 2 周。2017 年 7 月复查结肠镜，黏膜病变完全消失（图 7）。之后患者一直情况良好。

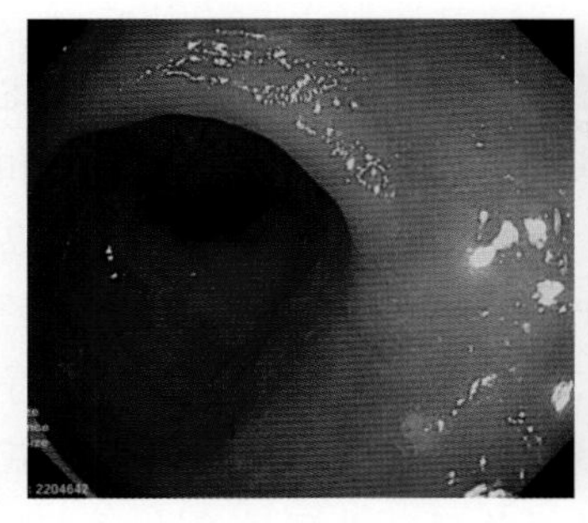
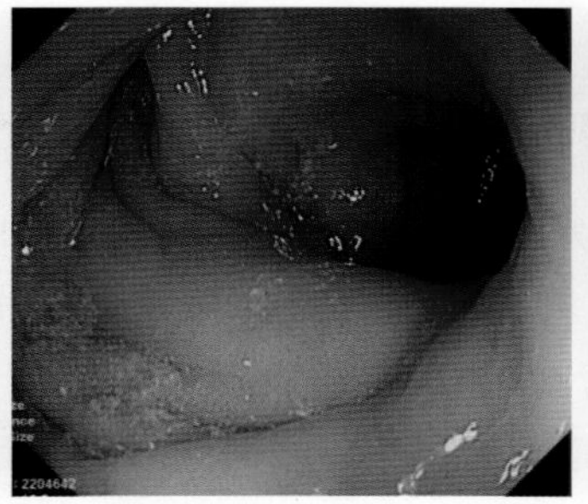
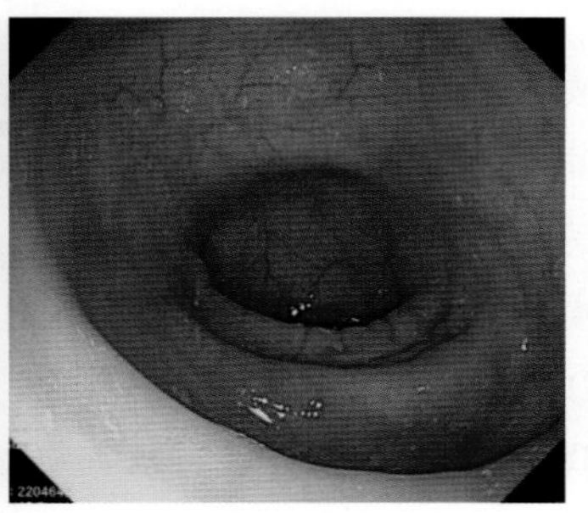

图7 结肠镜检查（2017年7月）

帽状息肉病模拟炎症性肠病

患者经激素治疗后，临床症状、肠道黏膜病变有所减轻，但未完全缓解，影像学和病理不支持典型的IBD的表现，故IBD的诊断不能确定。CD临床诊断需要规律随诊，观察病情变化，患者多次复查结肠镜病理提示腺瘤性息肉，联想到此前的病变是否可能为特殊的息肉表现。因此结合文献中典型的帽状息肉病的图谱，考虑可能为帽状息肉病。而按照帽状息肉病治疗后，患者肠道病变得到治愈。文献报道，帽状息肉病临床可表现为黏液样血性腹泻伴腹痛、里急后重、排便困难、便秘。内镜下可见多发红斑伴炎症性结肠息肉，直径数毫米至2厘米不等，呈疣状改变，表面覆较厚的帽状纤维脓性黏液，病灶间黏膜正常，以直肠、乙状结肠受累为主，也可累及整个结肠，以上与该患者相符。

帽状息肉病是一种罕见的肠道疾病，最初由Williams等在1985年报道，病因尚未完全阐明，被认为与异常肠道运动及排便过程中的慢性黏膜压力损伤有关。也有学者认为与Hp等感染相关，部分抗生素治疗后改善。帽状息肉病也会被误认为是伴假息肉形成的溃疡性结肠炎（UC）或CD，内镜下发现黏附黏液帽的红斑性息肉或典型病理改变可辅助诊断。其典型的显微镜下表现：固有层可见混合性炎症细胞浸润，伴延长的、增生样腺体及纤维肌化闭塞，表面的“帽子”由黏液、纤维蛋白及白细胞组成。治疗方面：尚无最佳推荐方案，主要包括避免排便费力、根除Hp、使用甲硝唑及其他抗生素、内镜下息肉切除，部分患者对激素治疗及英夫利昔单抗有效，但疗效并不一致。对于保守治疗无效，反复发作的患者，必要时考虑手术治疗。

最后诊断：帽状息肉病

高血压（1级，中危）

【诊疗启迪】

本病例是一例“貌似”CD的病例，通过本病例学习了肠道溃疡的鉴别诊断，而本病例的鉴别诊断又跳出了我们常提到的疾病，肠道溃疡的惯性思维是鉴别诊断以下疾病：感染、炎症性肠病、白塞病、缺血性肠病、肿瘤等。而对于该患者而言，肠道病变并不典型，且溃疡是分布在息肉隆起上方，与以上疾病引起的肠道溃疡特点不相同，这提示临床医生向息肉病方向思考，但该患者息肉的表现也不是经典的炎性息肉、腺瘤样息肉等。本病例获得诊断的关键是在诊治中不停“质疑”：①与经典的CD内镜图不相符。②激素疗效欠佳。在质疑中“求真”，求真凭借“检索文献”，寻找相似的内镜图片，从而认真审视，并适时调整治疗。该病例未能及时确诊与未能获得“第一手”的病理切片有关，临床医生与病理医生的及时沟通，共同进步在临床实践中非常重要。

【专家点评】

UC或CD易于形成多发假性息肉，这会与多种类型的息肉疾病相混淆。帽状息肉病是其中一类少见疾病，临床中与普通的息肉难以鉴别。如果渗出明显，有糜烂和溃疡，与IBD也难以鉴别，认识该病需要：①了解其典型的内镜表现。②寻求病理科的帮助。③经验性治疗，该病对抗Hp治疗有效。普通的息肉和IBD不能通过根除Hp治疗达到缓解。在临床工作中，对于不认识的疾病，要学会阅读文献、多学科合作来获得更多的知识。

（陈　洋　撰写　杨　红　审校）

参考文献

[1]丰艳，燕善军．嗜酸性粒细胞性胃肠炎的诊断及治疗[J]．国际消化病杂志，2015，35(4)：256．

[2]Chang HS, Yang SK, Kim MJ, et al. Long-term outcome of cap polyposis, with special reference to the effects of steroid therapy[J]. Gastrointest Endosc, 2012, 75(1): 211-216.

[3]Akamatsu T, Nakamura N, Kawamura Y, et al. Possible relationship between Helicobacter pylori infection and cap polyposis of the colon[J]. Helicobacter, 2004, 9(6): 651-656.

[4]Nakagawa Y, Nagai T, Okawara H, et al. Cap polyposis (CP) which relapsed after remission by avoiding straining at defecation, and was cured by Helicobacter pylori eradication therapy[J]. Intern Med, 2009, 48(23): 2009-2013.

[5]Kini GP, Murray I, Champion-Young J, et al. Cap polyposis mistaken for Crohn's disease: case report and review of literature[J]. J Crohns Colitis, 2013, 7(3): e108-111.

[6]Aggarwal R1, Gupta P, Chopra P, et al. Rectal cap polyposis masquerading as ulcerative colitis with pseudopolyposis and presenting as chronic anemia: a case study with review of literature[J]. Saudi J Gastroenterol, 2013, 19(4): 187-189.

病例82 腹泻、消瘦、十二指肠结肠瘘——异物惹的祸

患者，男性，52岁，因“持续腹泻1年”入院。

患者于2015年6月受凉后出现持续腹泻，为黄色糊样或水样便，有时可见未消化食物，无恶臭，无黏液、脓血，每次量50～100ml，7～30次/日，每日总量1000～3000ml，伴明显肠鸣，禁食时腹泻可减轻，偶有恶心，无发热、盗汗、里急后重、腹痛、呕吐。于当地医院多次查粪便常规均提示红细胞、白细胞（–），OB（–），粪便病原学（–）；胃镜、结肠镜检查均未见异常。予抗生素（具体不详）、间断中药治疗，症状均无改善。近1年体重下降10kg。于2016年7月4日入我院。

既往史：既往体健，吸烟40支/日×40年，已戒3年。偶尔饮酒。

家族史：无特殊。

体格检查：T 36.5℃，P 76次/分，RR 19次/分，BP 107/67mmHg。BMI 16.6kg/m^2。浅表淋巴结未触及肿大。心肺无殊。腹平坦，未见腹壁静脉曲张、胃肠型及蠕动波；腹软，全腹无压痛、反跳痛、肌紧张，全腹未触及包块，肝脾肋下未及，肠鸣音5次/分。双下肢无水肿。直肠指检未见异常。

门诊完善检查：血常规、尿常规正常，粪便常规：未见红、白细胞，粪便OB、苏丹Ⅲ染色（–），未见寄生虫卵。肝肾功能、ESR、hs-CRP均正常。自身抗体、炎症性肠病抗体谱均阴性。血AFP、CA19-9、CEA、PSA等肿瘤标志物均阴性。

入院诊断：腹泻原因待查

慢性腹泻的诊疗思路

多数情况下，腹泻并非由某种单一机制引起（渗透性、渗出性、分泌性和动力性腹泻），而是在多种因素和机制共同作用下发生。渗透性腹泻的特点为：禁食后腹泻减少或停止；粪便渗透压超过血浆渗透压；粪便中含大量未经消化吸收的食物。本例患者主要临床表现为持续大量腹泻，为黄色糊样便或水样便，便中可见未消化食物，禁食水后腹泻症状明显好转，病程中有消瘦。从上述特点看，考虑渗透性腹泻可能性较大，该类腹泻可见于小肠对营养物质的消化和吸收不良，或摄入不能吸收的物质，常见原因包括：高渗性食物或药物、小肠细菌过度生长、胆盐重吸收障碍、肠黏膜病变等。下一步需完善小肠CT成像或口服小肠造影、复查胃镜及结肠镜等进一步明确腹泻原因。动力性腹泻的特点为：粪便稀烂或水样，无渗出物；伴腹痛或肠鸣音亢进。可见于肠易激综合征、糖尿病致自主神经功能紊乱、甲状腺功能亢进症等，本例患者需要进一步排查。由于患者便中无黏液及脓血，多次粪便常规检查未见红、白细胞，渗出性腹泻的依据不足。分泌性腹泻具有禁食后腹泻

不减轻的特点，与患者表现不符合。

进一步完善相关检查，甲状腺功能未见异常。T-SPOT.TB：（A）36SFC/10^6MC，（B）3308SFC/10^6MC。胸部高分辨率 CT：双肺上叶、右肺下叶背段及左肺下叶内基底段支气管扩张伴斑片索条影，双侧胸膜局限性增厚。胃镜：反流性食管炎，慢性浅表性胃炎，十二指肠球部、球后及降部黏膜未见异常，近下角可见一处瘘口，覆黄苔，周围黏膜轻度充血水肿，余未见异常（图 1）。口服小肠造影：十二指肠水平部乙状结肠可见相通，直肠提前显影，空回肠未见显影，48 小时后复查，各组小肠可见显影，见十二指肠水平部乙状结肠相通，考虑十二指肠水平部乙状结肠瘘（图 2）。钡灌肠：示乙状结肠十二指肠水平部可见相连通，十二指肠提前显影，其近端胃、远段空肠逐渐显影，余结肠各段依次显影，结肠黏膜齐整（图 3）。小肠 CT 成像：十二指肠上部迂曲扩张，积液积气。水平部近段下缘与乙状结肠相通，瘘口肠壁增厚伴明显强化，受累肠段浆膜面略毛糙，周围脂肪见条索影；考虑十二指肠水平部近段与乙状结肠之间瘘管形成（图 4）。

根据消化道造影结果，患者十二指肠乙状结肠瘘明确存在，由于十二指肠与结肠之间有异常通道，类似于“短肠综合征”，尚未消化完全的食物及消化液由十二指肠进入乙状结肠，引起排便次数增多、排便量增多、含有未消化食物，并最终导致营养不良，可以解释

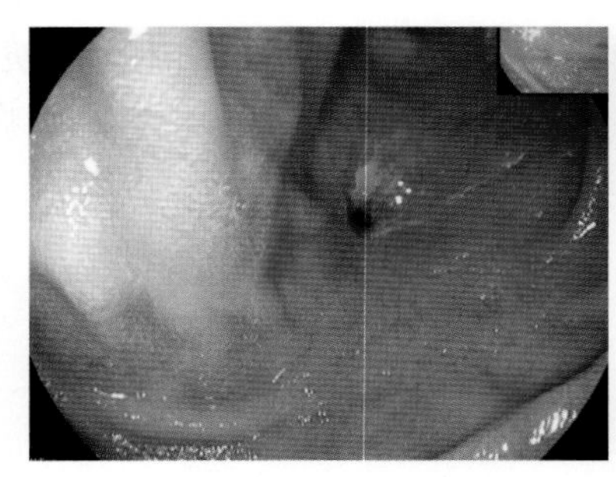
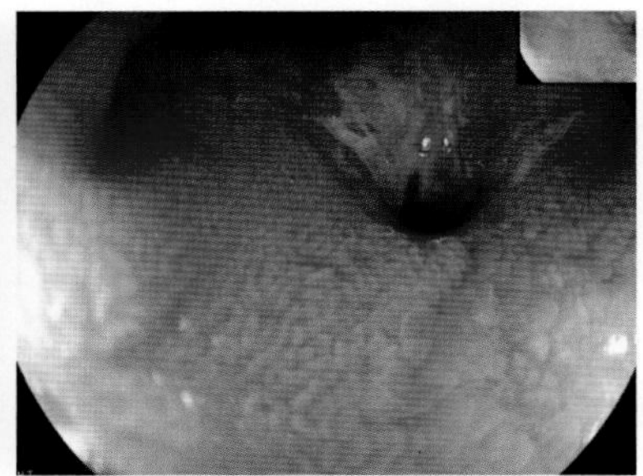

图 1　胃镜检查

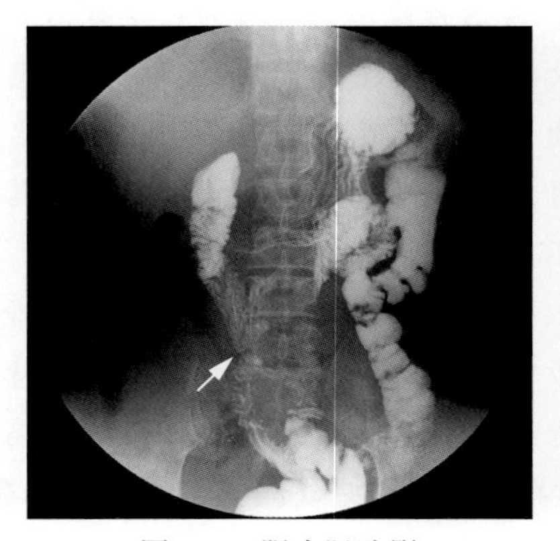

图 2　口服小肠造影

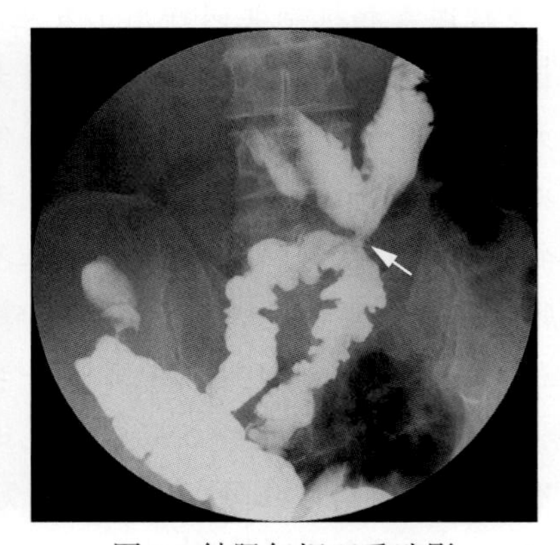

图 3　结肠气钡双重造影

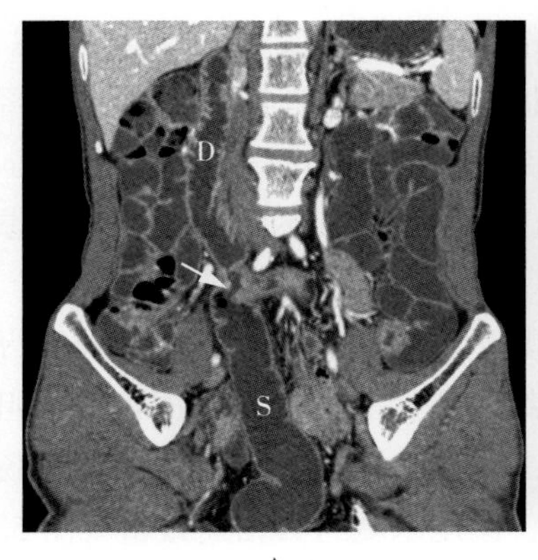

A

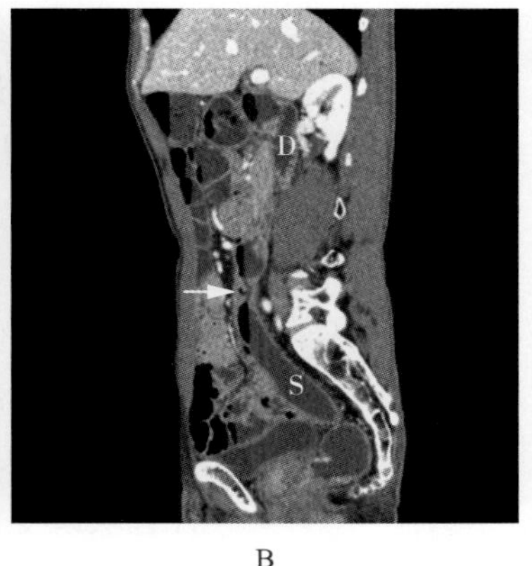

B

图4　小肠CT成像

十二指肠水平部近段与乙状结肠之间瘘道形成，曲面重建冠状面（A）斜矢状面（B），分别显示十二指肠降段（D）、瘘口、乙状结肠（S）（箭头）

患者的症状。但患者肠瘘的原因尚需进一步思考。

肠瘘的诊断思路

十二指肠结肠瘘较罕见，全消化道钡餐造影检查对本病的检出率为85%～95%，且稀钡比稠钡更易发现瘘管。内镜检查亦是重要的诊断方法，可以发现十二指肠、空肠、结肠有无溃疡、恶变，可以确定瘘口的大小、形状，观察肠腔内的情况，并取活检明确诊断，指导治疗。

本例患者需进一步寻找形成十二指肠结肠瘘的原因。有多种疾病可以引起十二指肠结肠瘘，如结肠癌、十二指肠溃疡、克罗恩病、腹腔结核、外伤等，各种原发病的治疗方法不同，因此明确原发病的性质是确定治疗方案的前提。

克罗恩病常出现腹泻、肠瘘，但多发生在青壮年，病变主要累及末段回肠和邻近结肠，亦可累及上消化道，主要的内镜特点是受累肠段的节段性纵行溃疡及铺路石样改变，该患者的腹泻特点不太符合克罗恩病，且无典型的肠道溃疡，炎症指标正常，不支持克罗恩病。患者消耗症状明显，血T-SPOT.TB明显升高，结合胸部高分辨CT表现，需警惕是否为肠结核引起的肠瘘，但患者无低热、盗汗等症状，外院结肠镜检查未见溃疡、狭窄、回盲部受累等肠结核典型表现，我院钡灌肠亦未见结肠黏膜异常，不支持结核病为原发病因，但患者T-SPOT.TB明显升高，不排除在腹泻导致营养不良的基础上继发结核的可能性。虽然患者起病以来体重下降10kg，BMI仅为16.6kg/m^2，有排便习惯改变，但肿瘤标志物不高，胃镜及钡灌肠检查均未见黏膜病变，外院结肠镜亦未见异常，不支持结肠癌的诊断。

十二指肠结肠瘘一般需要手术治疗，若有原发病的背景，术后需要辅以相应的针对原发病的治疗。若是克罗恩病，手术治疗并发症多，吻合口瘘的发生率高，围术期处理复杂。若是恶性病变引起十二指肠结肠瘘，需要争取行受累组织脏器根治性切除。因此，患者的诊断及治疗仍比较棘手，是否需要手术、如何选择手术方式，是面临的难题。

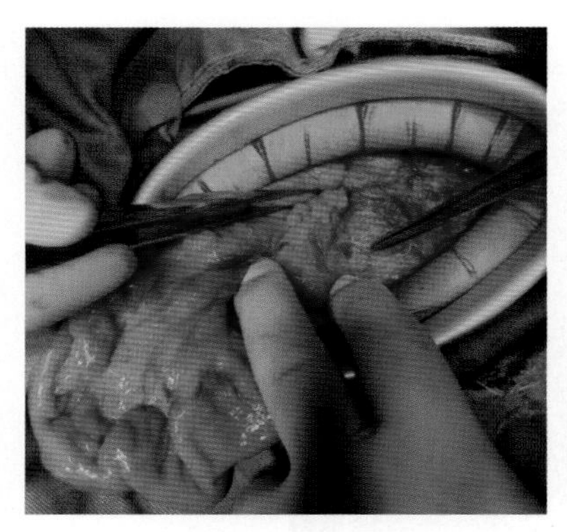

图 5 术中所见
十二指肠水平部起始处与乙状结肠形成内瘘

经过仔细分析，上述疾病均不能解释患者的临床表现，故再次详细追问病史，患者自诉 20 岁时曾经吞入木筷，约 10 年后行胃镜取出，取出时木筷断为两截。考虑不排除吞入异物致十二指肠结肠瘘的可能性。同时患者经外科会诊考虑目前有手术治疗指征，无明显禁忌证，与患者及家属沟通病情，其手术愿望明确，遂于全麻下行剖腹探查、十二指肠乙状结肠瘘切除术。术中探查肝、胆、胃、小肠未见异常，十二指肠水平部起始处与乙状结肠形成内瘘及炎性包块改变，阑尾末端与其粘连致密（图 5）。术后患者恢复顺利，出院后逐渐恢复正常饮食，腹泻症状缓解。

最后诊断：十二指肠乙状结肠瘘（异物相关）
十二指肠乙状结肠瘘切除术后
陈旧性肺结核

【诊治启迪】

这是一例罕见的吞入异物致十二指肠乙状结肠瘘的病例。从吞入异物到出现临床症状，间隔 30 余年，获得启示如下。①“问到了”：详细的病史问诊，不遗漏任何重要信息，是诊断和鉴别诊断的基础。一次年代久远、看似不相关的手术史或外伤史，就可能是这次疾病的病因，是诊断的突破点。②“想到了”：30 余年前的一次外伤，20 余年前的一次内镜下治疗，经历了漫长的无症状期后突然发病，是有些不可思议。但是结合这样的病史，加之症状描述中“粪便中有时含有未消化的食物”，就会将“瘘”放到第一拟诊。③“做到了”：对消化道瘘的诊断方法首选消化道造影，小肠 CT 成像也具有很好的诊断价值。

【专家点评】

腹泻是消化系统常见症状，可见于多种疾病，鉴别诊断困难。本例患者曾于多家医院就诊 1 年时间未能确诊。但通过“全面”仔细回顾和推敲病史，诊断方向明确，确诊就不那么困难了。其实，我们在临床上遇到的疾病并不一定有多疑难，关键在于张孝骞老主任提出临床思维中第一要素“全面”，只有“问到”，才能“想到”；其实“做到”并不难，不放过任何的细节，这就是本例病例的价值所在。

（董旭旸 撰写 舒慧君 审校）

参考文献

[1]实用内科学.14版[M].北京:人民卫生出版社,2013.

[2]牟一平,周连帮,朱玲华,等.腹痛-腹泻-消瘦-十二指肠结肠瘘[J].中华医学杂志,2003,83(14):1283-1284.

[3]叶丽萍,曹绍岐,林敏华,等.先天性十二指肠结肠瘘一例[J].中华消化内镜杂志,2006,23(6):474-475.

[4]Wagtmans MJ,van Hogezand RA,Griffioen G,et al.Crohn's disease of the upper gastrointestinal tract[J].Neth J Med,1997,50(2):S2-7.

[5]Nunes V,Santiago I,Marinho R,et al.Duodeno-colic fistula as a rare presentation of lung cancer-surgical treatment of a stage Ⅳ oligometastatic lung disease[J].Int J Surg Case Rep,2015,13:125-128.

病例83 不一样的肠梗阻——动力性肠梗阻还是机械性肠梗阻

患者，男性，71岁，因“排便困难3年，加重伴排气、排便停止1年”入院。

患者于2013年起无诱因出现进食后腹胀、排便困难，排便1次/2～3日，予开塞露后稍好转。2015年8月5日饱食后出现腹胀腹痛，排气排便停止，伴恶心、呕吐胃内容物。就诊当地医院，诊断为“肠梗阻”，予禁食水、灌肠、留置胃管负压引流及静脉补液治疗，3～4天后症状好转，恢复排气排便。2015年11月、2015年12月再次出现上次症状，均保守治疗后好转。2016年1月就诊南京军区总医院，行经口、经肛小肠镜检查未见明显异常，小肠碘水造影：所见小肠大部分扩张，黏膜显示不清，约40分钟后造影剂通过回盲部肠管。诊断“假性肠梗阻”，予对症通便治疗，但症状仍反复发作，1次/2～4周。为求进一步诊治于2016年8月28日入院。患者否认口干、眼干、关节肿痛、口腔及外阴溃疡等。发作间期患者精神、睡眠、食欲可，排便如前述，小便无殊，体重近1年下降25kg。

既往史：1997年因胆结石行“胆囊切除术”，自诉术后偶感右上腹撕裂样疼痛，可自行好转。2001年行“鼻中隔偏曲矫正术”，2008年因前列腺增生行“前列腺气化电切术”。

个人史：1965年服役于核试验部队，自诉无有效防护接触放射性物质数月。有吸烟饮酒史。

家族史：父亲患高血压、冠心病，母亲患高血压、糖尿病。

体格检查：P 60次/分，BP 104/70mmHg，BMI 16.33kg/m^2。心肺查体无特殊。右上腹可见陈旧性手术瘢痕，腹部无膨隆，未见肠型、蠕动波，腹软，无压痛、反跳痛，肠鸣音活跃，10～15次/分，可闻及气过水声，肝脾肋下未及，Murphy征阴性，移动性浊音阴性。直肠指检无特殊。

入院诊断：反复肠梗阻原因待查

胆囊切除术后

鼻中隔偏曲矫正术后
前列腺气化电切术后

入院后完善相关检查，血常规：Hb 114g/L，WBC 及 PLT 正常；粪便 OB（+）；肝肾功能：正常；D-Dimer：正常；ESR 7mm/h，hs-CRP 1.71mg/L；肿瘤标志物：AFP、CA19-9、CEA、PSA 均正常；自身抗体阴性。肠系膜血管超声未见异常。小肠 CT 成像：腹盆部小肠肠腔不同程度稍扩张积气，局部气液平。结肠 CT 成像：升结肠肠腔扩张，部分升结肠、降结肠及直肠内见液体影；间位结肠。胶囊内镜：小肠血管畸形，小肠黏膜炎症改变。结肠镜：升结肠起始部可见胶囊内镜，结构完整；所见结肠肠腔宽大，以左半结肠显著。胃肠通过时间：48 小时排出 15%（正常参考值≥90%），直乙以上 45%，直乙以下 40%。肛门直肠压力测定正常。

肠梗阻的诊断思路

病例特点：老年男性，慢性病程。临床主要表现为反复腹痛、排气排便停止，发作期腹部影像学可见肠管扩张和气液平，故肠梗阻诊断明确。患者症状发作时有明显的腹痛、呕吐、腹胀及排气排便停止，考虑为完全性肠梗阻。根据梗阻部位，肠梗阻可分为高位小肠梗阻、低位小肠梗阻和结肠梗阻。患者每次于进食后 10 余小时出现呕吐，影像学示小肠多发气液平，考虑为低位小肠梗阻可能。根据是否有肠壁血运循环障碍，肠梗阻可分为单纯性肠梗阻和绞窄性肠梗阻。患者症状发作时无便血、休克等症状，考虑为单纯性肠梗阻。根据梗阻病因，可分为机械性肠梗阻、动力性肠梗阻及血运性肠梗阻。入院查体患者肠鸣音较活跃，既往有腹部手术病史，需考虑机械性肠梗阻（或粘连性肠梗阻）可能，且患者长期便秘，亦不能除外粪便嵌塞的可能，但不支持点为全消化道影像学的评估均未见肠壁、肠腔内及肠腔外病变所致肠腔狭窄或闭塞，目前机械性肠梗阻证据不充分。血运障碍性肠梗阻主要是肠系膜静脉或动脉病变引起血运障碍，进而引起蠕动异常。该患者既往无高血压、糖尿病病史，血 D-Dimer 正常，肠系膜血管超声未见明确血管病变，基本可以除外血运性肠梗阻。动力性肠梗阻主要是源于肠壁肌肉舒缩功能紊乱失去蠕动能力，可分为痉挛性肠梗阻和麻痹性肠梗阻，前者是肠道异常高动力状态致痉挛，主要发生在小肠，多伴明显的脐周绞痛；后者主要是在感染、中毒、低钾血症、脊髓炎、腹部手术等诱因情况下，出现肠道自主神经系统及肠道平滑肌受累，导致肠管扩张、蠕动消失。该患者内镜示结肠肠腔明显扩张，胶囊内镜停留于结肠持续不排出，且 GITT 延长，不除外存在结肠动力异常，但不支持点为患者肠鸣音不低。

综上，患者肠梗阻诊断明确，为完全性单纯性低位肠梗阻，但尚不能区分为机械性肠梗阻还是动力性肠梗阻。请基本外科会诊，考虑该患者既往腹部手术病史，再次手术有可能会加重腹腔粘连；其次，该患者目前病变范围尚不十分清楚，手术探查范围不明确、困难较大。患者目前一般情况尚可，基本外科会诊暂不建议手术。

因该患者无肠腔狭窄的证据，且内镜及肠动力检查均示存在结肠动力异常，考虑动力性肠梗阻可能性大。在充分获得患者对病情知情理解的前提下，予加用肠内营养、加强促动力药物及通便治疗，解黄绿色稀便2～3次/日，无腹痛等不适。遂于2016年10月14日出院。

出院后患者少渣饮食，辅以福松、六味安消胶囊通便，普卢卡必利及莫沙比利每隔20天交替口服促进胃肠动力，但右下腹及上腹绞痛仍反复出现，伴排气排便停止、恶心、呕吐，每次予内科保守治疗好转。发作间期无明显腹胀。患者发作频率逐渐增加，2018年起约2周发作1次，性质基本同前。2018年6月再次就诊我院。

动力性肠梗阻能否解释病情全貌

患者在促进胃肠动力治疗的过程中肠梗阻症状逐渐加重，且在发作间期，症状基本完全缓解，均不能用动力性肠梗阻解释。故需要重新评估患者肠梗阻的原因。

2018年6月28日患者再次出现肠梗阻，完善腹盆增强CT可见小肠管腔扩张伴多发气液平，空回肠交界处有一扭转。这给我们一个提示，患者的肠梗阻是否可能与肠扭转相关呢？基本外科会诊建议在患者发作间期及发作期再次评估影像学。后于2018年7月13日（发作间期）行腹盆增强CT未见小肠扭转。2018年7月17日夜间再发肠梗阻，查腹盆增强CT：小肠梗阻，梗阻部位约位于第4组小肠，局部系膜血管旋转，肠扭转可能。结合患者近期发作肠梗阻时表现为中上腹疼痛，与增强CT所见小肠扭转部位相符，考虑肠梗阻为小肠扭转所致可能性大。下一步是否可手术治疗呢？

之后请放射科、基本外科、麻醉科、重症医学科多学科会诊：考虑患者小肠扭转所致肠梗阻可能性大，有手术探查指征。与患者及家属充分沟通病情及交代手术的风险后，患者及家属表示同意手术。

2018年7月23日行剖腹探查，术中可见：腹腔粘连严重，部分小肠及系膜粘连于右侧腹膜，近段小肠扩张明显，肠壁菲薄。取原右侧经腹直肌切口长约15cm，逐层切开至腹直肌前鞘，可见部分小肠经原切口疝入腹壁。进入腹腔后，可见粘连处小肠管腔变窄。行“粘连松解+部分小肠切除术”。患者腹壁切口疝诊断明确。那么腹壁切口疝能否完全解释患者肠梗阻呢？

腹部手术-肠粘连-腹壁切口疝-肠梗阻相互错杂关系

针对该患者，虽然术中发现腹壁疝，但多次影像学（包括发作期和发作间期）均未见腹壁疝的征象，原因是什么呢？患者肠梗阻能否用腹壁疝解释呢？

患者腹壁疝明确，那么患者反复肠梗阻是否可以完全用腹壁疝解释呢？答案是不确定的。原因有以下几点：①患者既往发作期的腹盆增强CT并未明确看到腹壁疝。②术中可见腹腔粘连加重，粘连处肠管可以明确看到狭窄，粘连性肠梗阻不除外。③虽术中探查未发现小肠扭转，但患者两次病情发作时影像学可见小肠扭转，而发作间期该征象消失，故不除外小肠扭转所致肠梗阻。故可能的解释是梗阻病因中存在腹壁疝的成分，但程度较轻，同时又掺杂着术后粘连的因素，术后小肠粘连亦可以导致间断性肠扭转，以上原因共同导致患者反复肠梗阻的发作。但这些病因均与既往腹部手术相关，故这是一例因术后并发症所致肠梗阻。

术后随访 4 个月，患者可正常饮食，未再出现肠梗阻症状。

最后诊断：术后小肠粘连
腹壁切口疝
小肠梗阻
小肠扭转不除外
胆囊切除术后
鼻中隔偏曲矫正术后
前列腺气化电切术后

【诊疗启迪】

这是一例以反复肠梗阻为临床表现的病例，其难点在于肠梗阻病因的寻找。有以下两点启示：①初次就诊我院考虑为动力性肠梗阻，后在诊治和随访的过程中确诊为机械性肠梗阻。前期误诊的主要原因太关注有无肠梗阻存在，而忽略了“机械性”肠梗阻的进一步分析；影像学检查在非发作期完成。该病例给我们的启示是对于发作性疾病，需动态“发展与变化”对比患者发作期和发作间期的临床特点变化，进而寻找病因线索。②注意患者的既往史（如手术病史），内科医生不能忽视手术之后的并发症，如临床上不能解释患者病情，要综合分析患者病史，积极寻找新线索。

【专家点评】

肠梗阻是消化内科常见的临床表现，其诊断较为简单，但对于病因的寻找有时很困难。这是一例因为手术并发症所致肠梗阻，有其复杂性；但是尚未发现常见病因时，应该“全面”，结合病史深入分析，就会发现“蛛丝马迹”。由于肠梗阻常反复发作，在发作时验证“蛛丝马迹”，就是张孝骞老主任提出“全面与辨证”。本病例就是通过这样的过程得以证实。对于肠梗阻一定要千方百计地寻找原因，不能满足于表面的结论。该患者肠梗阻由粘连、肠扭转和腹壁疝共同所致，以上三种病变程度均不重，且后两种情况均非持续性，故影像学上难以发现典型改变。只有“发展和变化”在发作期进行检查，还需与影像科医生充分沟通与合作，方能寻找到患者可能极少见的病因，必要时需要外科协助诊治。因此，临床工作中，多学科协作对于疑难病例的诊治非常重要。

（张慧敏　撰写　徐　蕙　审校）

参考文献

[1]刘建,谷俊朝,张忠涛,等.500例肠梗阻病因分析及诊断探讨[J].北京医学,2006,28(3):162-164.
[2]周伦祥,王泽强.老年人肠梗阻128例病因分析[J].中国现代医学杂志,2002,12(5):86-87.
[3]金玉莲,李葆青,陈巨坤.螺旋CT诊断腹部疝的临床应用价值[J].中国医学影像学杂志,2010,18(2):123-126.
[4]Flum DR, Horvath K, Koepsell T. Have Outcomes of Incisional Hernia Repair Improved With Time?[J]. Annals of Surgery, 2003, 237(1):129-135.

病例84　贫血、黑便、腹痛——先天性肠旋转不良

患者，男性，22岁，因“贫血13年，反复黑便、腹痛7年”入院。

患者于2003年发现Hb 60～70g/L，无黑便、便血等，口服铁剂治疗2周后自行停药，未复查。2009年起间断出现脐周隐痛伴黑便，与进食相关，持续2～3天，伴头晕、乏力，Hb最低降至46g/L，口服铁剂后Hb可恢复至120g/L。2016年再次出现上述症状，外院查Hb 55g/L，胃镜：食管条状瘢痕形成，有大量黄浊液体反流；贲门口松弛，贲门瘢痕形成，胃窦手术瘢痕，输出襻通畅，考虑食管裂孔疝术后改变。结肠镜：直肠、乙状结肠黏膜轻度充血、水肿，血管网不清。胶囊内镜：小肠可见散在黏膜欠光滑，散在红肿、糜烂及溃疡，伴有肠腔狭窄。为进一步诊治于2016年4月26日入院。

既往史：患者于7月龄时因反复进食后呕吐行消化道造影，示食管裂孔疝，于儿童医院行“裂孔紧缩+食管胃底折叠+膈肌重叠修补术”，术后反复出现进食后反酸、烧心、胸骨后疼痛，间断有入睡后呛咳。2013年及2014年曾2次出现脐周绞痛，伴排气排便停止，外院考虑“肠梗阻”，保守治疗后缓解。

个人史：早产2周，无产后窒息等病史，从小偏食，体重较同龄人低，体力稍差，智力发育正常。

体格检查：T 37.4℃，P 74次/分，RR 18次/分，BP 106/53mmHg。BMI 15.7kg/cm^2。营养不良，体型消瘦，贫血貌，浅表淋巴结未及肿大。心律齐，无杂音，双肺呼吸音清。腹软，下腹部深压痛，无肌紧张、反跳痛，肝脾肋下未及，肠鸣音4～6次/分。双下肢无水

肿。直肠指检未见明显异常。

入院诊断：黑便、腹痛原因待查

炎症性肠病不除外

入院后完善检查：血常规：血 WBC 4.18×10^9/L，NEUT% 67.5%，Hb 65g/L，MCV 77.6fl，MCH 20.0pg，MCHC 257g/L，PLT 325×10^9/L，RET 0.93%。SI 4.1μg/dl，TIBC 247μg/dl，TS 1.5%，SF 4μg/ml。叶酸、维生素 B_{12}（-）。尿常规（-）。粪便常规：褐色软便，OB（+）。肝肾功能：ALT 9U/L，Alb 34g/L，K^+4.1mmol/L，Cr 701μmol/L。ESR 5mm/h，hs-CRP 5.87mg/L。免疫球蛋白和补体（-）。ANA、ANCA（-）。CMV DNA、EBV DNA（-）。肿瘤标志物、血清蛋白电泳、血清免疫固定电泳（-）。立位腹部平片：未见明显异常。放射性核素胃肠道出血部位测定：未见明确消化道出血征象。肠系膜血管超声、腹腔动脉干及其分支超声、门静脉系统超声：肝动脉自肠系膜上动脉发出，脾动脉自腹主动脉发出，余未见明显异常。胸部 CT：右位主动脉弓；食管近全程扩张伴气液平，部分胃突入后纵隔，考虑食管裂孔疝可能（图 1）。小肠 CT 成像：约第 5 组小肠肠壁见多发节段性环状增厚，浆膜面尚光整；多脾综合征可能；肠道走行变异，乙状结肠冗长，升结肠似位于左中腹部，十二指肠位于腹主动脉正前方；胆总管位置异常，胆总管沿门静脉主干前方走行至腹主动脉左前方与胰管汇合；胰腺位置异常；左侧膈面上抬，左侧胃位置异常；腹主动脉分支血管变异，脾动脉起始处管腔局部略窄；门静脉、肠系膜上静脉位置异常，门静脉主干增宽，脾静脉走行迂曲，肠系膜静脉属支多发迂曲增粗（图 2）。胃镜：食管裂孔疝术后，食管腔略扩张伴较多黄色液体潴留，食管可见一个宽大憩室，齿状线距门齿 25cm，食管胃连接距门齿 35cm；残胃黏膜尚光整，可见手术瘢痕，胃-小肠吻合口通畅，输入襻、输出襻管腔通畅（图 3）。诊断食管裂孔疝术后，食管憩室，胃毕Ⅱ式切除术后；病理：（十二指肠）小肠黏膜及胃黏膜显慢性炎，不除外胃黏膜异位。结肠镜：结肠位置扭转，进镜十分困难。循腔进镜至回肠末段约 10cm，末段回肠黏膜略薄。肝曲可见两处曲张静脉，局部成簇分布，余所见结肠黏膜未见明显异常（图 4）。病理：（回肠末段）小肠黏膜显慢性炎，部分绒毛缩短，变平。

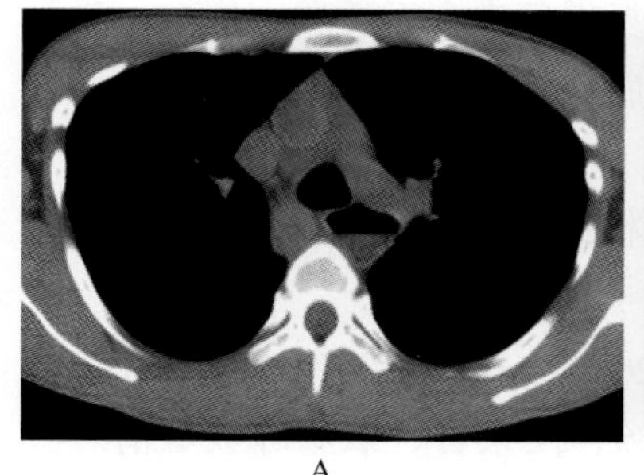

A

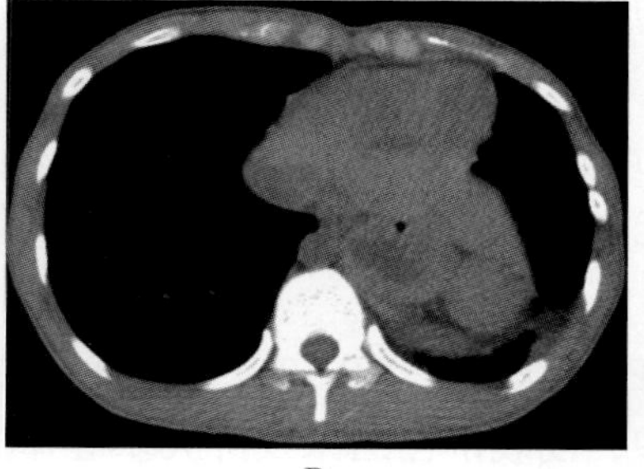

B

图 1 胸部 CT 平扫

A. 右位主动脉弓，食管扩张；B. 左侧膈面抬高，部分胃突入后纵隔

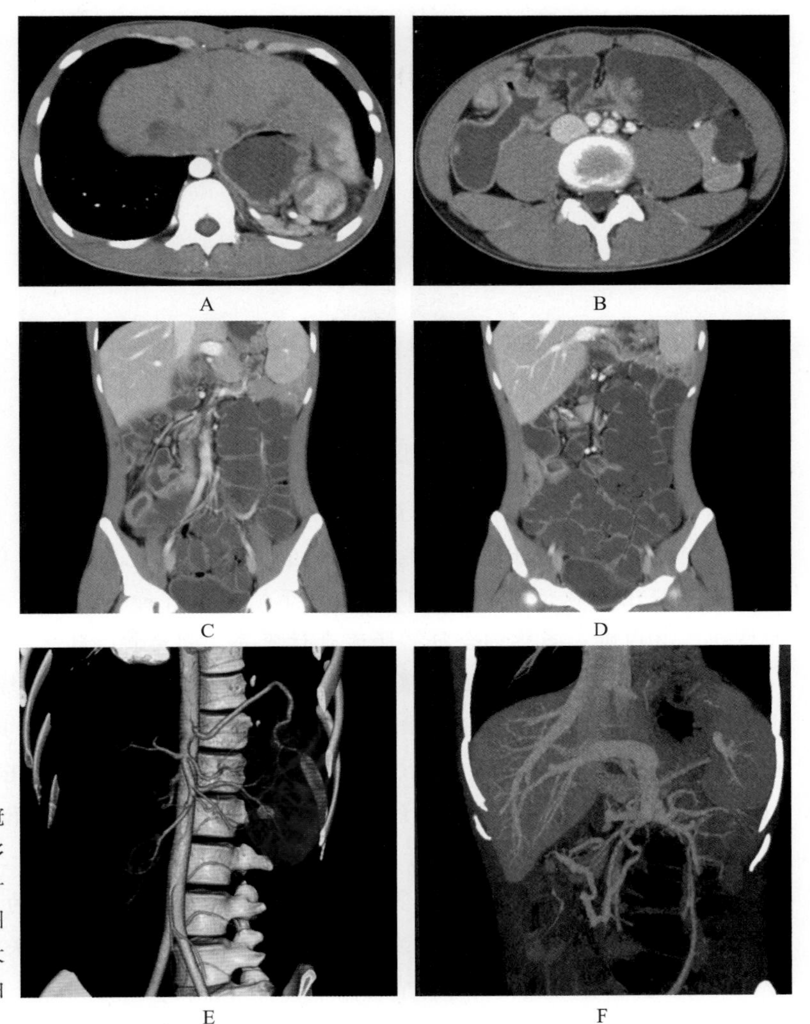

图2　小肠 CT 成像

A. 示多脾；横断面（B）及冠状面（C）示约第5组小肠肠壁多发节段性环状增厚；D. 冠状面示升结肠位于左中腹部；E. 容积再现图示腹主动脉分支血管变异；F. 最大密度投影示右下腹肠系膜静脉迂曲增粗

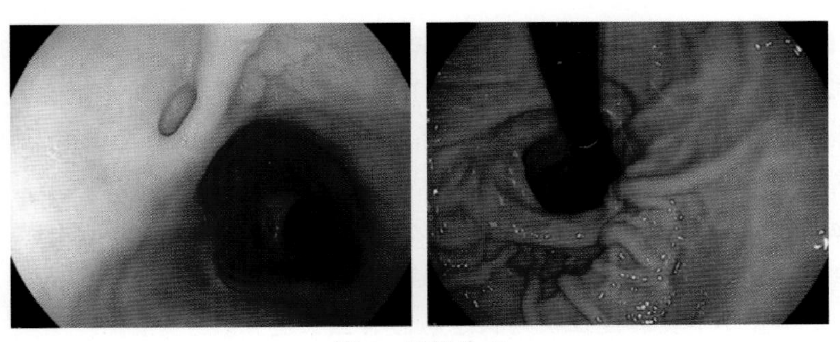

图3　胃镜检查

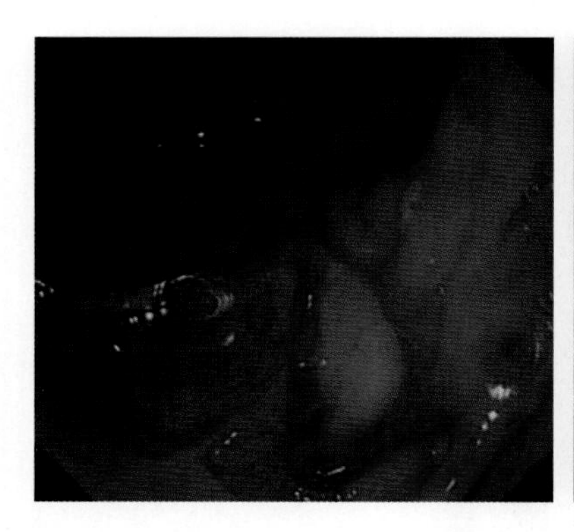
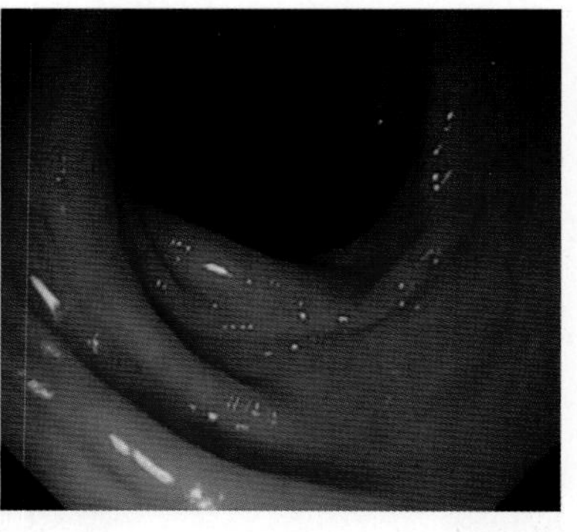

图 4 结肠镜检查

该患者出现多内脏解剖位置异常原因是什么?

患者存在多发内脏解剖位置异常。①血管：右位主动脉弓；腹主动脉分支血管变异，脾动脉自腹主动脉发出，脾动脉起始处管腔局部略窄；肝动脉自肠系膜上动脉发出；门静脉、肠系膜上静脉位置异常，门静脉主干增宽，脾静脉走行迂曲，肠系膜静脉属支多发迂曲增粗。②内脏：多脾综合征，肠道走行变异，胆总管、胰腺、胃位置异常。

患者上述诸多内脏解剖位置异常，高度提醒我们内脏异位综合征（HS）的可能。原因考虑为发育早期左右轴分化中断，所致多种心脏性和非心脏性异常可能，目前已发现编码TGF-β 途径相关蛋白的基因 NODAL、NKX2-5、CRELD1、LEFTY2、ZIC3、CRIPTC 和ACVR2B 发生突变可能有关，约 75% 的 X 连锁遗传家族病例和 5% 散发性病例由 ZIC3 基因突变所致，编码锌指转录因子。

HS 是一组广泛累及心脏和多种心外器官的综合畸形，表现为胸腹部脏器沿身体左右轴异常排列。遗传学研究表明 HS 的发生与胚胎早期发育异常密切相关。临床上较少见，发病率约1/万。内脏异位并不包括内部器官沿左右轴正常排列，即“内脏正位”，也不包括脏器完全沿左右轴反位排列的镜像患者，即“内脏反位（镜面）”。根据内脏排列形态，HS 分为左侧异构和右侧异构；根据心耳特点，分为双侧左心耳结构（表现为两个心耳均呈左心耳样，基底较窄、手指形）及双侧右心耳结构（表现为两个心耳均呈右心耳样，基底较宽、三角形）；根据脾的状态，分为多脾综合征（左侧异构）和无脾综合征（右侧异构）。该患者为左侧异构的 HS。

HS 可表现为先天性肠旋转不良（IRA）。IRA 指在胚胎时期肠道以肠系膜上动脉为轴心旋转不全或异常，使肠道位置发生异常和肠系膜附着不全等。IRA 为较常见的消化道畸形，新生儿的发病率约为 1/500，占内脏异位的 32%～89%。66%～80% 的 IRA 患者在出生 1 个月内出现肠扭转，90% 在出生 1 年内出现肠扭转。IRA 临床表现为间歇性呕吐，伴腹痛、腹胀等肠梗阻症状，部分患者仅有间歇性腹痛，易被误诊为消化不良、胃肠炎等，延误治疗，患者长期处于营养不良和慢性疾病状态而影响生长发育。

结合临床表现、小肠 CT 成像、内镜检查等，该患者拟诊 HS。因肠道解剖位置异常，小肠镜及胶囊内镜风险较高，行小肠气钡双重对比造影复核该患者内脏位置，结果显示空肠部分位于右侧腹部，回肠主要位于左侧腹部。钡剂通过较顺利，空肠下段（右侧腹部）肠管多发偏心性狭窄，最窄处宽约0.8cm，肠管聚集，可见约0.8cm大小椭圆形龛影位于一侧肠壁，黏膜皱襞聚集，肠管间可见约0.9cm宽瘘管形成，局部肠管位置固定，加压后不活动。余小肠未见明显病变。回盲部位于左侧腹部，升结肠位于左侧腹部，先向上、后向下迂曲，横结肠位于下腹部（图5）。该患者由于HS，体重较同龄人低，体力不佳，同时呕吐、腹痛、肠梗阻等临床表现也皆可以用HS解释，但是，便血和肠道溃疡是与HS相关的一元论？还是源于其他疾病？

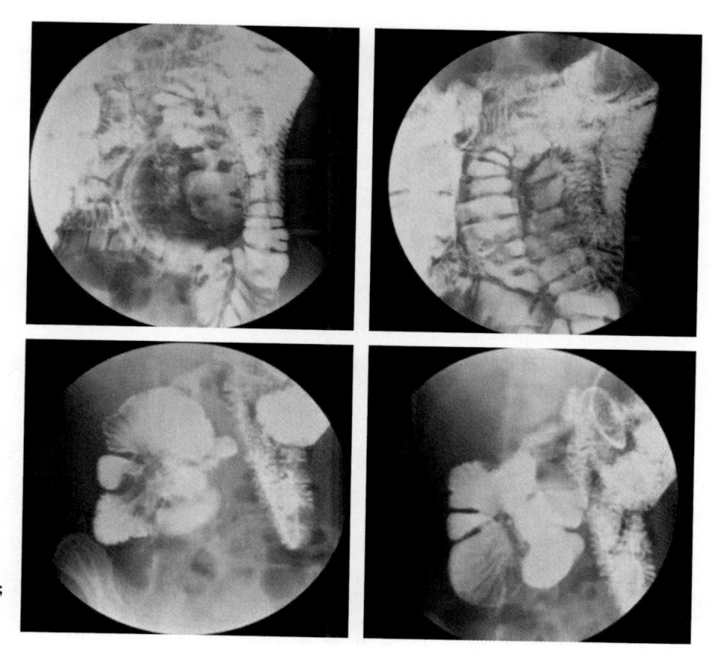

图5 小肠气钡双重造影

空肠位于右侧腹部，回肠位于左侧腹部；右下腹小肠肠管聚集，多发偏心性狭窄

HS是否能够解释患者便血和肠道溃疡

该患者消化道出血，高度怀疑IRA。复阅患者腹盆增强CT考虑肠系膜上静脉分支闭塞可能，恰为小肠气钡双重造影所见肠管扭转肠段静脉回流区，而肠系膜上静脉闭塞可能为肠系膜扭转形成内疝压迫所致，进一步导致门静脉系统侧支循环形成可能。患者消化道出血，首先考虑为IRA导致肠扭转、肠狭窄，继发缺血引起溃疡、瘘管形成。

但尚需进一步除外其他疾病，患者青年男性，小肠多发溃疡伴狭窄，需警惕克罗恩病、肠结核、贝赫切特（又称白塞，Behcet）病、隐源性多灶性溃疡性狭窄性小肠炎等常见引发小肠多发溃疡性疾病，但患者无结核接触史、口腔/外阴溃疡等其他相关表现。更重要的是患者具有强烈的内脏转位背景，故首先应一元论解释病情全貌，考虑HS、IRA、肠系膜上静脉分支闭塞，继发性缺血引起溃疡、瘘管形成，而其他疾病均无法用一元论解释病情全貌。

患者为肠系膜上静脉分支闭塞、继发性缺血性肠病引起肠道溃疡、瘘管形成。患者为先天性肠扭转不良，导致肠系膜上静脉闭塞，而非常见血栓性因素所致，故抗凝治疗并不能解决肠系膜血管闭塞问题，且同时存在继发性缺血性肠病引起的肠道溃疡，伴持续隐性失血可能，为抗凝相对禁忌，故不建议考虑抗凝治疗。

患者HS、IRA诊断明确，是否需要手术处理？是否需要抗凝治疗？需要多学科讨论给予合理的方案。

IRA如何处理

下一步处理：经典Ladd手术是IRA首选的治疗方式，已被广泛接受。Ladd手术主要包括肠扭转复位、腹膜束带松解、空肠近端腹膜索带松解、扩展小肠系膜根部附着点，以及阑尾切除加肠管重新置位。最新的Meta分析结果显示，Ladd术后最常见的死亡原因为心脏供血不足，最常见的术后并发症为粘连性肠梗阻（6%）；急诊手术术后死亡率高于预防性手术（18% vs 5.6%），术后并发症的发生率也高于预防性手术（27% vs 16%）。推荐对于IRA的患者，行预防性Ladd手术。对于无症状且合并心脏疾病的IRA患者，可予观察。患者局部肠管（空肠）聚集在右侧腹部，病变局限且存在血供异常，具有手术指征。

基本外科会诊考虑目前患者自主进食尚可，经肠内营养和补铁治疗后Hb逐渐恢复至86g/L，无明显活动性出血表现，无急诊处理指征；且患者消瘦、营养状况差，术后并发症多，非良好手术时机。建议先予肠内营养改善营养状态，择期手术。若出现急性肠扭转或肠梗阻，可行急诊手术。若再次出现消化道出血，应行放射性核素显像明确出血部位，必要时急诊手术。另外，患者食管裂孔疝较重，但幼时曾做过折叠术，对局部解剖结构包括胃、胰腺、周围血管等位置的影响较大，再次手术风险较高，效果不确切。现非当务之急，可外科门诊随诊。

最后诊断：内脏异位综合征

先天性肠旋转不良

肠系膜上静脉分支闭塞

缺血性肠病

静脉侧支循环形成

失血性贫血（重度）

右位主动脉弓

多脾综合征

食管裂孔疝术后
食管憩室

【诊疗启迪】

在该患者诊断中特别注意：①“全面”地了解病史，幼时起病。②贫血、便血、腹痛为临床症状主线，而小肠病变较轻。③既往有食管裂孔疝手术、反复肠梗阻病史。这些特点都提示我们，要从先天性疾病、解剖结构异常等方面进行临床思维。但该患者的处理较为棘手，需要在内科和外科医生门诊密切随诊。

【专家点评】

HS/IRA 非常见疾病，有些患者出现症状时，直接在外科就诊，但作为内科医生应该对这类疾病有所认识。由于会继发血管闭塞、肠道微生态失衡等问题出现许多症状，如小肠溃疡、小肠狭窄等，该类疾病需与克罗恩病、肠白塞病、肠结核等疾病鉴别。如果认识该疾病的临床表现，特别是影像学表现，应可以避免误诊和漏诊。该患者有突出的多发内脏解剖位置异常，可用一元论考虑病情全貌，缜密分析追溯到肠系膜上静脉闭塞与小肠病变位置吻合，最终考虑到 IRA 导致肠扭转、肠狭窄，继发缺血引起溃疡、瘘管形成可能。

（刘爱玲　撰写　谭　蓓　审校）

参考文献

[1]Lin AE, Ticho BS, Houde K, et al. Heterotaxy: associated conditions and hospital based prevalence in newborns[J]. Genet Med, 2000, 2(3): 157-172.

[2]Strouse PJ. Disorders of intestinal rotation and fixation (“malrotation”)[J]. Pediatr Radiol, 2004, 34(11): 837-851.

[3]Pockett CR, Dicken B, Rebeyka IM, et al. Heterotaxy syndrome: is a prophylactic Ladd procedure necessary in asymptomatic patients?[J]. Pediatr Cardiol, 2013, 34(1): 59-63.

[4]Salavitabar A, Anderson BR, Aspelund G, et al. Heterotaxy syndrome and intestinal rotational anomalies: Impact of the Ladd procedure[J]. J Pediatr Surg, 2015, 50(10): 1695-1700.

[5]Tan YW, Khalil A, Kakade M, et al. Screening and Treatment of Intestinal Rotational Abnormalities in Heterotaxy: A Systematic Review and Meta-Analysis[J]. J Pediatr, 2016, 171: 153-162.

[6]Lodwick DL, Minneci PC, Deans KJ. Current surgical management of intestinal rotational abnormalities[J]. Curr Opin Pediatr, 2015, 27(3): 383-388.

病例85 腹痛——不能轻易“断言”功能性

患者，男性，51 岁，因“间断腹痛 9 个月，伴腹胀 1 个月”入院。

患者于 2015 年 4 月餐后约半小时出现脐周刀割样疼痛，NRS 6～7 分，无放射，进餐后加重，禁食、弯腰侧卧或局部热敷可好转，每个月发作 1～2 次，否认发热、恶心、呕吐、腹胀或腹泻，排黄色成形软便 1 次/日，排气可。于当地查血常规、肝肾功能、淀粉酶、肝胆胰脾超声未见异常；胃镜检查示浅表性胃炎。予雷贝拉唑、达喜等口服，腹痛无明显改善。2015 年 10 月患者再次出现上述症状，就诊于当地医院复查血常规、肝肾功能、淀粉酶、脂肪酶、CEA、CA19-9 大致正常。小肠造影示第 5 组小肠梅克尔憩室可能（图 1）。予抑酸、解痉、头孢克肟及中药等治疗无改善。近 1 个月疼痛略减轻，NRS 3～4 分，伴腹胀、腰部酸痛，持续 2～4 小时可好转，排便少，有排气，于 2016 年 2 月就诊于我院。病程中体重下降 10kg。否认脱发、光过敏、口眼干、口腔溃疡、关节肿痛及雷诺现象等。

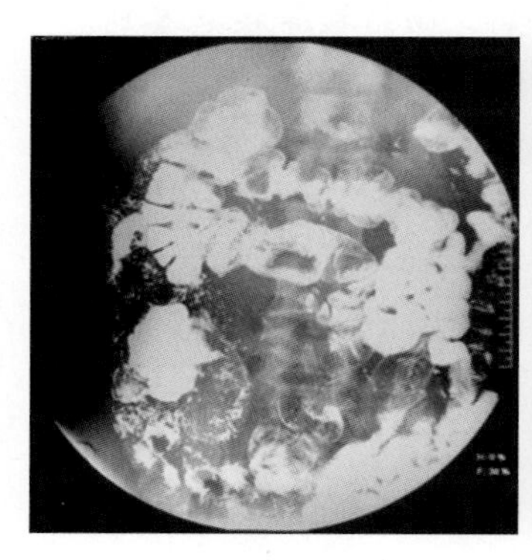
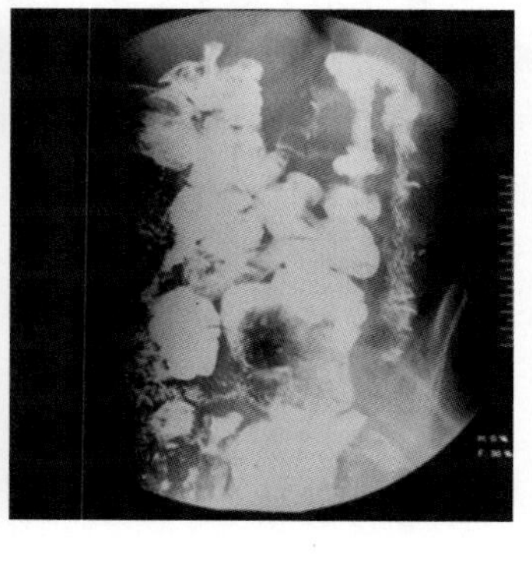

图 1 口服小肠造影
右下腹团状造影剂充盈，突出于小肠肠管

既往史：1 年前发现空腹血糖升高，未诊治。

个人史：吸烟 10 支/日×30 余年；饮白酒 500 克/日×30 余年。

婚育史、家族史：无特殊。

体格检查：生命体征平稳。心肺无特殊。腹平坦，未见胃肠型，腹稍韧，脐左侧轻压痛，无反跳痛或肌紧张，肝肾区无叩痛，输尿管压痛（-）。直肠指检无特殊。

入院诊断：腹痛原因待查

腹痛的鉴别诊断思路

病例特点：中年男性，慢性病程，既往有长期大量吸烟、饮酒史及可疑糖尿病史。临床表现为阵发性腹痛，性质较锐利，定位于脐周，进食加重，禁食或屈膝蜷缩位可缓解。

抑酸、黏膜保护治疗效果欠佳。病程中体重明显下降。上述提示存在器质性疾病可能，其腹痛原因需从以下方面鉴别。

1. 消化系统疾病 ①肠系膜血管源性疾病：患者腹痛定位于脐周，与进餐相关，无明确腹部阳性定位体征，需考虑肠道尤其是小肠病变可能。结合其既往疾病及高危因素不除外缺血性肠病。该病好发于中老年人，多有动脉粥样硬化等血管病变的高危因素，可累及肠系膜动脉造成小肠或结肠缺血改变，表现为进餐后肠缺血加重，腹痛甚至便血。此外，肠扭转、肠套叠等也可出现类似餐后或运动后腹痛的肠缺血改变，可行肠系膜血管超声及血管重建、小肠CT成像进一步明确。②胰源性疾病：患者腹痛与进食相关，蜷曲体位可缓解，既往有大量饮酒史，近期出现血糖升高胰腺内分泌功能受损表现，需警惕胰源性腹痛。但其腹痛发作时外院查肝肾功能、胰酶及腹部超声正常，胆胰疾病证据不足。必要时可进一步性CT或超声内镜评估，注意有无胰腺萎缩、胰管狭窄和扩张及钙化等慢性胰腺炎或胰腺癌相关表现。③憩室炎：患者外院小肠造影示可疑梅克尔憩室，其为胚胎发育过程中卵黄管退化不全形成的回肠远端肠游离面真性憩室，可表现为腹痛、发热、出血或肠梗阻，极少数情况下小肠围绕常与梅克尔憩室有关的纤维索或束带（如连接憩室顶端和前腹壁腹膜内衬的纤维束带）或其他粘连发生扭转。本患者除间断腹痛外，无其他相关临床表现，入院后可进一步完善影像学明确是否存在梅克尔憩室及相关并发症。④肿瘤性疾病：患者为中年男性，腹痛程度较重，近期体重明显下降，需警惕肿瘤性疾病可能。其目前排便正常，无肠梗阻表现，无发热、盗汗等全身症状，外院胃镜、腹部超声暂无相关提示，可进一步评估肿瘤标志物及其他腹部影像学除外。⑤肠道炎症性疾病：如炎症性肠病、感染性疾病等可引起腹痛，但多伴腹泻、脓血便及发热等全身表现。患者无上述症状，既往无结核或其接触史，可进一步检查除外。

2. 消化系统外疾病 患者临床表现为脐周刀割样疼痛，需警惕输尿管结石等疾病，可进一步评估泌尿系超声。

3. 全身性疾病 结缔组织病如血管炎肠道受累、铅中毒、卟啉病等亦可引起腹痛，但患者无相关多系统受累表现，可筛查自身抗体谱、血和尿卟啉原等检查除外。

入院后完善相关检查：血常规、尿常规+沉渣、肝肾功能、淀粉酶、脂肪酶、糖化血红蛋白、甲状腺功能、凝血功能、D-Dimer未见明显异常。粪便OB（+）。ESR 2mm/h，hs-CRP 0.34mg/L。血清蛋白电泳、免疫球蛋白+补体、ANA、ANCA（-）。肿瘤标志物：AFP、CEA、CA19-9、CA242、CA72-4、NSE、PSA（-）。立位腹部平片、腹部超声、泌尿系超声、超声心动图（-）。腹腔干、脾动脉、肝动脉及肠系膜上、下动脉、肠系膜上静脉超声未见明显异常。胃镜：食管裂孔功能障碍，慢性浅表性胃炎，十二指肠球炎。结肠镜：结肠多发憩室，降结肠小息肉，病理：增生性息肉。小肠CT成像+腹盆CTA：肠系膜扭转，肠系膜上动脉可见“漩涡征”，肠系膜上动脉主干周围可见软组织密度影环绕，肠系膜上静脉主干重度狭窄至闭塞，考虑为肠系膜扭转所致，右腹部肠系膜静脉属支迂曲扩张，考虑为侧支循环形成（图 2）；空回肠转位性改变，空肠主要位于右侧腹部，回肠主要位于左侧腹部；空肠黏膜皱襞增粗，动脉期强化增高（图 3）。

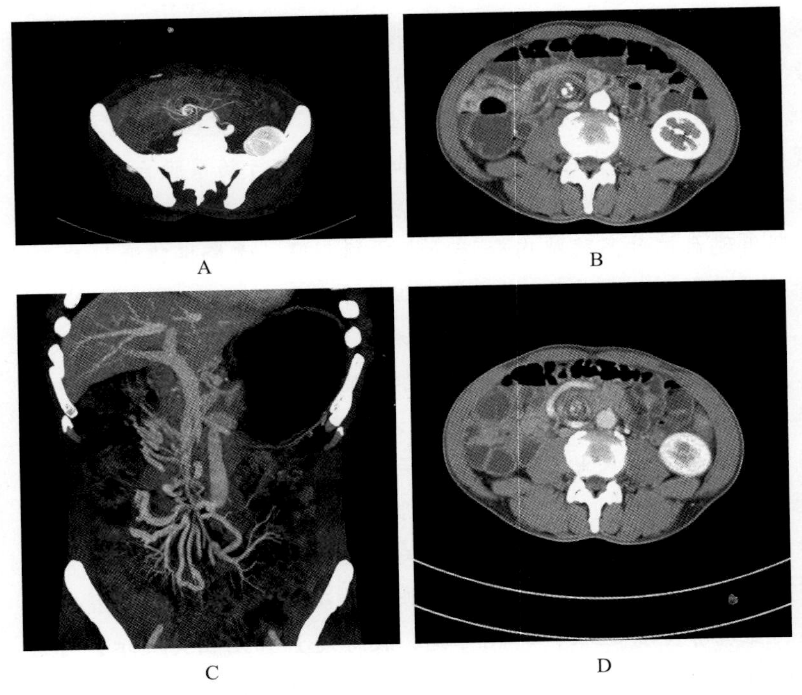

图 2　腹盆增强 CT+CTA

肠系膜扭转，肠系膜上动脉可见“漩涡征”（A）；肠系膜上动脉主干周围可见软组织密度影环绕（B）；肠系膜上静脉主干重度狭窄至闭塞，考虑为肠系膜扭转所致（C）；右腹部肠系膜静脉属支及侧支循环迂曲扩张（D）

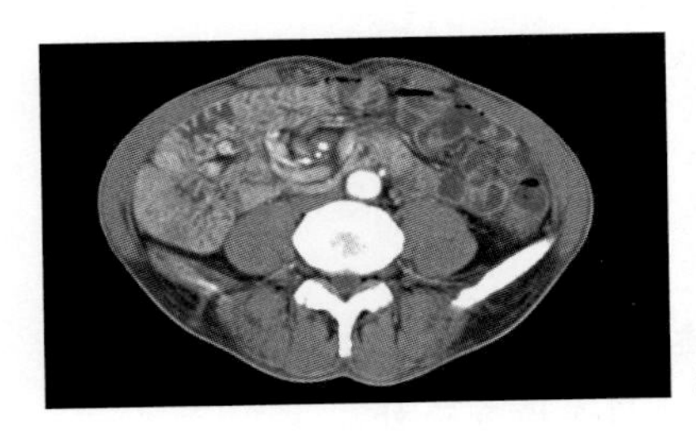

图 3　腹盆增强 CT

空肠主要位于右侧腹部，回肠主要位于左侧腹部，空肠黏膜皱襞增粗，动脉期强化增高

成人肠旋转不良与腹痛关系——多学科团队（MDT）会诊

患者腹部影像学检查提示存在肠系膜扭转、空回肠转位，肠系膜上静脉因系膜扭转重度狭窄至闭塞，伴侧支循环形成。在胚胎发育过程中，如果肠的正常旋转停滞或受到干扰，可发生肠旋转不良。多数在新生儿期或出生后 1 年出现症状，表现为急性肠梗阻或肠扭转。成人肠旋转不良较罕见，临床表现多样，多在餐后发生，包括慢性间歇性呕吐、间歇性腹痛、吸收不良、慢性腹泻、体重下降、动力障碍等。仅 10% 的成人肠旋转不良会出现危及生命的急性肠扭转，导致肠缺血坏死，表现为剧烈腹痛、恶心、呕吐、呕血、便血或血流动力学不稳定，需要与急性栓塞性肠系膜缺血、肠穿孔、腹膜炎等鉴别。肠旋转不良相关的肠扭转在 CT 上表现为“漩涡征”，肠系膜上静脉和肠系膜上动脉

垂直走行或相对位置反向。该患者肠扭转范围较大，即使用梅克尔憩室导致肠扭转不能完全解释。治疗取决于患者的临床表现，对于引起急性肠扭转者需进行紧急手术，避免肠缺血坏死的可能；新发或无症状性的肠旋转不良处理意见尚不一致，可考虑密切观察或进行手术矫正。对于该患者，目前明确存在肠扭转，肠系膜上静脉狭窄至闭塞，已伴侧支循环形成，无明确肠管缺血或炎性渗出性改变，总体提示慢性病程，下一步该如何处理？

血管外科：腹部CT示目前肠系膜上动脉血供无异常，肠系膜上静脉存在近端狭窄可能（与扭转有关），建议预防性抗凝（克赛4000U qd）治疗。

基本外科：尽快恢复肠道正常解剖结构。建议行介入血管造影了解肠系膜动静脉及侧支情况。目前无明确肠坏死表现，可考虑择期手术，予安素增加肠内营养。

与患者充分沟通，其表示理解，要求暂时保守观察，定期随诊。2016年11月复查腹部CT：肠系膜血管扭转，新出现肠系膜上动脉主干远端闭塞，侧支循环较前增多增粗，周围肠管增厚较前明显（图4）；2017年12月复查腹部CT：中下腹部肠系膜静脉分支增多、迂曲扩张（局部瘤样膨大），较前明显。规律随诊中。

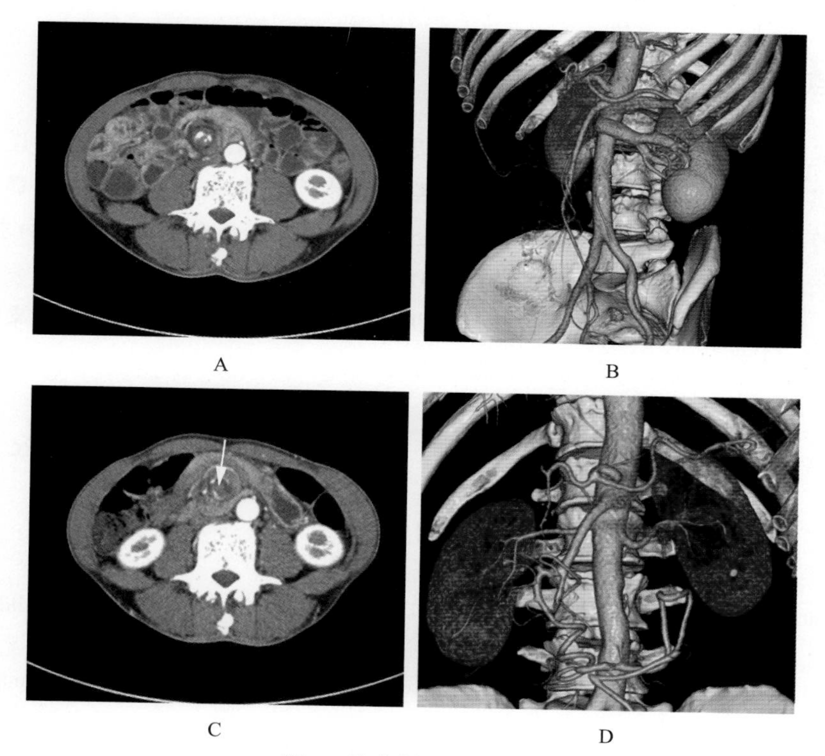

图4　腹盆增强CT+CTA

肠系膜血管扭转，新出现肠系膜上动脉主干远端闭塞（箭头），侧支循环较前增多增粗，A、B为2016年1月，C、D为2016年11月

最后诊断：小肠梅克尔憩室

成人肠旋转不良

肠系膜上静脉上段重度狭窄伴闭塞

【诊疗启迪】

本病例展现了腹痛临床思维，从中我们获得启示：①首先要掌握腹痛问诊中的要素，腹痛性质、程度、部位、诱发和缓解因素、发作时间和体位关系、伴随症状、诊治情况等。②区分是器质性腹痛还是功能性腹痛，寻找患者是否有器质性腹痛的证据，如贫血、消瘦、重要辅助检查阳性、影响睡眠等情况。该病例有消瘦、夜间睡眠受到影响，腹痛与进食明显相关，故考虑有器质性腹痛的可能。③腹痛病因分析中，多种疾病皆可引起腹痛，而针对该病例，腹痛与进食相关，多在进食后半小时，且症状重、体征轻，要首先考虑是否有缺血性肠病的可能，从血管的检查中发现了肠旋转不良导致肠系膜血管扭转闭塞，而成人肠旋转不良需要除外肿瘤等原因，该患者疑诊小肠梅克尔憩室，也许可以解释肠旋转不良的原因。

【专家点评】

腹痛是消化系统疾病的常见症状，也是鉴别诊断的难点。但我们需要谨记的是万变皆不离其宗，只要遵循临床思维的“套路”步步严谨求真，对所有疑点都抱着“警觉”的态度，时刻贯穿临床思维的精髓“全面和辨证，发展和变化，质疑和求真”，最后疾病治疗需要多学科协作及患者的充分理解和配合，定期规律随诊非常关键。在这个病例中，我们“学习”了典型的肠系膜扭转的“漩涡征”影像特征，印象深刻，最重要的“学习”了，不要“轻言”功能性病变。

（陈　洋　撰写　杨　红　审校）

参考文献

[1]Yanez R, Spitz L. Intestinal malrotation presenting outside the neonatal period[J]. Arch Dis Child, 1986, 61(7): 682-685.

[2]Malek MM, Burd RS. The optimal management of malrotation diagnosed after infancy: a decision analysis[J]. Am J Surg, 2006, 191(1): 45-51.

[3]McVay MR, Kokoska ER, Jackson RJ, et al. The changing spectrum of intestinal malrotation: diagnosis and management[J]. Am J Surg, 2007, 194(6): 718-719.

病例86 不一样的腹痛、腹胀——小肠重复畸形

患者，男性，49 岁，因“反复腹痛、腹胀 7 年，加重 1 年”入院。

患者自 2010 年起无明显诱因出现反复脐周疼痛，伴腹胀，每 1 ~ 3 天排黄褐色软便 1 次，无呕吐、发热等，予镇痛栓置肛后缓解。2010 ~ 2014 年每年发作 1 ~ 2 次。自 2014 年起腹痛发作频次增至每年 3 ~ 4 次，发作时可见腹部鼓包，当地医院考虑“肠梗阻”，予禁食水、补液治疗后缓解。此后腹痛逐渐加重。2017 年初出现腹痛、腹胀加重，持续时间和发作间隔数分钟至数小时不等，伴恶心、呕吐、排气排便减少，每 3 ~ 4 天排少量黄色干便 1 次，经禁食水、补液后缓解。2017 年 4 月在外院检查，血常规：WBC 5.48×10^9/L，NEUT% 63.2%，Hb 98g/L，PLT 266×10^9/L；ESR 48mm/h，CRP 13.9mg/L；Alb 37g/L；LDH 130U/L；T-SPOT.TB（-）；ANA、ANCA（-）。小肠 CT 成像：小肠肠壁节段性增厚、肠腔狭窄，后腹膜见小淋巴结。胃镜：慢性糜烂性胃炎，胃底息肉，Hp（-）。结肠镜：末段回肠淋巴滤泡增生，结肠未见异常。经口小肠镜：小肠多发溃疡（小者 5mm×5mm，大者 15mm×20mm），部分基底覆少量白苔，周围黏膜未见明显水肿；病理：空肠黏膜慢性炎，可见炎性肉芽组织伴大量淋巴细胞、浆细胞浸润。予美沙拉秦 1g qid、沙利度胺 25mg bid×3 个月治疗，患者仍有反复发作腹痛、腹胀，多在进食后出现。2017 年 11 月复查，行经肛小肠镜：进镜至小肠距回盲瓣约 120cm，未见狭窄，回肠末段淋巴滤泡增生，小肠散在充血糜烂斑；病理：黏膜慢性炎伴局部淋巴组织增生，黏膜固有层见较多中性粒细胞浸润。于 2017 年 12 月 14 日入院。近 1 年患者精神弱，食欲、睡眠欠佳，每日进食安素，每周排黄褐色干便 1 次，小便正常，体重下降 10kg。

既往史、个人史、婚育史、家族史：无殊。

体格检查：T 36.3℃，P 83 次/分，RR 18 次/分，BP 100/72mmHg。BMI 18.9kg/m^2。体型消瘦，心肺查体无殊。腹部可见肠型，腹韧，无压痛、反跳痛或肌紧张。双下肢无水肿。

入院诊断：小肠多发狭窄、溃疡原因待查

小肠克罗恩病？

隐源性多灶性溃疡性狭窄性小肠炎？

不完全性小肠梗阻并多发小肠溃疡的鉴别诊断思路

病例特点：中年男性，病程 7 年。临床表现为反复腹痛、腹胀，严重时伴呕吐、排便排气减少，查体可见肠型。检查示轻度贫血，炎症指标高；小肠 CT 成像示多发肠管扩张，可疑肠壁增厚及肠腔狭窄；小肠镜示多发肠道溃疡。从病因分析如下。①小肠克罗恩病（CD）：患者中年男性，反复发作肠梗阻，检查示轻度贫血，炎症指标升高，小肠多发溃疡，首先考虑小肠 CD 可能。但患者外院小肠镜所见小肠溃疡不符合典型 CD 纵行溃疡表现，且病理未见肉芽肿；需鉴别其他疾病。入院需完善铁 4 项、叶酸+维生素 B_{12}、ANCA、小肠 CT 成像等检查。②隐

源性多灶性溃疡性狭窄性小肠炎（CMUSE）：是一种罕见的小肠溃疡性疾病，主要表现为反复肠梗阻、消化道出血、贫血及低白蛋白血症。影像学或内镜下可见小肠多发浅溃疡、多灶性局限性狭窄。病理提示溃疡仅累及黏膜层和黏膜下层。患者慢性病程，反复发作肠梗阻，检查示小肠多发溃疡及狭窄，需要考虑 CMUSE。CMUSE 为病理诊断，但影像学也具有一定特点，如多位于回肠、短段、多发的环腔狭窄等，可进一步行小肠 CT 成像。③淋巴瘤：患者中年男性，临床表现为反复肠梗阻，消瘦明显，小肠溃疡病理提示大量淋巴细胞、浆细胞浸润，需警惕肠道淋巴瘤可能。可考虑会诊外院病理，必要时重复活检。④非甾体抗炎药相关肠病：可有小肠溃疡及狭窄，但患者病前无长期用药史，并不支持。⑤贝赫切特（又称白塞，Behcet）病：累及肠道可表现为溃疡，但多因缺血所致，多灶狭窄少见，部位以回盲部受累最多见。另外，白塞病常有皮肤、关节、肾脏、肺等多系统受累的表现。该患者临床表现暂不支持该诊断。⑥肠结核：病变多累及回盲部，表现为环形溃疡，多伴低热、盗汗、消瘦等结核中毒症状。该患者目前临床特点暂不支持，可行 PPD 试验、T-SPOT.TB 等筛查。

入院后完善相关检查，血常规：WBC 5.78×10^9/L，NEUT% 56.2%，Hb 109g/L，PLT 272×10^9/L；尿常规+沉渣：PRO TRACE g/L；粪便 OB（+）。肝肾功能、凝血功能、铁 4 项+叶酸+维生素 B_{12} 均（-）。ESR 13mm/h，hs-CRP 0.72mg/L。TNF-α 14.3pg/ml。PPD 试验（-），T-SPOT.TB、CMV-IgM、CMV-pp65、CMV DNA、EBV DNA（-）。补体 2 项、免疫球蛋白 3 项、ANCA、ANA 18 项（-）。血 β_2-MG 2.49mg/L。血清蛋白电泳（-）。AFP、CEA、CA125、CA242、CA19-9、CA15-3、CA72-4（-）。经腹肠道超声：全腹小肠肠腔扩张，右中上腹局部小肠不除外肠套叠，其旁淋巴结肿大。立位腹部平片：中上腹多发宽大气液平，结肠走行区未见气体密度，小肠完全性肠梗阻可能性大（图 1）。小肠 CT 成像：腹盆腔小肠明显扩张积液，并见多发气液平面，结肠受压变扁，右腹部可见部分小肠及升结肠。约第 3 组小肠局部肠壁增厚，增强后黏膜强化明显。第 6 组小肠未见充盈，局部管壁似增厚（可疑狭窄移行段），增强后中度强化。低位小肠梗阻，考虑梗阻部位于第 5～6 组小肠部。约第 3 组小肠黏膜异常强化（图 2）。

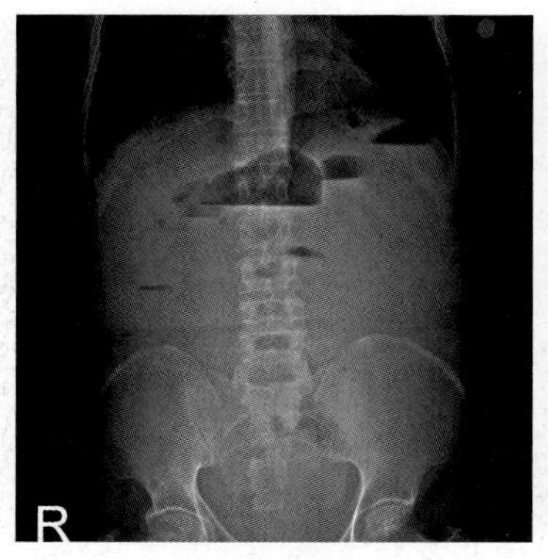

图 1　立位腹部平片

中上腹多发宽大气液平，结肠未见气体密度，小肠完全性肠梗阻可能性大

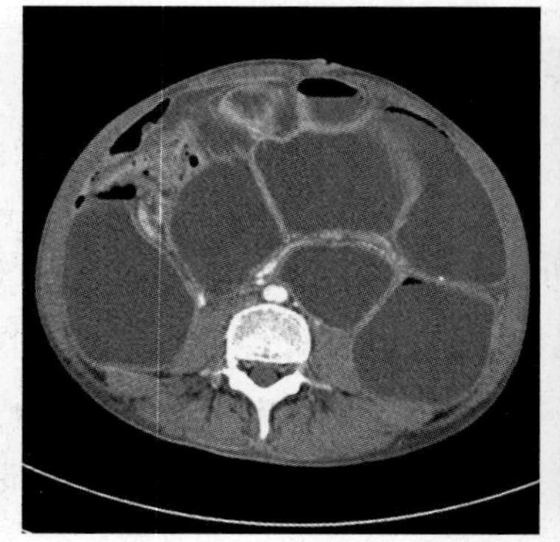

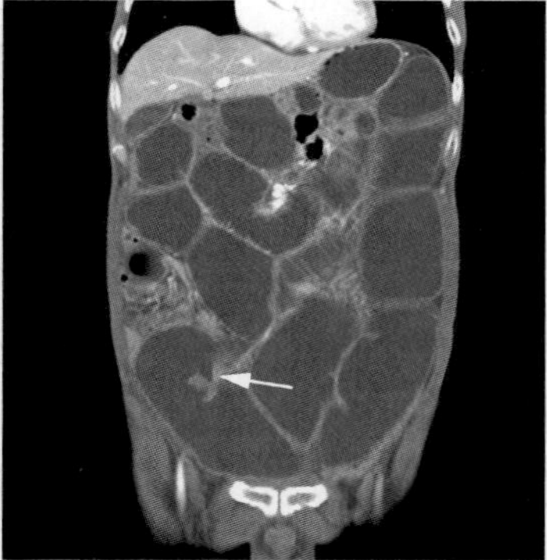

图 2　小肠 CT 成像

低位小肠梗阻，考虑梗阻部位于第 5～6 组小肠（箭头）

患者入院后仍有腹痛、腹胀，予安素肠内营养、芝麻油润肠、甘油灌肠剂通便治疗，症状缓解不明显。予留置胃管负压引流，置入 PICC 管予肠外营养支持治疗。

多学科团队（MDT）会诊

病理科：肠道病变示小肠慢性活动性炎伴溃疡，可见较多嗜酸性粒细胞浸润，CMUSE 可有相似表现。

基本外科：予患者肠内营养和通便治疗后症状无缓解，可以认为内科保守治疗无效，有手术指征。

2018 年 1 月 5 日患者于全麻下行剖腹探查，术中见约 10cm 纤细小肠粘连于脐下，一段扩张小肠粘连于盆腔入口，向右上方延续于升结肠系膜后方，自屈氏韧带 100cm 小肠空虚，以远小肠逐渐扩张、肠液积聚，至距回盲部约 100cm 小肠扩张最明显，部分肠壁稍增厚，此处小肠于对系膜侧“新生”重复纤细肠管，带动部分近端扩张小肠绕至升结肠后方，于十二指肠水平部下缘，自升结肠系膜和小肠系膜融合处钻出，粘连于脐下，形成梗阻部位，术中考虑为小肠重复畸形可能大，其粘连于脐下形成肠梗阻，切除重复小肠并缝合后关腹。手术病理：（畸形小肠）小肠黏膜显慢性炎，黏膜可见坏死，黏膜下层血管扩张充血，符合缺血性肠病（图 3）。

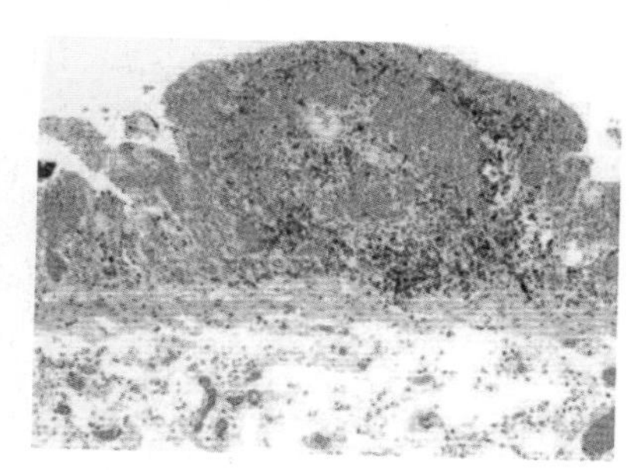

图 3 手术病理
黏膜充血、出血、坏死

消化道重复畸形

消化道重复畸形是一类较罕见的先天性发育异常性疾病，主要表现为某一消化道毗邻出现一个组织结构相同的圆形或管状消化道空腔。此类疾病常在婴幼儿或儿童时期因出现各种并发症被发现，在成人时被发现的极少。它可发生于消化道的任何部位，从口腔到肛门，但以回肠发病最多见，可占 61.7%，其次是食管、结肠、十二指肠、胃、直肠等，少数病例可出现多发畸形，包括胸腔内食管畸形合并腹腔内肠道畸形。

消化道重复畸形的原因目前尚不完全明确。关于发病机制有多种学说，包括原肠腔化障碍学说、脊索原肠分离障碍学说和原肠缺血坏死学说等。每种学说均不能完全解释所有畸形，可能因为不同部位与形态的畸形由不同病因或多种病因共同引起。

消化道重复畸形可表现为腹部包块、腹痛、肠梗阻、肠穿孔、消化道出血、压迫周围组织等。消化道重复畸形诊断较困难。理论上认为通过 B 超、消化道造影、结肠镜、CT 等检查，可诊断消化道重复畸形；但因其无特异性表现，尤其是在成人重复畸形中，实际上术前很难作出判断。本病诊断主要依靠手术，但近年来也有报道，经小肠镜发现异常开口，结合内镜下注射造影剂可明确诊断。

患者术后逐步过渡为经口进食，无腹痛、腹胀等不适，排黄色稀水便 1 次/日。查体：BP 104/63mmHg，P 73 次/分，SpO_2 97%。双肺呼吸音清，心律齐，腹平软，无压痛、反跳痛，换药见伤口愈合可，无明显渗出。

最后诊断：小肠重复畸形
粘连性肠梗阻
缺血性肠病
低白蛋白血症
贫血（轻度）

【诊疗启迪】

患者中年男性，临床表现为反复肠梗阻，影像学检查示小肠溃疡及狭窄，诊断首先考虑 CD，但有以下不典型之处。①内镜下溃疡形态：非典型纵行溃疡。②影像学特点：尤其是狭窄肠段，CT 表现为多发小肠短节段狭窄，非典型 CD 患者系膜侧肠壁增厚、黏膜层强化、系膜血管梳状征等特点。之后考虑 CMUSE 是由于影像学见多发小肠短节段狭窄，炎症指标正常。虽然最后通过手术明确诊断，这例病例让我们反思，如果肠梗阻不显著，未给予手术治疗，下一步是否需要按照 CMUSE 治疗。可以预见 CMUSE 治疗效果不会理想。因此，对于诊断存疑且症状不重的患者，应该遵循张孝骞老主任“发展和变化”，而不是贸然治疗。

【专家点评】

消化道重复畸形发病率低，容易导致误诊误治，尤其本例中年患者极易误诊为 CD 和 CMUSE。大多数疾病临床并无特异性的诊断标志物，诊断建立在综合病史、体查、影像学、血清学特点的基础上。不同疾病均有各自的典型表现，只有通过综合分析、判断，掌握疾病的典型特点，才能在鉴别诊断的道路上逐步走向正确的方向。本例源自影像学的不典型性，质疑了 CD、CMUSE 的诊断，并最终通过手术揭开真相。临床上常会遇到与 CD 临床表现相似的疾病，但病因却截然不同，不要放过任何一点不典型的线索，“质疑求真”是通往正确诊断的关键。

（刘爱玲　撰写　李　玥　审校）

参考文献

[1]陈丹,钱家鸣,吴东.隐源性多灶性溃疡性狭窄性小肠炎[J].中华内科杂志,2017,(8):621-623.
[2]毛一雷,朱峰,杜顺达,等.成人回肠重复畸形的诊断和治疗[J].中华临床营养杂志,2006,14(5):300-302.
[3]Puligandla PS, Nguyen LT, St-Vil D, et al. Gastrointestinalduplications [J]. J Pediatr Surg, 2003, 38 (5): 740-744.
[4]赵莉,李景南,伍东升,等.成人回肠重复畸形致消化道出血一例[J].中华内科杂志,2008,47(4):336-337.

病例87 反复肠梗阻、腹腔多发钙化、贫血、卵巢早衰——复杂的肠系膜静脉硬化性肠炎

患者，女性，43岁，因“反复腹痛、腹胀3年，加重3个月”入院。

患者于2014年8月大量进食后出现全腹痛，NRS 9~10分，疼痛与体位无关，无放射痛，伴腹胀、排气排便停止，无发热、恶心、呕吐、腹部包块。就诊于当地医院，立位腹部平片：气液平；予禁食水、补液、灌肠治疗3天，症状好转。之后患者反复出现腹痛、腹胀、排气排便停止，多于进食不当、劳累及情绪刺激后出现，腹痛多集中于右下腹，发作时可见右下腹包块形成；每次予禁食水、补液、灌肠等保守治疗好转。期间长期予中药口服治疗，效果欠佳，发作频率1次/1~2个月→1次/3~5日。自行服用中药（含大黄、芒硝等）每日口服治疗后，排便2~3次/日，褐色糊状便，无明显腹痛、腹胀。为进一步诊治于2017年11月12日入院。患者反复出现痛性口腔溃疡（>3次/年），否认外阴溃疡、关节肿痛、皮疹、肛周病变等。近10年无诱因每个月出现1次尿色加深，无发热、乏力、尿痛。发病来，神志清，精神、睡眠差，近3个月流食和半流食为主，体重下降4kg。

既往史：3年前外院诊断为“甲状腺功能减退症”，目前予优甲乐87.5μg qd口服治疗。高胆固醇血症10余年，他汀类降脂药治疗。胆囊切除术后。2004年因双侧卵巢巧克力囊肿行双侧卵巢囊肿切除术，2006年行剖宫产术。

月经史、婚育史：初潮12岁，行经天数3~5天，月经周期30天，平素月经量正常，20岁以后开始出现痛经并进行性加重，2000年（26岁）结婚后曾妊娠2次，后人工药物流产；2004年开始出现不孕，检查发现双侧卵巢巧克力囊肿，行双侧卵巢部分切除术；术后仍不孕、痛经无缓解，2006年自然妊娠并剖宫产1子，产后痛经缓解。2013年开始出现月经稀发，2014年停经（39岁绝经）。现已离异。

个人史：2004~2006年因“不孕”长期予中药治疗。

家族史：妹妹患高胆固醇血症。

体格检查：T 36.0℃，HR 83次/分，RR 18次/分，BP 90/60mmHg。BMI 17.23kg/m²。双肺呼吸音清，未闻及干湿啰音。心率83次/分，律齐。腹部可见陈旧性手术瘢痕，腹软，未

见肠型及蠕动波，右下腹可触及包块，质略硬，轻压痛，无反跳痛、肌紧张，肝脾未触及，移动性浊音（-），肠鸣音3次/分。直肠指检无特殊。

入院诊断：反复不完全性肠梗阻原因待查
甲状腺功能减退症
高胆固醇血症
双侧卵巢部分切除术后
胆囊切除术后
剖宫产术后

入院后完善相关检查，血常规：WBC（2.0～3.5）$\times10^9$/L，NEUT#（0.97～1.67）$\times10^9$/L，HGB（84～104）g/L，PLT 345$\times10^9$/L；RET% 6.49%。肝肾功能：ALT 18U/L，Alb 42g/L，TBil 15.0μmol/L，DBil 3.0μmol/L，GGT 12U/L，ALP 66U/L，LDH 208U/L，Cr 59μmol/L。血脂：TC 8.13mmol/L，LDL-C 5.03mmol/L，TG 0.97mmol/L。凝血功能：PT 11.7s，Fbg 3.02g/L，APTT 29.1s，D-Dimer 0.33mg/L。尿常规+流式尿沉渣分析正常。粪便常规+隐血试验×3次：未见红、白细胞，OB（-）。炎症指标：ESR 17mm/h，hs-CRP 0.34mg/L。免疫指标：ANA、抗ds-DNA抗体、抗ENA抗体、ANCA（-），狼疮抗凝物正常，aCL、β_2-GP1（-）。感染指标：血T-SPOT.TB（A+B）248SFC/10^6MC；CMV DNA<500copies/ml，EBV DNA<500copies/ml。粪便细菌培养、难辨梭菌毒素、抗酸染色、寄生虫（-）。肿瘤标志物：CA15-3 34.1U/ml，CA19-9、CEA、CA125、CA242、AFP正常。立位腹部平片：小肠、结肠腔积气影，结肠较多积粪影，肠壁钙化影（图1）。肠系膜血管超声：肠系膜上静脉、肠系膜上动脉、肠系膜下动脉未见明显异常。胃镜：慢性非萎缩性胃炎。小肠CT成像：升结肠至横结肠肠壁增厚、毛糙，结肠袋消失，升结肠至横结肠及降结肠近段肠壁周围肠系膜血管可见多发条形致密影，小肠未见明显异常（图2）。经腹肠道超声：升结肠、横结肠、降结肠肠壁增厚伴肠壁内多发钙化，以右半结肠为著，肠道蠕动明显减低。结肠镜：盲肠、升结肠、横结肠、降结肠肠袋结构消失，肠道蠕动差，结肠黏膜略感肿胀、呈黑褐色改变，可见散在蓝紫色静脉显露改变，升结肠近肝曲可见一直径0.4cm浅溃疡样改变，覆黄苔，横结肠近肝曲可见两处直径0.8～1.2cm溃疡样改变，覆黄苔，反复用水冲洗及吸引黄苔均无法去除，病变接触后渗血明显，乙状结肠、直肠黏膜呈褐色豹纹样改变，未见糜烂及溃疡（图3）。病理：（升结肠溃疡）结肠黏膜慢性炎，可见少量肉芽组织，部分腺体增生，间质纤维化，未见明确隐窝脓肿或肉芽肿。监测血常规和血涂片：可见少许破碎RBC（Hb下降+RET升高时），未见破碎RBC（Hb恢复+RET降至正常时）铁4

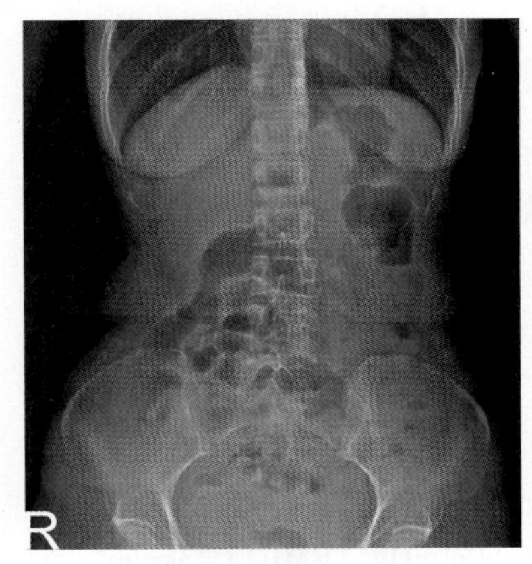

图1 立位腹部平片
小肠、结肠腔积气，肠壁多发点线状钙化

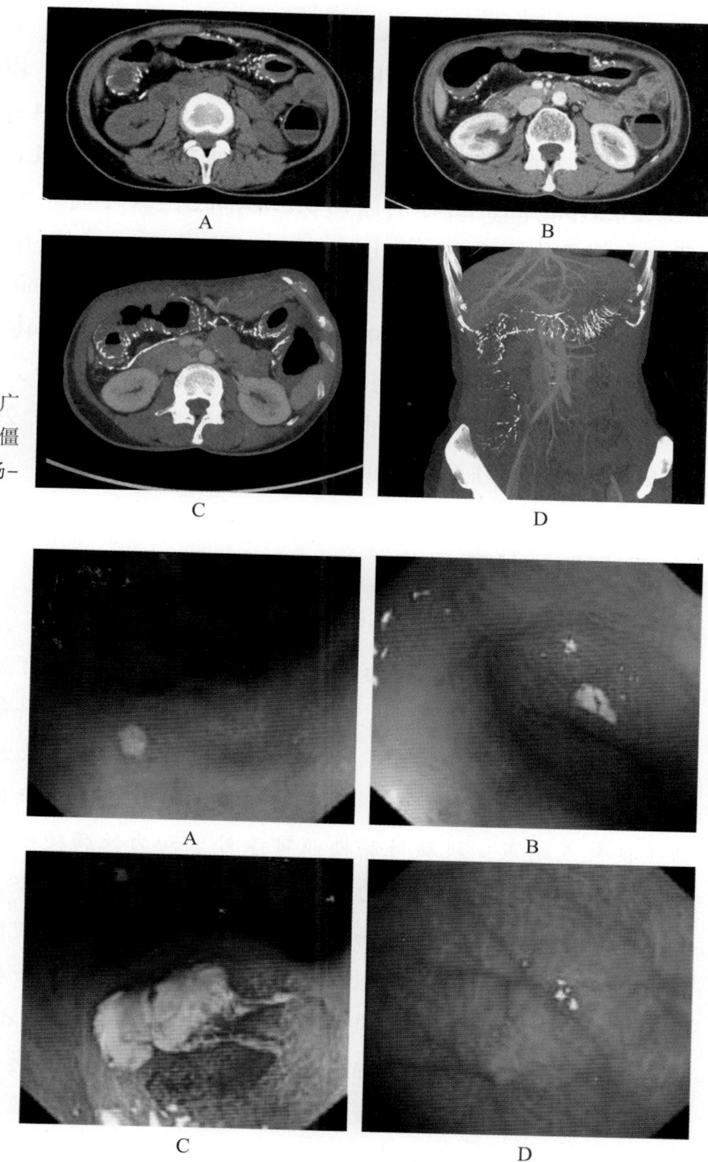

图2 小肠CT成像

A和B. 平扫及增强轴位图示横结肠周广泛点线状钙化，横结肠结肠袋消失，形态僵硬；C和D. 最大密度投影血管重建示升结肠-横结肠周围肠系膜静脉广泛钙化

图3 结肠镜检查所见

A~C. 升结肠至横结肠可见3枚大小不一溃疡，覆黄苔；D. 肠黏膜下可见静脉血管迂曲

项+叶酸+维生素 B_{12}：SI 111.8μg/dl，TIBC 222μg/dl，TS 42.6%，SF 144ng/ml，叶酸13.7ng/ml，维生素 B_{12} 756pg/ml；血游离血红蛋白1.4mg/dl；Coombs试验、酸溶血+糖水试验、尿含铁血黄色素（-）；CD55/CD59异常细胞检测（-）。铁染色：细胞外铁（++）；细胞内铁36%；环形铁0%。骨髓涂片：骨髓增生明显活跃，粒：红=0.99：1，红系增生显著，以中晚幼红细胞为主，形态大致正常，红细胞大小不等，易见大红细胞及嗜多色红细胞，可见少许红细胞碎片；粒系各阶段比例及形态大致正常，巨核细胞及血小板不少。骨髓病理：骨髓组织中造血组织比例略降低，脂肪组织比例相对增高；造血组织中粒/红系比例略

降低；巨核细胞可见；免疫组化结果：CD20（散在+），Lysozyme（+），CD3（-），CD235a（±），CD15（+），CD138（散在+），CD38（散在+），CD61（散在+），granzyme B（±），MPO（+）。甲状腺功能：TSH 0.226μTU/ml，FT3 及 FT4 正常，TPO-Ab、Tg-Ab 正常。甲状腺超声：甲状腺回声欠均匀。骨代谢：血钙 2.28mmol/L，ALP 66U/L；T-25OHD 14.1ng/ml，β-CTX 0.393ng/ml；24 小时尿钙 3.29mmol/L，24 小时尿磷 11.20mmol/L；骨密度：骨质疏松（股骨全部 T 值-2.5，Z 值-1.8；L2～L4 T 值-1.9，Z 值-0.9）。性激素：FSH 88.30U/L（绝经期>40U/L），E2 9.72pg/ml（绝经期<40pg/ml），P 0.39ng/ml（绝经期<0.78ng/ml），T 0.24ng/ml（0.10～0.75ng/ml），LH 44.92U/L（绝经期 10.87～58.64U/L），PRL 7.97ng/ml（<30ng/ml）。妇科超声：双侧卵巢、双侧附件区未见明确囊实性包块，子宫 4.2cm×4.3cm×2.4cm，内膜厚 0.3cm，盆腔未见游离性积液。予阿托伐他汀（立普妥）20mg qn 治疗，监测 TC 8.13mmol/L →6.98mmol/L，LDL-C 5.53mmol/L→4.71mmol/L。

肠梗阻的诊断思路

病例特点：中年女性，慢性病程 3 年，加重 3 个月，临床主要表现为反复大量进食后腹痛，NRS 9～10 分，伴腹胀、排气排便停止；查体可见右下腹包块；立位腹部平片示肠梗阻；予禁食禁水、补液、灌肠保守治疗后好转；需要每日服用中药（含大黄、芒硝）通便，褐色糊便 2～3 次/日。结合患者病史、临床症状及影像学，考虑慢性不完全性结肠梗阻。从肠梗阻病因上分类，患者结肠镜及 CT 表现均未见肠壁、肠腔内及肠腔外病变所致肠腔狭窄或闭塞，机械性肠梗阻可除外。动力性肠梗阻可分为痉挛性肠梗阻和麻痹性肠梗阻。前者是肠道异常高动力状态致痉挛，该患者不符合。该患者虽然肠道蠕动减慢，但肠管扩张不明确，故麻痹性肠梗阻不能诊断。动力性肠梗阻的一种特殊类型是慢性假性肠梗阻，该病最常继发于结缔组织病如系统性红斑狼疮，多数患者有肠道神经及肌肉病变，一方面该患者无口腔、外阴溃疡等免疫色彩，ANA、抗 ds-DNA 抗体及抗 ENA 抗体等均阴性；另一方面结缔组织病继发的慢性假性肠梗阻以全消化道受累或小肠受累多见，该患者病变累及结肠，亦不符合慢性假性肠梗阻。血运障碍性肠梗阻主要是肠系膜静脉或动脉病变引起血运障碍，进而引起蠕动异常。患者腹部 CT 血管重建示病变明确集中于肠系膜静脉，未见肠系膜动脉病变，且查 aCL、β_2-GP1、LA、同型半胱氨酸（-），故考虑该患者肠梗阻与肠系膜静脉淤血所致的血运障碍相关。

肠系膜静脉淤血导致血运障碍性肠梗阻的原因尚需进一步探究。该患者影像学非常有特征，我院查立位腹部平片示在结肠走行区的边缘可见点线样钙化。小肠 CT 成像示升结肠至降结肠肠壁增厚，肠壁内血管分支及比较大的肠系膜上静脉属支的钙化，病变以升结肠为著。结合患者影像学，肠系膜静脉硬化性肠炎诊断明确。

该病是一种罕见的缺血性结肠炎，源于肠系膜静脉壁纤维硬化和钙化引起的静脉梗阻，常累及右半结肠。该病于 1991 年首次被报道，2003 年首次命名为肠系膜静脉硬化性肠炎，目前文献所报道均为亚洲患者、女性好发，病因和发病机制尚不清楚，涉及基因、饮食习惯等，多数患者有中草药服用史，常见临床表现为腹痛、腹泻、反复恶心和呕吐，为非阻塞、非血栓性肠系膜静脉硬化引起的肠道缺血所致。结肠镜示病变多累及右半结肠，黏膜充血水肿呈暗紫色，可伴不规则小溃疡。CT 可见结肠肠壁增厚伴钙化，肠壁周围线状钙化灶及肠系膜静脉钙化。手术大体标本可见黏膜表面暗紫色、静脉壁增厚、结肠袋消失，组织病理学示静脉壁纤维化增厚，从黏膜下层至浆膜层钙化伴管腔狭窄，血管固有层无活动性炎症，血管周围可见纤维化。

治疗方面，首先需停服中草药这一诱因，予肠内营养支持治疗，以保守治疗为主，症状明显、保守治疗效果欠佳者必要时手术切除病变肠段，营养不良是影响该病预后的主要原因。该患者 2004 ~ 2006 年因为不孕症曾长期口服中药，影像学及内镜表现与文献报道相符，故肠系膜静脉硬化性肠炎明确，入院后予逐渐减停中药并促胃肠动力药治疗。

多系统受累，一元论还是多元论——多学科团队会诊

肠系膜静脉硬化性肠炎是一种罕见病，但该患者真正的问题在于该病基础上存在的多系统受累：包括不明原因发作性溶血、甲状腺功能减退症、卵巢早衰及高胆固醇血症，以上情况是否可用一元论解释病情全貌？还是需要考虑多元论？为了解决以上问题，我们提请了内科大查房。

骨髓室：该患者骨髓涂片及发作性溶血导致贫血时的 2 次外周血涂片均可见少许红细胞碎片，但当溶血停止，Hb 自行恢复时复查血涂片未见红细胞碎片。红细胞碎片主要是一些机械性因素如血栓或机械性瓣膜对红细胞破坏所致。该患者红细胞碎片比例为 0 ~ 1%，分级为 1 级。对于 1 级红细胞碎片，文献报道常见疾病为感染、肝硬化、转移癌、慢性肾功能不全、充血性心力衰竭等所致的微血管病性溶血性贫血，但该患者无以上疾病病史，骨髓中未发现肿瘤细胞。此外，患者骨髓涂片示红系增生显著，粒/红细胞比例倒置，亦可见嗜多色红细胞，以上均为贫血的继发表现。

血液内科：该患者血液系统问题主要为贫血及白细胞减少（中性粒细胞减少），但患者无乏力、感染等相应临床表现，血液系统问题于外院就诊时首次发现，但具体开始时间不确切，近期贫血有加重趋势（Hb 100g/L→80g/L）。从贫血原因方面讲，患者骨髓增生活跃，粪便 OB×3 次阴性，已绝经，不存在生成减少、消化道及月经失血的问题。患者外周血及骨髓涂片均可见红细胞碎片，目前考虑贫血为破坏增多所致可能性大，其可分为外周溶血及骨髓原位溶血。

外周溶血又可分为外在原因及内在原因，目前尚不除外机械性因素及药物性因素所致溶血。①机械性因素方面：破碎红细胞最常见于血栓性微血管病，但该患者无肾功能不全、

PLT 下降、神经系统症状等血栓性微血管病其他表现，不支持。消化系统血管病变所致红细胞机械性破坏，肠系膜静脉硬化性肠炎病变局限于血管壁，血管内皮细胞未见异常，而红细胞挤压多有内皮异常或血栓形成，该患者 D-Dimer 阴性可除外血栓，目前血管异常所致的红细胞破坏证据不足。②药物因素：患者有长达 6 年中药服用史，中药成分复杂，且部分品种的大黄可能会对血液系统有影响，尚不除外中药影响。

骨髓原位溶血常见于骨髓增生异常综合征、巨幼细胞贫血等，该患者骨髓未见病态造血、原始细胞增多，铁染色正常，不支持骨髓增生异常综合征。另外，患者血叶酸、维生素 B_{12} 正常，亦不考虑巨幼细胞贫血。故骨髓原位溶血基本除外。

总体来讲，患者入院时 Hb 一度下降至 80g/L 左右，但以后逐渐回升；伴随 Hb 的回升，网织红细胞计数逐渐下降至正常水平，不除外中药影响。患者目前血红蛋白及中性粒细胞均在安全范围内，已逐渐减停中药，建议继续监测血常规变化。

内分泌科：①结合患者病史，患者甲状腺功能减退症诊断明确。甲状腺功能减退症可分为原发性和继发性，继发性甲状腺功能减退症多源于腺垂体病变。该患者性激素提示 FSH 及 LH 水平正常，故腺垂体功能尚可，不支持继发性甲状腺功能减退症，考虑患者为原发性甲状腺功能减退症。虽然患者 TPO-Ab 及 Tg-Ab 正常，但原发性甲状腺功能减退症多与免疫因素相关（部分免疫指标阴性），一些药物如胺碘酮也可引起甲状腺功能减退症，但中药在其中的作用目前尚无证据。②患者 39 岁绝经，考虑卵巢早衰明确，多数卵巢早衰也是与自身免疫因素相关。患者同时有甲状腺及性腺受累，需考虑是否有多内分泌腺体自身免疫综合征，但其他腺体如甲状旁腺等评估正常，不支持。③骨质疏松，考虑卵巢早衰及肠道吸收不良均参与骨质疏松的发生发展。治疗方面，患者若考虑性激素替代治疗，可继续补钙及维生素 D 治疗。

高胆固醇血症主要影响动脉，而该患者肠系膜主要为静脉病变，故不考虑高脂血症与肠道病变相关。可完善颈动脉及腹主动脉超声评估是否有粥样硬化斑块形成。

多学科团队讨论后考虑患者肠系膜静脉硬化性肠炎诊断明确，但尚无有效根治办法。另外，其同时合并的家族性高胆固醇血症、甲状腺功能减退症、卵巢早衰及血液系统疾病与肠道疾病的关系尚不明确，故查房后予肠内营养治疗，规律服用琥珀酸普芦卡必利（力洛）耐受可；合并症方面，结合患者本人意愿，予性激素替代、甲状腺素替代、阿托伐他汀（立普妥）降脂、骨化三醇（罗盖全）治疗骨质疏松。2018 年 9 月随访患者，患者间断予中药及力洛治疗，辅以肠内营养，排便 1～2 次/日，黄色糊状便，一般情况较前明显改善，体重增加 7kg。

最后诊断：肠系膜静脉硬化性肠炎

不完全性肠梗阻

甲状腺功能减退症

高胆固醇血症
双侧卵巢部分切除术后
胆囊切除术后
剖宫产术后

【诊疗启迪】

该患者以反复肠梗阻为主要临床表现，最后诊断肠系膜静脉硬化性肠炎。得以确诊依靠：①根据肠梗阻病理生理分类诊断为血运障碍性肠梗阻，因此临床思维的方向为血管性疾病或缺血性疾病等。②根据典型的影像学表现，该患者CT可见结肠肠壁增厚伴钙化，肠壁周围线状钙化灶及肠系膜静脉钙化。③该患者的内镜下溃疡表现不符合溃疡性结肠炎、克罗恩病、肠结核、肠白塞病、肠道淋巴瘤等疾病表现。但该患者在肠道病变的基础上合并血液系统、内分泌系统、心血管系统等多系统病变，以上病变是否能用一元论解释或者是否可以用中药的副作用来解释，遗憾的是通过多学科讨论并未得出明确结论，但可以明确的是中药在其中起不良作用。

【专家点评】

该患者是以消化内科常见的肠梗阻起病，通过其影像学及内镜表现，最终确诊为肠系膜静脉硬化性肠炎。该病为一种少见病，我们对其认识及治疗的经验并不多，患者在病程中有很多疑点，还需要我们进一步随访。目前比较明确的是中药在该病的发生发展中负有不可推卸的责任，因中药成分复杂，其所带来的副作用如肝肾功能损伤、肝小静脉闭塞症等常见，有时甚至有不可预知的风险，如本例患者的肠系膜静脉硬化性肠炎。该患者在肠系膜静脉硬化性结肠炎此种罕见病的基础上，出现发作性红细胞破坏，内分泌异常包括甲状腺功能减退症、卵巢功能早衰及家族性高脂血症等诸多罕见表现。若以多元论考虑，则总体概率很低，为每种疾病的发病率乘积；若尝试以一元论考虑，是否为某些相邻位点基因异常引发诸多临床异常表现，或为某种综合征的诸多表现，仍有待今后医学发展进一步认识和探索。

（张慧敏　撰写　谭　蓓　审校）

参考文献

[1]Iwashita A, Yao T, Schlemper RJ, et al. Mesenteric phlebosclerosis: a new disease entity causing ischemic colitis [J]. Dis colon Rectum, 2003, 46(2): 209-220.

[2]董惠,孟立娜.特发性肠系膜静脉硬化性肠炎的认识进展[J].胃肠病学,2015,20(2):122-125.

病例88 皮肤增厚、关节痛、腹泻、便血
——“面相”与肠道溃疡的关系

患者，男性，32岁，因“皮肤增厚、关节痛16年，腹泻13年，便血4年”会诊。

患者自2002年开始出现前额、指及趾皮肤增厚，伴颜面部痤疮样皮疹、双膝关节疼痛、双踝关节肿胀。2005年开始无明显诱因出现腹泻，褐色不成形稀便，3~5次/日，伴脐周绞痛。2013年11月进食不当后排暗红色血便，总量约1000ml。第一次入我院，查Hb 52g/L；血Alb 24g/L；hs-CRP 27.1mg/L，ASCA（+）。骨及关节X线片：多部位骨皮质增厚及骨膜反应。小肠CT成像：回肠多发肠壁增厚，黏膜强化，肠腔不规则狭窄伴近段扩张。胃镜：胃多发息肉。结肠镜：回肠末段、全结肠黏膜水肿，散在多发小糜烂灶，右半结肠为著。病理（回肠末段）小肠黏膜显慢性炎，灶性淋巴管稍扩张。淋巴管造影：胸导管发育异常，双静脉角引流，伴出口狭窄，近端扩张；^{99m}Tc标记白蛋白核素显像示符合蛋白丢失性肠病，考虑漏出部位在末段回肠或其以上小肠。

第一次入院诊断：蛋白丢失性肠病
克罗恩病?

第一次住院期间经内科大查房讨论，内分泌科结合患者皮肤增厚、骨皮质增厚考虑原发性肥大性骨关节病可能性大，建议完善相关基因检测。淋巴外科考虑患者存在先天性胸导管发育异常、蛋白丢失性肠病，但无法解释患者回肠多发肠壁增厚、狭窄和严重的消化道出血表现，考虑肠道存在炎症相关性疾病可能。经查房讨论后，检测外周血明确患者存在SLCO2A1纯合突变，原发性肥大性骨关节病诊断明确。予少渣中链甘油三酯（MCT）饮食，口服美沙拉秦、静脉补铁、间断输血、补充白蛋白等对症治疗，症状减轻。2014年4月患者出现大量腹水、双下肢水肿，血Alb 14g/L，于外院行胸导管手术解除局部狭窄。术后腹水、水肿减轻，仍腹泻、便血，口服美沙拉秦治疗无效。2015年1月便血加重，6~8次/日。小肠CT成像：腹水，空肠、回肠肠壁弥漫性增厚，第4~6组小肠局部肠壁增厚伴黏膜面异常强化（图1）。经肛小肠镜：回肠距回盲瓣约50cm环腔狭窄，狭窄环直径约0.3cm，距回盲瓣约30~40cm见节段性黏膜充血、水肿，致肠腔狭窄，多发溃疡形成及陈旧性瘢痕。回肠黏膜活检病理提示黏膜慢性炎。予COX-2抑制剂安康信60mg qd口服，关节疼痛减轻，便血无改善，需间断输血和人血白蛋白维持。2015年5月予加用沙利度胺50mg qd，因无效停用。2015年11月再次入院评估，血Hb 98g/L，hs-CRP 50.55mg/L，ESR 2mm/h，予氢化可的松琥珀酸钠150mg qd静脉滴注×2周，症状无明显改善，考虑激素治疗无效。于2015年12月14日全麻下行剖腹探查、松解粘连、回肠部分切除术。术后病理：回肠多发浅溃疡，累及黏膜、黏膜下层，溃疡周边隐窝结构规则，部分小血管轻度扩张（图2）。

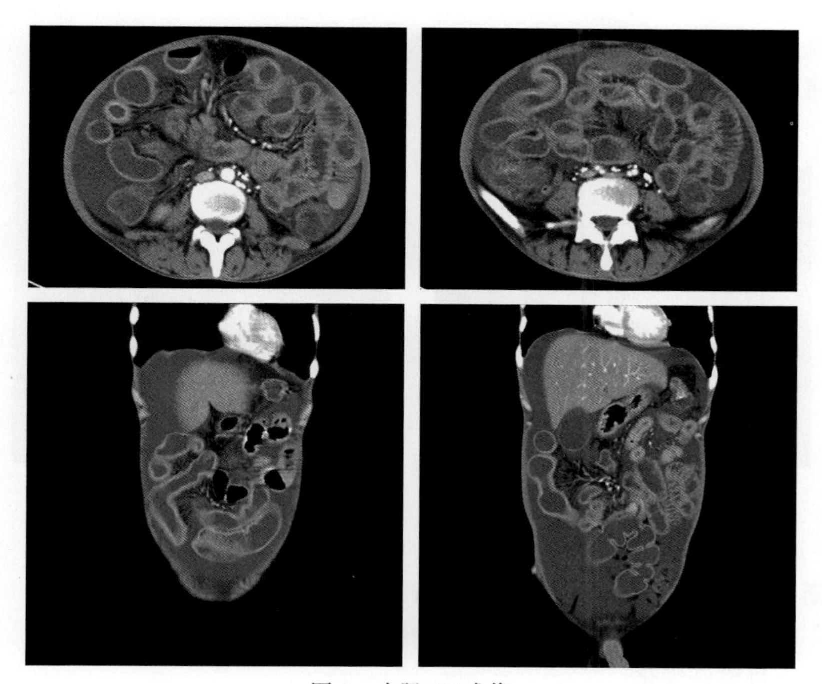

图1　小肠CT成像

回肠肠壁增厚强化，多发狭窄；腹水

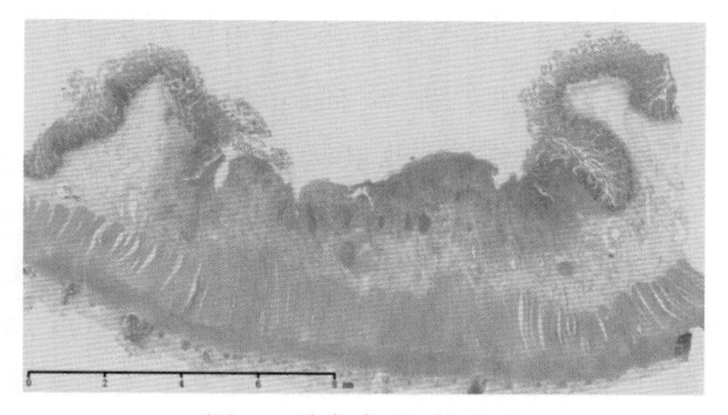

图2　手术病理（回肠）

术后患者症状明显好转，排便3～4次/日，黄色糊状便。监测血Hb稳定在80～90g/L，血Alb 35～45g/L，体重从40kg增加至50kg。2017年末患者再次出现便血，至2018年1月腹泻、便血加重，10余次/日，总量1500～2000ml/d，无发热、腹痛。就诊于外院，核素显像提示存在回肠蛋白丢失，胶囊内镜提示回肠多发不规则及环形溃疡（图3）。因药物治疗无效，行第二次手术，切除50cm回肠及回盲部、部分升结肠。术后病理（我院会诊）：回肠表浅溃疡，累及黏膜、黏膜下层；肌层有大量淋巴滤泡。不符合CD，肠道病变不除外缺血性改变。术后便次减至4～5次/日，总量约1000ml/d，仍间断便血。近期加重，平均每2周需输注红细胞悬液2U及人血白蛋白等维持Hb、Alb水平稳定。为求进一步诊治，于2018年4月19日疑难肠病多学科团队（MDT）会诊。

既往史：出生后5个月发现小细胞低色素性贫血（Hb 70～80g/L），在我院血液内科诊断为缺铁性贫血，继发性骨髓纤维化可能。无长期非甾体抗炎药服用史。

个人史：无特殊；未婚未育；家中独子，父母身体健康。

体格检查：贫血貌，消瘦体型，前额皮肤皱褶，杵状指/趾（图 4）。腹软，肝脾肋下未触及，无压痛、反跳痛、腹部包块。

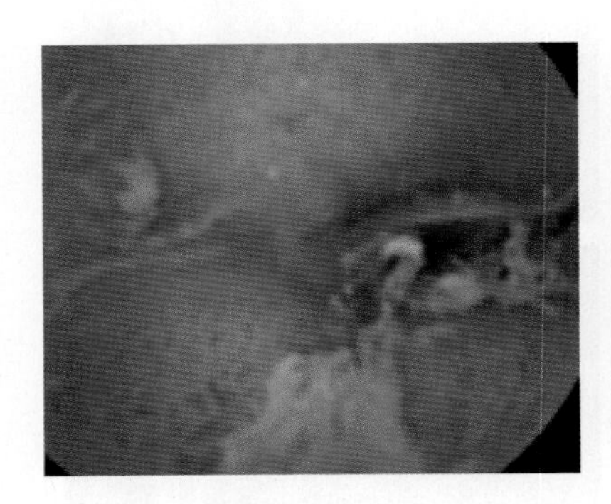

图 3　胶囊内镜

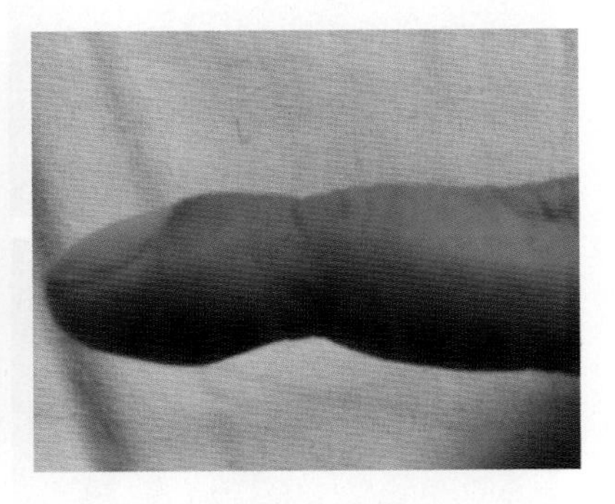

图 4　杵状指

入院诊断：小肠多发溃疡、狭窄原因待查
原发性肥大性骨关节病
骨髓纤维化
先天性淋巴管发育异常

原发性肥大性骨关节病合并腹泻、便血的诊治思路

病例特点：青年男性，慢性病程，自青少年起病，缓慢进展。呈现多系统受累表现：①皮肤、骨关节，皮肤增厚、骨皮质增厚。②消化系统，以腹泻、便血为突出表现，影像学和内镜提示以回肠为主的多发肠道溃疡、肠壁增厚并狭窄；核素显像提示经消化道失蛋白；美沙拉秦、激素治疗无效。③淋巴管发育异常，胸导管狭窄解除后，蛋白丢失性肠病未完全缓解。基因检测明确患者存在 SLCO2A1 基因纯合突变，患者存在杵状指、皮肤增厚、骨膜增生三联征表现，故原发性肥大性骨关节病（PHO）诊断明确。需要回答的主要临床问题：肠道病变的病因是否与 PHO 相关？

PHO 是常染色体隐性遗传病，分为 PHOAR1 型和 PHOAR2 型。PHOAR1 型由于 15-羟基前列腺素脱氢酶（HPGD）基因突变所致；PHOAR2 型由于 SLCO2A1 基因变异所致。HPGD 基因编码前列腺素降解酶，SLCO2A1 基因编码前列腺素转运蛋白，上述基因突变均可引起前列腺素 E_2（PGE_2）降解障碍，导致组织病理学改变。PGE_2 可促进骨形成和骨修复；促进角质细胞增殖，油脂腺、汗腺肥大；促进胃肠道分泌、降低黏膜屏障、促进炎症过程；还可调节血管舒缩功能。

进一步文献复习，PHO 患者可出现消化道症状，且多见于 PHOAR2 型患者。来自北京协和医院夏维波教授团队的研究显示，PHOAR2 型与 PHOAR1 型比较：①皆为男性。②发病年龄晚，中位发病年龄为 17 岁。③消化道并发症更常见，包括消化性溃疡、慢性胃炎、腹泻、贫血等。④骨髓纤维化仅发生于 PHOAR2 型患者。⑤血浆和尿液中的 PGE_2 代谢物（PEGM）水平更高。由此可见，PGE_2 堆积不仅累及骨、皮肤、关节，消化道也是受累部位之一。

日本学者 Umeno 等于 2015 年首先报道慢性非特异性多发性溃疡性小肠病（CNSU）患者存在 SLCO2A1 基因突变，命名这类肠病为 SLCO2A1 基因相关慢性肠病（CEAS）。2018 年，该学者总结日本 2012～2016 年 46 例 CEAS 患者的临床特点。该组 CEAS 患者男女比例为 1∶2.5，中位发病年龄为 16.5 岁。贫血（98%）为最主要的临床表现，其次为腹痛（39%），水肿（24%），腹泻（4%），便血或黑便（4%）。内镜下表现为小肠多发浅溃疡并狭窄形成。病变部位以回肠为主，占 98%，通常不累及末段回肠，其次为十二指肠受累（48%），空肠（31%），胃（26%）。内镜活检的组织病理学不具有特异性表现。该组患者中有 5 例（11%）男性患者存在杵状指、骨膜增生、皮肤增厚的表现，同时符合 PHO 诊断。CEAS 的诊断由此可见，CEAS 与 PHO 是同一个硬币的不同面，即由 SLCO2A1 基因突变导致消化道与皮肤和骨质的病变。值得关注的是，同时存在消化道表现与 PHO 目前多见于男性患者。

通过上述文献复习，本例患者青年男性，PHOAR2 型诊断明确，其反复腹泻、消化道出血、内镜下小肠病变的特点、病理学表现均符合 CEAS，且目前可除外肿瘤、自身免疫病、感染、克罗恩病等其他病因。

此病目前尚无特效治疗，美沙拉秦、激素、硫唑嘌呤等药物均无明显效果。肠内肠外营养、补充维生素、微营养素（如铁剂、维生素 D 等）可改善临床症状并促进黏膜愈合。给予患者口服（小口啜饮）短肽类肠内营养制剂，逐渐加量，便血明显减轻，便次较前减少，无需定期输血治疗。

最后诊断：SLCO2A1 基因相关慢性肠病
原发性肥大性骨关节病
骨髓纤维化
先天性淋巴管发育异常

【诊疗启迪】

本病例是 PHO 合并胃肠道病变，最终诊断 SLCO2A1 基因相关慢性肠病的病例。通过病例学习了 CEAS 的特点，包括：①SCLO2A1 基因突变。②消化道表现为小肠多发溃疡，并可合并狭窄，以回肠受累最为突出。③以隐性/显性消化道出血为主要临床表现。④病理改变常不具有特异性。⑤无非甾体抗炎药用药史。⑥与 PHO 相关。

【专家点评】

这是一例罕见的遗传性疾病，国外近年报道均来自日本，患者的诊治过程曲折，通过多次的 MDT 会诊，在内分泌科、风湿免疫科、淋巴外科、放射科和病理科等多学科协作的基础上，从 PHO 的诊断、明确 SCLO2A1 基因到最终诊断为 CEAS，用一元论解释疾病全貌，共经历了近 4 年的时间。通过学习 CEAS，值得反思和进一步探索临床既往诊断 CNSU 或 CMUSE 的患者也具有上述临床特点，是否存在该基因突变，即我们既往认为隐源性或非特异性无明确病因的疾病，其背后的病因正在逐渐被“揭开面纱”暴露出来。有趣的是，CMUSE 病例系列报道发现存在 PLA2G4A 基因突变，而该基因也参与前列腺素的降解。相信，不远的将来我们会将这类疾病阐述的更为清晰。

（李　玥　撰写　钱家鸣　审校）

参考文献

[1]Hou Y, Lin Y, Qi X, et al. Identification of mutations in the prostaglandin transporter gene SLCO2A1 and phenotypic comparison between two subtypes of primary hypertrophic osteoarthropathy (PHO): a single-center study [J]. Bone, 2018, 106: 96-102.

[2]Li S, Li Q, Wang Q, et al. Primary hypertrophic osteoarthropathy with myelofibrosis and anemia: a case report and review of literature[J]. Int J Clin Exp Med, 2015, 8: 1467-1471.

[3]A hereditary enteropathy caused by mutations in the SLCO2A1 gene, encoding a prostaglandin transporter[J]. PLoS Genet, 2015, 11(11): e1005581.

[4]Umeno J, Esaki M, Hirano A, et al. Clinical features of chronic enteropathy associated with SLCO2A1 gene: a new entity clinically distinct from Crohn's disease[J]. Journal of Gastroenterology, 2018, (11): 1-9.

[5]Brooke MA, Longhurst HJ, Plagnol V, et al. Cryptogenic multifocal ulcerating stenosing enteritis associated with homozygous deletion mutations in cytosolicphospholipase A2-α[J]. Gut, 2014, 63(1): 96-104.

病例89　腹痛、颜面部皮肤增厚
——与肠道溃疡的“藕断丝连”

患者，男性，36 岁，因“间断腹痛、颜面部皮肤增厚 14 年”入院。

患者于 2000 年出现进食后阵发性上腹部绞痛，NRS 2～3 分，伴腹胀、嗳气，无恶心、呕吐，2～3 个小时后可逐渐缓解，间断出现粪便不成形、排便次数不规律，与腹痛发作关系不明确，未就诊。同年，患者自觉颜面部皮肤逐渐增厚、变硬，前额褶皱加深，双膝关节下蹲时有疼痛感，性冲动较为频繁。2001 年就诊当地医院，自述被诊断为“贫血、低蛋白血症”，不规律口服铁剂治疗，监测 Hb 波动于 80 ~ 120g/L。2009 年起患者反复出现进食后右下腹痛，NRS 3 ~ 4 分，排气后腹痛可缓解，疼痛时可见右下腹肠型，数分钟后可消失。患者就诊于多家省级医院，考虑“肠道菌群紊乱”“带状疱疹”等，对症治疗后效果欠佳。2014 年因乏力就诊外院，多次粪便 OB（+），最低 Hb 60g/L，Alb 22g/L，SI 11.4μg/dl。胃镜提示“胃底息肉，反流性食管炎”，结肠镜提示“未见明显异常”。胶囊内镜：小肠多发散在大小不等、形态各异的溃疡，覆白苔，周围黏膜充血、水肿和糜烂（内镜滞留体内），经肛小肠镜：回肠黏膜息肉样增生，未见胶囊及溃疡、狭窄性病变；病理：黏膜活动性炎，黏膜内浆细胞、淋巴细胞和少量泡沫样组织细胞散在浸润。X 线片：股骨、胫骨、尺桡骨、跖骨及部分趾骨增粗，骨皮质增厚；双膝退行性变；头颅、骨盆骨质未见明显异常，予输血等支持治疗，症状好转，为进一步诊治于 2014 年 11 月 20 日就诊我院。

家族史：父母非近亲结婚，两姐有类似腹痛症状。

体格检查：T 36.7℃，P 102 次/分，RR 20 次/分，BP 80/48mmHg。BMI 20.1kg/m^2。体型消瘦，神志清楚，浅表淋巴结未及肿大，头顶部可触及回状头皮，面部皮肤粗厚、油腻、毛孔粗大，皱褶深，前额为水平皱褶，眉间为垂直皱褶，鼻唇沟变深。心肺无特殊。腹软，未及明显包块，全腹无压痛，无肌紧张、反跳痛，肝脾肋下未及。杵状指（趾）（+），右足第 3、4 趾并趾畸形。双下肢无水肿。

入院诊断：小肠多发溃疡
低蛋白血症
中度贫血
厚皮性骨膜病可能

入院后完善检查：血 WBC 3.2×10^9/L，NEUT% 63.4%，Hb 57g/L，MCHC 272g/L，MCV 85.5fl，MCH 23.2pg，PLT 225×10^9/L，RET 2.34%。粪便常规未见红、白细胞，OB（+）。尿常规阴性。血 TP 36g/L，Alb 18g/L，余肝肾功能均正常。骨代谢方面：游离钙 1.08mmol/L，Mg^{2+} 0.78mmol/L，1,25(OH)$_2$D$_3$ 50.83 pg/ml，U-Ca 3.12mmol/L，U-P 9.40mmol/L，骨钙素 0.93ng/ml。立位腹部平片：右中下腹部分肠管积气、扩张；盆腔右侧可见高密度影，为未排出的胶囊内镜（图 1）。小肠 CT 成像：局部回肠狭窄，狭窄处肠壁略厚，未见明显异常强化，近端肠管扩张，可见滞留胶囊内镜位于扩张肠段内（图 2）。

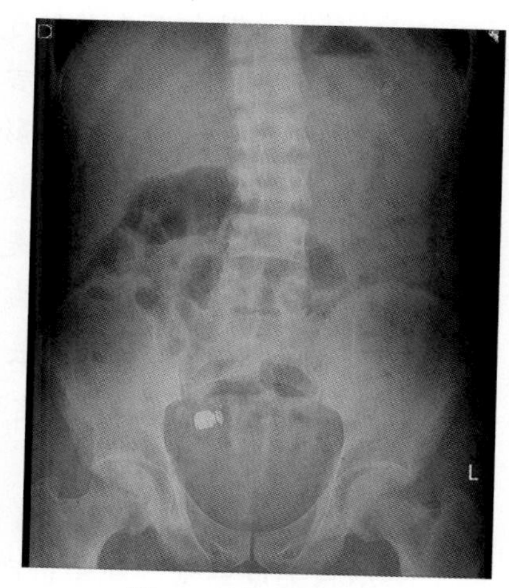

图 1　立位腹部平片

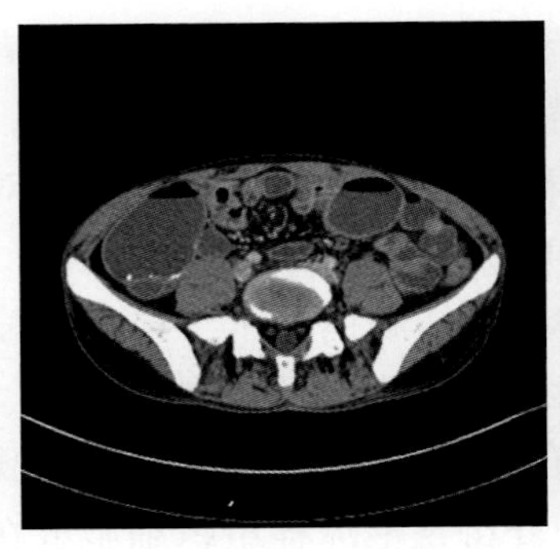
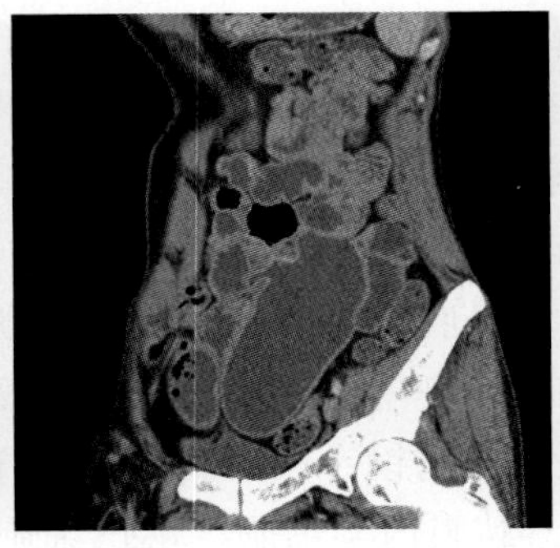
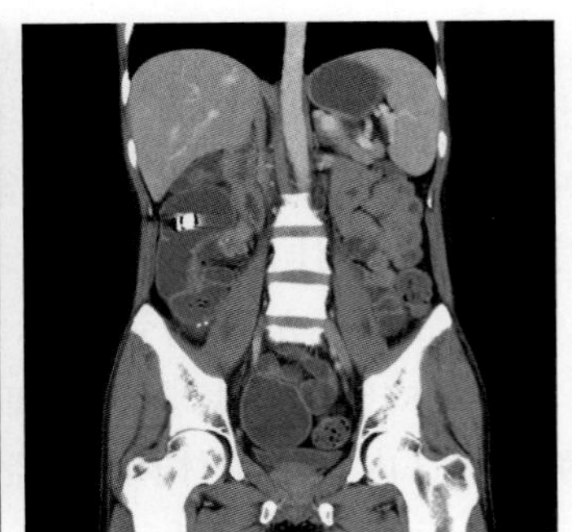

图 2　小肠 CT 成像

小肠溃疡的诊断思路与处理

病例特点：青年男性，慢性病程。在消化系统方面，小肠多发溃疡为其主要临床特点，伴有慢性消化道出血和低蛋白血症，影像学和内镜检查提示小肠多发溃疡基础上合并肠道狭窄，出现胶囊内镜嵌顿的急性事件。其他系统方面有颜面部皮肤改变和多发骨膜增厚。对于小肠溃疡的鉴别诊断，临床最常首先考虑的是克罗恩病（CD）。该患者 22 岁起病，胶囊内镜及影像学提示病变为局部回肠，肠段两端肠病增厚伴异常强化所致肠腔狭窄。CD 不能除外，但该病似乎不能解释皮肤改变和骨膜增厚改变。故尚需与其他疾病进行鉴别诊断包括非甾体抗炎药相关肠病、非特异性小肠溃疡和复杂型麦胶性肠病等。少见病因包括系统性红斑狼疮、贝赫切特（又称白塞，Behcet）病和嗜酸性肉芽肿性多血管炎等多种可累及中小血管的血管炎相关缺血性肠炎、隐源性多灶性溃疡性狭窄性小肠炎。另外，在免疫抑制人群中，继发性肠道感染性疾病也会引起小肠溃疡，其中较常见的病原体是巨细胞病毒（CMV）、结核分枝杆菌和隐孢子虫。溃疡型肠道肿瘤也会引起类似肠道溃疡表现，其中淋巴瘤、肉瘤为多。就该患者而言，结合病史，首先考虑 CD 可能，但需要注意的是患者颜面部皮肤病变突出，同时近期影像学提示广泛骨膜增厚，应警惕多系统受累疾病可能。现阶段难点在于肠道狭窄引起的胶囊内镜滞留，存在诸多潜在隐患，因此按临床诊疗原则应在对症支持治疗的基础上，首先考虑通过手术或内镜干预肠道狭窄及胶囊内镜滞留，同时获取病理学诊断进一步协助诊断。综合考虑患者目前诊断尚未明确，无针对性药物治疗方案。此外，胶囊内镜滞留时间长，内镜下取出难度大，内镜活检病理对于诊断的帮助有限，与患者及家属充分沟通后，决定行外科治疗。

患者于 2014 年 12 月 23 日行剖腹探查术，可见距回盲部约 150cm 处小肠可见环形狭窄，余小肠未见异常。狭窄近段肠管梗阻扩张，扩张肠腔内可及胶囊内镜。术后病理：小肠黏膜慢性炎，多灶糜烂及浅表溃疡形成，局部黏膜及肠壁血管扩张充血，伴黏膜下层纤维组织增生，管腔狭窄，淋巴结慢性炎。患者腹部症状明显好转。

皮肤、杵状指（趾）、骨膜改变——原发性肥大性骨关节病

患者手术病理基本排除肠道恶性肿瘤的可能，同时亦无上述数种肠道感染的典型病理表现，如CMV肠炎中的CMV包涵体，肠结核常见的巨大肉芽肿、朗汉斯巨细胞和干酪样坏死等。此外，组织学病理并未显示典型血管炎肠道受累（血管周围炎症细胞浸润）和CD病理特征（肠壁全层炎、裂隙样溃疡等），因此肠道溃疡的具体病因尚未明确。另外，我院内分泌科结合其颜面部皮肤改变和骨皮质增厚（图3）的特点，同时患者无基础心肺疾病，考虑原发性肥大性骨关节病（PHO）临床诊断明确。PHO又称厚皮性骨膜增生症、骨膜增生厚皮症、皮肤骨膜肥厚症等。2017年上海第六人民医院团队发表一项纳入41例患者的前瞻性研究，结果认为选择性环氧化酶（COX）-2抑制剂依托考昔可改善PHO患者厚皮、杵状指（趾）和关节肿痛。

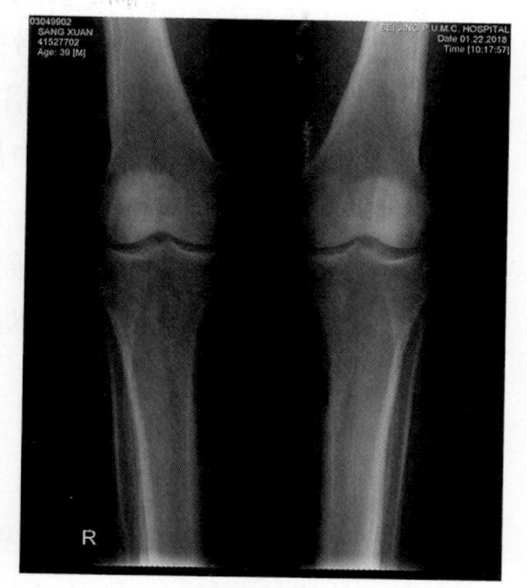

图3　双膝关节正位X线

双侧股骨远段、胫骨、腓骨近段骨皮质不规则增厚，边缘毛糙

肠道溃疡是否能用PHO的肠道受累来解释，目前学界似乎尚无明确答案。上海第六人民医院内分泌团队研究发现，超过半数的PHO患者会出现腹泻。有趣的是，在PHOAR2亚组中，20%患者在病程中出现消化道出血，而PHOAR1中则无该临床表现。我院内分泌科夏维波团队2018年初发表的研究发现类似规律，在其纳入的23例PHOAR2患者中，消化道症状是其最常见的并发症（5/23）。遗憾的是，这两个研究均是从内分泌科角度出发的研究，并未对消化道受累尤其是具体肠道受累部位、影像学和内镜学做进一步阐述。与此同时，日本学者在2019年发表一项全日本SLCO2A1基因相关慢性肠病（CEAS）的研究，结果显示46例患者存在SLCO2A1突变，即PHOAR2中的致病基因，研究认为CEAS和PHO具有共同的致病基因，性别相关基因调节或性激素可能与其临床表型表达密切相关。

患者术后近1年再次出现腹痛，粪便不成形，复查Hb 83g/L。影像学提示部分小肠切除术后，小肠吻合口近段回肠略增宽伴气液平。胶囊内镜：小肠溃疡样改变伴狭窄，内镜再次嵌顿。2016年3月11日，再次行开腹手术，探查小肠见原手术吻合口处狭窄，胶囊内镜不能通过原吻合口，近段肠管扩张，余小肠未见明显病变。遂行狭窄处小肠部分切除术。术后病理：吻合口小肠黏膜显慢性炎，部分固有膜血管扩张充血，上皮坏死脱落，黏膜下层纤维组织增生，局部管腔狭窄。患者检测基因测序SLCO2A基因纯合突变，C.855del A。

在临床上，对于CD和白塞病术后患者，我们会选择积极的维持治疗，以避免术后吻合口狭窄。对于PHO肠道受累或CEAS患者肠段切除术后是否会出现吻合口狭窄，目前尚无病例报道及队列研究，使用何种药物维持治疗也尚无结论。该患者在我院内分泌科和消化

内科门诊长期随诊，第二次术后曾使用依托考昔治疗，但2018年5月门诊随访，患者腹部增强CT提示再次新见近段回肠壁节段性环周增厚伴黏膜面异常强化，肠腔狭窄。考虑再次手术难度大，且患者肠梗阻症状无进行性进展，予美沙拉秦、L-谷氨酰胺呱仑酸钠颗粒营养肠黏膜以及肠内营养支持等综合性治疗，随访至今，消化道症状无加重。

最后诊断：原发性肥大性骨关节病
SLCO2A基因相关慢性肠病
缺铁性贫血（中度）
低白蛋白血症
小肠胶囊内镜滞留
部分小肠切除术后

【诊疗启迪】

这是一例术后反复肠狭窄的病例，难点在于：①术前诊断。该病例能够明确诊断依赖“全面与辨证”将肠道溃疡和皮肤骨病变用一元论解释；其次，患者病程长，使我们考虑“先天性”疾病。本例与病例88相似，是一例认识PHO、认识SLCO2A基因肠病的典型病例。②术后维持。该病例术后反复狭窄，需要寻找一种有效药物，我们先尝试了COX-2抑制剂，基于目前认为PHO发病机制与前列腺素降解障碍导致循环和局部微环境前列腺素E_2水平显著升高相关，目前经过依托考昔的治疗，证明其疗效欠佳。而其他药物尚需要我们进一步验证。

【专家点评】

随着多学科联系越来越密切，很多共患病逐步被我们认识，PHO和小肠溃疡可能是两个共患病，也就是两者之间有共同的部分发病机制，SLCO2A1基因突变，随着基因组技术的发展，越来越多疾病的内在联系被我们挖掘，目前理解的是PHO和小肠溃疡存在共同的基因突变基础，而该基因突变是疾病发生发展的唯一还是其中最重要的因素，尚有待于我们进一步探究。目前最重要的是未来的治疗问题，该基因突变似乎与免疫机制不相一致，或许免疫抑制药物疗效收效颇微，因此我们寄希望在COX-2抑制剂。但从该患者小肠病变的治疗反应来看，似乎仍然疗效不佳，因此我们仍然需要进一步尝试，并努力转化临床，需要我辈努力。

（柏小寅　撰写　王　强　审校）

参考文献

[1]Hall B, Holleran G, McNamara D. Small bowel Crohn's disease: an emerging disease phenotype?[J]. Dig Dis, 2015, 33(1): 42-51.

[2]Castori M, Sinibaldi L, Mingarelli R, et al. Pachydermoperiostosis: an update[J]. Clin Genet, 2005, 68(6): 477-486.

[3]Li SS, He JW, Fu WZ, et al. Clinical, biochemical, and genetic features of 41 Han Chinese families with primary hypertrophicosteoarthropathy, and their therapeutic response to Etoricoxib: results from a six-month prospective clinical intervention[J]. J Bone Miner Res, 2017, 32(8): 1659-1666.

[4]Hou Y, Lin Y, Qi X, et al. Identification of mutations in the prostaglandin transporter gene SLCO2A1 and phenotypic comparison between two subtypes of primary hypertrophic osteoarthropathy(PHO) A single-center study[J]. Bone, 2018, 106: 96-102.

[5]Umeno J, Esaki M, Hirano A, et al. Clinical features of chronic enteropathy associated with SLCO2A1 gene a new entity clinically distinct from Crohn's disease[J]. J Gastroenterol, 2018, 53(8): 907-915.

病例90　反复腹痛、呕吐、排便不畅
——小肠溃疡和假性肠梗阻的关系

患者，女性，51岁，因“腹部胀痛、呕吐半年”入院。

患者于2013年8月进食生冷食物后出现腹部胀痛，伴排气排便停止、恶心、呕吐胃内容物，无发热、腹泻、黑便。外院查腹部平片示肠梗阻，胃镜检查示胃炎伴胆汁反流，结肠镜检查未见异常。腹部增强CT示小肠肠管局限扩张积气。考虑肠梗阻，予解痉、灌肠、补液、抗感染及中药治疗，症状稍缓解，但进半流食后仍有腹部胀痛，伴呕吐胃内容物，排便均需开塞露辅助。为进一步诊治于2014年2月18日入院。

既往史：2013年12月于外院诊断中度抑郁，口服氟哌噻吨美利曲辛（黛力新）及盐酸帕罗西汀（赛乐特）。2014年1月间断出现体位变化时突发意识丧失，数十秒即自行苏醒。发作间期意识清楚。头颅MRI与脑电图无显著异常。

个人史、家族史：无特殊。

体格检查：T 36.5℃，P 78次/分，RR 19次/分，BP 105/80mmHg。BMI 17.7kg/m^2。浅表淋巴结未及肿大。心肺无特殊。腹软，未触及包块，上腹部轻压痛，无肌紧张、反跳痛，肝脾肋下未及。肠鸣音活跃，7～8次/分。直肠指检未见异常。双下肢无水肿。四肢肌力、肌张力正常。双侧巴氏征阴性。

入院诊断：腹胀、呕吐原因待查

**　　不完全性肠梗阻**

发作性意识丧失原因待查

焦虑抑郁状态

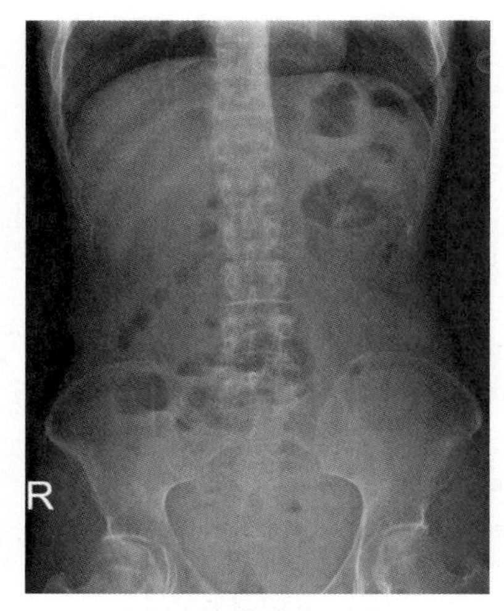

图 1　立位腹部平片

入院后完善检查：Hb 103～116g/L，为正细胞正色素性贫血。粪便常规阴性，OB（+）。尿常规阴性。血 Alb 29g/L，余肝肾功能均正常。ESR、hs-CRP 正常。肿瘤标志物 AFP、CA19-9、CEA、CA242、CA724、CA15-3 均阴性。免疫球蛋白、ANA、抗 ENA 抗体、ANCA 均阴性。外周血 T-SPOT.TB：404SFC/10^6MC。血 EBV DNA、CMV DNA 阴性。立位腹部平片：小肠肠管积气（图 1）。胸部 CT：右肺上叶尖段钙化灶。肠系膜血管超声、小肠 CT 成像未见明显异常。复查胃镜：慢性浅表性胃炎。结肠镜：肠腔宽大、迂曲，末段回肠、全结肠及直肠黏膜未见异常（图 2）。卧立位血压：卧位血压可升至 110/70mmHg（HR 105 次/分），立位低至 50/30mmHg（HR 115 次/分）。

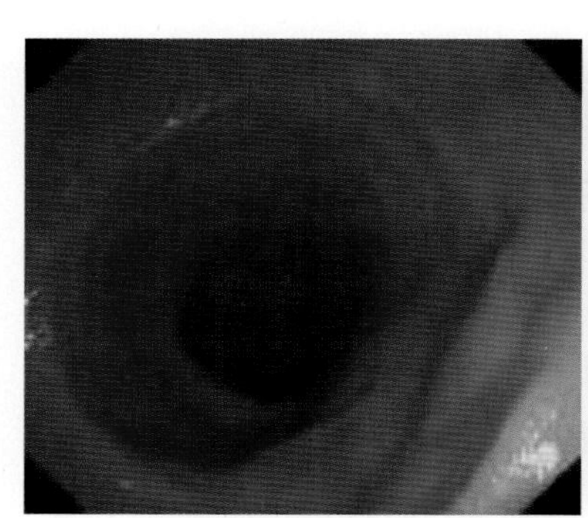
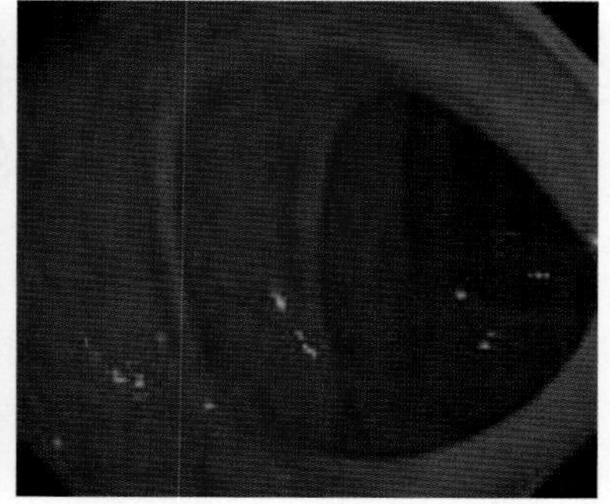
图 2　结肠镜检查

肠梗阻的可能原因和进一步检查

病例特点：中老年女性，慢性病程，主要表现为反复腹痛、腹胀、呕吐、排便不畅，结合腹部影像学检查，考虑存在肠梗阻。肠梗阻的分类较复杂，从治疗的角度可分为机械性、动力性、血运性；根据有无肠管血运障碍分为绞窄性和单纯性；根据病程和起病急缓分为急性和慢性；根据梗阻程度分为完全性和不完全性；根据梗阻部位分为高位和低位等。患者腹痛性质非急剧、持续，无反跳痛、腹肌强直、毒血症，考虑为慢性单纯性不完全性肠梗阻，梗阻部位主要在小肠。患者无血栓形成高危因素（制动、吸烟、药物、手术等），影像学检查未见肠系膜血管病变，血运性肠梗阻依据不足，需注意鉴别是机械性还是动力性肠梗阻。

引起机械性肠梗阻的病因包括肠腔外病变、肠壁病变及腔内病变。目前患者内镜、腹部 CT 等检查未提示肠外病变压迫、肠扭转、疝等肠腔外病变，未提示肠道肿瘤、炎症等肠壁病变，未见粪便、异物、寄生虫阻塞等肠腔内病变。接下来需进一步寻找有无引起肠梗阻的器质性因素。因反复查胃镜、结肠镜未见明显异常，腹部平片示肠管积气主要在小肠，而小肠CT成像未见明显狭窄，可完善胶囊内镜检查，了解有无小肠病变。患者血T-SPOT.TB轻度升高，结合胸部CT所见，考虑为陈旧性肺结核，目前无活动性肠结核证据。除肠梗阻、消化道动力异常等消化系统疾病外，其他可引起恶心、呕吐的还有内分泌代谢相关疾病如甲状腺功能减退症、肾上腺皮质功能不全等；化学物质相关性，如阿司匹林、磺胺、重金属等；神经系统疾病，如颅内压增高、脱髓鞘病变、自主神经病变、韦尼克（Wernicke）脑病等；其他如副肿瘤综合征、焦虑抑郁等，可完善血游离皮质醇、血尿重金属毒物筛查、PET-CT等检查。

完善上述检查，血皮质醇及甲状腺功能检查正常，血清免疫固定电泳阴性，血、尿重金属浓度正常。心理医学科会诊考虑存在抑郁焦虑，直立性低血压不除外与药物相关，黛力新逐渐减停，抗抑郁治疗调整为米氮平及帕罗西汀。神经内科会诊考虑意识障碍主要由低血压所致，药物不良反应可能性大，但应排除自主神经受损可能，建议检查肛门括约肌肌电图及膀胱残余尿。后完善相关检查无阳性发现。PET-CT未见明显异常。胶囊内镜：小肠环腔浅溃疡2处（图3）。胃肠通过时间（GITT）：72小时卧位腹部平片见20根钡条均位于第5～6组小肠内，未排入结肠（图4）。予5-氨基水杨酸、促动力药物、肠内营养支持，

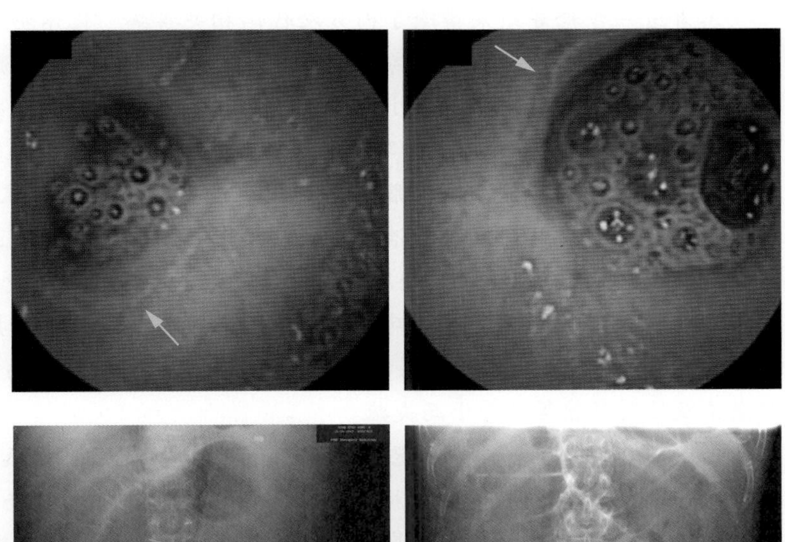

图3 胶囊内镜检查

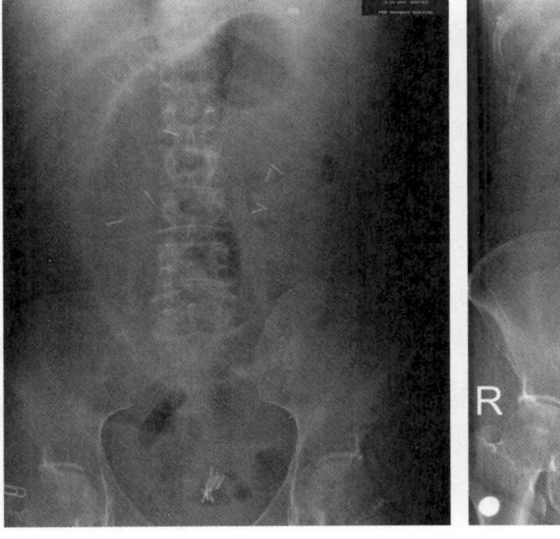

图4 胃肠通过时间（GITT）

卧位腹部平片示48小时排出0%（A），72小时排出5%（B）

患者症状逐步改善。出院后过渡至正常饮食，但间断于大量进食或进食不当后腹痛。2015年3月因症状复发再次入我院，行经口小肠镜：进镜至约第4组小肠远段，所见小肠黏膜光滑，偶见淋巴管扩张样改变，回肠肠腔稍扩张，所见小肠肠腔无狭窄（图5）。空肠活检病理：小肠黏膜显慢性炎。

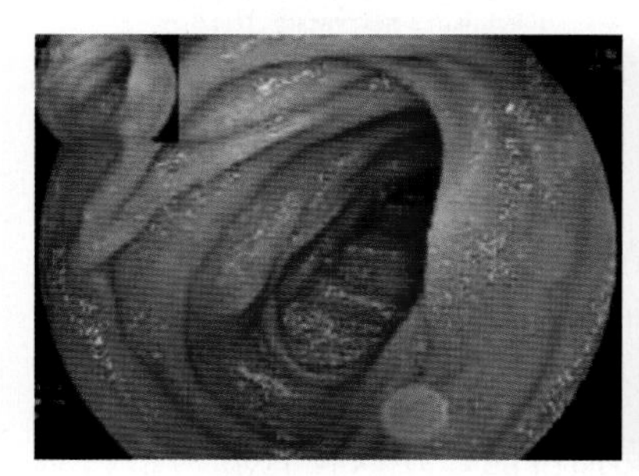
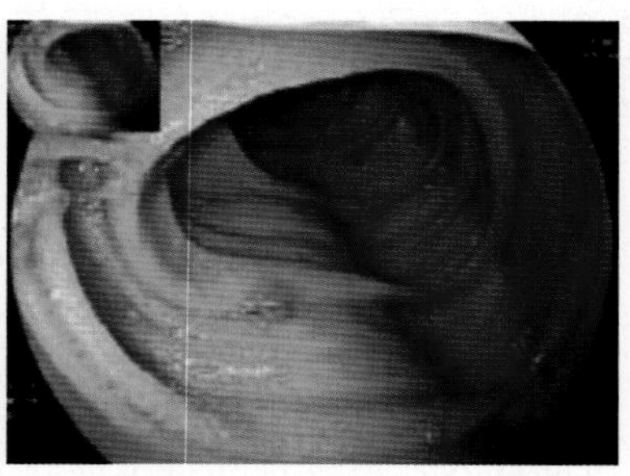

图5 小肠镜检查

是机械性肠梗阻还是动力性肠梗阻

患者进一步检查结果排除了内分泌代谢相关疾病、化学物质中毒、神经系统疾病、肿瘤等，胶囊内镜提示小肠浅溃疡，因患者炎症指标不高，小肠溃疡特点不符合炎症性肠病、肠结核、肠白塞病等。病程及小肠黏膜病理均不支持小肠淋巴瘤。隐源性多灶性溃疡性狭窄性小肠炎（CMUSE）是一种罕见的小肠溃疡性疾病，主要表现为不明原因的小肠狭窄和梗阻，病理显示为黏膜层和黏膜下层的浅表溃疡，ESR等炎症指标正常，多为慢性病程，反复发作，有复发倾向，激素治疗有效；患者小肠无明确狭窄，小肠活检病理为炎症，不符合CMUSE。综合以上考虑小肠非特异性炎症，之后的小肠镜检查所见小肠黏膜光滑，未发现溃疡、狭窄等病变，活检病理提示小肠黏膜炎，进一步支持为非特异性炎症。治疗方面，5-氨基水杨酸及对症治疗在初始应用时部分有效，但症状易反复，因此下一步可考虑加用激素及沙利度胺等治疗小肠炎症。

但小肠非特异性炎症并不能解释患者慢性不全性肠梗阻的表现，同时GITT结果提示肠道动力障碍，其他检查未见机械性肠梗阻依据，患者动力性肠梗阻的可能性仍不能排除。因此，加用上述针对小肠非特异性炎症的药物后，观察患者症状是否能够得以改善，以验证诊断假设，以及是否需要进一步筛查器质性病变。

加用泼尼松30mg qd、沙利度胺50mg qn，患者出院随诊。出院后激素规律减量，激素使用过程中仍有腹痛、呕吐、排气排便减少等症状，并较前加重，食欲不佳，消瘦明显，2015年7月再次入院，复查腹盆CT：小肠多发积气扩张伴气液平（图6）。患者反复肠梗阻原因不明，遂行腹腔镜探查，术中未见明确梗阻部位，可见小肠蠕动功能差。无机械性肠梗阻证据，考虑动力性肠梗阻、慢性假性小肠肠梗阻，合并营养不良。予促动力药物、置入空肠营养管加强肠内营养支持。患者不完全性肠梗阻症状减轻，体重增加，复查 Hb、血 Alb 正常。

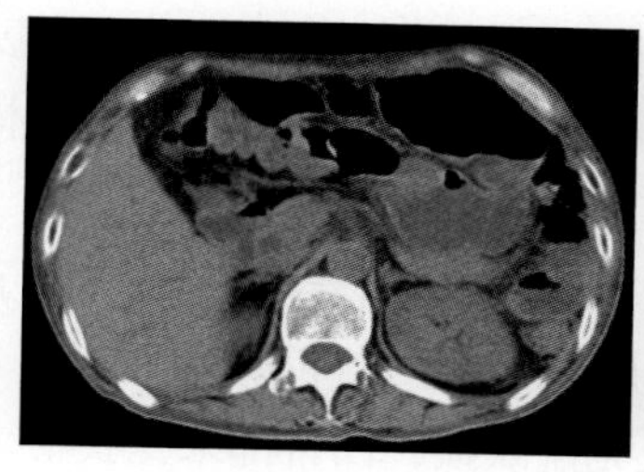
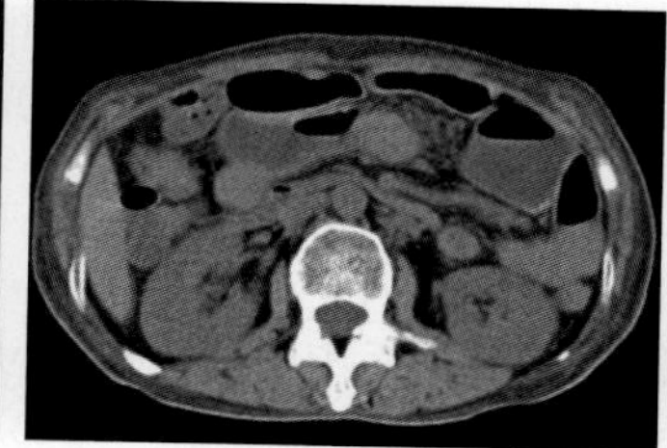
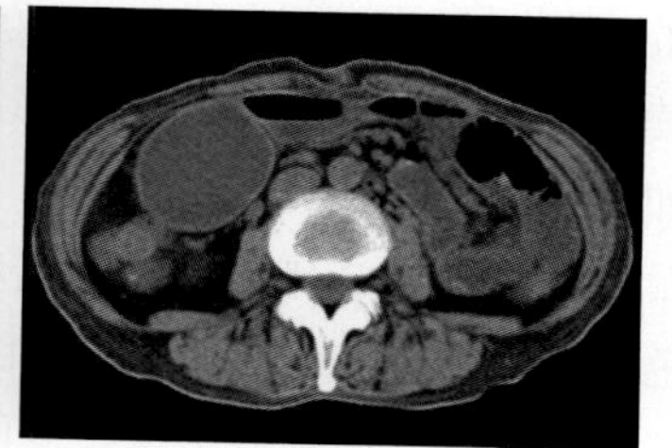

图 6　复查腹盆 CT

慢性小肠假性梗阻

患者小肠假性肠梗阻仍未能诠释，为进一步排查器质性病变，行腹腔镜探查，仍未见机械性肠梗阻证据，综合患者各项检查考虑为动力性肠梗阻、慢性小肠假性梗阻。慢性假性小肠梗阻（CIPO）是由肠道肌肉神经病变引起的肠道动力障碍性疾病，表现为反复发作或持续存在的肠梗阻，但无机械性肠梗阻的证据。CIPO 的诊断标准：①临床表现有肠梗阻的症状和体征。②腹部平片或 CT 证实有肠梗阻存在。③相关检查除外机械性肠梗阻。④消化道造影发现肠管扩张，或肠蠕动明显减慢、消失。⑤消化道压力测定异常、GITT 明显延长。本例患者病例特点符合上述标准，可确立 CIPO 的诊断。

根据病因 CIPO 可分为原发性和继发性。原发性 CIPO 由肠道平滑肌或神经本身疾病引起，继发性 CIPO 见于系统性硬化症、淀粉样变、进行性肌萎缩、甲状旁腺功能减退症、某些病毒和药物（如吩噻嗪类）等。对北京协和医院 2012 年 1 月至 2016 年 12 月诊断为 CIPO 的 43 例住院患者显示，原发性 CIPO 22 例，继发性 CIPO 21 例，以结缔组织病继发 CIPO 最常见，尤其是系统性红斑狼疮。主要临床表现为腹胀、腹痛、呕吐、腹泻、便秘、体重下降。23.3% 患者合并焦虑抑郁情绪，53.5% 合并贫血、低白蛋白血症。所有患者肠梗阻发作时行立位腹部平片均提示存在肠梗阻，但 CT 和消化道造影均未提示机械性肠梗阻。本患者病例特点与这些一致，但需注意鉴别是原发性还是继发性 CIPO。

假性肠梗阻的治疗原则主要是缓解临床症状，减少并发症，保持营养与维持电解质平衡，改善和恢复肠动力。对于继发性 CIPO 关键是治疗原发病。病变较局限、内科保守治疗无效或有肠穿孔等并发症者可考虑手术治疗，切除全部扩张或无功能肠段，但选择手术治疗应非常慎重。

患者出院后继续应用百普力肠内营养，加量至 1600ml/d，腹痛、腹胀症状好转。曾有两次因进食量增加后出现肠梗阻再发，对症治疗后好转。因空肠营养管置入近半年，患者吞咽不适，且存在咳嗽、咳痰，于2016年4月再次入院。胸部CT：左下肺斑片渗出影，考虑存在吸入性肺炎，予抗感染、雾化排痰对症治疗，症状好转后行经皮内镜下胃–空肠造瘘术（PEG/PEJ），过程顺利，泵入肠内营养液耐受良好。住院期间复查ANA、抗ENA抗体、抗Jo-1抗体均阴性，血和尿免疫固定电泳阴性，血和尿卟啉、毒物分析阴性。出院后患者继续肠内营养，自行排黄色成形软便2～3次/日，偶需开塞露辅助排便，出院后4个月体重增加1.5kg。

随访：随访2年，患者病情稳定，偶有受凉后脐周胀痛，调整肠内营养后好转，自行排黄色成形软便1～2次/日。体重稳定。2018年10月外院行小肠增强CT示部分小肠扩张；小肠造影示空肠、回肠显示良好，可见肠蠕动，未见管腔狭窄及充盈缺损，回盲部未见狭窄。

最后诊断：慢性假性小肠梗阻

经皮内镜下胃–空肠造瘘术后

小肠溃疡

发作性意识丧失

直立性低血压可能性大

陈旧性肺结核

【诊疗启迪】

近年炎症性肠病发病率有所增高，而由于小肠检查方法及手段增多，让我们发现越来越多的小肠糜烂和小肠溃疡的患者，这些患者多让我们先考虑到诊断炎症性肠病。但针对该患者获得如下启示。①不能轻易下少见疾病的诊断：该患者经过仔细甄别，除外炎症性肠病、肠结核、肠道淋巴瘤、肠白塞病、药物、缺血、感染等诸多因素后，经过2年随访，最后发现典型的CIPO病例也是小肠溃疡的“罪魁祸首”。②不能轻易下原发性CIPO诊断：该患者的诊断过程中诊断手段选取从无创到有创，充分除外了可引起慢性反复肠梗阻的各类因素。在确立诊断后，又进一步寻找了有无引起继发性CIPO的病因，最终考虑系原发性CIPO可能。③治疗方面：除改善胃肠动力外，还重视对营养不良的纠正，多次有临床营养科会诊，并适时请外科辅助，患者的生活质量得以改善。

【专家点评】

CIPO不是一种单独的疾病，而是以肠道运动功能障碍为特征的一组疾病，常见临床表现如腹痛、腹胀、恶心、呕吐等无特异性，因此临床容易漏诊。由于需完善检查以排除机械性肠梗阻，诊断较困难，需要临床医生提高对其的诊断认识。确诊后注意寻找有无继发病因，因对于继发性 CIPO 患者，原发病的治疗是关键。CIPO 的治疗需要消化内科、胃肠外科、临床营养科、移植外科甚至心理医学科等多学科参与诊疗。重视患者的营养不良，尽可能通过经鼻胃管、经鼻空肠管、胃造瘘、空肠造瘘等途径予肠内营养，若不能耐受肠内营养再考虑肠外营养。本病例的诊治经验对于 CIPO 的规范诊疗，以及肠梗阻的诊断与鉴别诊断均有一定的参考意义。

（董旭旸　撰写　钱家鸣　审校）

参考文献

[1]北京协和医院医疗诊疗常规[M].北京:人民卫生出版社,2014:119.

[2]Stanghellini V1,Cogliandro RF,de Giorgio R,et al.Chronic intestinal pseudo-obstruction:manifestations,natural history and management[J].Neurogastroenterol Motil,2007,19(6):440-452.

[3]Maldonado JE,Gregg JA,Green PA,et al.Chronic idiopathic intestinal pseudo-obstruction[J].Am J Med,1970,49(2):203-212.

[4]李晓青,舒慧君,费贵军,等.慢性假性肠梗阻患者43例临床特征分析[J].中华全科医学杂志,2017,16(9):672-675.

[5]Lauro A,De Giorgio R,Pinna AD.Advancement in the clinical management of intestinal pseudo-obstruction[J].Expert Rev Gastroenterol Hepatol,2015,9(2):197-208.

[6]Di NG,Di LC,Lauro A,et al.Chronic intestinal pseudo-obstruction in children and adults:diagnosis and therapeutic options[J].Neurogastroenterol Motil,2017,29(1).DOI:10.1111/nmo.12945.

治 疗 篇

档案资料——1956年北京协和医院开始探索多学科团队讨论在炎症性肠病诊治中的重要作用

这份病例摘自北京协和医院病案室（1956年），记录了1例36岁男性，因“右上腹痛4个月”入院。该患者于1955年10月发病，既往曾有多次细菌性痢疾病史，在外院曾因粪便中找到“抗酸菌”而考虑结核，予抗结核治疗。完善钡灌肠检查后提示乙状结肠有狭窄，为求进一步诊治来我院就诊。

入院后组织了多学科会诊讨论，参加人员有：张孝骞教授（消化内科）、文士域教授（消化内科）、曾宪九教授（外科）、胡玉华教授（外科）。经讨论后诊断局限性结肠炎。治疗方面考虑患者肠狭窄明确，建议外科手术治疗。术后病理：慢性溃疡性结肠炎，多发炎性息肉形成。术后予肠道益生菌治疗。

通过这个病例，我们再次体会到炎症性肠病诊断困难、治疗困难，而在困难中总有一条“光明”之路在指引我们前行——多学科团队（multi-disciplinary treatment，MDT）讨论，它是多学科协作的优秀模式，可以保证高质量的诊治建议和最佳的治疗计划。本书90%以上的病例经过了MDT讨论，并给予明确而有建设性的意见，从而使患者获得更好的预后。

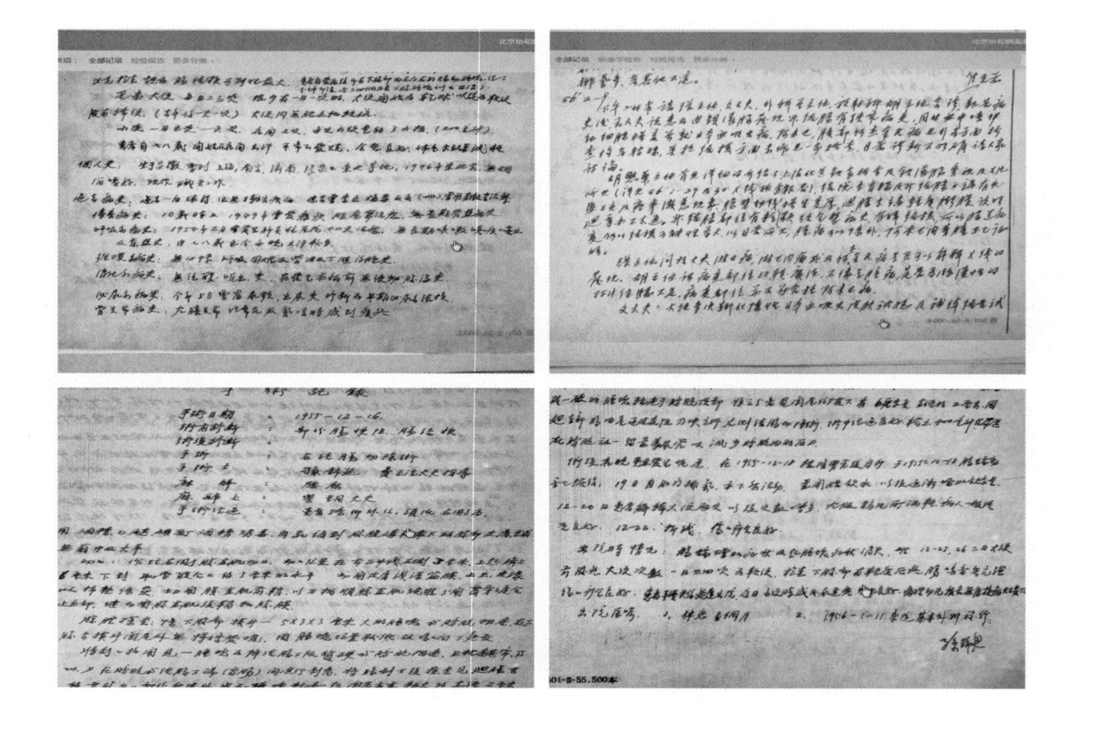

UC病例

病例91　多灾多难的UC患者

患者，女性，24岁，因“腹泻3年余，腹胀1个月，高热1周”入院。

患者于2014年11月起间断出现水样泻，2～3次/日，总量500～600ml，伴里急后重，无腹痛、发热。2015年10月脓血便增至5～6次/日，伴头晕、乏力。当地医院测Hb 107g/L，结肠镜：符合溃疡性结肠炎（左半结肠型，活动期），予美沙拉秦口服无效。2016年2月出现脐周及右下腹绞痛，便后减轻，便次增至8～9次/日。外院查Hb 92g/L（小细胞低色素性贫血），血Alb 26g/L，ESR 43mm/h。2017年1月1日收入我院消化内科病房。入院查Hb 53g/L，Alb 17g/L；hs-CRP 9.88mg/L，ESR 7mm/h。粪便常规：白、红细胞大量；ANCA（-）；EBV DNA、CMV DNA及T-SPOT.TB（-）；粪便难辨梭菌毒素、细菌培养、真菌涂片及抗酸染色均（-）。小肠CT成像：小肠未见异常。结肠肠壁增厚，结肠袋变浅，直肠、乙状结肠异常改变，肠系膜血管影增多（梳齿征），考虑炎症性肠病（IBD）可能性大（图1）。结肠镜：进镜至升结肠，肠腔内多发炎性息肉，息肉之间结肠黏膜缺失。直肠黏膜

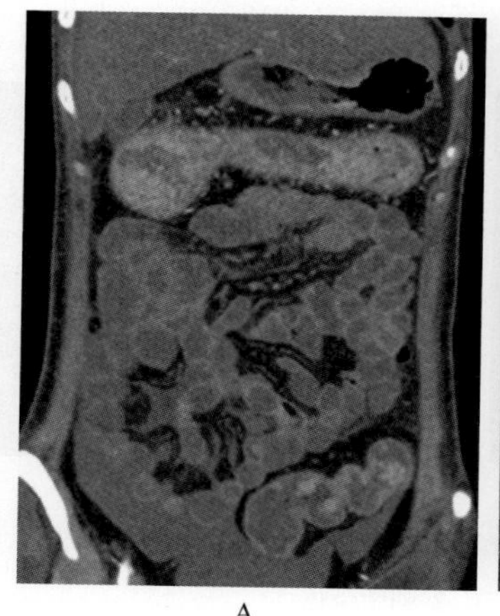
A

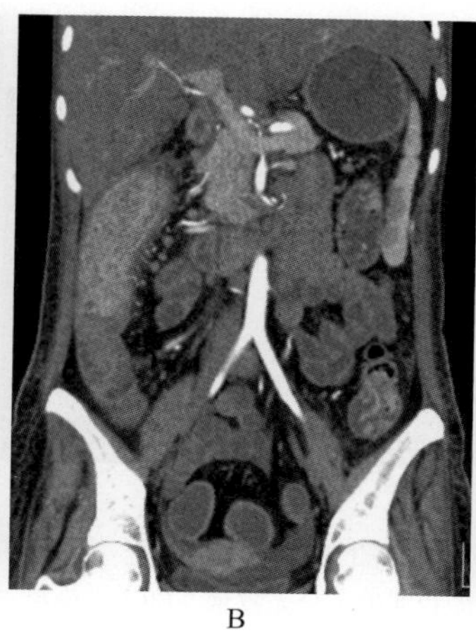
B

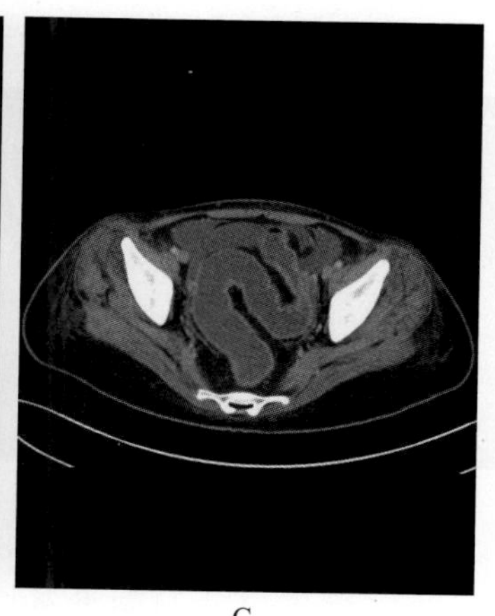
C

图1　小肠CT成像

A. 增强CT冠状面成像：横结肠肠壁毛糙增厚，多发可强化软组织结节凸向肠腔内，肠周可见小血管增粗呈梳状征，提示病情活动。降结肠亦可见假息肉样结节；B. 增强CT冠状面成像：升结肠病变，软组织影阻塞肠腔；C. 增强CT横断面成像：乙状结肠及直肠病变

血管纹理模糊，轻度充血，病变相对较轻（图 2）。2017 年 1 月 19 日消化内科查房，认为 IBD 临床诊断成立，未定型 IBD（IBD-U）可能，建议排除机会性感染后加用激素治疗。予莫西沙星+甲硝唑治疗 7 天，体温降至正常，但腹痛及腹泻无改善。于 1 月 24 日加用泼尼松 40mg qd，便次减至 5～6 次/日，为黄色成形便，腹痛好转，复查 Hb、Alb 上升。2 月 8 日复查结肠镜，显示黏膜炎症较前好转。2 月 9 日加用硫唑嘌呤 50mg qd 后出院。

出院后因工作劳累病情复发，便次增至 7～8 次/日，黄色稀糊便，脐周和右下腹痛明显。2017 年 5 月 8 日再次入院，ESR 23mm/h，hs-CRP 30.41mg/L。血 CMV DNA 800copies/ml。复查小肠 CT 成像：小肠未见异常，结直肠影像表现符合溃疡性结肠炎（UC），结肠肝曲肠壁明显增厚。结肠镜：横结肠及降结肠多发炎性息肉，结肠肝曲大量炎性息肉阻塞肠腔，该处肠腔狭窄，未能继续进镜（图 3）。病理：（横结肠、降结肠）肉芽组织及结肠黏膜显急性及慢性炎，隐窝结构紊乱，符合 IBD 表现。CMV DNA 560copies/ml，考虑活动性 CMV 感染不除外，入院后停用硫唑嘌呤，加用更昔洛韦后体温正常，便次减少，一般情况好转，遂出院。出院后患者因工作紧张，未规律随诊。

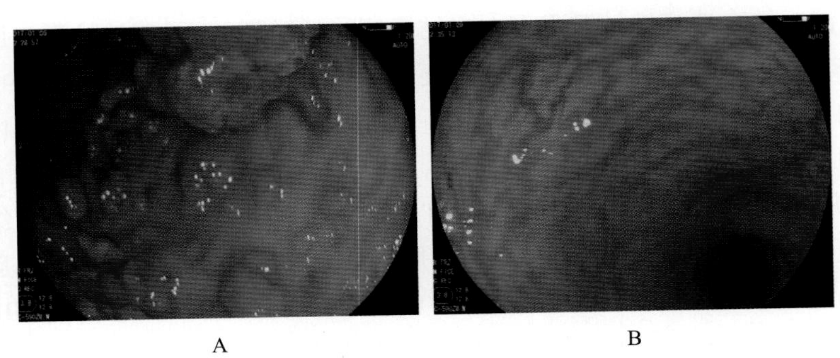

A　　B

图 2　结肠镜检查

A. 肠腔内多发炎性息肉，息肉之间结肠黏膜缺失；B. 直肠黏膜血管纹理模糊，轻度充血

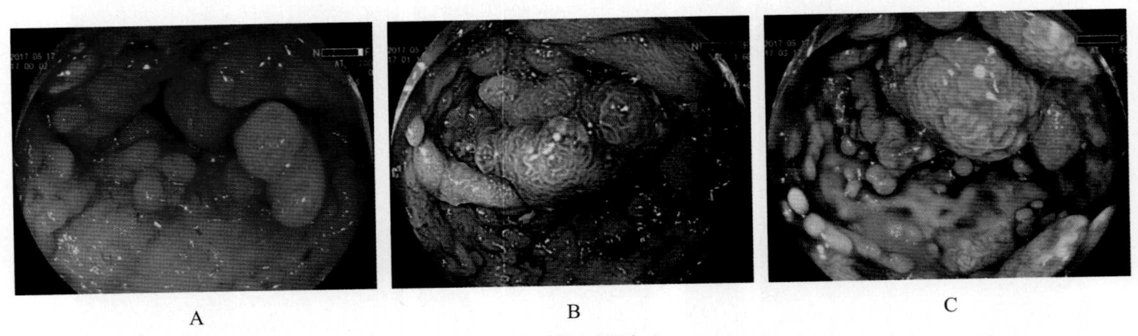

A　　B　　C

图 3　结肠镜检查

A. 白光；B. 富士能智能电子分光技术（FICE）染色；C. 靛胭脂染色

2017 年 7 月出现双下肢水肿，Alb 最低至 14.9g/L，黄色稀便 7～10 次/日，间断输注白蛋白，Alb 可回升至 30g/L。2017 年 11 月出现腹胀、恶心、呕吐，伴右下腹痛，排气

排便后好转。2017年12月6日发热，Tmax 42℃，外院查血WBC 9.03×10^9/L，Hb 78g/L，PLT 134×10^9/L。ALT和AST正常，TBil 144.3μmol/L，DBil 80.6μmol/L，Alb 24g/L；PT 21.3s，APTT 58.2s；自身免疫性肝病抗体（-）；胸腹部CT：双侧胸腔积液、肝大、重度脂肪肝。外院予甲泼尼龙（12月6日起60mg qd×3天→60mg bid×4天）及中药治疗无效，仍高热。5天前全身出现出血点。1天前出现咳嗽、咳黄绿色脓痰，遂转入我院。发病以来体重下降20kg。

既往史、家族史：无特殊。

个人史：硕士研究生毕业，在中央机关工作。

体格检查：T 38.9℃，P 142次/分，R 24次/分，BP 128/88mmHg。SpO_2 95%，BMI 13.8kg/m^2，消瘦明显。神志清，急性病容，贫血貌。皮肤巩膜黄染，全身散在出血点，分布于双膝关节伸面、双上肢、双肩。心律齐，未闻及异常心音。双肺闻及湿啰音，双下肺呼吸音低。全腹压痛，右下腹为著，无反跳痛，肠鸣音弱，双下肢无水肿。

入院诊断：炎症性肠病

中度贫血

不完全性肠梗阻

重度营养不良

低白蛋白血症

急性肝损伤原因待查

肝内胆汁淤积

凝血功能障碍

医院获得性肺炎可能性大

入院考虑急性肝衰竭合并肺炎。予美罗培南、利奈唑胺经验性治疗，补充血浆、保肝、利胆等治疗。入院次日患者咳痰无力，听诊双肺大量湿啰音，血气分析（鼻导管吸氧4L/min）：pH 7.403，$PaCO_2$ 40.1mmHg，PaO_2 50.2mmHg，乳酸5.4mmol/L，HCO_3^- 24.5mmol/L。查体发现腹部膨隆，肠鸣音消失。胸部CT：双侧大量胸腔积液，膈下游离气体。当日病情迅速恶化，意识模糊，HR 160次/分，BP 80/40mmHg，非重复呼吸面罩10L/min下SpO_2 70%～80%。

病情恶化时的紧急治疗决策

病例特点：青年女性，慢性病程，以腹泻起病，后期出现腹痛和慢性消耗，影像学和内镜检查提示弥漫性结直肠受累，可见典型的炎性假息肉，多次病理活检符合IBD改变，故临床可以作出IBD的诊断。激素和免疫抑制剂治疗一度有效，但此次入院前病情急剧恶化。追问病史，患者长期高负荷工作，未能按医嘱随诊治疗，很可能是病情反复的重要原因。

本次患者入院后突发休克，查体示腹膨隆，CT可见膈下游离气体，故考虑IBD致肠穿孔、感染性休克诊断明确。已予充分内科治疗病情仍持续恶化，有急诊外科手术指征，但手术风险较高，需要外科和重症医学科等科室的有力支持，并进行医患共同决策。

考虑肠穿孔致急性腹膜炎、循环呼吸衰竭，紧急组织多学科团队（MDT）会诊，并与家属充分沟通后行急诊手术。术中进入腹腔后吸出约2000ml黄色腹水。腹腔镜探查见肝下、结肠肝曲周围大量脓性渗出，广泛粘连，大网膜散在脓苔；胃小弯侧经小网膜囊吸引出大量脓性液体；腹盆腔大量脓性积液。术中胃镜探查未见上消化道穿孔征象，但十二指肠有多发炎性息肉改变。考虑穿孔位于结肠肝曲，遂行回肠襻式造口及腹腔冲洗、引流。术后在内科重症监护治疗病房（MICU）予机械通气、循环支持、血液滤过等治疗，美罗培南、卡泊芬净抗感染，逐渐脱离机械通气和血管活性药物。

IBD的急诊手术治疗

急诊手术秉承“损伤最小化”的原则，仅做了回肠造口和腹腔冲洗及引流，未能彻底探查全部消化道。术前影像学和内镜检查发现结肠肝曲存在大量炎性息肉，引起该处肠腔狭窄，可能导致狭窄口侧结肠腔内压力增高，结合术中所见，推测穿孔很可能位于结肠肝曲。穿孔后造成脓液大量积聚于腹膜后。本例原发病考虑IBD，若为UC且证实小肠完好，必要时可考虑全结直肠切除术，保留未来回肠代直肠（Pouch手术）的可能性。但术中胃镜探查发现十二指肠降部异常，因此需排除IBD-U及克罗恩病。若为后者，全结直肠切除需十分慎重，因其不能解决小肠病变。对于普通结肠穿孔的患者，通常需旷置6～12个月后再实施造口还纳。

原发病方面予氢化可的松琥珀酸钠50mg q6h，实施肠内营养，术后顺利拔除盆腔引流管，肝区引流窦道逐渐愈合。予保肝治疗，并间断输注血浆、凝血因子、白蛋白及丙种球蛋白。2017年12月31日出现感染性休克，考虑导管相关血流感染可能性大，拔除右颈内静脉导管，予美罗培南、万古霉素、卡泊芬净治疗，次日体温恢复正常。痰细菌培养：鲍曼不动杆菌，仅对替加环素敏感。2018年1月2日停用上述抗生素，改为替加环素。1月3日回报肝区窦道分泌物：奇异变形杆菌、ESBL（+）肺炎克雷伯菌。予加用美罗培南，1周后停用。

患者一般状态极弱，呛咳无力，2018年1月11日8：40Am翻身咳痰后窒息、意识丧失，呼吸心脏骤停，经胸外心脏按压、气管插管、肾上腺素推注及电除颤等复苏措施后于9：09Am恢复自主循环，9：13Am呼之睁眼，可遵嘱移动四肢，但双侧瞳孔对光反射迟钝，转入MICU后经气管镜吸出较多黏稠痰液，培养：鲍曼不动杆菌，肺泡灌洗液CMV DNA 50 000copies/ml，EBV DNA 44 000copies/ml。1月11日调整抗生素为头孢哌酮/舒巴坦、替加环素，1月12日加用更昔洛韦。1月15日拔除气管插管后转回消化内科继续治疗。1月17日超声发现右股静脉血栓，予低分子肝素抗凝治疗1周，复查血栓消失。

坚持不懈的营养支持治疗

患者BMI 13.8kg/m²，为重度营养不良，且新近接受手术，多器官功能障碍综合征，营养风险极高。现阶段肠内营养（EN）不能满足代谢和治疗需要，应联合应用肠外营养（PN）。但患者肝损伤严重，PN若使用脂肪乳可能加重肝内淤胆。同时发现给予EN后，回肠造口流出量过多。针对这些问题，临床营养科会诊意见如下：①采用低脂饮食，少食多餐，以糊状或固体食物为主，以减少消化液分泌，增加食糜在肠道停留的时间。脂肪是消化液分泌强有力的刺激因素。若饮食中脂肪含量较高，易造成消化液大量丢失，影响内环境稳定。②本例病情危重，小肠吸收功能较差，应缓慢、稳步增加EN喂养速度，可以从10～20ml/h的低速起始。喂养途径首选鼻饲。③营养制剂选择上，对于吸收不良的患者，要素膳（短肽、氨基酸）可能效果更好。

除营养支持外，决定使用小剂量生长激素改善负氮平衡。生长激素目前在临床主要用于两个领域：①儿童替代治疗，即生长激素缺乏（矮小症）。②成人治疗应用。美国FDA批准的成人生长激素治疗适应证包括：长期营养不良、肠瘘、短肠综合征、重症感染、呼吸衰竭、成人生长激素缺乏等，尤其适用于胰岛素样生长因子-1（IGF-1）水平很低的患者。文献报告IBD患者接受生长激素治疗可促进黏膜愈合、减轻炎症反应和抗纤维化等。治疗期间应注意监测IGF-1水平，将其维持在正常范围内。活动期恶性肿瘤是生长激素最主要的禁忌证，本例目前无证据。

查血IGF-1 57ng/ml，加用小剂量生长激素，一般状况及营养指标逐渐改善。氢化可的松琥珀酸钠缓慢减量至75mg qd，无发热、腹痛等新发症状，回肠造口流出液WBC、RBC及OB（-）。复查胃镜：十二指肠球后可见溃疡愈合，降部原有多发息肉消失（图4）。经腹肠道超声：升结肠、横结肠及降结肠节段性病变，结肠肝曲腹壁瘘形成，小肠未见明显异常。

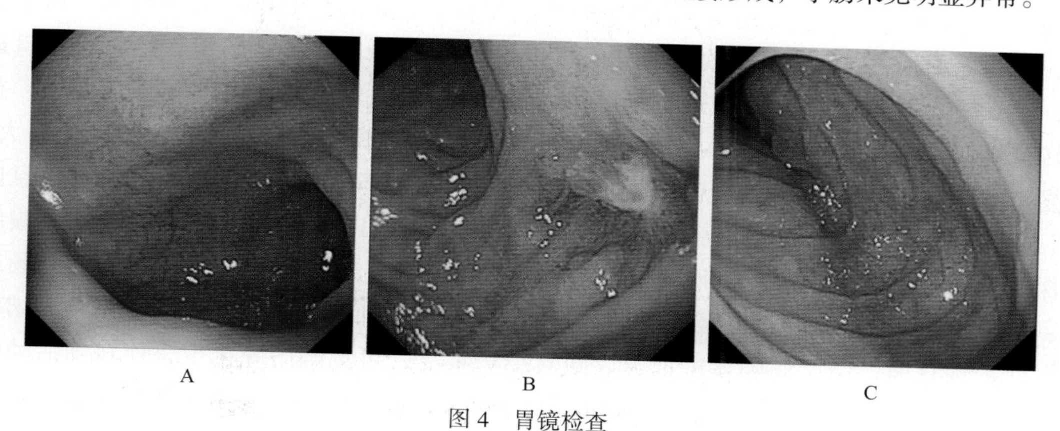

A　　B　　C

图4　胃镜检查

A. 十二指肠球部；B. 十二指肠球后溃疡，已愈合，底部可见薄白苔和新生上皮；C. 十二指肠降部

过渡至经口进食糊状/固体食物，随进食量增加回肠造口液显著增加，伴血淋巴细胞计数和 Alb 下降。造口液常规：大量脂肪滴。考虑结肠穿孔致腹膜后粘连，引起淋巴回流障碍和小肠淋巴管扩张，进而造成吸收不良和蛋白丢失。遂改用中链甘油三酯饮食。监测造口流出液减至约 2000ml/d，血 Alb、淋巴细胞计数回升。监测 IGF-1 升至正常水平后暂停生长激素。

肝功能损害的病因及处理

肝脏和胆道疾病是 IBD 患者常见的肠外表现，约 30% 的 IBD 患者合并有肝功能异常。IBD 患者出现肝胆异常的病因如下。①脂肪肝：患者肝大、密度减低，考虑脂肪肝诊断明确。文献报道约 30% 的 IBD 患者合并脂肪肝。其机制可能为 IBD 导致营养不良，极低密度脂蛋白的合成或分泌减少，造成游离脂肪酸肝脏输出减少，使甘油三酯在肝脏中过度蓄积，造成脂肪氧化和肝细胞氧化损伤。随着营养状况改善，本患者肝功能逐渐恢复，也从侧面支持了这一点。②药物性肝损伤：多种治疗 IBD 的免疫抑制剂均可引起肝损害，如硫唑嘌呤、柳氮磺吡啶、甲氨蝶呤和 TNF-α 抑制剂等。但本患者肝功能指标升高前未调整药物治疗，且入院后停用免疫制剂后转氨酶、胆红素仍持续升高，考虑该可能性小。③自身免疫性肝病：UC 患者合并自身免疫性肝病的概率比普通人群高，其中原发性硬化性胆管炎（PSC）为 UC 肠道外受累的最常见表现之一。但本患者临床表现和治疗转归不符合自身免疫性肝病。确诊或排除自身免疫性肝病的金标准是肝穿刺活检，但患者无法耐受该检查。综上所述，本患者的肝脏损害考虑脂肪变性可能大，药物性肝损害可能参与其中，合并自身免疫性肝病可能性小。因此，在治疗上主要以营养支持、促进肝功能恢复为目标。

坚持营养支持治疗，患者一般状态较入院时逐渐改善，体重从 35kg 增至 40kg，体力明显恢复，可短时间床旁活动，转入当地医院康复治疗。泼尼松每 2 周减 2.5mg 至 2018 年 10 月停用，继续予肠内营养混悬液 TP-MCT 1750ml 鼻饲 24 小时持续泵入，造口液 2500 ~ 3000ml/d，含有少量粪渣，因粪液量大，每日静脉补液约 1500ml 以维持水电解质平衡，另每个月有 1 ~ 2 次成型软便经肛门排出。2019 年 7 月复查结肠镜，经腹壁造口进镜，进入输入端约 20cm，所见回肠黏膜无明显异常。进入输出端约 10cm，黏膜苍白，符合转流性肠炎。经肛门进镜 50cm 至横结肠，见较多假息肉阻塞肠腔，较术前变化不大，遂终止进镜。所见降结肠、乙状结肠和直肠病变较轻，基本无活动性炎症，散在炎性息肉（图 5）。经疑难肠病 MDT 会诊后决定行结肠次全切除。2019 年 7 月 30 日于全麻下行腹腔镜探查转开腹，松解粘连，结肠次全切除、小肠造口还纳、回肠-乙状结肠吻合、回肠造口、空肠营养管置入、十二指肠修补成形术（图 6）。病理回报（图 7）：（次全结肠）结肠多发性炎性息肉，结肠黏膜显慢性炎，隐窝结构紊乱，可见幽门腺化生，伴轻度活动性炎，部分肠壁穿孔，黏膜穿透肌层达浆膜侧；（部分乙状结肠）结肠多发性炎性息肉。结合病史，病变符合 IBD 治疗后改变，未见异型增生。

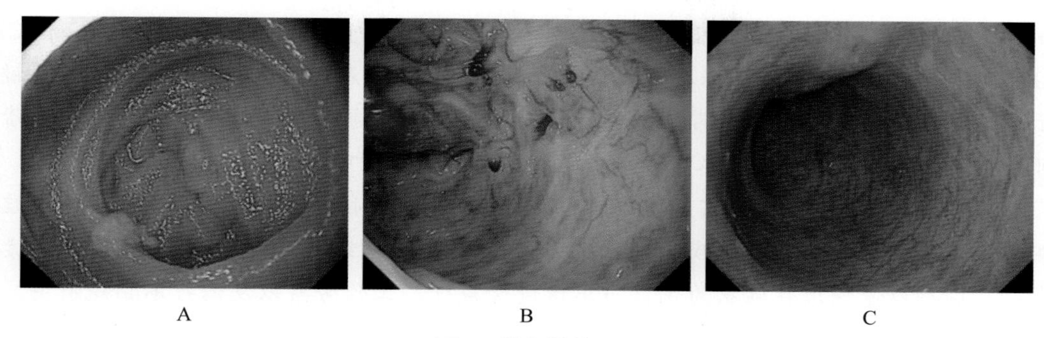

A　　B　　C

图5　结肠镜检查

A. 回肠黏膜无明显异常；B、C 分别为乙状结肠和直肠，病变较轻，基本无活动性炎症，散在炎性息肉

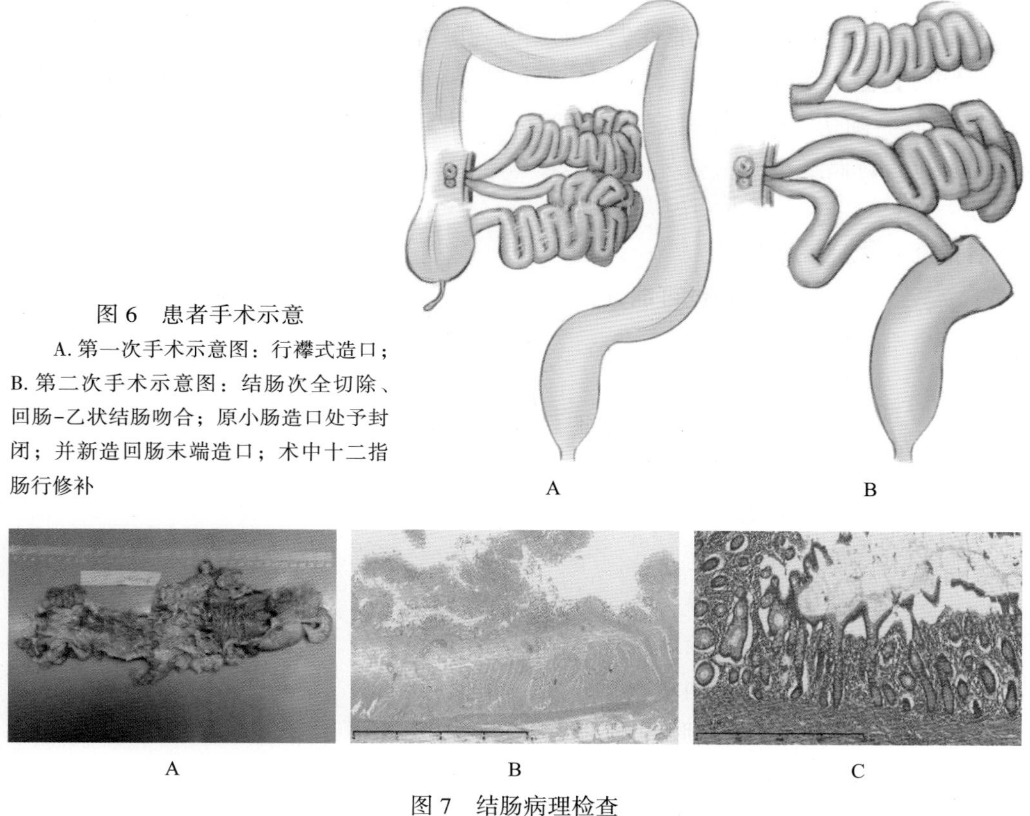

图6　患者手术示意

A. 第一次手术示意图：行襻式造口；B. 第二次手术示意图：结肠次全切除、回肠-乙状结肠吻合；原小肠造口处予封闭；并新造回肠末端造口；术中十二指肠行修补

A　　B

A　　B　　C

图7　结肠病理检查

A. 结肠大体病理；B. 结肠多发炎性息肉（HE 染色×20）；C. 黏膜慢性炎，隐窝分支（HE 染色×400）

IBD的诊断和分型

本例为青年女性，以黏液脓血便起病，影像学和内镜证实病变主要位于结肠，小肠无明确受累，术后病理符合 IBD 特征，故考虑 IBD 诊断明确。分型方面，患者有 UC 的若干特点，但有自发结肠穿孔、直肠病变较轻，与典型 UC 不符，故一度诊断考虑为 IBD-U。

IBD-U 是指符合 IBD 诊断但根据临床表现、影像学检查、内镜和活检不能区分 UC 和 CD，占 IBD 的 10%～15%。但是根据本例后期随访结果，考虑本患者仍为 UC 可能性大。胃镜随访示十二指肠黏膜基本恢复正常。根据文献报告，上消化道受累包括十二指肠炎症和溃疡也可见于部分 UC 患者，因此本患者病初的十二指肠受累也可用 UC 解释。

本患者与常见的 IBD（尤其是 UC）不符的特点是，慢性消耗症状比较突出，而炎症反应相对较轻。这可能与患者的疾病进程有关：病初曾以急性炎症反应为突出表现，激素治疗有效；后期以慢性消耗症状为主，与患者进食减少、工作劳累以及治疗不正规有关。研究发现，UC 患者进入慢性期后，结肠黏膜活动性炎症虽减轻，但受肠道菌群改变和炎症因子的影响，全身可呈慢性消耗改变。

考虑 IBD 诊断明确，UC 可能性大。加用硫唑嘌呤 50mg qd 维持治疗，因患者出现脱发和骨髓抑制而暂停。目前无不适。每日造口液 500～750ml。拔除引流管并拆线后于 2019 年 8 月 28 日出院。随访至今病情稳定，体重已恢复至 50kg。拟择期评估病情，决定是否还纳回肠造口及是否行储袋手术。

最后诊断：炎症性肠病
溃疡性结肠炎可能性大
结肠肝曲穿孔
急性腹膜炎
多器官功能障碍综合征
感染性休克
呼吸衰竭
急性肾损伤
呼吸心脏骤停
结肠次全切除术后
小肠造口还纳术后
回肠-乙状结肠吻合、回肠造口术后
肝内胆汁淤积

【诊疗启迪】

该患者 IBD 诊断成立，激素和免疫抑制剂治疗一度有效，但因患者长期高负荷工作，未能按医嘱随诊治疗，导致病情急剧恶化。入院后发现结肠穿孔，并引发急性腹膜炎、多器官功能障碍综合征、医院获得性感染、下肢深静脉血栓形成等严重并发症，同时因重度营养不良而咳痰无力，甚至导致窒息和呼吸心脏骤停。面对如此危重的IBD患者，疑难肠病MDT会诊发挥了决定性的作用，我们获得如下启示：①横结肠多发炎性息肉阻塞肠腔是造成肝曲穿孔的主要原因，预计该肠段难以通过保守治疗恢复。②该患者病情复杂，有不少疑点不宜用IBD来解释，其他类型的肠病尚不能完全排除。③患者急诊手术的小肠造口位置距离回盲瓣较远，造成造口液流失过多，此次手术重新在末段回肠造口，从而解决了这一问题。

【专家点评】

本患者病情危重、错综复杂，治疗难度很大。经过MDT会诊，我们对当前病情和后续治疗的思路更加清晰，有一些经验值得总结。

首先，在治疗过程中要注意抓住病情的主要矛盾，及时调整和切换治疗重心。患者本次入院初期的主要矛盾是结肠穿孔、感染性休克、多器官功能障碍综合征，后来还发生呼吸心脏骤停。因此，前一阶段的治疗目标在于抢救生命，维护脏器功能。手术后营养状况过差成为制约病情好转的关键因素，治疗重点应放在改善营养状况和促进肠道功能恢复。预计在患者整体情况改善的基础上，今后的治疗重心可能是争取再次手术和改善长期生活质量。所以，在不同的病情阶段要注意把握医疗重点。

其次，在治疗过程中，要学会把握治疗的平衡点，充分权衡利弊。例如，本例急性肝衰竭，免疫力低下，在“肝功能损害和必须使用多种药物”“肝内胆汁淤积和静脉营养”“病毒感染和激素使用”等因素之间应通盘考虑，合理取舍。

最后，本例因工作等原因未能坚持在门诊随诊，致使在很长一段时间里原发病未能得到恰当控制，造成病情严重恶化。告诫患者要面对疾病，同时今后应合理平衡生活和工作，改正不适当的健康观念和就医行为。

（蒋子涵　撰写　吴　东　审校）

参考文献

[1]Cima RR, Pemberton JH. Medical and surgical management of chronic ulcerative colitis[J]. Arch Surg, 2005, 140(3): 300-310. PMID: 15781797.

[2]李论. 重组人生长激素的临床应用和研究进展[J]. 国际儿科学杂志, 2017, 8: 547-550.

[3]Deboer MD. Use of ghrelin as a treatment for inflammatory bowel disease: mechanistic considerations[J]. Int J Pept, 2011, 2011(189242). PMID: 21845198.

[4]Theiss AL, Fruchtman S, Lund PK. Growth factors in inflammatory bowel disease: the actions and interactions of

growth hormone and insulin-like growth factor-I[J]. Inflamm Bowel Dis, 2004, 10(6): 871-880. PMID: 15626905.

[5]Mendes FD, Levy C, Enders FB, et al. Abnormal hepatic biochemistries in patients with inflammatory bowel disease[J]. Am J Gastroenterol, 2007, 102(2): 344-350. PMID: 17100965.

[6]Bousvaros A, Antonioli DA, Colletti RB, et al. Differentiating ulcerative colitis from Crohn disease in children and young adults: report of a working group of the North American Society for Pediatric Gastroenterology, Hepatology, and Nutrition and the Crohn's and Colitis Foundation of America[J]. J Pediatr Gastroenterol Nutr, 2007, 44(5): 653-674. PMID: 17460505.

[7]Silverberg MS, Satsangi J, Ahmad T, et al. Toward an integrated clinical, molecular and serological classification of inflammatory bowel disease: report of a Working Party of the 2005 Montreal World Congress of Gastroenterology[J]. Can J Gastroenterol, 2005, 19 Suppl A(5a-36a). PMID: 16151544.

[8]Satsangi J, Silverberg MS, Vermeire S, et al. The Montreal classification of inflammatory bowel disease: controversies, consensus, and implications[J]. Gut, 2006, 55(6): 749-753. PMID: 16698746.

[9]中华医学会消化病学分会炎症性肠病学组.炎症性肠病诊断与治疗的共识意见[J].中华消化杂志,2018,38(5):292-311.

[10]Guindi M, Riddell RH. Indeterminate colitis[J]. J Clin Pathol, 2004, 57(12): 1233-1244. PMID: 15563659.

[11]Terashima S, Hoshino Y, Kanzaki N, et al. Ulcerative duodenitis accompanying ulcerative colitis[J]. Journal of Clinical Gastroenterology, 2001, 32(2): 172. PMID: 11205658.

[12]Sylvester FA. Inflammatory Bowel Disease: Effects on Bone and Mechanisms[J]. Adv Exp Med Biol, 2017, 1033: 133-150. PMID: 29101654.

病例92 腹痛、脓血便、发热
——UC合并机会性感染与中毒性巨结肠

患者，男性，23岁，因“腹痛、黏液脓血便1年”入院。

患者于2014年3月进食辛辣食物后出现右中腹持续隐痛，伴腹泻，2~3次/日，黄色不成形便，表覆黏液，无便血，伴低热，当地医院查粪便常规：大量红、白细胞，予抗感染治疗1周，腹痛加重。2014年5月当地医院结肠镜检查：全结肠黏膜充血、水肿、糜烂，质地变脆，可见多发溃疡，覆脓白苔，诊断“溃疡性结肠炎”，予静脉激素治疗1周（具体不详），减为泼尼松25mg qd口服，4天后腹痛加重，NRS 7~8分，便次增至10~20次/天，黏液脓血便，伴里急后重。2014年6月就诊于当地中医院，予静脉激素、中药及灌肠等治疗1个月，腹痛减轻，便次减至1~2次/日，黑色成形便。继续口服泼尼松40mg qd，规律减量（每周减2.5mg）至20mg qd症状反复波动，根据排便次数调整泼尼松用量（波动于15~25mg qd）。2015年1月患者因腹痛、脓血便每日10余次就诊，查血常规：WBC 10.02×10^9/L，NEUT% 71.9%，Hb 69g/L，PLT 286×10^9/L；肝肾功能：Alb 29.9g/L；ESR 53mm/h；CRP 81.8mg/L；结肠镜：所见全结直肠黏膜水肿，血管纹理欠清晰，表面散在大小不等息肉样隆起，表面水肿，部分充血；腹部CT平扫：横结肠局限性肠壁增厚，周围大量侧支循环形成并淋巴结增大，脾增大。考虑“溃疡性结肠炎（全结肠型，慢性复发型，重度，活动期）”，予禁食水、肠外营养、输血支持，甲泼尼龙40mg qd静脉滴注，美沙拉秦1g qid口服，云南白药+锡类散+地塞米松灌肠，以及抗感染治疗，患者腹痛减轻，便次减至2～3次/日，稀糊便，带少量黏液，无血。2015年1月28日激素改为口服泼尼松45mg qd（每5天减5mg）。2015年2月13日患者腹痛加重，伴排气减少，排便停止5天，低热，行腹部增强CT：右半结肠、横结肠及回盲部肠壁弥漫性增厚，管壁厚度最大为1.9cm，盲肠最大宽径为7.4cm，回盲瓣增厚，黏膜面强化明显，空肠下段及回肠弥漫性扩张、积液，最大管径3.4cm。考虑“溃疡性结肠炎，不完全性肠梗阻，中毒性巨结肠?”，予胃肠减压、灌肠通便、抑酸等治疗，2015年2月17日解出大量褐色糊状便，腹痛较前减轻。为进一步诊治于2015年2月24日来我院。病程中无皮疹、关节痛、口腔溃疡等。1年内体重下降25kg。

既往史：有痔疮手术史，鼻炎和腮腺炎病史。

个人史、婚育史、家族史：无特殊。

体格检查：T 36.6℃，P 77次/分，RR 16次/分，BP 123/83mmHg。BMI 22.8kg/m^2。贫血貌。浅表淋巴结未及肿大。心肺无殊。腹软，中上腹及右下腹部深压痛，无肌紧张、反跳痛，肝脾肋下未及。肠鸣音2～3次/分。双下肢无水肿。

入院诊断：溃疡性结肠炎（慢性复发型，广泛结肠型，活动期，重度）

中度贫血

不完全性肠梗阻

痔疮切除术后

溃疡性结肠炎反复发作及此次加重的原因是什么

病例特点：青年男性，慢性病程，临床主要表现腹痛、黏液脓血便，结肠镜显示全结肠弥漫充血、水肿、糜烂、溃疡，激素治疗有效，减量后病情反复，外院病理提示隐窝结构改变，结合患者临床表现、结肠镜和病理，考虑溃疡性结肠炎（UC）诊断明确。评估病情方面，根据Truelove-Witts疾病严重程度分型，患者排便次数>6次/日，血便为主，Hb 69g/L，Alb<30g/L，ESR>30mm/h，体重下降明显，考虑患者为重度UC，即诊断考虑UC（广泛结肠型，重度，活动期）。并发症方面：患者此次病情加重，临床上伴有明显排气排便停止，影像学提示结肠扩张，需要警惕肠梗阻、中毒性巨结肠，故患者需要入院后紧急评估病情，包括血常规、粪便常规+隐血试验、肝肾功能、ESR、CRP、立位腹部平片及腹盆CT；UC患者病情复发通常合并机会性感染，需要评估粪便细菌培养、粪便真菌涂片+培养、粪便难辨梭菌毒素测定，以及血CMV、EBV检测，以除外合并感染。重度UC的处理应静脉予足量激素（1mg/kg）诱导缓解，如氢化可的松琥珀酸钠300mg/d，激素治疗的整体应答率为67%。足量静脉激素治疗7～10天无应答，应当考虑环孢素或TNF-α抑制剂治疗，或手术治疗。

该患者反复在激素减量过程中出现病情复发，应考虑激素依赖。对于UC，初始激素治疗的3个月内不能将剂量减至泼尼松10mg/d以下而无复发，或在停用激素后的3个月内复发，应考虑为激素依赖性UC。激素依赖性UC患者，虽口服最佳剂量5-氨基水杨酸，但12个月内出现2次以上需要激素治疗的复发的重度UC患者，或不耐受5-氨基水杨酸的患者，均应接受硫唑嘌呤/6-巯基嘌呤或TNF-α抑制剂治疗以维持缓解。

入院后完善检查：血WBC 24.71×10^9/L，NEUT% 91%，Hb 66g/L，PLT 398×10^9/L。肝肾功：Alb 25g/L，K^+ 5.2mmol/L，余正常。血气分析：pH 7.446，PCO_2 29.3mmHg，PO_2 99.9mmHg，HCO_3^- 19.9mmol/L，SBE-3.5mmol/L。粪便常规见大量红、白细胞，OB（+）。ESR 5mm/h，hs-CRP 9.44mg/L。铁4项：SI 11.1μg/dl，TIBC 129μg/dl，TS 7.5%，SF 17ng/ml。粪便微生物学检查（包括志贺菌和沙门菌培养、难辨梭菌培养和毒素测定、抗酸染色、真菌涂片、寄生虫检测）均阴性。血T-SPOT.TB阴性。血清CMV DNA、EBV DNA均阴性。ANA、抗ENA抗体、ANCA均阴性，补体正常。腹部平片示中下腹小肠积气并扩张，左腹部见一小气液平。

原发病治疗上予氢化可的松琥珀酸钠300mg/d静脉注射；美沙拉秦1g qid口服；左氧氟沙星及甲硝唑抗感染；蔗糖铁100mg静脉注射每周3次纠正贫血。1周后患者排便次数减少为3~4次/日，脓血减轻，腹痛有所缓解。2周后激素改为口服泼尼松60mg qd，加用硫唑嘌呤50mg/d，监测血象、肝肾功能正常，硫唑嘌呤加量至100mg/d，患者排便次数2~3次/日，糊状便，无脓血，无腹痛，复查血常规：WBC 8.59×10^9/L，NEUT% 81%，Hb 85g/L，PLT 324×10^9/L。肝肾功：Alb 29g/L。ESR 7mm/h，hs-CRP 4.24mg/L。粪便常规：黄色软便，未见红、白细胞，OB（+）。病情平稳出院。

出院后2周患者无诱因出现发热，Tmax 38.6℃，伴咳嗽、黄痰，予左氧氟沙星、头孢曲松治疗后热退，咳嗽、咳痰好转，但出现排便次数增多，20余次/日，黄绿色水样便，偶有黏液脓血。查血常规：WBC 12.7×10^9/L，Hb 107g/L，PLT 352×10^9/L。肝肾功能：Alb 22g/L。ESR 13mm/h，hs-CRP 173mg/L。粪便常规：WBC 10~15/HPF，RBC 0/HPF，OB（+）。粪便难辨梭菌毒素A/B测定：阳性，G试验167.70pg/ml，粪便细菌培养（-）。

UC合并机会性感染

患者在应用激素和免疫抑制剂的情况下出现病情反复，同时伴发热、呼吸道感染症状、肠道症状加重，血白细胞增多，粪便中白细胞增多，以及炎症指标升高，故考虑合并感染明确。患者粪便难辨梭菌毒素检测阳性，诊断难辨梭菌感染亦明确。根据《炎症性肠病合并机会性感染专家共识意见》，炎症性肠病（IBD）患者是合并机会性感染的高风险人群，IBD本身可导致患者营养状况下降，加之应用激素、免疫抑制剂和生物制剂也严重抑制了患者的免疫功能，因此机会性感染的风险显著增加。容易合并的病原体包括CMV、EBV、细菌（尤其是难辨梭菌）、结核分枝杆菌、真菌和寄生虫。其中难辨梭菌是一种革兰阳性产芽胞厌氧杆菌，可引起腹泻、假膜性肠炎、严重脓毒血症。欧美研究发现IBD是难辨梭菌感染的独立危险因素，特别是UC。长期激素和免疫抑制治疗的UC患者，罹患难辨梭菌感染的风险显著增加。其检查方法包括粪便难辨梭菌毒素A/B测定、难辨梭菌培养、PCR等。治疗方面，建议使用万古霉素和/或甲硝唑，疗程2~3周。IBD患者合并难辨梭菌感染，是否继续使用免疫抑制剂，需要酌情考虑。

考虑患者UC合并难辨梭菌感染明确，予口服万古霉素125mg qid+甲硝唑0.915g bid静脉滴注，患者腹痛、腹胀进一步加重，并出现高热Tmax 38.9℃，心率90~120次/分，血压正常。查体：上腹部肠型，压痛、反跳痛（+），肠鸣音1~2次/分。腹盆CT：结肠扩张，结肠壁增厚，肠腔边缘可疑气体影。考虑患者UC合并难辨梭菌感染及中毒性巨结肠，休克早期，予亚胺培南抗感染，结肠减压导管置入减轻结肠压力，但患者腹痛、腹胀、发热无缓解。经多学科讨论后，遂于2015年4月2日行回肠襻式造瘘。停用硫唑嘌呤，加强肠内营养支持，患者恢复可。随访患者择期行二期全结肠切除+永久造口。

中毒性巨结肠的紧急处置

重度UC治疗过程中合并明确难辨梭菌感染，并出现严重腹痛、腹胀，CT检查显示结肠高度扩张，且有感染性休克征象，符合中毒性巨结肠的诊断标准，也是病情危重的表现，临床处理和决策至关重要。由于抗感染、减压导管等保守治疗失败，急诊手术势在必行。手术方式的选择因人而异，结肠切除加末段回肠造口是标准术式。但该患者长期应用中等量到大量激素，出现中毒性巨结肠时全身状态差，急诊实施较大手术的围术期并发症风险高，经多学科讨论后决定先行急诊末段回肠造口，解决粪便转流，缓解症状，待激素减量并改善一般情况后再行二期全结肠切除。该方案属于损伤控制性手术，其好处在于既实现结肠减压，又缩短了手术时间，减少了医源性创伤，并保留将来病情好转还纳末段回肠的机会。由于该患者直肠病变重，不适合保留直肠行储袋手术，最终治疗方案选择了二期全结肠切除+回肠永久造口。术后随访患者，精神状态好，体重恢复正常。

最后诊断：溃疡性结肠炎（慢性复发型，广泛结肠型，活动期，重度）

难辨梭菌感染

中毒性巨结肠

回肠造口术后

二期全结肠切除+回肠永久造口术后

痔疮切除术后

【诊疗启迪】

这是一例激素依赖性UC病例，治疗中合并难辨梭菌感染，继发中毒性巨结肠、感染性休克，并通过二期手术获得疾病治愈。本病例诊治过程有几点值得思考和借鉴：①警惕激素“惹祸”，激素是UC治疗的强有力药物，然而该患者长期应用激素，一直自行加量和减量，促使机会性感染的概率显著增加。②目前国内外共识均建议尽量达到无激素缓解，对于激素依赖的患者，建议积极加用免疫抑制剂或生物制剂，达到长期缓解的目的。同时也可以避免后期“不可收拾”。该患者因反复应用激素，发生机会性感染，出现中毒性巨结肠。③重度UC患者，若出现严重腹痛、腹胀，应警惕中毒性巨结肠，后者是手术的相对适应证，第一次通过治疗好转，而第二次给予保守治疗后，症状不能改善，应适时予合适的手术方式来处理。

【专家点评】

UC患者使用激素、免疫抑制剂，加之营养不良、肠黏膜破损等，出现机会性感染的风险明显增加，尤其是出现病情变化时应注意区分是原发病活动还是合并机会性感染。UC的严重并发症之一是中毒性巨结肠，临床中需要注意早期甄别，并及时予合理的治疗。但该患者如果服药依从性好，早期在激素依赖时积极加用药物，或许可以避免“结肠切除”。

（李晓青　撰写　费贵军　审校）

参考文献

[1]Turner D, Walsh CM, Steinhart AH, et al. Response to corticosteroids in severe ulcerative colitis: a systematic review of the literature and a meta-regression[J]. Clin Gastroenterol Hepatol, 2007, 5(1): 103.

[2]Timmer, Patton PH, Chande, et al. Azathioprine and 6-mercaptopurine for maintenance of remission in ulcerative colitis[J]. Cochrane Database Syst Rev, 2016, 18(5): CD000478.

[3]中华医学会消化病学分会炎症性肠病学组.炎症性肠病合并机会性感染专家共识意见[J].中国实用内科杂志,2017,37(4):303-316.

[4]Rahier JF, Magro F, Abreu C, et al. Second European evidencebased consensus on the prevention, diagnosis and management of opportunistic infections in inflammatory bowel disease[J]. Journal of Crohn's & Colitis, 2014, 8(6): 443-468.

[5]Bohl JL, Sobba K. Indications and options for surgery in ulcerative colitis[J]. Surg Clin North Am, 2015, 95(6): 1211-1232.

[6]Weber DG, Bendinelli C, Balogh ZJ. Damage control surgery for abdominal emergencies[J]. Br J Surg, 2014, 101(1): e109-118.
[7]吴东,李玥,王莉瑛,等.重度溃疡性结肠炎合并机会性感染的临床特点分析[J].中国实用内科杂志,2016,36(6):482-484.

病例93　腹泻、脓血便、呼吸困难——貌似急性肠道感染的UC

患者，男性，62岁，因“腹泻、黏液脓血便2周”入院。

患者于2014年6月20日劳累和进食辛辣食物后腹泻，4～6次/日，排黄绿色稀糊便，伴少量鲜血，排便前下腹部绞痛，排便后减轻。于外院行“痔疮”手术，术后病情加重，排黏液脓血便20余次/日，下腹痛明显，有里急后重，伴发热、畏寒，Tmax 39.5℃，外院予左氧氟沙星静脉点滴治疗无效，遂于2014年7月4日入我院。

既往史：患者既往体健。

个人史：吸烟40支/日，偶尔饮酒。

家族史：无特殊。

体格检查：T 38.5℃，P 97次/分，R 16次/分，BP 125/75mmHg。BMI 24.8kg/m^2。浅表淋巴结未及肿大。心肺无特殊。腹软，下腹部深压痛，无肌紧张、反跳痛，肝脾肋下未及。肠鸣音活跃，7～8次/分。双下肢无水肿。直肠指检示直肠触痛，指套退出血染。

入院诊断：腹泻、脓血便原因待查

感染性肠炎可能性大

痔疮切除术后

入院后完善检查：血WBC 12.9×10^9/L，NEUT% 84%，Hb 112g/L，PLT 330×10^9/L。粪便常规见大量红、白细胞，粪便OB（+）。尿常规阴性。血Alb 31g/L，余肝肾功能均正常。ESR 53mm/h，hs-CRP 221mg/L。粪便微生物学检查（包括志贺菌和沙门菌培养、难辨梭菌培养和毒素测定、抗酸染色、真菌涂片、寄生虫检测）均阴性。血PCT 0.34μg/L。抗HIV抗体阴性。血细菌和真菌培养、血T-SPOT.TB、肥达试验和外斐反应均阴性。ANA、抗ENA抗体、ANCA和补体均阴性。腹部平片：肠腔积气较多（图1）。腹部CT：小肠未见明显异常，结肠壁略增厚，肠腔积气（图2）。予禁食并积极补液，并将抗菌药物改为头孢哌酮/舒巴坦联合甲硝唑，但病情仍

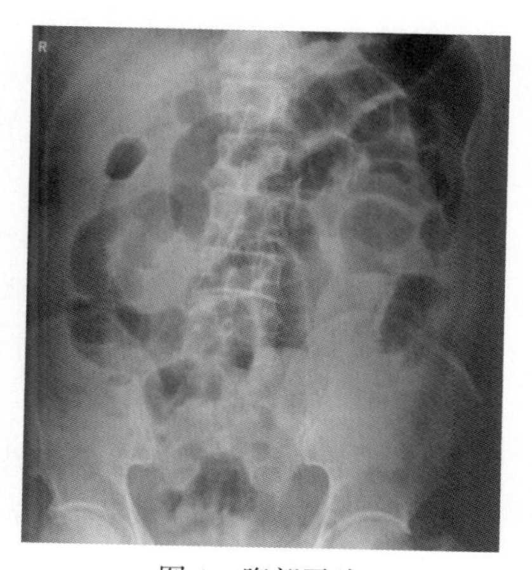

图1　腹部平片

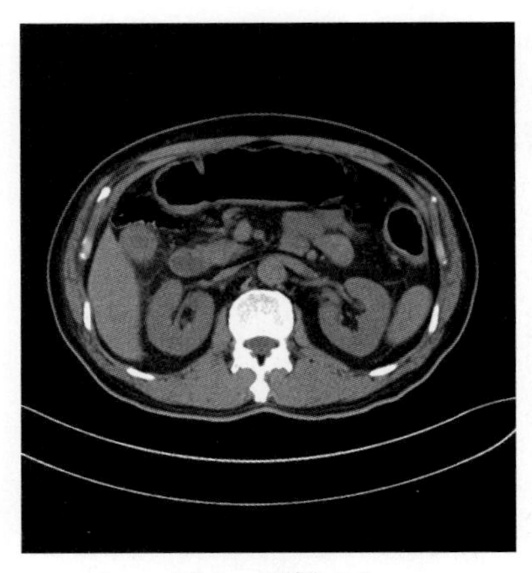

图 2 腹部 CT

无改善。

急性腹泻、脓血便的诊断思路与处理

病例特点：老年男性，起病急骤，除腹部症状外还存在全身性感染的征象，病情在短时间内加重，属于既往曾提出的暴发性结肠炎概念的范畴。暴发性结肠炎通常指病程较短，有高热、腹痛、血便等表现，进展迅速，若不及时治疗可导致死亡的一类临床急症，其病因可分为感染性和非感染性两大类，其中以肠道感染最常见。下一步临床评估应完善病原体检查，同时加强抗感染治疗。若充分筛查病原体无阳性发现，且抗感染治疗无效，还应考虑非感染性病因所致急性结肠炎。

在感染性病因中，急性结肠炎的病原体以志贺菌、沙门菌、耶尔森菌、阿米巴等常见，本例患者多次病原学检查均阴性，广谱抗菌药物治疗无效，故基本可以排除。难辨梭菌所致假膜性肠炎多见于基础疾病较多、长期应用抗菌药物的人群，与本病例不符，加之粪便培养和毒素测定均阴性，故可能性较小。阿米巴感染可表现为急性结肠炎，但患者粪便检查未见滋养体或包囊，且甲硝唑治疗无效，故也难以考虑。90%以上的成年人曾感染CMV，若宿主免疫力下降，潜伏的CMV感染可被激活。本病例不能排除合并CMV感染，但用CMV感染解释整个病程略显牵强。其他如结核分枝杆菌、真菌等特殊感染缺乏证据支持。

在非感染性病因中，可能性最大的依次为溃疡性结肠炎（UC）、缺血性肠病和自身免疫病（如血管炎）相关性肠病。本例患者虽有动脉硬化的危险因素（老年人、吸烟），但多数缺血性肠病起病即伴有明显腹痛或血便，不符合本病例的病情演变规律，且缺血性肠病除非造成肠坏死和腹膜炎，否则难以解释高热，因此暂不考虑。本例患者也非结缔组织病好发人群，并无多系统受累，相关抗体筛查也阴性，故自身免疫病可能性也不大。UC是暴发性结肠炎常见的病因之一，但患者非UC发病高峰年龄，且病程过短，虽不能排除，但凭现有资料尚难以诊断。

现阶段难点在于病因不明。按临床诊疗原则应首先考虑感染，建议重复进行病原学检测并加强抗菌药物治疗。若经全面检查并充分抗感染治疗后仍无效，则需怀疑UC，必要时应采用激素治疗。内镜检查并取黏膜活组织检查对诊断意义重大，故应争取实施。由于本例患者病情较重，结肠镜操作可能会加重病情，因此决定仅观察直肠和乙状结肠。

重复上述病原学检查仍阴性，CMV DNA和EBV DNA均阴性。将头孢哌酮舒巴坦换为亚胺培南并保留甲硝唑，治疗7天仍无效，遂加用氢化可的松琥珀酸钠300mg/d，患者当日体温正常，便次减至5～6次/日，腹痛缓解，hs-CRP降至22mg/L。入院第2周行结肠镜检查，进镜25cm至乙状结肠，见结直肠黏膜弥漫性充血、糜烂，血管纹理消失，接触易出血，有少量自发出血，可见多发虫蚀样小溃疡（图3）。病理：结肠黏膜急性及慢性炎，部分黏膜糜烂伴肉芽组织形成，隐窝结构紊乱，可见隐窝脓肿（图4）。结肠镜检查次日再次高热，Tmax 39.8℃，伴寒战，脓血便症状同前。患者诉腹胀、腹痛加剧。体格检查：急性病容，痛苦貌。心率115次/分，血压85/45mmHg。腹部张力大，弥漫压痛，有反跳痛，肠鸣音消失。立位腹部平片：结肠广泛高度扩张（图5）。

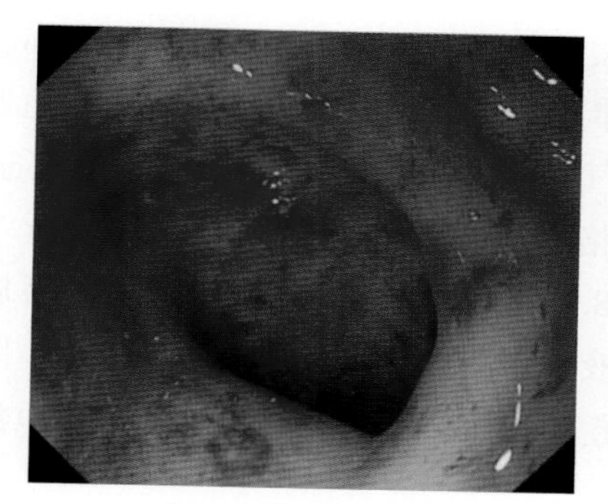

图3　结肠镜检查

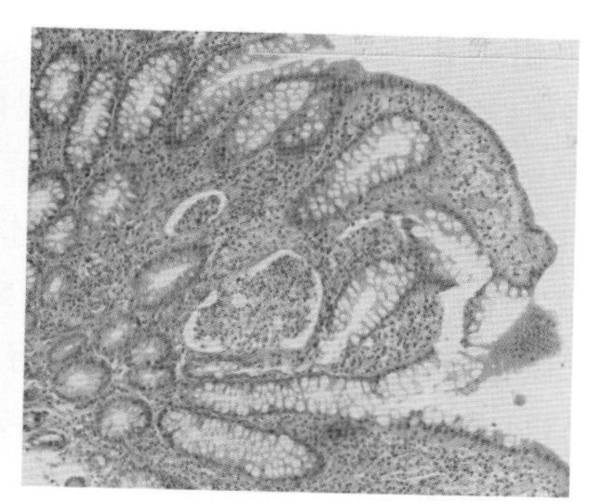

图4　结肠黏膜病理（HE染色×100）

中毒性巨结肠的紧急处置

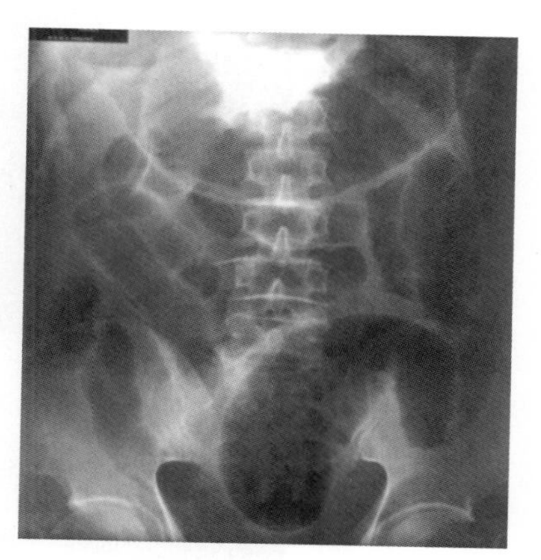

图5　立位腹部平片

该患者尽管给予积极治疗，效果却不理想。激素一过性有效，但未能控制病情。结肠镜检查发现有多发虫蚀样小溃疡，需警惕CMV结肠炎。北京协和医院的资料表明，此类穿凿样溃疡是UC合并CMV结肠炎的重要内镜特征，提示CMV病毒载量较高。需要强调的是，CMV肠炎是组织学诊断，本例患者血CMV DNA阴性亦不能排除，在结肠组织HE染色中找到包涵体方可确诊（金标准）。CMV是重症UC常见的机会性感染，感染率约为1/3，且增加激素抵抗和急诊结肠切除的风险。本例患者组织病理学检查发现隐窝脓肿，虽然对UC有提示作用，但是其也可见于其他类型的结肠炎，因此不具备诊断特异性。

从腹部平片上可以看出结肠高度扩张，且出现感染性休克征象，符合中毒性巨结肠的诊断标准。由于保守治疗失败，急诊手术势在必行。结肠切除加末段回肠造口是标准术式。然而本例患者年龄偏大，一般情况差，正在应用大剂量激素，且诊断不明，实施较大的手术恐增加围术期并发症的风险。经多学科会诊并与家属商议后，决定暂不切除结直肠而行末段回肠端式造口，以减少手术创伤，同时确保彻底的粪便转流。该方案属于损伤控制性手术，其好处在于既实现结肠减压，缩短手术时间，减少医源性创伤，又保留将来病情好转还纳末段回肠的机会。

入院后第 3 周行急诊腹腔镜探查，术中见全结肠及末段回肠弥漫性充血、水肿，遂切除末段回肠约 20cm，行回肠造口。术后患者体温正常，肠鸣音恢复，便血逐渐减少至 2～3 次/日。逐渐过渡至正常饮食，患者一般情况改善。末段回肠病理检查示小肠黏膜急性及慢性炎（图 6A），多发小溃疡，黏膜隐窝结构紊乱，肠壁水肿，血管扩张充血，伴出血；CMV 免疫组织化学染色阳性（图 6B）。复查血 CMV DNA，已升至 1200copies/ml，遂加用更昔洛韦治疗。患者病情平稳，激素规律减量至泼尼松 25mg qd，出院随诊。患者出院 2 周后再次发热，Tmax 38.7℃，伴活动后气短，无咳嗽、咳痰。腹部无不适，无脓血便，回肠造口流出液外观正常。再次入院体格检查心肺无殊。动脉血气分析（呼吸空气时）示，pH 7.502，$PaCO_2$ 28.2mmHg，PaO_2 58.9mmHg。胸部 CT：双肺多发磨玻璃影（图 7A）。复查血 CMV DNA 阴性。予 3%NaCl 溶液诱导排痰后，查肺孢子菌 DNA 阳性，予复方磺胺甲噁唑口服，同时激素加量至甲泼尼龙 40mg bid，治疗后 2 周患者气短消失，复查胸部 CT 正常（图 7B）。

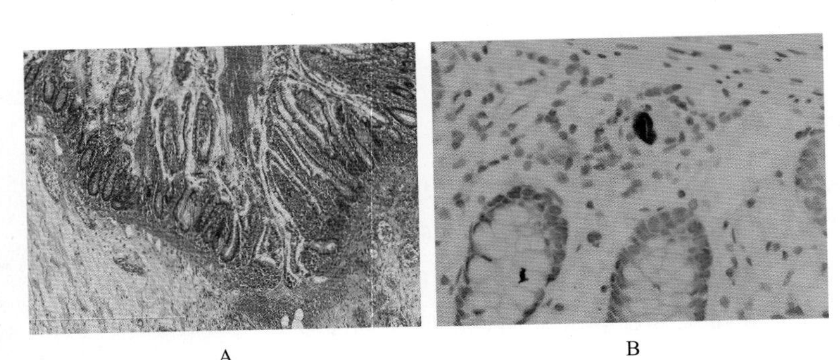

A B

图 6 末段回肠病理

A. 末段回肠炎性反应（HE×100）；B. CMV 免疫组织化学染色阳性（×200）

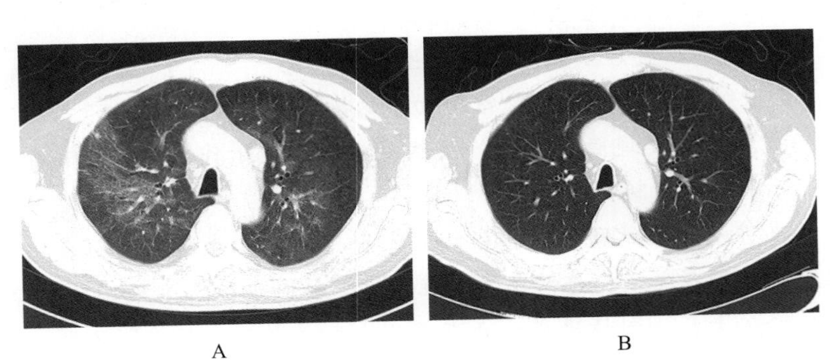

A B

图 7 胸部 CT

A. 治疗前呈磨玻璃样改变；B. 治疗后肺部阴影吸收

病情一度稳定后出现新的变化：肺孢子菌肺炎的诊治

患者接受回肠造口后病情好转，手术病理证实存在CMV肠炎。CMV感染常与UC合并发生，因此本病例为重症UC的可能性进一步增加，术中所见末段回肠改变可以用广泛型UC所致倒灌性回肠炎来解释。正当病情有所转机时，患者出现呼吸困难，动脉血气分析提示Ⅰ型呼吸衰竭。此时需要鉴别肺部异常是原发病（假设是UC）所致还是机会性感染。炎症性肠病（IBD）本身较少累及肺部，患者一旦出现呼吸道症状或体征，应高度怀疑感染并及时完善检查。北京协和医院的资料表明，IBD患者一旦出现呼吸道症状和肺部影像改变，约半数是机会性感染所致。本例患者仅有气短，无咳嗽、咳痰，PaO_2下降明显，胸部CT检查提示双肺对称性磨玻璃样改变，需重点考虑两种机会性感染病原体：CMV和肺孢子菌。患者正接受抗CMV治疗，血CMV DNA已转阴，因此不太可能是CMV肺炎所致。从症状、影像学检查、诱导痰检测和治疗反应来看，本病例应为肺孢子菌肺炎（PCP）。多数机会性感染（包括CMV）好发于UC急性期，而PCP却大多在UC病情平稳，激素减量的过程中出现。其原因在于激素可抑制PCP的炎症反应，通常在泼尼松减量至<30mg/d时，患者肺部异常才趋于明显。熟悉PCP的临床和影像学特点有利于早期诊断。近年来，IBD患者合并PCP感染的病例数不断增多，日益得到重视。Okafor等认为，激素治疗和年龄>55岁是IBD患者发生PCP的危险因素，与本病例一致。

在治疗PCP的过程中再次出现腹痛和脓血便，倾向于手术治疗。由于本例患者年龄偏大，回肠储袋手术价值有限，经与患者及家属沟通，决定实施全结直肠切除，保留回肠造口。术后恢复顺利，门诊随访3年，患者无不适主诉，正常饮食，精神体力如常。结直肠手术病理：结肠黏膜表浅溃疡及炎性假息肉，黏膜下层水肿，肌层和浆膜无明显病变，符合UC（图8）。

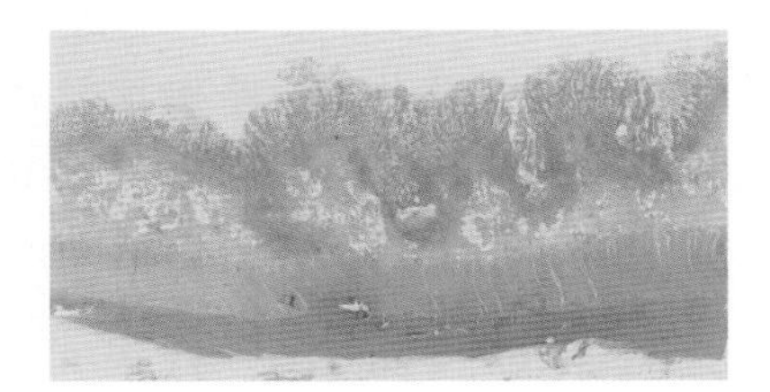

图8 全结直肠切除后手术病理（HE染色×60）

最后诊断： 溃疡性结肠炎（初发型，广泛结肠型，活动期，重度）

巨细胞病毒肠炎

中毒性巨结肠

感染性休克

末段回肠切除+回肠造口术后

全结直肠切除+回肠保留造口术后

肺孢子菌肺炎

Ⅰ型呼吸衰竭
痔疮切除术后

【诊疗启迪】

这是以“暴发性结肠炎”起病的不典型老年UC病例，出现中毒性巨结肠、感染性休克和呼吸衰竭，经多次调整药物方案，并接受两次手术方转危为安。本病例诊治过程较为曲折，难点集中于两个方面：①以暴发性结肠炎起病的UC，由于病程较短，诊断相对较为困难，需充分除外各类感染因素。②本例诊治过程中先后合并CMV和肺孢子菌感染，病情危重，如果没有洞察秋毫的临床观察力和“快刀斩乱麻”的准确处理，患者预后很可能截然不同。及时的外科干预是成功处理中毒性巨结肠的关键。

【专家点评】

该病例“一波三折”，最终积极抗感染联合手术将患者抢救成功。在诊治中两难之处很多，首先是要不要做结肠镜、可不可以做结肠镜，我们一定要遵循共识意见“不建议做全结肠镜，但为了观察病情，可以行直肠镜”。第二难是可不可以加激素。该患者在给予充分除外感染的前提下，我们合理应用激素，并随时监测病情变化。第三难在于能不能手术、什么时候手术，该患者出现中毒性巨结肠、感染性休克和呼吸衰竭，处于凭借药物很难平衡控制原发病和感染的情况下，适当的手术和合理的手术方式给予患者“一线生机”。总之，IBD的诊断缺少金标准，本病例曾先后接受消化内科、普通外科、重症医学科、感染内科、呼吸内科、风湿免疫科、放射科、病理科、临床营养科等多学科共同诊治，才实现了较为理想的结局。

（吴　东　撰写　钱家鸣　审校）

参考文献

[1]Portela F, Lago P. Fulminant colitis[J]. Best Pract Res Clin Gastroenterol, 2013, 27(5): 771-782.

[2]Yang H, Zhou W, Lv H, et al. The association between CMV viremia or endoscopic features and histopathological characteristics of CMV colitis in patients with underlying ulcerative colitis[J]. Inflamm Bowel Dis, 2017, 23(5): 814-821.

[3]Lee HS, Park SH, Kim SH, et al. Risk factors and clinical outcomes associated with cytomegalovirus colitis in patients with acute severe ulcerative colitis[J]. Inflamm Bowel Dis, 2016, 22(4): 912-918.

[4]Weber DG, Bendinelli C, Balogh ZJ. Damage control surgery for abdominal emergencies[J]. Br J Surg, 2014, 101(1): e109-118.

[5]吴东,杨红,李玥,等.炎症性肠病患者肺部异常的临床特征研究[J].胃肠病学和肝病学杂志,2016,25(10):1132-1135.
[6]Okafor PN,Nunes DP,Farraye FA.Pneumocystis jiroveci pneumonia in inflammatory bowel disease:when should prophylaxis be considered?[J].Inflamm Bowel Dis,2013,19(8):1764-1771.
[7]吴东,李玥,王莉瑛,等.重度溃疡性结肠炎合并机会性感染的临床特点分析[J].中国实用内科杂志,2016,36(6):482-484.
[8]中华医学会消化病学分会炎症性肠病学组.炎症性肠病合并机会性感染专家共识意见[J].中国实用内科杂志,2017,37(4):217-226.

病例94　初发难治性UC——血清CMV检测阴性时的治疗抉择

患者，女性，37岁，因“黏液脓血便、发热2个月”入院。

患者于2015年5月初无明显诱因出现黏液脓血便，5～6次/日，伴全腹痛，NRS 2分，无明显高热。当地医院考虑“急性肠炎”，予抗生素治疗10天，症状无缓解。后症状逐渐加重，黏液血便增加至10～20次/日，腹痛程度加重，NRS 9～10分，伴高热，每日热峰2～3次，Tmax 40.5℃。就诊外院，行结肠镜检查提示“溃疡性结肠炎可能”，予广谱抗生素、静脉甲泼尼龙（80mg/d×4天→40mg/d×4天），症状一度好转，但很快反复，给予环孢素治疗（剂量不详）。患者便次减至7～8次/日，腹痛程度较前减轻，NRS 4分。为进一步诊治于2015年6月26日转诊至我院急诊，血常规Hb波动于51～62g/L；粪便常规：WBC满视野/HPF，RBC满视野/HPF，OB（+）；血生化：Alb 19g/L，hs-CRP 23.12mg/L，ESR 84mm/h；考虑溃疡性结肠炎合并感染性肠炎可能，予头孢他啶2g q12h联合甲硝唑0.915g q12h经验性抗感染，同时予静脉氢化可的松琥珀酸钠100mg q12h治疗原发病，辅以白蛋白支持及全肠外营养治疗。患者体温逐渐降至正常，但每日仍有7～8次稀便，便中血量较前减少，腹痛减轻，NRS 4分。患者发病以来，精神较差，尿量偏少，400～500ml/d，体重下降6kg。

既往史：患者既往体健。

婚育史、个人史、月经史和家族史：无特殊。

体格检查：T 36.5℃，P 111次/分，RR 20次/分，BP 90/61mmHg。浅表淋巴结未及肿大。心肺无特殊。全腹软，下腹压痛，以左下腹为著，无肌紧张、反跳痛，肝脾肋下未及。肠鸣音正常。双下肢轻度可凹性水肿。

入院诊断：溃疡性结肠炎（初发型，广泛结肠型，活动期，重度）
低白蛋白血症
重度贫血

入院后完善检查，血常规：WBC 7.8×10^9/L，NEUT% 68%，Hb 51g/L，PLT 521×10^9/L。粪便外观为脓血便，常规见红、白细胞满视野，粪便OB（+）。尿常规阴性。血Alb 19g/L，

余肝肾功能正常。ESR 84mm/h，hs-CRP 23.12mg/L。粪便微生物学检查（包括志贺菌和沙门菌培养、难辨梭菌培养和毒素测定、抗酸染色、真菌涂片、寄生虫检测）均阴性，血 CMV DNA、CMV-IgM 和 CMV-pp65 均阴性。结肠镜：灌肠后循腔进镜 40cm 至降结肠，所见降结肠距肛门 40cm 以远黏膜弥漫性显著充血水肿，可见点状糜烂及纵行溃疡，部分溃疡融合成片。肠腔内较多黏液、脓性分泌物，有自发出血，病变以乙状结肠为著（图 1）。病理：直肠、乙状结肠黏膜显重度急性及慢性炎，部分糜烂，可见隐窝脓肿。

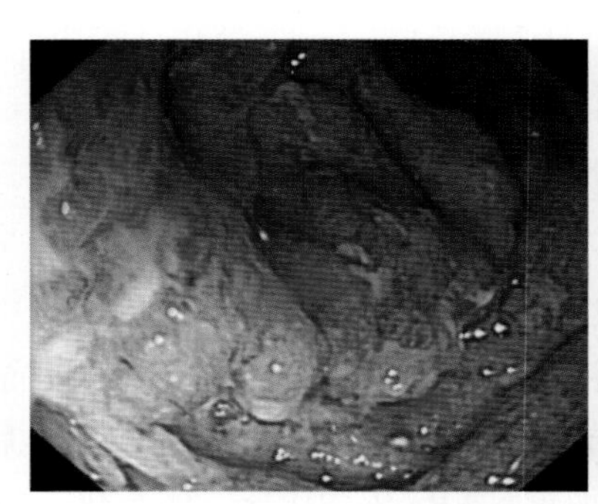
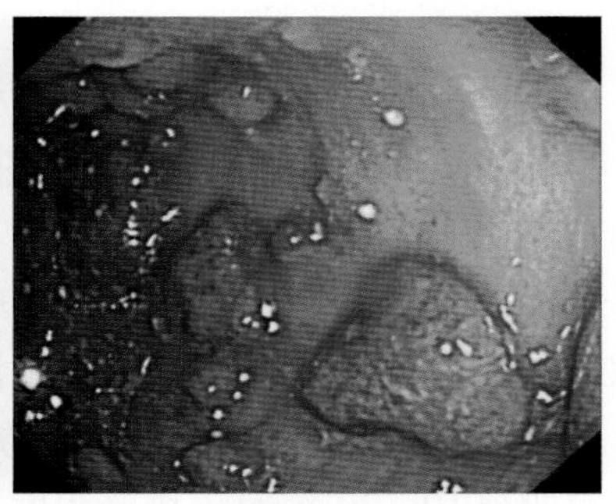

图 1 结肠镜检查（2015 年 7 月 3 日）

难治的结肠炎——多学科团队（MDT）会诊

病例特点：中年女性，病情进展快，病程较短（8 周），结肠镜提示结肠黏膜显著弥漫性充血水肿，伴点状糜烂和纵行溃疡。病理提示重度炎症，可见隐窝脓肿。外院使用抗生素疗效欠佳，给予足量激素（甲泼尼龙）和免疫抑制剂（环孢素）后，症状有所改善，感染和非感染性疾病之间鉴别诊断困难，因此提请 MDT 会诊。

感染内科：患者经过积极抗感染后体温再次反复，目前 PCT、G 试验及 CMV 血清学指标均阴性，细菌、真菌感染可能性不大，但建议完善肠道黏膜病理后明确是否有 CMV 包涵体。

病理科：复习既往多次活检病理，考虑该患者溃疡性结肠炎（UC）诊断明确，同意感染内科意见，虽然外周血 CMV 相关指标均为阴性，亦需完善 CMV 相关病理检查进一步明确。

根据病史、内镜表现和病理特点，该患者可以确诊 UC，给予足量甲泼尼龙+环孢素后症状一度改善，但很快反复并加重，属于难治的病例之一。对于这类难治性 UC 患者，需要注意评估疾病的严重程度、排除基础感染和其他诊断（患者内镜下可以见到较深的溃疡，需要与克罗恩病鉴别）等。有研究认为，UC 患者若起病时存有中重度腹痛、贫血、血小板增多或低白蛋白血症，则对激素治疗反应较差。另外，患者持续高热，应进一步排查 UC 基础上合并感染的可能，除常规筛查的志贺菌、沙门菌、耶尔森菌和阿米巴等，特别需要警惕 CMV 和难辨梭菌感染。在免疫抑制人群中，尤其是重度 UC 的患者中，可出现 CMV 肠炎，且其内镜下可有穿凿样溃疡、不规则溃疡及铺路石样改变，也有部分镜下表现可与CD酷似，诊断需要进一步黏膜活检HE染色及免疫组化染色。该患者虽然CMV DNA、CMV-IgM和CMV-pp65等检查均为阴性，但仍需警惕合并CMV感染可能。此外，难辨梭菌也是需要重点考虑的合并感染。患者病程中使用多种广谱抗生素，且存在其他危险因素包括低白蛋白血症、激素和免疫抑制剂的使用。难辨梭菌毒素特异性极高，但敏感性有限，因此需要多次复查。综上，该患者目前UC基础上合并机会性感染不能完全除外，应进一步筛查常见机会性感染的可能。若后续诊治进一步证实为原发病控制欠佳，应考虑加用静脉环孢素或生物制剂等转换治疗方案，若病情仍有进一步进展，则考虑需要外科手术干预。

遂予患者足量激素（静脉氢化可的松琥珀酸钠）+广谱抗生素（亚胺培南）联合治疗。患者消化道症状改善有限，每日仍有1～2次热峰。10天后复查结肠镜，循腔进镜30cm至乙状结肠，所见乙状结肠距肛门30cm以远黏膜弥漫性显著充血水肿，血管纹理消失，可见点状糜烂及纵行溃疡，有的溃疡融合成片，形成大片黏膜缺失，可见部分新生指状息肉和肠腔狭窄，肠腔内分泌物不多，未见自发出血。直肠可见类圆形多发片状溃疡，直径在0.5～1.0cm之间，覆白苔，边缘锐利，总体病变较上次肠镜呈愈合趋势（图2）。取多处直肠黏膜活检，病理提示：直肠溃疡中心黏膜显重度急性及慢性炎，腺体结构紊乱，伴肉芽组织形成；直肠溃疡边缘黏膜显急性及慢性炎，腺体结构紊乱，可见隐窝脓肿。免疫组化结果显示：CMV（+），原位杂交结果显示：CMV ISH（+）。

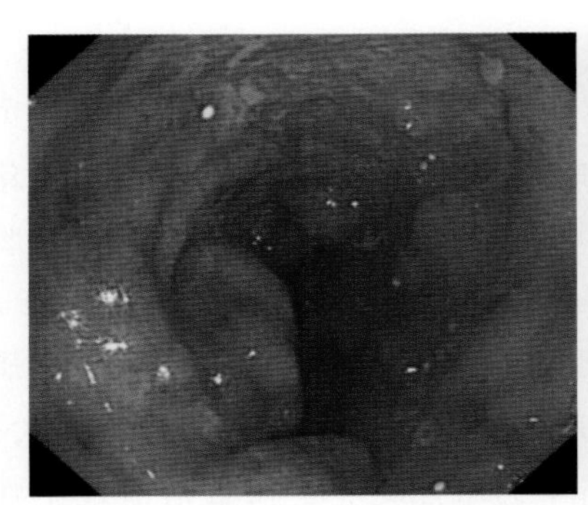
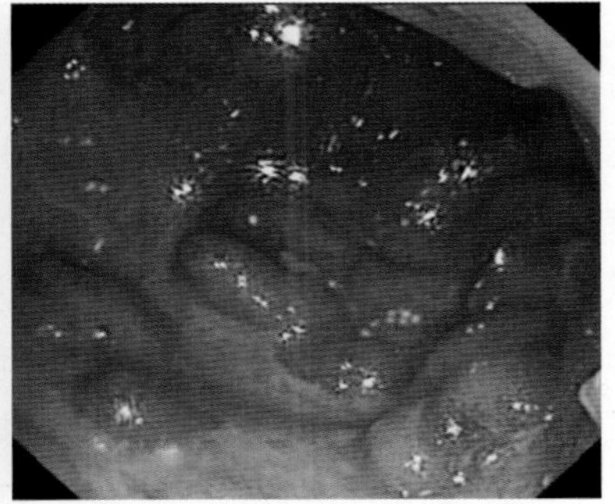

图2　复查结肠镜（2015年7月14日）

至此，患者重度UC合并CMV肠炎诊断明确，加用静脉更昔洛韦抗病毒治疗。原发病方面继续静脉氢化可的松琥珀酸钠治疗，并加快减量，抗生素则逐渐降阶梯使用至停用。患者全身症状及消化道症状逐渐改善。抗病毒治疗满3周后，改口服更昔洛韦维持治疗。1年后（停用激素2个月）患者于我院复查结肠镜：所见回肠末段未见异常。所见升结肠散在白色瘢痕及小息肉，肝曲多发瘢痕形成，管腔变形；横结肠散在多发充血小息肉，息肉间血管纹理尚清；脾曲、降结肠、乙状结肠黏膜多发息肉样隆起，降乙交界距肛门35cm管腔狭窄，多发充血、多形息肉样隆起，息肉旁可见多发新生小血管。直乙交界黏膜片状充血，无明显溃疡。直肠黏膜轻度充血（图 3）。继续美沙拉秦治疗，门诊随诊。

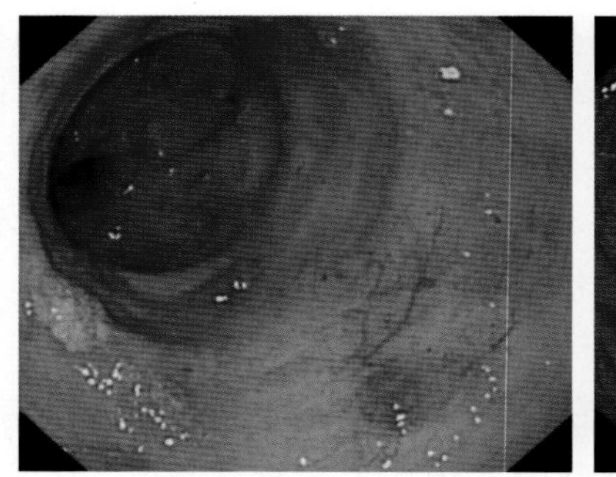
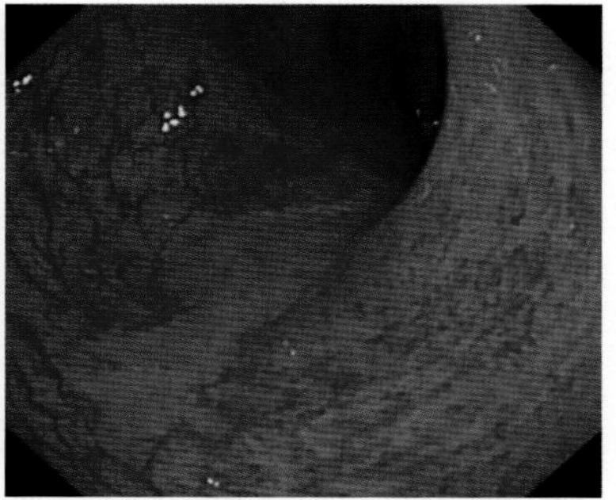

图 3　复查结肠镜（2016 年 6 月 14 日）

最后诊断：溃疡性结肠炎（初发型，广泛结肠型，活动期，重度）
低白蛋白血症
重度贫血
巨细胞病毒性肠炎

【诊疗启迪】

该病例是一例初发且难治的 UC 病例，在这例患者中，我们获得的启示是：①初发 UC 的患者，与急性感染性肠炎常存在相似与交叉的临床表现和内镜特点，诊断时需要充分排除感染，必要时可以考虑经验性抗细菌感染治疗。②该患者按照 UC 治疗后一度对激素有效，其后出现反应欠佳，从临床思维角度应该考虑：诊断是否有误，或 UC 基础上合并机会性感染。因此，对于难治性 UC，并不急于迅速加强原发病治疗，而是首先排查原因。③该患者通过内镜检查提示 CMV 肠炎的可能性，然而外周血 CMV 的检查结果均为阴性，这也是诊断中的难点之一，而最后通过免疫组化得以证实，并给予抗病毒治疗联合原发病治疗，病情得以缓解，证实了内镜形态学的提示价值。

【专家点评】

本病例特点是病程短、进展快，药物治疗效果不佳。该病例让我们学习了 UC 诊治中的两个难点，初发型 UC 的诊治及难治性 UC 的处理思路。我们也认识了 CMV

结肠炎的内镜特点，CMV血清学检查有一定的假阴性率，临床应时刻结合病史、实验室检查、内镜表现和病理染色进行综合判断，识别特征性的内镜表现对于治疗选择至关重要，也是我们需要“学习”并“记住”的。

（柏小寅　撰写　李景南　审校）

参考文献

[1]曹倩，薛猛，雷蒙.234例难治性溃疡性结肠炎患者临床特征及治疗分析[J].中华消化杂志，2011，31(9)：577-581.

[2]Xue M，Chen S，Wang L，et al. Cytomegalovirus：a probable cause of steroid-refractory ulcerative colitis[J]. J Dig Dis，2013，14(4)：160-165.

[3]Yang H，Zhou W，Lv H，et al. The Association Between CMV Viremia or Endoscopic Features and Histopathological Characteristics of CMV Colitis in Patients with Underlying Ulcerative Colitis[J]. Inflamm Bowel Dis，2017，23(5)：814-821.

[4]刘斌.暴发性艰难梭菌结肠炎：危重症领域的新挑战[J].中华危重病急救医学，2017，29(6)：564-567.

[5]中华医学会消化病学分会炎症性肠病学组.炎症性肠病诊断与治疗的共识意见(2018年·北京)[J].中华消化杂志，2018，38(5)：292-311.

[6]中华医学会消化病学分会炎症性肠病学组.炎症性肠病合并机会性感染专家共识意见[J].中国实用内科杂志，2017，37(4)：303-316.

[7]吴东，李玥，王莉瑛，等.重度溃疡性结肠炎合并机会性感染的临床特点分析[J].中国实用内科杂志，2016，36(6)：482-484.

病例95　反复腹痛、黏液脓血便——UC合并机会性感染的非药物治疗选择

患者，男性，63岁，因“反复黏液脓血便6年，加重4月余”入院。

患者于2013年3月进食辛辣食物后出现排便次数增加，黄软便2次/日，伴手纸带血，在当地行结肠镜检查提示“溃疡性直肠炎”，予美沙拉秦栓置肛治疗，排便次数减至1次/日，偶有便血及黏液。2014年3月、2015年3月复查结肠镜未见明显异常。2016年3月便血次数增多，约20次/日，为黏液脓血便，伴发热，Tmax 39.1℃，诊断为“溃疡性结肠炎（UC），全结肠型，重度，活动期”，予全肠外营养、美沙拉秦、厄他培南及泼尼松治疗后患者症状缓解，排便1～2次/日，为糊状便，血量减少，无腹痛、发热。2017年1月复查结肠镜示UC（Mayo评分0分）。

2017年4月泼尼松减至17.5mg qd，患者再次出现血便，为成形暗红色黏液血便。结肠镜：盲肠及升结肠起始部多发炎性息肉及瘢痕，升结肠中段至横结肠脾曲可见黏膜连续性

病变，轻度水肿，距肛门 20cm 以远可见弥漫性黏膜病变，地图样浅溃疡、糜烂，考虑 UC（E3，Mayo 评分 3 分），直肠尤著（图 1）。病理：（直肠）可见隐窝炎及病毒包涵体，免疫组化：CMV（+），粪便难辨梭菌毒素阳性，诊断为 UC 合并巨细胞病毒及难辨梭菌感染，予更昔洛韦抗感染，甲硝唑 0.4g bid 口服×7 天→万古霉素 500mg qid 口服抗难辨梭菌治疗，泼尼松减至 7.5mg qd。患者治疗后复查抗 CMV 抗体、CMV DNA、难辨梭菌培养均（-），仍有黄色糊状便 5～6 次/日，偶有点状鲜血黏液，较前减少，里急后重减轻。

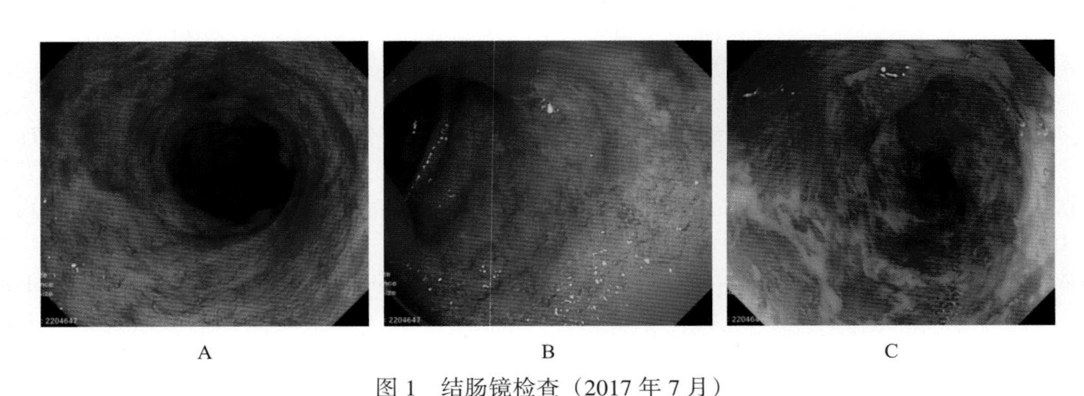

A　　　　B　　　　C

图 1　结肠镜检查（2017 年 7 月）

A. 降结肠黏膜充血，血管纹理模糊；B. 乙状结肠黏膜充血，血管纹理模糊；C. 直肠黏膜充血，可见大量假膜性改变

2017 年 9 月患者泼尼松减量为 5mg qod 后腹泻逐渐加重，10 余次/日，排黏液脓血便（血占 70%～80%），伴里急后重、肛周不适。全身出现米粒大小散在皮疹（以四肢、背部为主），伴瘙痒；晨起出现全身关节胀痛，NRS 9 分，伴肌肉酸胀、乏力。2017 年 11 月第 3 次入住我科：查粪便难辨梭菌毒素：（+）×2 次；诊断为重度 UC 合并难辨梭菌感染。因患者 UC 重度活动、年龄大，反复合并感染，基本外科评估患者可行腹腔镜下全结直肠切除+回肠储袋肛管吻合术（RP+IPAA）治疗原发病，患者拒绝，要求内科保守治疗，予万古霉素（稳可信）125mg qid 口服×3 周→（12 月 7 日）减量至 125mg bid 口服。12 月 15 日停用泼尼松，口服美沙拉秦维持。病情好转，黄色糊状便 7 次/日→1 次/日。

2018 年 10 月患者情绪波动后再次出现黏液脓血便，10 余次/日，里急后重明显，外院住院，查血常规：WBC 6.80×10^9/L，RBC 3.98×10^{12}/L，Hb 116g/L，hs-CRP 36.4mg/L，ESR 20mm/h，EBV DNA（+），美沙拉秦口服，左氧氟沙星+甲硝唑+更昔洛韦应用 6 天抗感染，症状较前缓解，排便 6～8 次/日。2018 年 12 月无诱因再次出现症状加重，排便 15～16 次/日，为黏液脓血便，含血量 80%～90%，里急后重明显，伴左腹部不适，进食或进水后明显，无发热、腹胀、恶心、呕吐等不适，后全身新发米粒大小散在皮疹（四肢、背部为著），累及范围较前扩大，瘙痒明显；晨起出现四肢关节胀痛，NRS 9 分，无关节红肿，活动后可好转。患者自行口服美沙拉秦 1g bid、左氧氟沙星（可乐必妥）0.1g qd 共 20 天，症状无缓解。

入院前每日排便次数 20 次以上，为脓血、鲜血便，腹部不适、里急后重感同前，无发热、寒战，为求进一步治疗第 4 次收入我科。入院前 4 个月体重下降约 5kg。

体格检查：全身可见米粒大小粉红色及暗红色皮疹，新旧交替，以四肢及背部为著，前胸少见，瘙痒感明显。心肺腹查体无殊。肠鸣音 3 次/分，双下肢无水肿。

入院诊断：溃疡性结肠炎（慢性复发型，广泛结肠型，活动期，重度）

入院后完善相关检查，粪便常规：WBC 3～5/HPF，RBC 10～15/HPF，OB（+）；血常规+RET、肝肾功能：大致正常；hs-CRP 7.84mg/L，ESR 9mm/h；粪便细菌培养、药敏试验+真菌涂片+难辨梭菌培养+难辨梭菌毒素测定+寄生虫及幼虫鉴定：（–）；CMV DNA、EBV DNA、CMV-IgM（–），EBV-IgM/VCA：（–）；肥达试验、外斐反应：（–）；T-SPOT.TB（血）：（A）24SFC/10^6MC，（B）44SFC/10^6MC；炎症性肠病抗体谱（3 项）：（–）；RF（–）；ANA 3 项：ANA（+），高尔基体 1：80，余（–）；ANCA 3 项：（–）；经腹肠道超声：降结肠、乙状结肠肠壁增厚，较 2017 年 1 月 5 日加重。肠系膜血管超声：未见明显异常。小肠 CT 成像：升结肠、横结肠病变，较以往减轻、范围缩小；余降结肠、乙状结肠、直肠肠壁增厚毛糙，大致同前。胸部 CT 平扫+增强：陈旧肺结核改变，伴右肺新发索条影。超声心动图：心脏结构与功能未见明显异常。骨密度：骨量减少。

2019 年 4 月 8 日结肠镜：盲肠及升结肠起始部可见黏膜多发炎性息肉及瘢痕，升结肠至横结肠中段可见黏膜连续性病变，多发炎性息肉、瘢痕及黏膜桥形成，黏膜弥漫充血、水肿，可见多发糜烂，血管纹理欠清，结肠袋消失，横结肠中段至降结肠黏膜尚光滑，半月襞完整，血管纹理清。距肛门 35cm 以远降结肠、乙状结肠、直肠可见弥漫性黏膜病变，表现为地图样溃疡、糜烂，有自发出血，散在炎性息肉，血管纹理消失（图 2）。诊断：UC（E3，Mayo 评分 3 分）。病理：（乙状结肠、直肠）炎性渗出物及结肠黏膜显急性及慢性炎，伴多量浆细胞、淋巴细胞浸润，肉芽组织形成，隐窝结构紊乱，可见隐窝炎及隐窝脓肿；免疫组化显示（直肠）黏膜固有层个别 CMV 包涵体。原位杂交结果：EBER ISH（–）；特染结果：抗酸染色（–）；免疫组化结果：CMV（+）。

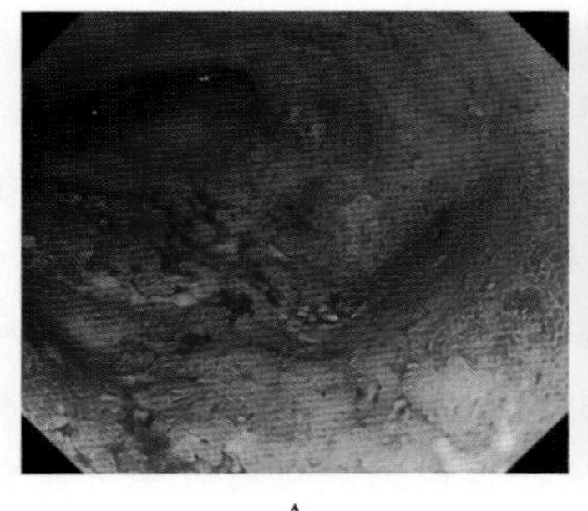

A　　　B

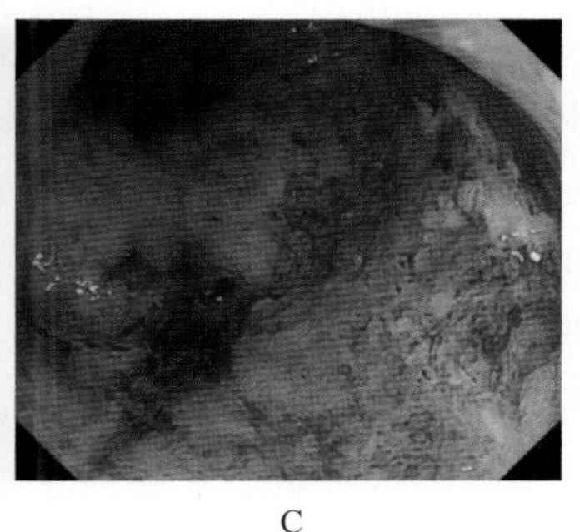

C

图 2　结肠镜检查（2019 年 4 月）

A. 降结肠；B. 乙状结肠；C. 直肠

治疗方面，患者入院后考虑病情重度活动并合并 CMV 肠炎，予全肠外营养支持，更昔洛韦（250mg q12h 静脉注射×2 周→250mg qd 静脉注射×1 周→1g tid 口服）及经验性甲硝唑口服抗感染治疗，口服美沙拉秦 1g qid，患者排便情况较前好转，黏液脓血便，3 ~ 4 次/日，便量 600 ~ 800ml，含血量 50% ~ 60%，里急后重、下腹部不适及关节痛较前减轻。4 月 10 日患者出现一过性发热，Tmax 38.3℃，考虑细菌感染可能性大，将抗生素治疗方案改为头孢他啶（凯复定）+甲硝唑静脉输注 7 天，此后患者体温持续正常。

UC是否能够诊断，本次病情活动的原因和治疗策略是什么

病例特点：老年男性，慢性病程，以腹痛、黏液脓血便为主要症状，其影像学特点、内镜下表现、病理均符合 UC 的典型临床表现，且美沙拉秦及激素治疗有效，诊断 UC 明确。

为期 6 年的病史根据病情轻重，可分为两个阶段。第一阶段：前 3 年，病变局限于直肠，局部栓剂治疗有效，病情较轻微，治疗欠规律；第二阶段：后 3 年，反复多次重度活动，症状逐渐加重，发作间期缩短，肠道受累愈发广泛、内镜下活动评分越来越高，对于药物的治疗反应更是越来越差。病情加重的原因考虑如下。①激素依赖：患者有 2 次发作出现在激素减量过程中，需要考虑激素依赖，但是并非每次发作均与激素减量相关，因此还要考虑其他原因。②合并感染：患者多次出现高热，检查发现难辨梭菌、CMV、EBV 等多重感染证据，针对相关病原体的治疗后病情明显改善，因此合并感染诊断明确。

上述病原体均属于机会性感染，多见于免疫力低下患者，与患者高龄、长期使用激素和疾病迁延不愈有直接关系。其中，最明确导致患者此次复发的是 CMV。患者以往在肠道黏膜发现过大量 CMV 包涵体。此次尽管血 CMV DNA 为阴性，但患者肠道多发地图样溃疡、肠黏膜病理再次发现大量包涵体，抗病毒治疗后病情有部分缓解，因此 CMV 结肠炎诊断明确。

针对此患者治疗，改善原发病和控制机会性感染同等重要，又相互矛盾。目前患者下一步治疗有三个选择：①先控制机会性感染，之后加强控制原发病治疗，增加免疫抑制剂和/或生物制剂。②手术治疗，患者病程较长，年龄大，给予免疫抑制剂或生物制剂存在机会性感染再激活或肿瘤等风险。③非药物治疗，包括粪菌移植和选择性白细胞吸附治疗。患者目前正处于机会性感染中，粪菌移植属相对禁忌。根据 2018 年《炎症性肠病诊断和治疗的共识意见》，对于轻中度 UC 合并机会性感染者可考虑选择性白细胞吸附治疗，既有利于控制机会性感染，也有利于原发病治疗。有研究揭示了选择性白细胞吸附疗法可能有助于改善 UC 伴有 CMV 再激活患者的病情，降低手术率。Takumi Fukuchi 的随机对照研究发现，73.3%的 CMV 阳性的 UC 患者在完成每周两次的选择性白细胞吸附治疗后可达到临床

缓解，且CMV消失，因此在本例中是可以尝试的治疗手段。

与患者及其家属沟通后，患者接受选择性白细胞吸附治疗。患者分别于4月12日、4月16日、4月19日、4月23日、4月26日行第1~5次选择性白细胞吸附治疗，过程顺利，无不良反应。患者排便情况较前明显好转，黄褐色成形软便1次/日，无肉眼血便。5月5日复查结肠镜：较上次有明显缓解（图3）。诊断：UC合并CMV感染（Mayo评分2分）。患者出院，消化内科门诊随诊。出院后随访，患者口服美沙拉秦维持用药，一般情况可，大便1次/日，黄褐色成形软便，无肉眼血便，无腹痛、腹胀等不适，无发热。

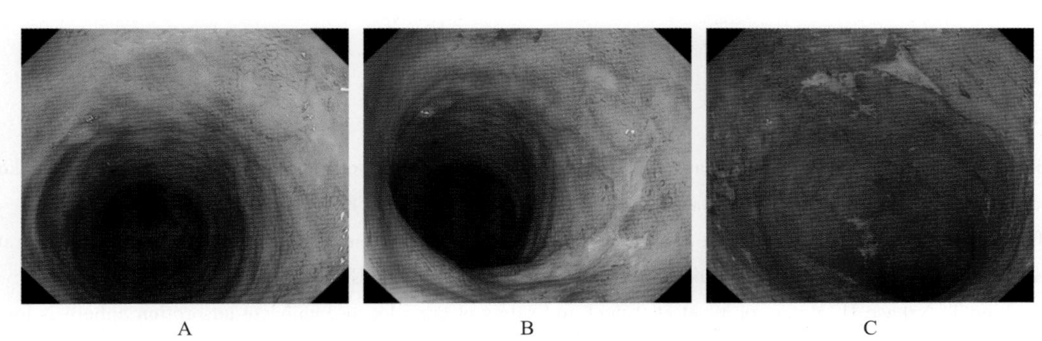
A　B　C

图3　结肠镜检查（2019年5月5日，选择性白细胞吸附治疗后）

A. 降结肠；B. 乙状结肠；C. 直肠

最后诊断：溃疡性结肠炎（慢性复发型，广泛结肠型，活动期，轻度）

选择性白细胞吸附治疗后

巨细胞病毒性肠炎

【诊疗启迪】

本例患者诊断较为明确，UC病程有6年，启迪和经验教训如下：①患者服药依从性差，导致病情反复，最终难以控制。②患者几次疾病反复是在激素减量过程中，符合激素依赖，但未能给予免疫抑制剂或生物制剂维持疾病缓解，导致病情反复，并出现多种机会性感染。③CMV结肠炎治疗需要足量和足疗程，否则易于反复。④老年炎症性肠病患者病情较重时，治疗手段选择较为困难，要掌握“适度”“酌情”“温和”的原则。最终该患者选择选择性白细胞吸附治疗获得较好的疗效，这也为临床医生在难治性UC特别是合并机会性感染的患者，多提供了一个选择的方法。

【专家点评】

该病例有一定代表意义：合并多重感染可导致难治性UC。其中合并CMV的再激活是UC复发、激素抵抗最常见的原因。本例在众多的治疗手段中，选择了选择性白细胞吸附治疗，根据个体的具体疾病状态，选择最合适的治疗永远是治疗的第一原则。

（赖雅敏　撰写　杨　红　审校）

参考文献

[1]Shiraki M, Yamamoto T. Steroid-sparing strategies in the management of ulcerative colitis: efficacy of leukocytapheresis[J]. World Journal of Gastroenterology, 2012, 18(41): 5833-5838.

[2]Travis S P, Schnell D, Krzeski P, et al. Developing an instrument to assess the endoscopic severity of ulcerative colitis: the Ulcerative Colitis Endoscopic Index of Severity(UCEIS)[J]. Gut, 2012, 61(4): 535-542.

[3]Yoshino T, Nakase H, Matsuura M, et al. Effect and safety of granulocyte-monocyte adsorption apheresis for patients with ulcerative colitis positive for cytomegalovirus in comparison with immunosuppressants[J]. Digestion, 2011, 84(1): 3-9.

[4]Sawada K, Ohnishi K, Fukunaga K, et al. Granulocyte and monocyte adsorptive apheresis for patients with chronic hepatitis C virus infection: a report on six cases with high plasma viremia[J]. Ther Apher Dial, 2003, 7(6): 547-553.

[5]Tomomasa T, Tajiri H, Kagimoto S, et al. Leukocytapheresis in pediatric patients with ulcerative colitis[J]. J Pediatr Gastroenterol Nutr, 2011, 53(1): 34-39.

[6]Ujihara M, Ando T, Ishiguro K, et al. Importance of appropriate pharmaceutical management in pregnant women with ulcerative colitis[J]. BMC Res Notes, 2013, 25, 6: 210.

[7]Takahashi H, Sugawara K, Sugimura M, et al. Flare up of ulcerative colitis during pregnancy treated by adsorptive granulocyte and monocyte apheresis: therapeutic outcomes in three pregnant patients[J]. Arch Gynecol Obstet, 2013, 288(2): 341-347.

[8]Fukuchi T, Nakase H, Matsuura M, et al. Effect of intensive granulocyte and monocyte adsorptive apheresis in patients with ulcerative colitis positive for cytomegalovirus[J]. Journal of Crohn's & Colitis, 2013, 7(10): 803-811.

病例96　沙利度胺治疗UC是否有效

患者，男性，43岁，因“反复黏液脓血便15年”入院。

患者于1998年劳累后出现黏液脓血便，于当地诊断为溃疡性结肠炎（UC），予对症治疗。2002 年起服用激素治疗，逐渐减量至 10mg/d 长期用药，期间每日排成形便 1 ~ 2 次，无黏液脓血便。2008 年在激素长期服用的期望维持治疗过程中出现症状复发，患者自行停用激素。后于我院行结肠镜检查诊断为 UC（左半结肠型，活动期），予口服美沙拉秦 4g/d 及激素灌肠治疗，症状缓解。2009 ~ 2012 年患者以美沙拉秦 3 ~ 4g/d 维持治疗，但多次出现病情复发。期间曾尝试加用硫唑嘌呤 50mg/d，但用药 1 个月后出现骨髓抑制，遂停用。2012 年底患者无诱因再次出现黏液脓血便加重，排便 5 ~ 6 次/日，于我院查结肠镜诊断为 UC（左半结肠型，活动期，Mayo 评分 3 分）。于 2013 年为进一步诊治收入我院。

既往史、个人史及家族史：无特殊。

入院诊断：溃疡性结肠炎（慢性复发型，左半结肠型，活动期，中度）

入院后经全面评估排除感染性疾病，考虑为 UC 病情活动，予泼尼松 40mg/d 治疗。激素治疗后患者便次减至 1 ~ 2 次/日，无黏液脓血。但减量至 15mg/d 时症状再次复发，遂加用甲氨蝶呤（MTX）15 ~ 20mg qw 肌内注射治疗，用药期间患者排便次数减少，但仍间断有少量脓血。用药近 1 年复查结肠镜：横结肠中段至降结肠黏膜弥漫性充血、水肿、糜烂及浅溃疡形成，乙状结肠及直肠血管纹理模糊，可见多发溃疡瘢痕，诊断 UC（E3，活动期，Mayo 评分 3 分）。

难治性UC的治疗方案

病例特点：中年男性，明确诊断 UC，病程 17 年，起病时治疗不规律、不规范。结合患者目前的临床症状、内镜表现和医生总体评价，采用改良 Mayo 评估系统评估该患者疾病的活动性为中度活动。结合患者的用药史及近 2 年规范用药后的疗效评估，判断该患者存在以下情况：①美沙拉秦诱导及维持缓解无效。②激素诱导缓解有效，但存在激素依赖。③硫唑嘌呤因导致骨髓移植，存在使用禁忌。④MTX 维持缓解无效。综合评估属于难治性 UC。

对于难治性 UC，可选择的治疗方案包括：硫唑嘌呤、生物制剂及手术治疗。本例患者在服用低剂量硫唑嘌呤 1 个月时即出现骨髓抑制，因此不宜再尝试应用。生物制剂包括 TNF-α 抑制剂及维多珠单抗等，国内外研究已经肯定其疗效，但因为费用昂贵，限制了其在我国广泛应用。关于 MTX 对激素依赖性 UC 的诱导和维持缓解作用，欧洲做过一项多中心双盲、安慰剂对照研究，结果显示 MTX 诱导缓解的作用并不优于安慰剂。但该患者由于没有其他药物可替换选择，根据国内小样本研究显示，MTX 对我国疾病人群尚有一定疗效，故本例患者接受 MTX 治疗，其后临床症状有所改善，但结肠镜下表现仍提示病情活动。

UC 的外科手术绝对指征：大出血、肠穿孔、癌变及高度疑为癌变。相对指征：①积极内科治疗无效的重度UC，合并中毒性巨结肠内科治疗无效者宜更早行外科干预。②内科治疗疗效不佳和/或药物不良反应已严重影响生活质量者，可考虑外科手术。本例患者病程长，内科治疗药物疗效欠佳，具备手术治疗的相对指征。

向患者交代病情及进一步治疗方案，患者由于经济条件限制，不考虑应用 TNF-α 抑制剂，亦拒绝手术治疗。遂在 MTX 15mg qw 肌内注射的基础上，加用沙利度胺 25mg bid，逐渐加量至 100mg/d。2 个月后停用 MTX，以沙利度胺 100mg/d 及美沙拉秦 3～4g/d 维持治疗。治疗期间患者便次减至 1 次/1～2 日，粪便干燥、无黏液脓血，排便困难时便纸上可见少量鲜血；有轻微左侧手足麻木症状。给予乳果糖对症润肠通便及弥可保营养神经治疗。期间监测血常规：Hb 127g/L→155g/L，WBC 及 PLT 正常；肝肾功能正常；hs-CRP 7.67mg/L→0.59mg/L。加用沙利度胺后 14 个月复查结肠镜：全结肠多发白色瘢痕，未见溃疡及糜烂。诊断 UC（缓解期，Mayo 评分 0～1 分）。

因患者便秘症状在对症服用乳果糖或者聚乙二醇 4000 后仍改善不明显，遂将沙利度胺剂量于用药 18 个月后减量至 25mg tid，用药 26 个月后减量至 50mg qn 维持至今。用药 30 个月时复查结肠镜：降结肠以下偶见白色瘢痕样改变，诊断 UC（缓解期，Mayo 评分 0 分）。

沙利度胺对难治性UC的治疗作用

研究显示，沙利度胺具有抗 TNF-α、免疫调节和抗血管生成的作用，已成功用于多种自身免疫病的治疗，包括克罗恩病、白塞病、类风湿关节炎等。但沙利度胺对 UC 的治疗作用，国内外仅有很少数病例报道，其结果显示，沙利度胺对儿童和青少年的难治性 UC 具有一定的诱导和维持缓解作用。但沙利度胺在成人难治性 UC 患者中的研究甚少。

本例患者为激素依赖性难治性 UC 患者，目前疾病处于中度活动期，现有的治疗方案或失败，或由于副作用禁忌使用，或由于条件所限无法使用。沙利度胺由于其作用机制及对其他自身免疫病和克罗恩病的疗效，加之价格便宜、服用方便，可作为该患者的备选药物。事实证明，沙利度胺对该患者起到了诱导和维持缓解的作用，且实现了黏膜愈合。

近期北京协和医院对收治的接受沙利度胺治疗的所有成人 UC 患者进行了回顾性分析，结果显示：11 例难治性 UC 患者中，2 例为重度活动，3 例为中度活动，5 例为轻度活动，1 例为缓解期。10 例活动期患者经沙利度胺治疗后，5 例临床缓解，1 例临床有效，3 例无效，1 例因不良反应停药。因此，沙利度胺对难治性 UC 的总体诱导缓解率为 60.0%（6/10）。7 例缓解期的患者中（6 例为沙利度胺诱导缓解，1 例为前期其他方案诱导缓解），除 1 例失访、1 例维持缓解失败，其余 5 例均能维持缓解，且内镜评估均达到黏膜愈合。因此，沙利度胺对难治性 UC 的维持缓解率和黏膜愈合率均为 83.3%（5/6）。8 例患者出现不良反应，包括手足麻木、便秘、嗜睡、头晕、皮疹、肝功能异常及多汗。除 1 例患者因无法耐受嗜睡和头晕症状而停药，其他患者均可维持用药。综上所述，沙利度胺对难治性 UC 具有一定疗效，可用于诱导和维持临床缓解和黏膜愈合，但治疗时应密切监测和随访不良反应。

关于沙利度胺的治疗剂量，国内外尚未形成共识意见。上述回顾性研究中获得临床缓解的患者，沙利度胺的服用剂量为100～200mg/d，对于沙利度胺无效的患者服用剂量为50～100mg/d，提示沙利度胺对UC的治疗作用可能存在一定的量效关系。但是由于本研究为回顾性研究，且病例数较少，尚需进一步研究证实。

本例难治性UC患者，经沙利度胺治疗后获得了临床缓解和黏膜愈合。用药过程中虽有不良反应（便秘和周围神经病变），但对症治疗后可耐受。目前仍在规律服用沙利度胺。

最后诊断：溃疡性结肠炎（慢性复发型，左半结肠型，活动期，中度）

【诊疗启迪】

本病例是难治性UC患者，给我们启示如下：①治疗用药不规律会影响患者整体病程中的疗效，易于促进病程进展。②激素不能达到维持缓解治疗的目的，该患者一直应用小剂量激素6年，但并未能达到有效维持缓解的目的。③难治性UC治疗方案的选择较少，沙利度胺可作为其中一个药物选择。

【专家点评】

难治性UC在临床上并不少见，但如何进行有效的转换治疗，是临床亟待解决的问题。出现激素无效/依赖时常规可选择的治疗方案包括：硫唑嘌呤、TNF-α抑制剂、维多珠单抗等新型生物制剂，以及手术治疗。若上述药物无效或者无条件应用，选择较为困难。MTX在克罗恩病中的应用得到研究验证，在UC中的疗效尚未得到公认。通过本病例，我们了解到可尝试应用沙利度胺，但治疗过程中应密切监测药物不良反应。2018年北京《炎症性肠病诊断和治疗的共识意见》中提出：沙利度胺适用于难治性UC治疗，但由于国内外均为小样本临床研究，故不作为首选治疗药物。

（舒慧君　撰写　钱家鸣　审校）

参考文献

[1]Harbord M, Eliakim R, Bettenworth D, et al. Third European Evidence-based Consensus on Diagnosis and Management of Ulcerative Colitis. Part 2: Current Management[J]. J Crohns Colitis, 2017, 11(7): 769-784.

[2]中华医学会消化病学分会炎症性肠病学组.炎症性肠病诊断与治疗的共识意见(2018年·北京)[J].中华炎性肠病杂志,2018,2(3):173-190.

[3]Carbonnel F, Colombel JF, Filippi J, et al. Methotrexate is not superior to placebo for inducing steroid-free remis-

sion, but induces steroid-free clinical remission in a larger proportion of patients with ulcerative colitis[J]. Gastroenterology, 2016, 150(2): 380-388.e4.

[4]舒慧君，杨红，王征，等. 沙利度胺治疗成人难治性溃疡性结肠炎11例疗效分析[J]. 中国实用内科杂志，2018，38(3)：223-226.

病例97　腹泻、脓血便——老年UC的治疗

患者，男性，70岁，因“腹泻、黏液脓血便40天”入院。

患者于2013年11月初出现腹泻，为黏液脓血便，4～6次/日，伴里急后重，无腹痛、发热。2013年12月初就诊于当地医院，血常规：WBC 13.6×10^9/L，NEUT% 71.5%，Hb 126g/L，PLT 181×10^9/L；粪便常规：RBC 1～2/HPF，WBC>5/HPF，OB（+）；hs-CRP 36mg/L。胃镜：非萎缩性胃炎。结肠镜：全结直肠黏膜充血水肿、糜烂，部分覆白苔，部分呈铺路石样改变；病理：（结肠）黏膜急性及慢性炎，个别腺腔内见小脓肿。考虑炎症性肠病可能，予阿莫西林/克拉维酸钾静脉滴注，柳氮磺吡啶1g tid及地衣芽胞杆菌（整肠生）口服，症状无减轻。2013年12月9日就诊于我院消化内科，完善相关检查，血常规：WBC 8.11×10^9/L，Hb 136g/L，PLT 303×10^9/L。粪便常规：WBC满视野/HPF，RBC大量/HPF，OB（+）。肝肾功能：Alb 34g/L，PA 94mg/L，余未见异常。ESR 44mm/h，hs-CRP 64.18mg/L。炎症性肠病相关抗体谱：ASCA-IgA 59RU/ml，IF-ANCA（+）P1∶20。CEA 10.55ng/ml，AFP、CA19-9、CA242、CA72-4、CA15-3、PSA均阴性。将柳氮磺吡啶换为美沙拉秦口服。

既往史、婚育史、家族史：无特殊。

体格检查：T 36.8℃，P 90次/分，RR 18次/分，BP 107/78mmHg。BMI 24.1kg/m²。浅表淋巴结未及肿大。心肺查体无特殊。腹平软，无压痛，肝脾肋下未触及，全腹未触及异常包块，移动性浊音（-），肠鸣音正常，双下肢无水肿。直肠指检可见外痔，肛周无触痛，退指无血染。

入院诊断：腹泻、脓血便原因待查

腹泻、脓血便、CEA增高的鉴别诊断思路

病例特点：老年男性，亚急性病程，临床主要表现为腹泻、脓血便，辅助检查提示粪便中大量红、白细胞，炎症指标升高，ASCA及ANCA阳性，CEA增高，外院结肠镜提示全结直肠黏膜水肿、糜烂。需考虑的鉴别诊断如下。

1. 肠源性感染　患者病程较短，起病较急，需首先除外肠道感染导致结肠弥漫炎性改变。常见病原体包括伤寒沙门菌、志贺菌、空肠弯曲菌、小肠结肠炎耶尔森菌、CMV、难

辨梭菌。入院后应进一步筛查粪便病原体并进行血清学检查除外。但肠道感染不好解释ASCA和CEA阳性，需要进一步检查。

2. 炎症性肠病　患者脓血便症状突出，结肠镜显示结直肠连续病变，p-ANCA（+），应首先考虑溃疡性结肠炎（UC）可能。然而该患者发病年龄并非UC发病的高峰（60～70岁发病者约占10%），且给予该患者5-氨基水杨酸制剂疗效欠佳，CEA增高，因此诊断上需再复查结肠镜、重复活检，同时完善小肠CT成像评估有无小肠病变。

3. 缺血性结肠炎　老年人是缺血性结肠炎好发人群，且缺血性结肠炎合并肠道感染亦可出现黏液脓血便表现，同时结肠镜下也可以表现为充血、水肿、糜烂。缺血性结肠炎病变部位多位于降结肠和/或乙状结肠（结肠动脉血供的交界区域），直肠受累少见，病变与正常肠道黏膜分界清楚。特征性病理表现为血管闭塞和血管内血栓形成。本病例内镜表现和病理表现不符合缺血性结肠炎的表现。

4. 肿瘤　患者结肠镜所见不符合典型结肠癌表现，其他肿瘤也暂无证据支持，但患者CEA轻度升高，且为老年男性，仍需谨慎排除其他部位恶性肿瘤，外院已查胃镜阴性，必要时可完善PET-CT等筛查。

患者入院后症状加重，发热、体温最高38.5℃，排脓血便10余次/日，便前有左下腹痉挛性疼痛，便后缓解。完善检查：感染方面：PCT、G试验均正常范围；T-SPOT.TB、PPD试验、EBV、CMV均阴性。粪便查寄生虫、细菌涂片、难辨梭菌毒素测定/培养、抗酸染色均阴性。免疫指标：免疫球蛋白及补体定量正常；ANA（–）；复查p-ANCA（+）1∶40。胸部正侧位：示两肺纹理增粗；小肠CT成像：结直肠肠壁弥漫性增厚、毛糙伴强化，炎症性肠病可能；PET-CT：升结肠至直肠管壁普遍增厚，代谢明显增高，考虑炎性病变可能性大。结肠镜：结肠及直肠黏膜充血水肿，血管紊乱消失，结肠呈铅管样，结肠袋消失，横结肠及降结肠黏膜渗出明显，有假息肉形成，可见散在不规则溃疡，覆白苔（图1）；病理：（降结肠）结肠黏膜显急性及慢性炎，可见隐窝脓肿，免疫组化结果CMV（–）。

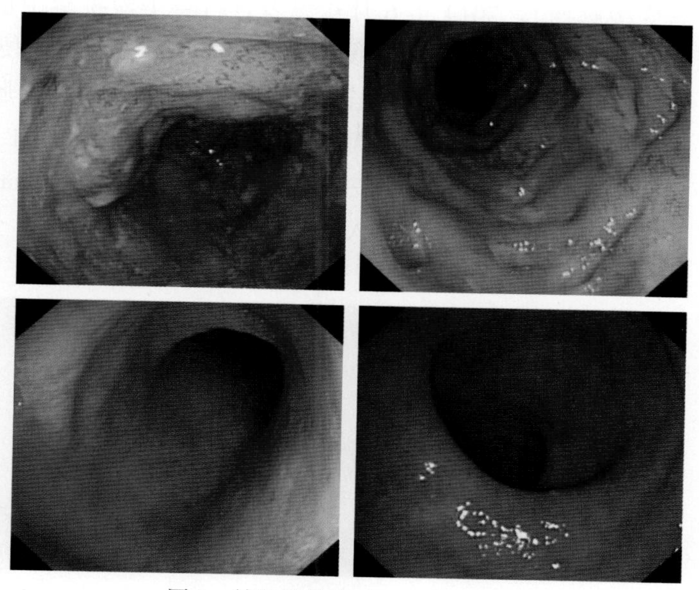

图1　结肠镜检查（2013年12月）

综合目前资料，考虑溃疡性结肠炎（初发型，广泛型，活动期，重度）诊断基本明确，无明确机会性感染（难辨梭菌、CMV 等）证据。

老年UC患者治疗方案的选择

国外报道称 10%～15% 的 UC 患者发病年龄>60 岁，国内尚缺乏关于老年人群 UC 流行病学的资料。国内研究发现，老年 UC 患者病变分布以直肠、直乙结肠、左半结肠受累为主（45/51，88.2%），全结肠型较少见；但国外研究中全结肠受累者仍不在少数（111/243，45.9%）。本例患者按改良 Truelove-Witts 标准分级应为重度活动，按我国 2012 年《炎症性肠病诊断和治疗的共识意见》，应予静脉足量激素治疗。足量激素治疗过程中应密切观察病情变化，若 5～7 天后病情无好转，应考虑转换治疗（环孢素或手术治疗）。国外报道仅 40% 的老年重症 UC 患者对足量激素治疗反应较好，治疗失败者使用环孢素治疗仍有 70% 患者短期内有一定效果，但长期疗效相对有限；最终近 30% 患者接受手术治疗。老年人群使用环孢素，应尤其注意其高血压、肾损伤等副作用，对合并症多或高龄者（尤其年龄>80 岁）应慎用。

诊断明确后，患者在应用足量美沙拉秦的基础上加用氢化可的松琥珀酸钠 300mg qd 静脉滴注，同时予益生菌调整肠道菌群。在静脉激素应用约 7 天后体温正常，便次减少至 1～2 次/日，为稀糊便或成形便。后激素改为足量泼尼松（60mg qd）口服，病情稳定出院。出院后激素规律减量（至 2014 年 5 月减停），仍服用美沙拉秦，无明显腹痛、腹泻症状。2014 年 4 月 25 日于我院复查结肠镜：盲肠、升结肠、横结肠、右半结肠、降乙交界处黏膜呈瘢痕样改变，可见多发假息肉样隆起（图 2）。内镜诊断：UC（治疗后，病变缓解期）。2014 年 6 月初患者自行将美沙拉秦用量减至 1g bid。2014 年 6 月中旬再次出现脐周对称性绞痛，腹泻 10 余次/日，黏液脓血便，伴里急后重，无发热。2014 年 7 月 21 日于复查结肠镜：全结肠黏膜充血、糜烂，结肠袋消失，血管纹理模糊，部分肠段可见假息肉。结直肠黏膜接触易出血，无自发出血（图 3）。内镜诊断：UC（全结肠型，Mayo 评分 2 分）。我院门诊将泼尼松用量增至 60mg qd，美沙拉秦用量增至 1g qid 后便次略有减少，再次收治入院。

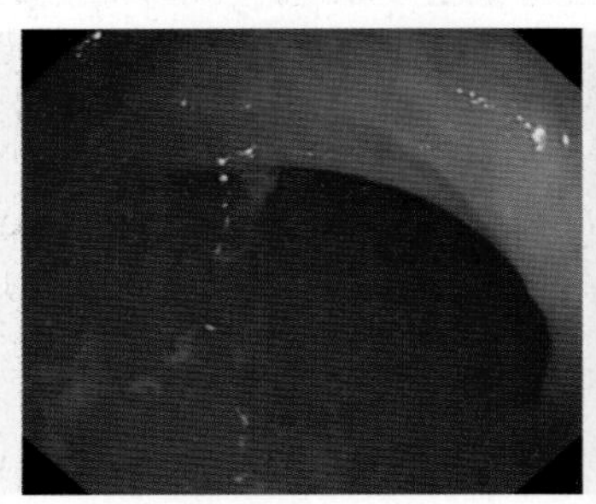
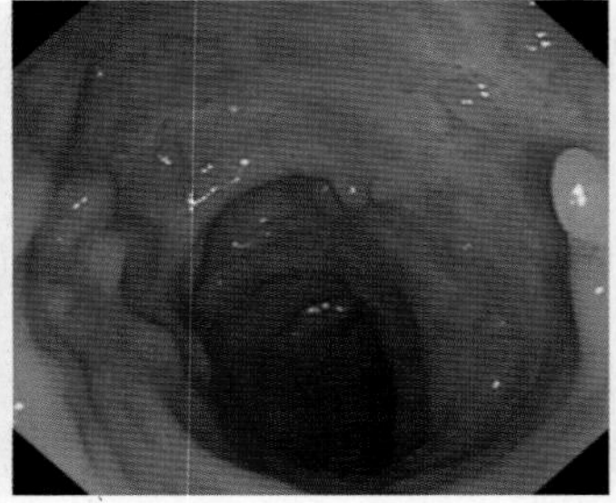
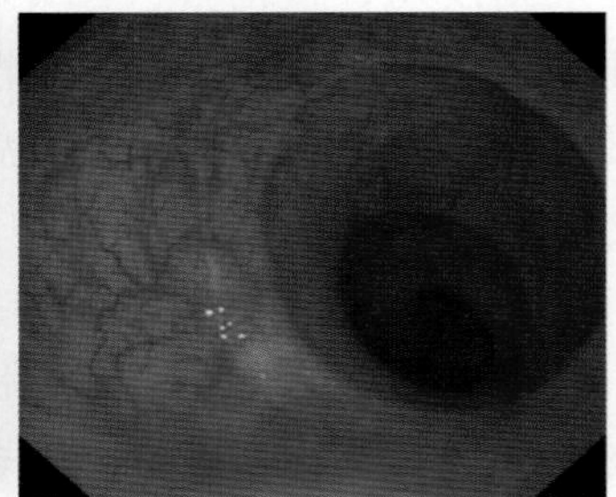

图 2　结肠镜检查（2014 年 4 月）

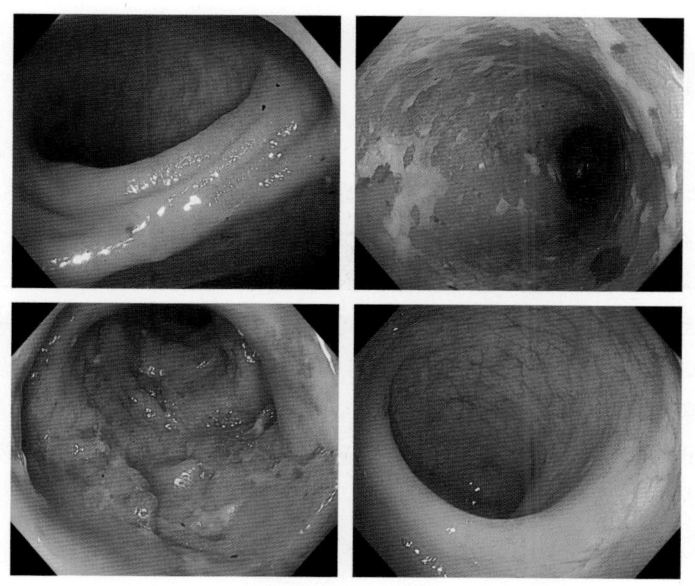

图3 结肠镜检查（2014年7月）

患者疾病复发的诊疗思路

老年UC由于其年龄的生理特殊性，导致其与青年UC临床特点和治疗策略有所不同。首先，接受免疫抑制治疗后，老年患者的机会性感染率显著升高，因此老年UC出现疾病反复要高度重视机会性感染发生。其次，老年重度UC患者在静脉足量激素诱导治疗或"拯救"治疗后病情无好转，应积极考虑手术治疗。有研究指出，早期积极手术干预可明显减少老年重度UC患者的死亡率，而延迟手术增加严重并发症（如中毒性巨结肠、结肠游离穿孔、消化道大出血等）及死亡率。

入院后筛查机会性感染：粪便难辨梭菌毒素测定/培养、便抗酸染色均阴性；血CMV DNA 600copies/ml，CMV-pp65 1个阳性细胞/2×10^5白细胞。静脉使用更昔洛韦抗感染治疗及继续静脉激素2周后，患者症状无减轻，便次达10～12次/日。经我院疑难肠病多学科团队会诊，考虑该患者UC激素治疗无效，临床症状严重，可考虑手术治疗。充分获取患者及家属知情同意后，于2014年8月12日于全麻下行末段回肠造口（端式）、回肠部分切除术，术后黏液脓血便有所减少，予肠内营养；激素逐渐减量至较小剂量（10mg qd）后，于2014年10月30日于全麻下行腹腔镜下全结直肠切除术，术后恢复顺利。

最后诊断：溃疡性结肠炎（慢性复发型，广泛结肠型，活动期，中度）

回肠造瘘术后

全结直肠切除术后

【诊疗启迪】

该病例是一例很常见的UC诊疗病例，特殊之处在于患者为老年人，虽然初发但病情较严重。获得的启迪包括：①老年初发即重症的比例占35.7%（5/14，北京协和医院数据），故对老年UC要高度重视。②该病例治疗后一度症状缓解，但服药依从性欠佳，出现病情反复，故更应该注意宣教。③老年人由于其年龄特殊性，更易于合并机会性感染，因此在初发和病情反复时要高度警惕。④因老年人群合并症较多，对药物治疗耐受性较青年人群差；加之重要脏器储备功能下降，UC较严重合并症（如中重度贫血、结肠穿孔、中毒性巨结肠等）造成的后果严重，故治疗上应慎重选择治疗方案，并予密切监测。若疗效欠佳、症状严重或存在急性并发症，均应较积极地考虑手术治疗。

【专家点评】

在老年UC患者的诊治中，需要充分注意老年人群的特点，诊断要积极与老年人易于发生的缺血性结肠炎、肿瘤鉴别。该患者在病初一度出现血CEA增高，与肿瘤的鉴别更应该重视。在治疗中要慎重应用免疫抑制药物，当出现激素无效时，也要慎重考虑药物转换治疗。应时时刻刻将手术考虑为可选择的治疗手段之一。

（张晟瑜　撰写　杨　红　审校）

参考文献

[1]吕红，李骥，刘爱玲，等.老年溃疡性结肠炎与老年缺血性结肠炎临床特点比较[J].中华内科杂志，2016，55(6):466-469.

[2]Mukewar S, Mukewar S, Ravi R, et al. Colon tuberculosis: endoscopic features and prospective endoscopic follow-up after anti-tuberculosis treatment[J]. Clin Transl Gastroenterol, 2012, 3(10): e24.

[3]Juneja M, Baidoo L, Schwartz MB, et al. Geriatric inflammatory bowel disease: phenotypic presentation, treatment patterns, nutritional status, outcomes, and comorbidity[J]. Dig Dis Sci, 2012, 57(9): 2408-2415.

[4]宋敏，吴杰，王萍武.老年溃疡性结肠炎的临床特点[J].临床消化病杂志，2012，24(6):335-336.

[5]杨红，钱家鸣.炎症性肠病诊断与治疗的共识意见(2012年·广州)溃疡性结肠炎治疗部分解读[J].胃肠病学，2012，17(12):724-727.

[6]Vavricka SR, Rogler G. Treatment of severe ulcerative colitis: differences in elderly patients?[J]. Dig Dis, 2009, 27(3): 315-321.

[7]Lu H, Liu AL, Li J, et al. Clinical Characteristics of Ulcerative Colitis Complicated with Opportunistic Infections in Elderly Patients[J]. Acta Academiae Medicinae Sinicae, 2016, 38(3): 288-293.

[8]Condie JD Jr, Leslie KO, Smiley DF. Surgical treatment for inflammatory bowel disease in the older patient[J]. Surg Gynecol Obstet, 1987, 165(2): 135-142.

病例98 妊娠合并重度UC

患者，女性，30岁，因“宫内孕19+3，腹泻、黏液脓血便1月余”入院。

患者平素月经规律，外院产检，早孕期平顺。孕14周始无明显诱因出现腹泻，黄色稀便4～5次/日，无明显腹痛及发热，未重视，2～3天后症状减轻，便次减至2～3次/日。孕16周症状再次加重，黏液脓血便4～5次/日。2013年12月5日于外院就诊，查外周血白细胞轻度增多，CRP 100.8mg/L，粪便常规：红、白细胞满视野，粪便培养未检出痢疾杆菌及伤寒杆菌。当地医院给予头孢菌素口服治疗，症状无明显好转，出现阵发性腹部绞痛及低热，体温37.5℃。2013年12月10日至我院急诊，考虑感染性肠炎可能，嘱禁食，予静脉营养支持，先后使用厄他培南、美罗培南抗感染治疗，症状无明显减轻，且体温高峰升至38.5～39.0℃。完善相关检查，血常规：WBC 8.02×10⁹/L，NEUT% 70.6%，Hb 92～105g/L，PLT（315～354）×10⁹/L；粪便常规：白、红细胞大量/HPF；肝肾功能：大致正常；hs-CRP 125.2mg/L；PCT<0.5ng/ml；肥达试验、外斐反应（-）；血培养（-）；粪便细菌培养（志贺菌、伤寒杆菌）、抗酸染色、难辨梭菌毒素及难辨梭菌培养均（-）；血T-SPOT.TB（-）；血CMV DNA、EBV DNA均<500copies/ml；炎症性肠病抗体谱：ANCA（+）P 1∶20；胸部正侧位片：未见异常；结肠镜（12月24日）：乙状结肠至直肠黏膜弥漫性充血水肿、血管纹理消失，可见多发不规则较深溃疡（图）。病理：结肠黏膜显急性及慢性炎，隐窝结构紊乱，可见隐窝脓肿形成，考虑炎症性肠病（IBD）、感染可能；免疫组化CMV（-），抗酸染色（-）。起病以来，精神、食欲差，睡眠欠佳，小便正常，体重下降不明显。

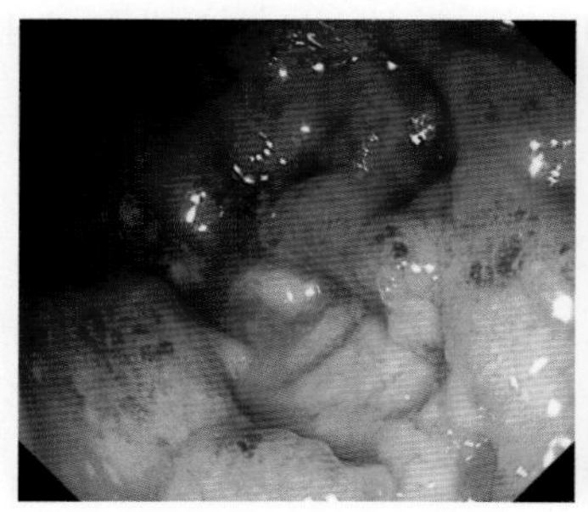
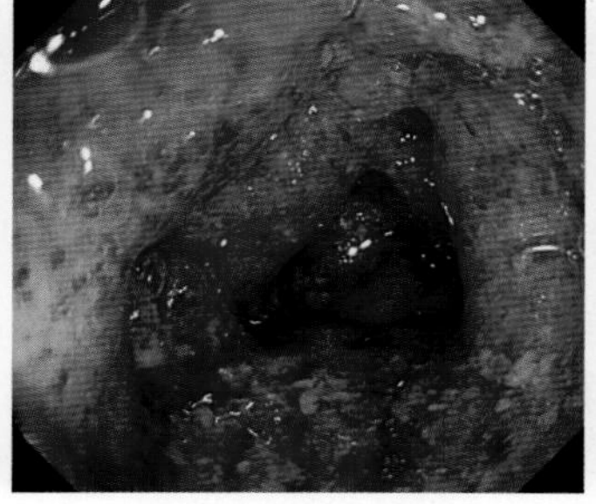
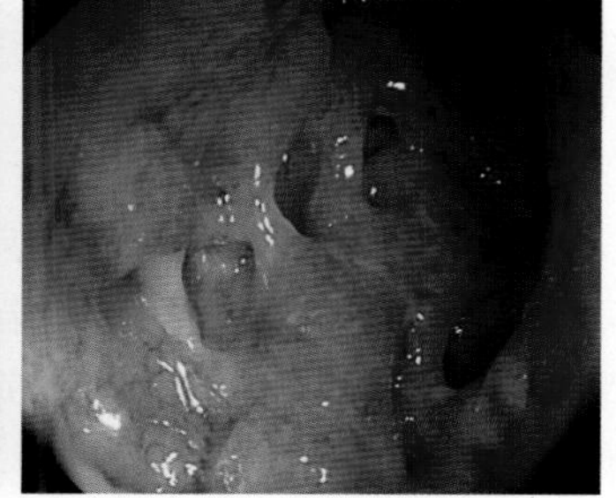

图 结肠镜检查

既往史：既往体健。

体格检查：生命体征平稳，心肺查体（-），腹部膨隆，宫底平脐，无压痛、反跳痛及肌紧张，肝脾肋下未触及，肠鸣音稍活跃。

入院诊断：结肠多发溃疡

溃疡性结肠炎可能大

宫内中孕 19^{+5} 周

妊娠期合并腹泻、脓血便、结肠多发溃疡的诊治思路

病例特点：青年女性，亚急性病程，主要表现为腹泻、黏液脓血便，辅助检查提示轻至中度贫血，粪便中大量红、白细胞，炎症指标明显升高，p-ANCA 阳性，结肠镜提示结直肠黏膜明显充血、水肿及多发深大溃疡。结肠多发溃疡需考虑的鉴别诊断如下。

1. 感染性疾病　患者亚急性起病，病程仅 1 月余，故需首先考虑感染性疾病导致结肠弥漫炎症改变及多发溃疡。常见病原体包括伤寒沙门菌、志贺菌、空肠弯曲菌、小肠结肠炎耶尔森菌、CMV、难辨梭菌等。目前血清及粪便病原体检查均未发现明确感染证据，广谱抗生素疗效欠佳，故细菌感染可能偏小，但其他感染尚需病原学证据。

2. IBD　患者脓血便症状突出，结肠镜显示结直肠黏膜弥漫性充血水肿伴多发溃疡，病理存在隐窝结构紊乱及隐窝脓肿。在缺乏感染性疾病证据的前提下，应考虑 IBD，尤其溃疡性结肠炎（UC）可能，但镜下所见溃疡较深大，并非 UC 典型表现。诊断上可进一步完善小肠 CT 成像或肠道超声检查，评估病变范围，有利于下一步诊疗。

3. 肠结核　该病以回盲部及右半结肠受累为主，较少累及左半结肠，直肠受累罕见，且较少出现脓血便，多伴低热、盗汗、消瘦等结核中毒症状，且可能合并肺部、泌尿系统、盆腔等肠外活动性或陈旧性结核感染表现。本例尚无证据支持。

4. 肿瘤　患者临床症状、结肠镜所见，不能完全除外肿瘤，特别是血液系统淋巴瘤可能，但目前病理不支持。应完善腹盆 CT 检查，寻找有无深部淋巴结肿大，必要时可考虑 PET-CT 等检查。

患者处于妊娠期，因此很多放射相关检查需要慎重应用，尽量先选用非创伤、非放射性检查。

患者处于孕中期，因疾病使用较多药物治疗，其本人及家属有强烈意愿终止妊娠。故入院后先入产科病房，行利凡诺宫腔内注射引产术+清宫术，术后予回乳处理（芒硝外敷），过程顺利；随后转入消化内科病房。转入后继续抗感染治疗，但患者体温高峰仍无下降，1 月 11 日 Tmax 40℃，脓血便 10～11 次/日。腹盆 CT：结肠炎性改变伴低位肠梗阻可能；肠系膜脂肪密度增高，伴多发索条影及淋巴结影。立位腹部平片：双侧膈下未见明确游离气体，肠腔未见明显扩张，左侧中腹部肠管内可见小气液平，腹部未见明确异常钙化影，所示左侧肋膈角变钝考虑不除外肠道感染加重，经感染内科会诊后将抗生素方案更换为美罗培南+万古霉素，但发热、脓血便无明显好转。

结合病史及辅助检查，考虑UC可能性较大，无明确感染性疾病证据。入院后患者已行中期引产，且无使用激素的禁忌证。故自1月9日开始加用氢化可的松琥珀酸钠250mg静脉输液治疗（体重约48kg）；后体温降至正常，便次明显减少至4次/日，血量减少，复查hs-CRP降至35mg/L。1月15日患者突然排鲜血便，BP下降至95/45mmHg，HR 126次/分，脉搏细速，Hb最低至57g/L。立即予积极扩容、输血治疗，并予多巴胺静脉泵入维持循环。至介入科行数字减影血管造影+回结肠系膜动脉分支介入栓塞治疗，术后便血无明显减少。经多学科会诊后，于1月17日行腹腔镜下回肠末段造瘘术，术后便血情况短暂平稳，但1月21日晨再次便血约1000ml。与基本外科协商后，决定急诊行腹腔镜下全结肠切除术（因产后复旧子宫影响术野，保留直肠残端12cm），术后生命体征平稳，便血明显减少，1月24日转回消化内科病房。术后病理回报：（全结肠）结肠及小肠黏膜显急性及慢性炎，结肠黏膜部分上皮缺失伴肉芽组织形成，部分溃疡达浅肌层，可见隐窝脓肿形成，符合UC改变。

患者虽经足量静脉激素治疗后脓血便症状虽一过性改善，但随后出现大量便血、失血性休克等暴发性结肠炎表现，先后经介入栓塞治疗、回肠末段造瘘旷置结肠等仍无显效，最终行全结肠切除术。对于妊娠期或产褥期初次发病的UC女性，其病情主要为重型或暴发性，极为凶险，须高度重视、及时诊治。

转入消化内科病房后，患者逐步恢复经口安素肠内营养，造瘘口通畅；继续使用静脉氢化可的松琥珀酸钠，监测Hb稳定，CRP逐渐下降；因保留直肠残端长度较长，每2～4日仍有脓血便经肛门排出（数十毫升），加用柳氮磺吡啶栓→美沙拉秦灌肠剂治疗，排便情况逐渐改善，排出黄色糊状便。1月30日停用静脉激素治疗，加用泼尼松40mg qd口服。2月18日复查Hb 117g/L，Alb 38g/L，hs-CRP 2.76mg/L，ESR 18mm/h。病情平稳出院，门诊随诊。

门诊随诊过程中，患者坚持少渣饮食及安素肠内营养，激素规律减量至停，坚持美沙拉秦灌肠剂→氢化可的松琥珀酸钠灌肠治疗，原发病控制平稳，经肛门偶尔排少量黏液便。复查结肠镜（2015年3月）：直肠残端多发表浅溃疡。2015年12月患者再次确认宫内妊娠。孕期中继续氢化可的松琥珀酸钠灌肠（100mg qn）治疗，症状持续平稳，孕期产科超声显示胎儿发育正常，至2016年8月顺产一足月女婴。

IBD与妊娠关系的思考

绝大多数研究发现，UC本身并非妊娠禁忌证，UC育龄女性患者中85%～90%可以正常妊娠。有学者认为，UC病情缓解1年后妊娠，妊娠期间疾病的复发率较低。若疾病活动期妊娠，则妊娠期间病情可能加重。Hanan等报道，75%患者妊娠前疾病处于静止期，妊娠期间继续保持在静止期；51%患者妊娠前疾病处于活动期，妊娠期疾病处于中至重度活动状态。有研究表明，UC女性患者诊断前后的生育率与正常人群相差无几，但在接受回肠贮袋肛管吻合术（IPAA）后，生育率显著下降；另有调查显示，接受IPAA治疗的女性患者的不孕发生率从术前的15%增至术后的48%，这可能与手术导致腹腔、盆腔器官粘连、术后某些营养物质和微量元素吸收障碍、患者主观惧怕怀孕等因素相关。

妊娠期UC的治疗方面，水杨酸类制剂多数（如美沙拉秦、柳氮磺吡啶、巴柳氮）为妊娠B级用药，奥沙拉秦为C级用药。实践证明，常规剂量使用此类药物比较安全。多数研究认为该类药物在孕妇中耐受性良好，妊娠结局与健康人相似。柳氮磺吡啶的代谢产物磺胺嘧啶可通过胎盘影响胎儿叶酸代谢过程，因此建议使用柳氮磺吡啶的孕妇应补充叶酸，以预防胎儿神经管畸形。激素中泼尼松、地塞米松、布地奈德均为C级药物。激素为治疗中至重度UC的常用药物，用于急性期诱导缓解可迅速起效，但不宜作为维持缓解的药物。目前尚无足够的证据表明激素会导致胎儿畸形，且多数激素被胎盘中的酶灭活，但地塞米松可通过胎盘屏障，因此应避免使用地塞米松。一项纳入287例IBD孕妇的前瞻性研究显示，治疗中使用激素和/或5-氨基水杨酸制剂，与无治疗的IBD孕妇相比，并未发现激素治疗增加早产、自然流产、死胎或发育缺陷的风险。硫唑嘌呤（AZA）/6-巯基嘌呤（6-MP）为D级药物，一般不推荐对UC孕妇首次使用。有研究表明，AZA虽然能通过胎盘屏障，但胎儿的肝脏内缺乏能将硫唑嘌呤转化为活性代谢产物的酶。AZA对妊娠结局的影响，研究结果并不一致，多数研究认为其并不增加致畸风险，但有可能增加早产、出生低体重儿风险。目前欧洲克罗恩病和结肠炎组织（ECCO）指南认为AZA是安全的，美国胃肠病协会（AGA）指南认为如果孕前就在使用AZA维持治疗并控制良好，孕期可继续服用，因为停药可能造成疾病复发。生物制剂（英夫利昔单抗、阿达木单抗）均为B级药物。英夫利昔单抗和阿达木单抗为IgG蛋白，可在孕晚期通过胎盘屏障，在新生儿出生后6个月仍可在体内检测到，因此一些专家建议在妊娠24～26周后避免应用英夫利昔单抗，而阿达木单抗可治疗至孕36～38周（主要与药物半衰期有关）。尚未发现TNF-α抑制剂可导致胎儿畸形或其他不良孕产结局。值得注意的是，由于胎儿出生后体内可能存留一定水平的TNF-α抑制剂，故建议在出生后6个月内应避免接种减毒活疫苗。

最后诊断：溃疡性结肠炎（初发型，广泛结肠型，活动期，重度）
下消化道大出血
回结肠系膜动脉分支介入栓塞术后
回肠造瘘术后
全结肠切除术后
宫内中孕药物引产后

【诊疗启迪】

本病例是一例孕中期发生重度UC的病例，给我们的启示是：①妊娠期妇女出现排便习惯改变，应尽早就医，在积极排除感染后，要考虑到IBD等其他疾病的可能。针对该患者来说，孕14周出现排便习惯改变，未给予重视，若能尽早干预，可能会避免后期疾病进程。辅助检查方面，在有创或对胎儿可能有伤害的检查之前（CT和结肠镜），可以选择肠道超声。②诊断IBD后应慎重选择药物，5-氨基水杨酸制剂、激素、免疫抑制剂和生物制剂各有利弊，要与患者沟通共同决策。③UC本身并非妊娠禁忌证，UC术后患者也非妊娠的禁忌证，但最理想的情况是疾病处于缓解期，可以尽量保证妊娠过程的顺利。

【专家点评】

本例患者是妊娠期首发的UC，起病比一般的UC急且重，由于妊娠的特殊性，无论诊断还是治疗都是困难的，及时处理对于保证孕妇的生命安全至关重要。生育期IBD患者是一类特殊人群，而随着我国IBD发病率增加，特别是儿童起病的患者增多，进入生育期的IBD患者也会越来越多，需要医生与患者认识妊娠期诊断和治疗的相关问题，才能正确应对。

（张晟瑜 撰写 杨 红 审校）

参考文献

[1]Ng SW, Mahadevan U. My treatment approach to management of the pregnant patient with inflammatory bowel disease[J]. Mayo Clin Proc, 2014, 89(3): 355-360.
[2]Schulze H, Esters P, Dignass A. Review article: the management of Crohn's disease and ulcerative colitis during pregnancy and lactation[J]. Aliment Pharmacol Ther, 2014, 40(9): 991-1008.
[3]Androulakis I, Zavos C, Christopoulos P, et al. Safety of anti-tumor necrosis factor therapy during pregnancy in patients with inflammatory bowel disease[J]. World J Gastroenterol, 2015, 21(47): 13205-13211.
[4]Winter R, Nørgård BM, Friedman S. Treatment of the Pregnant Patient with Inflammatory Bowel Disease[J]. Inflamm Bowel Dis, 2016, 22(3): 733-744.
[5]中华医学会消化病学分会炎症性肠病学组.炎症性肠病妊娠期管理的专家共识意见[J].中华消化杂志，2019, 39(9): 599-609.

病例99 黏液脓血便、发热、喘憋——UC的手术时间与预后

患者，男性，59岁，因“间断脓血便20余年，加重1个月”入院。

患者于 1992 年无诱因出现黏液脓血便，5 次/日，量不详，伴里急后重。当地医院查结肠镜诊断为“溃疡性结肠炎（UC）”，予地塞米松灌肠、口服柳氮磺吡啶后完全缓解，每 3～5 年发作 1 次。2016 年 6 月无诱因再次排黏液脓血便，7～8 次/日，体温 37.5℃。予地塞米松灌肠、依替米星抗感染治疗无效。当地医院查外周血 WBC 14.8×10^9/L，NEUT% 83.7%，Hb 145g/L，ESR 36mm/h，hs-CRP 16.6mg/L。血 T-SPOT.TB 阴性。结肠镜：回盲瓣、阑尾开口、升结肠、横结肠、降结肠、乙状结肠、直肠充血水肿，溃疡形成。病理：急性及慢性炎，伴隐窝脓肿。6 月 17 日起予甲泼尼龙 40mg qd 治疗 2 周，患者腹泻次数增至 20～30 次/日，便中带血，伴高热，Tmax 39℃。为进一步诊治于 2016 年 7 月 7 日入院。

既往史：既往高血压病史 40 年，长期饮酒史，有一妹妹患溃疡性结肠炎。

体格检查：T 36.3℃，P 102 次/分，BP 92/59mmHg，SpO_2 97%。心肺查体无特殊。腹软，左下腹深压痛，无反跳痛，肠鸣音正常。

入院诊断：溃疡性结肠炎（慢性复发型，广泛结肠型，活动期，重度）
肠道感染可能
高血压（1 级）

入院后完善相关检查，血常规：WBC 10.2×10^9/L，NEUT% 87.9%，Hb 109g/L；粪便常规：RBC 15～20/HPF，WBC 满视野，OB（+）；肝肾功能：Alb 25g/L，Cr 77μmol/L，K^+3.8mmol/L。hs-CRP 86.34mg/L，ESR 67mm/h，p-ANCA 1∶40（+）。粪便病原体培养阴性，粪便难辨梭菌毒素 A/B 阴性，血清 CMV DNA、CMV-pp65、CMV-IgM、EBV DNA 均阴性。胸腹盆增强 CT：全段结肠走行区见肠壁弥漫性增厚强化，结肠袋消失，浆膜面模糊。结肠镜：进镜至乙状结肠，可见多发纵行深溃疡及虫蚀样溃疡，覆白苔，周边黏膜明显充血水肿，无自发出血（图 1）。病理：炎性渗出物、肉芽组织及结肠黏膜重度急性及慢性炎，隐窝结构紊乱，可见隐窝炎及隐窝脓肿，淋巴组织增生、淋巴滤泡形成。免疫组化 CMV 阴性，但 HE 染色可见大细胞，不除外 CMV 肠炎。

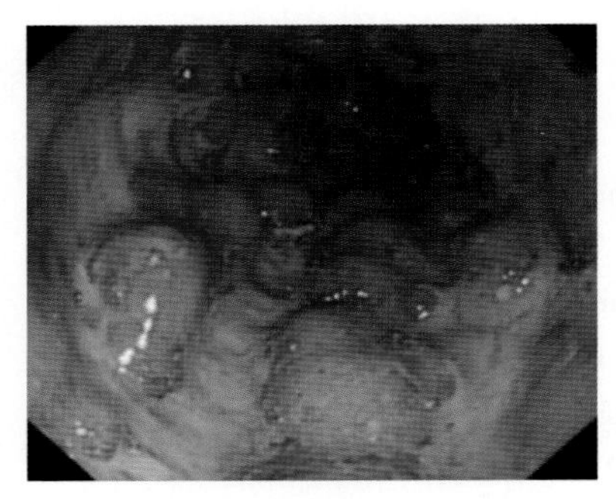

图 1　结肠镜检查

急性重度溃疡性结肠炎的诊治

病例特点：老年男性，病史 20 年余，近 1 个月加重，病程可分为两段。第一段：病程前 20 年，患者间断出现黏液脓血便，结肠镜提示溃疡性结肠炎，直肠病变为主，激素灌肠、口服柳氮磺吡啶治疗有效。第二段：1 个月前无明显诱因出现病情加重，表现为便次增加，血便为主，伴里急后重感，有便失禁，伴腹痛、发热等全身表现，炎症指标明显升高，内镜下见全结肠黏膜受累，激素治疗效果欠佳。目前诊断考虑溃疡性结肠炎（慢性复发型，广泛结肠型，活动期，重度）。约 20% 的 UC 患者在疾病进程中至少出现一次严重发作，即急性重度溃疡性结肠炎（ASUC）。ASUC 是一种消化内科急症，近期结肠切除率为 35%～50%，死亡率为 0～2%。ASUC 患者需收入院，积极诊治。

ASUC 的治疗分为以下几个方面。①一般治疗：补液、补充电解质，防止水电解质紊乱和酸碱平衡失调；除外感染，如难辨梭菌、CMV 等；忌用止泻药、抗胆碱能药、阿片类药物等，避免诱导结肠扩张；对中毒症状明显者可考虑静脉用广谱抗生素。②静脉用激素是首选治疗方案，甲泼尼龙 40～60mg/d 或氢化可的松琥珀酸钠 300～400mg/d。超过 30% 的患者对激素抵抗，面临转换药物拯救治疗或外科手术治疗。判断激素无效的时间点为激素治疗后 3～7 天。③转换药物治疗：环孢素 2～4mg/（kg·d）静脉用药，该药短期有效率达 60%～80%，4～7 天治疗无效应者及时转手术治疗；英夫利昔单抗，其短期有效率为 46%～83%。④手术治疗。

该患者老年男性，慢性病程，急性加重。临床表现为黏液脓血便 20 余次/日，高热，Hb 低，ESR 增快，符合 ASUC 诊断。入院检查提示不除外 CMV 肠炎。治疗上应加强抗感染，并积极治疗原发病。

感染方面：2016 年 7 月 7 日经验性予亚胺培南 1g q8h×1 天→头孢他啶 1g q8h+甲硝唑 0.5g q12h×13 天、更昔洛韦 0.25g bid×14 天；原发病方面：入院后继续泼尼松口服，抗病毒治疗后 7 月 18 日改为静脉氢化可的松琥珀酸钠 150mg bid 治疗 10 天→100mg bid，7 天后评估病情无好转，符合激素抵抗，可考虑药物转换或手术治疗。患者拒绝手术。遂于 7 月 26 日予静脉环孢素 200mg qd［相当于 3mg/（kg·d）］1 周，8 月 2 日改为口服环孢素治疗，曾出现一过性血肌酐升高，调整环孢素剂量后正常，监测血药谷浓度为 110～130ng/ml。8 月 6 日将静脉氢化可的松琥珀酸钠改为泼尼松 50mg qd 口服，8 月 16 日减量为 45mg qd，患者腹泻次数降至 6 次/日，偶有少量便血，无发热。8 月 24 日患者便血次数增加至 8 次/日，伴低热、腹痛，Hb 降至 70g/L，LY# 0.24×10^9/L，T4# 0.08×10^9/L，血清 CMV DNA 8.2×10^5copies/ml，再次予更昔洛韦抗病毒治疗无效，泼尼松减量至 20mg qd，征得患者同意后于 9 月 12 日行“腹腔镜探查+全结肠切除+回肠造口术”，手术过程顺利，手术病理符合 UC 表现（图 2）。术后第 4 日患者出现发热，Tmax 39.2℃，伴活动后喘憋、干咳，查动脉血气分析：pH 7.531，PCO_2 26.2mmHg，PO_2 58.4mmHg，SpO_2 90.0%。HR 120 次/分，RR 40 次/分。胸部 CT 平扫：双肺弥漫性磨玻璃样影伴实变（图 3A、图 3B）。患者喘憋进行性加重，遂予气管插管、机械通气，床旁支气管镜肺泡灌洗液示肺孢子菌 DNA 阳性。予甲泼尼龙 40mg bid、复方磺胺甲噁唑 4 片 qid 治疗并逐渐

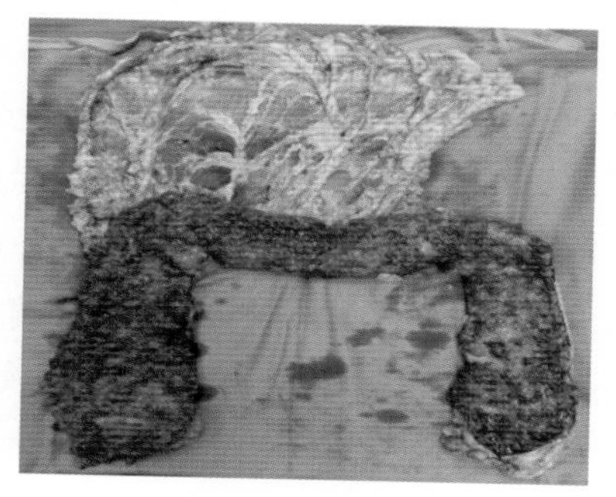

图 2　手术标本

减量，患者机械通气条件逐渐下调。9月28日复查胸部CT示两肺实变影较前略吸收好转（图3）。患者顺利脱机拔管，2周后患者康复出院。

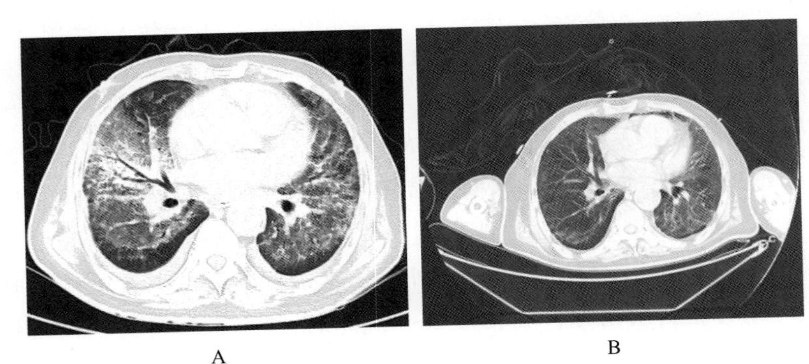

A　　B

图3　治疗前后胸部CT平扫

A. 治疗前，双肺弥漫性磨玻璃样影伴实变；B. 治疗后，双肺实变影较前吸收好转，新见双侧气胸

肺孢子菌肺炎的诊治

肺孢子菌肺炎（PCP）是一种少见的机会性感染，多见于免疫功能缺陷患者。目前尚缺乏基于人群的炎症性肠病（IBD）并发PCP的流行病学数据。通过国外的回顾性研究发现，非IBD患者并发PCP的年发病率为3/10万，IBD患者并发PCP的发病率是非IBD患者的3倍以上，而接受免疫抑制剂治疗的IBD患者中并发PCP的发病率甚至高出10倍以上，约为32/10万。

PCP的典型临床表现为进行性加重的呼吸困难、咳嗽、无痰或少痰，伴发热，重者可出现发绀。胸部CT表现为双侧对称性、靠近顶端的磨玻璃样改变，以及沿肺门分布的马赛克征改变。既往常通过纤维支气管镜支气管肺泡灌洗液及痰液显微镜下找到肺孢子菌包囊而明确诊断，但目前认为PCR检测比痰标本染色有更高的敏感性和特异性。一旦确诊或高度怀疑，应尽快进行针对性治疗，首选足量复方磺胺甲噁唑与激素联合治疗的标准方案。若患者对磺胺过敏，可以行磺胺脱敏试验，耐受者可给予足量磺胺治疗，若不耐受，可考虑加用卡泊芬净联合激素治疗。早期诊断及早期治疗者预后较好。本例患者的临床表现、影像学改变、实验室检查及治疗后转归均符合PCP。

文献报道，老年人、接受免疫抑制治疗、合并CMV感染、外周血淋巴细胞低（$<0.6\times10^9/L$）为PCP的高危因素。该患者年龄>55岁，使用免疫抑制剂，合并CMV活动感染，$CD4^+$ T细胞低，为并发PCP的高危人群。

对于有上述危险因素的患者，应警惕PCP感染，必要时予预防治疗。临床上应避免激素长期应用，避免不必要的免疫抑制剂暴露，合理选择手术时机。对以下患者，可予预防性磺胺治疗：①使用三种免疫抑制剂者（包括激素、抗代谢药、生物制剂或钙调磷酸酶抑制剂）。②淋巴细胞或白细胞减少者（淋巴细胞$<0.6\times10^9/L$，$CD4^+$ T细胞$<0.3\times10^9/L$）。

③合并多种疾病者（如慢性阻塞性肺疾病）。④年龄>55 岁。目前国内外关于预防性治疗 PCP 的时机尚未达成共识。

最后诊断：溃疡性结肠炎（慢性复发型，广泛结肠型，活动期，重度）
全结肠切除+回肠造口术后
肺孢子菌肺炎
巨细胞病毒性肠炎可能性大
高血压（1 级）

【诊疗启迪】

本病例虽然最终救治成功，但整个治疗的过程尚有“关注”和“反思”的地方：①第一次激素治疗（甲泼尼龙 40mg qd）2 周，患者症状未好转，却有加重趋势，应该考虑合并机会性感染或激素抵抗的可能。②第二次再次加强激素治疗后，患者仍未能控制病情，应该再次考虑机会性感染和激素抵抗究竟何种因素占主导地位。③予环孢素转换治疗时，应该考虑手术治疗是转换治疗的一种方式。④对于中老年患者，应用较高剂量的激素需要慎重，因为机会性感染的概率会显著增高。⑤中老年 IBD 患者机会性感染的风险增加，临床上除对 CMV、EBV 及难辨梭菌感染等保持足够的警惕性外，对其他少见感染如 PCP 等也应有充分认识。

【专家点评】

这例病例诊断明确，纵观治疗过程，在激素抵抗时，积极转换治疗，无效后行手术治疗。看似整个过程无懈可击，但是术后合并 PCP，发展至行气管插管。病例呈现的关键点在于入院后再次足量激素的应用和转换治疗的选择。从本病例看似“遵循医患共决策”，但是反复应用足量激素以及手术时间拖延而导致不良结果，应该说医生对治疗的态度直接影响着“共决策”。这个病例与病例 93 惊人的相似，都是在一系列转换治疗中合并多种机会性感染，最终患者不得不行手术治疗，但仍未能逃脱术后 PCP 的命运。这两个病例提醒我们：①急性重症 UC 诊疗中机会性感染有时会占疾病的主导地位。②足量激素、环孢素的应用和感染的控制需要在平衡中谨慎前行。③老年人在免疫抑制治疗中要随时关注机会性感染的发生，且该及时手术时要及时出手。这是临床非常棘手且不少见的病例，展现给大家，希望为“共决策”提供参考。

（刘爱玲　撰写　吕　红　审校）

参考文献

[1]中华医学会消化病学分会炎症性肠病学组.炎症性肠病诊断与治疗的共识意见(2018年·广州).中华消化杂志,2018,38(5):292-311.
[2]Seah D,De Cruz P.Review article:the practical management of acute severe ulcerative colitis[J].Aliment Pharmacol Ther,2016,43(4):482-513.
[3]Long MD,Farraye FA,Okafor PN.Increased risk of pneumocystis jiroveci pneumonia among patients with inflammatory bowel disease[J].Inflamm Bowel Dis,2013,19(5):1018-1024.
[4]柳芳芳,辛绍杰,李进.非HIV相关卡氏肺孢子菌肺炎(NH-PCP)患者的临床特点分析.现代生物医学进展,2012,35:6842-6845.
[5]Gilroy SA,Bennett NJ.Pneumocystis pneumonia[J].Semin Respir Crit Care Med,2011,32(6):775-782.
[6]Okafor PN,Nunes DP,Farraye FA.Pneumocystis jiroveci pneumonia in inflammatory bowel disease:when should prophylaxis be considered?[J].Inflamm Bowel Dis,2013,19(8):1764-1771.
[7]Phipps LM,Chen SC,Kable K.Nosocomial Pneumocystis jirovecii Pneumonia:Lessons From a Cluster in Kidney Transplant Recipients[J].Transplantation,2011,92(12):1327-1334.
[8]刘爱玲,吕红,钱家鸣.急性重症溃疡性结肠炎的诊治[J].胃肠病学,2019,24(6):321-325.

病例100　IPAA后腹泻、休克——UC术后的问题

患者，女性，51岁，因“反复腹泻、黏液血便4年余”入院。

患者于2010年无明显诱因出现腹泻、黏液脓血便，3~4次/日，当地医院结肠镜示溃疡性结肠炎（直乙型），予美沙拉秦0.5g tid口服后缓解。2014年2月再次出现黄色稀水便，伴黏液脓血4~6次/日，并逐渐加重至10~20次/日，伴发热，Tmax 38.5℃，于2014年12月2日收入我科病房。

既往史：幼儿时曾患脊髓灰质炎。

体格检查：T 38.1℃，P 99次/分，BP 112/66mmHg。BMI 15.24kg/m^2。腹软，左下腹部深压痛，无肌紧张、反跳痛。肠鸣音活跃，7~8次/分。

入院诊断：溃疡性结肠炎（慢性复发型，左半结肠型，活动期，重度）

脊髓灰质炎病史

入院后完善检查，血常规：WBC 18.68×10^9/L，NEUT% 81.5%，Hb 117g/L，PLT 409×10^9/L；粪便常规：镜下可见大量红、白细胞，OB（+）；肝肾功能：Alb 18g/L，Ca^{2+} 1.80mmol/L，余未见明显异常；炎症指标：ESR 27mm/h，hs-CRP 56.24mg/L；炎症性肠病抗体谱：ANCA（+）1：20，PR3-ANCA>200RU/ml；感染方面：血CMV DNA 590 copies/ml，CMV-IgM（-）；粪便细菌培养、难辨梭菌毒素测定和培养、抗酸染色、寄生虫（-），EBV DNA、血 T-SPOT.TB（-）。胸腹盆增强 CT：双肺未见明显异常，小肠未见明显异常，直肠、乙状结肠、降结肠、升结肠及横结肠壁增厚，可见强化，溃疡性结肠炎（UC）可能。盆腔积液。结肠镜：回肠末段散在充血水肿、糜烂。全结肠弥漫病变，多发片状糜烂及溃疡，可见深凿样溃疡（图 1）。病理示末段回肠、乙状结肠炎性渗出物，急性及慢性炎。

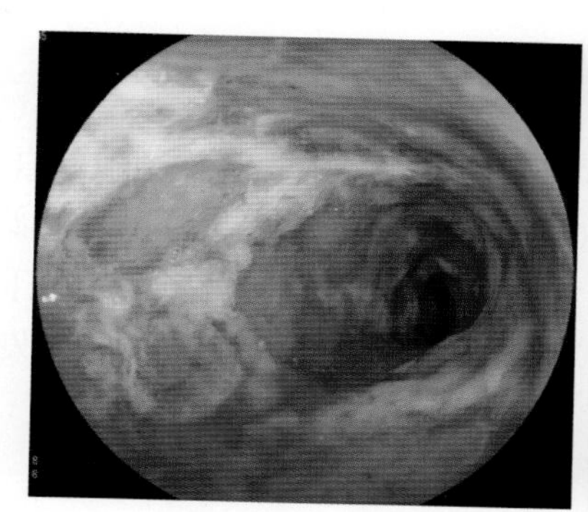
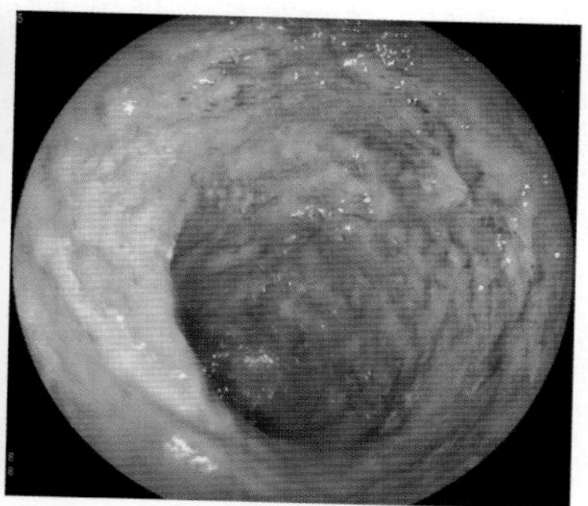

图 1　结肠镜检查（2014 年 12 月 10 日）

考虑 UC（广泛结肠型+倒灌性回肠炎，活动期，重度）。治疗上予氢化可的松琥珀酸钠 250mg qd 静脉滴注，更昔洛韦 0.2g q12h 静脉应用抗病毒治疗，2 周后复查血 CMV DNA 转为阴性，但患者仍为黏液脓血便，10～15 次/日。

重度UC的治疗

病例特点：中年女性，主要表现为反复腹泻、黏液脓血便，结肠镜示全结肠弥漫病变，多发片状糜烂及溃疡，结合病理 UC 诊断明确，目前为重度活动期。感染是 UC 病情反复和加重的诱因之一，UC 患者常见合并的机会性感染为难辨梭菌和 CMV 感染。患者入院后筛查难辨梭菌毒素和培养阴性，但血 CMV DNA 阳性，予足量激素加抗病毒治疗后，临床症状无明显改善。根据《炎症性肠病诊断与治疗的共识意见》，静脉足量激素治疗 5 天仍然无效，考虑为激素抵抗，需转换治疗，包括静脉环孢素、英夫利昔单抗和手术治疗。UC 手术治疗根据手术方式分为全结直肠切除术、回肠储袋肛管吻合术（IPAA）或永久回肠造口术。不同术式均有其优缺点，回肠造口术式简单，彻底切除病变部位，但永久的腹壁造口对患者的生活质量和心理接受程度有一定影响。IPAA 术式则是切除病变黏膜，将回肠做成 J 形储袋，与肛管吻合，保留正常排便通道，同时 J 形储袋有储存粪便的功能，可以减少术后粪便排出次数，但其术后有 20%～30% 的患者出现吻合口狭窄或储袋炎，需要再手术治疗。

经多学科团队（MDT）会诊，考虑患者UC为广泛结肠型活动期重度，存在激素抵抗，合并CMV病毒感染，内科保守治疗无效，有结肠切除手术指征，与患者及家属充分沟通并根据患者保留肛门排便功能的意愿，拟行IPAA。因患者目前仍处于肠道炎症重度活动期，营养状况欠佳，考虑分期手术可减少术后吻合口瘘等并发症，拟先行保留性结肠切除术和回肠造口术，二期行J形储袋成形术。

患者积极肠内营养支持，同时激素逐渐减量至泼尼松25mg qd。2015年2月10日在全麻下行腹腔镜探查+结肠次全切除术+回肠造口术。术后病理符合UC，肠周淋巴结显慢性炎。术后患者恢复良好，造口排气、排便通畅。

患者术后激素规律减量至停用，予肠内营养支持，柳氮磺吡啶栓剂治疗直肠局部病变。术后半年体重共增加5kg，造口排便500~700ml/d。2015年8月起，患者开始经肛门排出血性分泌物，4~5次/日，每次量10~15ml。复查结肠镜：循腔进镜25cm至盲端，所见肠黏膜弥漫性显著充血水肿，血管纹理消失，可见点片状浅溃疡，肠黏膜自发性出血明显（图2）。

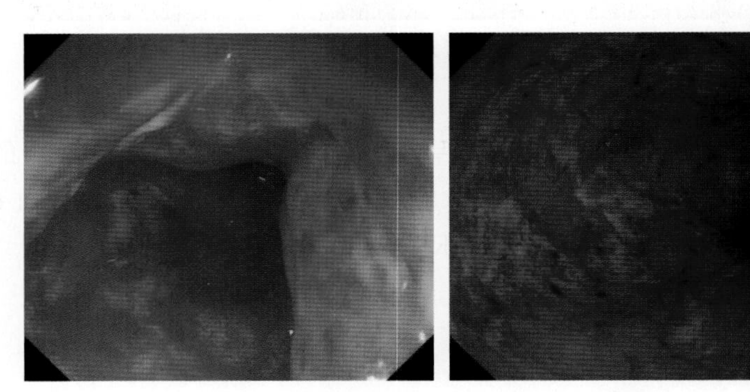

图2　结肠镜检查（2015年8月17日）

保留性结肠切除术后情况与处理

一项来自美国的回顾性研究表明，对于结肠次全切除术的UC患者，有近30%因术后直肠炎症或癌变，仍需行直肠切除术。经MDT会诊，建议患者行直肠切除+IPAA。考虑患者目前直肠炎症较重，病情活动，可先予局部药物治疗控制炎症，择期手术。予氢化可的松琥珀酸钠和美沙拉秦灌肠治疗，患者肛门血性分泌物明显减少，造口排气、排便通畅，无脓性或血性排出物。

2016年1月18日患者于全麻下行剖腹探查+直肠切除+回肠J形储袋-肛管吻合术+回肠造口术，术中切除乙状结肠残端及直肠，游离原回肠造口做J形储袋与肛管吻合。吻合口近端回肠在原造口位置行回肠襻式造口，一期开放。患者术后予肠内营养支持，可进半流食，造瘘口每日排黄色不成形便约2000ml，未见脓血。

术后3个月患者行走时无明显诱因出现意识丧失并摔倒在路旁，持续时间不详，意识自行恢复后送至我院急诊，查T 36.3℃，HR 70次/分，BP 80/64mmHg。生化指标：血K^+5.0mmol/L，Cr 183μmol/L。追问病史，患者出院后造瘘口每日便量1500～2000ml，近1个月出现尿量减少，约400ml/d。再次收入我科病房，考虑患者存在低血容量性休克，予积极补液扩容，BP 70～90/50～60mmHg，HR 60～70次/分，每日尿量500～900ml，造瘘袋内便量每日1600～1900ml，加用去甲肾上腺素维持血压在110～115/50～60mmHg，肌酐逐渐下降至正常。此后患者出现发热，Tmax 38.5℃，造口排泄物镜检可见大量白细胞，OB（+），ESR 30mm/h，hs-CRP 10.12mg/L。

IPAA术后情况和病情变化诊治思路

回顾性研究表明，UC患者IPAA术后30天～6个月全身感染率可达11%，病原体多以革兰阴性肠杆菌属和厌氧菌为主。MDT会诊考虑本例患者IPAA术后肠道吸收面积减小，术后经造瘘口肠道丢失液体较多，而肠内营养支持力度有限，易造成肠道菌群紊乱，同时，术后炎症状态可造成肠道黏膜屏障通透性增加，肠道菌群易位至血液，引起全身感染。患者目前血流动力学情况难以纠正，伴发热，除容量因素外，还应考虑合并感染性休克因素，应留取病原学检查明确病原菌，并积极抗感染治疗。此外，患者既往曾长期使用激素，停用激素后曾出现意识丧失，存在肾上腺皮质功能相对不全可能，而肾上腺皮质功能相对不全亦会降低机体免疫系统对感染、外伤等各种应激的应对能力，诱发肾上腺危象，必要时予激素治疗。

患者一度因感染性休克加重，转至内科重症监护病房，予血管活性药物去甲肾上腺素维持血压，先后应用万古霉素、头孢他啶、甲硝唑等抗感染，加用氢化可的松琥珀酸钠50mg q6h替代肾上腺皮质功能，谷氨酰胺保护肠黏膜屏障，造口便量逐渐减少至每日500～1000ml，体温恢复正常，循环稳定，肾功能恢复正常。1周后患者再次出现造瘘口便量增多至每日2000ml，粪便常规可见大量白细胞，粪便培养示白念珠菌，予氟康唑抗真菌治疗，但便量仍维持在每日1000～1500ml。

完善相关检查：D-木糖吸收试验0.3g/5h。肠道屏障功能检测：黏膜通透性改变，肠道细菌易位（D-乳酸40.83mg/L，细菌内毒素23.46U/L，二胺氧化酶4.82U/L），考虑存在肠道黏膜屏障受损。胃镜：十二指肠黏膜光滑，绒毛结构消失（图3）。经回肠造口进镜，所见小肠黏膜光滑，绒毛结构消失（图4）。活检病理：近段、远段小肠均存在活动性炎，绒毛圆钝。

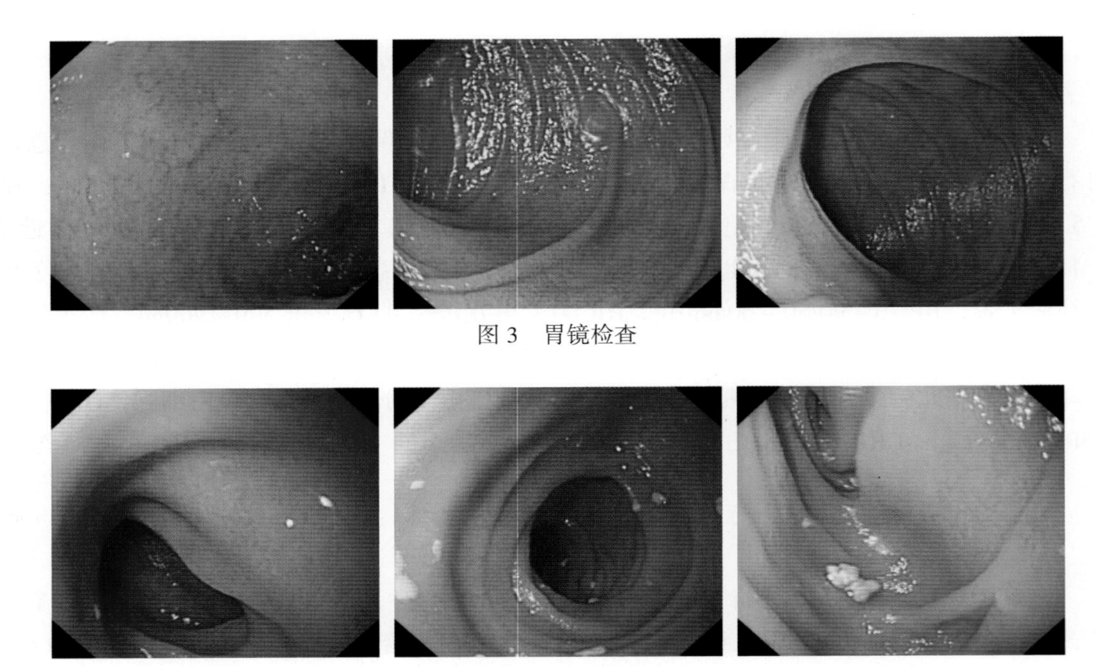

图 3　胃镜检查

图 4　经造口小肠镜检查

回肠造口还纳术后情况及处理思路

患者现阶段的突出问题在于大量水样泻，造成严重水电解质紊乱，甚至影响血流动力学稳定，同时间断伴炎症性腹泻。此时面临两大难题：首先是诊断问题，究竟腹泻的病因是什么？其次是治疗问题，下一步干预应该从哪方面着手？结合患者基础病史及诊治过程，MDT 展开了一系列鉴别诊断。

1. 感染性腹泻　患者病程中合并感染性休克，有广谱抗生素应用的病史，曾长期接受免疫抑制治疗，感染性腹泻包括难辨梭菌感染是首先需要除外的疾病。但患者多次查粪便病原学包括难辨梭菌毒素均为阴性，为不支持点。病毒性肠炎，尤其是 CMV 等疱疹病毒科病毒所致肠炎，通常内镜下有较典型的溃疡等改变，而罕有以绒毛短缩为主的内镜下表现，且反复筛查病毒的血清学检查亦为阴性。故此例患者应首先筛查感染，但目前看可能性较小。

2. 小肠细菌过度生长　患者有肠道手术病史，近期经回肠造口液体丢失较多，全肠外营养支持，广谱抗生素应用史，肠道屏障功能检测提示黏膜屏障功能受损，肠道细菌易位，需注意合并小肠细菌过度生长的可能。但小肠细菌过度生长通常以吸收不良性腹泻即脂肪泻为主，较少表现为大量水样泻，且很少粪便常规中出现大量白细胞，且伴小肠黏膜结构改变。因此，小肠细菌过度生长可能参与患者腹泻的形成，但不能解释患者病情全貌。

3. 结肠切除术后小肠炎　本例患者术后不足 3 个月出现大量水样泻，腹泻顽固难纠正，内镜下可见小肠绒毛广泛短缩，需考虑结肠切除术后小肠炎的可能。这属于 UC 的罕见合并症，截至2013年，全球仅有42例报道。多见于全结肠切除术后的UC患者，发病中位时间为术后4个月。临床表现为黏液脓血便或水样泻，伴或不伴腹痛，个别病例甚至出现穿孔，内镜表现为小肠弥漫性浅表性黏膜病变，伴或不伴糜烂、溃疡，病理结果可表现为隐窝炎、炎症细胞浸润或绒毛短缩等。病原学培养阴性，部分患者可有血清学p-ANCA阳性。目前发病机制不清，文献报道可见T细胞异常活化，推测可能与手术应激、血清炎症因子、肠道菌群等因素诱导的免疫异常激活相关，诱发类似移植物抗宿主病的反应，导致小肠弥漫炎症，这类患者对激素治疗反应普遍较好，其他治疗手段包括应用硫唑嘌呤、钙调磷酸酶抑制剂（环孢素、他克莫司），以及行造口还纳术等。

4. 克罗恩病　患者存在小肠、结肠受累，结肠病变以深凿样溃疡为突出表现，血清学p-ANCA（+），结肠切除术后小肠仍出现炎症表现，是否需要重新审视UC的诊断？克罗恩病能否更好解释患者病情全貌？但患者的结肠病变和小肠病变均呈连续性改变，无明显节段性病变特征，且小肠病变以绒毛短缩为主，罕见糜烂、纵行溃疡、肠瘘及狭窄，克罗恩病诊断可基本排除。

5. 自身免疫性小肠炎　这是一组罕见的小肠疾病，临床表现为顽固性腹泻、营养不良，血清学提示抗肠上皮细胞抗体或抗小肠杯状细胞抗体阳性，病理提示小肠上皮绒毛萎缩，隐窝上皮内凋亡小体增多。婴幼儿多见，成人罕见，诊断除符合上述标准外，还需除外其他如感染、炎症性肠病、麦胶性肠病、药物因素、缺血等病因。本例患者的临床表现、内镜表现及病理表现均与自身免疫性小肠炎有相似之处，但考虑患者有UC的基础病及发病前有结肠手术病史，诊断应慎重，需要更严谨地除外其他诊断。

MDT经过反复讨论，结合患者病史及病理结果，考虑结肠切除术后小肠炎可能大，建议应用激素治疗。

患者加用甲泼尼龙30mg qd，排便量减少至每天500～1000ml。但随着激素减量，患者排便量重新增至每天1000～2000ml。

IPAA术后腹泻的治疗思路

增加激素剂量虽有利于排便量的减少，但不利于回肠造口还纳手术的术后恢复，而减停激素则导致患者排便量增加，水电解质平衡难以维持，治疗十分矛盾。MDT再度讨论后决定先行造口还纳，术后再按照结肠切除术后小肠炎继续支持治疗。与患者及家属充分沟通，患者及家属充分知情同意。患者于2016年8月5日全麻下行回肠造口还纳术。术后排便量显著下降，8月12日加用氢化可的松琥珀酸钠200mg qd，加强营养支持，逐步由肠外营养过渡至肠内营养。激素逐渐减量至泼尼松15mg qd，并加用硫唑嘌呤50mg qd。至2017年2月，患者可坚持每日全肠内营养3000ml，血压维持在100～110/70～80mmHg，每日排便量750～900ml，无黏液脓血便，炎症指标ESR 14mm/h，hs-CRP 0.67mg/L。患者情况平稳出院，门诊随诊。

患者门诊逐渐减停激素，应用硫唑嘌呤维持治疗 1 年。期间患者粪便逐渐转为成形便/稀糊便交替，4～5 次/日，体重稳步增加，由 39kg 增至 50kg。复查胃镜：十二指肠黏膜绒毛结构恢复，可见散在黏膜充血及浅糜烂。病理：仍可见黏膜固有层炎症，但绒毛结构略恢复。

最后诊断：溃疡性结肠炎（慢性复发型，广泛结肠型，活动期，重度）
腹腔镜探查+结肠次全切除术+回肠造口术后
直肠切除+回肠 J 形储袋肛管吻合术后
结肠切除术后小肠炎
脊髓灰质炎病史

【诊疗启迪】

感染和手术/免疫问题是重度 UC 患者诊治过程中贯穿始终的话题。本例患者诊治的难点在于 IPAA 术后出现大量水样泻，首先是病因诊断困难：临床需要按照“常见病的常见表现→常见病的罕见表现→罕见病的常见表现→罕见病的罕见表现”的顺序来分析和厘清临床思路。除感染和小肠细菌过度生长外，还要考虑克罗恩病、自身免疫性小肠炎。而国外有个案报道 IPAA 术后发生自身免疫性小肠炎的病例，机制尚不完全清楚，最终经过大胆假设和小心求证（应用免疫抑制药物，并及时还纳造口），将疾病的诊断落实为常见病的罕见表现。其次是治疗棘手：基础肠道炎症，手术打击，重度营养不良，黏膜屏障功能受损，感染，大量水样泻，水电解质紊乱，多次休克，积极而耐心的支持治疗是肠道疾病管理的基石，而在纠正水电解质紊乱、维持血流动力学稳定、充分抗感染的前提下，通过肠内肠外营养支持，为手术创造了条件，而及时的还纳手术治疗是患者好转的关键。推测原因是及时的还纳手术使得肠道菌群有机会回到正常的微环境，从而缓解腹泻症状，使得患者病情恢复。

【专家点评】

本例患者的治疗过程中出现结直肠手术后的严重并发症，原因错综复杂，当可以避免的因素都得以解决后，要考虑到少见原因，如结肠切除术后小肠炎，虽然是 UC 的罕见并发症，但起病迅速，来势凶险，需要临床及时准确识别，并作出正确应对，才能改善患者预后。在本病例中我们认识了 UC 行 IPAA 术后的罕见表现，及时给予激素治疗，并积极行还纳手术，创造最佳的肠道菌群微环境，最终患者得以恢复。但该患者病程中经过的凶险让人久久不能忘记。当然，我们知道每一个故事的终点都是下一个故事的起点，截至这本书出版前，这个患者后期依据病理又诊断了自身免疫性小肠炎，合并出现了原发性硬化性胆管炎。这一波三折的病例也提醒我们要不断学习，每个患者都是我们最好的老师。

（唐　颢　撰写　谭　蓓　郑威扬　审校）

参考文献

[1]中华医学会消化病学分会炎症性肠病学组.炎症性肠病诊断与治疗的共识意见(2018年·北京)[J].中华消化杂志,2018,38(5):292-311.

[2]中华医学会消化病学分会炎症性肠病学组.炎症性肠病合并机会性感染专家共识意见[J].中华消化杂志,2017,37(4):217-226.

[3]Øresland T,Bemelman WA,Sampietro GM,et al.European evidence based consensus on surgery for ulcerative colitis[J].J Crohns Colitis,2015,9(1):4-25.

[4]Loftus EV Jr,Delgado DJ,Friedman HS,et al.Colectomy and the incidence of postsurgical complications among ulcerative colitis patients with private health insurance in the United States[J].Am J Gastroenterol,2008,103(7):1737-1745.

[5]钱家鸣,杨红.炎症性肠病机会感染的认识和进展[J].胃肠病学和肝病学杂志,2016,25(10):1081-1083.

[6]Yang H,Zhou W,Lv H,et al.The Association Between CMV Viremia or Endoscopic Features and Histopathological Characteristics of CMV Colitis in Patients with Underlying Ulcerative Colitis[J].Inflamm Bowel Dis,2017,23(5):814-821.

[7]Hoentjen F,Hanauer SB,Hart J,et al.Long-term treatment of patients with a history of ulcerative colitis who develop gastritis and pan-enteritis after colectomy[J].J Clin Gastroenterol,2013,47(1):52-57.

[8]Gooding IR,Springall R,Talbot IC,et al.Idiopathic small-intestinal inflammation after colectomy for ulcerative colitis[J].Clin Gastroenterol Hepatol,2008,6(6):707-709.

[9]Barret R,Landon B,Greg R,et al.Therapy for Ulcerative Colitis-Associated Post-Colectomy Enteritis[J].ACG Case Rep J,2014,2(1):33-35.

[10]Gentile NM,Murray JA,Pardi DS.Autoimmune Enteropathy:A Review and Update of Clinical Management[J].Curr Gastroenterol Rep,2012,14(5):380-385.

病例101　UC患者IPAA后肠梗阻、水样泻

患者，男性，63岁，因“腹泻、黏液脓血便5年，加重半年”入院。

患者5年前无诱因出现腹泻及黏液脓血便，行结肠镜诊断溃疡性结肠炎（UC）全结肠型，间断服用美沙拉秦治疗有效，服药不规律。半年前症状加重，伴发热，予美沙拉秦及泼尼松治疗后，症状控制可，但泼尼松减量后症状再次加重，再次将泼尼松加量至55mg/d无效。为进一步诊治于2016年1月收入我院。

既往史、个人史及家族史：无特殊。

体格检查：生命体征平稳，轻度贫血貌。心肺（-），腹软，无压痛及反跳痛。直肠指检：进指 7cm，直肠黏膜粗糙不平，退指指套血染。

入院诊断：溃疡性结肠炎（慢性复发型，广泛结肠型，活动期，重度）

入院后完善结肠镜：升结肠至直肠可见大片黏膜剥脱，乙状结肠以远更为严重，见溃疡样表现，直肠见深凿样溃疡（图 1）。诊断：UC（全结肠型），巨细胞病毒（CMV）感染可能性大。病理：结肠黏膜显重度急性及慢性炎，部分隐窝结构紊乱；免疫组化：CMV 少量（+）。予更昔洛韦、甲硝唑、莫西沙星等治疗，同时维持泼尼松，6 周后症状无明显好转，脓血便仍 10 次/日以上，监测 ESR 56mm/h→29mm/h,hs-CRP 47.5mg/L→17.65mg/L，复查结肠镜较前无好转。

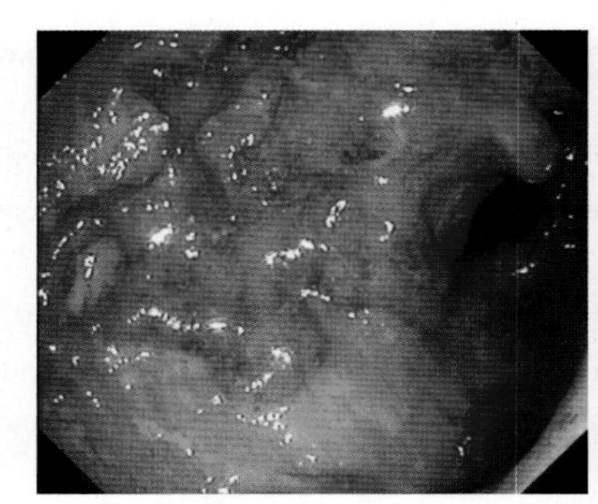
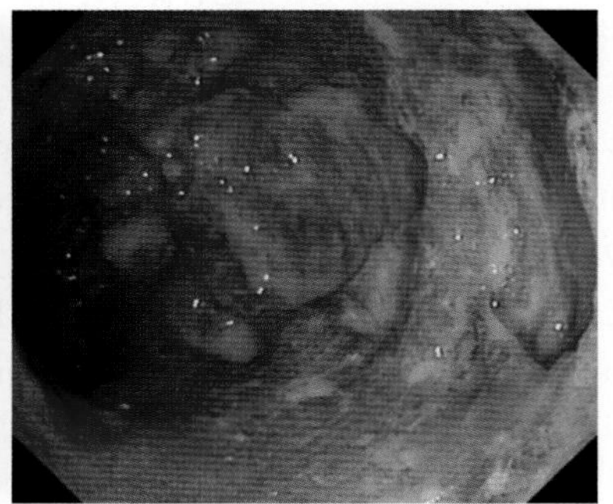

图 1　结肠镜检查

重症 UC 的转换治疗及手术治疗

病例特点：老年男性，确诊 UC 5 年，开始激素治疗有效，但减量过程中出现激素依赖，且合并 CMV 感染。正规的抗病毒治疗和激素治疗后症状及结肠黏膜病变无明显好转，进一步需考虑转换治疗。转换治疗方案有两大类选择：药物转换治疗和手术治疗。药物转换治疗可选择环孢素或者英夫利昔单抗，但患者前期明确合并有 CMV 感染，在加强免疫抑制治疗后需高度警惕再发机会性感染。结合患者年龄（老年）、病程（>5 年）、病变范围（全结肠受累），以及患者将来的移民计划，手术治疗较药物转换治疗更具指征。由于患者一般情况弱，前期应用激素量较大，手术方式首选以结肠次全切除为起始的分阶段手术治疗，即一期结肠次全切除术（保留直肠）+回肠造口术，二期直肠切除术+回肠储袋肛管吻合术（IPAA）+回肠襻式造口术，三期回肠襻式造口还纳术。

患者因拟移民国外，也积极要求行手术治疗。遂于 2016 年 2 月行一期腹腔镜探查+结肠次全切除术+回肠造口术。手术病理：（全结肠）黏膜显重度急性及慢性炎，局灶腺上皮异型增生，可见隐窝脓肿形成，部分黏膜缺失，黏膜下血管增生、充血，可见多发浅表溃瘘形成，病变符合 UC；淋巴结显慢性炎。

2016 年 5 月患者经回肠造口排出的便量明显增多，为稀水便，每天 1000 ~ 2000ml。2016 年 11 月 17 日行全麻下腹腔镜直肠切除+IPAA+回肠襻式造口术。术后回肠造口无排气排便，术后第 4 天出现发热、腹胀，行腹部 CT 及立位腹部平片（图 2、图 3），诊断为低位小肠梗阻，予放置空肠减压管引流，注入石蜡油润肠，并先后予去甲万古霉素、亚胺培南、头孢他啶、甲硝唑等抗感染治疗。

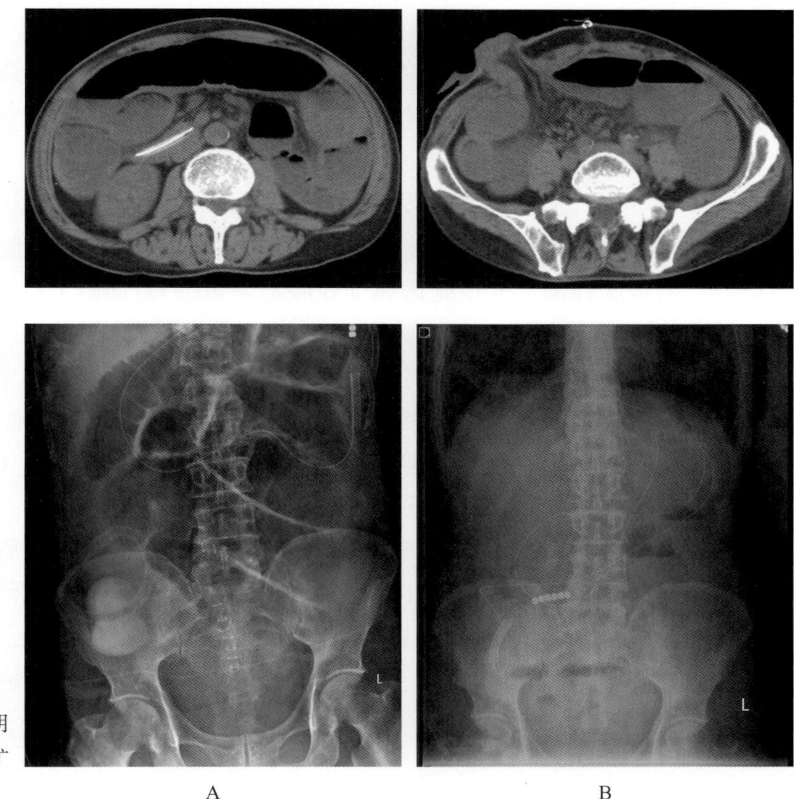

图 2　腹部 CT 平扫
小肠弥漫性扩张

图 3　立位腹部平片
A. 小肠弥漫性扩张，但未见明确梗阻部位；B. 经治疗小肠积气扩张明显改善

A　　B

腹部手术后肠梗阻的鉴别诊断和治疗

本例患者术后 4 天自回肠造口一直无排气排便，且出现腹胀、高热症状，影像学显示小肠弥漫性扩张，因此肠梗阻诊断明确。病因方面考虑以下可能。

1. 粘连性肠梗阻　患者先后两次腹腔大手术，均可导致腹腔粘连，因此考虑粘连性肠梗阻可能性大。经空肠减压管采用水溶性造影剂（如泛影葡胺或优维显）行肠道造影有助于梗阻部位、程度及病因判断。

2. 术后肠梗阻（POI）　指腹部或其他手术后出现胃肠动力异常，表现为腹胀、肠鸣音减弱、肠腔积气积液和排气排便减少等。其发病机制包括：抑制性神经反射，经肠道操作及创伤诱发的炎症反应，抑制性神经递质等，属于动力性肠梗阻。POI 的症状持续时间通常不超过 3 天，若超过 3 天，则认为出现迁延性 POI，其临床症状包括：腹部膨隆、腹胀感或胀气感；弥漫性持续性腹痛；恶心和/或呕吐；排气延迟或不能排气；不能耐受经口进食。迁延性 POI 从机制上属于动力性肠梗阻，必须与机械性肠梗阻鉴别，而且其一般不会引起高热症状，与本例特点不符。

不管何种原因导致肠梗阻，基本治疗原则相同，即胃肠减压、润肠通便、抗感染和补液支持治疗。

经上述治疗后，患者体温降至正常，腹胀症状逐渐减轻，造瘘口恢复排气，排便量逐渐增加至每天 1000～3000ml，空肠引流管引流量逐渐减少，复查立位腹部平片示小肠梗阻较前改善（图 3B）。

2017 年 1 月 1 日患者再次发热，Tmax 39℃，伴畏寒、寒战，经肛门间断排出少量黏液脓血便。完善血培养×3 次（-），经造瘘口排便的粪便常规示大量红、白细胞，OB（+），粪便培养：阴沟肠杆菌，气单胞菌属（亚胺培南敏感）；腹盆 CT：小肠肠梗阻改变。结肠镜：从肛门进镜，进入储袋的小肠侧约 20cm，见小肠黏膜轻度充血，吻合口充血、轻度糜烂，进入小肠盲端约 10cm，残端黏膜轻度充血、糜烂。经多学科团队（MDT）会诊，考虑肠道感染所致发热可能性大，储袋炎无法解释高热症状。先后予头孢他啶、亚胺培南、甲硝唑、万古霉素抗感染治疗，因不排除经外周静脉置入中心静脉导管（PICC）和空肠减压管管路感染，予拔除。患者体温逐渐下降。

2017 年 2 月 9 日拟行回肠造口还纳术，术中见造口近端肠管狭窄增厚，其近侧肠管扩张，考虑局部梗阻，遂切除造口近端 6cm 和远端 3cm 肠管。手术病理：（部分小肠）黏膜显急性及慢性炎，伴多发溃疡形成，溃疡周围黏膜下层高度水肿，血管扩张充血，局灶浆膜面可见炎性渗出物并与邻近肠壁粘连，CMV（-），EBER（-），六胺银及抗酸染色（-）。术后第 4 天开始自肛门排便量进行性增多，为水样便，墨绿色或褐色，10 余次/日，每天 2000～4000ml，伴低热及里急后重，无腹痛及血便。查血常规：WBC（11.79～16.00）$\times10^9$/L，NEUT% 61.3%～68.0%，Hb 98g/L，PLT 650$\times10^9$/L，粪便常规多次提示大量白细胞，OB（+），ESR 62mm/h，hs-CRP 16.71mg/L，粪便细菌培养、真菌培养、难辨梭菌毒素 A/B 测定（-）。予益生菌、复方谷氨酰胺、蒙脱石散等治疗效果不佳，体温由低热转变为高热，伴轻度畏寒。查体：腹软，中下腹部可见肠型，右下腹肠鸣音亢进，可闻及气过水声。立位腹部平片：小肠积气扩张伴气液平（图 4）；腹部 CT 平扫：下腹部小肠肠腔明显扩张伴

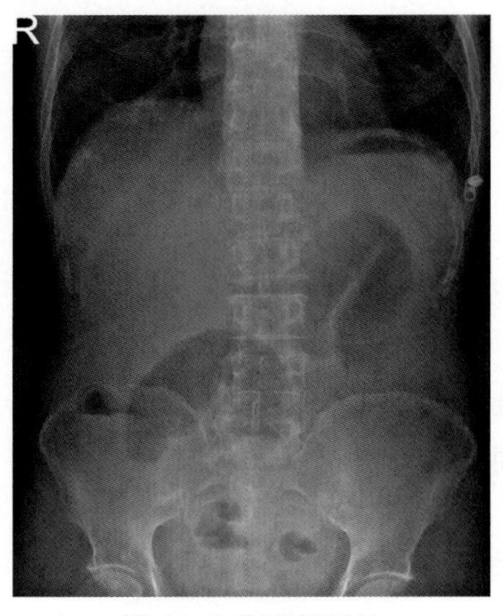

图 4 立位腹部平片

液平，肠壁增厚（图 5）。

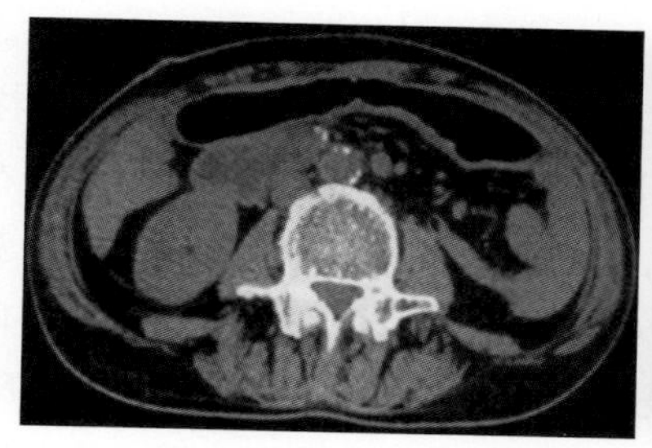
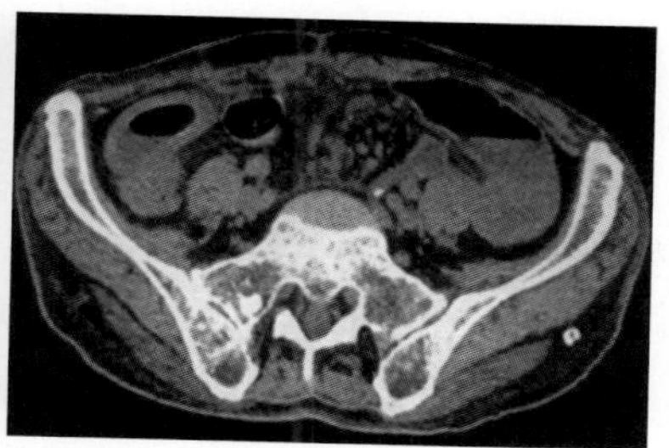

图 5 腹部 CT 平扫

IPAA 术后腹泻的鉴别诊断

患者为老年男性，行分阶段 IPAA 手术，二期术后出现频繁肠梗阻症状，应用大量广谱抗生素治疗，后经手术证实为低位小肠机械性梗阻。三期造口还纳术后出现大量水样泻伴低热，逐渐出现肠腔扩张伴高热，查体及影像学检查均提示存在肠梗阻。辅助检查方面：血白细胞及中性粒细胞增多，粪便常规多次提示大量白细胞，炎症指标升高，血及粪便的病原学检查均（–）。综合上述特点，鉴别诊断如下。

1. 肠道感染　患者发热伴水样泻、粪便常规可见大量白细胞，血白细胞及中性粒细胞增多，均支持肠道感染，虽然多项血及粪便病原学检查均为阴性，但由于临床检验所能做的肠道病原学检查有限，这些阴性结果并不能排除肠道感染。

2. 小肠细菌过度生长（SIBO）　SIBO 患者可有一种或多种临床症状，如腹胀、腹部不适、水样泻、消化不良和体重下降等。大多数患者实验室检查无异常，部分患者可有大细胞性贫血、粪便中脂肪含量增多或低白蛋白血症等。本例患者有多次肠道手术史，曾经有部分肠道被旷置，有消化道不完全性梗阻症状，较长时间全肠外营养，应用过多种广谱抗生素，这些都是发生 SIBO 的危险因素。因此，推测应该存在 SIBO，但 SIBO 不会导致发热、粪便大量白细胞，因此用 SIBO 无法解释病情全貌。

3. 储袋炎　是 IPAA 术后常见的并发症，在接受过 IPAA 手术的患者中，回肠储袋炎的发病率为 23%～59%。患者通常有广泛的临床表现，从排便次数增加、排便急迫感、腹部绞痛、盆腔压迫感、里急后重和夜间粪便渗漏到便失禁。储袋炎根据病因学可分为特发性和继发性。继发性原因可进一步分为：①病原体相关性，如 CMV、难辨梭菌。②肠腔或血管因素相关性，如应用非甾体抗炎药、缺血、粪便转流或排出口狭窄后的梗阻。③自身免疫相关性，如 IgG4 相关性、原发性硬化性胆管炎相关性。④伴发炎症或结构性储袋疾病，如克罗恩病、直肠残端封套炎、储袋吻合口窦道、储袋瘘或储袋扭转。储袋内镜检查中，回肠储袋炎的特征为出现弥漫性红斑、黏膜脆性增加、颗粒样、渗出、糜烂和/或溃疡。本例患者虽然有便量显著增多，结肠镜显示储袋黏膜轻度炎症，但回顾病史其在回肠造口还纳前就已经有大量水样便的症状，用储袋炎无法解释，故该患者轻度储袋炎不是导致腹泻的主要原因。

4. 自身免疫性小肠炎（AIE） 是一种罕见的导致慢性腹泻的病因，其特征是慢性腹泻、小肠绒毛萎缩和循环中抗肠上皮细胞抗体阳性。AIE 在婴幼儿中较多见，在成人中较罕见，但亦有报道。本例患者的基础疾病是 UC，具有潜在自身免疫异常的发病基础，有文献提示 UC 行全结直肠切除术后会出现 AIE。IPAA 后大量水样泻需警惕。由于目前临床检验尚未常规开展抗肠上皮细胞抗体的检查，可先行胃镜检查，进镜至十二指肠降部观察小肠绒毛的情况，并取病理活检明确有无小肠绒毛萎缩、炎症细胞浸润和凋亡小体。

5. 炎症性肠病复发或转化 近年来有多例 UC 行全结肠切除术后出现 UC 相关性全肠炎的病例报道，其特征是在 UC 全结肠切除术后出现累及全胃肠（包括胃、十二指肠、小肠、储袋）的弥漫性炎症（表现为充血、水肿、糜烂或浅溃疡形成），病理特点为固有层大量浆细胞和中性粒细胞浸润，突出的临床表现为大量腹泻，激素和免疫抑制剂治疗有效。本例患者在分阶段 IPAA 后出现大量腹泻，粪便常规中显示大量白细胞，应警惕 UC 相关性全肠炎。进一步可行胃镜检查评估胃及十二指肠黏膜以协助诊断。另外，本例患者在 IPAA 后多次出现肠梗阻症状，在三期手术中证实存在回肠造口近段肠管增厚狭窄，病理显示局部多发溃疡形成及累及黏膜下层和浆膜面的炎症，近期 CT 平扫显示小肠肠壁增厚，还需警惕由 UC 向克罗恩病的转化，必要时可进一步行经肛小肠镜以协助诊断。

6. 不完全性肠梗阻 本例患者二期手术后曾有过吻合口近段小肠的机械性梗阻，此次症状逐渐加重后出现肠型、肠鸣音亢进，行立位腹部平片提示小肠肠腔积气扩张伴气液平，提示出现新发肠梗阻。但患者此次是先出现大量腹泻，再逐渐出现肠梗阻的症状和体征，肠梗阻似乎不是始动因素。进一步可行泛影葡胺或优维显的消化道造影检查以明确诊断。

予放置胃管行胃肠减压，逐渐升级抗感染方案（头孢他啶+甲硝唑→亚胺培南），并予口服利福昔明、肠道益生菌。胃镜：胃底、胃体黏膜斑片状充血，十二指肠球腔、球后、降部黏膜稍充血、肿胀，黏膜呈颗粒感，未见溃疡及糜烂。病理：（十二指肠降部）小肠黏膜显慢性炎。经肛小肠造影：回肠储袋吻合口通畅无狭窄，未见造影剂外溢，储袋上方 20 ~ 30cm 管腔通畅，继续灌入造影剂有阻力，上方肠管未显影（图 6）。

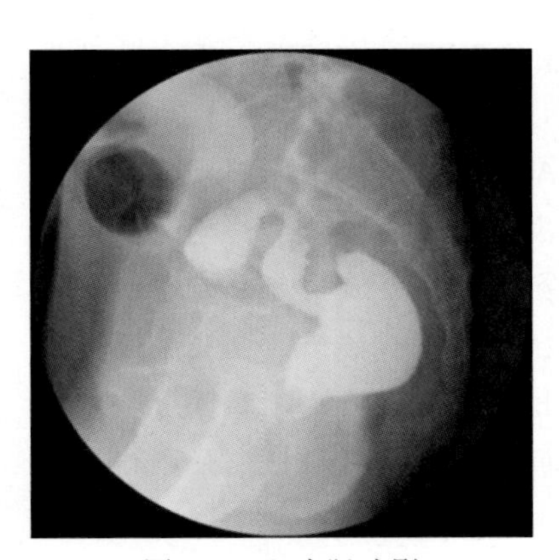

图 6 经肛小肠造影

多学科团队（MDT）会诊

经消化内科、普通外科、病理科、放射科、感染内科等 MDT 会诊，考虑：①患者不符合 AIE 及 UC 相关性全肠炎的诊断。②不完全性小肠梗阻诊断明确，考虑继发于肠道感染和SIBO可能性大，低位小肠机械性梗阻不能完全排除，但由于刚刚手术不久，不建议近期行经肛小肠镜检查。③结肠手术病理明确是UC，三期手术切除的狭窄肠段，病理上虽有黏膜溃疡形成，但黏膜下层充血、水肿，浆膜面粘连，未见克罗恩病的特征性表现，因此不符合克罗恩病诊断。④建议继续胃肠减压、抗感染治疗。

会诊后继续上述治疗，患者发热、腹泻及肠梗阻体征逐渐好转。遂经鼻胃管泵入短肽类肠内营养制剂，逐渐加量，患者耐受良好。出院时无发热、腹痛、腹部包块，大便5~6次/日，黄色黏糊状，排便可控。

最后诊断：溃疡性结肠炎（慢性复发型，广泛结肠型，重度，活动期）
结直肠切除+回肠储袋肛管吻合术
术后腹泻
肠道感染
小肠细菌过度生长
部分小肠及造口切除术后
不完全性肠梗阻

【诊疗启迪】

结直肠切除术并IPAA已成为UC标准的治疗术式，通过本书的两个病例（病例100和病例101），我们学习到IPAA术前和术后均可以出现顽固而严重的腹泻，其原因和处理原则有异同。本例患者的特殊之处在于两方面：①术后反复发生肠梗阻，而肠梗阻的性质刚好相反，之前是肠腔狭窄导致的机械性梗阻，之后是与感染等因素相关的非机械性梗阻。两种性质的肠梗阻鉴别起来非常困难，有时需要根据治疗反应才能判断。②术后顽固性水样泻是IPAA术后较为少见的特殊并发症，这种并发症的出现可能与手术解剖改变、肠道微环境改变或免疫调节异常等相关，本病例经仔细排查、MDT会诊，考虑与肠道微生态改变、手术解剖改变有关，最终予短肽类全肠内营养逐渐得以好转。

【专家点评】

手术治疗是重症UC治疗的重要手段之一，在某些情况下是关键的治疗措施。手术时机和手术方式的选择取决于实际病情的变化，同时也与医生对疾病的认识和对患者病情的判断有关，而患者对手术治疗的理解和接受程度也是一个重要因素。本例患者手术决策过程充分体现了这一点。虽然大多数接受手术的患者恢复顺利，但由于重症UC患者病情复杂，干扰和混杂因素多，手术治疗后并发症复杂多样且难以预测。即如本例患者术后出现的肠梗阻和严重腹泻，虽然都是临床常见的症状，但是在本例患者复杂的基础疾病和手术治疗的背景下，分析这些症状的原因并进行对症对因的处理却很不容易。需要结合患者实际情况，进行病理和病理生理方面系统细致的推测，指导临床进一步检查证实和积极治疗。患者是临床医生的"老师"，通过对这些少见并发症的探讨和处理提高了我们对重症UC手术治疗的全面认识。

（舒慧君　撰写　费贵军　审校）

参考文献

[1]Harbord M, Eliakim R, Bettenworth D, et al. Third European Evidence-based Consensus on Diagnosis and Management of Ulcerative Colitis. Part 2: Current Management[J]. J Crohns Colitis, 2017, 11(7): 769-784.

[2]中华医学会消化病学分会炎症性肠病学组.炎症性肠病诊断与治疗的共识意见(2012年·广州)[J].胃肠病学，2012，17(12)：763-781.

[3]Magro F, Gionchetti P, Eliakim R, et al. Third European Evidence-based Consensus on Diagnosis and Management of Ulcerative Colitis. Part 1: Definitions, Diagnosis, Extra-intestinal Manifestations, Pregnancy, Cancer Surveillance, Surgery, and Ileo-anal Pouch Disorders[J]. J Crohns Colitis, 2017, 11(6): 649-670.

[4]Krajicek EJ, Hansel SL. Small Intestinal Bacterial Overgrowth: A Primary Care Review[J]. Mayo Clin Proc, 2016, 91(12): 1828-1833.

[5]Hoentjen F, Hanauer SB, Hart J, et al. Long-term treatment of patients with a history of ulcerative colitis who develop gastritis and pan-enteritis after colectomy[J]. J Clin Gastroenterol, 2013, 47(1): 52-57.

[6]Kehlet H. Postoperative ileus—an update on preventive techniques[J]. Nat Clin Pract Gastroenterol Hepatol, 2008, 5(10): 528-552.

病例102　UC合并甲状腺癌怎么办

患者，男性，47岁，因"反复脓血便8年，诊断甲状腺癌1个月"入院。

患者于2009年出现脓血便，伴左下腹痛，排便5～6次/日，行结肠镜诊断溃疡性结肠炎（UC）（直乙型），病理：黏膜急性及慢性炎，可见隐窝脓肿。予中药及地塞米松10mg qd灌肠治疗，因应用水杨酸制剂时发生过敏反应停药。劳累后患者便血加重，伴左下腹痛，无发热，口服泼尼松10mg qd共6个月，随后每2周减半片，锡类散、地塞米松

1mg qd 灌肠，症状好转。症状每年发作 1 次，每年予灌肠、激素治疗（至 2014 年停用口服激素治疗）。2012 年 10 月外院予硫唑嘌呤 50mg 口服，2 周后加量 150mg，患者排便 2～3 次/日，无便血。2015 年 3 月结肠镜检查，结肠黏膜充血呈节段性分布、乙状结肠息肉，病理：低级别瘤变，直肠黏膜隐窝炎及隐窝脓肿。2015 年 6 月 12 日查血 WBC 下降（最低 $2.5\times10^9/L$），服用升白药并调整硫唑嘌呤用量至 75mg，之后一直应用硫唑嘌呤 75mg qd 至今。2016 年 4 月发现甲状腺结节，病理提示甲状腺乳头状癌。T_3、T_4 正常，甲状腺 B 超：甲状腺右叶下极实性占位伴钙化，双侧颈部淋巴结可见。腹盆 CT：肝大。

既往史：儿时患支气管哮喘，2013 年 10 月双髋关节退行性变。

个人史：对磺胺、5-氨基水杨酸过敏，对柳树、杨树、粉尘、海鲜过敏。否认吸烟、饮酒史。

体格检查：T 36.3℃，P 70 次/分，BP 100/59mmHg，SpO_2 97%。心肺查体无特殊。腹软，全腹无压痛及反跳痛，肠鸣音正常。

入院诊断：溃疡性结肠炎（慢性持续型，左半结肠型，缓解期）
甲状腺癌

患者是否能够行手术治疗——多学科团队（MDT）会诊

病例特点：中年男性，UC 诊断明确，有激素依赖，5-氨基水杨酸制剂过敏不耐受，应用硫唑嘌呤 1 年，近 2 个月发现甲状腺癌。患者治疗面临的难题：一是手术可不可以做？二是手术是否影响 UC 的预后。2016 年 6 月 30 日行 MDT 会诊。

放射科：患者影像学未见明显肠道水肿、肠壁增厚和周围肠系膜病变，考虑结肠病变处于缓解期，双肺未见明显淋巴结和占位。

超声医学科：甲状腺恶性病变。

呼吸内科：患者儿时有支气管哮喘，肺功能检查显示可耐受手术麻醉。

普通外科：患者甲状腺癌诊断明确，目前 UC 处于疾病稳定期，暂无绝对手术禁忌，同意其手术治疗。

2016 年 10 月 13 日行甲状腺全切除、右侧中央区淋巴结清除。术后病理：右甲状腺乳头状癌（经典型，大小 2.0cm×1.5cm×1.2cm），局灶侵及被膜，左结节性甲状腺肿，淋巴结显慢性炎。

患者甲状腺癌手术后炎症性肠病如何治疗

患者手术结束，但仍然有后续的问题需要关注。①肿瘤治疗对炎症性肠病（IBD）的影响：少量证据提示，激素类药物、免疫系统激活治疗及由于化疗导致黏膜炎等因素可能会加重 IBD 的病情。但肿瘤治疗中的一些免疫抑制剂如甲氨蝶呤也会诱导活动期 IBD 缓解，可以用于维持 IBD 缓解治疗。肿瘤靶向药物治疗对 IBD 的影响目前尚不清楚，也有研究报告治疗胃肠道间质瘤的伊马替尼可能对 IBD 治疗有益。该患者术后于 2016 年 11 月 29 日接受 ^{131}I 放疗，目前暂无文献显示此治疗对炎症的活动有影响。②IBD 治疗对于肿瘤的影响：由于 IBD 是慢性病程、迁延不愈的疾病，患者未来尚需服用药物维持疾病缓解，预防复发，或者在病情复发后控制疾病。故尚需考虑 IBD 的药物对于肿瘤复发和转移的影响。目前研究显示，有肿瘤病史的 IBD 患者肿瘤复发和新发肿瘤的风险增加 2 倍，因此这类患者需要密切监测肿瘤的发生。有肿瘤病史的活动期 IBD 患者，5-氨基水杨酸、营养治疗和局部激素对于肿瘤风险相对安全。TNF-α 抑制剂、甲氨蝶呤、短期全身激素和外科手术根据患者情况做个体化考虑。硫唑嘌呤在鳞癌、基底细胞癌等肿瘤中建议停药，除非没有其他可替代药物。一般来说，硫唑嘌呤、钙调磷酸酶抑制剂和 TNF-α 抑制剂建议停药，直至肿瘤治疗结束。对于高风险复发的患者，IBD 患者的免疫抑制治疗尽量延迟至患肿瘤 5 年后。该患者目前尚处于疾病稳定期，可考虑应用 5-氨基水杨酸治疗，但患者对该类药物过敏，故不能应用。该患者曾经外院结肠镜病理报告有低级别瘤变，故也可以考虑择期手术切除结肠，但患者拒绝。

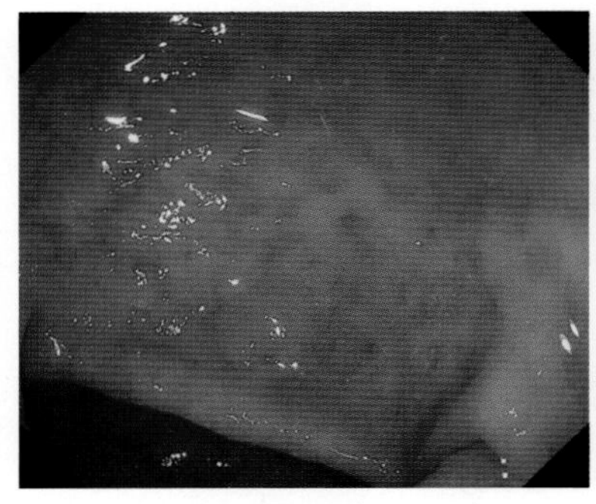
A

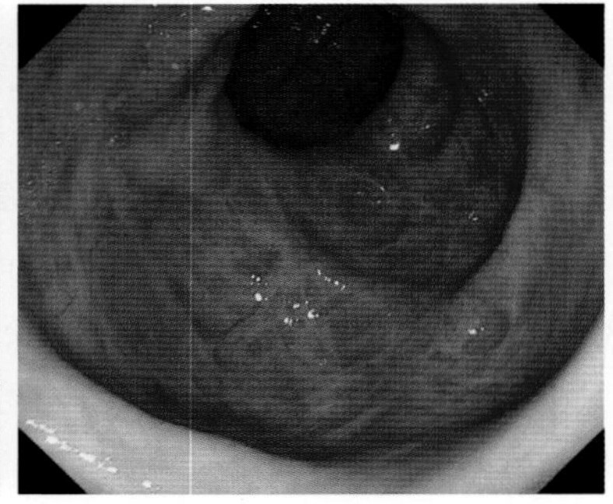
B

图　结肠镜检查

A. 升结肠瘢痕样改变；B. 横结肠充血水肿

患者术后行放疗，期间排便 1 次/3 ~ 4 日。2017 年 4 月结肠镜检查示盲肠至升结肠黏膜可见瘢痕样改变，横结肠至乙状结肠黏膜散在节段性斑片充血水肿，血管纹理模糊，未见糜烂、溃疡（图）。患者口服 5-氨基水杨酸制剂过敏，故未能应用，拒绝其他免疫抑制剂的服用，故一直中药间断维持缓解中。

最后诊断：溃疡性结肠炎（慢性持续型，左半结肠型，缓解期）

甲状腺癌（经典型）

甲状腺切除+颈部淋巴结清扫术后

【诊疗启迪】

该病例让我们学习了 IBD 患者与肿瘤“相遇”时的思考和处理措施。在 IBD 诊治过程中应重视如下事宜：①IBD 患者患肿瘤的风险比正常人群显著增高。韩国研究显示 IBD 患发肿瘤的风险明显增高，其中克罗恩病（CD）风险增高 2.2 倍，UC 为 1.9 倍。因此在诊疗过程中，要关注和密切监测肿瘤的发生。②IBD 患者一旦发生肿瘤，应关注肿瘤的治疗和后续 IBD 的治疗。首先要警惕并尽量去除危险因素，包括疾病本身因素、疾病带来的药物等；其次尽量 MDT 讨论针对肿瘤的治疗和后续 IBD 的治疗方案。该患者经过 MDT 会诊后，停用硫唑嘌呤，积极给予外科手术切除甲状腺癌治疗，患者目前 IBD 和肿瘤疾病皆稳定。

【专家点评】

IBD 合并肿瘤是一类临床特殊人群，IBD 疾病本身以及在应用一些免疫抑制药后，其患结肠癌、小肠癌、胆管癌和血液系统肿瘤等风险高于一般人群。因此 IBD 患者在整个病程管理中，需要警惕肿瘤的发生。如果肿瘤发生，既要积极治疗肿瘤，又要尽量有利于 IBD 疾病稳定。而肿瘤治疗后，对 IBD 患者来说，由于这类人群要警惕肿瘤的复发和转移，尚需关注用于治疗 IBD 的药物未来会增加肿瘤复发和新发肿瘤的风险。这就要求临床医生要熟悉应用的每一个免疫抑制药（免疫抑制剂和生物制剂）引起肿瘤的风险情况。该患者应用的是 ^{131}I 放疗，目前暂无文献显示此治疗对炎症的活动有影响，但仍需要密切随访。总之，这个患者在诊治中体现了多学科密切协作的优势，使得患者在复杂的情况中获得最佳受益。

（杨　红　撰写　李景南　审校）

参考文献

[1]Søgaard KK, Cronin-Fenton DP, Pedersen L, et al. Survival in Danish patients with breast cancer and inflammatory bowel disease: a nationwide cohort study[J]. Inflamm Bowel Dis, 2008, 14(4): 519-525.

[2]Al-Moundhri MS, Al-Thahli K, Al-Kindy S, et al. Metastatic gastrointes-tinal stromal tumor and hypercalcemia in a patient with ulcerative colitis[J]. Saudi Med J, 2006, 27(10): 1585-1587.

[3]Magro F, Costa C. Long-standing remission of Crohn's disease under imatinib therapy in a patient with Crohn's disease[J]. Inflamm Bowel Dis, 2006, 12(11): 1087-1089.

[4]Beaugerie L. Management of inflammatory bowel disease patients with a cancer history[J]. Curr Drug Targets, 2014, 15(11): 1042-1048.

[5]Jung YS, Han M, Park S, et al. Cancer risk in the early stages of inflammatory bowel disease in Korean patients: a nationwide population-based study[J]. J Crohns Colitis, 2017, 11(8): 954-962.

[6]Wadhwa V, Lopez R, Shen B. Crohn's disease is associated with the risk for thyroid cancer[J]. Inflamm Bowel Dis, 2016, 22(12): 2902-2909.

CD病例

病例103 当CD“遭遇”肝脓肿

患者，男性，24岁，因“反复腹痛8年余，发现肝多发病灶1月余”入院。

患者于2008年1月无诱因出现下腹部疼痛，伴排气排便停止，立位腹部平片示“不完全性肠梗阻”，经对症处理后好转。2008年9月腹痛再发，外院小肠镜示空回肠多发溃疡，病理示黏膜慢性炎症伴糜烂。诊断小肠克罗恩病（CD），予美沙拉秦1g tid治疗，腹痛仍间断发作。2012年12月于吞咽时出现胸骨后疼痛，外院胃镜示食管多发溃疡，经保守治疗后愈合。2013年2月出现暗红色血便，外院结肠镜：回肠浅溃疡，全结肠多发溃疡。就诊于我院，查WBC 10.85×10^9/L，CRP 17.8mg/L，T-SPOT.TB（A+B）92+48 SFC/10^6MC；小肠CT成像：小肠多发节段性肠壁增厚，伴黏膜异常强化，局部肠腔狭窄。考虑CD，予美沙拉秦1g tid、泼尼松45mg qd，以及异烟肼0.3g qd预防性抗结核治疗，后泼尼松规律减量（每个月减5mg），仍有腹痛，激素治疗期间面部痤疮逐渐加重。2013年8月复查ESR 16mm/h，CRP升至62.43mg/L，结肠镜：回盲瓣表面充血水肿，可见小溃疡，部分乙状结肠及直肠黏膜轻度充血，多发阿弗他溃疡。患者痤疮加重，故加快激素减量，2013年9月泼尼松减至15mg qd，2013年10月减停。复查炎症指标较前有所下降，小肠造影：末段回肠黏膜紊乱，回盲部充盈欠佳；胃镜：食管下段溃疡。

消化道多发溃疡的诊治思路

病例特点：青年男性，慢性病程，以下腹痛为主要临床表现，病程中曾有吞咽后胸骨后疼痛，并出现不完全性肠梗阻表现。炎症指标升高明显；内镜检查提示曾有食管下段、十二指肠球部、小肠、结肠及直肠多发节段性溃疡，以小肠病变为主，合并肠管狭窄；多处活检病理提示炎症改变。临床诊断考虑CD可能性大，蒙特利尔分型诊断A1L3+4B1。鉴别诊断方面，需要与慢性肠道感染性疾病（如肠结核）鉴别。该患者病史和临床表现均不支持结核感染，结肠镜下亦非典型肠结核表现（环形溃疡），虽T-SPOT.TB轻度升高，但这项检查不能区分既往结核感染、潜伏性结核感染和现症结核感染，尤其中国是结核高发地区，

T-SPOT.TB 的临床意义更多在于阴性结果排除结核感染。其他疾病如肠白塞病、肠道淋巴瘤或缺血性肠病等暂无证据支持。综上，该患者诊断考虑 CD，并制订相应治疗方案。

CD 的治疗原则是控制病情活动、维持缓解和防治并发症。该患者有明显腹痛症状，炎症指标明显升高，内镜检查可见多发溃疡，CDAI 评分为中度活动，应积极诱导缓解治疗。给予患者口服激素治疗，因 T-SPOT.TB 升高，不能完全排除结核感染可能，故加用异烟肼和利福平预防性抗结核治疗。患者加用激素治疗半年后临床症状有所缓解，但仍有腹痛，复查内镜未达黏膜愈合，考虑疗效为部分缓解。用药过程中出现明显痤疮，为激素副作用，考虑药物升级予 TNF-α 抑制剂控制病情活动。

2013 年 9 月至 10 月按标准疗程予第 1 ~ 3 程英夫利昔单抗（IFX）（300mg，5mg/kg）治疗，腹痛症状缓解。12 月因体重增加第 4 程 IFX 加量至 400mg，并予异烟肼、利福平预防性抗结核治疗共 6 个月。期间复查炎症指标恢复正常，复查胃镜：真菌性食管炎，予氟康唑治疗后好转。结肠镜提示黏膜愈合。2014 年 2 月至 2015 年 3 月每隔 8 周分别予第 5 ~ 11 程 IFX（400mg）治疗，病情控制缓解。期间无腹痛等症状。2015 年 3 月复查炎症指标再次升高，胃镜：反流性食管炎（LA-A），十二指肠球部霜斑样溃疡；结肠镜：末段回肠、结肠溃疡愈合，考虑 CD 缓解期。2015 年 3 月起加用硫唑嘌呤（100mg qd）联合 IFX 治疗。2015 年 11 月、2016 年 1 月（均为上程 IFX 治疗 6 周后）患者再发腹痛，复查 hs-CRP 波动在 23.37 ~ 57mg/L，考虑 IFX 疗效降低，抗体形成可能，予缩短疗程至 6 周。2016 年 3 月复查 ESR 正常，hs-CRP 28.66mg/L；小肠 CT 成像：回盲部及回肠节段性肠壁增厚，肠腔变窄，符合 CD 改变；胃镜：胃窦多发浅溃疡，十二指肠球炎。结肠镜：回盲瓣开口处可见多发片状溃疡，升结肠、肝曲散在分布片状浅溃疡。2016 年 3 月至 2016 年 4 月予第 18 ~ 19 程 IFX（400mg）治疗，继续硫唑嘌呤 100mg qd。2016 年 5 月患者出现发热，无咳嗽、咳痰，胸部 CT 提示肺部感染，予莫西沙星抗感染治疗后症状缓解，胸部 CT 提示病变吸收（图 1）。因肺部感染停用 IFX 治疗，继续硫唑嘌呤 100mg qd 维持。2016 年 10 月患者腹痛较前加重，排便 1 ~ 2 次/日，为成形便，无黏液脓血。查 ESR 20mm/h，hs-CRP 43.27mg/L，加用沙利度胺 50mg qn，腹痛较前缓解。2016 年 11 月患者无诱因出现便血，呈

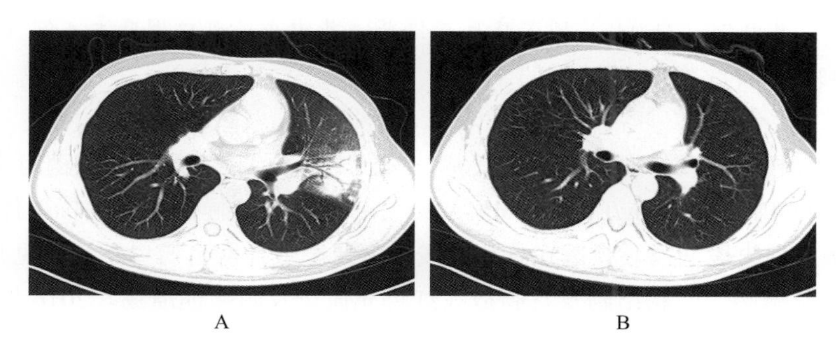

A　　　　B

图 1　胸部 CT（抗感染治疗前后）

A. 治疗前左肺舌叶片状实变影；B. 治疗后左肺舌叶实变影吸收

暗红色，便血混合，量不大，两天共 3 次，不伴头晕、心悸。继而出现发热，Tmax 38℃，不伴腹痛、腹泻，无头痛、咳嗽、咳痰。为进一步诊治于 2016 年 11 月 16 日再次收入我院。起病以来，患者精神、饮食可，否认肛瘘、关节痛、皮肤结节、眼部受累等表现。近 1 年体重无明显变化。

既往史、个人史及家族史：无特殊。

体格检查：面部及前胸部多发痤疮样皮疹，腹软，脐周轻压痛，无反跳痛、肌紧张，未触及腹部包块。直肠指检：肛门口可见皮赘，未见肛瘘、肛周脓肿，退指指套无血染。

入院诊断：克罗恩病（A1L3+4B1）

生物制剂继发失效和合并感染的处理策略

本例患者在 IFX 的长期治疗过程中经历了从黏膜愈合到继发失效，联合硫唑嘌呤治疗后合并肺部感染的过程。类克是一种抗 TNF-α 人鼠嵌合体 IgG1 单克隆抗体，通过拮抗 CD 免疫炎性发病通路中起关键作用的促炎症因子 TNF-α 而起治疗作用，可联合激素和免疫抑制剂使用。使用 IFX 前正接受激素治疗者，可在开始 IFX 治疗时继续激素治疗，取得临床完全缓解后将激素减量至停用。

IFX 治疗过程中出现继发失效最常见的原因是产生免疫原性药物的抗体，继发失效者有条件可行药物浓度或抗体浓度测定，无条件者可经验性缩短疗程或加大剂量或联合免疫抑制剂。本例患者通过缩短疗程、联合硫唑嘌呤控制 IFX 的继发失效。而联合免疫抑制治疗最大的风险是合并感染，本例后期即合并了感染。在停用 IFX 治疗后，该患者选用沙利度胺治疗。北京协和医院消化内科对 29 例难治性 CD 患者进行 100～200mg 沙利度胺治疗观察发现，19 例活动期患者除 3 例因不良反应未达目标剂量，其余 16 例经过沙利度胺治疗 1 年，14 例获得临床诱导缓解，诱导缓解的中位治疗时间为 1 个月。对 24 例经沙利度胺诱导进入临床缓解和基线时处于临床缓解期的患者进行黏膜愈合的疗效评估，其中 3 例因不良反应在治疗 6 个月内停药而未能完成内镜评估，其余 21 例完成结肠镜评估。沙利度胺治疗 2 年，33.3%（7/21）达到黏膜愈合，手足或口角麻木、嗜睡、皮炎在沙利度胺的不良反应中位列前三位，共 9 例（31.0%）因不良反应停药，其中手足或口周麻木 4 例（13.8%）、皮炎 4 例（13.8%）、白细胞减少 1 例（3.4%）。

入院后完善相关检查，血常规大致正常，粪便 OB（+），粪便难辨梭菌毒素测定（-），ESR 10mm/h，hs-CRP 13.46mg/L，血 CMV-pp65（-）。胃镜：慢性浅表性胃炎伴糜烂，胃窦浅溃疡。结肠镜：末段回肠黏膜散在点片状浅溃疡及糜烂，回盲瓣口下唇可见片状浅溃疡，回盲瓣上唇、升结肠、乙状结肠及直肠散在红色充血斑及阿弗他溃疡。2016 年 11 月 17 日行腹盆增强 CT：与 2016 年 3 月 26 日老片对比，回盲部及回肠多发管壁节段性增厚伴强化，管腔狭窄，符合 CD 改变；肠系膜多发淋巴结；肝内多发环形强化低密度影，较前新见

（图 2A）。患者入院后体温正常，无肝区不适、恶心、呕吐、腹胀、皮肤巩膜黄染等。虽CDAI 评分仍为临床缓解期，但内镜下存在活动性黏膜病变，继续沙利度胺、美沙拉秦维持治疗。

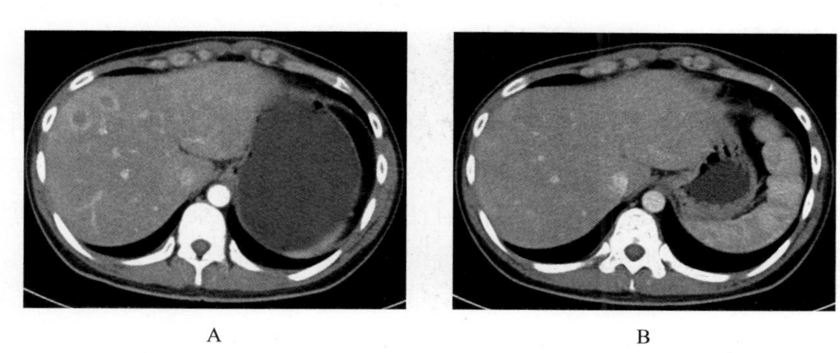

A　　　　B

图 2　腹盆增强 CT

A. 肝多发类圆形低密度影，环形强化；B. 1 个月后原肝内病灶明显减小、减少，显示不清

肝脓肿是感染性还是无菌性——多学科团队会诊

患者 CD 治疗过程中新发肝脏多发病灶，增强 CT 示环形强化低密度影，支持肝脓肿特点。肝脓肿常继发于门静脉引流区域的感染，如肠道憩室炎和阑尾炎等，常合并门静脉炎并继发门静脉血栓形成。临床表现无特异性，常表现为发热、腹痛，有些患者有肝区压痛，血培养可发现致病菌。CT 或 B 超检查除肝脏病灶外，常可发现门静脉血栓性病变。炎症性肠病患者肠道病变活动时，正常肠道黏膜屏障破坏，加之为控制病情有时联合多种免疫抑制剂，导致机体免疫力下降，肠道菌群易位继发感染，肝脓肿的发病率高于正常人群。中国台湾地区的调查结果显示，炎症性肠病人群的肝脓肿发生率约 6.72/10000（人 · 年）。本例患者病程中先后应用激素、IFX、硫唑嘌呤和沙利度胺等药物，合并感染的风险较普通人群明显增加，病程中出现肝脏多发低密度影，首先考虑感染性肝脓肿可能大。此外，CD 是一种慢性肠道炎症性疾病，除肠道外可有多系统受累，包括肝胆系统，如胆石症、原发性硬化性胆管炎、IgG4 相关性胆管炎、原发性胆汁性肝硬化、肝淀粉样变、肉芽肿性肝炎、非酒精性脂肪肝、门静脉血栓等，称为 CD 的肠外表现，其肝脏表现亦可能为 CD 本身的肠外表现。40%～43% 的 CD 患者可合并脂肪肝，局限性脂肪肝常位于胆囊窝、镰状韧带和肝门附近，影像学检查无占位效应，门静脉分支和肝小动静脉正常走行其间。不典型局灶性脂肪肝与肝脓肿鉴别有一定困难。另外一种罕见的情况是无菌性肝脓肿，可发生于活动性 CD，甚至可以是 CD 的首发症状，其临床常见症状有发热、体重下降、腹痛和白细胞增多，与感染性肝脓肿鉴别困难，需肝脏病灶穿刺活检、病原学检查确诊。这种无菌性肝脓肿可能是 CD 本身活动的表现，通过

积极治疗原发病可控制无菌性肝脓肿。经疑难肠病多学科团队会诊，肝脏病变考虑肝脓肿可能性大，但肝脓肿的性质不好确定，从临床表现分析无菌性肝脓肿可能性大（无发热，血常规正常，炎症指标轻度增高），但影像学难以鉴别是感染性还是无菌性肝脓肿，故建议必要时肝穿刺活检以明确性质。

2016 年 12 月复查 CT 与 11 月比较：原肝内多发环形强化低密度影，新片明显减小、减少，显示不清（图 2B）。因肝内病灶未经抗感染治疗即明显减少吸收，未行肝穿刺活检。感染内科会诊考虑肝脏病变未经抗感染治疗自行吸收，暂无抗感染指征，继续随诊。患者出院后 3 个月复查腹部超声，肝脏未见异常。继续目前药物维持治疗。

最后诊断：克罗恩病（AIL3+4B1，活动期，轻度）
英夫利昔单抗治疗后
无菌性肝脓肿

【诊疗启迪】

该病例重点让我们“学习”了无菌性肝脓肿，这是炎症性肠病少见的肠外表现之一，可能与疾病活动有关，临床表现与肝脓肿表现相似，但治疗方法迥异。当 CD“相遇”肝脓肿，首先除外感染，仔细排查病原体，必要时肝穿刺活检；其次与感染内科和放射科协作，确定是否需要抗感染治疗，以及是否需要停用免疫抑制药物；最后在抗感染治疗无效，或随着 CD 病情好转肝脓肿可自行缓解者，应考虑无菌性肝脓肿，积极治疗原发病，以改善患者预后。

【专家点评】

这是一例典型的青年 CD 患者，治疗历程中，有生物制剂继发失效的问题，有潜伏性结核感染处理的问题，而最重要的是认识了肝脓肿也可以是 CD 的一种肠外表现，而这种肠外表现是一类无菌性肝脓肿，与感染性肝脓肿在影像学上很难鉴别，需依靠患者的临床表现特别是肝穿刺活检病理学和病原学的结果确诊，我们需要避免盲目治疗后出现不良反应。CD 合并无菌性肝脓肿有多例病例报道，国内曾报道 1 例 IFX 治疗无菌性肝脓肿的成功案例。综上，本例病例的诊治过程值得临床医生反思学习，如何将指南或共识意见更好地个体化应用于临床。

（蒋青伟　撰写　杨爱明　审校）

参考文献

[1]罗涵青，李玥，吕红，等.沙利度胺治疗29例顽固性克罗恩病的疗效及安全性[J].中华消化杂志，2016，36(3)：172-176

[2]Sakharpe AK，Sakharpe AK，Mirmanesh M，et al. A case and review of aseptic liver abscess in Crohn's disease[J]. Int J Colorectal Dis，2016，31(3)：787-788.

[3]Lin JN，Lin CL，Lin MC，et al. Pyogenic liver abscess in patients with inflammatory bowel disease：a nationwide cohort study[J]. Liver Int，2016，36(1)：136-144.

[4]Yang Y，Chen D. Treatment of Aseptic Liver Abscess Due to Crohn's Disease Using Infliximab[J]. Clinical Gastroenterology and Hepatology，2017，15(12)：A27-28.

[5]McGreal S，Sayers R，Wurm P，et al. Crohn's Disease Presenting with Pyogenic Liver Abscess：A Case Report[J]. Case Rep Gastrointest Med，2012，2012：762480. doi：10.1155/2012/762480.

[6]Li Y，Shu HJ，Qian JM，et al. Long-term risk of infection in patients with Crohn's disease on anti-TNF treatment：A prospective single-center cohort study in China[J]. J Dig Dis，2017，18(7)：388-394.

病例104　右下腹痛、回盲部溃疡——不规范用药的“教训”

患者，男性，21岁，因“腹痛半年”入院。

患者于2010年1月无明显诱因出现持续性右下腹绞痛，NRS 7～8分，与排便无关，无发热、畏寒，外院考虑“阑尾炎”，行阑尾切除术，术后腹痛无缓解。行结肠镜检查升结肠可见巨大环形溃疡，溃疡间可见息肉样隆起，病理为黏膜慢性炎。考虑“肠结核”可能，予三联抗结核治疗1个月腹痛无改善。2010年4月我院门诊查血常规、肝肾功能大致正常，粪便OB（+），ESR 6mm/h，hs-CRP 18.8mg/L，ANA S1：80（+），抗ds-DNA抗体、抗ENA抗体、HLA-B5、ANCA及ASCA均（-）。完善小肠CT成像：回盲部肠壁增厚；钡灌肠：回盲部黏膜增粗紊乱伴多发充盈缺损。考虑“肠结核”可能，继续予正规四联抗结核治疗（异烟肼+吡嗪酰胺+利福平+乙胺丁醇）3个月，症状无缓解。期间复查结肠镜：回盲瓣可见3cm大小深溃疡，覆垢苔，底部无明显肉芽组织，升结肠近段可见另一大溃疡，两溃疡间肠段黏膜轻度水肿，病理示肠黏膜显急性及慢性炎，伴淋巴组织增生及肉芽组织形成。为进一步诊治于2010年7月1日收入我科。起病以来，体重下降3kg。

既往史：既往体健。

个人史、婚育史、家族史：无特殊。

体格检查：生命体征平稳，心肺查体无殊，腹软，右下腹压痛，无反跳痛、肌紧张。直肠指检无特殊。

入院诊断：回盲部溃疡原因待查
克罗恩病可能性大
肠结核不除外

阑尾切除、回盲部溃疡诊治思路

病例特点：青年男性，慢性病程，主要临床表现为右下腹痛，结肠镜检查示回盲部溃疡。有阑尾切除术史，炎症指标轻度增高，规律抗结核治疗3个月溃疡未好转。病理无特殊提示。

回盲部溃疡可由炎症、感染、肿瘤、免疫或药物等不同因素引起，结合患者入院后的辅助检查结果，鉴别诊断考虑如下疾病。

1. 克罗恩病（CD） 该患者腹痛、hs-CRP升高，有节段性结肠溃疡，溃疡有呈纵行表现，因此CD不能除外，但病理未能提示CD特征性表现如局灶性慢性炎症、局灶性隐窝结构异常和非干酪样肉芽肿。

2. 肠结核 患者病程中无发热等结核中毒症状，既往抗结核治疗效果不佳，入院后完善T-SPOT.TB、PPD试验等检查结果均阴性，无肠外活动性结核证据，且经过规律足量抗结核治疗3个月，疗效不佳，因此肠结核暂不考虑。

3. 淋巴瘤 消化道为结外淋巴瘤的主要累及部位，内镜下溃疡多伴结节、不规则隆起，大体结构消失，病理可见淋巴细胞弥漫浸润、异型淋巴细胞，与本例患者不符。

4. 贝赫切特（又称白塞，Behcet）病 患者为青年男性，无反复口腔溃疡、外生殖器溃疡发作，无眼部、皮肤症状及其他免疫系统疾病表现。白塞病累及肠道多为病变局限、界限清楚的单个深大溃疡，周围黏膜正常，病理肠壁各层炎症不明显，黏膜可有玻璃样变，与该例内镜及病理表现不一致。

5. 结肠癌 患者年龄较轻，无相关报警症状及肿瘤家族史，且镜下表现及病理均不支持结肠癌的诊断。

6. 其他 缺血性肠病、药物、感染等目前暂无证据支持。

患者入院当日（2010年7月1日）腹部绞痛加重，腹膜刺激征（+），行剖腹探查，见回盲部肿物、与侧腹壁粘连严重，行右半结肠切除+回肠横结肠吻合术，术后病理示结肠黏膜显急性及慢性炎，伴溃疡形成，肠壁炎症细胞广泛侵犯，淋巴滤泡形成，病变符合CD。术后加用硫唑嘌呤50mg/d维持治疗。2012年12月患者出现黄色稀水样便，5～6次/日，每次量50～100ml，伴发热，Tmax 39℃。血常规WBC 15.21×10^9/L，NEUT% 89.0%，Hb 112g/L；小肠CT成像：示吻合口通畅，部分肠管扩张伴气液平；结肠镜：吻合口可见两个0.5cm×1.0cm大小溃疡（图1），周围见黏膜增生样隆起。予泼尼松15mg qd，硫唑嘌呤加量至75mg/d口服，腹痛、腹泻仍无缓解。完善口服小肠造影、钡灌肠均提示近段空肠横结肠窦道形成。2011 年 4 月 8 日剖腹探查，术中见空肠与回肠横结肠吻合口形成内瘘，行部分空肠切除吻合术，末段回肠切除，近段横结肠切除回肠横结肠端侧吻合术。

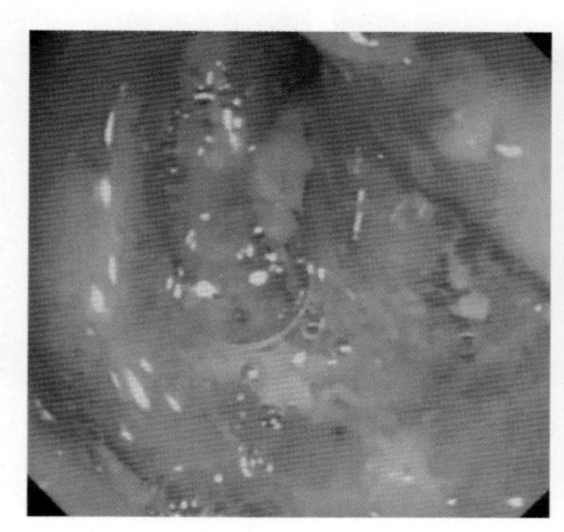
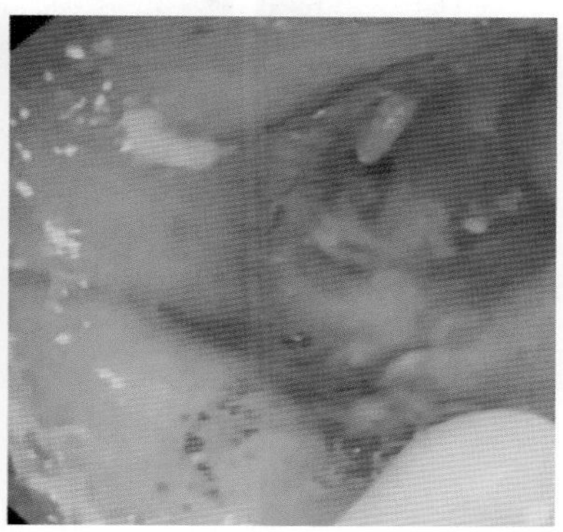

图 1　结肠镜检查

CD 的手术时机及治疗药物选择

CD 患者手术后复发率较高，治疗以内科治疗为主，外科手术主要适用于 CD 并发症及内科治疗无效者。具体来说，CD 并发肠梗阻、腹腔脓肿、瘘管形成、急性肠穿孔、消化道大出血、癌变时需要手术干预，激素治疗无效的重度 CD 或内科疗效不佳、药物不良反应严重者亦可采取手术治疗。对于该患者来说，因急腹症进行首次手术，术后维持治疗无效，再次出现病情复发，同时合并近段空肠横结肠窦道形成，故进行第二次手术。该患者有穿透性疾病行为，为术后早期复发的高危因素之一，因此，尽早干预并尽量选用更积极的药物避免下一次的手术迫在眉睫。

2012 年和 2018 年《炎症性肠病诊断与治疗的共识意见》指出，预防术后复发必须戒烟。药物预防方面，有对照研究证实，美沙拉秦、硫嘌呤类药物、咪唑类抗菌药物对预防内镜和临床复发可能有一定疗效。嘌呤类药物适用于有术后早期复发高危因素的患者。甲硝唑长期使用患者多不能耐受，有报道术后 3 个月内甲硝唑与硫唑嘌呤合用，继以硫唑嘌呤维持，可显著减少术后 1 年复发率。研究发现，TNF-α 抑制剂对预防术后内镜复发有效。针对术后患者比较一致的意见是：①对有术后早期复发高危因素的患者宜尽早（术后 2 周）予积极干预。②术后半年、1 年以及之后定期复查结肠镜，根据内镜复发与否及其程度给予或调整药物治疗。

该患者经过慎重考虑，积极要求应用英夫利昔单抗（IFX）。经评估无应用禁忌证，于 2011 年 5 月接受第 1 程 IFX 200mg（体重 56.5kg）治疗，同时继续使用硫唑嘌呤 100mg qd，激素逐渐减停。患者经 6 程 IFX 治疗后评估，腹痛、腹泻、发热较前减轻，炎症指标正常，结肠镜仍可见吻合口旁溃疡（图 2），但总体表现比治疗前明显好转。定期监测，无明显不良反应，之后提高 IFX 剂量，继续治疗。

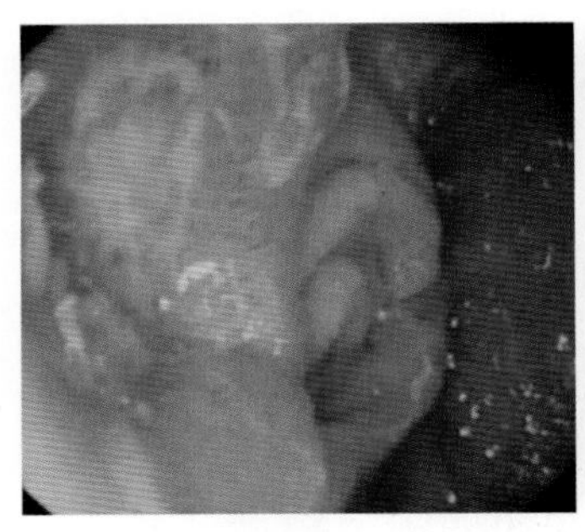
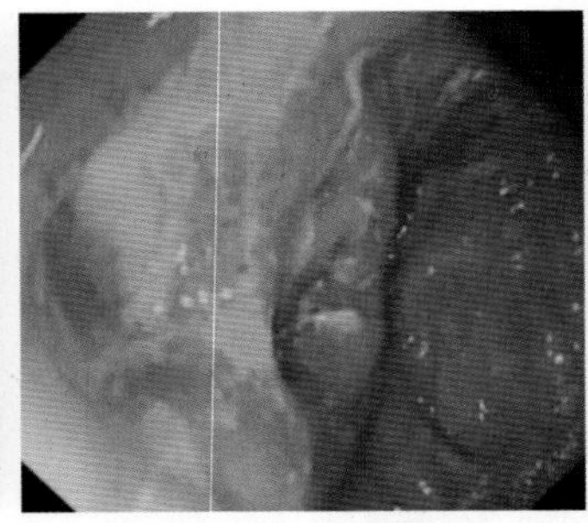
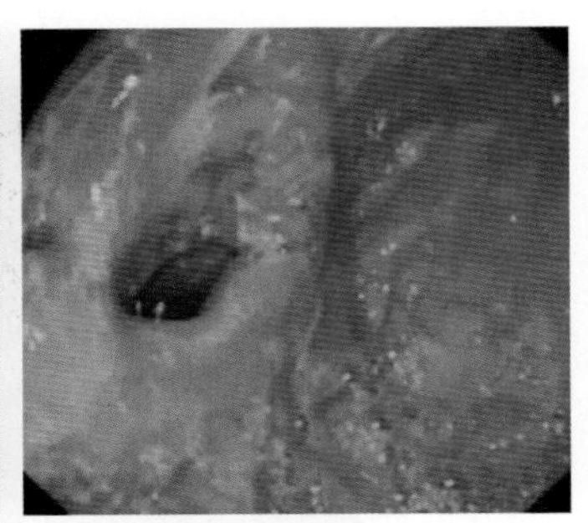

图 2　复查结肠镜

最后诊断：克罗恩病（A2L3B3）
阑尾切除术后
右半结肠切除+回肠横结肠吻合术后
部分空肠切除术后
回肠横结肠端侧吻合术
肠瘘

【诊疗启迪】

本病例是 1 例 CD 术后复发的病例，在该病例中，有两处治疗问题值得我们深思。①第一次手术后，诊断 CD，考虑患者存在 3 个高危因素：年龄<30 岁，病变范围广，穿透性病变，给予患者硫唑嘌呤维持治疗，但需要深思的是，给予的剂量不足，根据 2018 年《炎症性肠病诊断与治疗的共识意见》，建议的剂量为 1.5～2.5mg/（kg·d），术后维持治疗剂量应该与初治病例相同，因此本例再次复发可能与硫唑嘌呤剂量不足有关。②第二次手术后，给予 IFX 治疗，但 6 程结束时结肠镜结果也不理想，考虑与该药剂量不足有关。本例患者体重 56.5kg，按 3.53mg/（kg·d）剂量给予 IFX，此时应考虑测定药物浓度和抗抗体，下一步治疗方案调整和患者预后会更好。

【专家点评】

患者 CD 诊断相对明确，但从本例病例中，我们有学习、有反思，主要的反思在于，虽然我们对患者的治疗态度是非常积极且时机恰当，但治疗药物的剂量不足，可能与疗效欠佳相关。在反思中让我们学习，CD 患者手术后，如果不积极治疗，仍然会出现复发、疾病进展，严重者预后更差。而规范应用药物，也是决定治疗成败的关键。

（王亚楠　撰写　王　强　审校）

参考文献

[1]王威.炎症性肠病回盲部溃疡内镜下特征性表现与鉴别诊断[J].中国内镜杂志,2016(6):13-15.

[2]周笑甜,冉志华.英夫利昔单抗治疗炎症性肠病的研究进展[J].胃肠病学,2009(11):691-694.

[3]Present DH, Rutgeerts P, Targan S, et al. Infliximab for the treatment of fistulas in patients with Crohn's disease[J].N Engl J Med,1999,340(18):1398-1405.

[4]中华医学会消化病学分会炎症性肠病学组.炎症性肠病诊断与治疗的共识意见(2012年·广州)[J].中华内科杂志,2012,51(10):818-831.

病例105　腹痛、腹部包块、肠梗阻——应用英夫利昔单抗仍然反复肠梗阻

患者，女性，28 岁，因“间断右下腹痛 1 年余，右下腹包块 7 月余”入院。

患者于 2014 年初无诱因出现右下腹绞痛，无发热、恶心、呕吐、腹泻等，休息后可好转。间断发作，疼痛频率逐渐增加至 3～5 日 1 次，伴食欲下降。2014 年 7 月发现肛周肿物，质软，无触痛、出血。2014 年 10 月患者无诱因再次腹痛，伴呕吐少量胃内容物，就诊于当地医院，查体发现右下腹可扪及 4cm×4cm 包块，伴触痛，血常规、肝肾功能未见异常，粪便 OB（+），胸部 CT、立位腹部平片未见异常，腹部增强 CT 示回盲部结构紊乱，回肠末段、盲肠升结肠及阑尾管壁增厚、水肿，明显强化，浆膜面毛糙。结肠镜考虑炎症性肠病，克罗恩病可能性大（未见报告）。予美沙拉秦 1g tid 口服，症状无明显缓解。2015 年 1 月患者出现夜间腹痛，VAS 7 分，伴发热，T 37.5℃，当地医院右下腹彩超示右下腹肠壁增厚，肠管聚集呈团，结肠镜示回盲部肠腔变形狭窄。2 月 11 日行第 1 程英夫利昔单抗（IFX）（200mg）治疗，2 月 26 日、3 月 28 日分别第 2～3 程 IFX 治疗，每次类克治疗后腹痛加重，禁食水及抗生素治疗后好转。为进一步诊治于 2015 年 5 月至我院门诊。

既往史、个人史、家族史：无特殊。

体格检查：T 36.6℃，P 67 次/分，RR 18 次/分，BP 95/58mmHg。浅表淋巴结未及肿大。心肺无特殊。腹软，右下腹部可触及一直径约 3cm 包块，无明显压痛，肝脾肋下未触及，移动性浊音（-），肠鸣音正常。直肠指检感直肠狭窄，直肠 12 点钟方向有硬结，无触痛，

退指指套无染血。

入院诊断：不完全性肠梗阻原因待查

克罗恩病可能性大

腹痛、腹部包块、不完全性肠梗阻的诊疗思路

病例特点：青年女性，慢性病程，主要临床表现为反复右下腹痛、右下腹包块，伴发热、肛周病变、不完全性肠梗阻，腹盆CT提示回肠末段、回盲部、盲肠、升结肠病变，结肠镜示回盲部肠腔变形狭窄，5-氨基水杨酸及类克治疗效果不佳。诊断和鉴别诊断思路如下。①克罗恩病（CD）：支持点有结肠多节段溃疡，有肛周病变，不支持点在于应用IFX后疗效欠佳。②肠结核：可引起腹痛、腹部包块，但肠结核少有肛周病变，且患者无肠外结核表现，胸部CT未见异常，可进一步完善血T-SPOT.TB等筛查。③肠道淋巴瘤：进展快，多有高热、便血等，确诊需要病理支持，目前依据不足。④肠贝赫切特（又称白塞，Behcet）病：患者无反复口腔溃疡，无皮肤、眼病变，结肠镜下表现不是典型肠白塞病内镜特征，如类圆形溃疡、边缘刀切样改变等。

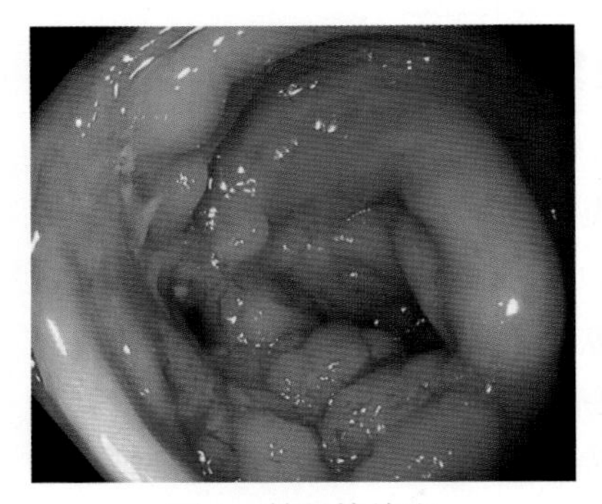

图1　结肠镜检查

门诊检查血常规、肝肾功能无明显异常，ESR 37mm/h，hs-CRP 6.28mg/L；T-SPOT.TB、CMV DNA（-）；ANA 3项、炎症性肠病抗体谱（3项）：均阴性。小肠CT成像：回盲部、盲肠、部分升结肠及盆腔第6组小肠及周围改变考虑克罗恩病可能性大，病变较前明显；回盲瓣狭窄，末段回肠管略扩张伴气液平，考虑轻度肠梗阻改变；腹膜后、肠系膜根部及双侧腹股沟区多发淋巴结，部分肠系膜淋巴结增大伴明显强化，较前明显。结肠镜：肠腔环形狭窄，周围结节隆起，黏膜粗糙不平整，有中断、纠集，其旁可见一窦道形成（图1）。

肠道病变合并肠梗阻诊治思路——多学科团队（MDT）会诊

患者目前从影像学更倾向是CD的诊断，但内镜未见明确溃疡，且应用降阶梯治疗仍无效，这些特点对CD的诊断提出疑点。另外，该患者有肠梗阻的症状和影像学表现，肠梗阻并发症肯定存在，经MDT讨论下一步治疗：①内科抗生素、禁食水过渡到肠内营养，争取肠梗阻症状缓解。②若肠梗阻症状不能缓解，建议外科手术。③若肠梗阻症状缓解，则进一步评估并明确诊断，考虑药物治疗还是手术治疗。

患者于2015年4月置入空肠营养管行肠内营养，继续口服美沙拉秦，加用甲硝唑+第三代头孢菌素治疗2周。复查炎症指标仍高，腹部症状同前。因既往IFX治疗后症状加重，且肠道狭窄以纤维化狭窄可能性大，评估有手术指征。2015年7月20日全麻下行腹腔镜探查，术中见回盲部肿物约直径5cm，表面充血与网膜粘连，余结肠未见肿物，胃和小肠未见异常，行右半结肠切除及粘连松解术。手术病理报告：（右半结肠）结肠肠壁全层可见慢性炎症细胞浸润，肠黏膜可见裂隙样溃疡，符合CD形态学改变。术后伤口愈合良好。加用硫唑嘌呤维持治疗。术后半年复查肠镜：进镜至末段回肠约30cm未见异常，结肠小肠吻合口见浅溃疡，结肠直肠黏膜光滑（图2）。复查小肠CT成像：吻合口区肠壁未见明显增厚，管腔未见明显狭窄。术后应用硫唑嘌呤+IFX维持治疗，随访病情稳定。

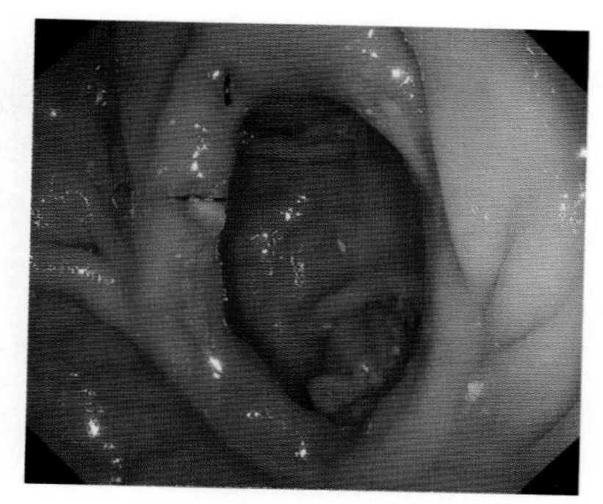

图2　术后复查结肠镜

最后诊断：克罗恩病（A2L3B2，缓解期）
右半结肠切除术后
英夫利昔单抗治疗后

【诊疗启迪】

这是一例主要表现为肠梗阻、肠道狭窄的CD病例，在认识该病例的过程中，英夫利昔单抗治疗无效给诊断和治疗提出了疑问，有两种可能性：①诊断有误，该患者初始治疗疗效欠佳，且应用后反而症状加重。另外，两次内镜均未见溃疡形成，因此要思考诊断问题。②患者病变较重，出现肠道狭窄且以纤维狭窄成分为主，而英夫利昔单抗可以促进转化生长因子（TGF）释放，对有明显纤维狭窄的CD患者慎重使用TNF-α抑制剂。遇到这样的情况，建议应用肠道超声或磁共振小肠造影评估肠道狭窄是纤维性狭窄可能性大还是炎性狭窄可能性大。若是纤维性狭窄可能性大，则建议采用内镜或外科手术解决肠道狭窄，同时帮助明确诊断。

【专家点评】

CD的临床表现多种多样，具体到每个患者身上，都不尽相同。CD的一项特征表现即肠道纤维化，反复发作导致肠道狭窄，是最严重的并发症之一。15%患者早期出现肠道狭窄，其形成机制目前尚未被完全阐明，治疗手段有限，复发率较高。该患者在诊疗过程中尚有需要完善的部分：①对诊断的反复评价，避免误诊。②对治疗反应的反复评价，以及时更改治疗方案，或对诊断提出质疑。③运用新的技术手段，提高肠道狭窄性质的分类，以期望更好地指导临床诊治。总之，在认识 CD 的路上，尚有许多需要我们反复思考并不断改进。

（董旭旸 撰写 吕 红 审校）

参考文献

[1]中华医学会消化病学分会炎症性肠病学组.炎症性肠病诊断与治疗的共识意见(2012年·广州)[J].中华内科杂志,2012,51(10):818-831.

[2]北京协和医院医疗诊疗常规[M].北京:人民卫生出版社,2014:119.

[3]龚剑峰,朱维铭.克罗恩病治疗的新模式——降阶梯治疗[J].肠外与肠内营养,2009,16(6):377-380.

[4]Haens G, Baert F, van Assche G, et a1. Early combined immunosuppression or conventional management in patients with newly diagnosed Crohn's disease: an open randomized trial[J]. Lancet, 2008, 371(9613): 660-667.

[5]Haens GR, Panaccione R, Higgins PD, et a1. The London Position Statement of the World Congress of Gastroenterology on Biological Therapy for IBD with the European Crohn's and Colitis Organization: when to start, when to stop, which drug to choose, and how to predict response? [J]. Am J Gastroenterol, 2011, 106(2): 199-212.

[6]黄燕妮,王承党.克罗恩病肠道狭窄性质的影像学鉴别诊断[J].中华消化杂志,2016,36(10):715-717.

[7]Bharadwaj S, Fleshner P, Shen B. Therapeutic Armamentarium for Stricturing Crohn's Disease: Medical Versus Endoscopic Venus Surgical Approaches[J]. Inflamm Bowel Dis, 2015, 21(9): 2194-2213.

病例106 以反复消化道大出血为主要表现的CD
——生物制剂“显神通”

患者，男性，35 岁，因“反复腹痛、腹胀 1 年余，血便 4 天”入院。

患者于 2011 年 2 月间断出现腹痛、腹泻，2011 年 7 月症状加重，当地医院考虑“阑尾炎”，行阑尾切除术，术后症状仍进行性加重，并逐渐出现腹胀。于外院行结肠镜：回肠末段多处大小不等深溃疡，可见两处溃疡穿孔；回盲部可见巨大溃疡，环周生长，大小约 4cm×5cm。2011 年 8 月出现恶心、呕吐、腹胀、排气排便停止等肠梗阻表现，2011 年 8 月 7 日行回盲部及回肠末段切除、回肠升结肠端侧吻合、升结肠悬吊造瘘术，术后病理：（回盲部及回肠末段）符合克罗恩病（CD）伴穿孔。术后仍有间断腹痛、腹胀、稀便等，造瘘口一直未愈合。此后因肠梗阻、造瘘口愈合不良多次就医，于 2012 年 4 月 26 日行回肠末段切除、回肠造瘘、瘘道清创术，术中可见肠穿孔。2012 年 5 月 14 日出现持续鲜血便，

Hb最低达70g/L，行数字减影血管造影（DSA）示回肠末段小动脉出血，予输血、栓塞止血等治疗出血停止。为进一步诊治2012年5月18日收住我科。患者近20年有反复口腔、外阴溃疡病史。

既往史：肺结核病史（已治愈）。

个人史：吸烟史。婚育史及家族史无殊。

体格检查：HR 86次/分，RR 20次/分，BP 116/69mmHg。体型消瘦，浅表淋巴结无肿大，舌体及两侧颊黏膜可见数个大小0.3cm×0.3cm溃疡，心肺无异常，左下腹可见造瘘口，腹软，全腹轻压痛、反跳痛，无肌紧张，肝脾触诊不满意，移动性浊音阴性，肠鸣音4次/分，双下肢轻度水肿。直肠指检未见异常。

入院诊断：下消化道出血原因待查

克罗恩病可能性大

入院后查血常规WBC 15.84×10⁹/L，NEUT% 88.4%，Hb 103g/L，PLT 124×10⁹/L；血生化：Alb 25g/L，ALT 10U/L，TBil 43.4μmol/L，DBil 31.5μmol/L，LDH 142U/L，K^+ 3.6mmol/L，Na^+ 131mmol/L，Cr 38μmol/L；凝血功能：PT 13.1s，PT% 79.4%，Fbg 3.49g/L，APTT 34.2s，D-Dimer 0.30mg/L。ESR 17mm/h，hs-CRP 55mg/L。自2012年5月19日（入院第2天）起造瘘口间断排暗红色液体，予禁食水、抑酸补液、对症输红细胞及血浆等治疗，监测Hb 80～90g/L。2012年5月28日开始出现持续性消化道出血，予积极补液、扩容、输血、止血等处理，但仍有反复出血，Hb最低达26g/L。患者手术病理切片送来我院会诊，病理提示CD。

CD合并消化道大出血的机制和检查手段

CD并发消化道大出血的原因多为深溃疡侵犯周围血管，少见原因为病变周围的炎性息肉出血。出血部位以小肠居多（50.0%～62.1%），研究提示可能存在某一特殊类型的CD，病程中以反复大出血为主要表现，而出血可能与小肠病变相关。北京协和医院团队研究显示CD发生急性下消化道大出血的病死率高达24.2%，同时出血复发率也高达65.5%，说明急性下消化道大出血是严重影响CD患者生存质量的并发症之一。

该患者病变主要集中于末段回肠，2012年5月14日首次出现消化道大出血，外院DSA示末段回肠小动脉出血；本次再发出血的表现为末段回肠造瘘口持续排出暗红色血便，无呕血，故考虑为下消化道出血可能性大。接下来需完善检查进一步明确出血部位。消化道出血可选择的检查包括内镜检查、CTA、DSA、放射性核素显像等。针对该患者来说，结肠手术后1个月，且有消化道大出血、肠梗阻，故内镜检查有一定的禁忌证，暂不考虑。研究显示，腹盆CTA对急性消化道大出血诊断的敏感性、特异性、阳性预测值、阴性预测值和准确性分别达86.0%、100.0%、100.0%、60.6%、88.5%，只要出血量在0.3ml/min即可显示阳性影像。当然也可以再次行DSA，其对急性消化道出血有一定的诊断价值，但局限性在于要求做检查时出血速度在0.4ml/min以上才可能检测到出血，否则假阴性率高；另外，该检查为有创检查，价格昂贵。患者已经行过一次DSA，再次接受常有难度。放射性核素显像检查出血部位敏感性较高，但特异性和精确定位较难。综合考虑，该患者首选的检查手段是腹盆CTA。

完善腹盆增强CTA示小肠肠腔增宽伴局部液平，结肠塌陷，小肠肠壁增厚伴异常强化、系膜水肿。虽然腹盆CTA未见明确造影剂外溢，但提示小肠病变广泛，结合患者反复造瘘口血便，考虑小肠出血基本明确。因患者病情危重，后期反复出现低血容量性休克、弥散性血管内凝血，未能做其他检查。

治疗原发病是控制小肠出血的关键治疗

CD合并消化道大出血治疗的关键是加强原发病治疗以尽快达到黏膜愈合、减少出血及再发出血率，可选择的药物包括激素、免疫抑制剂及生物制剂。针对该患者，以上药物应如何选择呢?

文献报道激素在活动性CD的诱导缓解率可达60%～90%，但对黏膜愈合无效。免疫抑制剂如硫唑嘌呤起效慢，多用于CD的维持治疗，对于急性消化道出血效果欠佳。英夫利昔单抗（IFX）可以诱导黏膜的快速愈合，北京协和医院团队回顾性分析了29例CD合并消化道大出血的患者，2例予英夫利昔单抗治疗，随访均未再出血。国外Aniwan等报道了7例CD合并消化道大出血的患者，均予IFX治疗，6例均在治疗24小时内达到出血控制，随访1个月未在出血；Kim等研究显示11例CD合并消化道大出血的患者（18其中5例为首次出血、6例为再出血）予IFX治疗，仅1例后期再发出血，其余10例均未再出血。由此可见，IFX在CD合并急性消化道出血中的有效性。

对于CD合并消化道大出血的治疗，除内科治疗外，尚须考虑其他治疗方法。①内镜或介入治疗：对于出血部位局限、病变血管单一的患者，亦可选择内镜或介入栓塞止血；但对于狭窄型CD患者，内镜治疗可能有一定难度；介入治疗对于弥漫出血患者可行性差，且有出现栓塞后肠梗死的风险。②手术治疗：适用于内科保守治疗效果不佳的消化道大出血患者，但不适合多部位反复消化道出血者，且术后可能会有并发症如短肠综合征。Papi等的研究纳入了101例CD合并消化道大出血的患者，37例（36.6%）予外科手术治疗，64例（63.4%）予内科保守治疗，外科手术组的死亡率为6.9%，但保守治疗组患者的出血复发率高于外科手术组（38.5% vs 5.7%），但文献并未详细描述内科保守治疗的具体措施。

2012年5月29日多学科团队会诊

介入科：考虑病变为肠道炎症性出血，介入无法栓塞，且有肠坏死的风险，不宜行介入治疗；且患者曾于外院栓塞治疗，效果欠佳。

基本外科：考虑既往患者多次行手术治疗，腹腔情况不明，腹腔CT小肠弥漫水肿明显，手术难度极大，可能无法明确手术部位，或明确出血部位而无法手术，术中死亡率极高。

综上，本例患者不适合介入或外科手术治疗。

2012年6月1日加用氢化可的松琥珀酸钠300mg qd治疗，同时予异烟肼0.2g qd保驾治疗，患者出血无好转，2012年6月4日开始予第1程IFX治疗，剂量5mg/kg，患者出血逐渐减少，1周后造瘘口可见黄色粪渣、未见血性液体。之后患者规律IFX治疗，激素规律减量，未再出血，第5程IFX后复查结肠镜已达黏膜愈合，9程IFX治疗后患者改为硫唑嘌呤维持治疗。随访一般情况可，未再出血。

最后诊断：克罗恩病（A2L2B3，缓解期）
回盲部及回肠末段切除术后
回肠升结肠端侧吻合术后
升结肠悬吊造瘘术后
下消化道出血
回肠末段小动脉栓塞术后
英夫利昔单抗治疗后

【诊疗启迪】

该病例在诊治中获得的启迪是：①第一次手术后病理诊断CD，如果能给予积极的术后治疗，可能会避免后期的一系列事件。提示CD患者术后管理非常重要。②CD出现消化道大出血的检查和治疗手段要根据实际情况进行选择，针对该病例，出血量较大，且原发病活动，因此首选CTA检查。③治疗手段要根据患者的个体化情况选择，经过多学科会诊，在介入、内镜、手术都有相对难度的情况下，选择了药物治疗。④药物选择中，要首选起效快且可以快速达到黏膜愈合的药物，因此在有潜在风险的情况，仍然首选IFX。在应用IFX的同时也应该积极预防结核感染风险的发生，以保证患者安全。

【专家点评】

消化道大出血是CD的一种罕见并发症。对于出现较罕见的并发症时首先需要反思其诊断是否正确，结合该患者病理，CD诊断明确。而在治疗方面，先选择大方向，如选择药物治疗、内镜治疗、介入治疗还是外科治疗，之后在药物治疗方面，要考虑哪一类药物黏膜愈合率最高，起效时间最快，这样才能给患者争取“活”的机会。应用生物制剂的过程中，还要“瞻前顾后”，该患者既往有肺结核，也需要根据共识意见积极预防，避免“一波未平，一波又起”。

（张慧敏　撰写　钱家鸣　审校）

参考文献

[1]Kim KJ, Han BJ, Yang SK, et al. Risk factors and outcome of acute severe lower gastrointestinal bleeding in Crohn's disease[J]. Dig Liver Dis, 2012, 44:723-728.

[2]Cirocco WC, Reilly JC, Rusin LC. Life-threatening hemorrhage and exsanguination from Crohn's disease. Report of four cases[J]. Dis Colon Rectum, 1995, 38(1):85-95.

[3]杨红，罗涵清，阮戈冲，等. 克罗恩病合并急性下消化道大出血的临床特点及再出血危险因素分析[J]. 北京医学，2015，37(3):242-245.

[4]陈白莉，高翔，陈昱湖，等. 克罗恩病并发急性下消化道大出血13例临床分析[J]. 中华消化杂志，2008，28(6):381-384.

[5]Li J, Li P, Bai J, et al. Discriminating potential of extraintestinal systemic manifestations and colonoscopic features in Chinese patients with intestinal Behcet's disease and Crohn's disease[J]. Chin Med J(Engl), 2015, 128(2):233-238.

[6]邹宁，吕红，钱家鸣. 克罗恩病与原发性肠道淋巴瘤临床表现的异同[J]. 中华消化杂志，2006，26(6):364-367.

[7]Sun H, Jin Z, Li X, et al. Detection and localization of active gastrointestinal bleeding with multidetector row computed tomography angiography: a 5-year prospective study in one medical center[J]. J Clin Gastroenterol, 2012, 46(1):31-41.

[8]Malchow H, Ewe K, Brandes JW, et al. European Cooperative Crohn's Disease Study: Result of drug treatment[J]. Gastroenterology, 1984, 86(2):249-266.

[9]Aniwan S, Eakpongpaisit S, Imraporn B, et al. Infliximab stopped severe gastrointestinal bleeding in Crohn's disease[J]. World J Gastroenterol, 2012, 18(21):2730-2734.

[10]Papi C, Gili L, Tarquini M, et al. Infliximab for severe recurrent Crohn's disease presenting with massive gastrointestinal hemorrhage[J]. J Clin Gastroenterol, 2003, 36(3):238-241.

病例107　反复不完全性肠梗阻——几度抉择是否可以用英夫利昔单抗

患者，男性，22岁，因“反复腹痛、腹胀、停止排气排便8个月”入院。

患者于2015年8月无诱因出现上腹痛，伴反酸、呕吐，停止排气排便，外院行腹部平片后诊断肠梗阻，予禁食、通便、胃肠减压后好转。9月症状再发，当地医院查血常规：WBC 9.78×10^9/L，Hb 137g/L，PLT 538×10^9/L；血生化：Alb 30.9g/L，余大致正常；上消化道造影：胃黏膜粗大；结肠镜：未见异常，但未观察小肠。此后患者仍反复发作肠梗阻，减少进食后可自行缓解。2015年11月底出现下腹胀痛，全腹膨隆，右下腹可见肠型，肠鸣明显，伴腹泻，排黄色水样便，无发热，出现双眼睑、双足水肿。2016年1月外院查血常规：WBC 4.24×10^9/L，Hb 64g/L，PLT 566×10^9/L；血生化：K^+ 3.72mmol/L，Ca^{2+} 1.71mmol/L，Alb 17g/L，TP 36.4g/L；尿常规（-）；CRP 16.10mg/L；ESR 12mm/h；T-SPOT.TB（-）。肺部CT（-）；胃镜：未见明显异常；小肠增强CT：胃壁、肠壁水肿增厚，回肠扩张，黏膜面明显强化，肠系膜多发淋巴结肿大，腹盆腔积液。诊断“克罗恩病”，分别于2016年1月29日、2月13日予2程英夫利昔单抗（IFX）治疗（剂量不详），同时加用美沙拉秦1.5g tid。2月13日复查血：Hb 77g/L，K^+ 3.09mmol/L，Ca^{2+} 1.82mmol/L，Alb 19.1g/L，TP 36.8g/L。患者腹痛略减轻，仍腹胀。排便每日1次，多为成黄色稀便。2月18日肠梗阻再发。为进一步诊治于2016年3月1日收入院。否认病程中出现关节痛、反复口腔溃疡、皮疹。起病以来体重下降20kg。

体格检查：T 37.1℃，P 103次/分，BP 90/57mmHg。BMI 14.2kg/m^2。精神弱，贫血貌，营养不良，心肺无特殊。腹部膨隆，可见肠型，右下腹压痛，无反跳痛，肠鸣音少且高调活跃。直肠指检未见异常。四肢无水肿。

入院诊断：克罗恩病可能性大（A2L1B2）

不完全性肠梗阻

低白蛋白血症

贫血（中度）

不完全性肠梗阻的鉴别诊断思路

病例特点：青年男性，慢性病程，反复发作并逐渐加重。主要表现为反复腹痛、腹胀，伴停止排气排便。症状发作时立位腹部平片见多发气液平、小肠扩张，CT示肠壁水肿，回肠为主的管壁增厚、强化，伴近段扩张。实验室检查提示炎症指标升高、贫血、低白蛋白血症。结合临床症状及辅助检查，考虑不完全性肠梗阻诊断明确，梗阻部位应位于低位小肠。患者青年男性，以回肠受累为主，影像学提示肠壁增厚伴黏膜层强化，诊断首先考虑炎症性肠病尤其是克罗恩病（CD）的可能，蒙特利尔分型：A2（发病年龄17～40岁）、L1（回肠末段）、B2（狭窄为主）。但患者应用IFX后疗效欠佳，需要注意与以下疾病鉴别。①肠结核：青年男性，慢性病程，低位小肠病变，需与肠结核鉴别，但病程中无低热、盗汗等结核中毒症状，既往无结核感染史，T-SPOT.TB、胸部CT（-），考虑结核证据不足。②肿瘤：患者肠道受累范围广，需警惕肠道相关T细胞淋巴瘤，该病可表现肠壁明显增厚伴腹腔淋巴结增大。患者影像学未见异常肿大淋巴结，可待病情平稳后行结肠镜+活检病理除外。③特殊感染：患者病程中发热不明显，但仍需警惕伤寒等特殊感染的可能。患者营养状态差，外院已行2程IFX治疗，需警惕并发机会性感染如CMV、EBV感染等。

入院后完善相关检查，血常规：WBC 4.33×10^9/L，NEUT% 50.6%，Hb 82g/L，PLT 408×10^9/L；RET% 2.62%；血生化：ALT 9U/L，K^+ 4.2mmol/L，Alb 21g/L，TP 42g/L，PA 55mg/L，Cr 49μmol/L；凝血功能：PT 15.7s，PT% 56.5%，INR 1.37，APTT 40.4s；炎症指标：ESR 7mm/h，hs-CRP 6.32mg/L，IL-6 7.2pg/ml，TNF-α 58.3pg/ml；铁代谢检查：TRF 0.65g/L，TIBC 86μg/dl，IS 15.9%，TS 14.9%，SF 85ng/ml，SI 13.7μg/dl（考虑慢性病性贫血合并缺铁性贫血）。维生素 B_{12} 及叶酸水平均正常；PCT<0.05ng/ml；CMV DNA 及 EBV DNA 均（-）；炎症性肠病抗体谱（3项）均（-）。小肠CT成像：回盲部结构紊乱，部分肠管呈团块状，回肠末段距回盲瓣8～9cm处肠壁线性狭窄3～4cm，近段小肠明显扩张；回肠末段与邻近盲肠可见瘘管形成；肠系膜多发肿大淋巴结；双侧胸腔、盆腔积液（图1）。

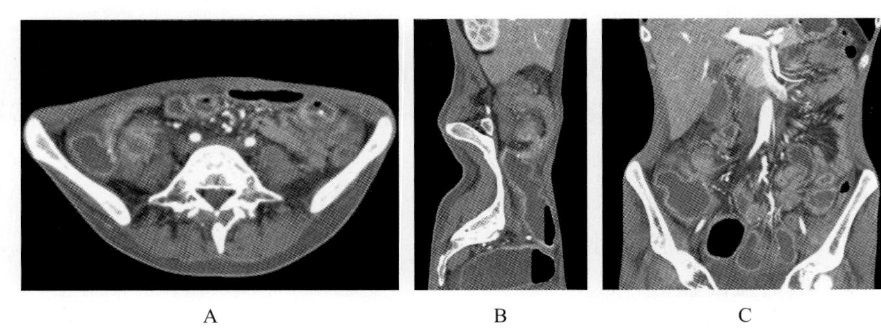

A　　B　　C

图1　小肠CT成像

A. 末段回肠局部线样狭窄，黏膜面强化，近段肠管扩张；B. 曲面重建图像示狭窄段肠管局部与盲肠之间肠瘘（箭头）；C. 冠状面图像示狭窄段肠管、近端扩张肠管及盲肠粘连，肠瘘形成

入院后予禁食禁水、胃肠减压、灌肠通便及肠外营养支持治疗，患者仍无自主排便，排气较少。查体可见间断出现的肠型，可闻及气过水声。治疗1周后复查立位腹部平片：腹腔内局部小肠充气伴多发气液平，比入院时稍有改善。

英夫利昔单抗治疗CD疗效欠佳的原因

患者临床诊断CD，且未发现明确感染证据。入院前已经行2程IFX治疗，经严格保守治疗后肠梗阻症状仍持续存在，考虑IFX治疗效果欠佳。英夫利昔单抗治疗炎症性肠病（IBD）的效果受诸多因素影响，首先CD合并肠狭窄、肠梗阻治疗前，要先辨识是纤维性狭窄还是炎症性狭窄，可以通过经腹肠道超声、磁共振小肠造影帮助鉴别，而对于已经治疗的患者，可以通过治疗反应反推狭窄的性质。对于炎症性狭窄通过药物治疗可以有所缓解，而对于纤维性狭窄或者纤维性狭窄占较大比例者，药物治疗反应欠佳。同时英夫利昔单抗抑制肿瘤坏死因子（TNF）的同时，可能促进转化生长因子β（TGF-β）的释放，导致有促进纤维组织增生的可能性。低白蛋白血症会加速 IFX 的代谢，影响疗效。此外，抗抗体存在、其他免疫抑制剂的使用、CRP 或 TNF 基础高水平、体重、性别等因素均会影响治疗效果。

患者肠道梗阻较重，经保守及药物治疗效果不佳，回肠末段存在狭窄、瘘管形成，手术指征明确。但患者营养状态查，存在贫血、低白蛋白血症、凝血时间延长，手术风险高，需积极加强对症支持、改善营养状态，以实现术前优化。

予患者充分肠外营养支持，并输血（浓缩红细胞、血浆）纠正贫血及凝血功能，输白蛋白纠正低白蛋白血症后，于 2016 年 3 月 15 日行剖腹探查。术中见腹腔粘连明显，游离粘连后探查末段回肠梗阻、近段小肠扩张，遂行右半结肠切除+部分小肠切除术（距回盲瓣 20cm 内回肠）。术后患者恢复排气排便，遂过渡安素肠内营养。术后病理：末段回肠黏膜显急性及慢性炎，隐窝萎缩及分支，可见假幽门腺化生，部分区小血管充血及出血，多灶浅溃疡形成，灶性炎性息肉，黏膜下层纤维组织明显增生，肌层及浆膜下淋巴细胞浸润，伴神经组织增生，结合病史符合 CD 治疗后改变，环周切缘、小肠、结肠断端未见特殊；淋巴结显慢性炎（小肠周 0/15、结肠周 0/5）；慢性阑尾炎。

患者病理诊断 CD 明确，术后患者肠梗阻症状解除，但营养状态较差，仍以肠内营养（安素+乳清蛋白粉）及补充铁剂等对症支持治疗为主，加用美沙拉秦 4g/d 及肠道益生菌口服。因患者回肠末段存在梗阻和狭窄，出院诊断修正为 CD（A2L1B2+3）。术后 1 个月患者复诊，腹部伤口愈合良好，每日全肠内营养安素 1～1.5 桶+乳清蛋白粉 20g，排便 1～2 次/日，黄色成形软便，无发热、腹痛、腹胀等不适。体重增加约 5kg。拟入院评估并开始加用 IFX 治疗。2016 年 4 月 21 复查血常规：WBC $5.29×10^9$/L，HGB 106g/L，PLT $311×10^9$/L；粪便 OB（+）；肝功能：ALT 132U/L，AST 66U/L，GGT、ALP 及胆红素均正常；肾功能正常；凝血功能正常；炎症指标：hs-CRP 0.81mg/L，ESR 2mm/h。筛查肝炎病毒指标（HAV、HBV、HCV、HEV、CMV、EBV 等）均正常，腹部 B 超未见异常；考虑不除外前期营养不良相关性肝损伤，遂加用异甘草酸镁保肝治疗，暂缓加用 IFX 和免疫抑制剂。2016 年 5 月 17 日复诊，体重进一步增加 5kg，复查血常规：WBC $2.63×10^9$/L，NEUT% 44.1%，NEUT# $1.16×10^9$/L，Hb 111g/L，PLT $250×10^9$/L；肝肾功能：ALT 16U/L，AST 15U/L，Alb 37g/L，TBil 4.3μmol/L，Cr 48μmol/L。hs-CRP 0.94mg/L，ESR 2mm/h。CMV DNA、EBV DNA 均正常。进一步行骨髓涂片：增生活跃，各系细胞形态及比例正常，未见明显异常。骨髓活检：（髂后上棘）少许骨及骨髓组织，骨髓组织中造血组织减少，脂肪组织增多，造血组织中粒红系略降低，巨核细胞可见。停用美沙拉秦半个月后复查血常规 NEUT# $1.90×10^9$/L，遂更换部位再次复查骨髓穿刺及骨髓活检：（左侧髂后）少许骨及骨髓组织，骨髓组织中造血组织与脂肪组织比例明显降低，造血组织中粒红系比例增高，巨核细胞偶见，可见少许浆样细胞。

出现粒细胞减少的诊治思路

患者术后 1 个月出现肝功能异常，除外病毒感染及药物因素，需考虑长期营养不良相关肝损伤可能，进一步加强营养支持、体重增加后，肝功能恢复正常。术后 2 个月出现粒细胞减少，需警惕并发病毒感染、药物因素及合并血液系统引起骨髓增生减少性疾病的可能。患者无发热等感染表现，且筛查 CMV DNA、EBV DNA 均正常，无病毒感染证据；患者所用药物中，仅美沙拉秦有文献报道少数情况下可导致白细胞减少，但停用后患者白细胞水平并未恢复，且两次骨髓穿刺均提示骨髓造血组织减少，故无法明确白细胞减少与前期用药相关。患者骨髓造血组织减少虽然不能归类为某一种血液系统疾病，但在这种情况下加用药物治疗 CD 仍需谨慎，IFX 有导致患者再生障碍性贫血的报道，而硫唑嘌呤有骨髓抑制的副作用，使用过程中均有进一步抑制骨髓造血的风险。沙利度胺是一种多靶点的免疫抑制剂，可抑制 TNF-α，抑制血管再生。2013 年在 *The Journal of the American Medical Association* 杂志上曾发表有针对青少年儿童的随机对照试验研究发现，应用沙利度胺有助于 CD 患儿疾病的诱导缓解。2014 年欧洲克罗恩病和结肠炎组织（ECCO）指南将沙利度胺推荐于免疫抑制剂不耐受的儿童 CD 患者的治疗。沙利度胺的主要不良反应为外周神经炎，对骨髓影响较小。针对患者加用沙利度胺 50mg qn 口服治疗，以每 1～2 周加 25mg 的速度，加量至 100～150mg/d 口服。

征得患者及家属充分知情同意后，2016 年 6 月起加用沙利度胺 50mg qn，并逐渐加量至 150mg/d 治疗，同时口服美沙拉秦 1g tid，监测血常规、肝肾功能，情况稳定，患者用药过程中有一过性轻度嗜睡，无明显手足麻木等不适。2016 年 9 月（术后半年）复查结肠镜：吻合口通畅，可见灶状糜烂及浅溃疡（图 2）。2017 年 2 月患者自行将沙利度胺调整至 50mg bid。2017 年 5 月复查，血常规：WBC 6.25×10^9/L，NEUT# 4.01×10^9/L，Hb 119g/L，PLT 440×10^9/L；肝肾功能正常；hs-CRP 6.46mg/L，ESR 4mm/h；结肠镜：进镜至回结肠端侧吻合口，进入回肠约 20cm，可见多发阿弗他溃疡及片状溃疡，部分呈纵行分布，覆白苔，10 余处溃疡；吻合口通畅，吻合口分布多发小片状溃疡，较前加重；直肠黏膜邻近齿状线可见片状溃疡（图 3）。病理：小肠黏膜显急性及慢性炎，伴多量散在嗜酸性粒细胞浸润及肉芽组织形成。复查骨髓穿刺及骨髓活检：骨髓组织中造血组织略减少，脂肪组织略增多；造血组织中粒/红系比例大致正常，巨核细胞可见。

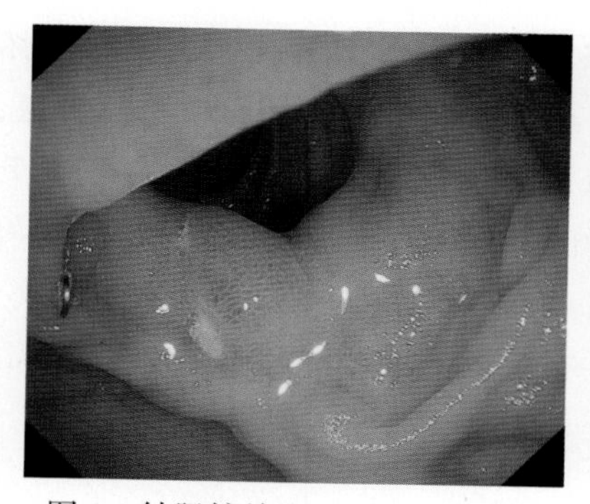
图2　结肠镜检查（2016年9月）

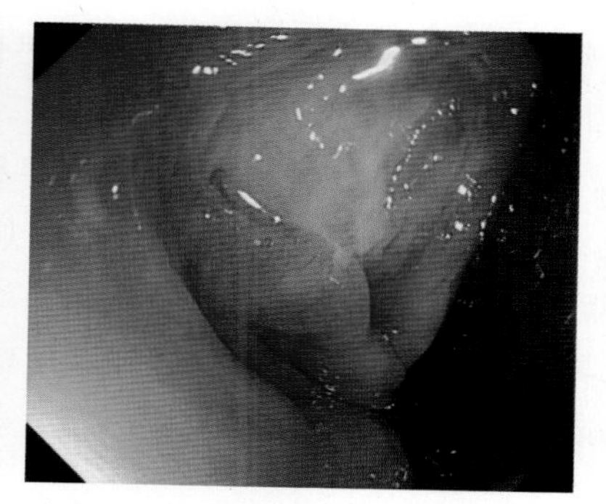
图3　结肠镜检查（2017年5月）

病情复发的治疗——是否还能选择IFX

患者术后予美沙拉秦、沙利度胺口服治疗近1年，一度病情平稳。近期复查结肠镜提示CD复发、活动。患者青年男性，病情呈进展性发展，病程中肠道有穿透、狭窄改变，治疗上宜选用生物制剂治疗。但第一次选择IFX疗效欠佳，是否代表患者有原发性失效？从前面的分析可知，由于当时患者存在严重的肠梗阻，纤维狭窄的成分可能性大。因此，疗效欠佳不能判断为原发性失效。第二次欲选择IFX，由于粒细胞减少，考虑有相对禁忌，未能应用。而近期复查患者白细胞及中性粒细胞水平正常，骨髓造血组织减少情况较前好转，故在患者及家属充分知情同意的情况下，换用生物制剂治疗。

遂于2017年5月15日开始加用IFX 300mg（5mg/kg）治疗，联合美沙拉秦1g tid，至2017年6月26日行第3程IFX治疗，患者消化道症状稳定，每日排1次黄色成形软便，无腹痛、腹泻、发热等。2017年8月因咳嗽行胸部CT提示肺部阴影伴肺门淋巴结肿大，当地医院行支气管镜活检提示慢性肉芽肿性炎，考虑肺部结核感染可能，遂停用IFX，加用帕司烟肼、利福喷丁、乙胺丁醇及吡嗪酰胺四联抗结核治疗共2年，同时维持美沙拉秦1g bid治疗。至2019年8月复诊，患者肺部病变缓解，排便1次/日，无腹痛、发热，磁共振小肠造影提示第3~6组小肠多节段肠壁增厚伴强化，相应肠腔狭窄；结肠镜见末段回肠及吻合口多发阿弗他溃疡，结直肠黏膜未见异常。遂停用抗结核药物，加用硫唑嘌呤50mg qd口服治疗。

最后诊断：克罗恩病（A2L1B2，缓解期）
右半结肠切除+部分小肠切除术后
英夫利昔单抗治疗后

【诊疗启迪】

本例是一例CD合并肠梗阻的病例，通过本病例获得如下启示：①不是所有的肠梗阻都能够通过药物解决，但给予特别积极的治疗后疗效欠佳，需要再次怀疑诊断，通过仔细排查，仍然考虑是CD可能性大，最后通过手术解决肠梗阻的问题，病理确诊为CD。②首次应用IFX疗效欠佳，其原因要考虑原发性失效和是否有干扰因素，原发性失效需要在排除干扰因素后成立（纤维性肠狭窄、低白蛋白血症、合并感染等），多指患者不通过TNF-α机制发病，这类患者需要更换其他生物制剂或免疫抑制剂，因此判断原发性失效要慎重，可以借助治疗药物监测（TDM）原则，从药物浓度和抗抗体浓度进一步协助判断。

【专家点评】

该病例诊断明确，但在治疗过程中仍面临两难的困境，首先是手术和药物之间选择的问题，之后是药物治疗疗效欠佳后的思维和处理，再之后出现粒细胞减少药物选择的问题，最后是疾病复发药物再选择的问题。在这个病例中，我们充分领悟到：共识意见很明确，但每个个体很复杂，如何充分整合共识意见与临床实践，需要我们“且行且学习”。

（王　强　撰写　吴　东　审校）

参考文献

[1]Ordás I, Mould DR, Feagan BG, et al. Anti-TNF monoclonal antibodies in inflammatory bowel disease: pharmacokinetics-based dosing paradigms[J]. Clin Pharmacol Ther, 2012, 91(4): 435-446.

[2]Ruemmele FM, Veres G, Kolho KL, et al. Consensus guidelines of ECCO/ESPGHAN on the medical management of pediatric Crohn's disease[J]. J Crohns Colitis, 2014, 8(10): 1179-1207.

[3]中华医学会消化病学分会炎症性肠病学组. 炎症性肠病诊断与治疗的共识意见(2012年·广州)[J]. 胃肠病学, 2012, 32(12): 796-813.

病例108　CD治疗过程中新发HBV携带

患者，男性，25岁，因“肛周肿痛、反复腹痛和腹泻8年”入院。

患者于2007年无诱因出现肛周肿痛、流脓，排黄色稀便，2～4次/日。诊断“肛瘘”，行肛瘘切除术，术后出现阵发性脐周绞痛，可闻及肠鸣，排黄黑色黏液糊便，8次/日。2008年10月腹痛加重，伴低热，行阑尾切除术，术后腹痛未缓解。查结肠镜：横结肠中段至降结肠呈跳跃式分布病变，可见铺路石征或结节样增生，乙状结肠及直肠黏膜弥漫性充血水肿。病理：结肠黏膜慢性炎伴急性炎，灶性区域间质见小脓肿。2008 年 11 月行全消化道造影：回肠、升结肠、横结肠多段炎性病变。诊断：克罗恩病（CD）可能性大。口服美沙拉秦 1g qid，腹痛、腹泻明显减轻。2009 年 2 月再次出现腹痛，复查结肠镜：回盲瓣充血水肿、溃疡形成、变形狭窄，内镜无法通过；乙状结肠可见散在阿弗他溃疡，直肠黏膜充血水肿。予美沙拉秦联用布地奈德 3mg tid 治疗，腹痛、腹泻缓解。2009 年 4 月布地奈德减量至 3mg bid 时症状反复。2009 年 7 月因腹痛加重伴呕吐首次收入我院，小肠 CT 成像（CTE）：第 5、6 组小肠、回盲部、升结肠、横结肠节段性病变，肠系膜多发大小不等淋巴结。胃镜：慢性浅表性胃炎，十二指肠多发溃疡。考虑 CD 诊断明确，考虑患者过敏体质，未应用生物制剂，予停布地奈德，更换为氢化可的松琥珀酸钠 200mg qd 静脉滴注，4 天后改为口服泼尼松 40mg qd，同时予硫唑嘌呤 50mg qd 口服。出院后激素逐渐减量，至 2012 年 2 月减停，硫唑嘌呤逐渐加量，至 2011 年 4 月加量至 100mg 与 150mg 每日 1 次交替口服，症状缓解。患者于 2010 年、2011 年在我院两次复查结肠镜，均示升结肠近回盲部病变，呈多发结节样改变，开口间隙难寻，散在小片溃疡，升结肠肠腔局部狭窄、短缩，肝曲、横结肠、脾曲多发炎性息肉，降结肠、乙状结肠、直肠黏膜未见明显异常（图 1）。病

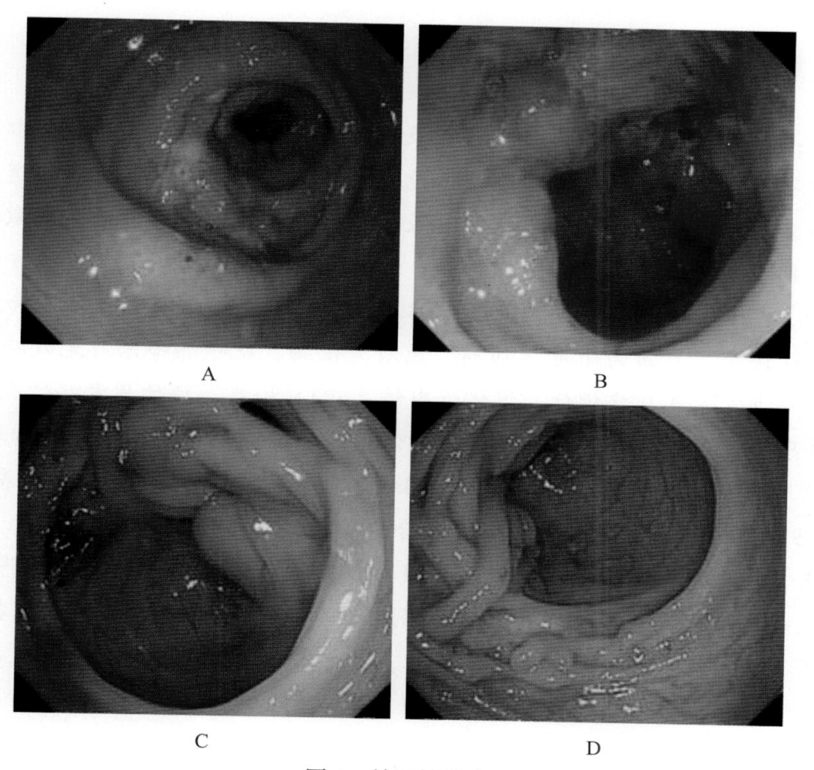

图 1　结肠镜检查

A 和 B 为 2015 年 4 月 8 日结肠镜，见盲袋及升结肠近段变形、狭窄，密布半球状及指状炎性息肉，表面光滑略充血；C 和 D 为 2015 年 12 月 1 日结肠镜，提示黏膜愈合，炎性息肉形成

理：（回盲部）炎性渗出坏死物及结肠黏膜显急性及慢性炎，伴肉芽组织形成。硫唑嘌呤逐渐减量并于2012年底自行减停。之后间断进食后出现一过性右下腹绞痛伴右下腹包块，持续时间不等。2015年3月症状再发，伴恶心、呕吐，呕吐物为食物残渣，可见咖啡样物质，排气排便减少。血常规：WBC 6.77×10^9/L，Hb 147g/L，PLT 418×10^9/L；肝肾功能：（-）；ESR 19mm/h，hs-CRP 65.22mg/L。为进一步诊治于2015年3月26日入院。发病以来无皮疹、口腔溃疡，有膝关节疼痛，近半年体重下降4kg。

既往史：青霉素皮试阳性，对头孢菌素类药物过敏，表现为双眼睑肿胀；对含腺苷三磷酸二钠、丙氨酰谷氨酰胺液体过敏，输注时出现发热、寒战、肢端发绀、淋巴结肿大；对鸡蛋过敏，食用后腹泻。

个人史：少量吸烟，偶饮酒。

婚育史、家族史：无特殊。

体格检查：生命体征平稳，BMI 18.06kg/m^2。腹软，无压痛、反跳痛或肌紧张，右下腹可疑包块，肠鸣音活跃，偶可闻及高调肠鸣音，直肠指检未及异常。

入院诊断：克罗恩病（A2L3+4B2p）

CD反复复发的诊治思路

病例特点：青年男性，17岁起病，临床表现为反复腹痛、腹泻8年，伴肛周病变，病程进展过程中有不完全性低位小肠梗阻。内镜及影像学评估病变累及上消化道、小肠、结肠，呈节段性分布，结肠可见铺路石征。对激素、免疫抑制剂治疗有效，但激素减量易复发，一直未达黏膜愈合。结合以上病例特点，考虑患者CD诊断明确，分型方面：A2（确诊年龄17岁），L3+L4（上消化道、回肠、结肠受累），B2+P（回盲部狭窄和肛周病变）。根据简化CDAI评分，目前为中度活动期，属激素依赖、硫唑嘌呤治疗无效病例，目前存在肠梗阻，下一步需完善炎症指标、消化道内镜及CTE检查，评估原发病情况。此外，需评估是否合并感染。治疗方面，该患者有激素依赖和硫唑嘌呤无效，原发病活动的情况下，应考虑重新应用药物诱导缓解和维持缓解，目前CD治疗方案有两种“升阶梯”和“降阶梯”。升阶梯方案就是我们前面应用的激素联合免疫抑制剂，针对本病例来说，由于一线免疫抑制剂硫唑嘌呤无效，故建议更换二线免疫抑制剂甲氨蝶呤或沙利度胺等药物。而降阶梯方案概念就是早期应用生物制剂或生物制剂联合免疫抑制剂。这两个方案各有优缺点，升阶梯方案可以避免过度治疗，减少经济负担，对于某些患者发病机制不通过抗TNF-α途径也会有效。降阶梯方案可以迅速诱导缓解并维持缓解，快速诱导黏膜愈合，避免不良预后，减少对儿童生长发育影响。

针对该患者起病年轻、上消化道受累、受累肠道范围广、合并肛周病变，以上均为预后不良的高危因素。根据我国2012年《炎症性肠病诊断与治疗的共识意见》，应积极早期干预，可考虑应用生物制剂。但该患者有肠狭窄、肠梗阻，因此药物疗效取决于狭窄部位肠道纤维化程度，需要与患者沟通决策，并可完善药物应用相关筛查，除外应用禁忌证。

2015年3月住院期间评估，查血常规：WBC 13.47×10^9/L，NEUT% 90.1%，Hb 149g/L，PLT 368×10^9/L；肝肾功能：大致正常；外周血CMV DNA、EBV DNA、T-SPOT.TB、HBsAg、抗HCV抗体、抗HIV抗体、梅毒均阴性，胸部X线片未见明显异常。CTE：回盲部及升结肠近段肠壁增厚伴黏膜面异常强化，肠腔变窄，浆膜面多发渗出（图2）。胃镜：胃体散在点片状糜烂及浅溃疡。结肠镜：盲袋及升结肠近段变形、狭窄，密布半球状及指状炎性息肉，表面光滑略充血。病理：升结肠黏膜显急性及慢性炎，隐窝结构尚规则，未见明确隐窝脓肿，局部淋巴组织增生。予氢化可的松琥珀酸钠200mg qd×2天，之后过度至泼尼松50mg qd治疗。评估后无生物制剂应用禁忌，遂于2015年4月14日始予第1程英夫利昔单抗（IFX）治疗，过程顺利。

此后泼尼松逐渐减量，2015年12月减停。2015年4月14日至2016年5月12日予1～9程IFX（300mg）治疗，同时口服硫唑嘌呤50～100mg/d（后因白细胞减低于2015年11月停用）。第4程IFX（2015年9月29日）治疗后腹痛明显缓解，大便成形，1～2次/日，无黏液脓血。2015年12月复查结肠镜：黏膜愈合。CTE：回盲段及升结肠近段肠壁增厚伴黏膜面异常强化，部分肠腔变窄，较前略好转（图2）。2016年1月评估新发中度贫

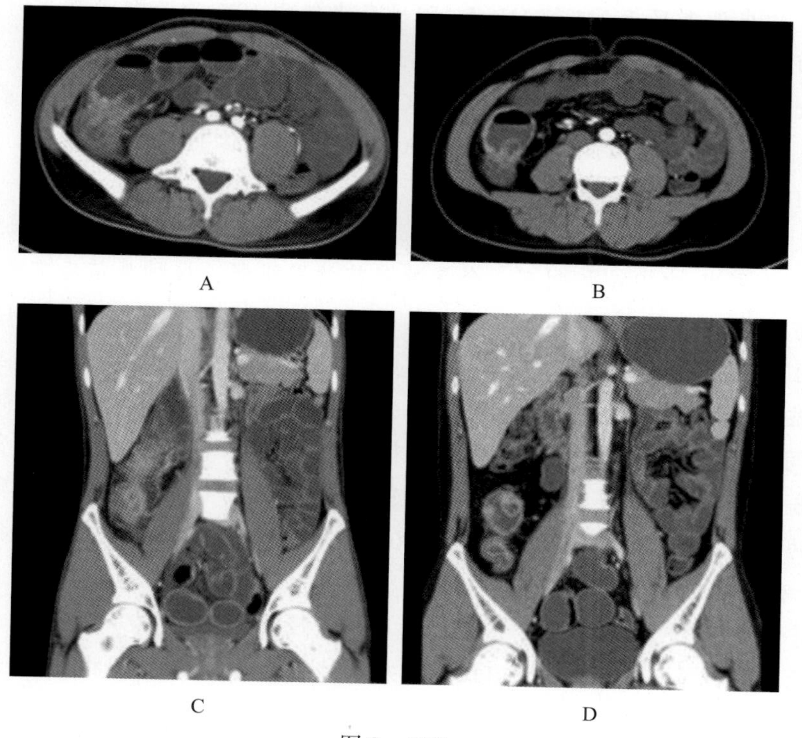

图2　CTE

A和B为2015年3月31日CTE；C和D为2015年12月2日CTE

血，叶酸及铁缺乏，胃镜提示慢性浅表胃炎。对症补充后恢复。2016 年 7 月第 11 程 IFX 治疗前评估：血常规、肝功能正常。乙肝 5 项：HBsAg（+），>250U/ml，HBeAg（+），1150S/CO，HBcAb（+），2.29S/CO。HBV DNA 3.76×10^{7}copies/ml。腹部超声：脂肪肝。

HBsAg转阳性的诊治思路——多学科团队（MDT）会诊

经 MDT 会诊，该患者诊断明确，目前疗效尚可，但突发其他事件——“乙肝问题”。此例患者在 IFX 治疗过程中新发 HBV 高拷贝，肝功能正常，符合 HBV 携带诊断，鉴于其仍在接受免疫抑制治疗，建议加用抗病毒治疗：恩替卡韦（博路定）0.5mg qd，每个月监测肝功能，每 3 个月监测乙肝 5 项、HBV DNA 变化。

TNF-α抑制剂治疗对HBV感染的影响

该患者之前查 HBsAg 阴性，为何转为阳性了呢？炎症性肠病（IBD）患者是机会性感染的高危人群，导致 IBD 发生机会性感染的因素包括免疫抑制剂的应用，如激素（泼尼松≥20mg/d，联用超过 2 周）、沙利度胺、甲氨蝶呤、生物制剂，以及高龄、营养不良、合并症等。

Meta 分析显示，使用 TNF-α 抑制剂使 IBD 患者机会性感染风险增加 2 倍。国内一项关于应用 IFX 的临床调查显示，4 例 HBsAg 阳性患者使用 IFX 治疗期间有 3 例出现 ALT 升高。HBsAg 阳性的 IBD 患者的 HBV 再激活率为 16%～36%。

国内及欧洲克罗恩病和结肠炎组织（ECCO）的 IBD 合并机会性感染专家共识意见均推荐：所有患者在诊断 IBD 时推荐应用 HBsAg、HBsAb 评估 HBV 感染情况，若 HBsAg 阳性，需检测 HBV DNA 定量病毒载量。

IBD 患者乙肝疫苗的应用：针对 HBcAb 血清学阴性的 IBD 患者，建议接种乙肝疫苗。由于 IBD 本身或应用 TNF-α 抑制剂，会导致疫苗效果减弱，接种疫苗后需检测 HBsAb 以评估接种疫苗效果。必要时需加大疫苗剂量。对未曾接受乙肝疫苗接种的 IBD 患者给予针对普通人群的乙肝疫苗剂量（rHBsAg 20μg/次，第 0、1、6 月）可能不足以产生保护性血清抗体。对这些患者，在第 0，1，2 月给予双倍剂量乙肝疫苗接种，最后一剂接种完成后 1～2 个月之间评估是否产生保护性抗体，若未能产生保护性抗体，则继续在第 0，1，2 月再次给予双倍剂量乙肝疫苗接种，60%～70% 患者可产生保护性抗体。针对需要接受 TNF-α 抑制剂治疗的 IBD 患者，推荐目标 HBsAb≥100U/L。在乙型肝炎中至高度流行的地区，推荐每 1～2 年评估患者 HBsAb 水平。

IBD 合并慢性 HBV 感染者：对于 HBsAg 阳性（慢性 HBV 感染）的 IBD 患者，无论其病毒载量高低，均推荐接受有效的抗 HBV 治疗（核苷酸/核苷酸类似物），建议在免疫抑制剂应用前 2 周开始，一直持续至免疫抑制剂停药 1 年，以避免慢性病毒感染再活动。恩替卡韦和替诺福韦因起效快、抗病毒效力高、病毒抵抗发生少而最为常用。HBV DNA

>2000U/ml 的慢性乙型肝炎患者发展为肝硬化和肝癌的风险显著增加，故此类患者还需继续抗病毒治疗，治疗终点同普通乙型肝炎人群一致。

IBD 既往感染 HBV 或潜伏 HBV 感染者：HBcAb 阳性而 HBsAg 阴性的患者可能存在潜伏 HBV 感染或既往 HBV 感染，此类 IBD 患者应用免疫抑制剂后出现 HBV 再激活较罕见，故不推荐常规抗 HBV 治疗。但建议每 2～3 个月监测肝功能、HBV 血清学指标、外周血病毒载量（HBV DNA）。

应用免疫抑制剂过程中出现急性 HBV 感染的患者：目前尚无应用免疫抑制剂过程中新发急性 HBV 感染的报道。在免疫正常的个体内，HBV 急性感染大部分可自限，对于急性 HBV 感染，除对出现急性重型肝炎的患者推荐应用核苷酸/核苷酸类似物抗病毒治疗外，目前并无确定的急性 HBV 感染治疗方案。但免疫抑制剂的应用可能改变病程、导致感染慢性化。故针对应用免疫抑制剂过程中出现急性 HBV 感染的 IBD 患者，推荐应用核苷酸/核苷酸类似物抗病毒治疗，并延迟应用或停用免疫抑制剂，直至急性感染或者再激活状态得以缓解（HBV DNA≤2000U/ml）。

患者 2019 年随诊：规律应用 IFX 治疗至 2017 年 4 月停用（共 15 程），口服硫唑嘌呤 100mg qd 至今。无腹痛、腹泻或肠梗阻再发。2018 年 9 月复查 HBV DNA 3.27×10^{3}copies/ml；结肠镜：CD，回盲部变形并多发炎性息肉。CTE：远段回肠、回盲部、升结肠近段肠壁增厚伴黏膜面异常强化，部分肠腔变窄。慢性乙型肝炎方面：出院后继续恩替卡韦（博路定）0.5mg qd 治疗，嘱患者院外追查结果，门诊随诊。

最后诊断：克罗恩病（A2L3+4B2p，缓解期）
英夫利昔单抗治疗后
慢性乙型肝炎病毒携带（HBeAg 阳性）
脂肪肝
阑尾切除术后

【诊疗启迪】

此例患者诊断明确，难点在于治疗中发生 HBV 激活，使得患者的治疗陷入困境，该病例提醒我们：①重视 IBD 患者的常规病毒筛查，国内外炎症性肠病诊断和治疗共识意见推荐，患者一旦确诊 IBD，应筛查 HBsAg、HBsAb、HBcAb。②重视 IBD 患者注射疫苗以预防在治疗过程中出现病毒感染，对 HBsAg 阴性患者，建议尽早注射疫苗。③重视 IBD 患者治疗过程中病毒再激活，对于该患者来说，考虑可能用药前存在 HBcAb 阳性，应该定期监测 HBV 相关指标。

【专家点评】

IFX 的问世给 IBD 的患者带来福音，但是药物是把双刃剑，生物制剂在临床应用过程中我们仍应谨慎前行，充分掌握其适应证、注意监测其不良反应，尤其是机会性感染风险，我国肝炎病毒感染的患者较多，因此要重视共识意见中对 IBD 患者肝炎病毒的筛查、监测、随访；同时对于 IBD 患者应尽早筛查，有条件最好在使用激素、免疫抑制剂和生物制剂前完善疫苗接种/注射。避免患者在应用治疗药物的同时“雪上加霜”。

（陈 丹 撰写 杨 红 审校）

参考文献

[1]中华医学会消化病学分会炎症性肠病学组.炎症性肠病诊断与治疗的共识意见(2018年·北京)[J].中华消化杂志,2017,38(5):292-313.

[2]杨红,冉志华,刘玉兰,等.炎症性肠病合并机会性感染专家共识意见[J].中国实用内科杂志,2017,37(4):303-316.

[3]Rahier JF, Magro F, Abreu C, et al. Second European evidence-based consensus on the prevention, diagnosis and management of opportunistic infections in inflammatory bowel disease [J]. J Crohns Colitis, 2014, 8 (6): 443-468.

病例109 CD合并分枝杆菌阳性时的思考

患者，男性，27 岁，因“反复腹痛 4 年”入院。

患者 4 年前因不洁饮食后出现一过性腹泻，后反复发作中上腹痛，疼痛延及右下腹，以夜间为著，偶可及肠型，伴排便次数增多，3～5 次/日，粪便变细或不成形，排气排便或禁食后腹痛可缓解，无反酸、恶心、呕吐，无发热、盗汗。外院行结肠镜检查，示回盲部和升结肠近段不规则溃疡，升结肠多发息肉，管腔狭窄。病理：黏膜中至重度慢性活动性炎症伴溃疡形成，炎性肉芽组织增生。予抑酸、抗炎、美沙拉秦、肠道益生菌等治疗，症状无明显改善，仍反复出现腹痛。为进一步诊治于 2010 年 4 月入院。病程中患者出现 4 次肛周溃疡，2 年前出现尿道口痛性溃疡。反复口腔溃疡，1～2 次/月，均可自愈。消瘦、食欲减退明显。

既往史：否认结核接触史。

个人史：否认吸烟史。

体格检查：BMI 13.8kg/m^2，慢性病容。全身浅表淋巴结未扪及肿大，前胸、后背可见散在毛囊炎样丘疹。心肺无异常。右下腹肌紧张（+），压痛（+），无反跳痛，肝脾肋下未及。

肛周肘膝位 3 点、9 点方向可见灰白色圆形瘢痕。

入院诊断：回盲部溃疡原因待查

入院后完善检查：血、尿常规（-）；粪便 OB（+）；ESR 27mm/h；CRP 49.2mg/L；ANA、抗 ds-DNA 抗体、ANCA、ASCA（-）；HLA-B5（+）（有交叉反应）；胸部 CT、PPD 试验、T-SPOT.TB（-）；钡灌肠：回盲部和升结肠黏膜不规则，多发性充盈缺损，局部肠腔变窄（图 1A）；腹部 CT：末段回肠、盲肠、下段升结肠、回盲部管壁增厚，腔内可见多发结节状增殖灶，管腔狭窄，黏膜破坏（图 1B）；结肠镜：回盲瓣结构紊乱，可见结节增生和大小不等的不规则溃疡，回盲瓣破坏（图 1C）。

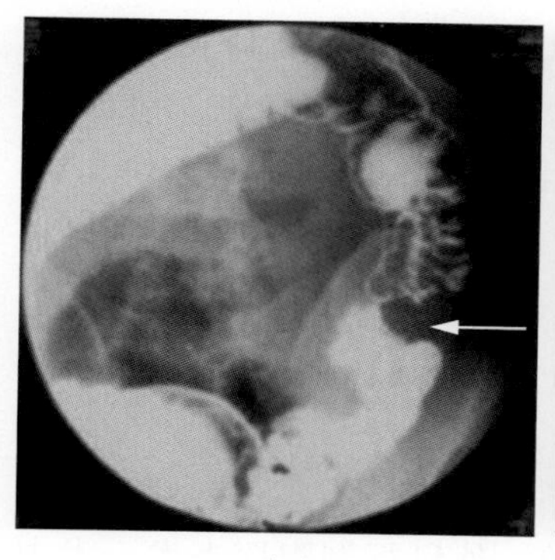

A

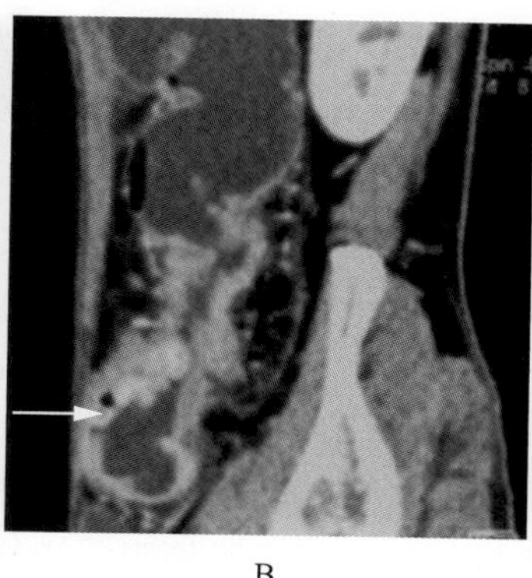

B

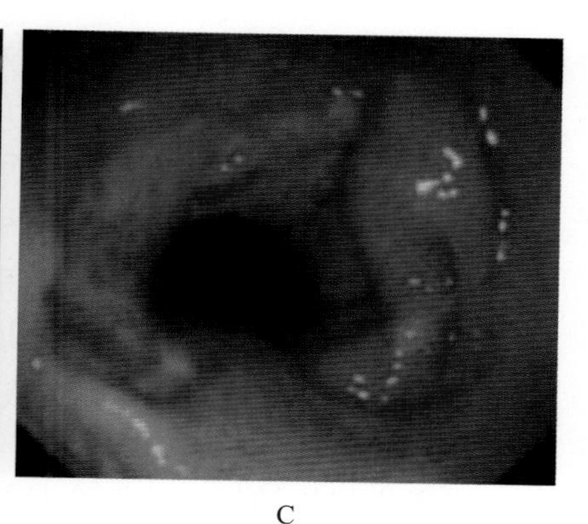

C

图 1　患者影像学和内镜表现

A. 钡灌肠示回盲部和升结肠黏膜不规则，多发性充盈缺损，局部肠腔变窄（箭头）；B. 腹部 CT 示末段回肠、盲肠、下段升结肠、回盲部管壁增厚，腔内可见多发结节状增殖灶，管腔狭窄，黏膜破坏（箭头）；C. 结肠镜示回盲瓣结构紊乱，可见结节增生以及大小不等的不规则溃疡，回盲瓣破坏

回盲部溃疡、口腔溃疡、肛周溃疡、尿道口溃疡诊治思路

病例特点：青年男性，慢性病程，临床表现为腹痛，并有排便习惯改变，内镜示升结肠、回盲部不规则溃疡，肠壁增厚和肠腔狭窄，伴有反复口腔溃疡、肛周溃疡、尿道口溃疡，考虑回盲部溃疡、不完全性肠梗阻明确。

由于回盲部的解剖和生理特点，此处是多种疾病的好发部位。其中容易出现回盲部溃疡的疾病包括克罗恩病（CD）、肠贝赫切特（又称白塞，Behcet）病、肠结核、肠道淋巴瘤、结肠癌（溃疡型）、溃疡性结肠炎等。

该患者病程中出现反复口腔溃疡、肛周溃疡、尿道口溃疡，内镜下可见多形溃疡，结合其临床表现，首先应考虑为肠白塞病或 CD。回盲部溃疡也要考虑肠结核，但该患者无结核接触史，无肠外结核表现，T-SPOT.TB 阴性。这些不支持肠结核的诊断。下一步行免疫指标检查，行针刺试验，追查病理结果。

患者针刺试验阴性，结肠镜病理学检查可见炎性渗出物、肉芽组织、淋巴滤泡形成，活检组织抗酸染色（-），组织分枝杆菌快速培养（+）。考虑“肠结核”不除外，给予异烟肼、利福平、吡嗪酰胺、乙胺丁醇四联抗结核治疗，腹痛加重，结合组织培养药敏试验示结核分枝杆菌对多种抗结核药物不敏感，四联抗结核药物先后联合克拉霉素、左氧氟沙星、丁胺卡那规律治疗3个月，腹痛再发加重，并出现肠梗阻。

为何组织分枝杆菌培养阳性，规范抗结核治疗效果不佳

本例患者病理组织分枝杆菌快速培养阳性，但临床上无午后低热、盗汗等结核中毒症状，无肺结核病史及表现，规范四联（甚至五联）抗结核治疗效果不佳，临床症状加重，镜下可见回盲部及升结肠多发不规则溃疡，仍需与CD、BD鉴别。根据《炎症性肠病诊断和治疗的共识意见》，对高危人群或结核不能排除者，可予诊断性抗结核治疗。患者规律抗结核治疗后无效，并出现病情加重，需对肠结核的诊断存疑。而患者组织分枝杆菌快速培养（+），需考虑假阳性可能。

分枝杆菌快速培养是使用分枝杆菌快速培养仪，通过测定细菌生长代谢检测分枝杆菌生长情况的方法，目前在临床应用研究中日益广泛。但因环境中存在大量非结核分枝杆菌，若操作过程中存在污染，则可能出现假阳性。而有研究发现，CD与分枝杆菌尤其是鸟型分枝杆菌感染关系密切，亦可能造成快速培养假阳性。

患者规律抗结核治疗3个月病情加重，再发肠梗阻，遂转入外科行剖腹探查术。术中见回盲部升结肠一巨大溃疡，升结肠至肝曲呈挛缩状，肠壁增厚，质韧，与侧腹壁、后腹膜紧密粘连，切除末段回肠至横结肠近段的右半结肠（图2A、图2B）；病理学检查可见回

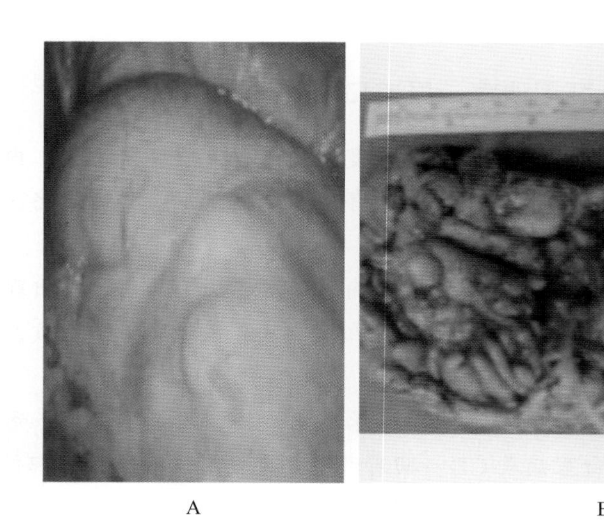

A B

图2 术中和病理表现

A.术中见回盲部、升结肠与侧腹壁、后腹膜紧密粘连，组织充血水肿；B.回盲部升结肠可见一巨大溃疡（箭头），升结肠挛缩，溃疡累及回盲瓣和末段回肠

肠、结肠节段性全层炎，局部肠黏膜缺失，并可见裂隙样溃疡和炎性增生性息肉；淋巴结细菌培养未见抗酸杆菌。诊断为CD。

CD手术后的治疗措施

70%～75%的CD患者需在某一时间点接受手术治疗以缓解症状，但术后常出现复发。目前的资料提示，CD回结肠切除术后早期复发的高危因素包括：吸烟、肛周病变、穿透性疾病趋势及有肠切除术史等。而内镜下复发通常早于临床复发。因此，我们通常在术后6～12个月进行内镜评估，以确定患者是否复发。复发最常发生于外科手术吻合口，早期以阿弗他溃疡或匐行性溃疡为特征。术后药物治疗可降低术后复发率。戒烟也可以预防CD术后复发。

本例患者有肛周溃疡病史、肠切除术后，病理可见节段性肠壁全层炎，局部肠黏膜缺失，具备多个术后复发的高危因素，且术后仍有临床症状，门诊随诊建议积极药物维持治疗。

术后停抗结核治疗，并予安素肠内营养支持治疗，伤口愈合良好出院。术后加用硫唑嘌呤50mg/d控制病情复发，监测血象稳定，1.5个月后加至75mg/d，3个月后加至100mg/d维持。患者腹痛症状明显缓解，排气排便通畅，营养状况改善，炎症指标降至正常，返回当地医院随诊。

最后诊断：克罗恩病（A2L3B2，活动期，重度）
右半结肠切除术后

【诊疗启迪】

本病例诊治过程提示CD诊治要慎重提防两个误区：①口服美沙拉秦治疗无效后，曾考虑不支持CD的诊断。根据2018年《炎症性肠病诊断和治疗的共识意见》：美沙拉秦仅适用于结肠型，回肠型和回结肠型轻度CD，并建议及时评估疗效。因此对于中重度CD应用美沙拉秦疗效欠佳者，不能提示对诊断的否定。②结核感染检查带来的假阳性，如T-SPOT.TB、结核分枝杆菌PCR、组织分枝杆菌培养都存在一定的假阳性，因此不能找到一根稻草就"死不放手"，应该遵照共识意见推荐，如果与肠结核鉴别诊断困难，可诊断性抗结核治疗2～3个月，但要及时评估并仔细分辨。此外，也要警惕两病有共存的可能性。

【专家点评】

本病例给我们最大的收获就是提醒临床医生，一定要根据疾病的变化，随时提出“质疑”，并认真“求真”。本例患者虽在诊治伊始即找到了“明确”病原，但治疗过程却一波三折。密切随诊、及时调整诊治思路有助于明确诊断和及时治疗。手术病理对明确诊断具有关键意义，手术指征和时机的选择因人、因病而异，须基于全面的临床观察、疾病线索的综合判断、主次风险的评估和医患的真诚沟通上抉择。

（陈轩馥　撰写　李晓青　审校）

参考文献

[1]邹宁，刘晓红．肠结核与克罗恩病的鉴别诊断[J]．胃肠病学，2003，8(5)：附13-14．

[2]李学锋，周明欢，卢放根，等．克罗恩病和肠结核活检及手术标本的病理学特征分析148例[J]．世界华人消化杂志，2010，18(4)：409-412．

[3]中华医学会消化病学分会炎症性肠病学组．炎症性肠病诊断与治疗的共识意见（2012年·广州）[J]．中华内科杂志，2012，51(10)：818-831．

[4]Shanahan F，O'Mahony J．The mycobacteria story in Crohn's disease[J]．Am J Gastroenterol，2005，100(7)：1537-1538．

[5]Prantera C．Mycobacteria and Crohn's disease：the endless story[J]．Dig Liver Dis，2007，39(5)：452-454．

[6]Behr MA，Kapur V．The evidence for Mycobacterium paratuberculosis in Crohn's disease[J]．Curt Opin Gastroenterol，2008，24(1)：17-21．

[7]Doherty G，Bennett G，Patil S，et al．Interventions for prevention of post-operative recurrence of Crohn's disease[J]．Cochrane Database Syst Rev，2009，7(4)：CD006873．

[8]Rutgeerts P，Van Assche G，Vermeire S，et al．Ornidazole for prophylaxis of postoperative Crohn's disease recurrence：a randomized，double-blind，placebo-controlled trial[J]．Gastroenterology，2005，128(4)：856-861．

[9]Rutgeerts P，Hiele M，Geboes K，et al．Controlled trial of metronidazole treatment for prevention of Crohn's recurrence after ileal resection[J]．Gastroenterology，1995，108(6)：1617-1621．

病例110　腹痛、腹泻、发热
——CD腹腔脓肿延误治疗解析

患者，男性，38岁，因“腹痛、腹泻、发热2年”入院。

患者于2011年6月无诱因出现腹痛、腹泻，黏液脓血便，7～8次/日，伴盗汗、乏力，偶有午后发热，在当地医院查PPD试验（++）：结肠镜示末段回肠、回盲瓣、升结肠至降结肠散在溃疡，肛门口可见一瘘口。予诊断性抗结核治疗（异烟肼+利福喷丁+乙胺丁醇+莫西沙星）3个月，因肝功能异常停药1个月，换用异烟肼+乙胺丁醇+左氧氟沙星，治疗6个月，期间腹痛、腹泻减轻，仍反复低热，复查结肠镜显示溃疡面积减小。2013年5月症状复发，当地医院查粪便常规：WBC（+），脓细胞（+），OB（+）。ESR 120mm/h，hs-CRP 81.20mg/L。结肠镜：回盲瓣溃疡伴局部狭窄；回盲部至横结肠散在直径0.3～2.0cm溃疡，节段性分布。病理：黏膜慢性炎伴充血、水肿。考虑“克罗恩病”，加用泼尼松30mg qd，10天后减量（每周减5mg），减至20mg时再次出现发热，Tmax 40℃，腹痛加重，将泼尼松加量至30mg qd，1周后加用沙利度胺50mg bid。之后泼尼松每周减5mg。为进一步诊治于2013年7月26日入院。入院时泼尼松20mg qd，患者仍间断上腹痛、高热，粪便为黄色糊状，1～2次/日。体重自发病以来下降约8kg。2011年有反复口腔溃疡，后未再出现。

既往史：2011年2月出现肛周脓肿，予脓肿引流术，同年6月结肠镜示瘘道形成。发现白细胞数低近10年，多次行骨髓穿刺加活检、骨髓流式细胞未见明显异常，间断予重组人粒细胞刺激因子（吉赛欣）、利可君升白细胞治疗。2006年发现慢性丙型肝炎，未治疗。2012年2月出现阴囊湿疹，用激素软膏后缓解，病情反复。

个人史、家族史：无特殊。

体格检查：T 37.3℃，P 100次/分，RR 22次/分，BP 106/64mmHg。BMI 24.4kg/m^2。浅表淋巴结未及肿大。心肺（-）。腹软，右下腹部压痛，无肌紧张、反跳痛，肝脾肋下未及。肠鸣音4次/分，不亢进。双下肢无水肿。直肠指检：患者左侧卧位，肛门处可见一外痔，6点钟方向有一脓肿瘘道形成，压之有白色黏稠脓液溢出，进指5cm，直肠无肿块、压痛，指套退出无血染。

入院诊断：腹痛、腹泻、发热、肛瘘原因待查
克罗恩病可能性大

腹痛、腹泻、发热、肛瘘的诊断思路

病例特点：中年男性，慢性病程，主要临床表现为腹痛、腹泻、发热，伴肛周脓肿及瘘道，炎症指标升高，外院结肠镜示末段回肠、结肠多发溃疡，诊断性抗结核治疗效果不佳。诊断和鉴别诊断思路如下。①克罗恩病（CD）：支持点包括中年男性、反复腹痛、肛周病变、末段回肠及结肠节段性溃疡，激素治疗曾有效，但患者腹痛、发热症状较明显，病理表现不特异，需除外其他疾病。②肠结核：患者有午后低热、盗汗、乏力、肠道溃疡，提示肠结核不能除外，但患者经外院诊断性抗结核治疗效果不佳，这些为不支持点，入院后可完善血T-SPOT.TB、复查结肠镜取病理并做抗酸染色等进一步除外。③其他：患者病程中有反复口腔溃疡、阴囊湿疹、长期血三系减低，需注意鉴别肠白塞病等血管炎相关疾病。病程方面表现为反复发作，病变进展不符合肠道淋巴瘤。

患者长期白细胞减少方面，复查血涂片、骨髓穿刺及活检。慢性丙型肝炎病史方面，注意后续完善抗 HCV 抗体、HCV RNA 定量等检查。

入院后完善检查：血 WBC 2.35×10^9/L，Hb 110g/L，PLT 93×10^9/L。粪便常规未见红、白细胞，OB（+）。尿常规阴性。肝肾功能正常。ESR 45mm/h，hs-CRP 46.15mg/L。HCV RNA 定量<10^3copies/ml。PPD 试验（++）。血 T-SPOT.TB：（A）0 SFC/10^6MC+（B）56 SFC/10^6MC。胸部 CT：左肺下叶钙化点；左肺门小淋巴结钙化。ASCA、ANCA、免疫球蛋白、补体均正常。抗小肠杯状细胞抗体 AIGA-IgG（+）1：10。肿瘤标志物均（-）。小肠 CT 成像：右中下腹部回肠（第 6 组小肠为主）、回盲部、盲肠多发节段性病变，CD 可能；阑尾壁毛糙增厚；肠系膜上多发淋巴结。结肠镜：末段回肠可见大小不等、不规则的片样较浅溃疡，最大者 2.0cm×2.5cm，覆白苔；回盲瓣开放状态，全结肠黏膜散在约 0.3cm 小息肉样病变；肛门缘皮肤条状糜烂灶（图）。活检病理：小肠黏膜呈重度急性及慢性炎，抗酸染色阴性。血涂片、骨髓穿刺及活检未见明显异常。血液内科会诊暂无特殊治疗，随诊。

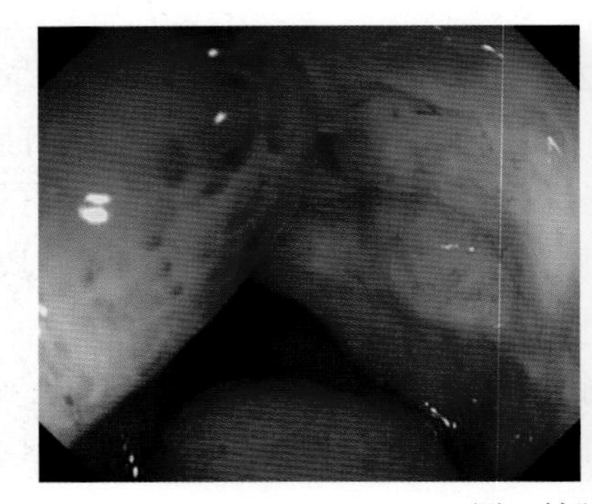
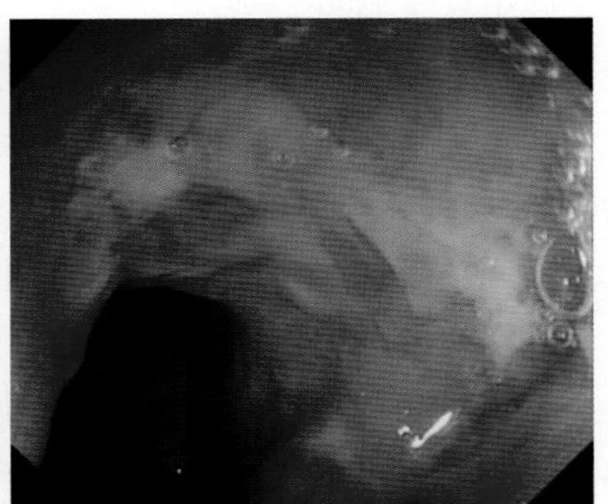

图 结肠镜检查

肠道溃疡鉴别诊断再分析

综合患者临床特点，近 2 年反复间断腹痛、腹泻、发热，有口腔溃疡、阴囊湿疹等肠外表现，结肠镜下可见末段回肠及结肠多发溃疡，回盲瓣无明显受累，给予规律抗结核治疗 10 个月症状缓解不明显，血 T-SPOT.TB 升高不明显，可临床拟诊 CD。给予激素治疗后临床症状稍有缓解，但炎症指标仍较高，后加用沙利度胺。考虑病情控制不佳，重点在于制订治疗方案，因患者存在血三系减少，用药过程尚需特别关注。建议给予足量泼尼松治疗，增加沙利度胺至 100mg qd。

患者 2013 年 8 月出院后服用泼尼松 50mg qd、沙利度胺 100mg/d，激素规律减量至 30mg

时腹痛、发热再次加重。2013年11月将泼尼松加量至45mg qd，腹痛症状略有缓解，改善有限，发热同前。2014年1月复查腹部CT：小肠系膜根部及肠间可见不规则脓肿积气和积液，提示肠瘘形成，肠系膜淋巴结明显增多、增大。消化道造影：末段回肠狭窄，末段回肠、乙状结肠及阑尾肠间脓肿形成，末段回肠可疑肠瘘。建议手术治疗，但患者拒绝。后因症状加重2014年2月于当地医院行剖腹探查术，术中发现腹腔炎性粘连较重，右下腹膜炎性水肿，右下腹回盲部、乙状结肠与后腹壁粘连包裹，剖视标本见回肠末段铺路石样改变，回肠后壁穿孔，行部分结肠切除、回肠升结肠端侧吻合术。术后病理：（回肠末段及结肠）裂隙样溃疡形成及深达肠壁外脓肿形成。肠周淋巴结反应性增生，有可疑非干酪样肉芽肿。

虽术前术后均予抗感染治疗，但患者术后仍反复发热、右下腹痛，腹部切口愈合差，局部有脓性分泌物，脓液培养提示粪肠球菌、大肠埃希菌感染，复查腹部CT提示腹腔脓肿形成，遂行CT引导下穿刺引流。先后予莫西沙星、哌拉西林/他唑巴坦、头孢哌酮/舒巴坦、亚胺培南/西司他丁、万古霉素、环丙沙星、甲硝唑等，体温逐渐恢复正常。术后3个月复查腹部CT：升结肠壁增厚肿胀，周围肠管及系膜结构紊乱，脂肪间隙模糊。中下腹局部肠管走行略显僵直，与腹壁粘连可能。2014年7月患者发现腹部游走性包块，可闻及气过水声，间断出现排便困难，每4～5天排便1次。2014年9月患者出现高热，Tmax 39.5℃，伴畏寒、寒战，再次入我院。复查血常规：WBC 2.31×10^9/L，NEUT# 1.08×10^9/L，Hb 111g/L，PLT 97×10^9/L，尿常规、粪便常规（-）。ESR 89mm/h，hs-CRP 120.51mg/L。

术后反复感染原因和处理措施——多学科团队（MDT）会诊

患者术后出现反复寒战、高热，抗生素治疗有效，合并感染诊断明确，下一步治疗如何考虑？患者目前治疗存在矛盾：①阅CT片，考虑吻合口处存在微穿孔，周围有包裹性脓肿。CD处于疾病活动期，且术后6个月，有CD积极治疗的适应证，但患者合并感染明确，故有接受免疫抑制治疗的相对禁忌证，外科医生考虑目前感染较重，行二次手术风险过高，手术暂不属于最佳治疗方式。②患者合并感染明确，给予抗生素后有效，但感染反复发作不能持续控制，主要由于CD吻合口微穿孔、原发病活动，使得感染来源不能控制。

MDT会诊意见：患者CD合并感染诊断明确，目前虽有发热，但从影像学判断考虑感染处于包裹、局限的状态，故无应用激素的绝对禁忌，手术时机根据患者的治疗反应决定是行急诊手术还是择期造瘘手术。

予亚胺培南/西司他丁联合万古霉素抗感染治疗，加用氢化可的松琥珀酸钠200mg qd静脉输注，患者腹痛减轻，体温正常，渐将全肠外营养过渡至肠内营养，抗生素降级并改为交替口服左氧氟沙星、头孢呋辛，激素使用14天后改为口服，出院随诊。

出院后患者症状曾有反复，间断抗生素治疗并嘱起持续全肠内营养。之后在激素减量的过程中增加甲氨蝶呤每周1次肌内注射。患者病情稳定择期行空肠造瘘及术后治疗。

患者在当地医院使用甲氨蝶呤（肌内注射 10mg 每周 1 次）。之后行空肠造瘘、肠内营养治疗。

最后诊断：克罗恩病（A2L3B3，活动期，重度）
小肠穿孔
腹腔脓肿
部分回肠、结肠切除术后
肛瘘愈合期
血三系降低
慢性丙型病毒性肝炎

【诊疗启迪】

这是一例诊断和治疗均较棘手、曲折的 CD 病例。治疗过程中有几处“教训”需谨记：①最初治疗 CD 药物疗程及剂量不规范，导致患者病情反复，出现腹腔脓肿和肠瘘。②出现腹腔脓肿并发症时，该患者无法通过介入方式处理，因病变范围不广，有手术适应证。但患者依从性欠佳，拒绝手术，延误了最佳手术时机。提醒我们患者宣教的重要性。③外科手术术式建议根据患者病情选择，该患者炎症反应较重，有肠瘘和脓肿，建议一期行造瘘手术，之后考虑是否行还纳手术。

【专家点评】

患者在整体的诊治过程中并不是很顺利，有药物应用规范问题，有患者依从性问题，有外科术式选择问题，而最纠结的是在极其矛盾时如何做到“富贵险中求”，当然这种“险中求”需要凭借多学科的集体智慧才能实现，比如在第一次手术后感染不能控制时，如何选择原发病药物治疗的时机，既不能在不能控制感染的时机给予免疫抑制治疗，也不能无限制的延误原发病治疗时间，要注意个体化治疗，谨慎选择平衡时机。针对该患者，当患者处于感染较为活跃时，治疗应该以积极抗感染治疗为主，而在感染局限、包裹时，适时机在抗感染的同时选择原发病治疗，待病情稳定，为外科二次手术创造了有利的时机。当然我们同时还需要注意“医患共决策”，让患者充分理解并接受治疗。

（董旭旸　撰写　吕　红　审校）

参考文献

[1]北京协和医院医疗诊疗常规[M].北京：人民卫生出版社，2014：119.
[2]李玥，钱家鸣.免疫抑制剂在炎症性肠病治疗中的应用进展[J].临床荟萃，2016，31(8)：824-827.
[3]罗涵青，李玥，吕红，等.沙利度胺治疗29例顽固性克罗恩病的疗效及安全性[J].中华消化杂志，2016，36(3)：172-176.
[4]朱维铭，谢颖.克罗恩病并发内瘘的外科治疗原则[J].中华普外科手术学杂志（电子版），2016，4(4)：13-15.
[5]Rahier JF，Magro F，Abreu C，et al.Second European evidence-based consensus on the prevention，diagnosis and management of opportunistic infections in inflammatory bowel disease[J]. J Crohns Colitis，2014，8(6)：443-468.
[6]李玥，钱家鸣.炎症性肠病合并难辨梭状芽孢杆菌感染的识别和治疗策略[J].胃肠病学和肝病学杂志，2016，25(10)：1088-1090.
[7]中华医学会消化病学分会炎症性肠病学组.炎症性肠病合并机会性感染专家共识意见[J].中华消化杂志，2017，37(4)：217-226.

病例111　CD合并肛周脓肿的治疗

患者，男性，21岁，因“反复黏液血便、腹痛10个月，发热6个月，加重2个月”入院。

患者于2014年10月无明显诱因出现腹泻，黏液血便7～8次/日，并逐渐出现左下腹痛，NRS 3～4分，排便后缓解，外院结肠镜提示溃疡性结肠炎（UC），予美沙拉秦1g qid口服、地塞米松灌肠及甲硝唑抗感染，腹痛缓解，便次减至2～3次/日。2015年2月出现发热，Tmax 39℃，就诊当地医院，查血常规、肝肾功能、凝血功能无明显异常，ESR 56mm/h，hs-CRP 152.1mg/L；ANA、抗ENA抗体均（-）；CMV-IgM、EBV-IgM均（-）。胸部CT：双肺弥漫磨玻璃影，双上肺肺大疱。结肠镜：回盲部充血、散在溃疡形成，直肠、乙状结肠黏膜充血水肿，节段性片状溃疡形成。病理：急性及慢性炎症，未见肉芽肿性炎，部分腺体伴低级别上皮内瘤变，考虑UC。予美沙拉秦及抗生素治疗（具体不详），仍间断发热。2015年6月再次出现下腹痛及黏液血便，10余次/日，间断发热，Tmax 39.2℃，伴畏寒、寒战，当地医院复查结肠镜：进镜50cm，所见结肠黏膜充血水肿糜烂，多发片状溃疡，覆脓白苔，部分渗血。病理：结肠黏膜慢性炎，隐窝炎，个别隐窝畸形。考虑UC，予美沙拉秦1g qid口服及美沙拉秦栓剂治疗，黏液血便减至6～7次/日，仍间断腹痛、发热，并逐渐出现肛周疼痛。就诊外院，查血常规Hb 102g/L，粪便常规：WBC 30/HPF，RBC 30/HPF，OB（+）；ESR 52mm/h；CRP 116.3mg/L；肺部CT：双肺尖及右下肺纤维、硬结灶伴肺气肿，右侧前肋膈角胸膜粘连、增厚。腹部超声：全结肠病变，右下腹肠壁局部增厚，壁内异常所见，考虑回盲部瘘道形成，肠系膜淋巴结肿大。结合既往结肠镜结果考虑炎症性肠病，2015 年 7 月 8 日起予泼尼松（30mg qd）、美沙拉秦、左氧氟沙星及替硝唑治疗，腹痛减轻，体温降至正常，黏液血便 5～6 次/日。2015 年 7 月 13 日复查结肠镜：回盲瓣旁一溃疡，内可见 2～3 个孔状黏膜缺损，全结肠见散在深大纵行溃疡，右半结肠为重。直肠超声：高位肛周脓肿。于 2015 年 7 月 17 日收入我院。体重近 2 个月下降 10kg。

既往史：对青霉素过敏。

个人史、婚育史、家族史：无特殊。

体格检查：T 36.5℃，P 100 次/分，RR 20 次/分，BP 123/77mmHg。BMI 14.4kg/m^2。浅表淋巴结未触及肿大，双肺呼吸音粗，未闻及明显干、湿啰音。腹软，未触及包块，无压痛、反跳痛及肌紧张，肝脾肋下未及，肠鸣音正常。直肠指检可见外痔，未触及肿物，退指指套可见血性液体。

入院诊断：炎症性肠病

克罗恩病可能大

高位肛周脓肿形成

回盲部瘘道可能

腹痛、黏液血便、肛周脓肿的诊治思路

病例特点：青年男性，临床主要表现为腹痛、黏液血便、发热，后出现肛周脓肿。外院多次结肠镜提示结肠黏膜充血水肿糜烂，节段性多发溃疡，纵行为主，后出现回盲部可疑瘘道。美沙拉秦及抗生素治疗有一定效果，但病情反复并逐渐进展，激素治疗有效。诊断首先考虑炎症性肠病，属于 UC 还是克罗恩病（CD）需要鉴别诊断，首先患者病程初期在外院诊断为 UC，病情反复并加重，但患者内镜下表现及肛周病变似乎不支持 UC。关于 CD 诊断，支持点包括青年男性、反复腹痛、黏液血便、结肠节段性及纵行溃疡、肛周病变。但患者病理表现不特异，需要排除其他疾病。因此尚需要与以下疾病进行鉴别诊断。①肠结核：支持点包括患者胸部影像学见肺部渗出及纤维条索影、肺大疱形成，有发热和消耗表现。但肠结核内镜下常表现为横向溃疡及回盲瓣口固定开放，腹盆增强 CT 下表现为短节段的受累。患者肠道溃疡形态、病变范围和肛周病变无法较好用结核解释，美沙拉秦及激素灌肠治疗有效亦不支持肠结核诊断。入院后可完善血 T-SPOT.TB、复查结肠镜取病理并做抗酸染色等进一步除外，监测胸部影像学变化进一步明确是否存在肺部感染。②肠道淋巴瘤：患者发热症状突出，但病程方面表现为反复发作，病变进展不符合肠道淋巴瘤。③其他：如缺血性肠病、药物因素、慢性感染、全身疾病肠道表现等暂无证据支持。

治疗方面，患者已加用激素治疗，需充分排除结核及肺部其他感染可能。并发症方面，

MRI 和直肠超声内镜被认为是评估 CD 肛瘘的最佳选择，肛周脓肿形成须先行外科充分引流，并予抗菌药物治疗（甲硝唑或环丙沙星），且需同时治疗活动性 CD。

入院后完善相关检查，血常规：WBC 8.51×10^9/L，NEUT% 72.7%，Hb 131g/L；粪便常规：WBC 满视野/HPF，RBC 大量/HPF，OB（+）；肝肾功能（-）；ESR 37mm/h，hs-CRP 36.4mg/L，CMV DNA、CMV-pp65、EBV DNA、T-SPOT.TB、粪便难辨梭菌毒素 A/B、粪便找寄生虫均（-）。外院胸部 CT 我院会诊：双肺轻度肺气肿，肺纹理增粗，双侧胸膜增厚。小肠 CT 成像：横结肠及以远肠壁多发增厚伴强化，周围多发淋巴结，符合 CD 表现（图 1A）；直肠下段及肛周脓肿表现（图 1B）。直肠 MRI：直肠下段瘘口形成，直肠下段、肛管周围积液、积气（图 1C、图 1D）。结肠镜：末段回肠未见异常，回盲瓣对侧可见不规则溃疡，覆白苔，其旁可见 2～3 处直径 0.2～0.4cm 孔洞样表现（图 2B），距肛门 30cm 至 15cm 降结肠、乙状结肠可见长段纵行溃疡，覆白苔，周边黏膜充血水肿，肠壁呈铺路石样改变（图 2C），余结直肠可见多发散在不规则溃疡，周边黏膜充血，肛缘附件溃疡处可见 1 处瘘管样表现，少量液体自瘘管流出（图 2D）。病理：（降结肠）结肠黏膜显急性及慢性炎，局灶黏膜糜烂伴肉芽组织形成，可见隐窝脓肿。继续予口服泼尼松 30mg qd，加用头孢他啶和甲硝唑抗感染，患者体温正常，腹痛减轻，仍腹泻，偶有黏液血便。

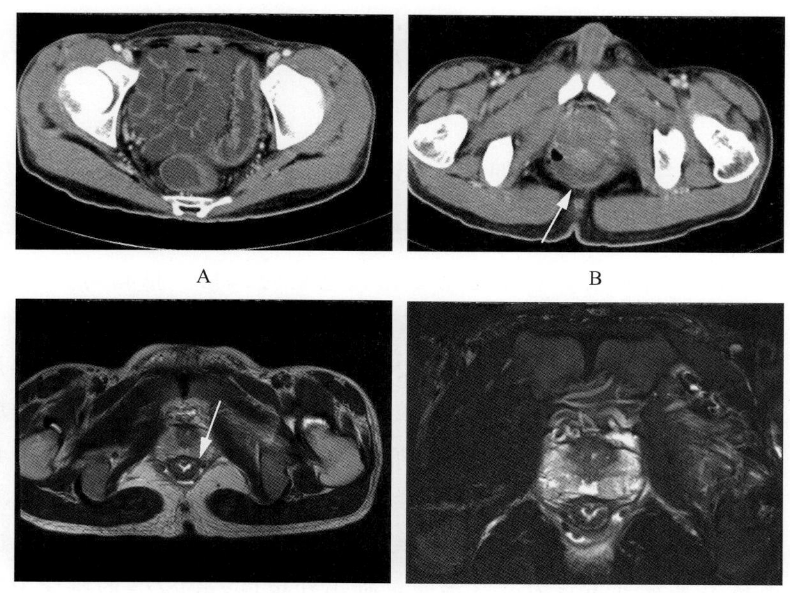

图 1　小肠 CT 成像和直肠 MRI

小肠 CT 成像：乙状结肠肠壁增厚伴分层强化（图 1A）；直肠下段及肛周脓肿（图 1B）。直肠 MRI：直肠下段左前壁瘘口形成，直肠下段、肛管周围积液、积气（图 1C、图 1D）

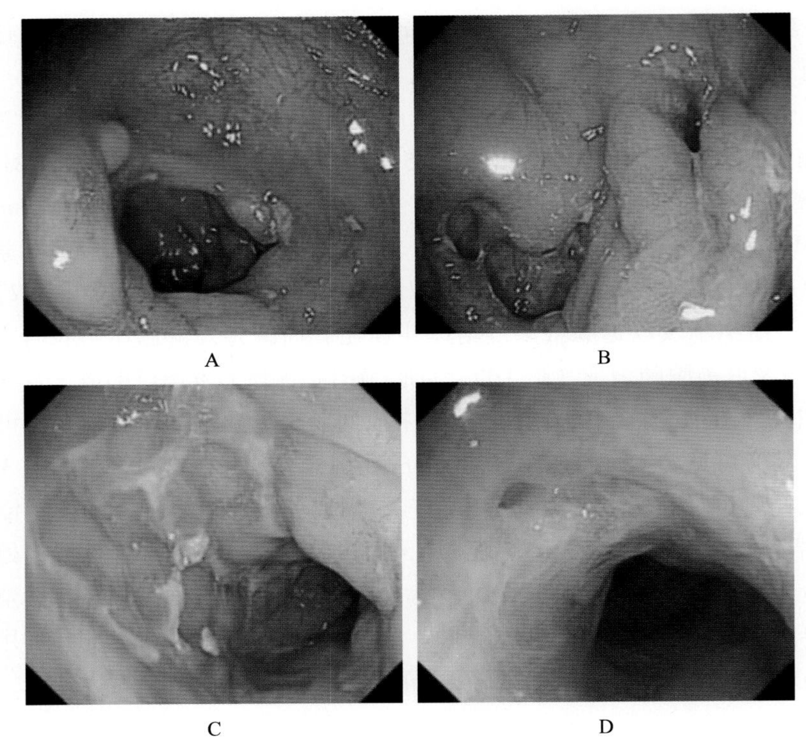

图 2 结肠镜检查

A. 回盲瓣；B. 回盲瓣对侧；C. 降乙结肠；D. 肛缘瘘管样改变

CD合并肛周脓肿诊治思路——多学科团队（MDT）会诊

我院结肠镜结果提示纵行溃疡、铺路石样改变及肛瘘支持 CD 诊断。多学科会诊后考虑 CD 诊断明确，暂无活动性结核感染的证据。根据简化 CDAI 评估患者为重度活动期(一般情况差，腹痛中度，腹泻 10 余次/日，有肛瘘、肛周脓肿)。患者目前肛周脓肿较突出，需行切开引流治疗。遂于 2015 年 8 月 3 日在肛肠医院行肛周脓肿切开置管引流术。患者已行肛周脓肿充分引流，应继续足疗程抗感染治疗。CD 合并肛周病变，TNF-α 抑制剂治疗效果优于传统的激素加免疫抑制剂治疗。根据我国最新专家共识，伴有肛周病变、发病年龄<40 岁、首次发病需要激素治疗的患者，属于早期应用 TNF-α 抑制剂的目标患者。欧洲指南也推荐在复杂肛周瘘管疾病中，若已经过充分的手术引流，英夫利昔单抗（IFX）或阿达木单抗可用作为一线治疗。据国外报道，约 2/3 的接受 IFX 治疗的 CD 肛周瘘管在 5 年内发生闭合。患者在我院第一次住院期间已充分筛查感染，无结核及其他感染证据，肛周脓肿经过治疗后已好转，且无其他 TNF-α 抑制剂治疗相关禁忌证，可按照 5mg/kg 剂量静脉注射 IFX 诱导病情缓解。目前患者无潜伏性结核感染，无既往结核证据，故不需要予预防性抗结核治疗。

2015年8月10日再次收入我科，复查胸部CT无明显异常，予IFX 200mg静脉输液治疗。患者排便次数减少，黄色稀糊便，无便血，2～3次/日。复查粪便常规：WBC 0/HPF，RBC 0/HPF；炎症指标：hs-CRP 0.76mg/L，ESR 16mm/h。病情好转后出院。2016年3月复查直肠MRI，未见直肠下段瘘口。2017年7月复查肠镜：回盲瓣原溃疡已基本愈合，局肛门30cm至15cm降结肠、乙状结肠原纵行溃疡已基本愈合，但黏膜呈充血肿胀，肛缘附近未再见明确瘘口样改变（图3）。

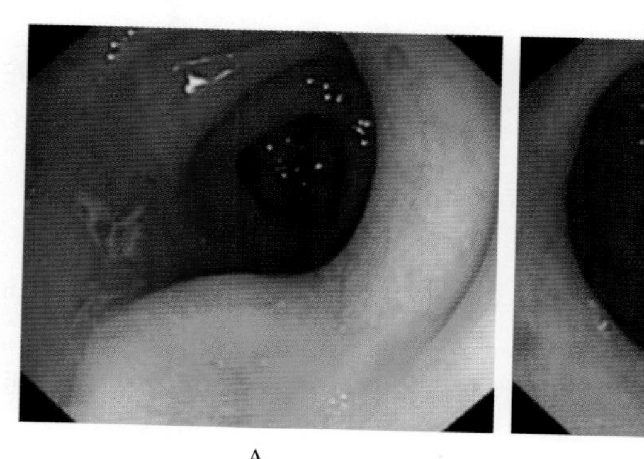
A

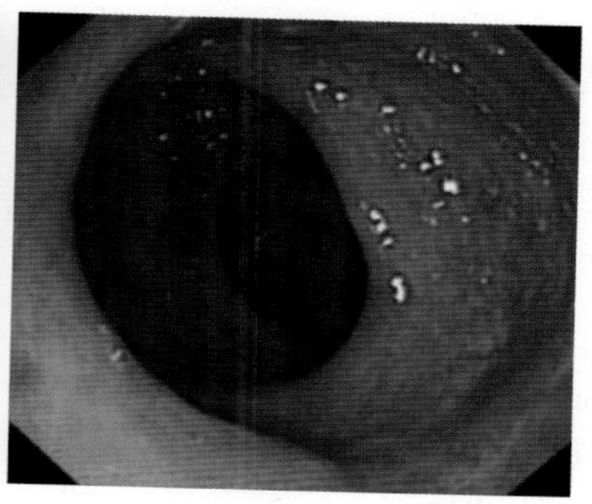
B

图3　治疗后复查结肠镜

A. 乙状结肠；B. 直肠

最后诊断：克罗恩病（A2L3B3p，活动期，重度）

肛周脓肿伴直肠内瘘形成

英夫利昔单抗治疗后

【诊疗启迪】

这是一例诊断和治疗上均较困难的CD病例。诊断方面难点：①因发热突出及存在肺部病变等特点较难与结核鉴别。患者复查胸部CT未见典型结核感染的表现，T-SPOT.TB阴性，且结肠病变形态、影像学表现、病理均不支持结核感染表现（非环形溃疡，病变融合不显著，影像学可见典型的CD分层强化表现，病理下未见大的肉芽肿等）。故未给予诊断性抗结核治疗，给予激素治疗时也未给予经验性预防结核的治疗。②该患者临床表现脓血便有UC的倾向，但肛周脓肿、内镜特点、影像学特点和病理符合CD诊断，故最终诊断考虑CD。治疗方面难点：患者因存在肠瘘、肛周脓肿，治疗上存在一定的矛盾，既需要免疫抑制药物控制原发病，又需要手术引流及抗感染治疗。单纯免疫抑制药物治疗将导致感染难以控制，单纯治疗肛周脓肿会延误原发病治疗，且有瘘管、脓肿反复的可能。遵照共识意见，该患者给予抗菌药和外科引流基础上，积极内科药物治疗，以达到最佳预后。

【专家点评】

本病例的诊治经验对于 CD 合并肠瘘、肛周脓肿的规范诊疗有一定的参考意义。该患者的诊治过程体现了 CD 的个体化治疗和常需跨学科合作的特点。另外，CD 的并发症治疗常是临床的一大难题，需规范激素、免疫抑制剂和抗生素的使用，把握好用药的适应证和时机。

（孟祥辰 撰写 吴 东 审校）

参考文献

[1]Limsrivilai J, Shreiner AB, Pongpaibul A, et al. Meta-Analytic Bayesian Model For Differentiating Intestinal Tuberculosis from Crohn's Disease[J]. Am J Gastroenterol, 2017, 112(3):415-427.

[2]中华医学会消化病学分会炎症性肠病学组.炎症性肠病诊断与治疗的共识意见(2012年·广州).胃肠病学, 2012, 17(12):763-781.

[3]中华医学会消化病学分会炎症性肠病学组.炎症性肠病合并机会性感染专家共识意见[J].中华消化杂志, 2017, 37(4):217-226.

[4]李文儒,袁芬,周智洋.克罗恩病肛瘘的影像学诊断[J].中华胃肠外科杂志, 2014, 17(3):215-218.

[5]Gionchetti P, DignassA, DaneseS, et al. 3rd European Evidence-based Consensus on the Diagnosis and Management of Crohn's Disease 2016: Part 2: Surgical Management and Special Situations[J]. J Crohns Colitis, 2017, 11(2):135-149.

[6]Juncadella AC, Alame AM, Sands LR, et al. Perianal Crohn's disease: a review[J]. Postgrad Med, 2015, 127(3):266-272.

[7]中华医学会消化病学分会炎症性肠病学组.抗肿瘤坏死因子-α单克隆抗体治疗炎症性肠病的专家共识(2017)[J].中华消化杂志, 2017, 37(9):577-580.

[8]Bouguen G, Siproudhis L, Gizard E, et al. Long-term outcome of perianal fistulizing Crohn's disease treated with infliximab[J]. Clin Gastroenterol Hepatol, 2013, 11(8):975-981.e1-4.

病例112 重视肛周病变和风险因素——积极治疗避免多次手术

患者，男性，25 岁，因“间断肛周疼痛 5 年，发热、腹痛 4 年”入院。

患者 5 年前出现肛周疼痛，排便时加重，数天后触及肛周处波动感，诊断“肛周脓肿”，切开引流后好转。4 年前无明显诱因出现右下腹绞痛，伴发热，Tmax 38℃，伴畏寒、寒战，于外院诊断“慢性阑尾炎”，抗生素治疗无效，遂行阑尾切除术，术后病理符合“急性阑尾炎”。术后患者仍反复发热，Tmax 39.4℃。经腹肠道超声：右下腹肠壁局限性增厚。

全消化道造影：回肠末段及盲肠改变，不除外克罗恩病（CD）。期间间断服用5-氨基水杨酸及抗生素治疗，效果欠佳。3年前于外院行右半结肠切除术，术中见回盲部约6cm×5cm×4cm大小穿透性溃疡，周边增厚、隆起，触韧，基底呈结节铺路石样。病理：盲肠黏膜见巨大裂隙样溃疡，黏膜见溃疡坏死及肉芽肿，周围黏膜炎症，腺体及淋巴组织增生，浆膜有炎症，考虑符合CD。术后体温降至正常，腹痛缓解。术后1个月再次出现肛周脓肿、肛瘘，局部用药后好转，口服柳氮磺吡啶0.5g tid×1个月后停用。1年前再次出现发热、腹痛、右下腹包块，性质同前，加用抗生素及巴柳氮治疗后症状部分好转。10天前患者再发右下腹持续性绞痛，难以耐受，腹痛时可触及右下腹包块，排黏液脓血便，2次/日，无发热。发病以来精神、睡眠、食欲差，小便正常，体重下降10kg。自幼易患口腔溃疡，1年前反复出现关节、肌肉疼痛。为进一步治疗2007年6月22日入院。

既往史：曾患荨麻疹。

个人史、婚育史、家族史：无特殊。

体格检查：生命体征平稳，全身浅表淋巴结未触及肿大。双肺呼吸音清，心律齐。右腹直肌旁见长约10cm手术瘢痕，右下腹见长约5cm手术瘢痕。腹软，右下腹压痛明显，腹部两处瘢痕处均可触及肠管。直肠指检无异常。

入院诊断：克罗恩病（A2L3B3p，活动期，重度）
阑尾切除术后
右半结肠切除术后
肛周脓肿术后
肛瘘

入院后完善检查，血常规：WBC 9.99×10^9/L，NEUT% 75.8%，Hb 130g/L，PLT 261×10^9/L。粪便OB（+）。血生化：Alb 45g/L，K^+ 4.4mmol/L，hs-CRP、ESR均正常。腹部CT：右下腹局部肠壁增厚，结构不清。胃镜：慢性浅表性胃炎伴胃窦多发糜烂结节。结肠镜：吻合口处黏膜充血水肿，未见明显溃疡及糜烂，吻合口狭窄，内镜不能通过，余肠管无特殊。

肛周病变——CD的经典表现之一

病例特点：青年男性，慢性病程，临床表现为反复腹痛、发热，炎症指标升高，回结肠受累，合并肛瘘，结合患者手术病理提示穿透型病变、裂隙样溃疡，考虑CD病理确诊。

肛瘘是CD最常见的瘘管疾病，20%～43%的患者合并肛瘘，其中30%的患者存在肛瘘复发风险。临床特征包括：肛周或臀部脓疱样病变；直肠疼痛，排便或活动过程中加重；肛周脓性分泌物伴或不伴肛门皮肤瘙痒；肛周触及条索状硬块等。依据肛周疾病活动指数（PDAI）评价肛瘘临床活动情况，若PDAI>4分高度提示疾病活动，可能存在活动性瘘管引流和/或局部炎症表现。影像学方面，可以利用消化内镜、盆腔MRI、经直肠超声、瘘管造影术等手段评估瘘管与肛门括约肌/盆底肌间的解剖关系、病变侵袭深度及有无脓肿形成等。药物治疗方面，肛瘘患者应用5-氨基水杨酸和激素无明显治疗获益。对于有症状的肛瘘或复杂性肛瘘，免疫抑制剂首选硫唑嘌呤（AZA）或6-巯基嘌呤（6-MP）。一项单中心随机对照研究将治疗终点定义为至少50%的患者肛瘘愈合时间>4周，安慰剂组有效率仅8%，而他克莫司组有效率达43%。所以对于硫嘌呤类药物不耐受者，可考虑他克莫司治疗。已有证据表明，英夫利昔单抗、阿达木单抗等TNF-α抑制剂有助于肛瘘诱导缓解和维持治疗。另外，与单药治疗相比，英夫利昔单抗联合硫嘌呤类药物可能会获得更高的肛瘘愈合率。手术治疗方面，若有脓肿形成，首选外科局部切开引流，并予环丙沙星、甲硝唑等抗菌药治疗。若为复杂性肛瘘或药物治疗不佳，应由外科医生评估手术获益及风险，并决定手术方式。

患者起病年龄较早，病程中存在肛周病变及多段肠道受累，行右半结肠切除术，组织病理示肠壁穿透性溃疡，术后未行规律维持治疗，为CD术后复发高危人群。患者近期再次出现发热、腹部包块、腹泻等，考虑临床复发。根据简化CDAI评分（一般情况不良：3分；重度腹痛：3分；明确腹部包块：2分；腹泻：2次/日），患者为CD（A2L3B3p，重度，活动期），存在疾病治疗指征。治疗方面，患者不同意应用生物制剂，故予氢化可的松琥珀酸钠200mg qd、美沙拉秦1g qid，硫唑嘌呤50mg qd治疗原发病，枯草杆菌二联活菌（美常安）、双歧三联活菌（培菲康）调节肠道菌群，以及左氧氟沙星、甲硝唑抗感染治疗。患者体温高峰降至37.5～38.0℃，腹部症状部分好转，体重逐渐增加，静脉激素应用10天后改为口服泼尼松40mg qd。硫唑嘌呤应用2周时患者出现全血细胞减少，WBC 2.01×10^9/L，NEUT# 0.16×10^9/L，Hb 90g/L，PLT 49×10^9/L。

白细胞减少的原因

硫唑嘌呤虽然对肝损伤、生殖系统毒性较轻，但仍存在继发性骨髓抑制等严重不良反应的可能。硫唑嘌呤在体内代谢需要巯基嘌呤甲基转移酶（TPMT），而亚裔人群中TPMT缺乏比例约为2.5%，白细胞减少的发生风险明显升高于高加索人。硫唑嘌呤与5-氨基水杨酸合用增加硫唑嘌呤的不良反应，可能因为联合用药提高硫唑嘌呤代谢底物浓度，两药合用不良反应的发生风险增加可能与此相关。硫唑嘌呤导致的骨髓抑制大部分用药第1个月发生，及时停药或减量，或辅助升白治疗，大部分患者造血功能可以恢复正常。

考虑患者全血细胞减少为硫唑嘌呤不良反应，遂停用硫唑嘌呤，加用吉赛欣升白治疗，血WBC恢复正常。

重度CD如何选择用药

重度活动期CD病情严重、病死率高，应尽早采取积极有效的处理措施。该患者已经历一次手术，高危因素较多，建议予生物制剂治疗。但患者考虑到费用问题，拒绝使用生物制剂。另外可考虑应用激素联合免疫抑制剂，全身作用激素口服或静脉给药，剂量相当于泼尼松 1mg/（kg·d）。免疫抑制剂对诱导活动期CD缓解与激素有协同作用，硫唑嘌呤是最常用的免疫抑制剂，若硫嘌呤类药物无效或不能耐受，可换用甲氨蝶呤。对于重度活动CD患者，手术指征和手术时机的掌握应从治疗开始就与外科医生密切配合共同商讨，通过早期积极有效内科治疗尽量避免反复手术造成短肠综合征的严重并发症。

免疫抑制剂调整为甲氨蝶呤 15mg 每周 1 次，激素规律减量。患者体温逐渐恢复正常，无腹痛、腹部包块、黏液脓血便等不适。

最后诊断：克罗恩病（A2L3B3p，活动期，重度）
右半结肠切除术后
吻合口不完全性肠梗阻
阑尾切除术后
肛周脓肿术后
肛瘘

【诊疗启迪】

这是一例CD术后合并肛瘘病变的患者，通过本例患者的诊治有以下几点启示：①肛瘘是CD最常见的瘘管疾病，20%～43%的患者合并肛瘘，而肛周病变可出现在CD发病前。所以，应仔细询问肛瘘患者病史，该患者曾伴有腹痛，如果尽早给予结肠镜检查，可能会早期给予药物治疗，或许可以避免后面的阑尾切除术及结肠切除术。②30%的CD合并肛瘘患者存在肛瘘复发风险。因此，肛瘘治愈后仍然需要积极维持治疗。③患者第一次阑尾切除术后曾考虑CD，如果能够给予积极明确诊断和治疗，可能会避免第二次结肠切除术。如果第二次结肠切除术后，在已经明确CD的情况下，给予积极的免疫抑制剂或生物制剂治疗，可能会避免之后的疾病复发。

【专家点评】

本文通过对一例以肛周病变为首发表现的CD患者的诊治经过进行了详细阐述，充分体现了CD的特点：慢性复发、常合并肛周病变、可出现穿透型病变、多需手术治疗、术后易复发。这就需要我们临床医生提高对该病的认识，争取作到早期诊断，积极控制疾病进展，重视CD患者的长程管理，包括术后疾病预防。特别是要重视多学科协作，瘘管型CD患者的治疗，一方面要兼顾全身治疗，另一方面需结合肛瘘的局部治疗，即需要消化内科医生与肛肠外科医生通力合作，以改善患者预后。该患者有发病年龄轻、合并肛周病变、多处肠道受累等多个高危因素，治疗上应建议以生物制剂为首选，但对于一些因费用、耐受性等原因不能选择生物制剂的患者，免疫抑制剂也可以在一定程度上帮助患者达到治疗的目的。这也提示我们，在任何情况下都不要气馁，都应积极努力治疗，一定会接近幸福的彼岸。

（徐天铭　撰写　李　骥　审校）

参考文献

[1]Gecse KB, Bemelman W, KammMA, et al. A global consensus on the classification, diagnosis and multidisciplinary treatment of perianal fistulising Crohn's disease[J]. Gut, 2014, 63(9): 1381-1392.

[2]Gomollón F, DignassA, AnneseV, et al. 3rd European Evidence-based Consensus on the Diagnosis and Management of Crohn's Disease 2016: Part 1: Diagnosis and Medical Management[J]. J Crohns Colitis, 2017, 11(1): 3-25.

[3]Gionchetti P, Dignass A, DaneseS, et al. 3rd European Evidence-based Consensus on the Diagnosis and Management of Crohn's Disease 2016: Part 2: Surgical Management and Special Situations[J]. J Crohns Colitis, 2017, 11(2): 135-149.

[4]de Groof EJ, Sahami S, Lucas C, et al. Treatment of perianal fistula in Crohn's disease: a systematic review and meta-analysis comparing seton drainage and anti-tumour necrosis factor treatment[J]. Colorectal Dis, 2016, 18(7): 667-675.

[5]van Lent AU, D'Haens GR. Management of postoperative recurrence of Crohn'sdisease[J]. Dig Dis, 2013, 31(2): 222-228.

[6]Domènech E, Garcia V, IborraM, et al. Incidence and Management of Recurrence in Patients with Crohn's Disease Who Have Undergone Intestinal Resection: The Practicrohn Study[J]. Inflamm Bowel Dis, 2017, 23(10): 1840-1846.

[7]中华医学会消化病学分会炎症性肠病学组.炎症性肠病诊断与治疗的共识意见(2012·广州)[J].中华内科杂志, 2012, 51(10): 818-831.

病例113　肠梗阻和关节痛
——未得到病理支持的CD治疗

患者，男性，40岁，因“反复腹泻3年、腹痛半年”入院。

患者于2010年出现腹泻，为黄色糊样便，偶带少量鲜血，2～3次/日，每次100～200ml。2012年5月逐渐出现腹胀，多于进食后10～20分钟出现，伴反酸，大便性状同前。2012年11月出现进食后全腹绞痛，VAS 7分，伴肠管样腹部包块，肠鸣音响亮，持续2～3小时后逐渐自行缓解或便后腹痛缓解，缓解后VAS 2～3分。2013年1月5日于当地医院查胃镜示：胃多发浅溃疡，反流性食管炎。结肠镜：回盲瓣肿胀，中央凹陷覆白苔，反复尝试未能进入小肠，考虑瓣口狭窄。疑诊克罗恩病，外痔。病理：（回盲瓣）黏膜组织显慢性炎。2013年1月16日出现发热，Tmax 39℃，进食后腹部胀痛、腹部包块，排便后腹痛好转，出现排气减少，腹泻与无便交替，腹泻时3～6次/日，为黄色水样便，每次100～150ml。予抗感染等治疗后体温恢复正常，余未见明显好转。2013年1月31日再次复查结肠镜：回盲瓣肿胀致瓣口狭窄，周边黏膜不平呈新生菜花状，诊断：克罗恩病?结核?病理：（回盲瓣）黏膜组织显慢性炎，间质内散在嗜酸性粒细胞。患者2013年2月20日就诊我院门诊，血常规、肝肾功能：UA 744μmol/L，余未见异常；粪便OB（+）；炎症指标：ESR 20mm/h，hs-CRP 10.05mg/L；结核指标：PPD试验（+），T-SPOT.TB 0SFC/10^6MC；肿瘤标志物：CA19-9、CEA（-）；免疫指标：ANA、ANCA、抗ds-DNA抗体、抗ENA抗体均为（-）。炎症性肠病抗体谱：ASCA-IgA 46RU/ml，小肠CT成像：回盲部及末段小肠、直乙交界处多发病变，炎症性肠病可能性大，周围系膜多发淋巴结；立位腹部平片：不完全性肠梗阻。予美沙拉秦1g qid、甲硝唑0.2g tid、麦滋林0.67g tid治疗，未见明显好转。3月14日当地医院行钡灌肠：升结肠近肝曲狭窄，回盲部及盲肠未显影。发病以来体重下降10kg。

既往史：痛风病史15年。

体格检查：腹平软，无反跳痛及肌紧张。肝脾肋下未触及，右下腹压痛（+），无反跳痛，右下腹饱满，局部边界不清，移动性浊音（-），肠鸣音6次/分。

入院诊断：不完全性肠梗阻原因待查

克罗恩病不除外

腹泻、腹痛、结肠病变的诊治思路

病例特点：中年男性，慢性病程，以腹泻、腹痛、腹胀伴肠型为主要表现。平素有排气排便，发作腹痛时伴有腹部包块、排便后腹痛缓解，腹部查体提示高调肠鸣音和肠型，结合其影像学及内镜检查提示回盲部狭窄，发作时立位腹部平片提示气液平，考虑慢性、机械性、不完全性、单纯性肠梗阻诊断明确，梗阻部位位于回盲部。其诊断和鉴别诊断如下。

1. 克罗恩病（CD）　支持点包括患者为青壮年，慢性病程，反复发作，以腹痛、腹泻、腹部包块、发热为主要表现，消化道多处受累（胃、结肠），回盲部为重，病变呈跳跃性。可将当地两次结肠镜病理借阅会诊，除外其他疾病，寻找支持CD诊断的病理依据。

2. 肠结核　患者起病隐匿，回盲部受累，病程中有发热、乏力、消瘦等症状，应警惕肠结核。尽管患者否认结核病史和结核接触史，可以进一步完成PPD试验、T-SPOT.TB等检查，必要时行肺部CT，病理会诊仔细寻找病理上皮样细胞肉芽肿等，必要时可重复结肠镜，完成抗酸染色和结核分枝杆菌PCR检测。

3. 淋巴瘤　目前病理不支持该诊断，下一步可行结肠镜检查并取活检，而取活检建议内镜下不同部位多次活检，一般≥5块，取材应尽量深且大块活检。

4. 其他　肠贝赫切特（又称白塞，Behcet）病、缺血性肠病、麦胶性肠病、显微镜下结肠炎等少见病因，通常需要有相关病史或病理支持，暂无相关临床证据，必要时可完善肠道血管超声或腹部CTA进一步除外综上所述，该患者的临床表现并不特异，需要完善外院病理会诊，以及PPD试验、T-SPOT.TB、免疫指标等相关检查，其中取得病理证据是确诊的关键。

入院后患者进食少渣半流食，每日排糊状便1次，无明显不适。完善检查：粪便OB(+)，未见红、白细胞。腹部增强+CTA：腹部CTA未见明显异常；右侧腹腔内环状高密度影。复查立位腹部平片（4月20日）：腹腔内部分小肠充气，未见明确气液平。2013年4月26日患者肠道准备中突发腹胀、全腹绞痛，排气排便停止，伴恶心、呕吐，肠鸣音高调亢进，立位腹部平片可见明显小肠肠管积气扩张及液平面，临床医生立即停止肠道准备，予禁食水、补液、胃肠减压及香油口服，此后腹胀、腹痛逐渐缓解。

结肠病变、肠梗阻治疗思路

患者入院初期尚可进食排便，肠道准备中突发腹痛伴恶心、呕吐、停止排气排便，立位腹部平片示小肠扩张，提示病情可能由不完全性肠梗阻转为完全性肠梗阻。结合患者近半年腹痛发作间期缩短，考虑其回盲部狭窄进展趋势明显。即使短期经过内科保守治疗能暂时缓解肠梗阻，仍有随时出现完全性肠梗阻复发、转为绞窄性肠梗阻、肠穿孔等严重后果。因此，患者可考虑行手术治疗，既可以解除肠梗阻，也可以取得病理证据，明确诊断。

患者及家属手术治疗意愿强烈。于2013年5月7日行剖腹探查，术中可见腹腔内广泛粘连，右下腹为甚，距回盲瓣约80cm回肠段表面可见间断分布炎性病变，伴肠腔部分狭窄形成，回盲部可触及约6cm×5cm挛缩、质硬团块状病变伴狭窄，近段小肠扩张。行回盲部切除、部分升结肠、末段回肠切除术（切除回肠约80cm）。病理示回盲部肠系膜慢性炎及全肠壁炎，伴广泛纤维组织增生，增生的纤维组织形成肿块，部分累及肠壁肌层；肿块中央为大量浆细胞及中性粒细胞形成的慢性脓肿，并可见黏液样异物；肠黏膜面部分腺上皮变性、脱落，但黏膜面尚完整，无明确溃疡形成；病变符合慢性炎症包裹及增生性肿块；淋巴结反应性增生（结肠周0/3，回肠周0/11，回盲部0/16）。慢性阑尾炎，阑尾闭锁；特殊染色结果：PAS、六胺银及抗酸染色（-）。

上述病理结果经病理科反复核实，并不支持CD、肠结核、淋巴瘤和肠白塞病等常见肠病病理类型，也暂时难以断定是属于哪一类肠病，不除外特殊感染如阑尾周围脓肿及寄生虫感染的可能。因考虑此次病理并不支持炎症性肠病（IBD），而且患者无治疗等干扰因素存在，建议暂不予药物治疗，继续随诊。

患者出院后伤口恢复良好，排便3～4次/日，多为黄色稀糊便，偶有稀水便，无便血、黑便、黏液脓血便。偶有进食后有左下腹疼痛，可触及左下腹包块，持续数分钟后疼痛缓解，包块消失，发作次数逐渐增多，无发热、腹胀、恶心、呕吐。2013年8月9日复查胃镜：慢性浅表性胃炎，Hp（-）。2013年10月无明显诱因出现腰背部疼痛，夜间明显，影响活动，不能弯腰及伸手取物，晨起活动后疼痛可减轻，服用“消炎药”后可缓解。外院查胸椎、腰椎正侧位片，双侧骶髂关节CT未见明显异常。为评估病情于2013年12月11日第二次入院。

入院后完善炎症指标：ESR 46mm/h，CRP 7.82mg/L；炎症性肠病抗体谱：ASCA-IgA 87RU/ml，HLA-B27（+），ANA、ANCA、抗ds-DNA抗体、抗ENA抗体均为（-）；小肠CT成像：与2013年2月20日老片对比，本次回盲部切除术后改变；本次见吻合口周围肠壁稍增厚伴轻度异常强化；原片所示右中下腹多发小肠肠壁增厚伴异常强化，本次未见；直乙交界处局部肠腔变窄，大致同前；原肠系膜多发小淋巴结，此次减少、减小。骶髂关节常规MRI：关节面欠光整，右侧骶骨关节面下可见少许小片状T1WI和T2WI长信号，诊断为双侧骶髂关节改变。结肠镜：可见回盲部及部分回肠切除术后表现，吻合口黏膜轻度水肿，局部充血，可见浅溃疡。诊断为“回盲部及部分回肠切除术后，吻合口炎？”，活检病理为小肠黏膜显急性及慢性炎。

新发的关节痛和骶髂关节改变能为临床提出新线索吗？

随诊中患者同时出现吻合口浅溃疡和关节痛的表现。既往有间断外周关节痛、尿酸增多，15年前曾诊断为痛风。而本次疼痛出现在腰背部，伴ESR增快、骶髂关节改变、HLA-B27（+）。吻合口浅溃疡让我们再次思考原发病的诊断：上次手术后考虑的特殊局部感染如阑尾周围脓肿、肠道寄生虫等疾病很少出现手术吻合口复发，因此需要再重新审视患者诊断：①原发病是否可能会是CD、肠白塞病、缺血性肠病。之前的影像学、内镜表现、免疫方面表现和检查均未提示肠白塞病、缺血性肠病，有支持CD的方面，但病理不支持。②此次复发是否为手术后出血吻合口缺血表现。

但患者在吻合口溃疡出现的同时，还出现了关节痛。是肠病伴关节痛？还是关节疾病伴发肠道病变？或者是两个独立疾病？由于肠道疾病发病在先，故首先考虑肠道疾病合并关节病变的可能性大。

风湿免疫科会诊：目前关节病变尚不能诊断脊柱关节炎，但可以考虑免疫相关疾病不除外。与患者反复交流后，患者强烈要求应用药物治疗，排除应用激素的禁忌证后，应用中等剂量激素，联合柳氮磺吡啶治疗关节炎。

患者自12月18日起加用泼尼松30mg qd及柳氮磺吡啶1g tid，同时予补钙、调节肠道菌群治疗，患者自觉腰背疼痛较前减轻。复查血常规、肝肾功能未见明显异常，炎症指标较前下降，症状好转出院。出院后激素每个月减 5mg 至 2014 年夏停用，减至 15mg qd 时加用甲氨蝶呤 15mg qw。2014 年 8 月 28 日复查炎症指标（–），结肠镜未见异常。2014 年 10 月背痛再发，外院停用甲氨蝶呤改为沙利度胺 50mg qn 加泼尼松 20mg qd。泼尼松减至 15mg 时背痛再发，自服双氯芬酸钠 25mg qd，后泼尼松每个月减 5mg 至 2015 年 2 月停用，期间持续服用柳氮磺吡啶肠溶片。

2014 年 12 月患者无明显诱因出现右下肢疼痛，起立时显著，行走无疼痛。2015 年 3 月逐渐出现行走时疼痛，并逐渐加重，行走后加重、跛行，休息后可好转。2015 年 4 月就诊北京积水潭医院行髋关节 MRI 诊为“中度骨质疏松，股骨头坏死”。

2015 年 4 月自行停用柳氮磺吡啶肠溶片及沙利度胺，腹泻再发，偶有左下腹隐痛，恢复柳氮磺吡啶肠溶片后减轻。2015 年 7 月我院复查：ESR 14mm/h，hs-CRP 7.22mg/L，粪便 OB（+）；小肠 CT 成像：术后改变，肠系膜区及腹膜后见多发小淋巴结，骨窗可见右侧骶髂关节间隙变窄，关节面下骨质破坏。右侧股骨头变扁，密度不均匀增高，其内多发低密度影，髋关节间隙不窄，考虑股骨头坏死（图 1）；结肠镜：吻合口小肠侧溃疡改变，大小 0.4 ~ 0.5cm，中心凹陷，底部覆黄白苔，周边黏膜肿胀隆起，有瘢痕样改变，余未见异常（图 2）。外院骶髂关节 CT：右侧关节面下见骨质破坏，关节边缘骨质增生，双侧髂骨见多发结节状高密度影，左侧骶髂关节未见明显异常；腰椎正侧位：椎间韧带呈“竹节样”钙化，余无明显异常（图 3）；胸椎正侧位：退行性变。

2015 年 7 月 23 日于我院行疑难肠病多学科团队会诊：外院 2015 年 9 月骶髂关节正位片见右骶髂关节面虫蚀样改变，双侧骶髂关节轻度狭窄，符合强直性脊柱炎骶髂关节受累表现；右侧股骨头病变不似典型强直性脊柱炎受累，结合临床倾向激素相关股骨头坏死。再次复习 2013 年 5 月手术病理，患者呈多灶性炎性病变，可见隐窝结构紊乱，病变较重处

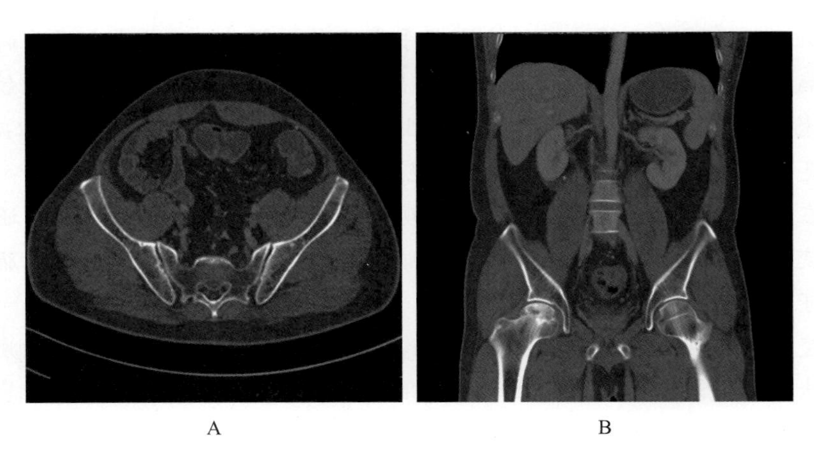

A　　　　B

图 1　骨盆 CT

A. 右侧骶髂关节间隙变窄，关节面下骨质破坏；B. 右侧股骨头变扁，密度不均匀增高，其内多发低密度影，髋关节间隙不窄，考虑股骨头坏死

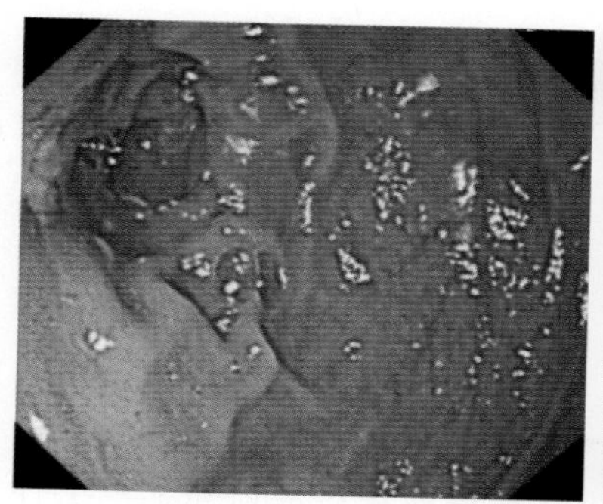
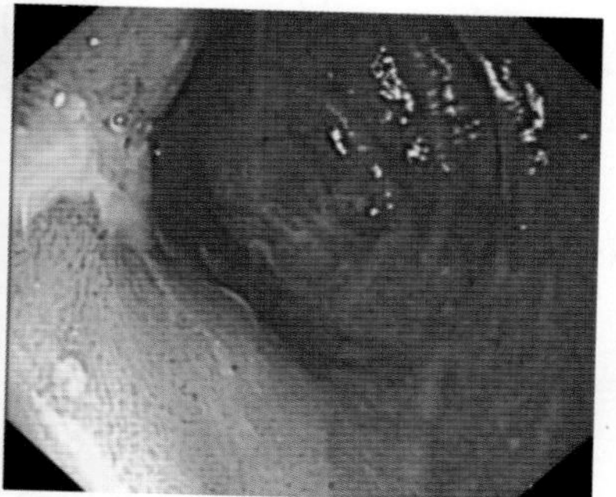

图2　结肠镜检查

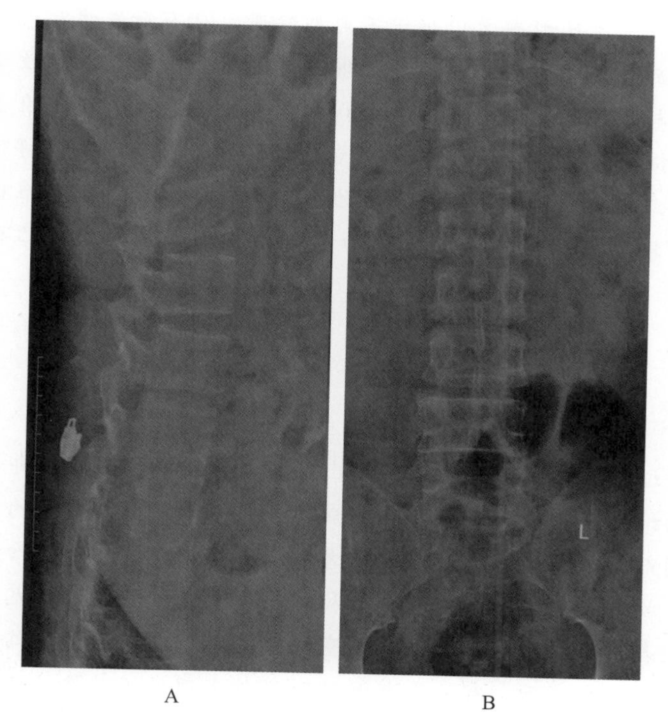

图3　腰椎X线片

A. 侧位相；B. 正位相

可见黏膜下层水肿、增宽，可见淋巴细胞聚，前述表现均支持CD诊断，但手术病理同时可见多发壁间脓肿，为CD诊断的不支持点。结合患者临床表现、结肠镜及病理结果，考虑患者CD合并脊柱关节受累可能大。此次吻合口局部见溃疡形成，不除外局部复发。因已继发股骨头坏死，故不宜继续使用激素，且既往甲氨蝶呤口服效果欠佳，建议肌内注射甲氨蝶呤，口服来氟米特+柳氮磺吡啶治疗。

随访情况：患者回当地长期使用上述方案，病情稳定，关节痛逐渐缓解，未再复查结肠镜。

最后诊断：克罗恩病（A2B2L3，缓解期）
回盲部、部分升结肠及部分回肠切除术后
脊柱关节受累
右侧股骨头坏死

【诊疗启迪】

本病例是“回头看”后明确诊断的病例，获得的经验教训如下：①针对存在不典型病理特点的病理样本（壁间脓肿），需要病理科医生和临床医生反复沟通、交流，这样才有利于病理科医生从形态学中辨识不典型病变。②有新发疾病表现时，要“回头看”与之前的疾病表现的关联，该病例出现新发关节痛和骶髂关节改变后，再重新审视肠道疾病，并与病理科沟通，最后疾病得以确诊。③患者在肠道准备过程中出现肠梗阻加重，这也提醒我们，活动期 IBD 患者在结肠镜检查前要仔细评估，嘱咐患者肠道准备的相关注意事项，避免肠道准备风险。同时也要认识到肠道准备也是有风险发生的，一旦有“蛛丝马迹”应及时停止肠道准备，密切观察，切记不可为了诊断而“忘记”安全。

【专家点评】

诊治体验经过术后 2 年的随访，患者出现吻合口复发、强直性脊柱炎等表现，要敢于挑战自己的诊断，经过再次审核手术病理，基本上确立了 CD 的诊断，针对性的激素和免疫抑制剂联合治疗最终改善了患者消化道症状。该患者的诊治过程，既有收获，也有遗憾。收获在于：疾病是“发展和变化”的，故随诊显得尤为重要，尤其在病程早期，临床表现和病理均不典型时，密切随诊可以提供更多的临床信息，最终确定疑难病的诊断。遗憾在于：有必要重视 IBD 肠外表现的规范诊治，患者术后消化道症状基本得到控制，但是反复出现的关节症状显著影响了其生活质量，导致反复就医，再次使用激素进而导致股骨头坏死的副作用。如果能充分了解 IBD 与强直性脊柱炎的关系，并通过多学科会诊或在循证医学的基础上制订个体化用药方案，也许可更安全有效地控制病情，减少副作用。

（赖雅敏　撰写　钱家鸣　审校）

参考文献

[1]Rodriguez-Reyna TS, Martinez-Reyes C, Yamamoto-Furusho JK. Rheumatic manifestations of inflammatory bowel disease[J]. World Journal of Gastroenterology, 2009, 15(44): 5517-5524.

[2]De Vos M, Cuvelier C, Mielants H, et al. Ileocolonoscopy in seronegative spondylarthropathy[J]. Gastroenterology, 1989, 96(2 Pt 1): 339-344.

[3]Lamarque D, Nhieu JT, Breban M, et al. Lymphocytic infiltration and expression of inducible nitric oxide synthase in human duodenal and colonic mucosa is a characteristic feature of ankylosing spondylitis[J]. The Journal of Rheumatology, 2003, 30(11): 2428-2436.

[4]Leirisalo-Repo M, Turunen U, Stenman S, et al. High frequency of silent inflammatory bowel disease in spondylarthropathy[J]. Arthritis and Rheumatism, 1994, 37(1): 23-31.

[5]Islam MN, Chowdhury MM, Haq SA, et al. The colon in patients with ankylosing spondylitis and in normal controls in bangladesh: A macroscopic and microscopic study[J]. Clinical Rheumatology, 2010, 29(1): 13-18.

[6]王江源，王晶桐，刘玉兰.强直性脊柱炎患者肠道病变检出情况分析[J].中国综合临床杂志，2013，29(5): 547-548.

病例114 腹泻、肠梗阻、回肠末段局限性病变狭窄——内科治疗与外科手术的抉择

患者，男性，22岁，因“腹泻、腹痛1年余”入院。

患者于2015年5月饮酒后出现腹泻，排黄褐色稀糊便，3～4次/日，伴里急后重，无发热。1个月后无明显诱因突发持续性全腹绞痛，脐周显著，无放射，伴高热，Tmax 40℃，伴畏寒、寒战、呕吐胃内容物，逐渐出现谵妄。于外院测BP 70/40mmHg，血常规：WBC 26.34×10^9/L，NEUT% 95.3%，Hb 118g/L，PLT 176×10^9/L；血Cr 150μmol/L；血培养：大肠埃希菌；胸腹盆CT：阑尾区肠壁毛糙，似见少许渗出样低密度影。考虑感染性休克，予禁食水、补液、血管活性药及抗生素（亚胺培南），3天后发热、腹痛缓解，仍有腹泻。于2015年8月就诊我院，查血常规正常；粪便常规：未见红、白细胞，OB（+）；血Cr 90μmol/L；hs-CRP 2.72mg/L，ESR 32mm/h；ANA、ANCA阴性；血清蛋白电泳、血和尿免疫固定电泳均阴性；肥达试验、外斐反应、布氏杆菌凝集试验（-）；PPD试验、血T-SPOT.TB 0SFC/10^6MC；血清CMV DNA、EBV DNA均阴性。小肠CT成像：末段回肠近回盲部肠壁增厚伴黏膜面强化增高，第6组小肠多节段肠壁增厚，分层强化，距回盲瓣10cm处肠腔明显狭窄（图1A～图1C）。结肠镜：回肠末段距回盲瓣10cm黏膜结节样隆起，表面充血，局部可见不规则溃疡，局部狭窄，内镜通过困难（图2A）。超声内镜：回肠末段狭窄处黏膜层及黏膜下层明显增厚，固有肌层连续（图2B）。病理：（回肠末段）小肠黏膜显急性及慢性炎，黏膜内见淋巴细胞、浆细胞、中性粒细胞及散

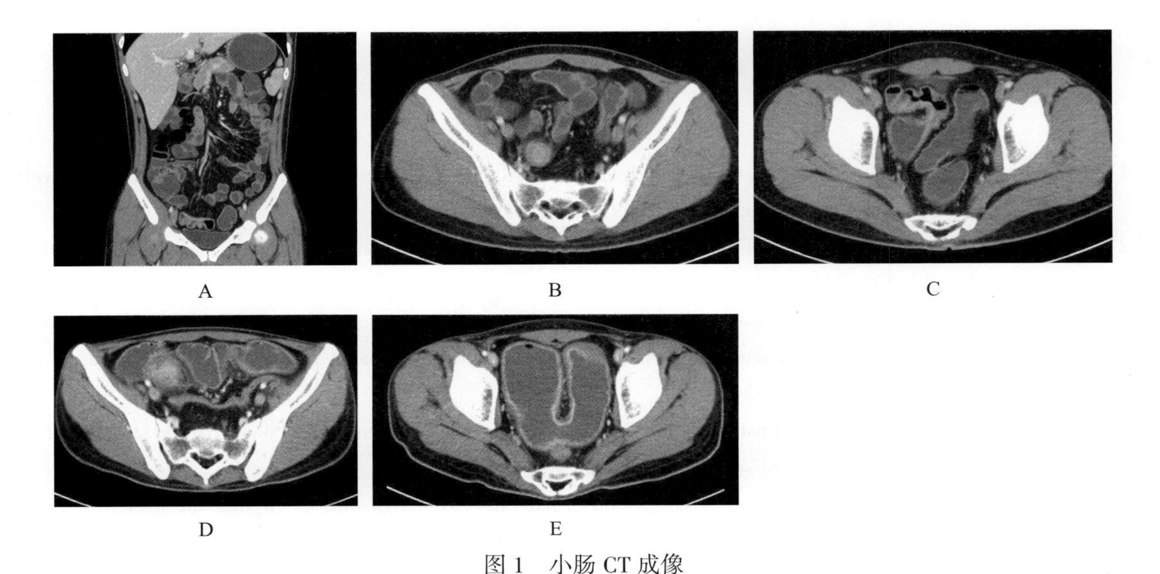

图 1　小肠 CT 成像

A~C.（2015 年 8 月）末段回肠近回盲部肠壁增厚伴黏膜面强化增高，第 6 组小肠多节段肠壁增厚，分层强化，距回盲瓣 10cm 外肠腔明显狭窄（箭头）；D~E.（2016 年 11 月）第 6 组小肠狭窄段较前肠壁增厚，周围渗出，近端肠梗阻加重

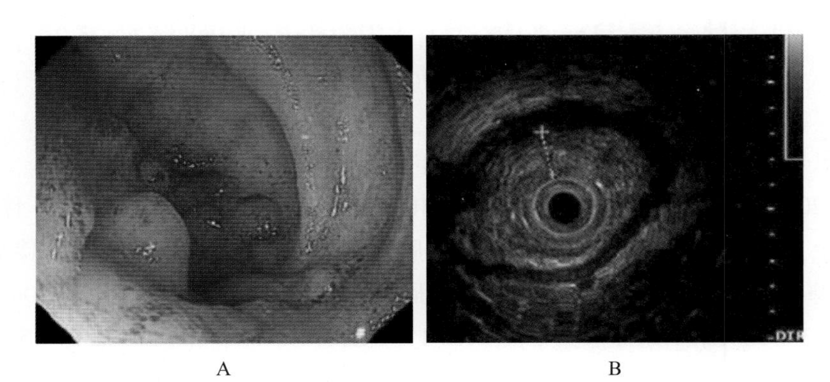

图 2　结肠镜和超声内镜检查（2015 年 9 月）

A. 结肠镜；B. 超声内镜

在嗜酸性粒细胞浸润。考虑“末段回肠病变原因未明”，予复方谷氨酰胺、美沙拉秦（4g/d）治疗，患者腹泻次数减至 1～3 次/日，稀糊便，无其他不适。出院时嘱患者规律服用美沙拉秦，并每 3 个月门诊随诊。患者院外规律服用美沙拉秦 3g/d，但未随诊。2016 年 5 月起再次出现脐周剧烈绞痛，伴恶心、呕吐，无发热，无排气排便停止，外院查立位腹部平片提示“肠梗阻”，予禁食水、通便等治疗后好转。至 2016 年 11 月共有类似发作 3 次。2016 年 11 月再发脐周绞痛，伴低热、排气排便停止，自诉可见腹部游走性包块，对症治疗无效后转入我院急诊，查立位腹部平片：左中上腹小肠扩张，可见多个气液平；小肠 CT 成像：第 6 组小肠狭窄段肠壁重度增厚，严重狭窄，肠管周围渗出，

近端肠梗阻加重（图 1C～图 1E）。予禁食水、补液、抑酸及灌肠治疗，症状较前稍缓解。近 5 个月体重下降 25kg。

既往史：2009 年曾患“肛周脓肿”，切开引流后好转。否认结核病史，对“青霉素、海鲜”过敏。

个人史：吸烟，未戒烟。

家族史：无特殊。

体格检查：生命体征平稳。双肺呼吸音清，心律齐。腹部平坦，可见肠型、蠕动波，腹软，右下腹压痛，无肌紧张、反跳痛，未及明确包块，肠鸣音亢进。

入院诊断：末段回肠病变原因待查

克罗恩病不除外

肠梗阻

孤立性回肠病变的诊断思路

病例特点：青年男性，慢性病程，病情进展，临床过程分为两个阶段：①病初在腹泻基础上突发剧烈腹痛、高热、谵妄、感染性休克，炎症指标升高，CT 提示阑尾处盲肠肠壁增厚，周围渗出，积极内科保守治疗后好转，进一步行结肠镜发现末段回肠狭窄伴溃疡形成，病理提示为慢性炎症。服用 5-氨基水杨酸制剂腹泻有改善。②近期反复腹痛、呕吐，至出现排气排便停止，结合立位腹部平片考虑低位小肠梗阻明确。患者存在肠型、蠕动波，肠鸣音亢进，结合结肠镜和腹盆增强 CT 检查提示末段回肠病变伴狭窄，故机械性肠梗阻诊断明确，梗阻部位位于末段回肠。诊断及鉴别诊断方面考虑如下。

1. 克罗恩病（CD）　患者青年男性，慢性病程，反复发作，临床表现为腹泻、腹痛、体重下降，曾有肛周脓肿，影像学提示末段回肠病变，结肠镜提示末段回肠溃疡伴狭窄，以上均支持 CD 诊断，但患者无典型 CD 肠镜下改变（纵行溃疡、铺路石样改变、节段性病变、阿弗他溃疡），无特征性组织病理学改变如非干酪样坏死性上皮样肉芽肿。根据我国 2018 年《炎症性肠病诊断和治疗的共识意见》，CD 的临床确诊是对于临床疑诊为 CD 的患者按照 CD 治疗 6～12 个月，临床转归符合 CD 疾病规律；CD 的病理确诊有赖于手术组织的病理学特点。综上，该患者临床疑诊 CD。

2. 肠结核　结合患者临床表现、影像学及结肠镜表现和病变部位，还应除外结核感染。患者无结核病史及结核接触史，无肠外结核表现，PPD 试验、T-SPOT.TB 均阴性，回盲瓣未受累，且无环形溃疡，组织病理学亦不支持结核。肠结核与 CD 的鉴别诊断通常存在一定困难，前者确诊有赖于确切的病原学和/或病理学检查，后者确诊无金标准，两者鉴别更多的是依据临床表现、内镜下改变、组织病理学改变、肠外表现、PPD 试验、T-SPOT.TB 及诊断性抗结核疗效等进行临床综合判断。

3. 恶性肿瘤　特别是淋巴瘤，患者青年男性，病情逐渐进展，末段回肠病变伴完全性肠梗阻，需警惕淋巴瘤、小肠实体肿瘤。但患者病程1年余，虽存在末段回肠病变，但腹膜后淋巴结肿大不显著，且多次行局部组织学检查均未见淋巴瘤提示。

4. 感染性肠炎　部分肠道感染可以导致慢性腹泻、腹痛、回肠溃疡，如沙门菌感染、CMV肠炎、EBV肠炎。但患者无明确流行病学史，多次粪便病原学检查阴性，肥达试验、外斐反应、CMV DNA、EBV DNA均阴性，且整体疾病病程亦不支持沙门菌感染。肠梗阻发作时可并发肠道感染，但难以用感染性肠炎解释病情全貌。

5. 憩室炎　患者反复出现右下腹痛、高热，后期出现肠梗阻，末段回肠受累，局部憩室炎需除外。但患者无肠穿孔、消化道出血等并发症，且憩室炎难以解释迁延性腹泻，影像学检查亦未见明确憩室样结构。

6. 隐源性多灶性溃疡性狭窄性小肠炎　可出现明显的肠腔狭窄并发肠梗阻，但多为多灶性改变、炎症指标正常，不发热与本患者不符。

治疗方面：患者存在明确低位小肠梗阻，需积极胃肠减压、禁食水、补液、灌肠通便及经验性抗感染治疗；积极寻找原发病证据，争取进行针对性治疗。同时，鉴于患者反复肠梗阻、病变局限及诊断暂不明，应请基本外科会诊协助评估病情，特别是评估外科手术干预指征及如何做好围术期处理。

入院后完善检查，血常规：WBC 4.83×10^9/L，NEUT# 3.00×10^9/L，Hb 106g/L，PLT 401×10^9/L，RET% 1.97%；SF 16.0μg/dl；尿常规+沉渣正常；24小时尿蛋白定量0.06g；血生化：Cr 68μmol/L，K^+ 3.8mmol/L，Alb 21g/L，血脂未见明显异常；IgG、IgA及IgM正常；ESR 18mm/h；hs-CRP 10.62mg/L→0.88mg/L；血清免疫固定电泳（-）；血清蛋白电泳：γ 24.2%；CMV DNA<500copies/ml；粪便难辨梭菌毒素、粪寄生虫检查均阴性。胸部CT平扫：右肺中叶胸膜下小索条，右侧斜裂胸膜局限性增厚。经腹肠道超声：末段回肠距回盲瓣约8cm处可见小肠肠壁明显增厚，厚约1.4cm，肠壁结构欠清，CDFI：肠壁及周围系膜内可见丰富血流；该处肠腔明显狭窄，近段肠管明显扩张，约5.4cm；肠腔扩张处小肠及其近段小肠肠壁亦可见增厚，厚约0.6cm，肠壁分层结构尚可见，CDFI：肠壁内见丰富血流；末段回肠及升结肠肠壁增厚，最厚处位于回盲部，厚约0.6cm，肠壁结构尚清，CDFI：肠壁内可见条状血流信号。印象：盆腔小肠肠壁增厚，局部显著狭窄（炎性狭窄不除外）伴近段小肠梗阻，回盲部、升结肠肠壁增厚。结肠镜（灌肠后）：升结肠近肝曲至升结肠起始部局部黏膜充血水肿，少许糜烂，横结肠至乙状结肠黏膜光整，未见溃疡、肿物；直肠黏膜光滑。病理：（升结肠起始）结肠黏膜显慢性炎，伴散在嗜酸性粒细胞浸润及局部淋巴组织增生。入院后予禁食水、肠外营养、胃肠减压、头孢他啶+甲硝唑×7天、灌肠、石蜡油润滑肠道及静脉输注蔗糖铁治疗，患者一般情况较前明显改善，腹痛、腹胀渐缓解，恢复排气排便，褐色稀糊便2~4次/日，监测炎症指标渐降至正常，Hb恢复正常，但保守治疗2周后胃管引流仍1000~1500ml/d，立位腹部平片仍见小肠扩张、气液平。

疑诊CD患者的手术指征及围术期处理

病情评估：患者入院初并发低白蛋白血症、缺铁性贫血、肠梗阻，结合经腹部肠道超声及结肠镜结果，末段回肠局灶性肠壁增厚，并近段显著扩张，升结肠未见明确溃疡性病变，病理未见明显急性炎症，进一步确定病变范围为末段回肠，继发近段肠腔改变，升结肠、回盲部受累证据不充分。此外，经腹部肠道超声显示末段回肠狭窄处肠壁最厚1.4cm，CDFI提示肠壁及周围系膜内可见丰富血流，提示狭窄处存在活动性炎症可能性大。

疗效评估：针对患者完全性肠梗阻予积极内科治疗，患者症状改善，恢复排气排便，炎症指标降至正常，营养状况改善，提示治疗有效；但患者每日胃管仍有大量引流，且立位腹部平片仍提示存在肠梗阻。

该患者的诊疗存在一定困难，是直接外科手术？还是先经验性治疗（如激素、生物制剂）？或是局部进行内镜下治疗（球囊扩张、支架置入或针刀切开）？

多学科团队（MDT）会诊并制订下一步方案

首先，外科手术方面，患者存在明确的内科治疗未完全改善的肠梗阻，梗阻部位明确，诊断不明，且病变节段较短（<20cm），目前对于短节段病变有建议早期手术干预。存在的顾虑是：我国患者对手术通常存在疑虑或认识不足，特别是非治愈性手术；患者临床考虑CD可能，若术后确诊为CD，出现病情复发风险，且部分患者仍可能需要长期使用药物维持治疗。

其次，内科治疗方面，不完全性肠梗阻未完全缓解，末段回肠存在炎性狭窄，是否可以选择针对性药物控制局部炎症，有可能改善肠梗阻情况。因考虑CD可能，可尝试加用激素甚至生物制剂控制炎症反应；但同样存在一定风险，因原发病诊断不清，临床表现中有诸多不符合经典CD之处，贸然加用免疫抑制药物有可能加重病情，继发机会性感染。另外，患者经保守治疗后无腹痛，一般情况改善，hs-CRP完全正常，提示全身炎症反应并不重，患者通过全身免疫抑制治疗获益值得商榷。

最后，既然存在相对局限节段性肠腔狭窄，尽管诊断未完全厘清，是否可以考虑局部内镜下或介入治疗，如球囊扩张、放置支架等。该局部治疗有助于缓解肠道狭窄所致肠梗阻。但一方面局部操作困难，位于末段回肠，且肠腔狭窄明显，内镜或介入操作困难，肠穿孔、消化道出血及操作不成功的风险高；另一方面，对于疾病的诊断仍无帮助。

综上，患者下一步治疗手段各有利弊，需向患者及家属详细交代病情，充分知晓后续诊治的利弊。在知情同意后，患者及家属选择外科手术治疗。疑诊CD者如何进行外科手术治疗的术前优化？如何选择术式？

术前准备是手术的关键。优化术前准备，旨在控制可控的出现术后并发症的危险因素，积极干预，进而降低术后并发症风险。国内外研究已知，术前营养不良、贫血、并发腹腔脓肿、疾病活动、术前使用大剂量激素及急诊手术等是CD术后并发症的危险因素。针对该患者，积极肠外营养改善营养状况，纠正贫血，炎症指标显著下降，且避免术前应用大剂量激素，充分胃肠减压，上述术后并发症危险因素均加以干预，避免了急诊手术，为患者手术创造了良好的时机。

手术术式的选择：鉴于该患者诊断未明，既往无肠手术史，明确的肠道病变仅局限于末段回肠，以肠腔狭窄为表现，无其他腹部并发症，全身炎症反应轻，一般情况好转，征求患者意愿后首选腹腔镜下病变肠段切除术，并进行一期肠吻合术，以解除梗阻症状，协助确诊。

征求患者及家属同意后，于12月6日全麻下行腹腔镜探查，术中见回肠末段局限性肠腔狭窄，近段小肠明显扩张，狭窄段小肠表面渗出，匐行脂肪，小肠肠壁显著增厚，遂予部分回肠、回盲部、右半结肠部分切除术+残端吻合，过程顺利（图3）。术后病理回报：末段回肠节段性小肠黏膜显急性及慢性炎，部分见隐窝炎及隐窝脓肿，隐窝结构紊乱，伴假幽门腺化生，多灶溃疡及假息肉形成，部分溃疡穿透肌层，浆膜下脂肪内脓肿形成；部分纤维组织增生，肠腔狭窄；病变形态符合CD（图4）。术后无发热，恢复排气排便，引流管顺利拔除，伤口愈合良好，予肠内营养支持，复查炎症指标正常，贫血纠正。

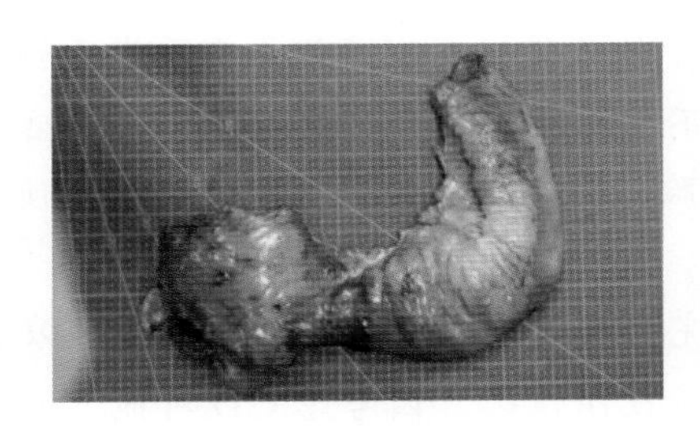

图3　手术大体标本

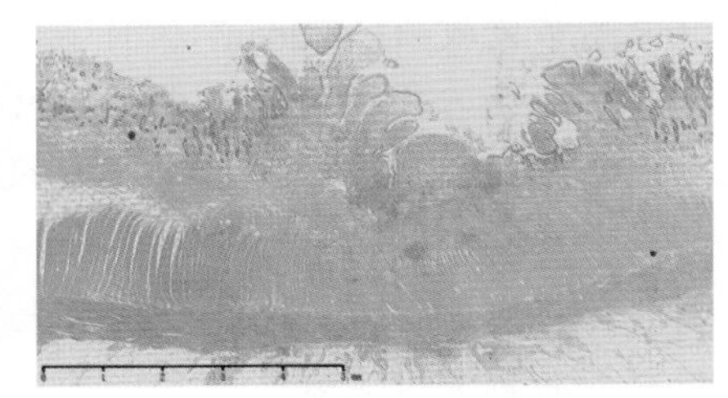

图4　组织病理（HE染色×100）

如何预防CD患者术后复发

该患者手术大体及组织病理学符合CD诊断，考虑CD诊断明确。外科手术虽有助于缓解临床症状，但并非治愈性手术。该患者年龄<30岁，有吸烟史且未戒烟，且曾有肛周病变，具有多个术后早期复发的危险因素，有必要予术后早期药物治疗预防复发，同时嘱患者戒烟。根据2018年《炎症性肠病诊断与治疗的共识意见》推荐，有高危因素患者术后预防药物可考虑硫唑嘌呤和/或英夫利昔单抗。综合考虑药物疗效的确切性、药物副作用、费用及患者意愿，患者选择服用硫唑嘌呤作为预防用药。药物治疗开始时间窗以术后2～4周为宜，具体根据患者术后恢复情况而定。

患者随访最重要的一点就是患者依从性，即规律随诊，规律用药，合理膳食。解决此问题的措施包括：国内也已开展多种形式的患者教育，成立患者俱乐部加强沟通，利用网络平台进行一定范围内的医患沟通，各级医生（特别是三级医院和二级医院医生）间加强互助，为患者的转诊提供可靠的便捷途径。

术后1个月患者开始服用硫唑嘌呤50mg/d，逐渐加量至100mg/d［1.5mg/（kg·d）］，监测血常规、肝肾功能、炎症指标正常。术后6个月复查结肠镜未见吻合口溃疡。目前患者规律随访中。

最后诊断：克罗恩病（A2L2B1p，缓解期）
肠梗阻
部分回肠、回盲部、部分右半结肠切除术+残端吻合术后
贫血（轻度）

【诊疗启迪】

本例针对较经典的末段回肠病变致肠梗阻的诊治经过进行了详细阐述，给我们的启示如下：①“学习”手术对于原发病诊断的适应证。依靠手术只为达到确诊的目的是不经济且不实际的。但对于有严重并发症且原发病治疗选择极为困难的病例，手术可以有“一举两得”之作用。②“学习”CD合并并发症时，“药物、内镜或外科”选择的时机和适应证。针对该患者，药物和内镜治疗的受益小于手术，故首先选择手术治疗。③“学习”CD术后用药和监测策略。

【专家点评】

本例诊治过程中力求体现CD诊疗中的几个观点：①多学科团队会诊已经成为肠道疑难疾病最核心和关键的诊疗模式，也是当前医学发展专科化后的回归，其重要性在该患者的整个诊治过程中可见一斑，末段回肠的鉴别诊断，外科手术指征及时机的把握，围术期的优化，以及术后患者的长程管理等。②随着对疾病认识的深入，对于CD这类慢性疾病，对患者的全程化管理尤为重要。

（李　骥　撰写　费贵军　审校）

参考文献

[1]Gionchetti P, Dignass A, Danese S, et al. 3rd European Evidence-based Consensus on the Diagnosis and Management of Crohn's Disease 2016: Part 2: Surgical Management and Special Situations[J]. Journal of Crohn's &

Colitis,2017,11(2):135-149.
[2]Rieder F,Latella G,Magro F,et al.European Crohn's and Colitis Organisation Topical Review on Prediction,Diagnosis and Management of Fibrostenosing Crohn's Disease[J].Journal of Crohn's & Colitis,2016,10(8):873-885.
[3]Domenech E,Garcia V,Iborra M,et al.Incidence and Management of Recurrence in Patients with Crohn's Disease Who Have Undergone Intestinal Resection:The Practicrohn Study[J].Inflammatory Bowel Diseases,2017,23(10):1840-1846.
[4]Riviere P,Ferrante M.Management of postoperative Crohn's disease:missing pieces of the puzzle[J].Journal of Crohn's & Colitis,2017,27(11):1291-1292.
[5]辛玉,吕红,马莉,等.免疫抑制剂预防克罗恩病术后复发的临床研究[J].中华消化杂志,2016,36(8):532-537.
[6]Li Y,Zhang LF,Liu XQ,et al.The role of in vitro interferonγ-release assay in differentiating intestinal tuberculosis from Crohn's disease in China[J].Journal of Crohn's & Colitis,2012,6(3):317-323.

病例115 反复腹痛、回盲部溃疡、肠瘘
——CD术后如何维持治疗

患者，男性，37岁。因“反复右下腹痛2年余”入院。

患者于2012年初开始反复出现右下腹痛，无发热，就诊当地医院考虑“阑尾炎”，行阑尾切除术。2012年5月症状再发，行结肠镜检查见回盲部巨大溃疡，遂行回盲部、升结肠部分切除术，病理提示“炎症”。术后腹痛缓解，服用美沙拉秦半年。2014年初出现间断上腹痛，无发热、呕吐，排便2~3次/日，有黏液。外院CT提示“吻合口周围炎”。为进一步诊治于2014年8月就诊我院门诊。化验示血常规：WBC 11×10^9/L，NEUT% 78.4%。肝肾功能（－）。ESR 16mm/h，hs-CRP 27.68mg/L。T-SPOT.TB、CMV DNA、CMV-IgM、炎症性肠病抗体谱（-）。小肠CT成像：右中腹部回肠末段及近段升结肠形态欠规整，多发狭窄改变，肠壁毛糙增厚伴强化，周围多发索条影。结肠镜：吻合口狭窄、环腔溃疡，覆白苔（图1）。活检病理：结肠黏膜急性及慢性炎，局灶淋巴组织增生。发病来曾有反复口腔溃疡，否认外阴溃疡、虹膜炎、关节肿痛。近期体重下降不明显。

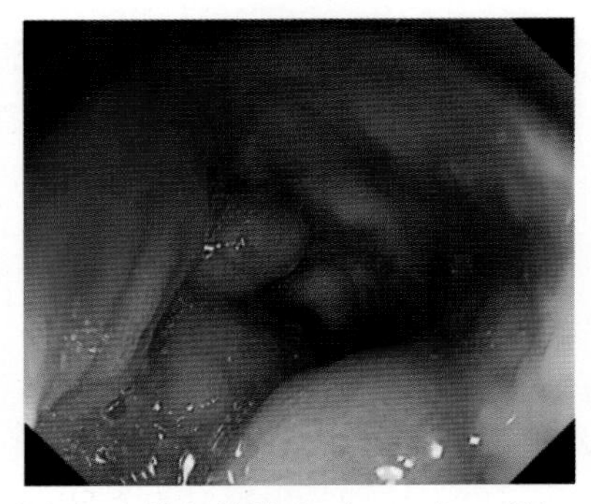
图1 结肠镜检查（2014年8月）

既往史、个人史、家族史：无特殊。否认结核病史。

体格检查：腹软，无明显膨隆，未及包块，右下腹轻压痛，无反跳痛、肌紧张。

入院诊断：反复腹痛、回盲部溃疡原因待查

回盲部溃疡、术后吻合口溃疡的诊断思路

病例特点：青年男性，慢性病程，主要临床表现为反复腹痛。结肠镜可见回盲部巨大溃疡。两次手术分别切除阑尾及回盲部、部分升结肠。病理示炎症改变。术后症状再发，复查炎症指标升高，影像学可见吻合处回肠末段及升结肠管壁增厚伴强化、吻合口环腔溃疡伴狭窄。病因方面需鉴别如下疾病。

1. 炎症性肠病　患者病初病变在回盲部、阑尾受累，术后回肠末段及升结肠再次出现增厚及狭窄改变，病理提示“炎症性改变”，需考虑克罗恩病（CD）可能。可进一步会诊患者手术病理明确性质。

2. 肠结核　患者受累部位（回盲部）符合肠结核常见部位，但无全身中毒症状，且T-SPOT.TB阴性，组织病理学未见干酪样肉芽肿表现，故暂不支持，可将病理会诊且行抗酸染色以进一步确诊。

3. 血管炎　较常见的是白塞病，该病累及消化道可有多发溃疡改变，患者曾有口腔溃疡史，但无外阴溃疡、葡萄膜炎等其他表现，可完善针刺试验。其他血管炎暂无明确证据。

4. 缺血性肠病　患者无明确缺血性肠病的高危因素，外院病理无缺血性肠病提示，暂不考虑该病。

5. 淋巴瘤　患者病史偏长，手术病理仅提示炎症改变，无全身其他淋巴瘤伴随症状为不支持点，可进一步会诊外院病理，必要时行免疫组化染色。

综上，当前首要任务即调取外院手术病理，通过病理会诊协助明确诊断。

外院病理我院会诊：回盲部肠壁全层炎伴溃疡形成，并见裂隙样溃疡，符合CD，淋巴结反应性增生。患者病理确诊CD，蒙特利尔分型为A2（确诊年龄17～40岁），L1（病变部位回结肠），B2（狭窄型）。目前病情活动，应积极原发病治疗。对于该患者，广泛小肠受累，多次肠道手术病史，病情复发，可考虑激素联合免疫抑制剂或生物制剂治疗。征求患者意见后，决定先予激素治疗。

患者予泼尼松40mg qd（0.8mg/kg/d）、美沙拉秦1g qid，以及肠内营养和益生菌治疗。1个月后泼尼松每周减5mg，患者腹痛有所缓解，炎症指标降低。但患者未规律复诊，至2015年6月复诊复查结肠镜示吻合口狭窄，溃疡较前好转（图2）。加用硫唑嘌呤50mg qd。硫唑嘌呤尚未加至目标剂量［1.5～2.5mg/（kg·d）］，2015年7月患者再发腹痛，查经腹肠道超声：吻合口肠腔狭窄，肠壁增厚伴多发溃疡，肠周多发线状低回声，不除外微穿孔。遂停用硫唑嘌呤，予头孢他啶及甲硝唑抗感染治疗，患者腹痛缓解。复查经腹肠道超声：肠周吻合口旁低回声，考虑肠瘘形成，吻合口狭窄、肠壁增厚，伴多发溃疡。调整泼尼松为40mg qd，规律减量，并予左氧氟沙星、甲硝唑口服，患者症状有所改善。因经济原因未加用生物制剂。2015年10月复查经腹超声肠瘘缩小。年底泼尼松减量至15mg qd，患者再发腹痛伴发热，复查炎症指标升高；经腹超声示吻合口肠瘘增大；腹盆CT：

右下腹肠管结构紊乱，肠壁增厚，周围渗出，术区肠管前部含气影，周围包裹，局部肠瘘可能。

因保守治疗效果欠佳，2016 年 5 月于外院行小肠切除+小肠造口术，2017 年 3 月造口还纳。2017 年 4 月加用硫唑嘌呤逐渐增至 100mg qd，泼尼松 20mg qd，规律减量。术后患者腹痛逐渐缓解。2017 年 7 月复查结肠镜：吻合口通畅，小肠侧多发圆形溃疡（图 3）。病理：小肠黏膜显急性和慢性炎。

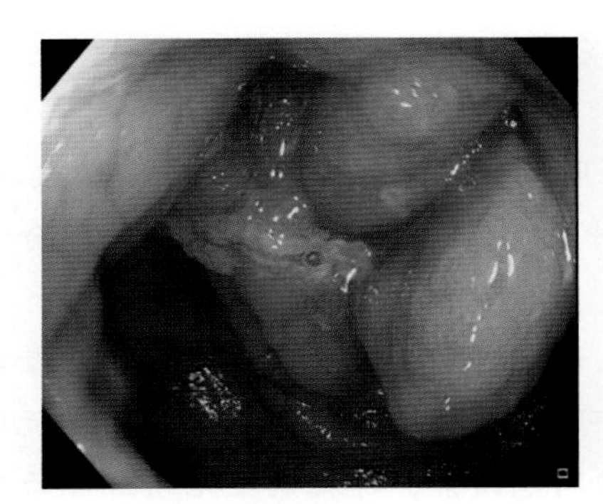

图 2　结肠镜检查（2015 年 6 月）

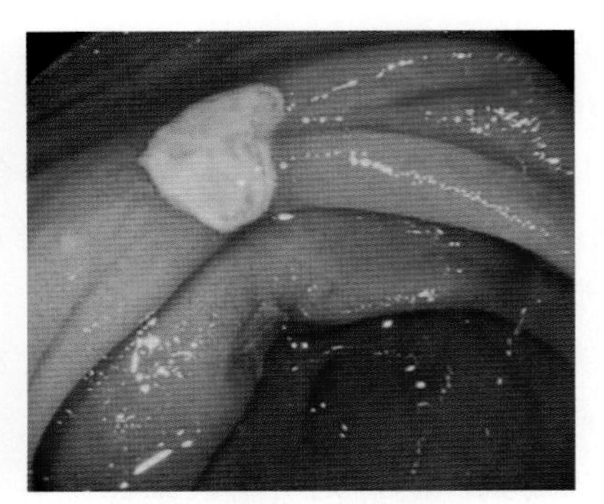

图 3　结肠镜检查（2017 年 7 月）

CD 术后复发的预防

外科手术虽有助于缓解临床症状，但并非治愈性手术，术后复发率相对较高，该如何预防复发？预测术后早期复发的危险因素包括：吸烟者，不少于两次的 CD 所致肠道手术，肛周病变，缺少预防复发药物，穿透型 CD，年龄<30 岁、广泛小肠受累等。北京协和医院一项回顾性研究也发现，85 例术后 CD 患者，免疫抑制剂治疗组、5-氨基水杨酸治疗组及无药物治疗组术后 1 年临床复发率分别为 12.5%、38.1% 和 56.3%（P=0.043），且穿透型病变是 CD 术后临床复发的危险因素（OR=2.221，95%CI 1.121 ~ 5.775）。对于该患者存在至少两次 CD 所致肠道手术、穿透型病变，因此需给予术后早期预防复发的药物。目前临床上最常用的有循证医学证据支持的药物是硫唑嘌呤和生物制剂，前者相对于 5-氨基水杨酸或安慰剂更有助于避免远期的术后内镜下复发，每 8 周 1 次英夫利昔单抗治疗组相对于安慰剂对照组术后内镜下复发率显著下降，且术后再手术风险亦下降。综合考虑药物疗效的确切性、药物副作用、费用及患者意愿，予硫唑嘌呤作为预防用药。

随访监测方面，近些年正如 CD 治疗靶点已从临床缓解转为黏膜愈合，CD 复发的评估手段也已从临床复发转为内镜下复发，相较于前者，后者复发发生更早，早期干预有望改善患者预后。术后 6 个月 ~ 1 年时及时复查结肠镜评估病情，对吻合口溃疡进行 Rutgeerts 评分，评估 CD 复发及严重程度。

患者术后服用硫唑嘌呤，2017 年 7 月复查结肠镜：小肠侧多发小圆形溃疡（<5 枚，Rutgeerts 评分 1 分），继续硫唑嘌呤维持，规律监测并警惕疾病复发。年底复查经腹肠道超声示吻合口低回声，不除外小的肠瘘，予抗生素治疗。同时监测血常规示白细胞减少，硫唑嘌呤停用，加用甲氨蝶呤 15mg qw。2018 年 6 月复查结肠镜：吻合口溃疡较前增大（图 4），加用沙利度胺 50 ~ 100mg qd。2019 年 8 月复查结肠镜：吻合口溃疡较前明显减轻，继续甲氨蝶呤及沙利度胺治疗（图 5）。继续规律随访中。

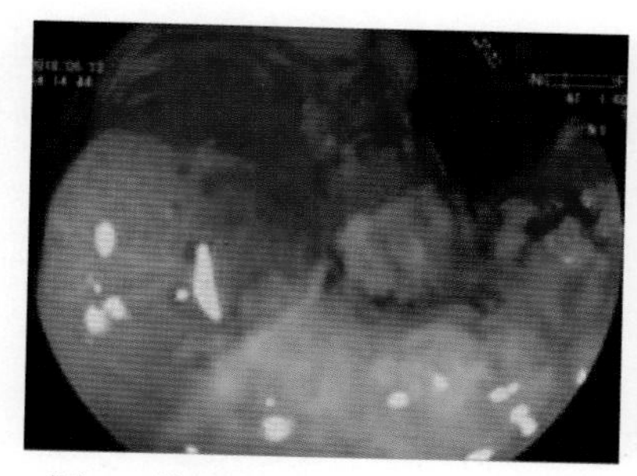

图 4　结肠镜检查（2018 年 6 月）

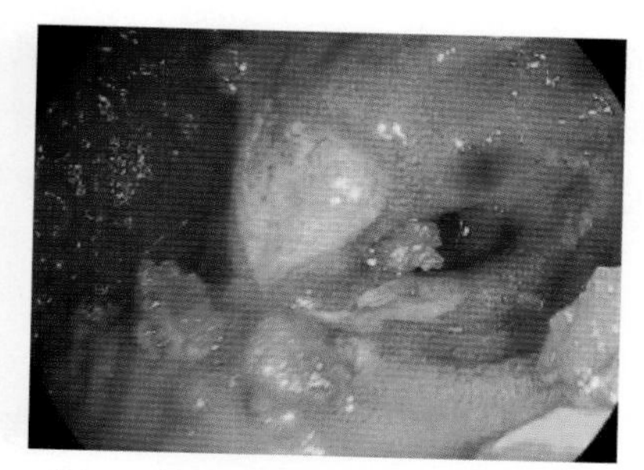

图 5　结肠镜检查（2019 年 8 月）

最后诊断：克罗恩病（A2L1B2，活动期，轻度）
回盲部、升结肠部分切除术后
吻合口瘘
部分小肠切除术后
吻合口瘘

【诊疗启迪】

该病例是 1 例 CD 术后反复复发并伴肠瘘的病例，考虑导致反复复发的原因如下：①第一次手术后病理虽无特殊提示，临床医生应该更“执着”寻找回盲部溃疡的原因。②确定 CD 诊断后，患者对疾病重视程度不够，导致复诊后不久出现肠穿孔、肠瘘并发症，医生应该加强宣教。③患者诊断 CD，发生肠穿孔和肠瘘，经保守治疗好转，而给予激素后，若能尽早加强免疫抑制剂或生物制剂治疗，可能会避免疾病进展以及再一次手术。④患者已经反复两次手术，伴有肠穿孔、肠瘘并发症，高危因素较多，降阶梯方案可能会更有利于控制疾病复发。但患者由于经济原因未能选择生物制剂，联合免疫抑制剂（甲氨蝶呤+沙利度胺）也可以作为一种选择。

【专家点评】

该病例讨论了一个比较经典的回盲部溃疡术后反复复发病例的诊治过程，对于回盲部溃疡术后的患者，如术后手术病理无法明确诊断，可考虑上级医院病理会诊，可能有助于提高疾病的确诊率。而消化内科医生应充分重视CD患者术后的随访，加强术后管理，监控疾病的复发，并对术后复发的高危患者给予积极的药物干预，可能会改变患者的转归。再者加强医患沟通，建立并简化炎症性肠病等慢性疾病患者随访计划、转诊计划等，有助于提高患者的依从性，改善患者的生活质量。最后应重视内外科协作，合理选择手术时机、优化围术期处理、长程随访管理，将会让更多的CD患者获益。

（陈 洋 撰写 李 骥 审校）

参考文献

[1]中华医学会消化病学分会炎症性肠病学组.炎症性肠病诊断与治疗的共识意见(2012年·广州)[J].中华内科杂志,2012,51(10):818-831.

[2]Gionchetti P, Dignass A, Danese S, et al. 3rd European Evidence-based Consensus on the Diagnosis and Management of Crohn's Disease 2016: Part 2: Surgical Management and Special Situations[J]. Journal of Crohn's & Colitis, 2017, 11(2): 135-149.

[3]辛玉,吕红,马莉,等.免疫抑制剂预防克罗恩病术后复发的临床研究[J].中华消化杂志,2016,36(8):532-537.

[4]Rutgeerts P, Geboes K, Vantrappen G, et al. Predictability of the postoperative course of Crohn's disease[J]. Gastroenterology, 1990, 99(4): 956-963.

[5]Chongthammakun V, Fialho A, Fialho A, et al. Correlation of the Rutgeerts score and recurrence of Crohn's disease in patients with end ileostomy[J]. Gastroenterol Rep, 2017, 5(4): 271-276.

病例116 CD术后复发合并十二指肠回结肠瘘

患者，男性，52岁，因“腹痛2年余，腹泻1年，便血1月余”入院。

患者于2009年3月无明显诱因出现脐周阵发性绞痛。2009年9月突发全腹剧烈绞痛，排气排便停止，外院诊断“肠梗阻”，行手术探查，术中见“大网膜与升结肠粘连，升结肠狭窄、增厚，回盲部及回肠扩张”，考虑“升结肠癌”可能性大，遂切除横结肠肝曲肛侧10cm至距回盲部20cm回肠，行回肠横结肠端侧吻合术。病理：结肠壁慢性及急性炎，局灶有溃疡。术后未予任何治疗。2010年8月出现腹泻，稀水样便7~8次/日，便中较多不消化食物，无脓血，有口腔异味，伴低热、盗汗。2011年9月排暗红色血便，伴腹痛、头晕、意识模糊。外院测 T 38.5℃，BP 90/59mmHg，Hb 55g/L，予对症输血治疗。胃镜：十二指肠憩室、憩室溃疡。结肠镜：吻合口、回肠末段多发环形溃疡，假息肉形成。疑诊“克罗恩病（CD）”，予美沙拉秦 1g qid 口服，腹痛减轻。为进一步诊治于 2011 年 10 月 23 日入我院。病程中体重下降 20kg。

既往史：30 年前患十二指肠溃疡。1993 年右下肢胫前溃疡，诊断为“血管炎”，口服雷公藤 60mg tid，后愈合。口腔溃疡 1 次/年，否认外阴溃疡、虹膜炎等。

个人史：吸烟 27 年，偶饮酒。

体格检查：生命体征平稳。BMI 21.3kg/m^2。腹软，右下腹压痛，反跳痛（+），未扪及包块，移动性浊音（-），肠鸣音 6 次/分。

入院诊断：克罗恩病可能性大

十二指肠回肠瘘

十二指肠结肠瘘

入院后查血常规：WBC 14.88×10^9/L，NEUT% 94%，Hb 106g/L，PLT 350×10^9/L；肝肾功能：Alb 33g/L，余正常；ESR 84mm/h，hs-CRP 65.79mg/L。PPD 试验（++）、T-SPOT.TB（-）；ANA、ANCA、肿瘤标志物（-）。小肠 CT 成像：右半结肠切除后，远段回肠至吻合口部肠壁增厚伴异常强化；十二指肠与远段回肠及近段结肠间可见两处窦道，考虑内瘘形成，所见符合 CD（图 1）。口服小肠造影：回肠远段黏膜增粗，部分呈结节状，距回结肠吻合口约 10cm 处回肠扩张，其内侧呈牵拉状，有细小通道与十二指肠降段相连。提示回肠远段病变，CD 复发可能；十二指肠回肠瘘。胃镜：十二指肠降部起始处见 1.5cm×1.0cm 大小瘘口，边缘水肿，内有粪块填塞（图 2）。结肠镜：回肠横结肠端侧吻合口通畅，吻合口口侧可见环形浅溃疡，有可疑瘘口（图 3）。

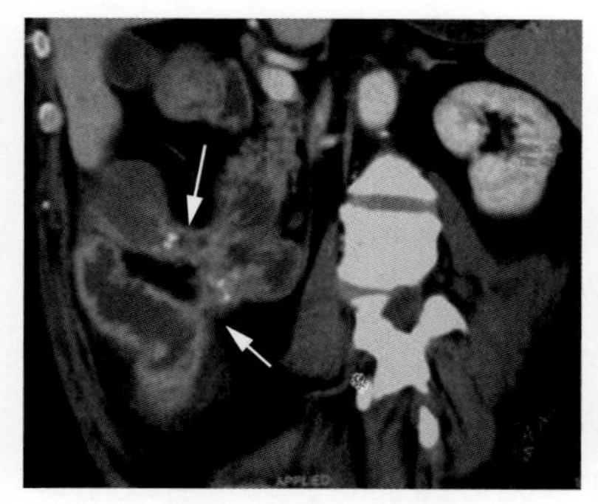

图 1　小肠 CT 成像

右半结肠切除术后多发肠内瘘形成

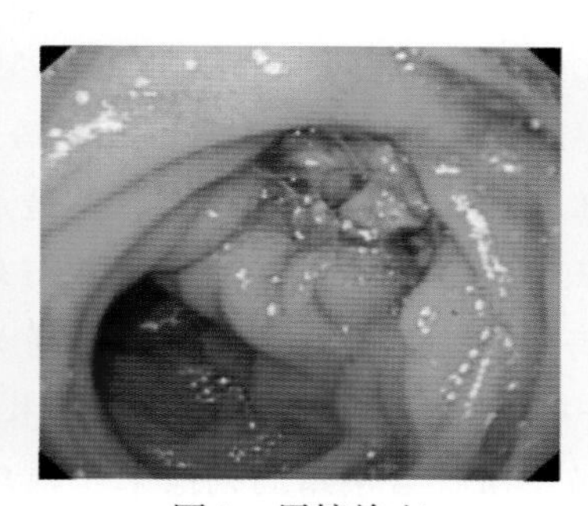

图 2　胃镜检查

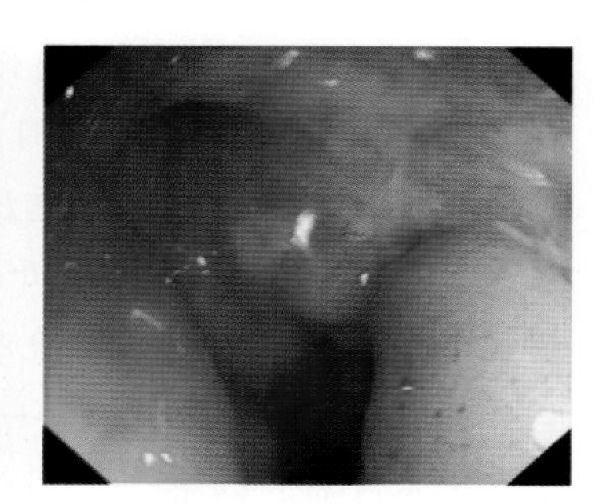

图 3　结肠镜检查

吻合口溃疡、肠瘘诊治思路——多学科团队（MDT）会诊

病例特点：中年男性，慢性病程，病情逐渐进展。起病表现为阵发性腹痛，后出现肠梗阻；外院手术探查见升结肠肠壁增厚狭窄；病理示炎性改变，无肿瘤提示。术后未予特殊治疗，1 年左右出现腹泻、腹痛、便血及消瘦。影像学及内镜检查发现十二指肠与回肠、横结肠两处内瘘形成。患者肠道病变相对广泛，先后累及升结肠、横结肠、十二指肠及回肠末段。病变形态多样，包括肠壁增厚、肠腔狭窄、溃疡、出血及瘘管形成等。肠外表现方面：既往有口腔溃疡、胫前皮肤溃疡，曾用雷公藤治疗。综上，首先考虑 CD。

鉴别诊断需考虑以下疾病。①肠结核：患者无明确结核接触史或既往结核病史，血 T-SPOT.TB（−），肠道病变并非肠结核典型表现，加之治疗反应等均不支持该诊断，基本可以除外。②白塞病：患者仅有偶发性口腔溃疡，无外阴溃疡、虹膜炎、毛囊炎、针刺试验阳性等，手术病理未见血管炎提示，故不支持。③其他：恶性肿瘤特别是淋巴瘤，可导致肠腔狭窄、溃疡。但患者病程 2 年余，肿瘤标志物及多次病理检查无肿瘤相关提示，暂不考虑。

综上，原发病考虑 CD 可能性大。蒙特利尔分型为 A3（确诊年龄>40 岁），L3+L4（病变部位回结肠+上消化道），B3（穿透型）。CD 活动指数评分（CDAI）为重度活动（一般状态稍差 1 分，腹痛 1 分，腹部包块 0 分，腹泻 8 分，伴随瘘管形成 1 分，共 11 分）。CD 术后应给予免疫抑制剂或生物制剂治疗，以预防复发。本例第一次手术后未正规治疗是导致病情复发并出现消化道出血和多发肠瘘的根本原因。目前患者有肠瘘，伴发热、消化道出血，一般状况较弱。激素、免疫抑制剂或生物制剂治疗虽有指征，但诱发感染的风险较大，若选择手术治疗，预计肠切除范围较大，且为二次开腹，手术难度和围术期风险很高，建议 MDT 会诊并制订下一步方案。

经放射科、病理科、基本外科、临床营养科等 MDT 会诊，考虑该病例诊断 CD 可能性大。

临床营养科：建议给予全肠内营养，患者虽有两处瘘管形成，但空肠及近段回肠相对完好，建议放置空肠营养管，充分利用相对正常的肠段实施肠内营养。由于目前该患者功能性肠段减少，可选择预消化配方的肠内营养制剂（短肽型或氨基酸型），待病情稳定后再改为整蛋白型制剂。能量目标可按 25～30kcal/（kg·d）给予，蛋白质 1.0～1.2g/（kg·d）。预消化型肠内营养制剂渗透压多在 400mmol/L 以上，易造成腹泻等不良反应，故推荐匀速泵入，速度从 20～25ml/h 开始，逐渐增加，以使肠道更好地耐受。若肠内营养支持后出现明显不适如腹胀、呕吐、腹泻而无法用至足量，应及时增加肠外营养，以达到营养支持的总目标。通过营养治疗改善一般状态，以便更好地耐受手术及后续治疗。

基本外科：该患者曾因肠梗阻行右半结肠切除术，病理未见肿瘤提示，此次再发十二指肠内瘘、吻合口溃疡伴大出血，出现并发症，有手术适应证，但外科手术风险较高，患者一般情况差，手术难度远远超过普通肠切除术。因此，如果手术，术前需积极营养支持改善一般情况，以“优化”术前状态。文献报道，CD 瘘管最常见于回肠，十二指肠相对罕见，十二指肠瘘管常与先前的回结肠吻合口复发相关，本例即是如此。在无十二指肠狭窄

且瘘口炎症反应较轻的情况下，单纯修补十二指肠瘘是安全的。本例的手术计划是切除两处瘘管，修补十二指肠，重新吻合回结肠，新的回结肠吻合口应相对远离十二指肠并用网膜保护，有助于防止瘘管再次形成。尽量保留未受累肠段，珍惜小肠，防止因小肠切除过多而出现短肠综合征。本例十二指肠瘘口较大，为避免胃液对瘘口的刺激，建议实施远端胃大部切除及胃空肠 Roux-en-Y 吻合，同时术中留置十二指肠残端引流管，以引流胰液、胆汁和十二指肠液，降低十二指肠内压力，促进瘘口愈合。术中可以做空肠置管，便于术后早期实施肠内营养并回输十二指肠残端引流的胰液和胆汁，以维护肠道微生态和肠黏膜屏障功能。术后需积极内科治疗，控制原发病，防止复发。

综合病史、影像学及内镜信息，考虑 CD 伴多发肠内瘘。入院后置入空肠营养管，肠内营养喂养 3 周。经 MDT 会诊后于 2011 年 11 月 29 日行剖腹探查、十二指肠回肠瘘及十二指肠结肠瘘切除、十二指肠瘘口修补、远端胃大部切除、胃空肠 Roux-en-Y 吻合、回肠-结肠吻合肠段切除再吻合、十二指肠置管引流、空肠穿刺置管术，过程顺利（图 4～图 6）。手术标本见小肠纵行溃疡，镜下见溃疡深达肌层，肠壁全层炎症细胞浸润，黏膜下层及浆膜侧多灶淋巴细胞聚集，黏膜见慢性小肠炎，隐窝萎缩、分支（图 7），形态符合 CD。术后经抗感染、空肠营养支持治疗，恢复顺利。2012 年 1 月 17 日开始予英夫利昔单抗 300mg 治疗 4 程，后因患者体重增加，加量至 400mg 治疗 4 程。2013 年 1 月起停用，改用硫唑嘌呤 100mg qd 维持。病情稳定，无不适。2014 年 11 月复查小肠 CT 成像：回结肠吻合口肠壁略增厚。结肠镜：吻合口轻度充血，余未见明显异常。胃镜：胃空肠吻合口充血，余（-）。规律随诊中。

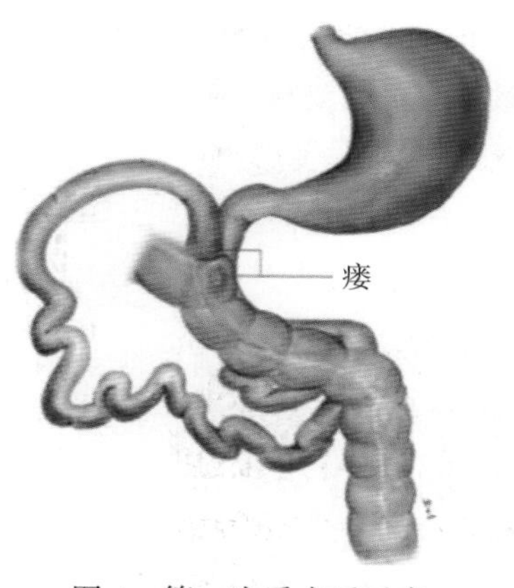

图 4　第一次手术后示意

形成十二指肠回肠瘘和十二指肠结肠瘘

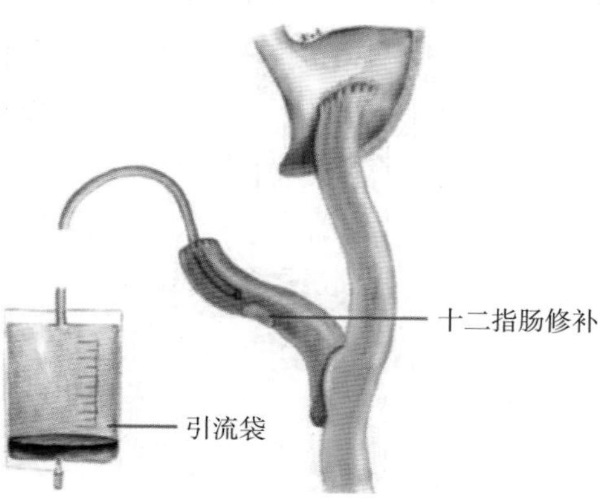

图 5　第二次手术示意

术中切除原有回结肠吻合口及两处内瘘，重建回结肠吻合，缝合修补十二指肠瘘并在十二指肠残端置管引流，行远端胃大部切除及胃-空肠吻合。同时放置空肠营养管，为术后肠内营养做准备

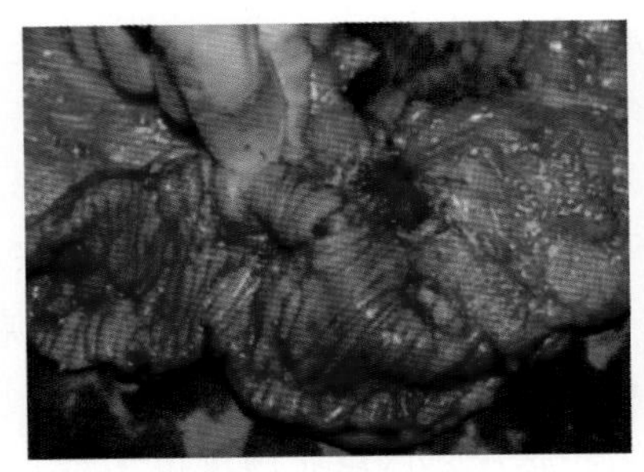

图6　手术标本见十二指肠瘘口

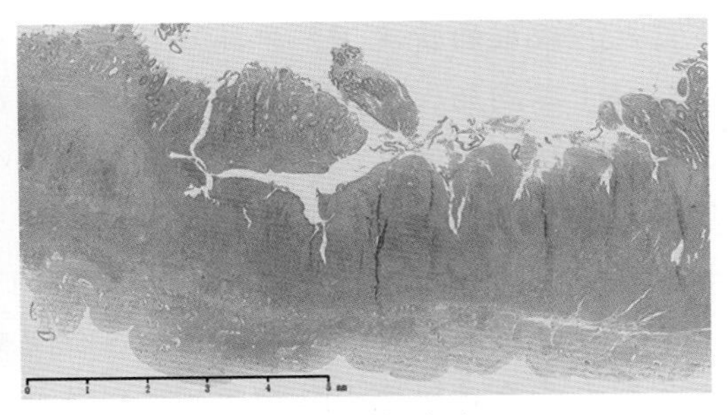

图7　手术标本病理

最后诊断：克罗恩病（A3L3B3，缓解期）
回肠横结肠端侧吻合术后
十二指肠回肠瘘
十二指肠结肠瘘

【诊疗启迪】

本例为CD手术后未给予治疗，出现少见十二指肠瘘、结肠瘘的病例，从中获得的启迪如下：①有高危因素的CD患者术后建议进行药物维持治疗，避免疾病进展。但本病例未能维持用药的原因是由于病理未能提示CD的诊断，这也提醒我们，除消化内科医生深入认识炎症性肠病外，病理科医生也要认识这种疾病，才能避免不良预后。②十二指肠瘘应考虑十二指肠本身疾病和周围脏器包括胰腺、胆道和结肠病变，本例即结肠切除术后回结肠吻合口复发导致的十二指肠瘘，相对罕见。该病例十二指肠瘘的出现也导致患者出现不易控制的腹泻，粪便中“大量”不消化食物也应该给我们以提醒。

【专家点评】

本例以腹痛、肠梗阻起病，曾行手术治疗，但未明确病因，亦未给予相应的术后处置，致使CD术后复发，导致吻合口溃疡、肠瘘及消化道大出血。说明国内仍需普及和提高对CD的认识。第二次手术前综合临床、影像学、内镜及病理结果，临床诊断为CD。为进一步明确诊断及处理肠瘘，在充分肠内营养支持的情况下，经MDT会诊并医患共决策后决定再次手术。术前对手术方案进行了全面的考虑与设计，包括切除瘘管、封闭十二指肠缺损、选择Roux-en-Y术式旷置十二指肠，同时十二指肠引流减压，建立空肠营养管路，为手术成功及术后恢复创造了良好条件。确诊为CD后，判断患者为高危复发人群，给予充分的药物预防治疗，首选生物制剂，并应用免疫抑制剂长期维持，实现了CD深度缓解的治疗目标。

（陈　洋　撰写　吴　东　审校）

参考文献

[1]中华医学会消化病学分会炎症性肠病学组.炎症性肠病诊断与治疗的共识意见(2012年·广州)[J].中华内科杂志,2012,51(10):818-831.

[2]Gionchetti P, Dignass A, Danese S, et al. 3rd European Evidence-based Consensus on the diagnosis and management of Crohn's Disease 2016: Part 2: surgical management and special situations[J]. Journal of Crohn's & Colitis, 2017, 11(2): 135-149. DOI: 10.1093/ecco-jcc/jjw169.

[3]Gong J, Wei Y, Gu L, et al. Outcome of surgery for coloduodenal fistula in Crohn's Disease[J]. J Gastrointest Surg, 2016, 20(5): 976-984. DOI: 10.1007/s11605-015-3065-z.

[4]Pichney LS, Fantry GT, Grahan SM. Gastrocolic and duodenocolic fistulas in Crohn's disease[J]. J Clin Gastroenterol, 1992, 15(3): 205-211.

[5]Bernell O, Lapidus A, Hellers G. Risk factors for surgery and recurrence in 907 patients with primary ileocaecal Crohn's disease[J]. Br J Surg, 2000, 87(12): 1697-1701. DOI: 10.1046/j.1365 2168.2000.01589.x.

[6]Sachar DB, Lemmer E, Ibrahim C, et al. Recurrence patterns after first resection for stricturing or penetrating Crohn's disease[J]. Inflamm Bowel Dis, 2009, 15(7): 1071-1075. DOI: 10.1002/ibd.20872.

[7]Colombel JF, Louis E, Peyrin-Biroulet L, et al. Deep remission: a new concept?[J]. Dig Dis, 2012, 30(Suppl 3): 107-111. DOI: 10.1159/000342732. Epub 2013 Jan 3.

病例117　CD患者IPAA后合并腹泻的病因与治疗

患者，男性，32岁，因“间断左下腹痛伴腹泻7年，加重3个月”入院。

患者于2011年开始间断出现左下腹痛，伴黄色稀水便6～7次/日，2014年7月腹痛较前明显加重，伴间断发热，Tmax 39.7℃，就诊于当地医院，查腹部CT：降结肠及乙状结肠炎性改变，降结肠下段及周围改变，与相邻近段空肠分界不清，腹腔内见游离气体，考虑结肠穿孔包裹形成，于全麻下行乙状结肠部分切除术+降结肠造瘘术。术后病理：慢性溃疡伴穿孔，肠黏膜多发溃疡深达肌层，考虑符合克罗恩病（CD）。术后患者不规律口服美沙拉秦。2015年4月降结肠造口处出现红肿溢脓伴脐周腹痛，黄色稀水便7～8次/日，再次就诊当地医院，Hb 101g/L，Alb 32.5g/L，hs-CRP 78.7mg/L，ESR 106mm/h，CMV-IgM、EBV-IgM阴性；胃镜：慢性非萎缩性胃炎；小肠CT成像：小肠未见明显异常；结肠镜：分别经造瘘口和肛门进镜，全结肠多发糜烂、不规则纵行溃疡伴渗血。经腹肠道超声提示肠皮瘘形成。予静脉营养支持、局部引流及抗感染治疗，后应用第1～3程英夫利昔单抗（IFX）300mg治疗，患者腹痛、腹泻无明显改善，复查结肠镜：经造口进镜，盲肠阑尾开口周边黏膜呈结节样隆起，升结肠至瘘口可见黏膜弥漫状隆起，远端多发不规则溃疡型病变；经肛门进镜，乙状结肠可见弥漫隆起型病变，伴充血糜烂、接触较易出血。继续第 4～8 程 IFX 300mg 治疗后，患者腹泻症状较前加重，复查结肠镜仍可见结肠多发不规则溃疡及结节样隆起。患者强烈要求行造口还纳术，5 月 30 日行全结直肠切除术+回肠储袋肛管吻合术（IPAA），距回盲部 15cm 小肠处切开吻合，另距肛门约 3.1cm 处吻合器行直肠小肠断端吻合，术后 2 个月复查肠镜：小肠盲端处可见 1.5cm×1.5cm 溃疡；吻合口略狭窄，可见环半周溃疡；直肠后壁 1.0cm×1.0cm 片状溃疡，肛缘多处溃疡及小结节样增生。考虑复发及储袋炎可能，予第 9～16 程 IFX 治疗，复查结肠镜：小肠嵴处溃疡较前好转，直肠散在片状溃疡。2017 年 6 月复查 IFX 抗体效价增高，停用 IFX，予硫唑嘌呤 100mg qd 口服。期间患者未再出现腹痛、发热，每日约 4 次稀便，偶有成形便，可正常进食，体重保持在 52kg 左右。2018 年 5 出现乏力、食欲减退，伴双下肢水肿，当地医院查血常规：WBC 2.31×10^9/L，NEUT# 0.93×10^9/L，Hb 94g/L；血生化：Alb 17.5g/L，PA 0.08g/L；hs-CRP 40mg/L，ESR 17mm/h。小肠 CT 成像：吻合口处管壁增厚，小肠部分肠壁增厚，伴肠腔散在息肉样结节，其中回肠末段待除外内瘘；左下腹小肠腔内高密度影；腹水。瘘道造影：经肛门注入造影剂，吻合口未见造影剂外漏。复查结肠镜：回肠多发球形结节样改变，内镜黏膜切除术切除 1 块送检病理；吻合口周未见明确溃疡，直肠距肛缘 3cm 处明显狭窄，肛缘多处不规则溃疡。病理提示黏膜急性及慢性炎，可见肉芽肿及坏死。继续予硫唑嘌呤 100mg qd 及白蛋白静脉输液治疗。2018 年 8 月不洁饮食后出现全腹痛，暗红色稀便 6～7 次/日，查血生化：Alb 19.9g/L，Na^+ 116.8mmol/L，Cl^- 83.6mmol/L；ESR 34mm/h，hs-CRP 112.52mg/L；EBV DNA 2.63×10^3copies/ml→6.55×10^3copies/ml。予纠正电解质紊乱、补充白蛋白及更昔洛韦抗病毒治疗，经空肠营养管予百普力 1500ml/d 鼻饲泵入，后腹泻次数明显增多，黄色稀水便 10 余次/日。患者近期体重下降 10kg（52kg→42kg），体力较前明显下降。

既往史：肛瘘手术史；2014 年行乙状结肠切除+造口术；2014 年 7 月诊断为双侧股骨头坏死；2016 年行 IPAA 术；有输血史。

个人史、婚育史、家族史：无特殊。

体格检查：T 36.8℃，P 120 次/分，RR 20 次/分，上肢血压测不出，下肢血压 119/73mmHg。SpO_2 98%，BMI 14.53kg/m^2。心肺查体未见异常。腹部多处手术瘢痕，腹软，脐周压痛（+），无反跳痛、肌紧张，腹部叩诊鼓音，肠鸣音活跃，3～5 次/分，双下肢无明显可凹性水肿。直肠指检：肛周皮肤可见红色湿疹，肛门括约肌无松弛，进指 3cm 直肠感狭窄，无明显压痛，退指指套无血染。

入院诊断：克罗恩病（A2L2B2+3，活动期，中度）

肛瘘术后

乙状结肠切除+降结肠造口术后

全结直肠切除+末段回肠储袋直肠吻合术后

腹泻原因待查

EB 病毒感染？

入院后完善相关检查，血常规：WBC 4.55×10^9/L，NEUT# 2.22×10^9/L，Hb 79g/L，PLT 643×10^9/L，RET% 2.41%；血生化：Alb 26g/L，PA 62mg/L，Na^+ 128mmol/L，K^+ 4.4mmol/L，Ca^{2+} 1.84mmol/L；炎症指标：hs-CRP 40.18mg/L，ESR 2mm/h。患者因长期大量腹泻存在严重血容量不足和电解质紊乱，予静脉输血、充分静脉补液、纠正电解质治疗后，患者一般情况有所好转，生命体征 HR 65～85 次/分，BP 80～90/50～60mmHg，复查电解质 K^+ 4.1mmol/L，Na^+ 135mmol/L，Ca^{2+} 2.12mmol/L（校正后）。此后予卡文静脉营养支持、静脉补充白蛋白及补液支持后，血 Alb 升至 31g/L，hs-CRP 降至 19.02mg/L。完善立位腹部平片：小肠充气伴气液平，考虑不完全性肠梗阻（图 1）。小肠 CT 成像：IPAA 术后，回肠多发结节样强化，肠壁增厚伴黏膜面明显强化，肠系膜密度增高伴多发淋巴结肿大（图 2）。结肠镜：回肠黏膜绒毛明显萎缩，并可见多发大小不等结节样隆起，回肠-肛管储袋口未见糜烂及溃疡，距肛门 3cm 以下直肠略狭窄伴糜烂（图 3）。直肠 MRI：IPAA 后，直肠回肠吻合口上方肠腔扩张，肠壁变薄；直肠肠壁水肿，直肠下段肠壁缺损，其内可见异常信号影，脓肿可能（图 4）。

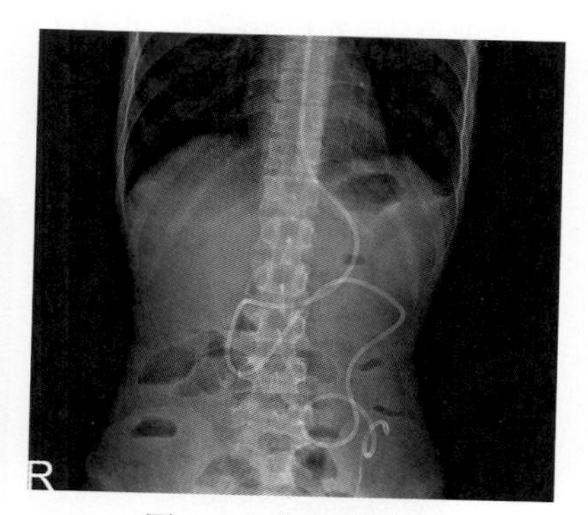

图 1　立位腹部平片

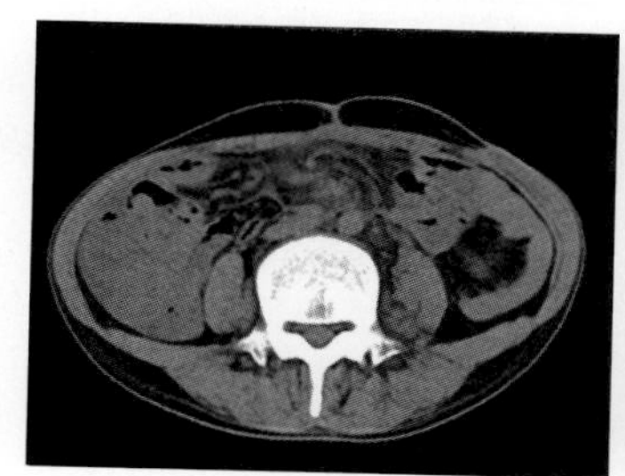
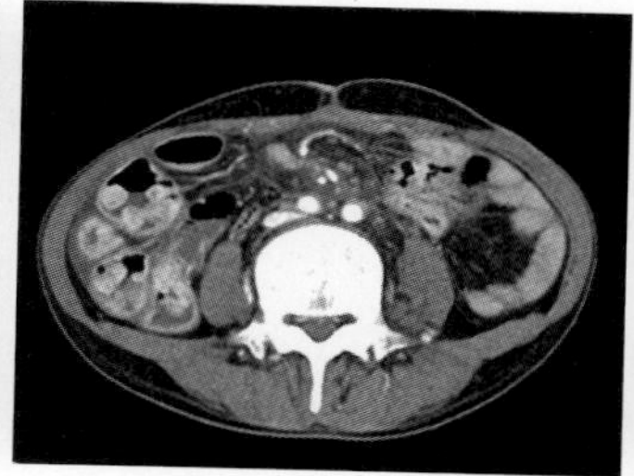
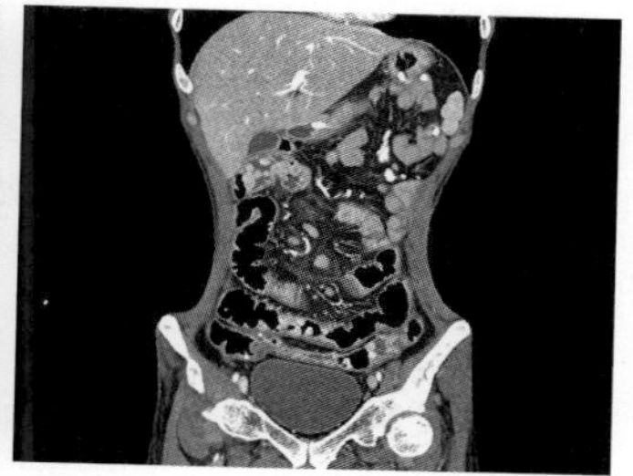
图 2　小肠 CT 成像
回肠肠壁增厚，黏膜面多发结节样强化

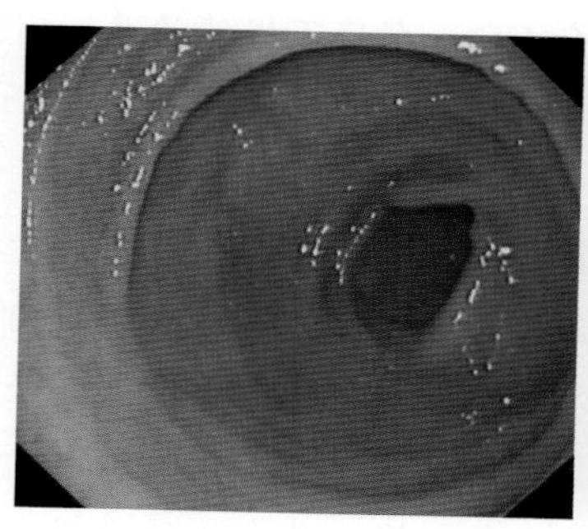
A

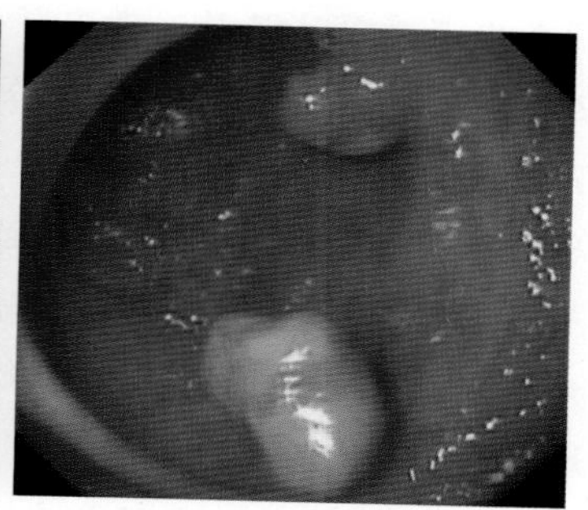
B

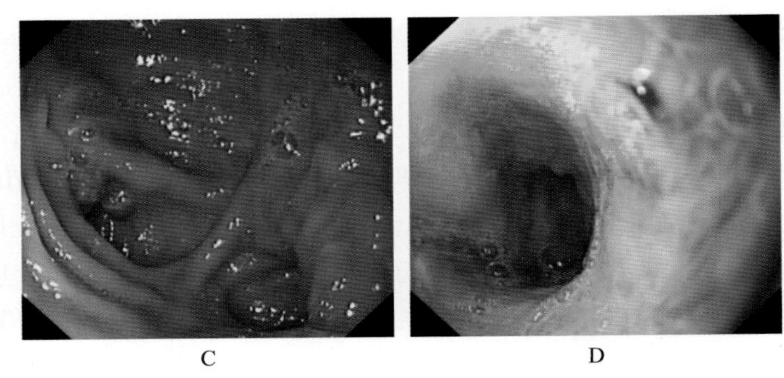

图 3 结肠镜检查

A. 回肠黏膜绒毛明显萎缩；B. 多发大小不等结节样隆起；C. 回肠肛管储袋口未见糜烂及溃疡；D. 距肛门 3cm 以下直肠略狭窄伴糜烂

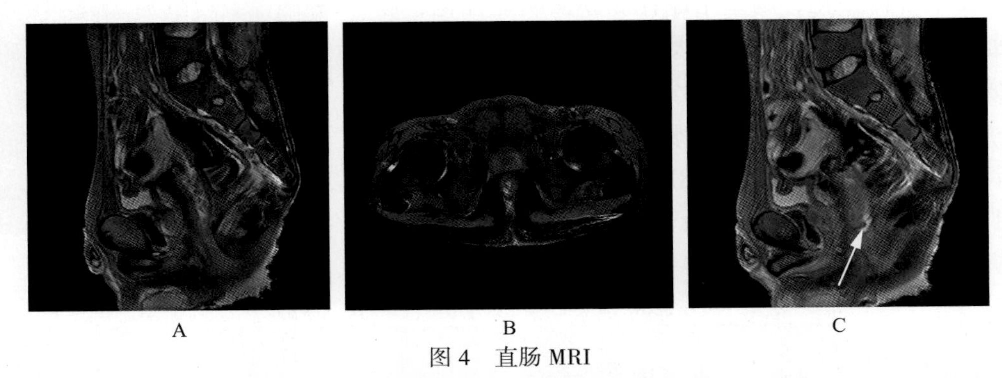

图 4 直肠 MRI

A. IPAA 后，T2WI 压脂矢状位显示直肠-回肠吻合口上方肠腔扩张伴肠壁变薄；B 和 C.T2WI 压脂显示直肠肠壁水肿，直肠下段肠壁缺损，其内可见长 T2 信号，脓肿可能（箭头）

IPAA 术后慢性腹泻的诊治思路

病例特点：青年男性，病程 7 年，临床以反复左下腹疼痛伴腹泻起病，病程中曾出现腹痛伴高热，CT 提示降结肠穿孔伴包裹形成，行乙状结肠切除+造瘘术，病理提示慢性溃疡伴穿孔，肠黏膜多发溃疡深达肌层，考虑符合 CD。术后不规律治疗，有肠皮瘘，之后行 IPAA 术，术后应用英夫利昔单抗和硫唑嘌呤治疗，出现直肠狭窄、小肠多发结节改变、EBV 感染。之后严重腹泻成为患者主要矛盾。结合病史及病理，考虑患者诊断 CD 基本明确，而腹泻诊治思路如下：慢性腹泻根据病因可分为渗透性、渗出性、分泌性和动力性腹泻，患者已行 IPAA，加强鼻饲营养后，腹泻症状较前明显加重，减少肠内营养摄入后腹泻明显减轻，考虑为渗透性腹泻。同时患者禁食禁水后，腹泻并不能完全停止，考虑合并渗出性腹泻可能性大。具体可能原因分析如下。

1. 小肠感染　患者已行 IPAA，小肠与直肠吻合，储袋炎发生风险极高，可造成小肠多种细菌过度生长，典型症状可包括腹胀、胃肠胀气等伴上消化道细菌数量增加或菌种异常，引发炎症反应，严重者可有腹泻/脂肪泻。患者结肠镜可见回肠多发结节形成，病理提示炎性增生，考虑小肠细菌过度生长可能性大，进一步完善肠道感染病原学筛查，包括粪便病原学，必要时完善结肠镜活检病原学检查。同时，患者营养状况差，长期应用生物制剂和免疫抑制剂，存在免疫抑制状态，需警惕合并CMV、EBV、难辨梭菌等机会性感染可能，既往外院查EBV DNA升高，进一步完善难辨梭菌毒素和培养、CMV和EBV相关血DNA检测，以及肠黏膜活检CMV免疫组化和EBER原位杂交检测。

2. 小肠吸收功能不良　患者IPAA术后，储袋炎发生率高，长期慢性炎症可造成小肠绒毛萎缩、隐窝变形或增生、幽门腺化生和慢性炎症细胞浸润等，引起小肠吸收功能下降，肠内营养加量后即出现渗透性腹泻。进一步完善粪便苏丹Ⅲ染色、D-木糖吸收试验评估小肠吸收功能。

3. CD疾病活动　患者慢性腹泻，应考虑是否源于CD活动，但结肠镜和影像学不支持疾病活动。入院后可暂缓肠内营养，予静脉营养支持纠正水电解质紊乱。

进一步完善检查，病原学方面：粪便细菌培养和药敏、抗酸染色、难辨梭菌毒素和培养×2次（-）。血T-SPOT.TB、EBV-IgA/VCA、EBV-IgM/VCA、EBV-IgA/EA、CMV-IgM、CMV DNA（-），EBV DNA 1300copies/ml。结肠镜活检组织细菌培养：产气假单胞菌及肠聚集型大肠埃希菌感染。药敏结果：ESBL（-）肺炎克雷伯菌，嗜水气单胞菌，啮蚀艾肯菌。药敏结果：（肺炎克雷伯菌）头孢他啶敏感MIC≤0.12，头孢曲松敏感MIC≤0.25，厄他培南敏感MIC≤0.12，头孢吡肟敏感MIC≤0.12，左氧氟沙星敏感MIC≤0.12；（嗜水气单胞菌）头孢他啶敏感MIC 0.5μg/ml，亚胺培南敏感MIC≤0.25，头孢吡肟敏感MIC≤0.12，左氧氟沙星耐药。免疫功能方面评估，T、B淋巴细胞亚群分析：B# 78/μl，T4 605/μl，T8 987/μl。小肠吸收功能方面：苏丹Ⅲ染色阳性；D-木糖吸收试验：0.6g/5h。考虑患者存在小肠多重细菌感染、EBV感染引起的渗出性腹泻，以及小肠绒毛萎缩引起的渗透性腹泻。

末段回肠和残存直肠病变原因——肠道感染还是原发病活动

患者小肠CT成像和结肠镜示末段回肠多发结节样隆起，病理提示炎性改变伴肉芽组织，直肠MRI示残余直肠远端局部脓肿可能伴直肠狭窄。上述肠道病变原因分析如下。

1. CD活动　患者以乙状结肠病变伴穿孔包裹起病，经乙状结肠部分切除后，考虑患者存在起病年轻、合并肛周病变、存在穿透行为情况下，有术后生物制剂维持治疗指征。患者在外院先应用美沙拉秦维持治疗失败，出现降结肠造口周围肠皮瘘，以及结肠多发溃疡病变，虽经8程IFX治疗，但临床和内镜评估均未能成功诱导和维持缓解。之后在原发病未缓解情况下，患者强烈要求行IPAA，术后出现吻合口溃疡，但仍存在之后出现直肠远端病变伴脓肿形成可能。考虑患者整体病程中从未真正获得临床缓解甚至黏膜愈合，目前直肠远端病变考虑与原发病活动相关。但患者因长期大量腹泻，目前一般状况、营养状况欠佳，且已由于长期生物制剂、免疫抑制剂应用而出现肠道多重细菌感染，且存在 EBV 病毒激活，故目前不应以继续加强免疫抑制治疗原发病为主，而应以纠正腹泻、改善营养状态为首要任务。同时，患者直肠远端病变也需考虑是否由于术后狭窄、反复感染所致可能，但患者直肠狭窄位置并非 IPAA 吻合口周，而位于吻合口远端，故考虑非手术因素所致。

2. 肠道感染方面　首先，细菌感染方面，经结肠镜下小肠黏膜活检培养证实存在小肠多重细菌感染。原因方面考虑直肠远端狭窄，狭窄近端直肠肠腔扩张，残余直肠细菌向上易位，迁移至回肠并倒灌性由下向上发展，长期感染刺激引起回肠多发炎性结节形成，并继发小肠绒毛萎缩，加重小肠吸收不良性腹泻。治疗方面，患者存在小肠多重细菌感染，从安全性上首先尝试口服利福昔明 0.2g qid×1 周后，患者便次降至 6～8 次/日，总量 600～800ml，此后根据药敏调整为头孢他啶 1g q12h 静脉抗感染治疗，3 天后患者腹泻明显好转，黄褐色稀糊便 3 次/日，量 100～200ml，但监测血常规：WBC 2.38×10^9/L，NEUT# 0.89×10^9/L，遂停用头孢他啶治疗，考虑与既往长期应用生物制剂和免疫抑制剂，且合并 EBV 感染等多重因素相关可能。其次，病毒感染方面，考虑 EBV 病毒感染与长期免疫抑制治疗有关，且无有效抗病毒药物，应以停用免疫抑制药物，充分支持改善营养状态、恢复自身免疫力为主。

经多学科团队讨论，考虑患者 IPAA 未完全切除直肠，直肠近肛门 3cm 以远狭窄伴周围小脓肿形成可能，引起近端肠腔扩张、压力增高，继发直肠菌群易位，小肠倒灌性细菌感染，引起渗出性腹泻，继发小肠绒毛萎缩，引起小肠吸收不良所致渗透性腹泻。患者最终需考虑行末段回肠重新造瘘，以阻断直肠菌群易位继发小肠炎症。但目前末段回肠处于感染后炎症状态，合并多发炎性息肉。若选择目前末段回肠造口，则存在造口愈合不佳、溃疡、炎性息肉出血等风险；若选择避开远端感染和炎性息肉的回肠，经小肠 CT 评估，则需选择接近空回肠交界处造口，存在短肠综合征可能。建议尝试麦滋林滋养小肠黏膜，经空肠营养管由小量起逐渐缓慢滴注恢复肠内营养，待血象恢复后根据药敏继续抗肠道细菌感染治疗，待营养状态改善和回肠炎症充分控制后，进一步考虑行末段回肠造瘘。

患者尝试恢复经空肠营养管肠内营养 500ml/d 缓慢滴注，麦滋林溶于水后经空肠营养管注入，辅以静脉营养，排黄褐色稀糊便 3 次/日，量约 200ml，转回当地医院继续逐渐恢复肠内营养，拟待营养状态改善和回肠炎症充分控制后，进一步行末段回肠造瘘。

最后诊断：克罗恩病（A2L2B2+3p，活动期，中度）

肛瘘术后
乙状结肠切除+降结肠造口术后
全结直肠切除+末段回肠储袋直肠吻合术后
小肠细菌感染
回肠多发炎性息肉
小肠吸收不良
直肠脓肿可能
EB 病毒感染

【诊疗启迪】

本例是CD行IPAA后出现严重腹泻的患者，有如下启示：①CD患者出现腹泻首先要区分是CD疾病活动所致，还是其他原因所致，尽量不要一味“抓住”一个疾病就“一条道走到黑”。该病例最后经过仔细分析和通过治疗应答验证，慢性腹泻的原因与肠道感染、小肠吸收不良有关。②抓住肠道感染，尚需要寻找更深层次的原因。针对该患者需要思考：a. 与手术术式和术后并发症是否相关。b. 与免疫抑制药物应用是否有关。患者在原发病未能充分控制缓解情况下，行全结直肠切除术，并残留部分直肠行IPAA。一方面原发病活动导致术后吻合口溃疡、直肠远端病变狭窄，直肠狭窄近端肠腔压力升高，残余直肠细菌易位，向上迁移形成倒灌性小肠炎，继发小肠绒毛萎缩，加重小肠相关腹泻。另一方面免疫抑制治疗也会增加肠道感染的风险。面对复杂的患者，需要梳理错综复杂的患病途径，才能找到合理的出路，最终为患者制订合理的治疗计划。

【专家点评】

CD的治疗长期而复杂，需遵循指南严格把握手术指征、时机、术式选择，原发病免疫抑制治疗应以改善营养状态为前提和基础。该患者术后出现严重腹泻存在肠道感染的情况下，由于原发病活动并不严重，故未来的治疗计划考虑：暂缓原发病免疫抑制治疗，从抗感染和肠内营养支持入手，打破恶性循环，在改善营养状态和控制小肠炎症基础上，力争末段回肠造瘘彻底切断菌群易位而导致的恶性循环。

（谭　蓓　撰写　杨　红　审校）

参考文献

[1]Lopez NE, Zaghylan K, Fleshner P. Is there a role for ileal pouch anal anastomosis in Crohn's disease?[J]. Clin Colon Rectal Surg, 2019, 32(4): 280-290.

[2]Barnes EL, Kochar B, Jessup HE, et al. The incidence and definition of Crohn's disease of the pouch: a systematic review and meta-analysis[J]. Inflamm Bowel Dis, 2019, 25(9): 1474-1480.

药物副作用病例

病例118　发热、腹泻、便血
——硫唑嘌呤副作用导致的死亡

患者，女性，20岁，因“间断发热、腹泻7个月，便血1周”入院。

患者于2017年3月无诱因出现间断发热，Tmax 40℃，伴畏寒、寒战，予非甾体抗炎药体温可降至正常；伴腹泻，粪便呈稀糊状，3～4次/日，伴里急后重，偶有恶心、呕吐，呕吐物为胃内容物，否认腹痛、腹胀、排气排便停止等症状。2017年9月外院诊断“炎症性肠病”，予美沙拉秦1g qid和硫唑嘌呤100mg qd口服。Tmax降至38～39℃，腹泻症状缓解。2017年10月排鲜血便，4～5次/日，每次便血量30～40ml，伴恶心、呕吐、里急后重；再发高热，Tmax 40℃，性质同前，伴间断腹部绞痛1天，右下腹为著，为进一步治疗于2017年10月12日就诊我院急诊。查血常规：WBC 0.59×10^9/L，NEUT# 0.01×10^9/L，Hb 77g/L，PLT 96×10^9/L。ESR 64mm/h，hs-CRP 251.36mg/L。经腹肠道超声：回肠末段、升结肠、横结肠肠壁增厚伴多发溃疡形成，升结肠为著；升结肠周条索状回声，肠瘘不除外。胸部CT：未见明显异常。腹部平扫+增强CT：回肠末段、盲肠、升结肠及部分横结肠肠壁增厚伴渗出，病变肠壁周边、肝门区及腹膜后多发肿大淋巴结，部分钙化，肠结核可能；降结肠、乙状结肠及直肠扩张积液伴气液平（图）。患者精神、睡眠可，食欲欠佳，体重下降10kg。

既往史、个人史、月经婚育史、家族史：无特殊。

体格检查：T 37.3℃，P 135次/分，RR 28次/分，BP 87/51mmHg，SpO_2 100%。急性面容。全身浅表淋巴结未及肿大。双肺呼吸音清。心律齐，各瓣膜区未闻及杂音。腹平坦，右下腹有压痛，可疑反跳痛，无肌紧张。肝脾肋下未及。移动性浊音阴性。肠鸣音3次/分。双下肢无水肿。

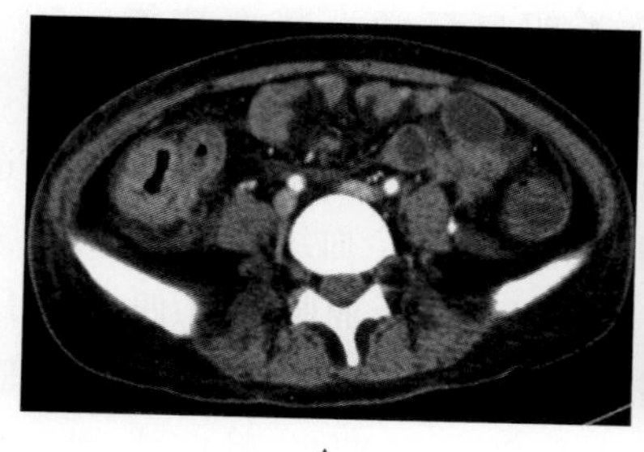

A

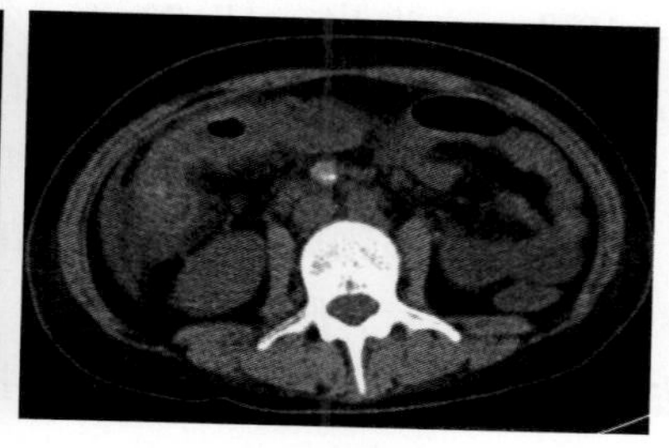

B

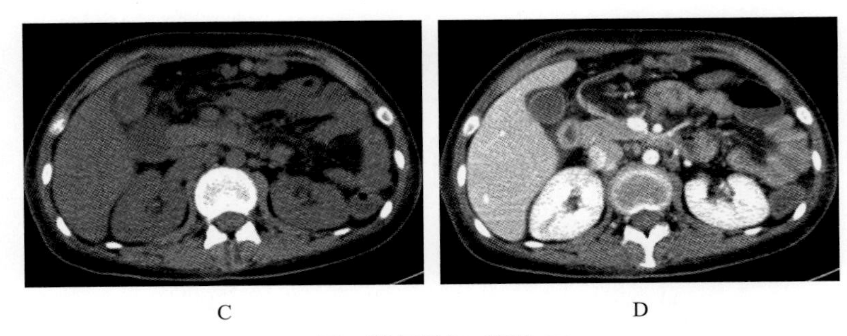

C　　D

图　腹部平扫+增强 CT

A. 末段回肠及升结肠肠壁增厚，分层强化，肠管周围渗出；B 和 C. 平扫腹腔多发稍高密度淋巴结，部分钙化；D. 增强后淋巴结环形强化

入院诊断：腹泻、便血原因待查
全血细胞减少

全血细胞减少是原发疾病导致还是其他原因

全血细胞减少的原因包括营养不良、严重感染、自身免疫病、血液系统疾病、药物诱导、放疗、脾功能亢进等。针对本病例，患者青年女性，加用美沙拉秦及硫唑嘌呤后 1 个月出现严重全血细胞减少，首先考虑药物继发骨髓抑制可能。患者发热、腹泻 7 个月，需考虑感染或营养不良继发全血细胞减少可能；营养缺乏继发血象改变多为慢性过程，与其急性病程不符；严重感染常导致类白血病反应或急性骨髓造血停滞，经积极抗感染治疗，去除原发病病因后血象多可恢复，本病例发生全血细胞减少病程较短，之前并无显著感染证据，有待于进一步完善病原体检查。血液系统疾病方面，无溶血、脾大、外周血原始细胞增多等表现，入院后可完善骨髓穿刺+活检协助明确诊断。患者无放疗病史；病程中无系统性红斑狼疮、类风湿关节炎、干燥综合征等自身免疫病相关临床表现及实验室证据；脾不大，无血管外溶血表现，暂不考虑这些疾病所致全血细胞减少。

入急诊完善检查，血气分析：pH 7.458，PCO_2 30.8mmHg，PO_2 86mmHg，LA 0.7mmol/L，HCO_3^- 21.5mmol/L。血常规：WBC 0.6×10^9/L，NEUT% 5.3%，LY% 84.2%，Hb 71g/L，PLT 14×10^9/L。血生化：Alb 23g/L，余无明显异常。凝血功能：PT 13.5s，APTT 33.7s，Fbg 2.69g/L，D-Dimer 1.18mg/L。CMV DNA、EBV DNA（-）。免疫球蛋白和补体：正常。骨髓涂片示骨髓抑制；骨髓活检示造血组织显著减少，脂肪组织增多；造血组织中粒红比例降低，未见明确巨核细胞。考虑“肠结核不除外；全血细胞减少症”，立即停用硫唑嘌呤，予肠外营养支持治疗；肠道感染方面，先后经验性予亚胺培南/西司他丁（泰能）、万古霉素、丁胺卡那、左氧氟沙星（拜复乐）抗感染治疗，效果欠佳；全血细胞减少方面，给予输注红细胞、血小板，并予升白细胞治疗。定期监测血常规，WBC 波动于

（0.19～0.61）×10^9/L，PLT 波动于（1～6）×10^9/L。多学科会诊考虑粒细胞缺乏合并腹腔感染，经积极治疗血象恢复不明显；患者严重粒细胞缺乏、血小板极低，继续积极支持治疗。入院第 12 天出现感染性休克，最终抢救无效死亡。

硫唑嘌呤导致严重骨髓抑制原因、危害和预防原则

硫唑嘌呤（AZA）是 6-巯基嘌呤（6-MP）的咪唑衍生物，在体内分解为 6-MP 通过多种途径抑制核酸生物合成，并向 DNA 内掺入硫代嘌呤类似物破坏 DNA，阻止参与免疫反应的淋巴细胞增生，该药常用于炎症性肠病、系统性红斑狼疮、系统性血管炎等自身免疫病的治疗。国内研究显示，AZA 治疗炎症性肠病的不良反应包括胃肠道反应、肝功能异常、血液系统损害、继发感染等，总不良反应发生率为 43.5%。不良反应可发生在 AZA 治疗的任何时间，主要发生在用药早期。不良反应所致停药率为 8.9%～18%，大部分发生在 AZA 初始治疗数月内。提示大部分炎症性肠病患者可以耐受 AZA 治疗，但是在用药早期需要密切监测药物不良反应。AZA 的主要不良反应是骨髓抑制，其发生率 4%～38%，严重骨髓致死发生率 0.17%～1.7%，发生时间为用药后 12 天～27 年，大部分用药后第 1 个月发生。该患者出现全血细胞减少是应用 AZA 后 1 个月发生。

AZA 所致的骨髓抑制通常是可逆的，及时停药或减量，或辅助升白细胞治疗，大部分患者造血功能可以恢复正常，少数患者骨髓抑制难以恢复，可能与个体内 AZA 代谢酶遗传多态性有关。Yang 等研究发现 NUDT15（p.Arg139Cys，R139C）位点突变引起 AZA 治疗早期严重骨髓抑制，其突变频率在亚洲人群中约为 13%，远高于 TPMT（2.5%）。该患者病程中曾使用美沙拉秦联合 AZA 治疗，目前已发现 AZA 与 5-氨基水杨酸（5-ASA）合用会增加 AZA 的不良反应。Gisbert 等在亚洲人群中前瞻性研究显示，AZA 及 5-ASA 联合治疗组骨髓毒性发生率为 47%，AZA 单药治疗组骨髓毒性发生率仅 16%，5-ASA 与 AZA 合用可以提高 AZA 代谢底物浓度，增加不良反应的风险。

因此，临床使用 AZA 时应告知患者密切监测血常规变化，在开始服药的最初 1 个月每周复查 1 次血常规，第 2～3 月内每 2 周复查 1 次血常规，之后每月复查血常规，半年后血常规检查间隔可视情况适当延长，但不能停止。若出现白细胞减少或白细胞<3×10^9/L，应高度警惕骨髓抑制风险，尽早发现，及时处理。

如何避免类似于本例患者事件发生，除了加强医生对患者的教育，还要加强患者对疾病的自我管理意识。研究显示与对照组相比，进行有效自我管理炎症性肠病患者服药依从性提高 14%，临床症状发生率降低 20%，明显缩短再住院率、住院时间及医疗花费，提高生活质量。对于患有慢性病和接受毒副作用较强药物治疗的患者，需要进行长期疾病自我管理，提高患者对疾病的认识水平、加强用药依从性、强调疾病规律监测随诊是十分必要的。

最后诊断：药物性骨髓抑制

全血细胞减少
腹腔感染
感染性休克
炎症性肠病不除外

【诊疗启迪】

该患者死亡给予临床医生一些警戒：①应用AZA患者应该学会自我管理，该患者在AZA应用期间，未能遵医嘱规律监测血常规变化，出现严重骨髓抑制且继发感染，多种保守支持治疗效果欠佳，最终卒于感染性休克。②从该患者的诊疗过程中我们也学习到，在治疗过程中若患者病情出现反复，不仅要考虑原发病活动，也要考虑感染和药物的副作用等其他情况。

【专家点评】

我国临床医生和患者对于免疫抑制剂的应用经历了不敢应用到接受的过程，在这个过程中，临床医生和患者一定要充分认识和重视AZA所致的骨髓抑制等相关不良反应，有条件的单位用药前可检测基因多态性，无论是否检测基因多态性用药期间都应该认真监测血常规。该病例提醒我们，所有患者在用药期间必须密切监测药物不良反应，若出现不良反应可及时减药或停药，避免和杜绝出现严重不良事件。而对于药物适应证的选择也尚需严格。

（徐天铭 撰写 杨 红 审校）

参考文献

[1]López-Martín C, Chaparro M, Espinosa L, et al. Adverse events of thiopurine immunomodulators in patients with inflammatory bowel disease[J]. Gastroenterol Hepatol, 2011, 34(6): 385-392.

[2]丁辉，钱家鸣，单科曙．硫唑嘌呤治疗炎症性肠病的不良反应分析[J]．临床消化病杂志，2011，23(1)：40-42.

[3]Yago González-Lama, Javier P Gisbert. Monitoring thiopurine metabolites in inflammatory bowel disease[J]. Frontline Gastroenterol, 2016, 7(4): 301-307.

[4]Yang JJ, Landier W, Yang W, et al. Inherited NUDT15 variant is a genetic determinant of mercaptopurine intolerance in children with acute lymphoblastic leukemia[J]. J Clin Oncol, 2015, 33(11): 1235-1242.

[5]Gisbert JP, Gomollón F, Cara C, et al. Thiopurine methyltransferase activity in Spain: a study of 14,545 patients[J]. Dig Dis Sci, 2007, 52(5): 1262-1269.

[6]中华医学会消化病学分会炎症性肠病学组.炎症性肠病诊断与治疗的共识意见(2012·广州)[J].中华内科杂志,2012,51(10):818-831.

[7]Hadda V,Pandey BD,Gupta R,et al.Azathioprine induced pancytopenia:a serious complication[J].J Postgrad Med,2009,55(2):139-140.

病例119　腹痛、消化道多发溃疡、右眼失明——是否药物惹的祸

患者，男性，59岁，因“反复腹痛7个月，加重3个月”入院。

患者于2011年11月无诱因出现右上腹持续性钝痛，NRS 2分，与体位、进食无关。2012年2月于外院诊断为“胆石症”行胆囊切除术。术后1个月腹痛变为右中下腹剧烈钝痛，NRS 10分，伴排稀水样便，2～3次/日。2012年4月于外院行消化内镜检查示贲门溃疡、肠吻合口溃疡，病理均为急性及慢性炎，考虑“克罗恩病可能性大”，予美沙拉秦、埃索美拉唑等治疗，腹痛无改善。近10余天开始出现午后低热，Tmax 37.8℃，无盗汗。近3个月体重下降16kg。1年来反复出现痛性口腔溃疡，无外阴溃疡、皮疹、葡萄膜炎。为求诊治于2012年6月5日入我院。

既往史：23岁时出现右下腹痛、腹泻，外院肠镜示“回盲部病变”，行回盲部切除术，病理诊断为“非特异炎症”（具体不详），予中药治疗5年，期间曾反复出现口腔溃疡，胃镜示“食管多发溃疡”，经中药治疗后痊愈。39岁时患肺结核，已治愈。56岁时因“蛋白尿”经肾穿刺病理诊断为“膜性肾病”，予激素及环磷酰胺治疗1年，激素停用后予他克莫司2mg bid口服，根据血药浓度调整剂量，入院时服1.5mg bid，近1年未测血药浓度。

体格检查：T 37℃，BP 146/76mmHg，消瘦。粗测视力正常，颊黏膜多发不规则溃疡。双肺呼吸音清，心律齐，各瓣膜区未闻及病理性杂音。腹软，右下腹深压痛，无肌紧张、反跳痛，肝脾肋下未及，未扪及腹部包块，直肠指检未见异常。

入院诊断：腹痛原因待查

克罗恩病不除外

膜性肾病

入院后完善相关检查，血常规：WBC 11.39×10^9/L，Hb 102g/L，PLT 450×10^9/L；尿常规：蛋白0.3g/L，24小时尿蛋白定量0.55g。粪便OB多次（+），粪便病原学检查阴性。血白蛋白、肌酐、尿酸及谷丙转氨酶正常。ESR 98mm/h，hs-CRP 15.05mg/L。Fbg 5.58g/L，D-Dimer 1.06mg/L FEU；全血他克莫司谷浓度9.9ng/ml。T-SPOT.TB 976SFC/10^6MC。CMV抗原及DNA阴性。ANA、抗ds-DNA抗体、ANCA、抗心磷脂抗体和狼疮抗凝物阴性。针刺试验（-）。补体、免疫球蛋白3项正常。腹部血管超声：肠系膜上、下动静脉未见明显异常。胸腹

盆CT平扫：示肺部陈旧结核灶；部分小肠积气、扩张伴液平。胃镜：食管下段、贲门后壁溃疡（图1），结肠镜：吻合口环腔溃疡，底覆黄白苔，周边黏膜充血水肿（图2），病理均为急性及慢性炎。入院后继续美沙拉秦、埃索美拉唑等治疗。入院次日无诱因出现右膝关节肿痛，急查右膝关节平片示右侧髌骨退行性变。第4天静脉麻醉下内镜检查完数小时后突发右眼失明，急诊眼底镜检查、头颅MRI均未见异常。眼科急会诊：考虑眼底小动脉栓塞可能性大。

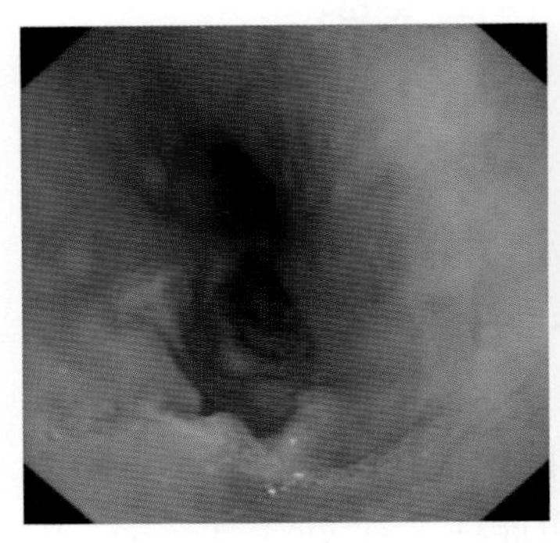

A

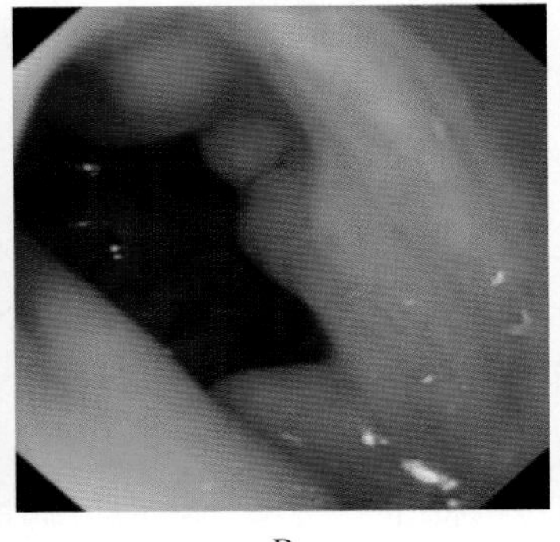

B

图1 患者入院时胃镜检查

A.食管下段纵行深溃疡，周边黏膜粗糙不平；B.贲门处圆形溃疡，周边黏膜轻度充血

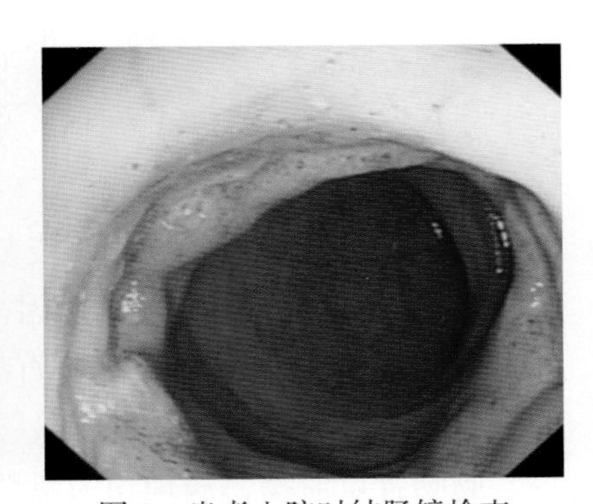

图2 患者入院时结肠镜检查

腹痛、消化道多发溃疡、口腔溃疡、关节肿痛、右眼失明——全面辨证

病例特点：中老年男性，慢性病程，有多系统受累表现。症状与体征不一致的剧烈右侧腹痛，腹泻，消化道多发溃疡；反复痛性口腔溃疡；右膝关节肿痛；突发右眼失明，可疑眼底小动脉栓塞；低热，伴明显的消耗症状；炎症指标升高，而多种自身抗体检测均为阴性。需考虑以下疾病。

1. 自身免疫病　患者多系统受累，近期突发可疑的眼底小动脉栓塞导致右眼失明，自身免疫病尤其是抗磷脂综合征（APS）和系统性血管炎需首先考虑。

APS是一组以反复动静脉血栓形成、流产伴抗心磷脂抗体或狼疮抗凝物持续阳性的综合征。该患者于我院查抗心磷脂抗体及狼疮抗凝物均阴性，故不考虑APS。

系统性血管炎包括原发性血管炎和继发性管炎。该患者有眼底小动脉的栓塞，故首先考虑能够累及小动脉的血管炎。原发性血管炎应考虑ANCA相关血管炎和贝赫切特（又称白塞，Behcet）病，该患者缺乏ANCA相关血管炎的临床表现，如耳鼻喉症状、肺部表现及肾脏表现，且ANCA相关抗体均阴性，故ANCA相关血管炎的证据不充分；对白塞病而言，患者虽有反复的口腔溃疡，但无外阴溃疡、皮肤病变及葡萄膜炎等表现，针刺试验阴性，不符合系统性白塞病的分类标准，但尚不能完全除外，因为有些胃肠白塞病并不满足系统性白塞病的分类标准。继发性血管炎通常合并一些继发因素如结核感染、肿瘤或某些药物如丙硫氧嘧啶的应用，但患者目前活动性感染、肿瘤证据不充分，近1年唯一长期口服的药物为他克莫司，而他克莫司导致血管炎在临床上并不常见。

SLE病理上也是一种血管炎的表现。患者中老年男性，非SLE的好发人群，临床上无SLE常见的临床表现，如面部蝶形红斑、脱发等，虽有肾病表现，但既往肾穿刺病理未提示SLE，抗核抗体阴性，不支持SLE，暂不考虑。

2. 克罗恩病（CD）　患者既往外院手术病理示“克罗恩病”，但无法追溯核实病理。不过根据患者目前的内镜结果，未见CD典型的节段性病变、铺路石征等表现，证据不充分，且CD难以解释患者突发的视力下降，难以用CD解释病情全貌。

3. 肿瘤性疾病　患者有低热、明显消耗症状，且肿瘤本身的高凝状态可以出现血栓导致突发的血管栓塞，需要考虑肿瘤的可能。但肿瘤性疾病的血管栓塞以累及静脉系统多见，且难以解释患者反复痛性的口腔溃疡。患者胃肠镜病理亦均未见恶性疾病证据。

4. 感染性疾病　①结核病：患者既往有肺结核病史，近年来一直处于免疫抑制状态，入院后查血T-SPOT.TB阳性，需考虑结核感染的可能。但结核感染难以解释患者突发的右眼失明，且结核累及上消化道较少见，患者胸部CT亦提示为陈旧性结核病灶，感染内科会诊无活动结核感染的证据。②感染性心内膜炎：可以出现心脏瓣膜或心内膜血栓，继而血栓脱落导致动脉系统的栓塞，也可以出现多系统受累，但感染性心内膜炎多发生在有心脏基础病如风湿性心脏病、人工心脏瓣膜置换的患者。该患者无心脏基础病史，且查体未闻及心脏各瓣膜区病理性杂音，目前证据不足，必要时可完善心脏超声评估。

综合以上分析，肿瘤性及感染性疾病基本可以除外，CD证据不充分。下一步诊断方向需重点考虑血管炎。

药物相关性血管炎

根据前面的分析，能够引起小动脉受累的血管炎包括白塞病和继发性血管炎，但现有证据并不能诊断系统性白塞病。考虑到目前感染、肿瘤基本可以除外，故继发性血管炎主要考虑药物相关性血管炎。患者长期口服药物为他克莫司。该药是否可以导致血管炎呢？

他克莫司属于钙调神经磷酸酶抑制剂，多用于移植后抗排斥反应、自身免疫病的治疗，风湿免疫科应用该药物较多。他克莫司和环孢素属于同一类药物，临床上应用环孢素的患者可以出现可逆性后循环脑病，其机制可能与血管内血栓形成有关。这给我们的启示是他克莫司是否也会通过类似的机制导致小动脉及其他血管的血栓呢？我们查阅资料发现，他克莫司可出现可逆性后循环脑病、血栓性微血管病等不良反应，推测其机制是该药可收缩血管导致血管内皮损伤、血管舒缩功能失调，进而造成机体微循环紊乱和血栓形成。故他克莫司可以导致血管炎，进而可以解释患者的口腔溃疡、消化道多发溃疡及眼底小动脉的栓塞。患者目前最紧急需要处理是右眼失明问题，若为他克莫司所致眼部病变，则下一步需要减停该药物，但该患者肾脏疾病又需要该药物的维持治疗，此时肾内科的意见尤为重要。

肾内科会诊意见：他克莫司用药 1 年以上，且肾脏病情稳定时目标浓度为 3 ~ 7ng/ml。该患者肾脏病变稳定，他克莫司血药浓度偏高，可将药物减少 0.5mg。

根据肾内科建议，将他克莫司减量；眼科建议行眼底荧光血管造影法检查及激素治疗，患者因顾虑药物副作用拒绝。遂予葛根素注射液、甲钴胺及盐酸卡替洛尔滴眼液治疗。他克莫司减量 3 天后腹痛减轻，NRS 5 分，右眼视力逐渐恢复。1 周后查血药浓度为 5.3ng/ml，右眼视力 0.01，复查眼底示黄斑周围水肿，考虑视网膜血管炎、右黄斑小血管闭塞可能性大。2 周后间断右下腹痛，NRS 3 分，右眼可看清近距离物体，腹泻、低热、关节痛缓解，口腔溃疡好转，hs-CRP 降至正常。院外规律服美沙拉秦、他克莫司，多次查血药浓度在 3 ~ 5ng/ml，腹痛逐渐缓解，口腔溃疡消失。半年后查消化内镜示食管下段、贲门溃疡、吻合口溃疡完全愈合。

最后诊断：系统性血管炎

他克莫司药物相关性血管炎

食管溃疡

吻合口溃疡

右眼失明

膜性肾病

【诊疗启迪】

本病例是药物引起继发性血管炎的病例，诊疗中引导我们向血管炎方向思考的理由：①与体征不相符合的剧烈腹痛。②无明显诱因出现右眼失明。③多系统受累表现。引导我们向继发性血管炎方向思考的理由：患者因膜性肾病一直应用激素和免疫抑制剂，在应用免疫抑制药物的同时出现原发性血管炎，可能性较小。引导我们考虑他克莫司的原因：①他克莫司本身可以引起微血栓的药理机制。②他克莫司血药浓度超过标准。③减量他克莫司后 3 天腹痛明显好转。

【专家点评】

这是一例服用他克莫司后出现肠道溃疡、关节肿痛、视力丧失的病例。最初难以判断是由于：首先，他克莫司所致的消化道溃疡在消化内科并不常见；其次，在药物不良反应所致的症状表象的背后，隐藏着基础病变，还有潜伏性结核感染参与其中，而免疫抑制剂的应用使得该基础病变表现不典型、难以诊断。最终通过查阅文献、多学科会诊，该患者得到良好的诊治。在该病例的诊治过程中，厘清药物与疾病的关系，准确区分患者目前症状是原发病还是药物不良反应所致十分重要。该病例既体现了全面辨证的思维方式，又体现了“发展变化、质疑求真”的临床特色。

（张慧敏　撰写　杨　红　审校）

参考文献

[1]Matsumura K, Nakase H, Chiba T. Efficacy of oral tacrolimus on intestinal Behcet's disease[J]. Inflamm Bowel Dis, 2010, 16(2): 188-189.

[2]Bartynski WS. Posterior reversible encephalopathy syndrome, part 2: controversies surrounding pathophysiology of vasogenic edema[J]. AJNR Am J Neuroradiol, 2008, 29(6): 1043-1049.

[3]Radic M, Martinovic KD, Radic J. Drug-induced vasculitis: a clinical and pathological review[J]. Neth J Med, 2012, 70(1): 12-17.

[4]Cheon JH, Kim ES, Shin SJ, et al. Development and validation of novel diagnostic criteria for intestinal Behcet's disease in Korean patients with ileocolonic ulcers[J]. Am J Gastroenterol, 2009, 104: 2492-2499.

[5]Lee SK, Kim BK, Kim TI, et al. Differential diagnosis of intestinal Behcet's disease and Crohn's disease by colonoscopic findings[J]. Endoscopy, 2009, 41(1): 9-16.

病例120　CD合并黄疸的原因——是药物还是疾病导致的黄疸

患者，男性，27岁，因“腹痛2年，加重3个月”入院。

患者于2010年2月无明显诱因出现腹痛，脐上为主，NRS 5～6分，进食后明显，无放射痛，伴反酸、烧心、恶心、呕吐，无呕血、黑便。当地医院查血常规：WBC 9.5×10^9/L，Hb 140g/L，PLT 315×10^9/L；血生化：ALT 11U/L，TBil 11.28μmol/L，DBil 4.33μmol/L，ALP 55U/L，GGT 12U/L，Cr 60μmol/L。结肠镜检查提示“回盲部溃疡”，行“右半结肠切除术”，手术病理诊断克罗恩病（CD），术后腹痛缓解，未予药物治疗。手术后1个月出现右下腹胀痛，以进食后为主，伴里急后重，排气少，呃逆较多，成形软便1次/日。2012年1月腹痛较前加重，伴恶心、呕吐，呕吐为胃内容物，共4～5次，总量约500ml，排气减少。于我院就诊，查Hb 111g/L，hs-CRP 60.25mg/L，ESR 18mm/h，粪便OB（+），T-SPOT.TB 0SFC/10^{6}MC，CMV DNA、CMV-pp65阴性，难辨梭菌培养阴性，针刺试验（-），PPD试验（-）。小肠CT成像：末段回肠及回盲部增厚伴异常强化。结肠镜：进镜至右半结肠吻合处，

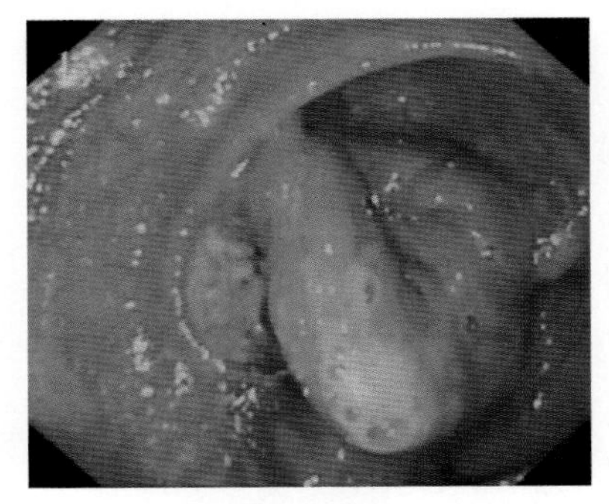
图 结肠镜检查

吻合口处结构不清，可见黏膜隆起，吻合口周围有溃疡，约 1cm×2cm，覆白苔，周边黏膜充血肿胀（图）。病理：（吻合口周围）炎性渗出物、坏死物、肉芽组织及结肠黏膜慢性炎。外院手术病理我院会诊：（回盲部）结肠组织全层显重度慢性炎，可见大量淋巴细胞浸润聚集，黏膜浅表溃疡形成，未见典型裂隙样溃疡，淋巴结显慢性炎。起病以来体重下降 5kg。

个人史、既往史、家族史：无殊。

体格检查：腹软，右下腹轻压痛，无反跳痛，未触及包块，肠鸣音 3～5 次/分，直肠指检无异常。

入院诊断：克罗恩病可能性大
右半结肠切除术后

入院后继续美沙拉秦缓释颗粒 1g qid，并于 2012 年 4 月 24 日加用口服泼尼松 50mg qd［相当于 1mg/（kg·d）］，患者腹痛缓解。复查炎症指标：hs-CRP 5.71mg/L，ESR 2mm/h，患者出院继续服药。5 月 10 日左右发现皮肤巩膜黄染，尿便颜色无明显变化，无发热、皮疹，无畏寒、寒战，无恶心、呕吐，无头痛及腰背痛。当地医院查肝肾功能：ALT 8U/L，TBil 66.2μmol/L，DBil 21.9μmol/L，Cr 53μmol/L。再次收入我院。

黄疸的原因有哪些

黄疸的原因分为：溶血性黄疸、肝细胞性黄疸、胆汁淤积性黄疸和先天性非溶血性黄疸，前三者较常见。溶血性黄疸系因大量红细胞破坏，形成大量的非结合胆红素，超过肝细胞的摄取、结合及排泄能力，表现为血清总胆红素升高，以非结合胆红素升高为主，占 80% 以上。有骨髓增生活跃表现，如外周血出现网织红细胞增多、出现有核红细胞、骨髓红细胞系增生活跃。常见的溶血性疾病包括遗传性球形红细胞增多症、自身免疫性溶血、珠蛋白生成障碍性贫血等。肝细胞性黄疸由肝细胞的广泛病损引起，常有发热、乏力、肝区痛等急性肝病或肝掌、蜘蛛痣、脾大等慢性肝病表现。其胆红素升高以结合胆红素升高为主，有转氨酶、凝血酶原、白蛋白等肝功能试验异常。胆汁淤积性黄疸可分为肝内性和肝外性，影像学检查有助于肝外性胆汁淤积的诊断。该患者以非结合胆红素增高为主，口服药物治疗 CD，故考虑溶血性黄疸和肝细胞性黄疸不能除外。

完善检查，血常规：WBC 11.17×10^9/L，RBC 3.25×10^{12}/L，Hb 113g/L，MCV 108.0fl，MCHC 322g/L，PLT 191×10^9/L，RET 8.03%；尿常规：胆红素（-），尿胆原 3.2μmol/L；血生化：ALT 16U/L，TBil 88.2μmol/L，DBil 10.1μmol/L，ALP 47U/L，GGT 14U/L，LDH 356 U/L。

铁 4 项：SI 175.9μg/dl，TRF 1.94g/L，TIBC 288μg/dl，IS 61.2%，TS 64.3%，SF 178ng/ml。血清叶酸 3ng/ml，维生素 B_{12} 210pg/ml。Coombs 试验（–），IgA、IgG、IgM、C3、C3c 均（–）。红细胞渗透性脆性试验（含对照）：STH（n）0.48%，STH（p）0.48%，CTH（n）0.28%，CTH（p）0.28%。血涂片基本正常。骨髓涂片：增生明显活跃，M：E=1.09：1.1；粒系各阶段比例大致正常；红系中、晚幼红细胞比例增高；红细胞大小不等，大红细胞及嗜多色性红细胞易见；淋巴细胞及单核细胞比例形态正常；巨核细胞及血小板不少。肝胆胰脾超声：胆囊息肉，脾大，未见肝内外胆管扩张。

该患者黄疸与原发病有关还是与药物有关

患者经激素及美沙拉秦治疗后，临床症状有所好转，炎症指标降至正常，但出现肝功能异常、黄疸。患者胆红素升高以非结合胆红素升高为主，血红蛋白轻度下降，肝转氨酶（ALT、AST）及胆管酶（ALP、GGT）均正常，考虑为溶血性黄疸可能性大。对于患者溶血方面的实验室结果证明患者有红细胞破坏过多的直接和间接证据。其中红细胞破坏过多的直接证据有：总胆红素及非结合胆红素升高，LDH 升高；间接证据有：骨髓红系增生显著，网织红细胞比例增加。但临床问题在于：患者有红细胞破坏证据，但 Coombs 试验阴性能否诊断溶血性贫血？目前有文献报道 3%～6% 的温抗体型自身免疫性溶血性贫血（AIHA）直接 Coombs 试验假阴性。AIHA 患者的阴性 Coombs 检测结果可能是由于红细胞膜上的抗体水平低，常规 Coombs 试管法的低敏感性或者存在其他自身抗体如 IgA、IgM 等。

溶血性贫血考虑可能为疾病本身诱发的免疫性溶血，也可能为药物诱发。如果疾病本身诱发的 AIHA，原发病的治疗方案有待进一步加强；如果是其他原因如药物诱发的免疫性溶血性贫血，治疗方案需要停药等相应的改变。IBD 合并贫血中，出现溶血性贫血相对较少见，文献报道溃疡性结肠炎（UC）合并 AIHA 的患病率为 0.2%～1.7%，CD 有个案报道。患者原发病病情好转时发生黄疸，不支持 CD 本身诱发的溶血。因此，考虑原因可能与服用药物相关，可停用可能导致溶血的药物后观察病情变化进一步验证。激素为 AIHA 的治疗药物，且该患者溶血出现在激素减量后，因此考虑可能与服用美沙拉秦相关。

入院后停美沙拉秦，停药后于 2012 年 6 月 11 日复查血常规：WBC 13.31×10^9/L，RBC 3.89×10^{12}/L，Hb 139 g/L，PLT 277×10^9/L，RET% 3.45%。于 2012 年 6 月 13 日开始更换为纤维素膜控释载体美沙拉秦制剂，期间多次查血常规+网织红细胞、胆红素未见异常。患者于 2012 年 8 月 28 日再次出现皮肤巩膜黄染，当地查 TBil 59.9μmol/L，IBil 45.8μmol/L，血常规：RBC 3.79×10^{12}/L，Hb 124g/L。电话随访嘱患者停纤维素膜控释载体美沙拉秦制剂。9 月 20 日当地复查，RBC 4.16×10^{12}/L，Hb 143g/L，TBil 15.6μmol/L，IBil 9.5μmol/L。2012 年 11

月 27 日随访，一般情况良好，无腹痛、腹胀等临床症状，体质量增加 3kg。查血常规：WBC 9.35×10^9/L，RBC 5.05×10^{12}/L，Hb 165g/L，PLT 243×10^9/L；血生化：TBil 28.6μmol/L，DBil 8.3μmol/L，ALT 13U/L，ALP 56U/L，GGT 16U/L，Cr 69μmol/L，ESR 2mm/h，hs-CRP 0.45mg/L。患者胆红素降至正常后，加用硫唑嘌呤维持治疗。

最后诊断：克罗恩病（A2L3B2，缓解期）
右半结肠切除术后
药物诱发的免疫性溶血性贫血

【诊疗启迪】

本例患者诊断 CD 明确，在口服激素和美沙拉秦治疗过程中出现溶血性黄疸，主要难点在于如何分析和证实治疗过程中出现黄疸的病因，进而决定合理治疗方案，原因可有以下方面：①药物副作用导致黄疸。②CD 合并自身免疫性溶血性贫血。③CD 合并肝胆肠外表现。结合临床表现、实验室检查、辅助检查和诊疗过程分析，该患确定为美沙拉秦引起免疫性溶血性黄疸，而美沙拉秦治疗 CD 引起的免疫性溶血非常少见，尚需谨慎对待。患者血红蛋白和胆红素水平随美沙拉秦的用药和停药而波动，进一步证实溶血性黄疸为药物所致，而非 CD 活动相关的溶血。

【专家点评】

IBD 是一类诊断难和治疗难的疾病，疾病的难度不仅仅表现在最初诊治时，更重要的是表现在治疗过程中，会出现一些因为疾病本身和治疗药物相关的并发症、副作用等。需要我们谨慎分析、认真应对。该患者在服药期间出现的溶血性黄疸需警惕药物诱发的自身免疫性溶血，之后北京协和医院相继有几例患者在服用美沙拉秦治疗的过程中发生相似临床表现，停药后好转，再次验证了本例患者诊断的准确性。当然临床上遇到问题的答案依赖于我们对病情的观察和综合分析判断，此患者的诊治过程体现了内科临床思辨和归因的方法，对鉴别诊断和分析病因有一定参考意义。

（孟祥辰　撰写　蒋青伟　审校）

参考文献

[1]Sachs UJ, Röder L, Santoso S, et al. Does a negative direct antiglobulin test exclude warm autoimmune haemolytic anaemia? A prospective study of 504 cases[J]. Br J Haematol, 2006, 132(5): 655-656.

[2]Park BS, Park S, Jin K, et al. Coombs negative autoimmune hemolytic anemia in Crohn's disease[J]. Am J Case Rep, 2014, 15:550-553.

[3]Plikat K, Rogler G, Schölmerich J. Coombs-positive autoimmune hemolytic anemia in Crohn's disease[J]. Eur J Gastroenterol Hepatol, 2005, 17(6):661-666.

[4]Giannadaki E, Potamianos S, Roussomoustakaki M, et al. Autoimmune hemolytic anemia and positive Coombs test associated with ulcerative colitis[J]. Am J Gastroenterol, 1997, 92(10):1872-1874.

附　录

北京协和医院常用实验室检查正常参考值

分　类	项目名称	英文略语	正常参考值
血常规	红细胞计数	RBC	（4.0～5.5）$\times10^{12}$/L（男），（3.5～5.0）$\times10^{12}$/L（女）
	血红蛋白	Hb	120～165g/L（男），110～150g/L（女）
	血细胞比容	HCT	35.0%～50.0%
	平均红细胞体积	MCV	82.0～97.0fl
	平均红细胞血红蛋白	MCH	27.0～32.0pg
	平均红细胞血红蛋白浓度	MCHC	320～360g/L
	白细胞计数	WBC	（3.50～9.50）$\times10^{9}$/L
	中性粒细胞百分比	NEUT%	50.0%～75.0%
	中性粒细胞绝对值	NEUT#	（2.00～7.50）$\times10^{9}$/L
	嗜酸性粒细胞百分比	EOS%	0.5%～5.0%
	嗜酸性粒细胞绝对值	EOS#	（0.02～0.50）$\times10^{9}$/L
	嗜碱性粒细胞百分比	BASO%	0.0～1.0%
	嗜碱性粒细胞绝对值	BASO#	（0.00～0.10）$\times10^{9}$/L
	淋巴细胞百分比	LY%	20%～40%
	淋巴细胞绝对值	LY#	（0.8～4.0）$\times10^{9}$/L
	单核细胞百分比	MONO%	3.0%～8.0%
	单核细胞绝对值	MONO#	（0.12～0.80）$\times10^{9}$/L
	血小板计数	PLT	（100～350）$\times10^{9}$/L
	网织红细胞百分数	RET	0.8%～2.0%
	红细胞沉降率	ESR	0～15mm/h（男），0～20mm/h（女）
尿常规	酸碱度	pH	5.0～8.0
	比重	SG	1.005～1.030
	蛋白（白蛋白）	PRO	NEG
	葡萄糖	GLU	NEG
	酮体	KET	NEG
	红细胞（隐血）	BLD	<25cells/μl
	胆红素	BIL	NEG
	尿胆原	UBG	3～16μmol/L

续　表

分　类	项目名称	英文略语	正常参考值
	亚硝酸盐	NIT	NEG
	白细胞（中性粒细胞酯酶）	WBC	<15cells/μl
尿沉渣	白细胞	WBC	0～12.7/μl
	红细胞	RBC	0～15.9/μl
	透明管型		0～1.3/μl
尿乳糜试验	乳糜试验	chylous	阴性
	24小时尿蛋白定量		0.00～0.20g/24h
	24小时尿糖定量		<0.15g/24h
粪便常规			
粪便隐血	隐血	OB	阴性
粪便苏丹Ⅲ染色	苏丹Ⅲ染色	sutan Ⅲ	阴性
粪便难辨梭菌毒素A/B	难辨梭菌毒素A/B	CDAB	阴性
D-木糖吸收试验	D-木糖吸收试验		>1.2g/5h
肝功能全套	丙氨酸氨基转移酶	ALT	7～40U/L
	天门冬氨酸氨基转移酶	AST	13～35U/L
	总蛋白	TP	60～85g/L
	白蛋白	Alb	35～52g/L
	总胆红素	TBil	5.1～22.2μmol/L
	直接胆红素	DBil	0.0～6.8μmol/L
	碱性磷酸酶	ALP	35.0～100.0U/L
	γ-谷氨酰转移酶	GGT	7.0～45.0U/L
	乳酸脱氢酶	LDH	0～250U/L
	总胆汁酸	TBA	<10.0μmol/L
肾功能全套	钾	K^+	3.5～5.5mmol/L
	钠	Na^+	135～145mmol/L
	氯	Cl^-	96～111mmol/L
	二氧化碳	CO_2	20.0～34.0mmol/L
	肌酐（酶法）	Cr	45～84μmol/L（女）59～104μmol/L（男）
	尿素	Urea	2.78～7.14mmol/L
	血糖	Glu	3.9～6.1mmol/L（空腹），<7.8mmol/L（餐后2小时）
	钙	Ca	2.13～2.70mmol/L
	无机磷	P	0.81～1.45mmol/L
	尿酸	UA	150～357μmol/L
血脂全套	总胆固醇	TC	2.85～5.70mmol/L
	甘油三酯	TG	0.45～1.70mmol/L
	高密度脂蛋白胆固醇	HDL-C	0.93～1.81mmol/L
	低密度脂蛋白胆固醇	LDL-C	正常人群应<3.37mmol/L 高危人群应<2.59 极高危人群应<2.07

续　表

分　类	项目名称	英文略语	正常参考值
	载脂蛋白AⅠ	apoAⅠ	1.05～2.05g/L
	载脂蛋白B	apoB	0.55～1.30g/L
	脂蛋白（a）	Lp（a）	0～300mg/L
心肌酶谱	肌酸激酶	CK	24～195U/L
	肌酸激酶同工酶MB	CK-MB	0～3.6μg/L
	肌钙蛋白Ⅰ	cTnⅠ	0～0.056μg/L
胰腺功能	淀粉酶	Amy	25～115U/L
	脂肪酶	LIP	73～393U/L
蛋白电泳	白蛋白	Alb%	53.5%～70.4%
	α_1-球蛋白	α_1%	2.2%～4.8%
	α_2-球蛋白	α_2%	5.4%～11.1%
	β_1-球蛋白	β_1%	4.1%～7.3%
	β_2-球蛋白	β_2%	1.8%～6.2%
	γ球蛋白	γ%	9.1%～24.0%
	白蛋白/球蛋白	A/G	1.0～2.5
凝血功能检查	凝血酶原时间	PT	10.4～12.6秒
	凝血酶原时间活动度	PT%	74.0%～120.0%
	国际标准化比值	INR	0.86～1.14
	活化部分凝血活酶时间	APTT	23.3～32.5秒
	活化部分凝血活酶时间比值	APTT-R	0.85～1.20
	凝血酶时间	TT	14.0～21.0秒
	纤维蛋白（原）降解产物	FDP	0～5.0μg/ml
	纤维蛋白原	Fbg	1.80～3.50g/L
	D-二聚体	D-Dimer	0～5.0mg/L
肿瘤标志物	甲胎蛋白	AFP	0～20ng/ml
	癌胚抗原	CEA	0～5ng/ml
	癌抗原19-9	CA19-9	0～34.0U/ml
	癌抗原242	CA242	<20U/ml
	癌抗原153	CA15-3	0～25.0U/ml
	癌抗原125	CA125	0～35.0U/ml
	癌抗原72-4	CA72-4	0～9.8U/ml
	总前列腺特异性抗原	PSA-T	0～4ng/ml
	神经元特异性烯醇化酶	NSE	0～16.3ng/ml
免疫检查	免疫球蛋白G	IgG	7.0～17.0g/L
	免疫球蛋白G1	IgG1	4900～11400mg/L
	免疫球蛋白G2	IgG2	1500～6400mg/L
	免疫球蛋白G3	IgG3	200～1100mg/L
	免疫球蛋白G4	IgG4	80～1400mg/L
	免疫球蛋白A	IgA	0.7～4.0g/L
	免疫球蛋白M	IgM	0.4～2.3g/L

续　表

分　类	项目名称	英文略语	正常参考值
	免疫球蛋白D	IgD	<200U/ml
	免疫球蛋白E	IgE	<100U/ml
	免疫固定电泳	IFE	电泳图谱未见异常
血Ig轻链	κ-轻链	KAP	598～1329mg/dl
	λ-轻链	LAM	298～665mg/dl
尿Ig轻链	κ-轻链	KAP	0～5.1mg/dl
	λ-轻链	LAM	0～5.0mg/dl
补体	补体3	C3	0.730～1.460g/L
	补体4	C4	0.100～0.400g/L
超敏C反应蛋白	超敏C反应蛋白	CRP/hs-CRP	心血管低风险：<3.00mg/L提示急性炎症：>8.00mg/L
感染相关	外斐反应	WF	<1：80
	肥达试验	WR	H<1：160，A<1：80，O<1：160，B<1：80
	布氏杆菌凝集试验		(－)
	抗链球菌溶血素O试验	ASO	0～200U/ml
	1,3-β-D-葡聚糖试验	G试验	≤100.5pg/ml
	半乳甘露聚糖	GM试验	(－)
	梅毒反应素试验	RPR	(－)
	梅毒特异性试验	TPHA	(－)
	乙型肝炎病毒表面抗原	HBsAg	(－) 或<0.05U/ml
	乙型肝炎病毒表面抗体	HBsAb	(－) 或<10.00mU/ml
	乙型肝炎病毒e抗原	HBeAg	(－) 或<1.00
	乙型肝炎病毒e抗体	HBeAb	(－) 或>1.00
	乙型肝炎病毒核心抗体	HBcAb	(－) 或<1.00
	乙型肝炎病毒DNA	HBV DNA	$<10^3$copies/ml
	丙型肝炎病毒RNA	HCV RNA	$<10^3$copies/ml
	抗巨细胞病毒IgM抗体	抗CMV抗体	(－) 或≤0.90
	CMV-pp65抗原	CMV-pp65	(－)
	抗人类免疫缺陷病毒抗体	抗HIV抗体	(－) 或<1.00S/CO
	抗EB病毒抗体	抗EBV抗体	(－) 或≤0.80S/CO
	降钙素原	PCT	0.05μg/L
T、B淋巴细胞亚群分析	B细胞计数	B#	180～324cells/μl
	B细胞百分比	B%	8.5%～14.5%
	NK细胞计数	NK#	175～567/μl
	NK细胞百分比	NK%	9.5%～23.5%
	T细胞计数	T#	1185～1901/μl
	T细胞百分比	T%	62.6%～76.8%
	$CD4^+$T细胞计数	T4	561～1137/μl
	$CD4^+$T细胞百分比	T4%	30.0%～46.0%

续　表

分　类	项目名称	英文略语	正常参考值
	$CD8^{+}$T细胞计数	T8	404～754/μl
	$CD8^{+}$T细胞百分比	T8%	19.2%～33.6%
	CD4/CD8	T4/T8	0.95～2.13
自身抗体	p型抗中性粒细胞胞质抗体-IgG	p-ANCA-IgG	(－) 或<1：10
	c型抗中性粒细胞胞质抗体-IgG	c-ANCA-IgG	(－) 或<1：10
	抗酿酒酵母菌抗体	ASCA-IgG	(－) 或<25RU/ml
	抗胰腺腺泡抗体	APAB-IgG	(－) 或<1：10
	抗小肠杯状细胞抗体	AIGA-IgG	(－) 或<1：10
	抗核抗体	ANA	(－) 或<1：40
	抗双链DNA抗体	抗ds-DNA抗体	(－) 或<1：5
	抗平滑肌抗体	SMA	(－) 或<1：20
	抗肝肾微粒体抗体	LKM	(－) 或<1：20
	抗线粒体抗体	AMA	(－) 或<1：20
	抗胃壁细胞抗体	APCA	(－) 或<1：20
	抗心肌抗体	AHA	(－) 或<1：20
	抗线粒体M2型抗体	AMA-M2	(－) 或<15U/ml
	抗肾上腺（皮质）抗体	AAA	(－) 或<1：10
	抗骨骼肌抗体	ASA	(－) 或<1：10
	抗胰岛细胞抗体	ICA	(－) 或<20U/ml
	抗谷氨酸脱羧酶抗体	GAD	(－) 或<10U/ml
	类风湿因子	RF	(－)
	抗可溶性核抗原抗体	ENA	(－)
	抗Scl-70抗体	Scl-70	(－) 或<15U/ml
	抗Jo-1抗体	Jo-1	(－) 或<15U/ml
	抗心磷脂抗体	aCL	(－)
	抗β_2-糖蛋白1抗体	β_2-GP1	(－) 或<20U/ml
	抗组蛋白抗体	AHA	(－) 或<15U/ml
	抗环瓜氨酸多肽抗体	anti-CCP	(－) 或<25U/ml
	抗核周因子抗体	APF	(－)
	抗角蛋白抗体	AKA	(－)
	人类白细胞表面抗原B27	HLA-B27	(－)
狼疮抗凝物	狼疮抗凝物	LA	≤1.20
甲状腺功能	甲状腺素	T_4	4.30～12.50μg/dl
	三碘甲腺原氨酸	T_3	1.3～3.1nmol/L（0.66～1.92μg/ml）
	游离甲状腺素	FT_4	0.81～1.89ng/dl
	游离三碘甲腺原氨酸	FT_3	1.8～4.1pg/ml
	反三碘甲状腺原氨酸	rT_3	0.24～0.60ng/ml
	促甲状腺激素	TSH	0.380～4.340μTU/ml

续　表

分　类	项目名称	英文略语	正常参考值
	甲状腺球蛋白	TG	1.40 ~ 78.00ng/ml
	抗甲状腺过氧化物酶抗体	TPO-Ab	<34U/ml
	抗甲状腺球蛋白抗体	Tg-Ab	（-）
甲状旁腺功能	甲状旁腺素	PTH	7 ~ 53pg/ml
骨代谢检查	游离钙（pH 7.4校正值）	Ca（pH 7.4）	1.8 ~ 1.28mmol/L
	1,25-羟化维生素 D_3	1,25（OH）$_2D_3$	19.6 ~ 54.3mmol/L
	β胶原降解产物	β-CTX	0.21 ~ 0.44ng/ml
铁代谢检查	血清铁	SI	50 ~ 170μg/dl
	总铁结合力	TIBC	250 ~ 450μg/dl
	转铁蛋白饱和度	TS	25% ~ 50%
	铁饱和度	IS	25% ~ 50%
	血清铁蛋白	SF	14 ~ 307ng/ml
	转铁蛋白	TRF	2.00 ~ 3.60g/L
叶酸	血清叶酸	Sfa	>4.0ng/ml
维生素 B_{12}	血清维生素 B_{12}	Vit B_{12}	180 ~ 914pg/ml
血气分析	酸碱度	pH	7.35 ~ 7.45
	氧分压	PO_2	83 ~ 108mmHg
	二氧化碳分压	PCO_2	35 ~ 45mmHg
	碳酸氢根	HCO_3^-	22 ~ 26mmol/L
	碱剩余	BE	（0±3） mmol/L
	乳酸	LA	0.4 ~ 2.0mmol/L（静息状态）

后　　记

就在本书即将付梓之际，一个病例的最新结果让我们再次体会了“如履薄冰，如临深渊”。病例31，患者难辨梭菌感染（CDI）诊断明确，虽然重症CDI可以是致死性疾病，但是否就是本例结局的罪魁祸首，这个问题多年来始终萦绕在笔者心头。我们誓要帮患者找出背后真正的元凶。于是，再次请病理科医生调出手术病理切片进行分析，从而证实了我们的临床推测，即：肠黏膜间纤维组织增生，未见明显神经元，考虑存在肠神经元发育异常。最终考虑该患者诊断为：成人巨结肠类缘病可能，脾曲-降结肠痉挛，不完全性肠梗阻，梗阻近段横结肠继发溃疡，继发CDI，结肠梗阻加重，横结肠溃疡穿孔，感染性休克，应激性心肌病。肠神经元发育异常，尤其是成人巨结肠类缘病，由于较为少见且起病隐匿，缺乏客观有效检查手段，在临床工作中被易忽视，因此需要高度关注。

张孝骞教授曾说：“随着疾病的发展和矛盾的转化，诊断可以被证实、补充或推翻。这个认识不是一次完成的，它是一个反复的、动态的过程。”我们对疾病的认识，就是在这种反复中得以不断深化，而引领和支撑我们前行的是张孝骞等老一辈协和人严谨、求实、质疑、求真的精神。

心存感激，心怀敬畏，永远在路上。

钱家鸣

2020年8月